U0258926

第2版

临床糖尿病学

Clinical Diabetology

叶山东　主编

中国科学技术大学出版社

内容简介

近年来糖尿病基础、临床和流行病学研究取得了很大进展。本书就糖尿病病因、诊断和分型、糖尿病预防和治疗、糖尿病降血糖治疗、糖尿病急性并发症和慢性并发症的预防和治疗、糖尿病与高血压、糖尿病与心脏病、糖尿病与低血糖、糖尿病与妊娠、糖尿病与心理障碍、糖尿病与感染以及血糖监测技术等进行了比较详细的阐述，希望能满足临床医师，尤其是从事糖尿病临床工作的医师的需要，并对医学本科生和研究生有所启迪，同时希望对糖尿病患者的自我教育有一些裨益。

图书在版编目(CIP)数据

临床糖尿病学/叶山东主编．—2版．—合肥：中国科学技术大学出版社，2023.1
ISBN 978-7-312-05585-0

Ⅰ．临…　Ⅱ．叶…　Ⅲ．糖尿病—诊疗　Ⅳ．R587.1

中国国家版本馆 CIP 数据核字(2023)第 008129 号

临床糖尿病学
LINCHUANG TANGNIAOBING XUE

出版　中国科学技术大学出版社
安徽省合肥市金寨路 96 号，230026
http://press.ustc.edu.cn
https://zgkxjsdxcbs.tmall.com
印刷　合肥华苑印刷包装有限公司
发行　中国科学技术大学出版社
开本　787 mm×1092 mm　1/16
印张　30
插页　4
字数　812 千
版次　2017 年 8 月第 1 版　2023 年 1 月第 2 版
印次　2023 年 1 月第 2 次印刷
定价　160.00 元

编 委 会

序

糖尿病是一种常见的疾病，其患病率一般随年龄的增长而升高。我国近40年来的糖尿病患病率(包括中青年人和老年人)均有明显增加，而以老年人患病率增加更为明显。1978年全国抽样调查30多万人群中糖尿病总患病率为0.67%，而60岁以上患病率达4.3%，约为总患病率的6倍。1994～1995年全国又进行了一次20多万人的调查，25～64岁人群的患病率为2.5%，而55～64岁组则为7.1%。美国的情况则更甚，20～70岁白种人2型糖尿病患病率为6.1%，其中60岁以上高达10%。在美国，糖尿病死亡率仅次于癌症、冠心病和高血压而居第四位。21世纪以来，随着我国社会的人口老龄化，平均寿命的延长，饮食条件的改善，体力活动的减少和诊断率的提高等，目前我国成人糖尿病患病率已高达11.2%。

糖尿病是以胰岛B细胞功能障碍伴或不伴胰岛素作用不足导致的以血糖增高为特征的代谢性疾病，根据糖尿病发生的病因不同可分为1型糖尿病、2型糖尿病、妊娠糖尿病和特异型糖尿病。糖尿病的并发症极多，包括糖尿病肾脏病、糖尿病性心肌病、糖尿病性白内障和眼底病变、糖尿病性神经病变，并促进动脉硬化发生而致冠心病、脑血管病和“糖尿病足”等；在代谢紊乱方面可致糖尿病酮症酸中毒和非酮症性高渗性昏迷，并易患各种细菌感染和结核病等。故糖尿病实是一种影响多系统多器官的疾患。因糖尿病，特别是2型糖尿病，往往没有典型的“三多一少”症状，患者常常按其首发症状而就诊于相应的临床专业科室，故要求临床各专科医师能对糖尿病有所认识和警惕，以免可能发生的漏诊、误诊和误治。近年来，由于大量循证医学证据的出现，糖尿病的预防、治疗原则和治疗理念发生了很大改变，治疗指南逐步修正，综合治疗，全面达标是基础，兼顾器官保护，同时注意个体化的治疗。

为尽可能满足临床工作的需要，作者在编写本书时，在此前版本的《临床糖尿病学》的基础上，广泛搜集近期国内外有关糖尿病的资料，从理论到实践、从基础到临床，从诊断到治疗和预防，均叙述得有条有理，并数易其稿而定之。内容堪称广博精粹，有很强的实用性，可供各临床医师参考之用。

朱禧星

2022年4月

前　言

糖尿病是一种常见的非传染性疾病，随着社会的发展、人们生活方式的改变和人口老龄化，糖尿病患病率呈逐年增高趋势。2021年国际糖尿病联盟（IDF）估计全球20～79岁的成人中约有糖尿病患者5.76亿（10.5%），预计到2030年和2045年将分别增长到6.43亿（11.3%）和7.83亿（12.2%）。此外，有超过120万的儿童和青少年患有1型糖尿病，其中一半以上（54%）在15岁以下。我国流行病学调查报告显示成人糖尿病患病率为11.2%，估计糖尿病患者总数在1.4亿左右并且呈增长的态势。糖尿病及各种急性和慢性并发症已成为威胁人们生命和健康的主要疾病，并造成公共健康卫生资金的大量支出。

近年来随着糖尿病基础、临床和流行病学研究的发展，糖尿病领域进展迅速。为力求反映国内外临床糖尿病现状并兼顾一些基础研究的进展，笔者怀着学习的心态、求实的原则，参阅国内外有关文献，在前一版《临床糖尿病学》的基础上，就糖尿病的病因、诊断和分型、预防和治疗、急性并发症和慢性并发症的预防和治疗、糖尿病与高血压、糖尿病与低血糖、糖尿病与妊娠、糖尿病与心理障碍、糖尿病与感染以及血糖监测技术等进行了比较详细的阐述，此次再版《临床糖尿病学》一书，希望能满足临床医师，尤其是从事糖尿病临床工作的医师的需要，并对医学本科生和研究生有所启迪，同时对糖尿病患者的自我教育有所裨益。

由于作者水平所限，错漏之处在所难免，敬请读者惠予指正。

叶山东
2022年5月

目　　录

第一章　糖尿病基础知识

第一节　血糖的调节

糖是人体的主要能源物质，除供给能量以外，糖还可与蛋白质结合成糖蛋白或蛋白糖，构成细胞膜上的受体和载体，维持膜上传递信息及转运物质的功能。体内的糖有以糖原形式储存的糖原，但量不多，进食后作为储存形成的肝糖原约占肝脏重量的5%，共约100 g，肌糖原占肌肉重量的1%～2%，共200～400 g，体内糖原储存总量约为500 g；体内游离葡萄糖含量更少，主要分布于细胞外液和肝细胞中，肾脏、脑和红细胞含量较少。正常成人体液中葡萄糖总量仅15～20 g(83～110 mmol/L)，但其转换速度很快，每分钟120～180 mg，一天170～260 g。就血浆中的葡萄糖而言，空腹时，其半衰期为60～80 min，因此，若不及时补充，血糖将在1 h内降至正常水平的一半。但实际上正常人体中血糖浓度相当稳定，经常处于较小范围的动态平衡之中。空腹时血糖维持在3.3～6.1 mmol/L(60～110 mg/dL)。餐后血糖一般不超过8.33 mmol/L(150 mg/dL)。血糖浓度的相对稳定，取决于多种机制的精确调节，一旦某一环节发生障碍，将出现高血糖或低血糖。下面分别就空腹及餐后血糖浓度的调节作简要概述。

一、空腹血糖的调节

一般在进食后8 h，血糖浓度逐渐维持在4.44～5.28 mmol/L，葡萄糖的利用维持在约2 mg/(kg・min)，其中0.8～1.0 mg/(kg・min)主要由神经原和其他非胰岛素依赖的组织(如红细胞、肾脏和内脏)摄取。休息时葡萄糖摄取由胰岛素依赖的组织相对较少(主要为肌肉摄取，占其葡萄糖利用的30%～50%，其他包括心脏和脂肪组织等)。运动时，骨骼肌葡萄糖摄取可能升高20倍。在大脑内，葡萄糖主要被氧化为二氧化碳(CO_2)和水，其他组织如皮肤(尤其是汗腺)、红细胞、肠黏膜和运动Ⅱ型纤维，将相当部分葡萄糖转为乳酸。乳酸再进一步被氧化或通过肝脏的糖异生再循环为葡萄糖。

研究证实隔夜空腹后，被释放入血循环的葡萄糖15%来自糖原分解，25%来自糖异生。但肝脏一般仅含70～100 g的糖原，空腹24 h后几乎被耗尽。在人类，如空腹继续下去，将不再重新形成肝糖原，空腹48～72 h后，血糖浓度下降至2.50～3.33 mmol/L，即使持续数周，血糖仍可维持在该水平，此时糖异生便成为主要来源。持续空腹时，血胰岛素浓度下降，脂肪分解伴随游离脂肪酸(FFA)和酮体水平的明显升高,FFA和酮体可成为另一种能源,因此机体对葡萄糖的需求下降。肝外组织对葡萄糖的利用率降低,如大脑对利用酮体能力的适应将导致机体在长期饥饿时总体葡萄糖的摄取利用低于1 mg/(kg・min)。

决定空腹血糖的主要因素为:胰岛B细胞基础胰岛素分泌能力,肝脏胰岛素敏感性和肝脏葡萄糖输出,空腹时外周组织葡萄糖的利用受底物的来源和激素的作用控制。

(一) 葡萄糖-脂肪酸-酮体循环

大脑对酮体的代谢随血酮体浓度增加而增加,结果脑组织葡萄糖氧化降低,相似地,非酯化脂肪酸(NEFA)和酮体被肌肉氧化而抑制该组织对葡萄糖的利用。大多数激素通过对非酯化脂肪酸和酮体供给的控制影响葡萄糖的利用。

(二) 激素

胰岛素有潜在的抗脂肪分解作用,其所需浓度仅为促进葡萄糖摄取利用所需浓度的1/10。空腹时,胰岛素浓度的降低使组织降低了对葡萄糖的利用,代之以脂肪分解和非酯化脂肪酸代谢增加。在长时间空腹时循环胰岛素浓度降至极低,对外周葡萄糖利用无直接作用。胰高糖素对外周葡萄糖利用也无直接作用,但可在体内通过其生酮作用而发挥间接影响。糖皮质激素损害外周组织对葡萄糖的利用及对胰岛素的反应(部分由于糖皮质激素所致胰岛素受体亲和力下降);生长激素的脂解作用可能是其抑制葡萄糖摄取的主要因素。另外,肾上腺素对外周葡萄糖的摄取亦具有抑制作用。

二、餐后血糖调节

正常人进餐10 min,随着碳水化合物的分解和吸收,血糖开始升高,进餐后0.5~1 h,血糖达高峰但小于140 mg/dL(7.8 mmol/L),2~3 h后恢复至餐前水平。虽血糖已恢复,但碳水化合物在餐后5~6 h内继续被吸收。正常情况下餐后血糖的水平主要取决于碳水化合物的吸收、摄取、氧化利用及合成糖原。被人体消化后的碳水化合物主要为蔗糖,它被分解为等摩尔葡萄糖和果糖、乳糖葡萄糖和半乳糖。淀粉在胃肠道被裂解为葡萄糖。大多数消化吸收的果糖被肝脏摄取,磷酸化为1-磷酸果糖,进入糖分解途径。果糖在服用后约70%以乳酸的形式出现在循环中,剩下的转为糖原。饮食中的果糖对餐后血糖升高影响很小。半乳糖几乎完全在肝脏代谢,主要被转为糖原或葡萄糖。碳水化合物几乎100%被吸收,而且主要以葡萄糖的形式被吸收,在血糖不超过肾糖阈(8.89~10.0 mmol/L)的前提下,机体必须具有有效清除葡萄糖的机制。正常情况下,餐后平均葡萄糖的清除率约为7 mg/(kg・min),胰岛素介导的葡萄糖摄取占其中的80%~90%。

在糖代谢异常情况下,影响餐后血糖的因素较多,包括肌肉、肝脏和脂肪组织的胰岛素敏感性、早期胰岛素分泌相、胰升糖素分泌、肝糖输出、餐前血糖水平、饮食成分(碳水化合物、脂肪、酒精)、食物的升糖指数、进餐量及持续时间和胃肠道消化吸收功能等。

(一) 肝脏对葡萄糖的清除

门静脉葡萄糖浓度降低时,肝脏释放葡萄糖,但当餐后肝静脉葡萄糖浓度升高时,肝糖输出迅速受到抑制,肝脏则全面摄取葡萄糖,如此葡萄糖释放和摄取不依赖激素分泌的改变，但事先暴露于胰岛素是必要的。肝细胞摄取葡萄糖的速度快，细胞内的血糖浓度很快与细胞外液相似。葡萄糖磷酸化为6-磷酸葡萄糖是调节肝脏葡萄糖摄取的关键步骤，葡萄糖激酶是其关键酶。当葡萄糖供给充足时，有利于糖原合成和抑制分解。葡萄糖本身对糖原代谢发挥控制作用，它抑制糖原磷酸化酶活性（降低糖原分解），而磷酸化酶抑制糖原合成酶，因此，间接增加糖原合成。此外，葡萄糖本身亦可增加糖原合成酶磷酸化，从而增强该酶活性。

口服100 g葡萄糖后，在第一次通过肝脏时，8%的葡萄糖被肝脏摄取用于糖原和甘油三酯的合成，20%～25%为非胰岛素依赖组织（如脑和红细胞）摄取利用，而15%左右为胰岛素依赖组织（如肌肉和脂肪）摄取利用。胰岛素本身对肝糖原合成无直接作用，胰高糖素抑制糖原合成，胰岛素可拮抗胰高糖素对糖原合成的抑制。进食富含碳水化合物的饮食后，胰岛素分泌增加，胰高糖素释放下降，有利于糖原合成。

（二）外周组织对葡萄糖清除的作用

饥饿时，肌糖原被进行性耗竭，或被完全氧化利用，或分解为乳酸，进入Cori循环。进食时，许多摄入的葡萄糖开始被利用以补充肌糖原或被氧化利用，脂肪组织直接摄取的葡萄糖仅占总体葡萄糖清除的一小部分。

（三）激素对外周组织葡萄糖的利用

胰岛素对外周组织葡萄糖清除起重要作用。在餐后胰岛素浓度为215.3～1 076.3 pmol/L（30～150 mU/L），胰岛素可调节肌肉和脂肪组织葡萄糖的跨膜转运。葡萄糖通过上述细胞膜由葡萄糖转运体（Glut）运载，胰岛素升高Glut的数量和促进其由细胞内向细胞膜转位。胰岛素增强肌肉对葡萄糖的摄取和利用，增加肌糖原合成酶活性并刺激糖原合成。餐后胰岛素分泌增加，亦抑制脂肪分解，于是循环非酯化脂肪酸和酮体浓度下降，可间接刺激组织对葡萄糖的摄取。正常情况下，其他激素对餐后葡萄糖利用影响不大，循环糖皮质激素、肾上腺素及生长激素升高可能损害葡萄糖的利用。

（四）糖尿病高血糖发生的“八重奏”

最近Ralph DeFronzo等教授提出，2型糖尿病患者高血糖的发生是由多个环节参与所致，即所谓的“八重奏”，但最基本的仍是体内胰岛素的相对或绝对不足和胰岛素抵抗：① 胰岛素分泌减少；② 胰岛素抵抗；③ 肝脏葡萄糖产生和释放增加；④ 脂肪组织和脂质代谢异常；⑤ 肠促胰岛激素（如胰升糖素样肽1，GLP-1）分泌减少，继而胰岛素分泌减少；⑥ 胰岛A细胞分泌胰升糖素，其相对或绝对增加，胰岛A细胞与B细胞之间的失衡；⑦ 肾脏、肾小管对葡萄糖的重吸收与钠依赖性葡萄糖转运蛋白2（SGLT-2）增强，葡萄糖重吸收增加；⑧ 大脑，尤其是下丘脑积极参与血糖调控，受到重视。如图1-1所示。

综上所述，空腹血糖水平的高低主要取决于肝脏葡萄糖的输出（糖原的分解和肝脏的糖异生能力）；而进餐后的血糖水平的维持由肝脏和肌肉等组织摄取葡萄糖、代谢葡萄糖和合成糖原的能力等多因素决定。血糖在体内的代谢过程如图1-2、表1-1所示。

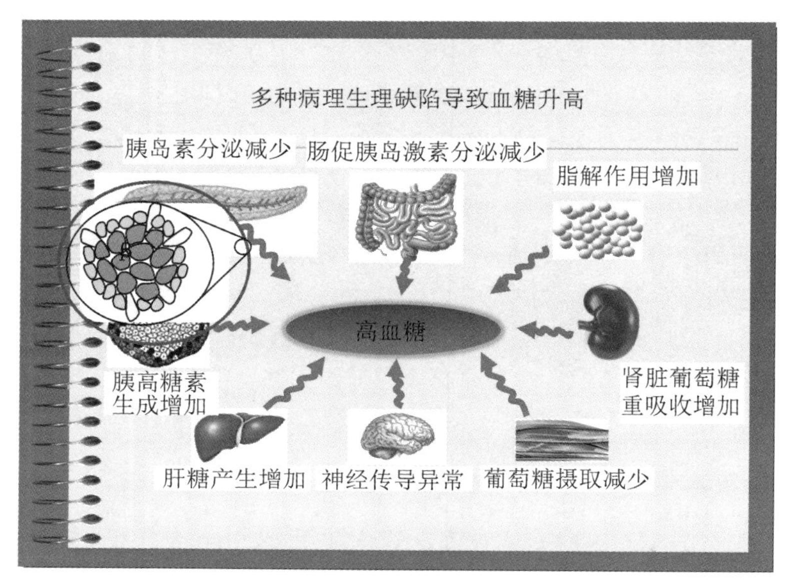

图 1-1 糖尿病的病理生理机制:八重奏

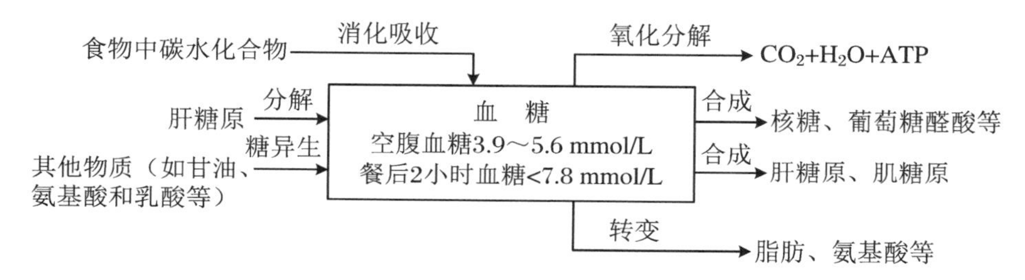

图 1-2 血糖的来源和去路

表 1-1 空腹高血糖和餐后高血糖的特点和主要原因

空腹状态
1. NIMGU 占优势(约占基础血葡萄糖清除的 70%)
2. 肝糖输出等于葡萄糖的清除(IMGU + NIMGU),约为 2 mg/(kg・min)
3. NIMGU 约为 1.4 mg/(kg・min),IMGU 约为 0.6 mg(kg・min)
4. IMGU 下降 50%,等于葡萄糖清除率下降 15%,为 1.7 mg/(kg・min)
5. 空腹血糖由 4.72 mmol/L 增至 5.5 mmol/L,葡萄糖清除率增加 15%,恢复为 2 mg/(kg・min)
6. 如肝糖输出从 2.0 mg/(kg・min)增至 2.6 mg/(kg・min),IMGU 须从 0.6 mg/(kg・min)增至 1. 2 mg/(kg・min)以防止高血糖,这需要胰岛素水平增加 5～6 倍,这在 2 型糖尿病中不易达到
7. 空腹高血糖主要由肝糖输出增加所致
餐后状态
1. IMGU 占优势(占 80%左右)
2. 餐后血糖清除率为 7 mg/(kg・min)
3. NIMGU 为 1.4 mg/(kg・min),IMGU 为 5.6 mg/(kg・min)
4. IMGU 下降 50%,葡萄糖清除下降 40%
5. 餐后高血糖的主要原因为 IMGU 下降

注:NIMGU:非胰岛素介导的葡萄糖摄取(主要包括神经组织、血细胞和内脏组织等);IMGU:胰岛素介导的葡萄糖摄取(主要包括骨骼肌、脂肪组织和心脏等)。

三、激素对碳水化合物代谢的影响

（一）胰岛素

胰岛素是调节碳水化合物代谢的主要激素。在胰岛素敏感组织（如肌肉和脂肪组织），胰岛素通过刺激特异性葡萄糖运载系统，增加葡萄糖摄取，同时刺激葡萄糖氧化和非氧化代谢；正常情况下，肌肉是胰岛素介导的葡萄糖利用的主要器官；在脂肪组织，胰岛素抑制脂肪分解，刺激脂质形成，降低血浆 FFA 浓度和酮体产生，并增加酮体的清除；胰岛素通过对肝脏的直接作用和抑制脂质分解而降低酮体产生；胰岛素亦降低循环支链氨基酸的浓度。胰岛素对酮体、FFA 和支链氨基酸的抑制，减少底物的竞争，亦间接增强胰岛素介导的组织对葡萄糖摄取和氧化。

胰岛素抑制糖原分解和糖异生，减少肝脏葡萄糖释放。胰岛素对肝脏葡萄糖释放的抑制比其对葡萄糖摄取的刺激更敏感。正常情况下，循环胰岛素浓度升高至 108～100 pmol/L（15～20 μU/mL），葡萄糖的产生下降 50%；达 358.8～430.5 pmol/L（50～60 μU/mL）时，则完全抑制机体葡萄糖的产生。门静脉胰岛素浓度是调节肝脏葡萄糖释放的主要因素。与抑制肝脏葡萄糖释放相比，循环胰岛素浓度在 358.8～430.5 pmol/L（50～60 μU/mL）时，仅达最大刺激葡萄糖摄取利用的一半，在 1 435.0～3 587.5 pmol/L（200～500 μU/mL）时，可最大刺激葡萄糖的利用。胰岛素通过抑制肝脏磷酸化酶活性，抑制糖原分解；通过降低循环生糖物质的浓度抑制肝内糖异生，从而抑制葡萄糖生成。胰岛素抑制糖原分解的浓度低于抑制糖异生的浓度。空腹 40 h，胰岛素浓度约 717.5 pmol/L（100 μU/mL）即可完全抑制内脏葡萄糖释放，但不能抑制糖异生，相似情况下，若胰岛素浓度为 2 870 pmol/L（400 μU/mL），既完全抑制内脏葡萄糖释放，亦抑制糖异生。

（二）胰高糖素

胰高糖素可刺激脂肪分解和酮体形成，但其在生理浓度主要刺激肝脏葡萄糖释放。上述作用可因其对胰岛素分泌的直接刺激作用而被部分抵消。胰高糖素通过刺激糖原分解和糖异生，抑制肝糖原合成而增加葡萄糖产生。它通过 cAMP 依赖的机制，致磷酸化酶活性增高和糖原合成酶活性下降。而胰岛素非 cAMP 依赖的机制可拮抗胰高糖素对上述酶的作用，因此，门静脉血中胰高糖素/胰岛素比值对肝脏葡萄糖的平衡起决定性作用，该比值的失调与糖尿病时血糖异常有关。在空腹状态（吸收后状态），胰高糖素是基础状态肝脏葡萄糖产生的重要调节因素，可使糖原分解和糖异生速度增加 50%～60%。除活化糖原磷酸化酶外，尚使糖原合成酶失活，因此胰高糖素不仅刺激糖原分解，而且抑制糖原合成。在高血糖情况下，血浆胰高糖素浓度的下降将有利于肝脏从全面葡萄糖产生转向葡萄糖摄取。有报道称长期高胰高糖素血症可降低胰岛素介导的葡萄糖清除，其机制尚不清，但因其同时刺激胰岛素分泌，在胰岛 B 细胞功能正常情况下，胰高糖素的外周作用可能相对不明显，但在糖尿病时，胰岛 B 细胞分泌绝对或相对减少时，胰高糖素对外周葡萄糖的摄取可能具有一定作用。

（三）儿茶酚胺

它可刺激糖原分解和糖异生。与胰高糖素相比，儿茶酚胺通过直接影响外周组织葡萄糖摄取和间接降低胰岛素释放，具有比较持久的升高血糖的作用。在人类，儿茶酚胺通过β-受体的肾上腺素刺激，导致cAMP依赖的磷酸化的活性增强，从而促进糖原分解。这些直接作用可通过β-肾上腺素能介导的胰高糖素浓度的升高而进一步增强。此外，α-受体介导的胰岛素分泌下降加剧了儿茶酚胺对肝脏葡萄糖释放的刺激和对肝外葡萄糖摄取的抑制。儿茶酚胺通过增加底物浓度，提高胰高糖素水平和降低胰岛素分泌，从而刺激原糖异生。儿茶酚胺的其他β-肾上腺素能作用并刺激脂肪分解和酮体生成，这也可能间接抑制组织对葡萄糖的摄取。儿茶酚胺刺激骨骼肌糖原分解，升高乳酸浓度，为肝脏糖异生提供原料。上述作用中，肾上腺素较去甲肾上腺素强5～10倍，肾上腺素在100～200 pg/mL时升高血浆葡萄糖、甘油、乳酸和酮体浓度，而去甲肾上腺素超过1 000 pg/mL方可产生相似的作用。上述观察提示去甲肾上腺素在调节葡萄糖代谢时，没有肾上腺素重要，但去甲肾上腺素出现在神经突触时，其血浓度较肾上腺素高数倍。因此，神经节释放的去甲肾上腺素在调节葡萄糖代谢中亦起到相当重要的作用。但基础状态下儿茶酚胺浓度对空腹状态的葡萄糖产生和利用可能不起主要作用。

（四）糖皮质激素

皮质醇通过多种机制升高血糖浓度。过量的皮质醇降低胰岛素抑制葡萄糖产生和促进葡萄糖利用的能力。皮质醇通过增加底物（氨基酸、乳酸和甘油）的供给和升高糖异生酶的活性而刺激新生葡萄糖的合成。皮质醇不仅升高胰高糖素分泌，而且在胰高糖素和肾上腺素刺激糖原分解或糖异生时亦被需要。生糖、糖异生和糖原分解酶的活性及其对胰岛素和反调节激素的反应性的维持都存在糖皮质激素的允许作用。皮质醇其他的抗胰岛素作用包括刺激脂肪分解、促进酮体生成和蛋白质分解。此外，皮质醇可能改变胰岛素与其受体的连接和受体后功能，从而可能加重胰岛素抵抗。

（五）生长激素

生长激素（GH）对糖代谢的作用比较复杂，已证实其既有胰岛素样作用，又有胰岛素拮抗作用。在急性给予GH后，具有类胰岛素样作用，但其胰岛素样作用是短暂的。当应用生长抑制素以预防体内胰高糖素和胰岛素浓度的改变，而给健康人静脉输注GH达35 μg/mL时，GH可抑制葡萄糖产生而急性降低血糖，但该作用是一过性的。此后葡萄糖的浓度持续增高，一般在2～4 h出现胰岛素拮抗作用。GH的早期类胰岛素作用的机制尚不清。已证实组成GH 8～13的氨基酸序列片段可升高肌肉和脂肪胰岛素依赖的糖原合成酶活性和降低糖原磷酸化酶活性，而且，该片段尚增加胰岛素与肝细胞膜受体的连接，增强注射胰岛素后的血糖下降。肢端肥大症患者的胰岛素抵抗说明长期GH升高具有拮抗胰岛素作用。GH过量可损害胰岛素对肝脏葡萄糖释放的抑制作用及刺激外周葡萄糖的利用，GH过量时肝脏葡萄糖释放增加可能是由于糖原分解增加和糖异生的增加。另外，GH有增加脂肪分解和升酮作用，底物的竞争可能也有部分降低葡萄糖摄取的作用。GH引起胰岛素抵抗的机制比较复杂，可能主要为细胞内受体后的改变。

第二节　胰　岛　素

胰岛素是胰腺胰岛 B 细胞合成分泌的体内唯一具有降血糖作用的激素，对机体葡萄糖的摄取、氧化和利用具有主要作用。

一、胰岛素的合成和分泌

郎格汉斯胰岛是胰腺的内分泌部分，正常成人大约含有 100 万个胰岛，它们不规则散在分布于胰腺外分泌实质组织中，其中胰腺尾部区域密度较高。胰岛约占胰腺总体积的 10%，胰岛素由约占胰岛体积 80%的 B 细胞合成和分泌。胰岛内其他主要的细胞有 A 细胞（分泌胰高糖素）、D 细胞（分泌生长抑制素）和 PP 细胞（分泌胰多肽），胰岛由一层基底膜包围，接受丰富的神经支配和血液供应。

在人类，编码前胰岛素原的基因位于 11 号染色体短臂，有 1 355 个碱基对，其编码区域由 3 个外显子（编码区）和 2 个内显子（非编码区）组成。第一个外显子使最终 mRNA 产物对染色体的连接位点具有特异性；第二外显子包含启动密码子、信号肽序列、胰岛素 B 链序列和部分 C 肽序列；剩下的 C 肽序列、A 链序列、终止密码子和多 A 尾部定位于第三外显子。前胰岛素原基因的最初转录包括所有的序列产物（从第一外显子到多 A 尾部），在内含子酶的切除下，形成成熟的 mRNA，成熟的 mRNA 翻译产生胰岛素原前体。胰岛素原前体被迅速地释放到粗面内质网池腔中（1 min 内），在这里，蛋白裂解酶通过切除开始 24 个氨基酸的信号肽，这最初的蛋白产物很快被转为胰岛素原（分子量约 9 000，含有胰岛素的 A 链、B 链和两条肽之间的 C 肽，由 86 个氨基酸组成），胰岛素原被微囊运输到高尔基体，在此被包裹进由包膜围绕的囊泡并逐渐被裂解为等摩尔的胰岛素（51 个氨基酸）和 C 肽（31 个氨基酸），最终以等分子量的形式被释放。正常情况下，激素产物的 95%以胰岛素的形式释放，少于 5%以未被转换的胰岛素原的形式释放。在某些 2 型糖尿病患者中存在有不完全加工处理的胰岛素前体（胰岛素原及其分裂产物）的分泌不成比例地升高。

胰岛素为含有 51 个氨基酸，分子量为 5 805 的蛋白激素，包括 A 链（21 个氨基酸）和 B 链（30 个氨基酸），由两个双硫键连接（图 1-3）。胰岛素是一个高度保守的分子（猪胰岛素与人胰岛素相差 1 个氨基酸，牛胰岛素与人胰岛素相差 3 个氨基酸（表 1-2），即使八目鳗类胰岛素与人胰岛素分子也有 80%的同源性）。但 C 肽不同，如猪的 C 肽有 10 个氨基酸与人的 C 肽不同，且少 2 个氨基酸。胰岛素、C 肽（和一些胰岛素原）在高尔基体内被包裹成颗粒，胰岛素自动形成六聚体，含 2 个 Zn^{2+} 和 Ca^{2+}，颗粒先向细胞膜运动，然后被吞饮，随后颗粒内产物释放。颗粒的运动需 B 细胞内微管系统的参与，而微管系统需细胞内钙浓度升高的刺激。因胰岛素和 C 肽被等摩尔地储存在 B 细胞的颗粒中，因此当颗粒被排出，C 肽亦被等摩尔地释放。

完整的胰岛素合成步骤如下：① 前胰岛素原 DNA 在细胞核内转录产生胰岛素原前体 mRNA；② 粗面内质网胞浆池内胰岛素原前体 mRNA 的翻译；③ 合成的胰岛素原前体转位到滑面内质网池，同时伴 N 端信号肽的清除；④ 胰岛素原运动到高尔基体；⑤ 胰岛素原折叠;⑥ 胰岛素肽链端被包入分泌颗粒;⑦ 胰岛素原裂解为双链胰岛素和 C 肽。

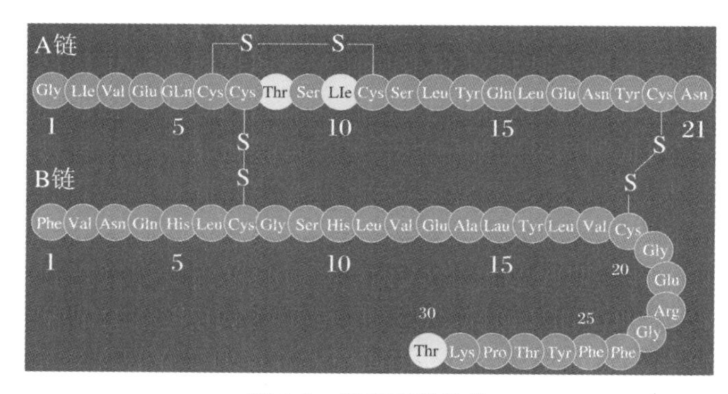

图 1-3 胰岛素的结构

表 1-2 人、猪和牛胰岛素结构的差异比较

种类	氨基酸位置		
	B 链第 30 位	A 链第 8 位	A 链第 10 位
人	苏氨酸	苏氨酸	异亮氨酸
猪	丙氨酸	苏氨酸	异亮氨酸
牛	丙氨酸	丙氨酸	缬氨酸

二、胰岛素分泌的调节和代谢

(一) 胰岛素的分泌

葡萄糖是胰岛素释放的主要刺激因子,胰岛 B 细胞膜上有特异性葡萄糖转运体(葡萄糖转运蛋白 2,Glut2),可将胞外葡萄糖转运到胞内,此后进入氧化代谢过程。细胞内 ATP 浓度增加,细胞膜 ATP 依赖的 K^+ 通道关闭,Ca^{2+} 通道打开,Ca^{2+} 进入胞浆,启动细胞的排粒作用,胰岛素释放。胰岛 B 细胞释放胰岛素对口服葡萄糖的反应性大于静脉注射葡萄糖。一旦胰岛 B 细胞内 Glut2 数量和结构异常或向细胞转位降低,或细胞内葡萄糖代谢有关的酶(如葡萄糖激酶或线粒体基因)异常,将导致胰岛 B 细胞对葡萄糖失敏感和胰岛素释放障碍,这可能是糖尿病发病的环节之一。

胰岛 B 细胞对静脉注射葡萄糖反应具有双相性:第一时相(或称急性胰岛素反应),早期胰岛素释放快速升高,随后缓慢下降;第二时相,5~10 min 后出现第二个反应高峰,峰值位于刺激后 30 min,幅度大于第一时相,持续 1 h 左右。第一时相反映胰岛 B 细胞先前合成的胰岛素释放;第二时相反映现合成激素的释放。

图 1-4 展示了葡萄糖刺激胰岛 B 细胞释放胰岛素的可能机制图:葡萄糖经膜转运至胰岛 B 细胞,然后被代谢产生 ATP,致 ATP 敏感的 K^+ 通道关闭,阻止 K^+ 向细胞外逸出,使细胞膜去极化,从而开放细胞膜上电压依赖的 Ca^{2+} 通道,Ca^{2+} 向细胞内流动,细胞质中 Ca^{2+} 浓度升高,触发含胰岛素的颗粒移位和排颗粒作用。

图 1-5 展示了正常情况下低血糖状态时,胰岛 B 细胞停止胰岛素分泌。

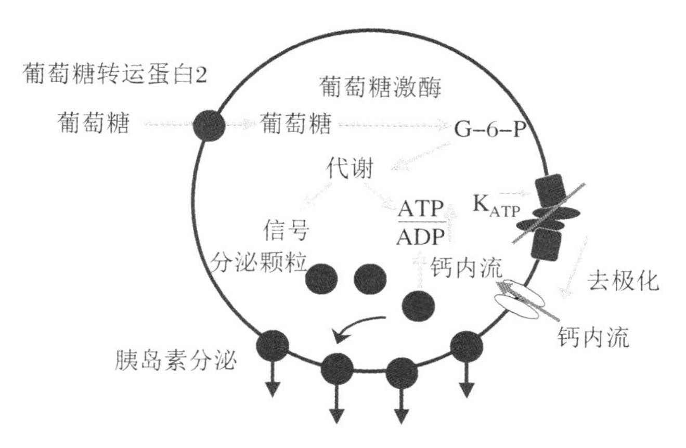

图 1-4　葡萄糖刺激胰岛 B 细胞释放胰岛素的可能机制

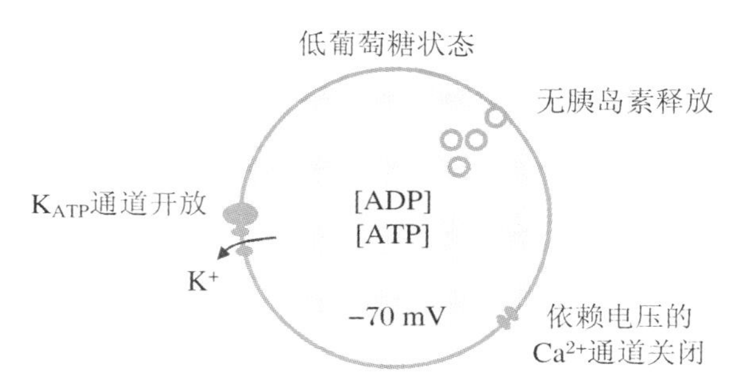

图 1-5　正常情况下低血糖状态时，胰岛 B 细胞停止胰岛素分泌

葡萄糖是刺激胰岛素释放的主要因子：有效刺激阈浓度为 4 mmol/L(72 mg/dL)，最佳反应浓度范围为 5.5～17 mmol/L(100～300 mg/dL)；氨基酸能增强葡萄糖对胰岛素分泌的刺激作用；交感神经兴奋，升糖激素释放增大，血糖升高刺激胰岛素释放；副交感神经(迷走神经)兴奋时，如餐后血糖升高刺激迷走神经可引起胰岛素分泌增大，血糖下降。

(二) 胰岛细胞激素的相互作用

正常情况下，胰岛素即使其浓度相对小地升高，也可抑制胰高糖素分泌；相反，胰高糖素可直接刺激胰岛素分泌；生长抑素小幅度升高在体内和体外均抑制胰岛素和胰高糖素分泌，然而胰高糖素的升高能刺激生长抑素的分泌。提示这三种细胞通过旁分泌机制影响其邻近细胞的功能，见表 1-3。

表 1-3　胰岛细胞之间的相互作用

激素	细胞			
	A 细胞	B 细胞	D 细胞	PP 细胞
胰岛素	(−)	(−)	(−)?	(−)?
胰高糖素	～	(+)	(+)	?
生长抑素	(−)	(−)	(−)	(−)

注：(−)示抑制作用；(+)示刺激作用；～示无影响；? 示不确定(下文同此)。

（三）其他物质对胰岛素释放的影响

胃肠激素如肠抑胃肽、胰泌素、胰酶素及胃泌素可增强葡萄糖刺激胰岛素分泌；蛋白质和某些氨基酸，尤其是精氨酸和甘氨酸等，可诱导胰岛素分泌，此时胰高糖素亦同时被刺激，从而避免过量食用富含蛋白质和无碳水化合物饮食后低血糖的发生。酮体、脂肪酸及甘油三酯刺激胰岛素分泌的作用小；副交感神经兴奋增强胰岛素分泌，而迷走神经切除则抑制胰岛素分泌；α-肾上腺素能神经能抑制胰岛素分泌，而β-肾上腺素能神经则能刺激其分泌。肾上腺素能神经总的作用是抑制性作用，见表 1-4。

表 1-4　胰岛素分泌的调节物质

分类	刺激胰岛素分泌	抑制胰岛素分泌
营养物质	葡萄糖、精氨酸、甘露醇等	低血糖、高血糖（慢性）
激素	生长激素、胰高糖素	生长抑素、糖皮质激素、胰岛素
神经	胆碱能神经、β-肾上腺素能神经	α-肾上腺素能神经
药物	磺酰脲类药物和非磺酰脲类药物	噻嗪类利尿剂（低血钾?）、苯妥英钠、长春新碱、秋水仙碱、β-受体阻滞剂

（四）胰岛素的代谢和清除

人体胰岛 B 细胞 24 h 保持胰岛素经常性的分泌，清晨空腹或禁食 24 h 后胰岛素仍有微量基础分泌，每小时 0.1～1 U，以保持其血清浓度基值为 35.9～143.5 pmol/L（5～20 μU/L）。口服葡萄糖或进餐后其最高峰 5～10 倍于基值。胰岛素一旦从 B 细胞分泌出来，很快被肝脏摄取降解，其 50%不能进入外周循环。一般肝脏在胰岛素的清除中占身体总胰岛素清除的 60%～80%，肾脏对胰岛素的灭活相对较小（占 10%～30%），剩余的胰岛素降解主要发生在外周组织，如骨骼肌和脂肪组织。肝脏中胰岛素的清除主要通过受体介导的降解来完成；肾脏中胰岛素的清除通过两条途径完成：约 2/3 通过肾小球被动滤过，然后几乎完全在肾小管被重吸收和降解，滤过的胰岛素不到 1%从尿中被排泄，肾脏清除的另 1/3 发生在肾小球后周围肾小管血管中。一般而言，在生理条件下，胰岛素的清除并不能调节血浆胰岛素的水平，但如果介导胰岛素降解的主要器官发生功能衰竭，如肝功能或肾衰竭，则可以引起胰岛素水平的变化。人体自然分泌的胰岛素半衰期为 4～8 min。相反，C 肽主要在肾脏代谢和排泄，其半衰期较胰岛素明显延长。正常时，外周血循环 C 肽/胰岛素比值为（5～10）∶1。

三、胰岛素的作用机制

胰岛素对机体所有组织细胞几乎均具有生物学作用。胰岛素通过与其受体特异性结合而发挥生物效应，胰岛素可活化葡萄糖转运系统和涉及细胞内葡萄糖、氨基酸和脂肪酸使用和储存等有关酶的活性，抑制由反调节激素（如糖皮质激素和肾上腺等）介导的代谢过程（如糖原、脂肪酸和蛋白质的分解）。肝脏、肌肉和脂肪组织是胰岛素调节葡萄糖代谢的主要靶器官。根据其发挥作用的时间，可将胰岛素的生理作用分为三种：① 早期快速作用：它发生在胰岛素与靶组织作用几秒钟之后，包括活化葡萄糖和离子转运系统及通过磷酸化和去磷酸化对事先存在的酶进行共价修饰；② 中期作用：涉及基因的诱导蛋白质的表达，如诱导酪氨酸氨基转移酶，抑制磷酸烯醇式丙酮酸羧激酶，它可在胰岛素刺激后 5～10 min 出现；③ 长期作用：发生达几小时至几天，包括刺激 DNA 合成，细胞增殖和分化。

（一）胰岛素受体的结构、功能和调节

像所有肽类激素一样，胰岛素通过与其细胞膜受体结合而启动其作用。胰岛素受体基因位于 19 q 上，全长 150 kbp，由 22 个外显子组成，外显子之间有较长的内含子分隔。胰岛素受体表达于哺乳动物细胞浆膜，包括经典的靶组织（如肝、肌肉和脂肪细胞）和非经典的靶组织（如循环血细胞和大脑组织），每个细胞的受体数目不到 100 个（如红细胞）到大于 300 000个（如肌肉、脂肪和肝细胞），肌肉、脂肪和肝脏是主要的胰岛素作用部位。胰岛素与其受体的连接具有负协同作用，即第一个胰岛素分子与其受体连接后则降低第二个胰岛素分子与其受体连接的亲和力。胰岛素受体是一个大分子跨膜的糖蛋白复合体，分子量为 300～400 kDa，由两个 α 链和两个 β 链组成，由双硫键连接形成一个 βααβ 异质四聚体。两个亚单位分别执行其特殊的两个功能。α 亚单位完全位于细胞外，含有胰岛素连接位点；β 亚单位为跨膜蛋白，有一个细胞外区域、一个跨膜区域和一个细胞内区域，拥有酪氨酸激酶活性。当胰岛素与其受体连接时，受体沿细胞膜聚集，然后很快内化，内化后受体可被降解，或重新循环至细胞表面。

运动可增加组织细胞胰岛素受体的数量，增强胰岛素敏感性；在胰岛素抵抗状态下，升高的胰岛素水平可以导致受体的数量和功能下调，使组织对胰岛素的敏感性进一步降低；肥胖患者常伴有血浆胰岛素水平的增高，此胰岛素水平的增高与循环单核细胞、脂肪细胞、骨骼肌和肝细胞中的胰岛素受体数量成反比。

（二）酪氨酸激酶

胰岛素受体酪氨酸激酶可催化 ATP 的磷酸基向蛋白质酪氨酸残基转移。胰岛素连接到胰岛素受体 α 亚单位导致细胞 β 亚单位蛋白激酶被激活，蛋白激酶一旦被激活，启动快速自动磷酸化，胰岛素受体的自动磷酸化具有自我催化作用并升高受体酪氨酸激酶对其他底物的活性。有证据强烈提示胰岛素受体的激酶活性和磷酸化对传递胰岛素信号及对代谢途径是需要的。胰岛素受体在 ATP 连接点或酪氨酸自动磷酸化的主要位点的突变将导致细胞胰岛素反应正常活化的丧失。现已发现二十多个胰岛素受体 α 和 β 亚单位的自然突变，并导致胰岛素丧失刺激酪氨酸激酶活性的能力和明显的临床胰岛素抵抗。

（三）胰岛素受体底物 1

胰岛素受体激酶活化的信号传递涉及几种不同的机制，大多数模型中，受体自动磷酸化的刺激导致受体激酶的活化，活化的受体进一步磷酸化一个或几个内源性细胞底物蛋白，其中最具有特征的自然的内源性底物为胰岛素受体底物 1（IRS－1），IRS－1 同样是胰岛素样生长因子－1（IGF－1）的底物。IRS－1 拥有 22 个有效的酪氨酸磷酸化位点，在受到胰岛素的刺激后，IRS－1 可迅速进行酪氨酸磷酸化。IRS－1 的磷酸化进一步启动连锁磷酸化反应，许多由胰岛素调节的作用需在赖氨酸和（或）苏氨酸残基上进行磷酸化。乙酰 CoA 羧化酶、ATP 枸橼酸裂解酶和核糖体蛋白 S6 等随磷酸化而活性增加，而糖原合成酶和丙酮酸脱氢酶经去磷酸化而活化。

（四）胰岛素对糖代谢有关酶和蛋白质 mRNA 转录、翻译和基因表达的影响

机体许多与糖代谢有关酶或蛋白质的量或活性受胰岛素的影响，如胰岛素可促进葡萄糖激酶、丙酮酸激酶和葡萄糖转运蛋白等的转录与翻译，增强组织对葡萄糖的摄取和氧化，抑制磷酸烯酮酸羧化激酶（PEPCK）的基因转录速率，使 PEPCK 合成，从而抑制糖异生。图 1-6 展示了胰岛素分泌相对或绝对不足时体内相关酶的变化。

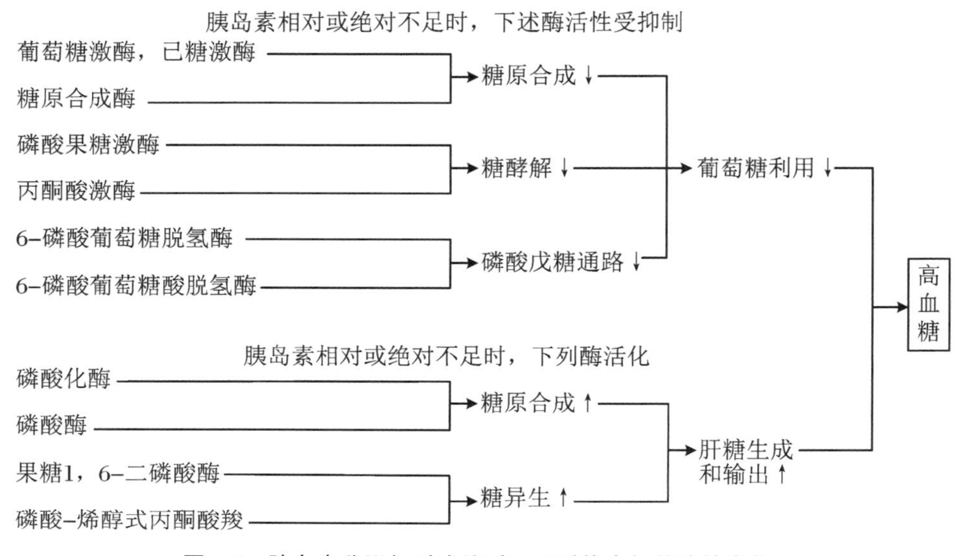

图 1-6　胰岛素分泌相对或绝对不足时体内相关酶的变化

（五）胰岛素对葡萄糖转运体 4 的影响

1. 物质和跨膜运输

机体不同物质进入细胞的方式存在不同，所有物质跨膜运输的方式可分为被动运输和主动运输两种。

（1）被动运输：物质顺着膜两侧浓度梯度扩散，即由高浓度向低浓度。分为自由扩散和协助扩散。① 自由扩散：物质通过简单的扩散作用进入细胞。细胞膜两侧的浓度差以及扩散的物质的性质（如根据相似相溶原理，脂溶性物质更容易进出细胞）对自由扩散的速率有影响，常见的能进行自由扩散的物质有氧气、二氧化碳、甘油、乙醇、苯、尿素、胆固醇、水、氨等。② 协助扩散：进出细胞的物质借助载体蛋白顺浓度梯度进行扩散，协助扩散不需要能量。细胞膜两侧的浓度差、载体的种类和数目对协助扩散的速率有影响。

（2）主动运输：物质从低浓度一侧运输到高浓度一侧，需要载体蛋白的协助，同时还需要消耗细胞内化学反应所释放的能量。葡萄糖进入小肠绒毛上皮细胞和肾小管上皮需要能量，属于主动运输。主动运输保证了机体活细胞能够按照生命活动的需要，主动选择吸收所需要的营养物质，排出代谢废物和对细胞有害的物质。各种离子由低浓度到高浓度过膜都是依靠主动运输。能进行跨膜运输的都是离子和小分子，当大分子进出细胞时，包裹大分子物质的囊泡从细胞膜上分离或者与细胞膜融合（胞吞和胞吐），大分子不需跨膜便可进出细胞。

2. 葡萄糖与跨膜运输

细胞外物质进入细胞进行跨膜运输的都是离子和小分子,如葡萄糖,当大分子进出细胞时,包裹大分子物质的囊泡从细胞膜上分离或者与细胞膜融合(胞吞和胞吐),大分子不需跨膜便可进出细胞。葡萄糖属小分子物质,其进入机体细胞属跨膜运输。葡萄糖进入小肠上皮细胞和肾小管上皮细胞主动运输,葡萄糖进入其他细胞(如肌肉、脂肪、肝脏、神经细胞、内皮细胞和血细胞等)属于协助扩散,不同细胞表达的葡萄糖运载体种类和数量很大程度决定了其摄取和利用葡萄糖的能力。

3. 葡萄糖转运体(glucose transporters,GLUTs)的种类和表达

葡萄糖是极性分子,细胞外葡萄糖进入细胞内进一步代谢需通过管道弥散和由位于细胞上的 GLUTs 运载。现已发现在哺乳类细胞有两类葡萄糖载体:Na^+-葡萄糖协同转运蛋白(SGLT)和易化葡萄糖转运蛋白(Glut)。SGLT 特异性地表达于小肠上皮细胞刷状缘和肾近端小管,该类蛋白在细胞膜 Na^+-K^+ ATP 酶泵作用下逆 Na^+ 浓度梯度主动转运 Na^+-葡萄糖。参与人体葡萄糖转运的主要是易化 Glut。至今在哺乳类细胞中发现 6 种 Glut。编码这类蛋白的基因被分别命名为 GLUT1～5 和 GLUT7,而 GLUT6 是一个不能表达蛋白的假基因。编码的相应蛋白则以小写字体命名为 Glut1,…,Glut7 等。GLUTs 是一组结构相似但又特点不一的蛋白质,其表达具有组织特异性,分别主要定位于不同的靶细胞如红细胞(Glut1)、肝脏和胰岛 B 细胞(Glut2)、大脑和神经组织(Glut1、Glut3)、肌肉和脂肪组织(Glut4)及小肠(Glut5)等。不同的 GLUTs 结构特点不完全一样,构成不同 Glut 的特殊征象,赋予各 Gluts 不同的特殊功能,如葡萄糖亲和力或胰岛素介导的移位特征等。

4. 胰岛素和 Glut4

Gluts 对组织细胞摄取和代谢葡萄糖具有重要影响,根据其转运葡萄糖是否为胰岛素介导可分为胰岛素介导和非胰岛素介导。其中 Glut4 转运葡萄糖依赖胰岛素,其仅表达于胰岛素敏感的脂肪细胞(如白色及褐色脂肪)和肌肉细胞(如骨骼肌和心肌),褐色脂肪中 Glut4 含量最高,其次是心脏、红肌、白肌和白色脂肪,Glut4 转运葡萄糖需胰岛素介导。胰岛素可激活 Glut4 并促进其由细胞内(微粒体)向细胞膜转位,其对胰岛素反应敏感而迅速,可快速增加葡萄糖转运。骨骼肌是全身葡萄糖代谢的重要场所,在基础状态和高胰岛素刺激下分别占全身葡萄糖利用的 20%和 70%～85%。在基础状态下,血胰岛素处于低水平或胰岛素抵抗状态下,绝大部分 Glut4 位于胞浆内,此时葡萄糖转运吸收减少;然而当进餐后血糖升高,胰岛 B 细胞释放胰岛素增加,胰岛素分别作用于脂肪细胞和肌细胞胰岛素受体,通过受体后信使与膜通道转运蛋白的信息交流,使 Glut4 转位重新分布于细胞膜表面,进而促进组织细胞摄取和利用葡萄糖,同时降低血糖水平。在高胰岛素刺激下,肌肉中葡萄糖主要代谢转化为肌糖原。正常人体葡萄糖钳夹实验发现,肌肉 Glut4 水平和全身葡萄糖利用率间存在直接相关。胰岛素缺乏(绝对或相对)状态下,Glut4 介导的肌肉和脂肪组织摄取和利用降低是高血糖发生的关键因素。图 1-7 示胰岛素缺乏和高血糖的关系。

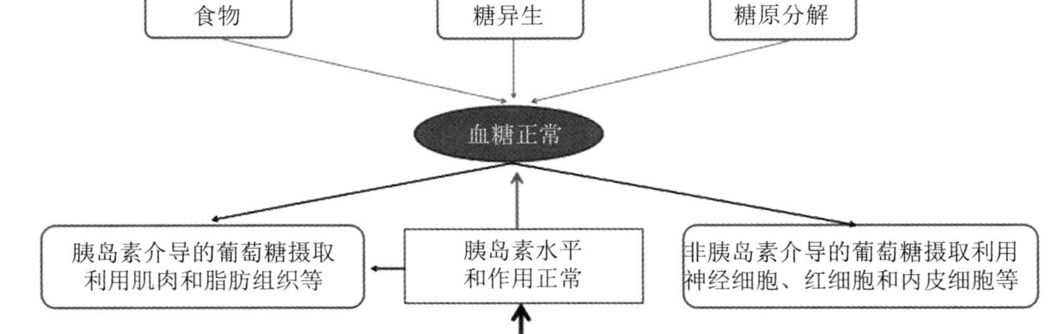

图 1-7　高血糖发生的病理过程

第二章　糖尿病流行病学

糖尿病是一常见的内分泌代谢疾病，具有遗传易感性，在环境因素的触发下发病。随着社会经济的发展、人们生活方式的改变（能量摄入增加和运动减少等）及人口老龄化，糖尿病（主要是 2 型糖尿病）患病率在全球范围内呈逐年增高趋势，呈现流行势态。根据最新报告，2019 年全球 4.63 亿 20～79 岁成人患糖尿病（相当于 11 个人中有 1 个为糖尿病患者），预计到 2030 年，糖尿病患者会达到 5.784 亿；预计到 2045 年，全球糖尿病患者将增长 51%，尤其在发展中国家增加速度将更快，糖尿病患者总数会达到 7.002 亿。糖尿病现已成为继心血管和肿瘤之后，第三位威胁人们健康和生命的非传染性疾病。糖尿病目前总的状况（不论是国内还是国外）可简单概括为“三高三低”（即患病率高，并发症和致残率高，费用高；认知率低，诊断率低，控制率低），糖尿病的防治工作形势十分严峻，任务相当艰巨。

第一节　糖尿病流行特点

一、地区和种族差异

IDF 2019 年数据显示，全球 4.63 亿成人患糖尿病，即 1/11 的成人患糖尿病，糖尿病（20～79 岁）粗患病率为 9.3%，预计 2030 年和 2045 年分别为 10.2%和 10.9%；2019 年糖尿病年龄标化患病率为 8.3%，预计 2030 年和 2045 年分别为 9.2%和 9.6%。各国报道成人糖尿病患病率差异较大，欧洲各国白人（30～64 岁组）为 3%～10%，1987 年美国白人（20～74 岁组）为 6.1%、黑人为 9.9%，墨西哥人为 12.6%，而美国土著印第安人则高达 50%；太平洋岛国如瑙鲁城市居民（30～64 岁组）亦高达 50%；而一些传统守旧的国家如美拉比西亚、东非及南美洲的糖尿病患病率极低甚至等于零（表 2-1）。我国 1979～1980 年全国 14 省市糖尿病普查显示糖尿病患病率为 0.67%，1994～1995 年再次全国糖尿病普查显示我国成人（25 岁以上）糖尿病患病率则达 2.55%，而 2008 年和 2010 年的流行病学调查显示我国成人糖尿病患病达 9.8%（空腹或餐后 2 h 达标）或 11.6%（空腹或餐后 2 h 或 HbA1c 任意指标达标），2020 年 CDS 报告中，根据 WHO 诊断标准我国糖尿病加权患病率为 11.2%，糖尿病前期为 35.2%。上述资料提示在全世界范围内的成年人群中出现糖尿病的广泛流行，这种倾向与生活方式的改变和社会经济的发展密切相关，尤其在由贫穷向富裕转变的群体中表现得更加明显。值得重视的是，发展中国家人民和发达国家土著人群常面临这种威胁，据

2019年IDF估计25～30年后，发达国家糖尿病患者将增加15%～30%，而发展中国家糖尿病患者将可能增加100%～150%，预测到2045年世界糖尿病患者总数将达7.002亿，新增加的糖尿病患者约2/3或3/4在发展中国家(表2-2、表2-3)。一些学者提出这可能与人体内“节约基因”的适宜性改变有关。此“节约基因假说”认为：在食物供应时有时无的人群中，人体内的基因就会有所改变，以节约的方式消耗能量，以适宜环境的改变，在无充分食物供应时能更有效储存能量，相对较少以热能的形式浪费热卡，以便在饥荒时可以延长生命，经过几代的遗传，就会产生所谓的“节约基因”，这种基因在食物供应欠缺时具有保护作用，而在食物供应充足时就易引起肥胖、高胰岛素血症及2型糖尿病。这种“节约基因”可能在几代的丰富食物供应之后，又可以转为正常基因。此时糖尿病的高发生率可能会有所下降。尽管该假说有很大的说服力，但目前尚无可信的证据证实在人类存在“节约基因”。

表2-1 不同国家不同种族2型糖尿病患病率

国家	种族	年龄(岁)	患病率
苏里南	克里奥尔人	>30	11.2%
	印第安人		10.7%
	印度尼西亚人		2.7%
毛里求斯	克里奥尔人	>25	12.1%
	印第安人		12.6%
	中国人		15.8%
新加坡	中国人	>18	9.7%
	马来人		7.6%
	印第安人		8.9%
所罗门岛	美拉尼西亚人	>18	0.7%
	密克罗尼西亚人		6.3%
巴布亚新几内亚	美拉尼西亚人(非澳大尼西亚人)	>20	0.7%
	美拉尼西亚人(澳大尼西亚人)		4.0%
澳大利亚	高加索人血统	>25	3.4%
	土著人	>20	15.6%
美国	白种人	20～70	6.1%
	黑人		9.9%
	墨西哥人		12.6%
	Pima印第安人		34.1%

IDF最新数据显示，全球有111万例儿童和青少年(20岁以下)患1型糖尿病(T1DM)，中国约30 500例儿童患T1DM。1型糖尿病发病率各国报道差异很大，相对多见于白种人或有白种人血统的人群。在日本人、中国人、菲律宾人、美国印第安人、非洲黑人等人群中相对少见，不过上述差异亦不完全由种族差异所致。因为在同一国家不同地区1型糖尿病患病率亦存在明显差异。在儿童中，日本不到1/100 000，在中国约为0.9/100 000，而欧洲斯堪的纳维亚半岛则高达25/100 000，以芬兰为最高，约28.6/100 000。另外，在整个儿童期内，1型糖尿病的发病率稳步地升高，在学龄前期以及青春期附近1型糖尿病的发病率达高

峰,而到20岁以后,1型糖尿病的发生率则处于一个相对较低的水平。1型糖尿病的发生还有非常明显的季节性,大多数发生在秋季和冬季,而春季和夏季则相对较少。引起这种现象的可能推测为1型糖尿病的发生与这些季节高发的病毒感染有关。

表2-2　IDF报告2019年、2030年和2045年糖尿病患病率(20～79岁)前10的国家或地区

2019年			2030年			2045年		
排名	国家或地区	患病率（年龄标化）	排名	国家或地区	患病率（年龄标化）	排名	国家或地区	患病率（年龄标化）
1	马绍尔群岛	30.5%	1	马绍尔群岛	33.0%	1	马绍尔群岛	34.1%
2	基里巴斯	22.5%	2	毛里求斯	24.3%	2	毛里求斯	25.3%
3	苏丹	22.1%	3	图瓦卢	23.9%	3	图瓦卢	24.7%
4	图瓦卢	22.1%	4	基里巴斯	23.6%	4	苏丹	24.2%
5	毛里求斯	22.0%	5	苏丹	23.5%	5	基里巴斯	23.9%
6	新喀里多尼亚	21.8%	6	新喀里多尼亚	23.2%	6	新喀里多尼亚	23.9%
7	巴基斯坦	19.9%	7	巴基斯坦	21.0%	7	关岛	21.5%
8	法属波利尼西亚	19.5%	8	所罗门群岛	20.6%	8	巴基斯坦	21.5%
9	所罗门群岛	19.0%	9	关岛	20.6%	9	所罗门群岛	21.3%
10	关岛	18.7%	10	法属波利尼西亚	20.5%	10	法属波利尼西亚	20.9%

表2-3　IDF报告2019年、2030年和2045年全球糖尿病患者最多的前10位国家和地区

2019年			2030年			2045年		
排名	国家或地区	人数（百万）	排名	国家或地区	人数（百万）	排名	国家或地区	人数（百万）
1	中国	116.4	1	中国	140.5	1	中国	147.2
2	印度	77.0	2	印度	101.0	2	印度	134.2
3	美国	31.0	3	美国	34.3	3	巴基斯坦	37.1
4	巴基斯坦	19.4	4	巴基斯坦	26.2	4	美国	36.0
5	巴西	16.8	5	巴西	21.5	5	巴西	26.0
6	墨西哥	12.8	6	墨西哥	17.2	6	墨西哥	22.3
7	印度尼西亚	10.7	7	印度尼西亚	13.7	7	埃及	16.9
8	德国	9.5	8	埃及	11.9	8	印度尼西亚	16.6
9	埃及	8.9	9	孟加拉国	11.4	9	孟加拉国	15.0
10	孟加拉国	8.4	10	德国	10.1	10	土耳其	10.4

二、2型糖尿病流行的危险因素

(一)糖尿病家族史

主要指糖尿病患者的一级亲属即父母兄弟姐妹等。糖尿病,尤其是占90%以上的2型糖尿病(T2DM),是一种遗传倾向性疾病,常表现为家族聚集性。美国卫生和营养普查发现:约35%伴2型糖尿病的患者报告其双亲中的一个或两个患有糖尿病,先前无糖尿病,但口服葡萄糖耐量试验(OGTT)符合糖尿病和糖耐量减退诊断标准的患者分别有28%和27%报告其双亲中的一个或两个患糖尿病;若用寿命表计算2型糖尿病累积患病率,假如全部活至80岁，其一级亲属将有38%发生糖尿病，而非糖尿病一级亲属仅为11%；若双亲均患糖尿病，则子代糖尿病患病率可达50%，可见有糖尿病家族史的人群是发生糖尿病的最主要的高危人群。

（二）肥胖

肥胖是发生2型糖尿病的一个重要危险因素，糖尿病的发生与肥胖的持续时间和最高肥胖程度密切相关。中心性肥胖或称腹型肥胖、恶性肥胖（男性：腰围/臀围≥0.9；女性：腰围/臀围≥0.85；主要表现为大网膜和肠系膜等内脏脂肪增多）患者发生糖尿病的危险性最高。肥胖与糖尿病家族史合并存在则进一步协同增加2型糖尿病的危险性，在肥胖患者中，有糖尿病家族史者2型糖尿病的风险明显高于无糖尿病家族史者。肥胖主要可能通过导致胰岛素抵抗来决定2型糖尿病发生的危险性。通过加强运动并结合合理的饮食控制或配合应用减肥药物，如奥利司他（orlistat，肠道脂肪酶抑制剂）或利那鲁肽（3 mg/d），或代谢手术等，有效降低体重，可明显改善胰岛素抵抗，是预防糖尿病的重要措施。

（三）能量摄入增加和体力活动减少

二者同时存在常导致肥胖，促进2型糖尿病发生，此外，体力活动减少本身可导致组织（主要为肌肉组织）对胰岛素的敏感性下降。有报道称，在控制肥胖和年龄等因素后，缺乏或轻度体力劳动者2型糖尿病患病率是中度和重度体力劳动者的2倍。

（四）人口老龄化

糖尿病的发病率随年龄的增长而增加。不论男女，20岁以下者糖尿病患病率很低。近年来，青少年2型糖尿病患者率呈明显增加趋势，特别是在有家族史的人群中。40岁以上人群，糖尿病患病率随年龄增长而明显上升，至60～70岁达高峰。年龄每增长10岁，糖尿病患病率约上升1%。由于社会经济的发展和医疗条件的改善，人均寿命明显延长，不少国家逐步进入老年社会，这亦是导致糖尿病呈流行势态的一个重要因素。2019年IDF报告显示：全球20～24岁人群糖尿病患病率为1.4%，估计75～79岁人群糖尿病患病率在2019年、2030年和2045年将分别为19.9%、20.4%和20.5%。

（五）其他

除上述危险因素之外，临床研究和流行病学调查显示：焦虑抑郁人群、原发性高血压、高血脂、妊娠糖尿病及胎儿宫内营养不良和出生后生命早期营养不良的人群亦是发生2型糖尿病的高危人群。不少回顾性研究报道，出生时低体重儿及出生后1岁内营养不良者，其在成人后糖耐量减退和2型糖尿病的发生率较高，尤其当这些人群发生肥胖时，这可能与其早期胰腺发育受损及成人后更易出现胰岛素抵抗有关。此外，一些不良的生活习惯如吸烟、酗酒和睡眠障碍也增加糖尿病的发生风险。

第二节　糖尿病的筛查

一、疾病筛查的原则

适合筛查的疾病须符合以下条件：① 在群体中有一定患病人群；② 有一段时期的临床无症状期，在该阶段可通过一定的方法进行诊断；③ 通过筛查获得早期诊断和治疗，对疾病的预防和改善预后有益。由此可见，2 型糖尿病完全符合上述三个条件。首先，2 型糖尿病患者在我国现已达 4 000 万左右，成为威胁公众健康和生命的严重疾病，据流行病学调查估计，约 50%的 2 型糖尿病患者因无明显的临床表现而未得到临床诊断；其次，2 型糖尿病到临床诊断时，多数患者已有 3～7 年的病程，一些患者甚至更长，以致一些患者明确诊断时，已存在不同程度的并发症；最后，通过筛查早期诊断糖尿病，早期治疗，良好的代谢控制可延缓疾病的进程，降低其慢性并发症的发生和发展。另外，通过筛查，尚可以发现糖尿病前期的人群（糖尿病人群的强大"后备人群"），加强对糖尿病前期人群的干预可显著延缓或预防 2 型糖尿病的发生。

1 型糖尿病患者因在人群中发病率低，且缺乏简便、快速、价廉可作为筛查的免疫学指标，同时针对自身抗体阳性的发生 1 型糖尿病的高危人群目前尚缺乏肯定有效的预防措施，因此，在健康青少年中应用胰岛自身抗体的免疫学指标（如 ICA、IAA、GAD - Ab 和 IA - 2 等）常规进行 1 型糖尿病的筛查，缺乏充足的依据。

二、2 型糖尿病高危人群的筛查

为了早期发现和治疗糖尿病，应加强对糖尿病高危人群的筛选和监控，个体所具有的危险因素越多，发生糖尿病的危险性越高。阴性的筛选试验后的 3 年内，可以忽略发生糖尿病及其并发症的危险。尽管空腹血糖和口服葡萄糖耐量试验均是较为适合的筛选试验，但在临床实践中，建议采用空腹血糖作为糖尿病的筛查试验，因其简便、迅速，易为被筛查者接受，重复性较高，而且费用较低。尿糖测试是一项敏感性较低的筛查试验，其特异性大于 90%，但敏感性仅为 16%～64%，尿糖阳性应进一步测定血糖，尿糖阴性不能排除糖尿病，尤其是老年人群。对空腹血糖正常而糖耐量减退的患者，HbA1c 亦可增高，有报告显示其对发现糖尿病的敏感性为 85%，特异性为 91%，也可作为高危人群糖尿病的筛查，但目前 HbA1c 的检测方法和诊断切点均未统一和标准化，且检测费用较高，限制了其在临床的应用，见表 2-4。

表 2-4 糖尿病高危人群的筛选标准

1. 建议:在年龄大于 45 岁的人群中,常规进行糖尿病的筛查,如果筛查结果正常,应在间隔 3 年的时间内重复进行
2. 建议:在以下情况下,糖尿病筛查的年龄应降低,筛查间隔的时间亦应缩短,并每 3 年进行一次 OGTT
A:肥胖者(体重≥理想体重的 120%,或体重指数≥25 kg·m^2)
B:一级亲属有糖尿病先证者
C:糖尿病高危种族(如美国的非洲人和印第安人、西班牙人等)
D:曾分娩婴儿体重大于 4 kg 或曾被诊断为妊娠糖尿病的妇女
E:高血压(≥140/90 mmHg)
F:血脂异常(HDL 胆固醇≥0.91 mmol/L(35 mg/dL)和或甘油三酯≥2.8 mmol/L(250 mg/dL))
G:以往的筛查实验中,曾有 IFG(空腹血糖受损)或 IGT(糖耐量受损)H:空腹血糖≥5.6 mmol/L

注:筛查时如空腹血糖在 5.6~7.0 mmol/L 或 HbA1c 在 5.6%~6.4%之间者,应进一步行口服葡萄糖耐量试验(OGTT);如空腹血糖≥7.0 mmol/L,但无糖尿病症状,亦需进一步做 OGTT 以确诊。对筛选出的 IFG 或 IGT 应进行适当的干预治疗,同时每半年至 1 年复查。

第三节 糖尿病流行病学调查常用的统计指标

一、患病率

患病率(prevalence rate)表示某一特定时间糖尿病患者总人数与同期调查人口总数的比例。它是通过一群人一次的检查或调查来测定的,如特定时间为 1 天,则称为时点患病率,如特定时间指一段时间,则称为期间患病率。常见疾病的流行病学调查一般采用患病率,如 2 型糖尿病。

$$\text{糖尿病患病率} = \frac{\text{特定时间糖尿病病例数}}{\text{同期被调查的人口数}} \times K \quad (K = 100\%)$$

二、发病率

发病率(incidence rate)表示某一特定时期(一般以年为单位)某人群中糖尿病新发病例频数。

$$\text{糖尿病的年发病率} = \frac{\text{1 年内新发糖尿病病例数}}{\text{同期平均人口数}} \times K$$

少见病或罕见的流行病学调查一般采用发病率,如 1 型糖尿病。

三、死亡率

死亡率(mortality rate)表示某一特定时期(一般以年为单位)某人群中因糖尿病而死亡的频率。

$$糖尿病死亡率 = \frac{1\text{年内因糖尿病而死亡的病例数}}{\text{同期平均人口数}} \times K$$

四、标化患病率

标化患病率(standardized prevalence rate)是指在一个指定标准年龄构成的条件下,采用率的标准化法对实际患病率进行调整后所得的患病率。标化的目的是在不同人群进行患病率比较时,去除年龄构成不同的影响。计算方法有直接法和间接法两种。标化发病率和标化死亡率与之类似。

五、相对危险度或比值比

相对危险度(relative risk,RR)是分析性研究中衡量关联强度最常用的指标。它是表示暴露人群发病或死亡率(Ie)与非暴露人群发病率或死亡率(In)之比:$RR = Ie/In$。在群体研究中,相对危险度可以根据发病或死亡率来直接计算,但在病例对照研究中,一般无法直接计算,当研究的糖尿病发生率较低时,可用比值比(odds ratio,OR)来估计。当调查疾病是人群的罕见病,调查人数又相当多时,c 和 a 可忽略不计,则 $RR = OR$。见表 2-5。

表 2-5　相对危险度计算方法

		病例组	对照组
暴露因素	有	a	b
	无	c	d
合计		$a+c$	$b+d$
$RR = a(c+d)/c(a+b)$;$OR = ad/bc$			

在进行糖尿病流行病学调查时,应统一根据 WHO 建议的糖尿病分型和诊断标准,方法学也必须标准化,如病史的询问、体检、标本的采集和实验室检测方法等,以保证在不同的人群和种族中调查所获得的糖尿病患病率和发病率具有可比性。

第三章　糖尿病的预防

鉴于糖尿病的危害日趋严重，世界卫生组织（WHO）已作出决议，要求各国政府和卫生部门将糖尿病的预防纳入规划。1994 年第 15 届国际糖尿病大会提出“预防糖尿病——21 世纪卫生保健的主题”的口号。糖尿病的综合防治包括一级、二级、三级预防及糖尿病防治网络的建立。一级预防：预防糖尿病的发生，针对一般人群，加强糖尿病教育；针对重点人群，加强糖尿病的筛查和教育；针对高危人群（IGR），加强糖尿病的教育和干预（生活方式干预和药物干预）。二级预防：预防糖尿病慢性并发症发生，措施——早期诊断，综合治疗，全面代谢控制是关键。三级预防：预防致残和致死，措施——早期强化治疗，全面达标。但纵观国内外的糖尿病防控状况不容乐观，就目前而言尚没有任何一个国家和政府有效地控制住了糖尿病的流行态势。

第一节　一 级 预 防

它是指针对整个人群、重点人群（有糖尿病家族史、肥胖、高血压、高血脂、妊娠糖尿病妇女等）和糖尿病高危人群（糖调节紊乱人群：伴空腹血糖受损或糖耐量低减）进行的，其目的是预防糖尿病的发生，主要指通过改变环境因素和生活方式或使用药物等，防止或降低糖尿病发生的一切活动。如适当限制能量摄入，避免肥胖，促进体重正常和鼓励进行较多的体力活动等。该项预防措施的实施一般需要国家、政府及卫生部门的高度重视，将其作为一项国策，发动广大医务保健人员和利用大众媒介广泛彻底地进行社会宣传和教育，提高人们有关糖尿病的基础知识水平，了解糖尿病及其并发症的危害性和严重性，从而达到预期的效果。

一、一般人群

现已有些前瞻性研究报告表明，长期有规律的运动可使 2 型糖尿病发病的危害性显著降低，且体力活动对 2 型糖尿病的保护作用不依赖其他危险因素存在。目前已有不少前瞻性研究表明习惯性活动量大的群体中 2 型糖尿病的发生率较低。Helmerich 等在 1962～1972 年对 5 996 例男性进行了长达 14 年的随访，结果显示糖尿病发生率与基础时体力活动强度呈负相关，且体力活动对糖尿病的保护作用在伴有糖尿病高危因素如肥胖、高血压及糖尿病阳性家族史等的人群中最明显。对 87 253 例 34～59 岁美国女性的研究显示，在每周至少进行一次剧烈运动者，在校正年龄和体重指数后，随访 2 年和 8 年后，2 型糖尿病的风险率分别为0.69和0.84；在21 271例40～84岁美国男性中进行的相似研究，随访5年后，每周至少进行一次剧烈体力活动者，2型糖尿病的风险率为0.71。来自Pima印第安人的资料强烈提示环境和生活方式的改变对2型糖尿病的发生具有很大作用，与仍过着传统生活方式（狩猎及手工耕作、饮食中复杂碳水化合物和纤维素含量高）的墨西哥Sierra Madre山区的Pima印第安人比较，美国Arizona地区过着“现代”生活方式（能量供给充足、饮食中脂肪含量高及运动量明显减少）的Pima印第安人的兄弟种族，其2型糖尿病患病率显著增高。

另外，2型糖尿病是一种多基因遗传倾向性疾病，目前已发现20多个候选基因，如胰岛素基因、胰岛素受体基因、胰岛素受体底物-1基因、葡萄糖转运蛋白基因、葡萄糖激酶基因、糖原合成酶基因、β-3受体基因及线粒体基因等与2型糖尿病有关联。上述候选基因与2型糖尿病关联的研究为我们在群体中进行发病风险预测提供了分子生物学基础。目前世界许多国家都在致力于此方面的研究，相信不久的将来会为我们防治或延缓2型糖尿病的发生和发展创造更好的条件。

关于1型糖尿病的一级预防有学者建议对伴胰岛细胞抗体阳性和/或谷氨酸脱羧酶抗体阳性的1型糖尿病的一级亲属采取免疫（如环孢霉素及6-硫嘌呤等）和自由基清除剂（如烟酰胺）干预治疗以达到防止或延缓1型糖尿病的目的，目前尚处于探索和研究阶段。

二、重点人群和高危人群

以糖尿病的重点人群（主要包括有糖尿病家族史、高血压、高脂血症、40岁以上肥胖或超重、妊娠糖尿病和冠心病患者等）为普查对象，对早期发现的隐性2型糖尿病和糖尿病高危人群（糖调节紊乱或糖尿病前期：IGT、IFG或IGT+IFG）及时进行早期干预治疗和管理，防止或减少糖尿病及其并发症的发生，尤其重点是预防或延迟糖尿病前期阶段的人群向2型糖尿病进展。

目前广泛认为IGT是发展为2型糖尿病的一个过渡阶段，有时亦称为“糖尿病前期”（prediabetic phase）。国际糖尿病联盟的研究报告显示，几乎所有的2型糖尿病患者，在发病前都要经过IGT阶段。从全球来看，IGT的患病率在不同种族间存在很大差异，在3%～20%之间。与2型糖尿病一样，IGT的发生随年龄增大而增多，与体重增加或肥胖及体力活动缺乏有关，2型糖尿病的阳性家族史是IGT的强危险因素，另外胎儿营养不良、低出生体重儿和出生一年后体重偏低者亦预示其今后在40～60岁发生IGT的可能性增高，此外有研究认为血甘油三酯增高与IGT有关，但二者的因果关系尚未确定。各国IGT患者中，每年有2%～14%可能转变为2型糖尿病。一般文献报道5～10年间，IGT患者有19%～60%将转变为2型糖尿病。有资料报道我国IGT转为2型糖尿病的年转变率为7.7%～8.95%不等。在糖尿病前期人群中，IFG+IGT人群向2型糖尿病转化的危险性最高。另一方面，研究还发现，IGT患者除糖代谢异常外，还常伴有高胰岛素血症，脂代谢紊乱（高甘油三酯、HDL-胆固醇降低，LDL-胆固醇升高）、高尿酸血症、高纤维蛋白原血症及纤溶系统功能障碍（如纤溶酶原激活物抑制物-1活性升高，组织型纤溶酶原活性降低）等，从而致高血压、心脑血管动脉硬化性疾病发生的危险性显著升高。鉴于此，目前对IGT人群的干预治疗已被提到重要地位，主要目的是降低2型糖尿病和心血管疾病的危险性。针对高危人群的干预治疗主要包括有行为干预和药物干预两方面。

（一）行为干预

包括限制总热卡摄入，降低饮食中脂肪含量（<30%），尤其是饱和脂肪酸的含量（<10%）；增加复杂碳水化合物的比例和纤维素含量（≥15 g/1 000 kcal）；戒烟、戒酒或减少饮酒；增加体力活动，加强有氧运动；降低体重（>5%）或保持体重正常。干预所达的成功越多，向糖尿病的转化率越低。增加体力活动对IGT具明显有益的作用，如提倡骑自行车、提前一站上下班增加步行距离和少乘电梯等。Eriksson等曾对181例IGT男性前瞻性对照观察6年，结果显示：鼓励进行常规运动组，糖尿病的发生率为10.6%，而非干预组为28.6%，相对危险性系数为0.37；一般情况下，饮食和运动干预方法常同时进行。芬兰的Tuomilehto等对522例IGT患者随机分为饮食运动干预组（个别指导，减少总脂肪和饱和脂肪的摄入，增加纤维素的摄入和运动量，目的是降低体重）和对照组，平均随访3.2年，4年后干预组的糖尿病累计发病率为11%，对照组为23%，试验期间干预组IGT患者糖尿病的危险性下降58%。国内来自大庆的调查资料显示，饮食加运动可使IGT向2型糖尿病的转化率减少50%。

行为干预方式是基础，安全有效，但其长期实施存在某些缺陷，依从性较差，从而影响了其远期的干预效果。常见的是：

说了，但未听见
听见了，但未理解
理解了，但未接受
接受了，但未付诸行动
行动了，但未能长期坚持

（二）药物干预

由于进行饮食和运动干预，实践中患者常难以持之以恒，依从性欠佳，其长期干预的效果有限，故近年来药物干预IGT渐受重视，主要包括双胍类药物（二甲双胍）、α-葡萄糖苷酶抑制剂和噻唑烷二酮衍生物（胰岛素增敏剂等）等，药物干预的前提是药物本身无毒性，能改善胰岛素抵抗和保护胰岛B细胞功能，能降低心血管疾病的危险因子，不增加体重，不引起低血糖，长期服用安全。

1. 二甲双胍

可改善胰岛素抵抗、减少肠道葡萄糖吸收、抑制肝糖异生等，改善糖耐量，并降低体重和血压，一定程度改善脂代谢等，副作用少。美国的“糖尿病预防计划（OPP）”共收集3234例IGT患者（伴空腹血糖≥5.6 mmol/L，随机分为安慰剂对照组（$n=1\ 082$）、强化饮食和运动干预组（$n=1\ 079$，减少脂肪和热卡的摄入，保证每周运动150 min）和二甲双胍干预组（$n=1\ 082$，二甲双胍1 700 mg/d）），研究始于1996年，结果显示，与安慰剂对照组相比，强化饮食运动干预组和二甲双胍干预组体重均明显下降，糖尿病的累计发生率分别下降58%和31%。二甲双胍是目前被ADA指南推荐可预防2型糖尿病的药物。

2. α-葡萄糖苷酶抑制剂（阿卡波糖/拜糖平）

可延缓肠道葡萄糖的吸收，有效降低餐后血糖升高幅度，并改善胰岛素抵抗，降低血胰岛素水平和血压，改善脂代谢。

应用α-葡萄糖苷酶抑制剂作为IGT干预的大型临床试验的有国际多中心的“预防

NIDDM 的研究(STOP-NIDDM)”,该研究共收集 1 429 例 IGT 患者,随机分为安慰剂组和拜糖平组(100 mg,一日 3 次),平均随访 3.3 年,结果显示拜糖平组糖尿病的累计发生率为 32.7%,安慰剂组为 41.9%,拜糖平使糖尿病的绝对危险性降低 9%,研究认为拜糖平对延缓 IGT 向糖尿病转换有效。来自中国的 ACE 研究(患有冠心病和 IGT 的患者中,多中心、随机、安慰剂对照、双盲、二级心血管预防终点的试验),收集了 6 526 名患者,随机分为阿卡波糖组(50 mg,一日 3 次)和安慰剂组,结果显示在为期中位数 5 年的随访中,首次证实,阿卡波糖在标准心血管二级预防治疗以及生活方式干预基础上,可以进一步降低 2 型糖尿病发生达 18%,每治疗 41 人可以避免 1 例新发糖尿病事件。阿卡波糖是目前被处方或 ADA 指南推荐为可预防 2 型糖尿病的药物。

3. 噻唑烷二酮衍生物(曲格列酮、罗格列酮和吡格列酮)

可直接增强胰岛素的作用,降低血胰岛素水平,改善 IGT 和糖尿病患者糖脂代谢和轻度降低血压。早期的美国糖尿病预防计划(DPP)显示噻唑烷二酮类药物(TZDs)曲格列酮(平均随访 0.9 年)可明显降低 IGT 向糖尿病转化,但随访过程中因其肝毒性而终止,曲格列酮终止 3 年后,其糖尿病的发生率与安慰剂组相似。曲格列酮糖尿病预防试验(TRIPOD)报道,曲格列酮(400 mg/d)可使妊娠糖尿病妇女(产后血糖已恢复正常,但随后发生的危险性高)胰岛素抵抗改善,减轻对 B 细胞分泌胰岛素的要求,预防 B 细胞衰竭,并预防 2 型糖尿病的发生,其预防效果在药物停止 8 个月后仍持续有效。Duribin 等报道,172 例伴 IGT 和胰岛素抵抗的患者被随机分为对照组和曲格列酮组,观察 10 个月后因曲格列酮的肝毒性而撤出市场,曲格列酮组(102 组)被随机转为吡格列酮组或罗格列酮组,研究 3 年结束时,与对照组相比,TZDs (吡格列酮或罗格列酮) 使糖尿病发生的危险性降低 88.9%。

为进一步证实 TZDs 或 ACEI 对糖尿病和大血管疾病的预防作用,设计了 DREAM 试验,该试验目的在于评价 ACEI(雷米普利)和 TZDs(罗格列酮)对 IGT 或 IFG(空腹血糖受损)者糖代谢和大血管病变的影响。该研究选入 21 个国家 191 个地区的 5 269 例 IGT 或 IFG 患者,随机为安慰剂组、雷米普利或罗格列酮组,观察 3 年,结果显示:雷米普利可适当改善 IFG/IGT 的高血糖状态,使 DM 发生率减少 9%,但无显著意义,使血糖恢复正常增加 16%,可至少维持 2 年,有显著意义,研究结束时 2 h 血糖降低 0.3 mmol/L,显著降低 IGT/IFG 的血压,轻微地改善肝功能。从整体研究结果看,雷米普利目前不被推荐为预防 DM 的药物,然而,在有 ACEI 适应证(高血压,充血性心力衰竭,血管病变,糖尿病高危因素)的患者中可能获得更多的有关血糖的益处;对罗格列酮亚组的分析显示,3 年后,罗格列酮组糖尿病的发生率为 10.6%,安慰剂组为 25.0%,罗格列酮(8 mg/d)可使 IGT/IFG 人群新发糖尿病的危险性降低达 60%,促使 70%以上受试者的 FPG 和 2 h 血糖恢复正常,用罗格列酮每治疗 1 000 名患者 3 年,就能预防 144 例糖尿病发生,505 例患者逆转成为 NGT 或 FPG<6.1 mmol/L,同时可一定程度降低收缩压和舒张压,在全球各个地区和种族中均有效,消除了由体重增加带来的糖尿病上升风险,体重虽增加 3%,但是对腰臀比的影响是有益的,对肝功能无不良影响,甚至可降低血清谷丙转氨酶水平。DREAM 研究主要是观察预防 2 型糖尿病患者事件,选入的人群多数是低危的 IGT/IFG“病人”,而且干预时间只有 3 年,由于相关事件太少,因此心血管事件没有差异,以致无法得出罗格列酮对心血管事件和死亡影响的结论。但目前有关药物干预 IGT 的价值-效益的关系尚不十分明确,有待上述研究结果予以阐明。

4. 其他可试用的药物

有减肥药物如奥司利他(选择性抑制胃肠道脂肪酶)等,可预防或延缓肥胖患者IGT或2型糖尿病的发生。最近,Tenenbaum等报道,他们对303例空腹血糖浓度在6.1～7.0 mmol/L的冠心病患者进行前瞻性分组(苯扎贝特组,156例,苯扎贝特400 mg/d;安慰剂对照组,147例),观察6.2年,结果苯扎贝特组糖尿病的发生率明显低于安慰剂组(42.3%比54.4%),提示改善脂代谢可以在一定程度上降低冠心病伴空腹血糖受损患者2型糖尿病发生的风险,该结果值得临床开展更多的研究。

总之,IGT人群患病率高,危害较大,早期诊断和加强干预治疗十分重要,生活方式干预是基础,必要时可配合药物干预。

有关1型糖尿病的二级预防目前主要是尽早从临床2型糖尿病患者中鉴别出临床发病初期酷似2型糖尿病(但ICA、GAAs和酪氨酸磷酸酶样蛋白等自身抗体阳性)的缓慢进展的1型糖尿病(又称成人隐匿起病的自身免疫性糖尿糖:LADA)。对其尝试的治疗方法有:① 早期使用胰岛素:胰岛素注射加口服二氮嗪(diazoxide:开放钾离子通道,抑制胰岛素分泌);避免使用磺脲类药物,上述措施有助于减轻胰岛B细胞的负荷,减少胰岛细胞免疫分子(自身抗原及MHC)的表达和免疫损伤;② 免疫抑制:小剂量环胞霉素A、硫唑嘌呤或中药雷公藤总甙等,以干预T淋巴细胞增殖及对胰岛B细胞的损伤作用;③ 促进修复:有临床研究报道长期口服烟酰胺可预防或延缓胰岛细胞抗体阳性的患者发展为显性1型糖尿病,延长新发1型糖尿病的临床缓解期;④ 免疫调节:皮下接种卡介苗可提高新发1型糖尿病的临床缓解率。上述几种治疗方法的主要目的是减轻自身免疫进一步损害残存的B细胞,避免其向完全性1型糖尿病进展,这对患者的血糖控制和并发症的防治是有益的,但上述方法对LADA治疗的临床资料尚不多,其中一些效果不肯定,有一定的毒副作用,价格昂贵等,均不够成熟。对此类患者早期启动胰岛素治疗疗效比较肯定,且较实用,有助于延缓病情进展。

第二节 二级预防和三级预防

二级预防和三级预防即对已确诊的糖尿病患者,通过多种手段综合治疗,全面控制糖尿病病情,以预防或延缓其并发症,主要是慢性并发症的发生发展(二级预防),对已出现慢性并发症的患者,应尽可能延缓其进展,降低其致残和致死(三级预防)。二级和三级预防所采取的措施相似,只是开始的阶段和预防的目的不同,二级预防强调全面达标(血糖、血压、血脂、抗血小板和体重以及戒烟等),尤其注重早期、长期和安全达标;针对三级预防,在全面达标时,因患者均存在不同程度的并发症或脏器功能不全,且多数病程较长,个体化达标可能更加重要。

一、糖尿病慢性并发症的危害性

糖尿病慢性并发症涉及全身所有组织和器官,其中血管(包括大血管和微血管)病变和神经病变表现最明显和突出。流行病学调查及临床研究显示:糖尿病心血管疾病的发生率是一般人群的2～4倍,且起病早,预后差,是2型糖尿病患者的主要死因。文献报道,在发达国家，2 型糖尿病患者中 50%因缺血性心脏病致死；糖尿病患者发生脑血管疾病，尤其是缺血性脑血管疾病，危险性是非糖尿病人群的 2～3 倍，约占患者死因的 15%；四肢大血管（尤其是下肢动脉硬化或闭塞症）病变是导致成人截肢的重要原因（约占 50%）；糖尿病肾病（DN）是糖尿病患者重要的慢性微血管并发症，1 型糖尿病患者最终有 30%～40%发生肾功能不全，2 型糖尿病患者临床蛋白尿患病率亦高达 10%～25%，病程 20 年后，临床蛋白尿的累积发生率则达 25%～31%，临床上 5%～10%的 2 型糖尿病患者因肾病致死，在欧美等国家 DN 现已成为末期肾衰竭而需透析或肾移植的单个最主要原因，随着糖尿病患者人数的显著增加，在我国 DN 亦已成为导致肾功能不全的重要原因之一；糖尿病视网膜病变是糖尿病患者又一重要的微血管并发症，是导致成人视力下降或失明的主要原因之一；糖尿病神经病变（包括周围神经和自主神经）是糖尿病最常见的慢性并发症，常给患者带来很大的痛苦和严重的伤害；此外，糖尿病常导致白内障、皮肤、骨关节病变及感染机会显著增加等其他多种并发症。

二、糖尿病慢性并发症的综合防治措施

糖尿病慢性并发症的发生受多种因素的影响，为尽可能减少或延缓糖尿病慢性并发症的发生和发展，需采取全面合理的综合措施。

（一）积极控制或消除与并发症有关的危险因素

1. 理想地控制高血糖，消除或减轻慢性高血糖的毒性作用

可利用糖尿病教育、饮食疗法、运动疗法、药物治疗及血糖监测等多种手段尽可能使血糖控制接近正常（空腹血糖<6.0 mmol/L，餐后 2 小时血糖<8.0 mmol/L，HbA1c<6.5%或 7.0%），这是防治糖尿病慢性并发症的基础。来自北美的糖尿病控制和并发症试验（DCCT）和英国前瞻性糖尿病研究（UKPDS）的研究已明确证实良好的血糖控制可明显减少 1 型糖尿病和 2 型糖尿病患者慢性并发症的发生和发展，尤其是微血管病变和神经病变的发生和发展，早期的强化血糖控制对 2 型糖尿病患者和 1 型糖尿病患者心血管并发症或心血管终点事件的有益作用尚未得到肯定的结论，但来自 UKPDS 和 DCCT 的后续研究证实，早期长期强化血糖控制达标对大血管病变的预防也是有益的。血糖控制的基本原则：越早越好，越久越好，越稳定越好，越接近正常越好。建议对以下人群适当放宽血糖控制标准：反复严重低血糖（尤其是未感知的低血糖）；有限寿命者（老年人或合并恶性肿瘤者）；合并其他疾病（如心脑血管疾病）者；儿童；病程很长但微血管并发症轻或稳定者。

2. 合理使用降血压药物，理想控制血压

高血压常与糖尿病合并存在，并加速糖尿病多种慢性并发症的发生发展，理想控制可明显减少或延缓糖尿病大血管和微血管并发症的发生和发展。目前临床常用有的有六大类一线降血压药物，如利尿剂、β-受体阻滞剂、α-受体阻滞剂、钙离子拮抗剂及血管紧张素转换酶抑制剂（ACEI）和血管紧张素Ⅱ受体拮抗剂（ARB）等。后二者对糖脂代谢无不良影响，在无禁忌证的情况下 ACEI 或 ARB 可作为首选药物，其在相似降血压的基础上对糖尿病多种慢性并发症可能提供相对更加有效的防治作用。对合并高血压的糖尿病患者应争取使血压控制在 130/80 mmHg 左右，甚至更低，有蛋白尿者血压控制应小于 125/75 mmHg。孕妇合并糖尿病血压应控制在 110/70 mmHg 以下，禁忌使用 ACEI 和 ARB。

3. 纠正脂代谢紊乱

糖尿病常合并脂质代谢异常(如高甘油三酯血症、高 LDL -胆固醇血症及 HDL -胆固醇降低,氧化- LDL 及糖化 LDL 水平增加等),促进大小血管并发症的发生。临床应根据不同的高脂血症类型采取不同的药物(目前国内外临床上常用的降血脂药物有五大类:胆汁酸隔离剂、烟酸类、纤维酸衍生物和 HMG - COA 还原酶抑制剂等)和饮食治疗,促进血脂控制正常。来自国外的多中心协作研究报道:HMG - COA 还原酶抑制剂可显著降低糖尿病患者血胆固醇、甘油三酯,升高 HDL,明显降低冠心病(包括心肌梗死)和死亡的发生率,同时明显降低糖尿病肾病患者尿白蛋白排泄和肾功能的下降速度,减少糖尿病视网膜病变的渗出,延缓其进展、降低其视力的降低和丧失的危险。

4. 改善胰岛素抵抗、降低高胰岛素血症

糖尿病患者常因存在胰岛素抵抗及不适当的治疗而致高胰岛素血症,持久的高胰岛素血症可刺激动脉壁平滑肌及内皮细胞增生,增加肝脏 VLDL 产生,促进动脉壁脂质沉着,损害机体内源性纤溶系统,如刺激内皮细胞产生纤溶酶原激活物抑制物- 1(PA - 1),促进血栓形成;长期高胰岛素血症尚通过多种机制升高血压及导致体重增加等,上述作用均可加速糖尿病大小血管硬化的发生和进程。因此,在治疗糖尿病的同时,采取适当措施改善胰岛素敏感性,降低或避免高胰岛素血症,有助于糖尿病血管并发症的防治。目前常用的被临床证实能不同程度改善胰岛素抵抗的药物有:双胍类药物、噻唑烷二酮衍生物、α -葡萄糖苷酶抑制剂、GLP - 1 受体激动剂和 SGLT - 2 抑制剂(部分与降低体重有关),其他尚有 ACEI、微量元素(如三价铬和钒)、一些降脂药物(如纤维酸衍生物)和 HMG 还原酶抑制剂等。合理的饮食、适当的运动和代谢手术(与降低体重有关)对增强胰岛素的敏感性亦是有益的。

5. 改善血液流变异常

糖尿病患者常由于内皮细胞受损、血小板功能亢进、红细胞黏附性增强及变形能力降低、凝血功能增强及纤溶系统功能降低导致血液呈现高黏、高聚及高凝状态,促进糖尿病大小血管并发症的发生,因此临床可根据具体情况适当应用西洛他唑、前列腺素- 2、沙格雷酯、胰激肽释放酶(怡开)、噻氯匹定、2,5 -二羟基苯磺酸(导升明)、小剂量阿司匹林、潘生丁及中药(如丹参和川芎)等。

6. 补充抗氧化剂

糖尿病患者一方面由于体内自由基产生增加,另一方面机体自由基清楚系统功能减弱,致自由基在体内堆积,亦一定程度促进糖尿病慢性并发症发生,因此可适当补充抗氧化剂如 α -硫辛酸、维生素 C、维生素 E、β -胡萝卜素及超氧化歧化酶等以减轻体内增加的自由基对组织的损伤。

7. 其他

肌醇:糖尿病时,细胞内肌醇含量减少,尤其是神经细胞内肌醇含量减少比较明显,因而参与了糖尿病慢性并发症的发生。根据肌醇耗竭学说,对糖尿病患者适当补充肌醇对防治慢性并发症,尤其神经病变可能是有益的;醛糖还原酶抑制剂(抑制糖尿病高血糖时活化的三梨醇通路)和氨基胍类化合物(抑制蛋白质非酶糖化终末产物的形成),动物实验和小范围的临床研究已证实其对糖尿病多种慢性并发症有较好的防治作用,有待进一步大范围的临床研究予以评价;动物实验显示特异性蛋白激酶 C - β 抑制剂(LY333531)可减轻糖尿病肾病和视网膜的发生和发展,抑制血管内膜的增生肥厚,初步的临床研究对糖尿病血管和神经病变有一定的防治作用。

8．2型糖尿病全面达标的标准及流程

2型糖尿病全面达标的标准及流程如表3-1和图3-1所示。

表3-1　2型糖尿病患者全面达标的标准

指　标		目　标
血糖(mmol/L)	空腹	4.4～7
	非空腹	小于10.0
HbA1c		小于7.0%
血压(mmHg)		小于130/80
TC(mmol/L)		小于4.5
HDL-C(mmol/L)	男性	大于1.0
	女性	大于1.3
TG(mmol/L)		小于1.5
LDL-C(mmol/L)	未合并冠心病	小于2.6
	合并冠心病	小于1.8
体重指数(BMI，kg/m^2)		小于24.0
尿白蛋白/肌酐比值(mg/mmol)	男性	小于2.5(22.0 mg/g)
	女性	小于3.5(31.0 mg/g)
尿白蛋白排泄率(μg/min)		小于20(30.0 mg/d)
主动有氧运动(min/周)		等于或大于150

（二）早期诊断、早期治疗

糖尿病慢性并发症起病隐匿，进展缓慢，早期常缺乏明显的临床表现，不为患者重视，然而当慢性并发症一旦进展至临床阶段，出现临床表现，其病变常难以可逆，因此加强对糖尿病慢性并发症的监测，早期诊断十分重要。

1．微血管并发症

主要包括糖尿病肾脏病和糖尿病视网膜病变。可通过定期尿蛋白测定和眼科检查以早期诊断。

（1）尿白蛋白测定：建议所有2型糖尿病和病程大于3年的1型糖尿病患者应每年进行尿白蛋白排泄率(UAER)筛选测定，增高者(UAER≥20 μg/min或30 mg/24 h尿)应在3～6个月内复查，如UAER两次测定均在20～200 μg/min，则提示早期糖尿病肾病，此时加强干预治疗有助于阻止病情进展或使其逆转。有关尿标本的留取，尚无一致公认的理想方法，包括24 h尿、隔夜12 h尿、2 g或1 h定时尿等。无条件测尿白蛋白，应定期测尿总蛋白。尿白蛋白肌酐比(UACR)标本留取简单，可留取随机尿，现已逐步取代尿白蛋白排泄率并被ADA和CDS等指南推荐。尿白蛋白浓度因受尿量的影响较大，一般不建议采用。

（2）眼科检查：患者在视力明显下降或丧失之前，早期采取激光治疗可阻止或延缓病情进展，保护视力，因此建议所有2型糖尿病患者和病程大于3年的1型糖尿病患者均应在充分扩瞳后做眼底镜检查并根据不同的情况定期复查，简单的眼底镜检查可满意地发现早期糖尿病视网膜病变，必要时行眼底荧光造影，对指导治疗具有重要价值。眼科检查还有助于早期发现白内障、青光眼等其他眼部病变。

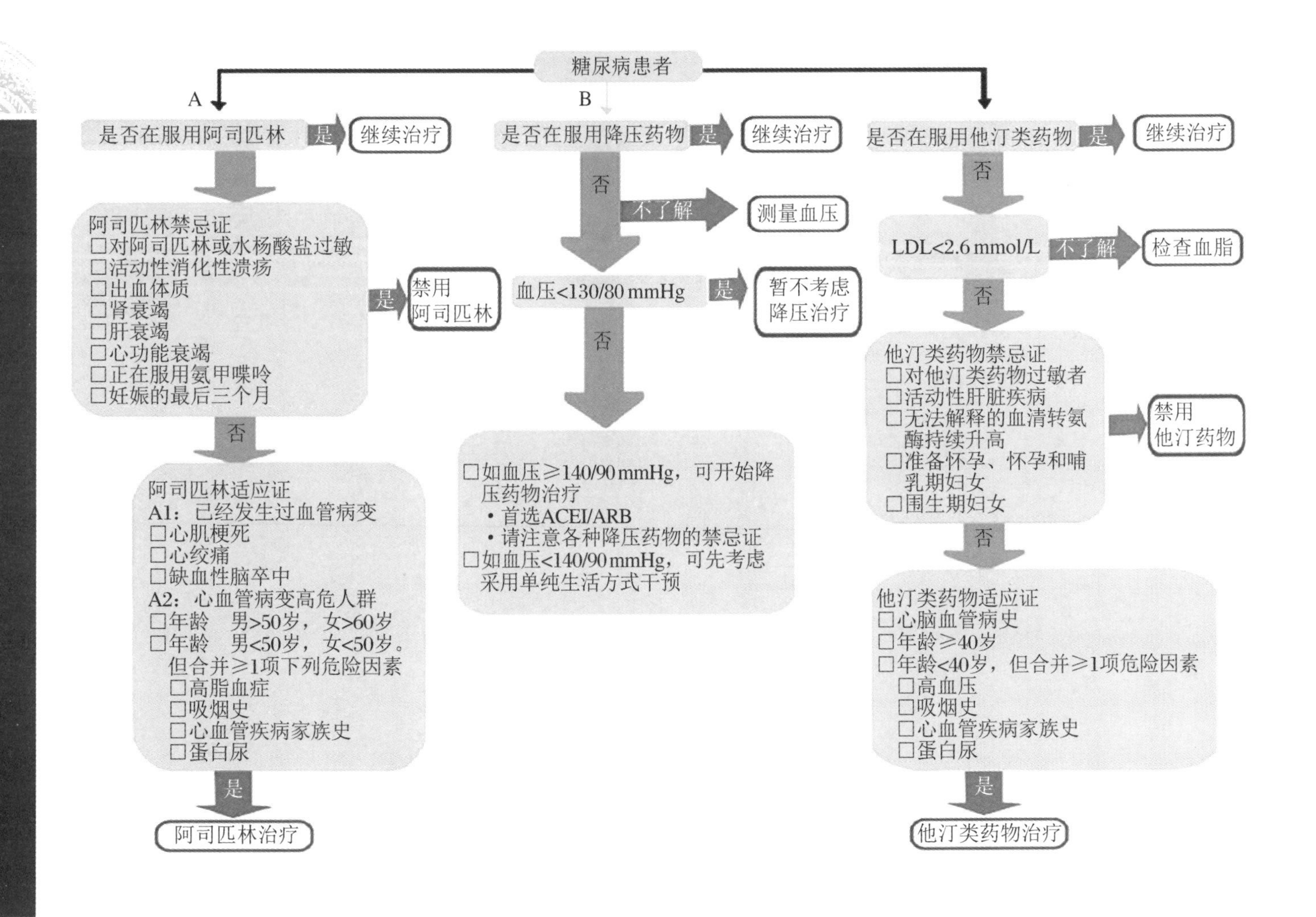

图3-1　2型糖尿病患者降压、调脂和抗血小板流程图

2．大血管病并发症

目前尚无检测临床前期大血管病变的简便方法，有许多证据表明，有蛋白尿或微量白蛋白尿的患者发生心脑血管疾病及死亡的危险显著增加，应考虑所有糖尿病患者均面临有发生大血管疾病的危险性增高。加强对大血管疾病危险因素如血糖（空腹血糖、餐后血糖和糖化血红蛋白）、血脂（胆固醇、甘油三酯、HDL 和 LDL）、血压、血液流变学、吸烟情况、肥胖等的监测并加以治疗和纠正十分必要。定期心电图检查可发现一些患者的无痛性心肌缺血，甚至无痛性心肌梗死。颈动脉彩超可测量颈动脉中层内膜厚度，观察动脉粥样硬化斑块的有无，有助于发现大血管动脉粥样硬化。四肢多普勒血流图和血压测定（踝/肱指数，ABI）是发现糖尿病下肢血管病变比较特异性的筛查手段。

3．神经病变

周围神经病变以四肢对称性感觉障碍为主，常表现为各种感觉减退、感觉异常和膝反射减弱或消失，应用音叉测定振动觉是监测糖尿病感觉减退的简单方法，也可同时检查踝放射、压力觉、痛觉和温度觉等。有症状者，其中任一体征阳性可临床诊断糖尿病神经病变；无症状者，两个体征阳性也可临床考虑糖尿病周围神经病变。自主神经病变的检查如心脏自主神经功能测定和胃肠动力学测定常比较复杂，但 B 超测定膀胱残余尿较简便，对提示膀胱自主神经病变有一定价值。

4．糖尿病足

血管（大血管和微血管）和神经病变是其发病的基础，在外部诱因如感染和创伤等情况下发生。伴下肢神经和血管疾病的患者是发生糖尿病足的高危患者。足部触诊有助于判断血管搏动和温度改变，如难触及动脉脉搏，可进一步超声多普勒检查。每一例糖尿病患者应定期进行足部检查，检查内容应包括痛觉、温度觉、触觉、振动觉以及对压力的感受程度，观察足的外形如足趾外翻、鹰爪足等和有无受力点的变化，多达 80%的糖尿病足溃疡可通过找出高危患者和给予适当的护理教育而预防。

（三）重视对糖尿病慢性并发症易感的人群

最近不少基础和临床研究发现糖尿病慢性并发症的发生和发展常存在遗传易感性，临床观察糖尿病慢性并发症的发生发展与糖尿病病情控制缺乏完全的一致性，临床上 20%～30%的糖尿病患者不论血糖控制好坏，患病多年从不发生严重慢性并发症，而约 5%的糖尿病患者在短期内，即使血糖控制良好，却发生严重的慢性并发症，这种现象尤其在糖尿病肾病中表现得比较明显，如临床发现 1 型糖尿病最终仅 30%～40%发生终末期肾功能不全，且其发病高峰在糖尿病病程的 15～20 年期间，嗣后糖尿病肾病的发生的危险性显著降低，2 型糖尿病亦仅 5%～10%的患者因肾病致死，且临床观察发现糖尿病肾病患者存在家族聚集性。确切的机制不清，一些研究提示可能和原发性高血压遗传倾向、硫酸肝素蛋白多糖有关酶（如 N-脱乙酰酶）的遗传多态性、血管紧张素 1 转换酶基因多态性、胰岛素受体基因突变及醛糖还原酶活性个体差异等有关。遗传易感因素在糖尿病慢性并发症中的作用似可完全成立，但确切的分子生物学机制尚需进一步阐明，以便为临床预测糖尿病慢性并发症的发生风险提供有力手段，有利于对上述易感人群进行强化治疗。

（四）开展流行病学调查及对高危人群的普查

糖尿病，尤其是 2 型糖尿病，早期常由于其缺乏明显的临床表现及人们对有关糖尿病知识的匮乏，以使大部分(1/3～2/3)患者长期处于高血糖状态而未被及时诊断，一部分患者甚至以严重并发症而就诊。有报道称2型糖尿病明确诊断时，平均已有3～7年的病程，因此积极开展糖尿病流行病学调查和对糖尿病高危人群的普查，早期检出处于高血糖状态的隐性糖尿病和糖耐量减退患者，以及时进行干预治疗十分重要。

（五）加强糖尿病教育

对糖尿病患者及其家属进行有关糖尿病及其并发症基础知识教育，使其了解控制糖尿病的重要性和并发症的危害性，以积极配合治疗和随访，对糖尿病的病情控制十分重要。

第三节　糖尿病社区防治模式的建立

据调查，我国现有1亿多糖尿病患者，且其患病率仍在不断上升，这对我国现有医务人员和糖尿病防治体系来说是一个严峻的挑战。相对而言，现有的医、护、营养保健人员队伍尚远不能满足糖尿病全面防治的需要。唯有全社会重视、政府行为参与，采取社区防治的方式，配合媒体广泛而正确的宣传和引导，并有相关企业的参与和支持，才能广泛开展上述糖尿病的综合防治措施，承担起这一艰巨任务。

糖尿病社区防治模式主要包括三个部分：糖尿病保健网络、糖尿病家庭和糖尿病防治中心。在地区政府和卫生部门的关怀和领导下，成立糖尿病防治办公室，在糖尿病防治办公室的指导下，区、地段医院的基层医务保健人员和来自糖尿病中心或三级医院的糖尿病专家组成糖尿病防治组，共同开展工作。糖尿病中心或三级医院负责糖尿病一级、二级和三级防治的学术指导和技术咨询。不论在一级、二级还是三级防治中，都必须强调培训以社区基层医生、护士和营养师为核心的糖尿病专业队伍，以全面、系统、有效地指导糖尿病管理和防治；定期对糖尿病患者及其家属进行有关糖尿病知识的教育，调动其防病治病的积极性，提高自我保健能力，并与医务人员主动密切配合，方可取得预期效果。

第四章　糖尿病的分型

随着人们对糖尿病研究的不断深入和了解，尤其是近年对糖尿病病因学研究的进展，糖尿病的分型诊断也发生了很大的变化，使糖尿病的分型更趋科学和合理，其目的是更好地指导临床合理治疗，但鉴于糖尿病的病因尚不十分明确，不少患者难以明确分型，应结合临床和实验室检查综合判断，必要时“淡化分型”，根据病情合理治疗，临床随访。近来有学者指出，糖尿病就是“胰岛 B 细胞功能衰竭”性疾病，只是其衰竭的病因和程度不一而已。以下就糖尿病分型进行介绍。

第一节　先前糖尿病的分型

先前糖尿病的分型诊断均根据 1980 年和 1985 年的 WHO 诊断标准，该诊断的主要特点是从临床糖尿病的治疗角度进行分型，将糖尿病分为临床类型和统计学危险性类型两大类，见表 4-1。

表 4-1　糖尿病及其他糖耐量异常的分类

分类
临床类型
糖尿病
胰岛素依赖型糖尿病
非胰岛素依赖型糖尿病　肥胖型或非肥胖型
营养不良相关型糖尿病
其他类型：胰腺疾病、内分泌疾病、药物或化学物质引起者、胰岛素或其受体异常、某些遗传综合征、其他
糖耐量减退：肥胖或非肥胖
妊娠糖尿病
统计学危险性类型
曾有糖耐量异常
潜在糖耐量异常

第二节　新的糖尿病分型

1996年12月9～13日在英国召开了糖尿病及其并发症诊断标准及分型咨询委员会会议，会议仔细考虑了1979年NDDG、1980年及1985年WHO提出分型的合理性，结合过去17年来的研究发现，根据病因对糖尿病分型作出初步建议，1999年已得到WHO的认可并建议临床广泛采用，以取代先前的糖尿病诊断术语，该分型因其合理性，一直延续使用至今，见表4-2。

表4-2　糖尿病新的病因分型

1型糖尿病	胰岛B细胞破坏，通常导致胰岛素绝对缺乏，免疫介导或特发性
2型糖尿病	胰岛素抵抗为主伴胰岛素分泌不足；或胰岛素分泌不足为主伴或不伴胰岛素抵抗
妊娠糖尿病	妊娠期间首次被诊断或发现的糖尿病
特异型糖尿病	包括胰岛B细胞功能基因异常、胰岛素作用的基因突变、内分泌疾病、胰腺疾病、药物或化学物质所致糖尿病、感染、少见的免疫介导的糖尿病和其他可能与糖尿病相关的遗传综合征。

一、1型糖尿病

胰岛B细胞破坏导致胰岛素绝对缺乏。分为自身免疫性(包括急性发病及缓慢发病)和特发性。临床可分为典型1型糖尿病(多见于青少年)、成人隐匿自身免疫型糖尿病、特发性1型糖尿病和爆发性1型糖尿病。

1. 青少年急性起病典型1型糖尿病

占1型糖尿病的绝大多数，其特点为：① 病因上与HLA分型密切相关，环境因素如病毒感染或化学毒物等诱发自身免疫导致胰腺B细胞破坏；② 常为青少年起病，起病时症状较重，一些患者甚至以酮症酸中毒起病；③ 起病时体内多存在针对胰岛B细胞的自身抗体如胰岛素自身抗体(IAA)、胰岛细胞抗体(ICA)、谷氨酸脱羧酶抗体(GAD-Ab)和酪氨酸磷酸化酶抗体(IA-2和IA-2β)；④ 起病时胰岛素或C肽释放试验呈低平曲线；⑤ 起病时即需胰岛素替代，一些患者在胰岛素替代治疗2年内出现“蜜月期”(短者数周，长者可达1年以上，主要与胰岛内残余B细胞团的功能暂时得到部分恢复有关，成年人1型糖尿病多数无明显的蜜月期)而使胰岛素用量明显减少，甚至停用，但最终胰岛参与B细胞将被破坏而需长期胰岛素替代治疗。有报道称在1型糖尿病患者的“蜜月期”持续给予小剂量胰岛素或免疫抑制剂或烟酰胺可能延长“蜜月期”的时间。

2. 成人隐匿性自身免疫性糖尿病(LADA)

其特点为：① 起病年龄为大于15或18岁的任何年龄段，早期应用饮食控制或口服降血糖药物有效，发病半年内不依赖胰岛素无酮症酸中毒发生；② 发病时多为非肥胖；③ 体内胰岛B细胞抗体(IAA、ICA、GAD-Ab、IA-2和IA-2β等)常持续阳性；④ 具有1型糖尿病的易感基因(如 HLA-DR3、HLA-DR4、BW54 及 DQB157NonAsp 等);⑤ 常伴阳性的甲状腺和胃壁细胞等其他器官特异性抗体。LADA 一经诊断应早期采用胰岛素治疗以保护残存的胰岛 B 细胞,有利于今后糖尿病的血糖控制。欧美有资料报道 LADA 占 2 型糖尿病的 10%~15%,在非肥胖的 2 型糖尿病患者中有报道称高达 50%;国内有文献报道称 2 型糖尿病患者 GAD-Ab 的阳性率达 14.2%。

3. 特发性 1 型糖尿病

占少数,病因不明。临床表现为持续胰岛素缺乏,频发酮症酸中毒,但体内始终缺乏针对胰岛 B 细胞自身免疫的证据,具强烈遗传倾向,与 HLA 无关。多见于非洲人或亚洲人。

4. 爆发性 1 型糖尿病

爆发性 1 型糖尿病(FT1DM)是 T1DM 中的一种特殊亚型,由日本学者 Imagawa 在 2000 年首次报道。亚洲人群如日本、韩国、菲律宾、中国人中 FT1DM 报道较多,白色人种中也有少数病例报道。FT1DM 的诊断标准由日本糖尿病学会于 2012 年提出,需要同时满足以下三条:① 出现高血糖症状后,1 周内迅速出现 DK 或 DKA,可伴血胰淀粉酶轻度升高;② 起病时血糖≥16.0 mmol/L 且 HbA1c<8.7%(采用美国国家 HbA1c 标准化计划标准);③ 起病时尿 C 肽<10 μg/d,或空腹血清 C 肽<0.3 μg/L(0.10 nmol/L)且胰高血糖素负荷或进餐后血清 C 肽峰值<0.5 μg/L(0.17 nmol/L)。FT1DM 在遗传学上与人类白细胞抗原Ⅱ类基因型关系密切,可由多种病因(如病毒感染和免疫检查点抑制剂的应用)等诱导发生。近来有不少有关免疫检查点抑制剂(ICIs)治疗恶性肿瘤诱发 FT1DM 的报道,其发病机制尚不是十分清楚,可能与 ICIs 阻断胰岛 B 细胞 PD-1/PD-L1 通路,激活 B 细胞上反应性 $CD8^+$ T 淋巴细胞,导致胰岛细胞被破坏,胰岛素分泌减少有关。因此,对于需要使用 ICIs 治疗的肿瘤患者,建议在使用前和使用过程中密切监测患者血糖,及时发现高血糖,减少 DKA 发生的风险。

二、2 型糖尿病

根据其病因不同可分为胰岛素抵抗为主伴胰岛素分泌不足、或胰岛素分泌不足为主伴或不伴胰岛素抵抗。约占所有糖尿病患者的 90%以上,其病因尚不十分明确,其发病的前提是胰岛 B 细胞功能障碍或胰岛素分泌的缺陷。现认为它是由多基因遗传和环境因素(主要为运动不足和能量相对过剩)共同促发,其遗传倾向较 1 型糖尿病更加明显。早期通过饮食控制和运动或口服抗糖尿病血糖药物可控制血糖,但多数患者在若干年后因各种不同的原因而需联合或换用胰岛素治疗。种族、糖尿病家族史、肥胖(尤其是腹型肥胖)、高脂血症和糖耐量受损是 2 型糖尿病发生的主要危险因素,对上述人群应加强血糖监测。

三、特异性糖尿病

它包括一系列病因比较明确或继发性糖尿病,主要有以下八类:

(一) 胰岛 B 细胞功能基因异常

现主要包括年轻起病成人型糖尿病(MODY)和线粒体糖尿病。

1. MODY

根据基因异常的不同分不同的亚型如MODY1，位于第20对染色体上的肝细胞核转录因子突变，称为肝细胞核因子4α（HNF－4α）；MODY2，位于第7号染色体短臂的葡萄糖激酶基因突变；MODY3，位于第12号染色体上的肝细胞核转录因子突变，称为肝细胞核因子1α（HNF－1α）。MODY的特点如下：① 糖尿病起病年龄常小于25岁；② 早期无需应用胰岛素可纠正高血糖，至少2年；③ 无酮症倾向；④ 家族中三代以上（含三代）有糖尿病，符合常染色体显性遗传规律；⑤ 其发生高血糖的机制尚不完全清楚，共同特征为胰岛B细胞对葡萄糖刺激存在胰岛素分泌障碍或胰岛B细胞发育异常等，胰岛B细胞的功能常随着病程的延长而渐衰退，胰岛素抵抗不是其病因。随着临床和基础研究的积累，新的亚型被不断发现，见表4-3。

表4-3 MODY的遗传异质类型

分类	基因突变	基因定位	B细胞功能异常	MODY分型
一类	葡萄糖激酶基因	7p	B细胞分泌功能降低	MODY2
二类	肝细胞转录因子4α	20q	B细胞对葡萄糖刺激反应障碍	MODY1
	肝细胞转录因子1α	12q	B细胞发育障碍	MODY3
	肝细胞转录因子1β	12q	B细胞功能障碍	MODY5
三类	胰岛素启动因子－1	－	胰岛素基因表达障碍	MODY4
	Beta A2/NEUROD1	2q	B细胞功能障碍	MODY6
	KLF－11基因	2p25	胰腺发育和B细胞功能障碍	MODY7
	羧基脂肪酶（CEL）	9q34.3	胰腺外分泌功能障碍	MODY8
	PAX4基因	7q32	B细胞增殖和数量减少	MODY9
	胰岛素基因	11p15,5	胰岛素异常，功能降低	MODY10
	B淋巴细胞酪氨酸激酶（BLK）基因	8p23-22	胰岛素合成和分泌障碍	MODY11
	ATP结合C家庭8因子（ABCCB）	11p15.1	钙通道打开异常，胰岛素分泌障碍	MODY12
	钾离子通道基因Kir6.2（KCNJ11）	11p15.5-12.2	胰岛素分泌异常	MODY13

2. 线粒体糖尿病

线粒体糖尿病是1992年Ven den Ouweland等及Ballinger等分别确认由线粒体基因（mt）tRNAleu基因的二氢尿嘧啶环上mt3243 A→G点突变及mt大段缺乏引起，临床表现为糖尿病及耳聋家系。一般特点为：① 多在45岁以前起病，最早者11岁，但亦有迟至81岁才发病；② 患者多无酮症倾向，无肥胖，多数患者在病程中甚至起病时即需要胰岛素治疗；③ 常伴有轻至中度神经性耳聋，但耳聋与糖尿病起病时间可不一致，可间隔20年；④ 呈母系遗传；⑤ mt突变致糖尿病的机制可能系胰岛B细胞葡萄糖氧化磷酸化障碍，ATP产生不足，致胰岛素分泌障碍，胰岛素抵抗不是其发病的主要病因。

（二）胰岛素作用的基因异常

胰岛素受体缺失或突变，其范围可以从高胰岛素血症和轻度的高血糖到严重的糖尿病，常伴有黑棘皮症、多毛和女性男性化。包括：A型胰岛素抵抗；妖精症；Rabson-Mendenhall

综合征;脂肪萎缩性糖尿病等。

1. A型胰岛素抵抗

多见于消瘦的青少年女性(8～30岁),偶见于男性。这些患者有明显的糖代谢异常、严重的胰岛素不敏感、黑棘皮病和高雄激素血症。女性患者常有卵巢功能低下和多囊卵巢,伴有原发性或继发性闭经、多毛和不同程度的男性化。这些患者一部分有家族遗传史,有的父母为近亲婚配。

2. 妖精症

妖精症是一种罕见的先天性综合征。其特点为:小妖精面容、两眼距增宽、多毛、皮下脂肪萎缩、黑棘皮症、宫内及出生后生长延迟。男女比例为2∶1,多数患者在1岁前夭亡。约1/3的父母系近亲结婚。

3. Rabson-Mendenhall综合征

系常染色体隐性遗传病。其特点为:出牙过早且畸形、皮肤干燥、厚指甲、多毛、青春期发育提前、外生殖器增大和松果体增大等。

4. 脂肪萎缩性糖尿病

本病是一组不均一的罕见临床综合征。根据其遗传方式和脂肪萎缩的范围不同可分为先天性全身脂肪萎缩(包括显性遗传的Dunnigan综合征和隐性遗传的Berardinelli-Seip综合征)、获得性的全身脂肪萎缩和不同类型的局部脂肪萎缩。目前还未能证实其有胰岛素受体结构和功能的异常,推论其病变可能存在于受体后的信号传导途径中。

(三) 内分泌疾病

许多内分泌激素(如生长激素、糖皮质激素、胰高糖素和肾上腺素等)可拮抗胰岛素的作用,这些激素过量分泌(如肢端肥大症、皮质醇增多症、胰高糖素瘤、嗜铬细胞瘤)可以引起糖尿病,这些情况常发生在事先已存在胰岛素分泌缺陷的患者中。当上述疾病被治愈后,高血糖可得到缓解或恢复正常。

生长抑素瘤和醛固酮瘤可以导致低钾血症,引起糖尿病的发生,部分原因与低血钾抑制胰岛素释放有关。当成功切除肿瘤之后,高血糖普遍可以得到缓解或恢复正常。

(四) 胰腺疾病

任何一种引起弥漫性胰岛损伤的病变,均可引起高血糖,这些病变包括纤维钙化胰腺病、胰腺炎、外伤或胰腺切除、肿瘤或肿瘤浸润、囊性纤维化和血色病等。胰腺疾病所致的糖尿病多数需要长期应用胰岛素替代治疗。

一般除胰腺肿瘤之外,在胰腺中造成的损伤必须有足够的程度,方可引起糖尿病发生。胰腺癌有时虽然仅侵犯胰腺较小的部分,也可伴有糖尿病的发生;胰腺纤维钙化病可因胰腺组织进行性破坏、钙化和纤维化而引起糖尿病;胰腺次全切除所致糖尿病常较轻,胰腺全切除所致糖尿病常较重,且血糖控制不稳定;胰腺囊性纤维化是一种遗传性家族性疾病,此病胰腺常发生纤维化,破坏胰岛细胞,在晚期产生糖尿病;原发性血色病是一种罕见的代谢性疾病,继发性血色病多见于反复输血、摄入铁过多等,过多的铁沉积于心、肝、胰、肾、脾及皮肤等脏器,引起基质细胞破坏,组织纤维化和脏器功能损害,血色病患者中约70%可发生糖尿病。

医源性糖尿病,近来又被称为3C型糖尿病,且被逐渐重视。其中80%继发于慢性胰腺炎，据报道明确诊断的慢性胰腺炎发生3C型糖尿病的风险高达90%。本病早期常易被误诊为2型糖尿病，其可合并消化不良、严重营养不良和脂溶性维生素的缺乏。如糖尿病患者同时具备以下3个标准应考虑3C型糖尿病：① 胰腺外分泌功能不全；② 影像学证据提示存在胰腺病理改变；③ 排除1型糖尿病。其次要标准为：① 胰多肽分泌不足；② 肠促胰岛素分泌不足；③ 胰岛B细胞功能受损伴有胰岛A细胞分泌胰高糖素水平降低；④ 没有明显的胰岛素抵抗；⑤ 无酮症酸中毒倾向；⑥ 胰岛细胞自身抗体阴性；⑦ 脂溶性维生素A、D、E、K水平低下。3C型糖尿病的治疗早期使用口服抗糖尿病药物如二甲双胍等有效，但其需要胰岛素治疗的机会较2型糖尿病明显增高，同时需要注意胰酶制剂和维生素D和E等的补充。

（五）药物或化学制剂所致

许多药物对糖代谢有不良影响，糖尿病易感的人群中可能诱发糖耐量异常或糖尿病发生。常见的药物有：烟酸，肾上腺糖皮质激素，甲状腺素，β-肾上腺素能激动剂，噻嗪类利尿剂，钙离子拮抗剂（主要如硝苯地平），苯妥英钠，戊双脒，灭鼠剂Vacor（N-3吡啶甲基N-P硝基苯尿素）及α-干扰素等。

烟酸和糖皮质激素可能损害胰岛素的作用，加重胰岛素抵抗；β-肾上腺素能激动剂、噻嗪类利尿剂（可导致低钾）和钙离子拮抗剂（主要如硝苯地平，大剂量时）可能抑制胰岛素分泌；戊双脒和灭鼠剂Vacor（N-3吡啶甲基N-P硝苯尿素）可永久地破坏B细胞，但临床很少见；有报道显示接受α-干扰素的患者发生与胰岛细胞抗体有关的糖尿病，在某些情况下可导致严重的胰岛素缺乏。

（六）感染

先天性风疹及巨细胞病毒感染等可以伴随B细胞的破坏，但这些患者大部分具有1型糖尿病特征性HLA和免疫性标记物。除此之外，柯萨奇病毒B、巨细胞病毒、腺病毒以及流行性腮腺炎病毒等均可以引起这种类型的糖尿病。

（七）非常见型免疫调节糖尿病

1. 胰岛素自身免疫综合征

机体自发产生胰岛素自身抗体，高滴度和高亲和力的抗体与胰岛素结合可降低胰岛素的生物活性，导致糖耐量受损或糖尿病发生，但当抗体与胰岛素解离，则可能导致低血糖发生，尤其在空腹状态下。

2. 抗胰岛素受体抗体（黑棘皮病Ⅱ，曾称为B型胰岛素抵抗）

可以通过与胰岛素受体结合，阻断靶组织中胰岛素受体与胰岛素的结合，从而导致糖耐量减退或糖尿病发生。但在某些情况下，这些抗体在与胰岛素受体结合后，其作用可以作为胰岛素受体的激动剂，而导致低血糖的发生。在患有系统性红斑狼疮以及其他自身免疫性疾病的患者中，偶可发现有胰岛素受体抗体的存在。

3. Stiffman综合征（僵人综合征）

Stiffman综合征是中枢神经系统的一种自身免疫性疾病，其特征性表现为中枢性肌肉强直，并伴有痛性痉挛，患者体内通常有较高的ICA和GAD自身抗体的滴定度，大约有1/3的患者将发展为糖尿病。

4. α-干扰素治疗

有报道使用α-干扰素治疗的患者可能发生糖尿病，并多伴随有胰岛细胞抗体的出现，且在某些情况下可导致胰岛素严重不足。

（八）其他与糖尿病相关的遗传综合征

许多遗传综合征伴随有升高的糖尿病发病率，这些包括：Down综合征（21-三体综合征，伸舌样痴呆），Friedreich共济失调（毛细血管扩张共济失调综合征），Huntington舞蹈症（遗传性慢性舞蹈病），Klinefelter综合征（先天性睾丸发育不良），Lawrence-Moon-Beidl综合征（性幼稚色-素视网膜炎多指畸形综合征），肌强直性萎缩，卟啉病，Prader-Willi综合征（性幼稚-肥胖-低肌张力综合征），Turner综合征（先天性卵巢发育不良），Wolfram综合征（视神经萎缩糖尿病综合征）等。

四、妊娠糖尿病

妊娠糖尿病（GDM）的定义为妊娠期间发生或首次发现的糖尿病，该定义不考虑其妊娠前正常或可能已有糖代谢异常但未被发现，也不考虑这种状态在分娩后糖代谢异常是否继续存在或恢复正常。妊娠糖尿病诊断标准尚未完全统一，多数仍采用美国学者O'Sullivan和Manhan提出的诊断标准。建议对GDM的筛查时间一般选择在妊娠24～28周，目前应用的筛查和诊断方法为：非空腹状态口服葡萄糖50 g，如1 h血糖≥7.8 mmol/L，再进行100 g OGTT（空腹5.83 mmol/L，1 h 10.56 mmol/L，2 h 9.17 mmol/L和3 h 8.06 mmol/L），四点中两点或以上超过标准可诊断GDM，但2001年WHO和中国糖尿病学会等进一步提出GDM新的筛选和诊断标准，为进一步简化GDM的诊断和防治，2012年ADA再次对GDM的诊断和血糖控制标准进行了修订（详见第二十一章“糖尿病和妊娠”）。对全部满足下列三个条件者不必筛查：① 年龄<25岁且体重正常者；② 无糖尿病家族史；③ 非糖尿病高发种族（糖尿病高危种族：西班牙人、土族美洲人、亚洲人种如华人、美国非洲血统人等）。对GDM患者应在产后6周或更长一段时间重新进行糖耐量试验，大部分患者血糖可能恢复正常，一小部分可能表现为IGT或IFG或糖尿病（1型或2型糖尿病）。GDM患者即使产后血糖恢复正常，其在若干年后发生糖尿病的机会明显增加，应注意加强监测。

第三节　糖尿病分型的注意事项

目前糖尿病新的分型主要为以上四大类，与以往分型相比有以下特点：

1. 取消了既往“胰岛素依赖型糖尿病（IDDM）”和“非胰岛素依赖型糖尿病（NIDDM）”两个术语

因该分型是基于临床治疗，常给临床糖尿病的诊断和理解带来混乱，因非胰岛素依赖型糖尿病在许多情况下，需要使用或依赖胰岛素来控制病情如胰岛B细胞功能继发性衰竭、严重的急性或慢性并发症等；而部分胰岛素依赖型糖尿病如LADA，在早期并不一定依赖胰岛素也可使病情得到控制。继续保留Ⅰ型和Ⅱ型糖尿病的提法，但建议改写为1型糖尿病和

2 型糖尿病。

2. 保留糖耐量受损(IGT)的诊断

它不作为一种分型，而是糖尿病发展过程中的一个阶段，同时增加“空腹血糖受损(Impaired fasting glucose，IFG，空腹血糖浓度 6.1～7.0 mmol/L)”。IFG 和 IGT 有同等重要的临床意义，目前认为临床 2 型糖尿病的发病几乎 100%经过 IGT 阶段发展而来。IGT 和 IFG 患者常同时伴有高血压、高胰岛素血症和高脂血症等，其心血管疾病和早发死亡的发生率明显升高，同时其进展为显性糖尿病的机会也显著增加(文献报道 IGT 患者进展 2 型糖尿病的机会高于 IFG 患者，IFG + IGT 的患者进展为糖尿病的风险最高)，对其需加强管理和干预，并定期(半年至 1 年)随访。近年来国内外尤其强调对 IGT 患者的检出和干预治疗，IGT 的干预治疗(主要包括行为方式(加强运动和控制饮食)和药物(双胍类药物、α-葡萄糖苷酶抑制剂和胰岛素增敏剂等))将可能逆转或延缓其向临床糖尿病进展，并有利于降低大小血管并发症的发生。

3. 增加了诊断术语“特异型糖尿病”

在特异型糖尿病中，根据病因和发病机制分为 8 个亚型，其中包括了 1985 年分型中的继发性糖尿病，同时将病因和发病机制比较明确的及新近发现的糖尿病亦归属其中，如 1985 年分型中的 2 型糖尿病亚型 MODY 和线粒体糖尿病等。

4. 删除营养不良相关性糖尿病(MRDM)

该分型被建议删除，因为：① 至今无 MRDM 流行病学的报道。② MRDM 在诊断上的特征无特异性，体重指数<18.0 kg/m^2，后改为 19.0 kg/m^2，而发展中国家乡村人均体重指数是 18.5 kg/m^2，缺医少药地区糖尿病控制差，糖尿病患者也是消瘦的。③ MRDM 的两个亚型：一是蛋白质缺乏所致糖尿病，目前尚无令人信服的证据证明蛋白质缺乏可引起糖尿病；二是胰腺纤维钙化糖尿病，这种患者常有慢性胰腺炎，也有报道称其可发生于正常营养的人。④ MRDM 可影响其他分型的表达。

第四节　糖尿病新分型之观点

过去的糖尿病从病因学角度进行分型，有其科学上的合理性，并一直沿用至今，且今后相当长时间在临床具有应用价值，但它不能完全满足目前糖尿病治疗的临床及科研需求，简单地说，病因学的分型无法预测哪些患者对何种治疗手段更敏感、哪种药物能为哪些患者带来更多获益，不能有效预测患者的临床转归和并发症发生的风险高低，难以满足个体化医学的需求。鉴于糖尿病遗传背景的复杂性、环境因素的可变性、发病机制的多元性、临床表现的多样性和检测技术的局限性，糖尿病分型面临诸多困难。

2018 年瑞典的 Leif Groop 团队根据 6 个变量(年龄、BMI、HbA1c、HOMA2 - B、HOMA2 - IR和 GAD 抗体)对糖尿病进行了新的亚组划分，观察了其对临床结局的预测能力。基于该结果，Leif Groop 教授强调，糖尿病分型可以在诊断糖尿病的基础上同时进行，并在临床上有助于预测并发症风险，进而指导用药的选择。基于该分型的糖尿病患者，诊断时的分型经过一段时间后其分型可发生转变，这种转变受自身代谢状况和治疗干预治疗的手段影响。

严重自身免疫性疾病型(severe autoimmune disease,SAID):起病年轻,体型偏瘦,抗谷氨酸脱羧酶抗体(GADA)阳性,HbA1c较高。此类患者胰岛功能较差,需要胰岛素治疗。

严重胰岛素缺乏型糖尿病(severe insulin-deficient diabetes,SIDD):患者发病年龄早、严重胰岛素缺乏、HbA1c高、需要胰岛素治疗,易发生糖尿病视网膜病变。

严重胰岛素抵抗型糖尿病(severe insulin-resistant diabetes,SIRD):多超重或肥胖,GADA阴性,DKD的发生风险显著升高(包括CKD 3B期、大量白蛋白尿和ESRD)。此类患者在二甲双胍的基础上联合噻唑烷二酮药物和/或GLP-1受体激动剂可能更加合理并能降低DKD的发生风险。

轻度肥胖相关性糖尿病(mild obesity-related diabetes,MORD;或轻度年龄相关性糖尿病 mild age-related diabetes,MARD):中度肥胖或中年起病,GADA阴性。

随着研究的不断深入,研究者们发现糖尿病的精准分型需要一个更加综合性的视角。有学者试图结合基因组学、蛋白组学、表观遗传学、环境因素等信息进行新的分型探讨;有科学家则通过综合患者的胰腺发育情况、胰岛功能、糖尿病相关抗体、肠促胰素活性、脂肪分布、胰岛素抵抗(IR)等临床表型进行分型讨论;还有学者提出应同时将患者的疾病进展、对药物的治疗反应一起纳入分型体系。总之,糖尿病学界有越来越多有关糖尿病新分型的观点,但未被广泛接受,尚需不断研究和探索。展望未来,如何将基因诊断、药物基因组学真正与临床个体化用药相结合,真正实现“精准分型、靶向治疗、优化临床结局”,从综合性视角探索糖尿病的新精准分型方法,仍然有相当长的路要走。

第五章　糖尿病的病因学

糖尿病是由胰岛素绝对或相对缺乏伴或不伴组织胰岛素抵抗所致的一组糖、脂肪、蛋白质和电解质代谢紊乱的综合征，其中以高血糖为其主要特征，一些患者可能合并严重的急性并发症，病程久者，常可导致各种慢性并发症。糖尿病的病因复杂，发病机制尚不十分明确，不同类型的糖尿病病因和发病机制不同，以下重点介绍1型糖尿病和2型糖尿病的病因和可能的发病机制。

第一节　1型糖尿病的病因和发病机制

1型糖尿病确切的病因及发病机制尚不十分清楚，其病因乃由遗传和环境因素共同参与。主要是免疫介导的胰岛B细胞的选择性破坏所致。

一、遗传因素

（一）家族史

1型糖尿病有一定的家族聚集性。有研究报道双亲有糖尿病史，其子女1型糖尿病发病率为4%～11%；兄弟姐妹间1型糖尿病的家族聚集的发病率为6%～11%；同卵双生子1型糖尿病发生的一致性不到50%。

（二）HLA与1型糖尿病

人类白细胞抗原（HLA）基因位于第6对染色体短臂上，为一组密切连锁的基因群，HLA由Ⅰ、Ⅱ、Ⅲ三类基因编码。Ⅰ类基因区域包括HLA-A、HLA-B、HLA-C和其他一些功能未明的基因及假基因，其编码的抗原分子存在于全部有核细胞的表面，负责递呈外来抗原给$CD8^+$的T淋巴细胞；Ⅱ类基因区域主要包括HLA-DR、HLA-DQ和HLA-DP三个亚区，分别编码DR、DQ和DP抗原，存在于成熟B淋巴细胞及抗原递呈细胞表面，负责递呈抗原给$CD4^+$细胞；Ⅲ类基因区域编码包括某些补体成分在内的一些可溶性蛋白，如C2、C4A、C4B、肿瘤坏死因子（TNF）和热休克蛋白（HSP）等。HLA通过主要组织相溶性复合体（MHC）限制，参与T淋巴细胞识别抗原和其他免疫细胞的相互作用，以及自身耐受的形成和维持，在识别自身和异己、诱导和调节免疫反应等多个方面均具有重要作用。可见，

HLA在许多自身免疫性疾病，包括1型糖尿病的发生和发展中占有非常重要的地位。

现已证实某些HLA与1型糖尿病的发生有强烈的相关性。在一个有1型糖尿病的家族中，相同HLA抗原的兄弟姐妹发生糖尿病的机会为5%～10%，而非HLA相同的兄弟姐妹发生糖尿病的机会不到1%。在高加索人口中，95%的1型糖尿病患者拥有HLA-DR3或HLA-DR4，而非糖尿病者为45%～50%；HLA-DR2对避免1型糖尿病的发生有保护作用。HLA-DQ基因是1型糖尿病易感性更具特异性的标志，决定B细胞对自身免疫破坏的易感性和抵抗性。有报道称在伴有1型糖尿病HLA-DR3的患者中，几乎70%发现有HLA-$DQw_{3.2}$，而保护基因HLA-$DQw_{3.1}$则出现在DR4对照者。研究发现，如果两个等位DQβ链的第57位被天门冬氨酸占位，一般将不易发生自身免疫性糖尿病，若两个等位点均为非天门冬氨酸，则对1型糖尿病强烈易感，HLA-DQA_1链52位精氨酸也是1型糖尿病的易感基因。HLA-DQ β1链57位为非天门冬氨酸纯合子和HLA-DQA_1链52位精氨酸纯合子的个体患1型糖尿病的相对危险性最高。DQβ链的45位氨基酸对抗原决定簇的免疫识别为$DQw_{3.2}$而不是$DQw_{3.1}$。上述发现可能解释HLA-DQ和HLA-DR位点的联合出现较单独出现表现对1型糖尿病更高的危险性。

HLA与1型糖尿病亚型：按照HLA表现型对1型糖尿病亚型化，对临床和病因的区别是有意义的。一般认为若HLA表现为HLA-DR3/DR3将导致原发性自身免疫疾病，而HLA-DR4/DR4代表原发性环境因素为主要诱因，结果为继发性自身免疫反应。伴有HLA-DR3的1型糖尿病常合并存在其他自身免疫性疾病（如肾上腺功能不足、桥本甲状腺炎等），并以女性多见，起病年龄较大。而伴有HLA-DR4的1型糖尿病患者与其他免疫内分泌疾病几乎无关，以男性多见，起病年龄较轻。据报道745例1～19岁起病的1型糖尿病患者，根据HLA分型显示：HLA-DR3患者较HLA-DR4患者起病时病情较轻，酮尿轻，随后部分缓解的倾向大。

二、环境因素

1型糖尿病的发生常与某些感染有关或感染后随之发生。常见的感染原有腮腺炎病毒、风疹病毒、巨细胞病毒、麻疹病毒、流感病毒、脑炎病毒、脊髓灰质炎病毒、柯萨奇病毒及Epstein Barr病毒等，但病毒感染后，糖尿病发生的易感性或抵抗性可能由先天决定。若两个人（如同胞兄弟或姐妹）暴露于同样的病毒感染，可能表现为病毒抗体的同样升高，然后糖尿病可能仅在一个人身上发生，这可能是由于内在的遗传易感因素的差异。易感性可能意味着胰岛B细胞对某一病毒特定剂量的敏感性；或对某一表达在胰岛B细胞病毒抗原或轻微胰岛B细胞损害过程中释放的自身抗原发生自身免疫反应的倾向性。

最近有一些研究报道出生后3个月内用牛奶或牛奶制品配方喂养的儿童发生1型糖尿病的危险性增高，引起不少关注。研究认为牛奶中某些蛋白质成分可能是导致糖尿病的因素之一，如牛血清白蛋白，已在大多数1型糖尿病患者体内检测到针对牛血清蛋白的抗体，该抗体能与胰岛B细胞溶解物中的分子量6 900的蛋白质发生沉淀。抗体的产生被认为是由于婴幼儿肠道通透性允许蛋白质进入循环，循环中的牛血清白蛋白引起淋巴细胞致敏，发生与胰岛B细胞中分子量6 900的蛋白质交叉的体液和细胞免疫反应，最终导致B细胞破坏。另两种蛋白为β-乳球蛋白和酪蛋白，亦被认为是1型糖尿病的独立危险因素。也有研究推测应用较高热量配方的牛奶喂养婴儿可在幼年期引起胰岛素分泌升高和胰岛B细胞抗原递呈作用增强。但也有研究认为牛奶与 1 型糖尿病的关系不明确，有关牛奶蛋白作为 1 型糖尿病的始发因素仍有较大的争论，有待更进一步研究。

三、遗传-环境因素相互作用

遗传和环境因素对某个体 1 型糖尿病发病的影响程度不一。有关环境因素如何启动胰岛 B 细胞的自身免疫反应过程仍不完全清楚，一般情况下，人类 1 型糖尿病需要易感性的遗传背景，即一些环境物质诱发具有遗传易感性个体胰岛 B 细胞发生自身免疫。有一个假说：一旦环境因素对胰岛 B 细胞的损害超过个体遗传决定的胰岛 B 细胞损害的耐受程度，此时便发生 1 型糖尿病，如图 5-1 所示。

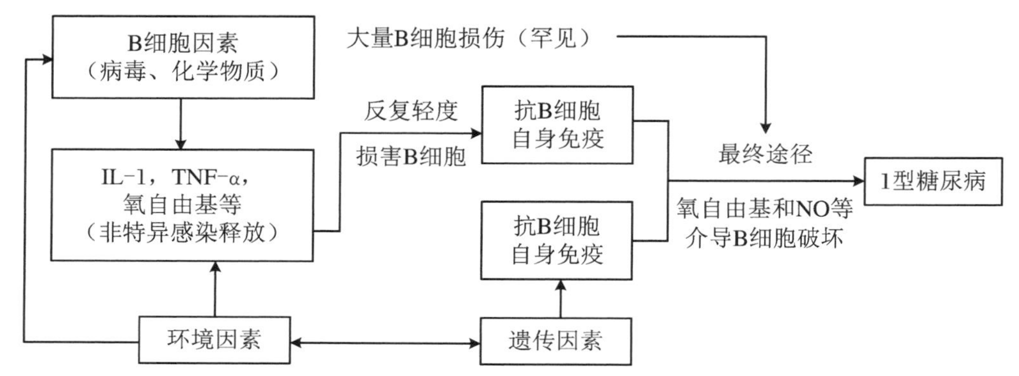

图 5-1　环境因素或环境-遗传因素联合（或纯遗传因素）损害胰岛 B 细胞的机制

注：环境因素通过释放细胞因子如白介素-1（IL－1）或肿瘤坏死因子-α（TNF－α）等特异或非特异性损害胰岛 B 细胞。遗传因素起到允许作用和决定胰岛 B 细胞最初损害自身免疫启动的易感性。罕见的情况：特异性 B 细胞毒物质或病毒感染跨过自身免疫导致 B 细胞短期严重受损，爆发性发病。比较常见的情况：反复的 B 细胞损伤在遗传易感的个体中诱发继发性抗 B 细胞自身免疫；如此自身免疫亦可能发生在无环境因素的参与下而自发发生。B 细胞死亡的最终共同途径可能来自过多产生的氧自由基或 NO 对 B 细胞的破坏。

四、1 型糖尿病的发病机制

现一般认为 1 型糖尿病的发病主要由细胞免疫介导。有研究者提出其发病模式：任何来自外部或内部环境因素（营养、病毒、化学物质、白介素（IL－1）等）将导致胰岛 B 细胞抗原的释放或病毒抗原表达于胰岛 B 细胞或与胰岛 B 细胞抗原具有相似性，上述抗原可能被位于胰岛内的抗原提呈细胞（巨噬细胞）摄取，加工为致敏抗原肽，进一步活化抗原提呈细胞，结果产生和分泌大量细胞因子（IL－1 和 TNF 等）。此外，拥有受体的特异性识别致敏抗原肽的 T 辅助细胞（$CD8^+$ 淋巴细胞）出现在胰岛，并诱导一系列淋巴因子基因的表达，其中之一如 TNF，将反馈刺激抗原提呈细胞增加主要组织相容性复合物（MHC）亚类分子、IL－1 和 TNF 的表达。另外，巨噬细胞谱系（在胰岛内）外的其他细胞亦导致细胞因子释放。由 TNF 和干扰素（IFN）强化的 IL－1 通过诱导胰岛内自由基的产生而对胰岛 B 细胞呈现细胞毒作用，随着胰岛 B 细胞的损害（变性）加重，更多的致敏性抗原被提呈到免疫系统，出现恶性循环，呈现自我诱导和自限性的形式。胰岛产生的 IL－1 可诱导自由基的产生明显增加（超氧阴离子、过氧化氢、羟自由基等），另外，IL－1、干扰素 γ（INF－γ）及 TNF－α 等还诱导胰岛B细胞诱生型一氧化氮(NO)合成酶合成,致NO大量产生(NO衍生的过氧亚硝酸对胰岛B细胞亦具明显毒性作用),加之人体胰岛B细胞有最低的氧自由基的清除能力,因而胰岛B细胞选择性地对氧自由基的破坏作用特别敏感。氧自由基损伤胰岛B细胞DNA,活化多聚核糖体合成酶,以修复损伤的DNA,此过程加速NAD的耗尽,最后B细胞死亡。另外,自由基对细胞膜脂质、细胞内碳水化合物及蛋白质亦具有很大的损伤作用。此外,在上述过程中,淋巴因子和自由基亦招致$CD4^+$ T淋巴细胞趋向损害部位并活化之,同时巨噬细胞亦提呈病毒抗原或受损胰岛B细胞的自身抗原予$CD4^+$淋巴细胞,活化的$CD4^+$细胞进一步活化B淋巴细胞产生抗病毒抗体和抗B细胞的自身抗体,亦促进胰岛B细胞的破坏。

五、自身抗体和1型糖尿病

现已基本明确1型糖尿病是由免疫介导的胰岛B细胞选择性破坏所致。已证实在1型糖尿病发病前及其病程中,体内可检测多种针对胰岛B细胞的自身抗体,如胰岛细胞抗体(ICA)、胰岛素抗体(IAA)、谷氨酸脱羧酶抗体(GAD抗体)和胰岛素瘤相关蛋白抗体等。

(一)胰岛细胞抗体

Bottazzo等于1974年首先描写了1型糖尿病患者中存在抗胰岛细胞抗原的抗体,并可用免疫荧光进行检测,此法除微小的修改外,一直沿用至今,近来亦已可用通过放射免疫和酶联免疫对此类抗体进行检查。临床研究报道:一般普通非糖尿病人群ICA阳性率小于3%,而新诊断的1型糖尿病患者ICA阳性率为60%~90%。ICA分为胰岛细胞质抗体和胰岛细胞表面抗体。但胰岛细胞表面抗体的检查很少应用在临床,因为临床很难获得新鲜的胰岛或胰岛素瘤细胞标本,而胰岛细胞质抗体检查比较简单并已标准化,因而在临床广泛使用。胰岛细胞抗体的阳性率随糖尿病病程的延长而降低,80%~90%的1型糖尿病患者体内胰岛细胞质抗体在起病2年后消失;10%~15%的患者持续存在大于3年。在相似病程情况下,抗体阳性者常伴:① 甲状腺和胃的自身抗体;② 其他自身免疫内分泌病;③ 有强烈的其他自身免疫病的家族史;④ 女性多见;⑤ 与HLA-DR3/B8强烈相关。但也有报道称1型糖尿病起病后3年体内62% ICA阳性,未发现上述差异。

ICA在临床1型糖尿病一级亲属中的检出率明显高于一般人群,且ICA的检出与随后临床1型糖尿病的发生危险性增加相关,高滴度(如>80 JDF单位)的预报价值明显高于低滴度(如<20 JDF单位),ICA持续阳性者发生1型糖尿病的危险性明显高于一过性阳性者。前瞻性研究报道:ICA滴度在4~9 JDF和大于20 JDF的1型糖尿病一级亲属中5年内分别约5%和35%需使用胰岛素治疗,而10年内依赖胰岛素者达60%~79%,ICA持续高滴度阳性在1型糖尿病一级亲属中有较好的预报价值。但临床研究亦发现少数高滴度ICAs者,胰岛B细胞功能可持续数年保持稳定,确切的机制尚不清。现已有小范围临床报告应用免疫抑制和烟酰胺可明显预防或延缓高滴度ICA阳性的非糖尿病一级亲属进展为临床显性1型糖尿病,大范围临床研究正在进行中。另外,临床亦可见在相当比例(10%~20%)的非胰岛素依赖型糖尿病患者检出ICA,此类患者最终80%~85%在若干年后需要胰岛素治疗,而ICA阴性的患者仅约15%。现认为伴ICA阳性的临床非胰岛素依赖型糖尿病实际上可能为“成人隐匿自身免疫糖尿病”(LADA,属于1型糖尿病的范畴),先前曾被描述为“1.5型糖尿病”或“缓慢进展胰岛素依赖型糖尿病”(SPIDDM)。另外,此类患者抗

GAD亦常阳性。其特点:① 起病年龄常大于15岁;② 以非肥胖非胰岛素依赖型糖尿病起病;③ 病初可用饮食或口服降糖药物控制治疗有效;④ 常在1～4年内发生口服降糖药物失效或对糖尿病酮症易感而需依赖胰岛素;⑤ ICA阳性、抗GAD-Ab阳性,C肽水平低及HLA-DR3/4等。对于"LADA"患者目前比较一致的意见是早期使用胰岛素治疗以延缓其体内残存胰岛B细胞的破坏。

(二) 抗GAD抗体

谷氨酸脱羧酶(glutamic acid decarboxylase,GAD)是抑制性神经递质γ-氨基丁酸的生物合成酶,存在于人类和其他动物的脑与胰岛组织内。近年来发现其有两种异构体形式,相对分子量分别为65 000(GAD65)和67 000(GAD67),并显示GAD与1型糖尿病患者胰岛64 000蛋白抗原有许多共同的理化特征。一些研究联合鉴定表明,1型糖尿病患者体内与疾病有关的自身抗原之一64 000蛋白就是GAD,GAD被认为是1型糖尿病自身免疫反应的主要自身抗原。GAD抗体(GAAs)的测定方法远比抗64 000蛋白测定简单实用,因而渐被临床广泛应用。其临床价值与ICA相似,但其阳性率和特异性均较ICA高。在1型糖尿病一级亲属1型糖尿病临床前期的个体中,GAAs阳性,而ICA和IAA有时阴性;在新诊断的1型糖尿病患者中GAAs阳性率为75%～90%,在病程长(3～10年)的1型糖尿病患者中阳性率仍可达60%～80%;GAAs的检测对1型糖尿病的诊断,尤其是对"LADA"的早期识别有重要价值并可在1型糖尿病的亲属中预测发生糖尿病的危险性。目前临床用于GAA检测的方法有免疫沉淀法、放射免疫法、酶联免疫吸附法和免疫荧光法等多种方法。

(三) 胰岛素自身抗体(IAAs)

胰岛素自身抗体(IAAs)即可与胰岛素相结合的自身抗体,可出现于未用外源性胰岛素的1型糖尿病患者以及临床前期患者中,新诊断的1型糖尿病患者IAAs阳性率为40%～50%。现有的方法尚不能将IAAs从胰岛素治疗所致的胰岛素抗体中区别出来。同时,1型糖尿病诊断后,IAAs的自然史尚未被调查。IAAs的产生可能是原发性,来自于B淋巴细胞的异常克隆,或者为B细胞破坏后所致。B细胞的损伤可能导致结构改变了的胰岛素释放,并被体内免疫系统当作异物;或者胰岛素原或更早生物合成的前体在B细胞破坏时被释放出来而作为抗原;有报道胰岛素免疫反应活性(可能为胰岛素原前体)存在于B细胞质膜上,另外,与胰岛素无关的外来抗原分子的相似性亦可导致体内产生IAAs。像ICAs和GAAs一样,IAAs在预报1型糖尿病中也是重要的。IAAs滴度为预报1型糖尿病发病时间公式中的一部分,该公式考虑到高危人群的第一时相胰岛素分泌:发生1型糖尿病的时间(年)=1.5+0.03×静脉葡萄糖耐量(1 min时胰岛素和3 min时胰岛素之和)-0.008×(IAAs滴度),但尚需进行大系列前瞻性研究对此公式予以评价。年龄与IAAs呈负相关,IAAs常见于儿童中,且常呈高滴度。有认为IAAs出现在比较年轻非糖尿病个体中比出现在成人中多反映了胰岛B细胞破坏较快和较快地进展至1型糖尿病。与1型糖尿病有关的IAAs主要是IgG,偶见为IgM。IAAs一般可应用放射免疫和酶联免疫吸附法测定。一些研究报道由放射免疫测定的IAAs可提高ICAs在1型糖尿病一级亲属及普通人群中预报随后发生1型糖尿病的价值,而用酶联免疫测定的IAAs似乎对1型糖尿病无预报价值。故国际糖尿病研讨会认为采用液相放射免疫法评价与糖尿病相关的自身抗体较为实用。

（四）IA－2和IA－2β及其抗体

IA－2(insulinoma associated protein 2)及其类似物IA－2β是继GAD之后被确认的另两个胰岛细胞的自身抗原，二者均具有与蛋白酪氨酸磷酸酶催化功能域高度同源的保守区域，是受体型蛋白酪氨酸磷酸酶超家族中的新成员，但其去磷酸的催化活性至今未被证实，生理功能也不明确。IA－2和IA－2β均为Ⅰ型跨膜糖蛋白，各含979和986个氨基酸残基，分子量分别为106 000和108 000，编码基因分别位于人第2号(2q35)和第7号(7q35)染色体上。二者都由一胞外结构域、单一跨膜结构域和一胞内结构域组成，全长有42%的一致性，在胞内结构域有74%的同源性。IA－2和IA－2β主要存在于胰岛A、B、D细胞，胰腺A、B细胞瘤，垂体，脑组织和肾上腺髓质等神经内分泌组织中。目前认为IA－2、IA－2β、GAD和胰岛素均是1型糖尿病的自身抗原，IA－2和IA－2β抗原均位于胞内结构域的羧基端，其抗体主要识别构象性抗原表位，IA－2和IA－2β有共同的抗原表位和各自特异的抗原决定簇。文献报道IA－2Ab存在于60%～80%的新诊断的1型糖尿病患者中，在糖尿病前期的阳性率为40%～60%，而在健康人群中的阳性率约为1%。IA－2βAb在新诊断的1型糖尿病患者的阳性率为45%～60%，稍低于IA－2Ab的阳性率，二者的阳性率均随着病程的延长和1型糖尿病起病年龄的增大而逐渐下降。IA－2Ab和IA－2βAb的特异性较GAD－Ab高，在不伴1型糖尿病的自身免疫疾病的患者中较少发现，对一级亲属阳性预测价值达75%。新近研究发现，98%新诊断的1型糖尿病患者至少存在一种胰岛自身抗体阳性，80%存在两种以上，而健康人无一人同时存在两种以上抗体。三种抗体(IA－2Ab、GAD－Ab和IAA)均阴性的一级亲属5年内发生糖尿病的危险度小于0.5%，仅一种抗体阳性的发病危险度为15%，两种抗体阳性的危险度为44%，三种抗体均阳性的危险度为100%。现认为联合检测IA－2Ab、GAD－Ab和IAA是预测1型糖尿病的最可靠的免疫学标志，由于IA－2Ab与IA－2βAb显著相关，所以联合IA－2βAb并不会进一步增加检测的敏感性和阳性预测值。IA－2Ab和IA－2βAb的检测主要采用酶联免疫吸附分析法(ELISA)和放射配体分析法(RLA)，其中RLA所需标本少，可进行半自动化操作，省时省力，适合在高危人群和少年儿童中进行普查。

（五）锌转运蛋白8(ZnT8)抗体

2004年Chimienti等首先证实并克隆出的胰岛B细胞特异性锌转运蛋白(ZnT8)，它是一种阳离子外流锌转运蛋白，在ZnT家族中负责将锌从质膜输入到胰岛素分泌颗粒里，将H^+从颗粒中输出。ZnT8由位于染色体8q24.11的基因SLC30A8编码，主要定位于胰岛素分泌颗粒的质膜边缘，其拓扑学预测为6个跨膜的双层螺旋，由369个氨基酸组成，其中aa325残基定位于膜的远端，并存在多态性现象。ZnT8是胰岛B细胞重要的自身抗原之一，是其自身免疫的主要靶点，其抗体(ZnT8A)的检测是先在体外转录翻译出35S蛋氨酸标记的ZnT8抗原，再运用免疫沉淀法检测患者血清中ZnT8抗体(ZnT8A)的滴度，在新发病T1DM中用这种检测方法检测ZnT8A的阳性率可高达80%，健康对照组低于2%，T2DM患者低于3%，与T1DM相关联的其他自身免疫性疾病中ZnT8A阳性率为30%以上。在T1DM患者血清中其他自身抗体(谷氨酸脱羧酶抗体、抗酪氨酸磷酸酶抗体、抗胰岛素抗体和抗胰岛细胞抗体)阴性时，ZnT8A仍有26%的阳性率。在糖尿病前期，ZnT8A比GAD－Ab和IAA出现晚，在疾病初期采用ZnT8A、GADA、IA－2A和IAA的联合检测可提高

T1DM检出率，阳性率高达98%。针对血循环中自身抗体的检测对临床发病前期的T1DM患者也具有重要的预测价值，在临床疾病发生多年以前就可以采取治疗干预，对于有自身免疫性糖尿病疾病家族史的患者检测ZnT8A具有指导意义，可以用来选择患者进入临床干预。

1型糖尿病的自然发病过程如图5-2所示。

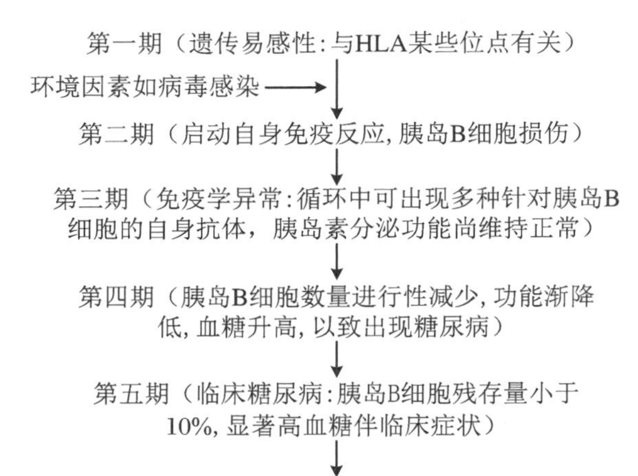

图5-2 1型糖尿病的自然发病过程

（五）1型糖尿病胰岛病理

1. 早期病理改变

早在1910年便描述1型糖尿病患者有淋巴细胞和巨噬细胞浸润的急性胰岛炎，随后报告1型糖尿病患者发病6个月后死亡的个体尸检显示胰岛的2/3有上述损害，存活的B细胞不到总量的10%。但病程长的患者无淋巴细胞浸润。1型糖尿病病程可见胰岛B细胞的局部再生，但随着疾病的进展，胰岛B细胞的局部再生愈加少见，且再生的胰岛B细胞随之也被破坏。上述在缺乏胰岛素制剂年代描述的病理改变如今已非常罕见了。

2. 晚期病理

1型糖尿病患者诊断1.5～34年后的尸检显示：由于占正常胰腺98%的外分泌组织的萎缩，胰腺重量下降。外分泌腺的萎缩可能由于缺乏高浓度的胰岛素通过血管床对本身胰腺的灌注，胰腺内高胰岛素浓度对其自身有营养作用，而该作用是皮下给予外源性胰岛素治疗所达不到的。1型糖尿病患者的胰岛少且小，重量不到正常人或2型糖尿病患者的1/3，胰岛B细胞几乎完全缺乏。胰岛几乎仅包含A细胞和D细胞及位于胰腺头部远端的PP细胞。每个胰岛内A细胞和D细胞的数量正常或增加，胰腺内总的A细胞和D细胞的量在正常范围。

第二节　2型糖尿病的病因和发病机制

2型糖尿病的病因不十分明确，现一般认为是具有强烈的遗传或为多基因遗传异质性疾病，以及与环境因素如肥胖、活动量不足和老龄化等有关。其发病主要是由于胰岛素抵抗为主伴胰岛素分泌不足，胰岛素抵抗一般先于胰岛素分泌障碍；或胰岛素分泌不足为主伴或不伴有胰岛素抵抗。虽2型糖尿病具遗传异质性，但大多数伴2型糖尿病和高血糖患者的特征性表现为胰岛素抵抗、胰岛素分泌障碍和肝脏葡萄糖产生增加。

一、遗传因素

2型糖尿病的家族聚集是很常见的，与1型糖尿病相比，2型糖尿病38%的兄弟姐妹及2型糖尿病患者1/3的后代将表现为糖尿病或糖耐量异常。同卵双生子发生2型糖尿病的一致率为90%～100%，而同卵双生子发生1型糖尿病的一致率不到50%。有学者使用寿命表计算，假如全部活至80岁，那2型糖尿病一级亲属将有38%发生糖尿病，而非糖尿病一级亲属仅10%。在欧洲人口中如双亲患有糖尿病，估计其后代达60岁时，糖尿病发生率将达60%；Visauanthan等报道亚洲印第安人双亲患2型糖尿病，后代糖尿病患病率为50%，另有12%伴糖耐量减低。另外，有不少临床研究报道在2型糖尿病的家族遗传史上存在性别差异，母亲患糖尿病的遗传倾向高于父亲，有糖尿病的父母所生子女的糖尿病发生年龄早于无糖尿病的父母。

二、环境因素

遗传因素决定糖尿病发生的易感性。环境因素可能促进糖代谢紊乱以致糖尿病的发生，其中最主要的可能为肥胖和缺乏体力活动。

（一）肥胖

2型糖尿病发生的危险性与肥胖（体重指数：男性≥25 kg/m^2；女性≥23 kg/m^2）呈正相关，肥胖的病程越长和程度越重，其患糖尿病的危险性越高，尤其是腹型肥胖或中心性肥胖（或称恶性肥胖），在代谢相关性方面至少与肥胖程度同样重要。与全身性肥胖相比，中心性肥胖（或称恶性肥胖或苹果型肥胖，一般腰围/臀围比值：女性≥0.85，男性≥0.95；或腰围：男性≥98 cm，女性≥86 cm）是预报2型糖尿病的一个较好标志。另外，若双亲一个或两个患糖尿病，则伴肥胖的个体发生糖尿病的危险性加速升高，若双亲无糖尿病，则肥胖的作用相对很小，提示肥胖和家族史独立地相乘或可能协同增加糖尿病的危险性。

（二）体力活动不足

流行病学调查提示缺乏体力活动是2型糖尿病的一个重要危险因素。在控制肥胖和年龄因素之后，缺乏或轻度体力劳动者，糖尿病的发生率是中度和重度体力活动者2倍，临床前瞻性研究显示糖尿病发生率与体力活动强度呈负相关，糖耐量的改善与健康状态及体重降低呈明显相关。

（三）饮食结构不合理和能量摄入过多

高脂肪、高碳水化合物饮食可使体重增加而肥胖；热卡摄入过多，如同时运动不足则过多的热卡以脂肪的形式在体内储积而致肥胖；低脂肪、高碳水化合物和高纤维素饮食可增加胰岛素的敏感性；饮食中缺乏锌和铬等微量元素可使糖耐量减退。

（四）宫内营养不良

一些回顾性研究报道宫内营养不良、出生时低体重及生命早期营养不良可能成为成年后发生糖尿病的一个重要决定性因素。宫内营养不良或生命早期营养剥夺与胰岛 B 细胞发育障碍及脂肪细胞的减少有关。胰岛 B 细胞量的减少可能满足食物供给节俭时的要求，一旦食物供给充足，则可能发生胰岛素缺乏，同时体内脂肪细胞肥大，胰岛素抵抗加重，于是出现葡萄糖不耐受，甚至糖尿病。

（五）焦虑和抑郁

早在 17 世纪有学者就注意到经历过重大精神创伤和应激的患者易患糖尿病，抑郁/焦虑综合征和糖尿病常并存于同一患者。糖尿病患者也常因多种因素导致其焦虑和抑郁的发生率显著高于一般人群并在一定程度影响患者的血糖控制。近来不少临床研究报道，长期焦虑和抑郁的患者糖尿病发生的风险显著升高。有荟萃分析研究报道，长期患抑郁症的患者糖尿病发生风险增加 60%，其原因可能与焦虑和抑郁导致下丘脑-垂体-肾上腺皮质功能紊乱部分有关。

三、胰岛素抵抗

胰岛素抵抗即靶组织或细胞对胰岛素的敏感性降低或丧失，是机体对一定量的胰岛素的生物学反应低于预计正常水平的一种现象。多数学者认为胰岛素抵抗是大多数 2 型糖尿病的成因。高胰岛素血症常提示存在胰岛素抵抗，胰岛素抵抗常伴有高胰岛素血症，但胰岛素抵抗不等于高胰岛素血症，胰岛素抵抗患者不一定均存在高胰岛素血症，这取决于胰岛 B 细胞的功能状况。就糖尿病而言，一般可分为前驱糖尿病胰岛素抵抗和糖尿病胰岛素抵抗，一般在前驱糖尿病胰岛素抵抗时期有高胰岛素血症存在，一旦确定糖尿病，因胰岛 B 细胞分泌胰岛素缺陷或失代偿，则高胰岛素血症几乎就不再存在，而陷入低胰岛素血症状态，但胰岛素抵抗持续存在并维持在整个糖尿病过程中。

随着近年来分子生物学的研究进展，现已发现许多候选基因与胰岛素抵抗或 2 型糖尿病有关联，如胰岛素基因、胰岛素受体基因、胰岛素受体底物基因、葡萄糖运载体基因、糖原合成酶基因、葡萄糖激酶基因及线粒体基因等。已发现一些单个基因异常导致 2 型糖尿病的发生，但大多数通常所见的 2 型糖尿病则可能为多基因遗传，单一基因的异常常导致发生糖尿病的危险度增加，多个基因的突变通过累积或叠加的作用达到某一阈值加上环境的促发，从而导致糖尿病的发生。胰岛素抵抗除由遗传因素（多基因突变）所致之外，环境因素，如肥胖、少动、吸烟、老龄、血浆游离脂肪酸过多、皮质醇、生长激素、胰高糖素、儿茶酚胺和胰淀素等增高也可导致胰岛素抵抗。根据胰岛素作用环节从分子水平可将胰岛素抵抗的发病机制分为受体前水平、受体水平及受体后水平。

（一）受体前水平

主要由于编码胰岛素或胰岛素原基因的突变引致胰岛素一级结构改变和胰岛素生物活性降低，造成机体胰岛素抵抗，以致糖耐量减退或糖尿病发生。目前至少已发现 6 种胰岛素或胰岛素原基因点突变并引发胰岛素一级结构的改变或胰岛素原转变为胰岛素过程障碍。

根据其被发现的地点而分别命名为：芝加哥胰岛素（Phe→Len^{B}25）、洛杉矶胰岛素（Phe→Ser^{B}24）、哥山胰岛素（Val→Leu^{A}3）、罗得岛胰岛素原（His→Asp^{B}10）、京都胰岛素原（Val→Leu 65）及东京胰岛素原（Arg→His 65）等，见表 5-1。

表 5-1　胰岛素基因突变类型和发病机制

命名	突变位点	碱基置换	氨基酸置换	发病机制
芝加哥	^{B}25	C→G	苯丙→亮	胰岛素辨认受体的部位发生障碍
洛杉矶	^{B}24	T→C	苯丙→丝	胰岛素辨认受体的部位发生障碍
哥山	^{A}3	G→T	缬→亮	胰岛素与受体的结合部位发生空间构象变化
罗得岛	^{B}10	C→G	组→门冬	胰岛素空间构象及电荷改变，使解酶不能接触其作用部位
京都	65	G→A	精→亮	A 链和 C 肽不能裂解
东京	65	G→A	精→组	A 链和 C 肽不能裂解

上述患者通常表现为：① 常染色体显性遗传；② 空腹血糖正常或增高伴高免疫活性胰岛素血症；③ 自其血清中提取的胰岛素生物活性降低；④ 患者对外源性胰岛素的反应正常；⑤ 体内无胰岛素或胰岛素受体的自身抗体存在。另外，某些患者的胰岛素降解加速（如妊娠时胎盘对胰岛素的降解加速）亦与胰岛素抵抗有关；一些患者体内自发产生胰岛素抗体，也可导致胰岛素抵抗；机体内胰岛素拮抗激素如内源性或外源糖皮质激素、胰高糖素、生长激素和儿茶酚胺等水平增加也可导致胰岛素抵抗。

（二）受体水平

胰岛素受体是由定位于 19 号染色体短臂上的胰岛素受体基因（>150 万个碱基对）编码，由 22 个外显子和 21 个内含子组成的。自 1988 年报道第一例胰岛素受体突变以来，现已发现 60 余种胰岛素受体编码区突变致胰岛素抵抗伴或不伴糖尿病。胰岛素受体突变大部分为点突变，包括无义突变、错义突变和拼接错误，少数为缺失，包括大段缺失及读码框架移位。胰岛素受体抗体的产生也可导致免疫性胰岛素抵抗（B 型胰岛素抵抗）。

胰岛素受体基因突变可通过多种机制影响受体功能的发挥：① 受体合成时 mRNA 链提前终止，mRNA 表达减少，受体的生物合成率下降致其数目减少；② 胰岛素受体蛋白翻译后加工和折叠障碍，导致受体从细胞内细胞器向细胞膜转运及插入障碍，因而细胞膜受体数量减少；③ 受体降解加速；④ 受体酪氨酸激酶活性低下；⑤ 受体再利用障碍；⑥ 受体与胰岛素的亲和力下降。血浆胰岛素水平与靶细胞膜上胰岛素数量有关联，在胰岛素抵抗导致代偿性高胰岛素血症的情况下，靶细胞膜上胰岛素受体数量减少，胰岛素与其受体的亲和力下降，呈现胰岛素的生物效应降低（即下降调节：down regulation）。如胰岛素受体基因突变，引发胰岛素受体缺陷，同时胰岛素受体后缺陷，细胞内生物合成和代谢均不能正常进行，而发生胰岛素抵抗，此时胰岛 B 细胞代偿性分泌大量的胰岛素，形成高胰岛素血症，持续高胰岛素血症进一步降低胰岛素的生物效应，由此形成恶性循环。

胰岛素受体突变一般常有以下共同特点：① 可呈显性或隐性遗传；② 临床表现为高度胰岛素抵抗，黑棘皮病及卵巢性高雄激素状态为特征的 A 型胰岛素抵抗，突变杂合子可仅表现胰岛素抵抗或糖耐量异常，而突变纯合子及复合突变杂合子则可表现为 2 型糖尿病；③ 儿童突变纯合子或复合突变杂合子除表现为经典的 A 型胰岛素抵抗，尚可有宫内发育迟缓及面貌怪异（妖精外貌综合征）或伴松果体肥大，牙齿、指甲发育异常及腹部膨隆（Rabson-

Mendenhall 综合征)；④ 胰岛素受体突变亦可见于经典的 2 型糖尿病、糖耐量受损或非糖尿病人群中，但发生率较低，估计在 5%。

胰岛素受体抗体的产生也可导致胰岛素抵抗(B 型胰岛素抵抗或 B 型综合征)：除具有 A 型胰岛素抵抗的某些表现外，血循环中存在胰岛素受体的抗体是其标志。患者常同时伴有其他自身免疫性疾病，如系统性红斑狼疮、干燥综合征、关节炎和慢性淋巴细胞性甲状腺炎等。胰岛素受体的抗体可竞争性抑制胰岛素与其受体的结合，降低其作用，导致胰岛素抵抗伴或不伴高血糖；但在一些患者中胰岛素受体抗体与胰岛素受体结合后可能具有模拟胰岛素的作用而导致空腹低血糖的发生。

(三) 受体后水平

随着胰岛素与其细胞膜受体 α 亚基结合，β 亚基酪氨酸激酶活化，细胞内发生一系列变化(即“胞内事件”)，现尚不完全清楚，主要的结果是葡萄糖跨膜转运增加和胞质内或细胞器内底物的磷酸化或脱磷酸化，其结果是多样的，取决于靶组织的特性及各种不同的关键酶。胰岛素促进所有组织葡萄糖转运、糖酵解及有氧氧化，促进肝脏及肌肉组织糖原合成，抑制肝脏糖异生和糖原分解等，这些生理作用是胰岛素依赖的胰岛素受体底物(insulin receptor substrate，IRS)、葡萄糖转运体(glucose transporter，Glut)及许多关键酶，如葡萄糖激酶、糖原合成酶、磷酸果糖酶、丙酮酸脱氢酶等活化的结果。以下简要叙述 Glut、IRS、葡萄糖激酶及线粒体基因突变与 2 型糖尿病的关联。

1. Glut

葡萄糖进入组织细胞内进一步代谢主要通过管道弥散和位于细胞膜上的特异性 Glut 运载。Glut 是一组结构相似的蛋白质，具有组织特异性，现已发现 5 种不同的 Glut 及其编码的基因，分别主要定位于不同的靶组织，如 Glut1(红细胞)、Glut2(肝脏和胰岛 B 细胞)、Glut3(大脑)、Glut4 (肌肉及脂肪组织)和 Glut5(小肠)等。

Glut 对葡萄糖摄取和代谢速率具有重要影响，如编码 Glut2 基因的局部突变导致 Glut2 表达数量下降和合成异常，将造成胰岛 B 细胞对循环葡萄糖不敏感(致胰岛素分泌障碍)及肝脏葡萄糖的摄取减少(肝脏胰岛素抵抗)；同样 Glut4 基因突变引致该蛋白表达和合成异常将导致肌肉和脂肪组织摄取葡萄糖障碍(外周胰岛素抵抗)。Glut4 转运葡萄糖依赖于胰岛素，胰岛素激活 Glut4 并促进其由细胞内(微粒体)向细胞膜转运，从而加强葡萄糖转运。Glut4 表达的改变与胰岛素作用受损和胰岛素抵抗有关，已发现肥胖症和 2 型糖尿病患者的脂肪细胞内 Glut4 基因表达降低，含量减少及转位障碍。另有研究报道称 2 型糖尿病患者胰岛 B 细胞 Glut2 表达下降和含量减少，可导致 B 细胞胰岛素分泌缺陷。

2. IRS

IRS 是胰岛素敏感组织中与胰岛素各种生物效应调节密切相关的一组信号蛋白，包括 IRS-1、IRS-2、IRS-3 和 IRS-4 等，其中与胰岛素生物效应关系较大的为 IRS-1 和 IRS-2。胰岛素与其受体结合的细胞内信号传导首先由 IRS-1 介导，IRS-1 起着承上启下的作用。胰岛素与其受体结合诱导受体的 β 亚单位的磷酸化并激活酪氨酸蛋白激酶。进而被激活的 β 单位使 IRS-1 的酪氨酸残基磷酸化，磷酸化激活后的 IRS-1 可与各种信号蛋白，如磷脂酰肌醇 3-激酶的 SH2 区结合，在经过许多酶促反应，调节与葡萄糖代谢有关酶的活性和葡萄糖转运体的转位等，促进细胞对葡萄糖摄取和代谢。若 IRS-1 基因突变，可使 IRS-1 磷酸化减少，活性降低。IRS-2 是可与磷脂酰肌醇 3-激酶等结合的主要停靠(docking)蛋白，在磷酸化和激活 IRS－2 时，较 IRS－1 需要更多的胰岛素。因此，IRS－1 和 IRS－2 基因变异可能在胰岛素抵抗和 2 型糖尿病发生中起重要作用。动物实验显示 IRS－1 基因敲除(knockout)的小鼠可表现为明显的外周胰岛素抵抗和糖脂代谢的异常，IRS－2 基因敲除的小鼠则同时表现为外周胰岛素抵抗和胰岛素的缺乏(B 细胞数量减少)，并导致糖尿病。现已发现数种 IRS－1 和 IRS－2 基因突变与 2 型糖尿病存在关联。

3．葡萄糖激酶

葡萄糖激酶是葡萄糖代谢过程中的第一关键，它催化葡萄糖转变为 6－磷酸－葡萄糖，特异性地在肝脏和胰岛 B 细胞中表达。在肝脏中，它催化葡萄糖磷酸化，促进肝细胞对葡萄糖的摄取和代谢；在胰岛 B 细胞中，葡萄糖的磷酸化是兴奋胰岛 B 细胞分泌胰岛素的一个重要步骤。一般情况下，细胞内葡萄糖的磷酸化速度远快于葡萄糖的跨膜转运，从而有利于细胞对葡萄糖的摄取，如果葡萄糖激酶的结构或功能发生改变，将影响肝细胞及胰岛 B 细胞对葡萄糖的摄取和代谢，结果导致肝脏胰岛素抵抗和胰岛 B 细胞对循环葡萄糖刺激失敏感，胰岛素分泌障碍。许多家系调查显示：青年发病的成人型糖尿病(MODY)的家系中，葡萄糖激酶与 MODY 呈高度连锁。到目前为止已知与糖尿病有关联的葡萄糖激酶突变近 30 种，以错义突变多见，亦有无义突变、拼接点突变及缺失。

葡萄糖激酶突变病的特点如下：多见于 MODY，但也见于晚发 2 型糖尿病或妊娠糖尿病；糖尿病较轻，以胰岛 B 细胞分泌功能障碍为主，早期无需应用胰岛素可纠正高血糖，至少两年；非酮症趋向；显性遗传；起病年龄常低于 25 岁。现进一步根据不同的突变位点将 MODY 分为三个亚型。MODY1：定位于染色体 20q 的转录因子 HNF－4α(hepatocyte nuclear factor－4α)基因突变；MODY3：定位于染色体 12q 的另一转录因子 HNF－1α 基因突变；MODY2：定位于染色体 7p 的葡萄糖激酶基因突变。目前有关 MODY1 和 MODY3 发生高血糖的机制尚不清，但其共同的特征为 B 细胞对葡萄糖刺激存在胰岛素分泌缺陷。已知 HNF－4α 活化 HNF－1α 的转录，HNF－1α 转录因子调节各种与葡萄糖代谢有重要作用的基因表达，如 Glut2 和葡萄糖激酶的启动子便含有 HNF－1α 的连接位点，几个葡萄糖分解和糖原合成酶亦含有 HNF－1α 的连接位点，包括葡萄糖激酶、丙酮酸激酶、磷酸烯酮酸羧激酶等，因此，HNF－1α 可能直接干扰肝脏葡萄糖代谢；HNF 可能相似地改变胰岛 B 细胞的功能而导致胰岛素分泌受损。

4．线粒体基因突变

1992 年 Ven den Ouweland 等及 Ballinger 等分别确认由线粒体(mt)tRNAleu 基因的二氢尿嘧啶环上 mt3243 A→G 点突变及 mt 大段缺失引起的临床表现为糖尿病及耳聋家系，提示 mt 突变也可能是群体中 2 型糖尿病的病因之一。本病一般具有以下特点：多在 45 岁以前起病，最早者 11 岁，但亦有迟至 81 岁才起病的；患者多为 2 型糖尿病，无酮症倾向，无肥胖，伴胰岛 B 细胞功能减低，多数患者在病程中甚至起病时即需要胰岛素治疗；常有轻度至中度神经性耳聋，但耳聋与糖尿病发病时间不一致，可间隔 20 年；呈母系遗传。mt 突变致糖尿病的机制可能系胰岛 B 细胞氧化磷酸化障碍，ATP 产生不足，致胰岛素分泌障碍，胰岛素抵抗不是其发病的主要原因。

除了 Glut、IRS、葡萄糖激酶及线粒体基因突变外，胰岛素受体后任何一环节缺陷均可导致胰岛素抵抗或糖尿病发生的危险性增加，其中包括许多与葡萄糖代谢有关的关键酶，目前我们对其分子生物学机制的了解尚不多，有待更加深入的研究。

（四）己糖胺/葡糖胺代谢途径与胰岛素抵抗

正常情况下，葡萄糖进入细胞主要通过三羧酸循环进行有氧氧化产生能量或合成糖原储存，仅极少部分（1%～3%）通过己糖胺途径为蛋白质的糖基化提供底物。但在糖尿病或高血糖的情况下，随着血糖的升高，进入己糖胺的合成途径也增加，导致己糖胺及其代谢产物（主要为尿嘧啶二磷酸-N-乙酰己糖胺）增加。上述产物可使Glut糖基化（可妨碍其转位，降低其亲和力和稳定性等）、抑制胰岛素的信号传导系统和减少细胞内能量ATP的水平（细胞内ATP的减少可抑制胰岛素刺激的Glut4从微粒体向细胞膜转位、胰岛素受体的磷酸化和IRS上游酪氨酸的磷酸化等），从而降低胰岛素的敏感性，减少组织对葡萄糖的摄取和氧化利用。

（五）游离脂肪酸与胰岛素抵抗

肥胖糖尿病患者的脂肪细胞表达肿瘤坏死因子-α增加，会促进脂肪分解，血浆游离脂肪酸（FFA）的浓度增高。不少研究报道血浆FFA增高可抑制胰岛素在胰岛素敏感组织（如肌肉组织和肝脏）中的生物效应，同时抑制葡萄糖刺激的胰岛素分泌。血浆FFA在其生理浓度范围内（50～1 200 μmol/L）对组织摄取葡萄糖的抑制作用呈剂量依赖关系。FFA在正常人和2型糖尿病患者中均有同样的抑制葡萄糖摄取的作用。在肝脏，FFA尚有促进葡萄糖的输出和糖异生的作用。应用噻唑烷二酮衍生物如罗格列酮和吡格列酮改善胰岛素抵抗，可明显降低血浆FFA的浓度。FFA导致胰岛素抵抗的机制不十分明确，可能是通过抑制葡萄糖的转运和磷酸化及抑制糖原合成活性等而发挥作用，另外，长期FFA升高可改变靶组织的葡萄糖转运体4表达水平和内在活性，从而抑制靶细胞（主要为骨骼肌和脂肪细胞）对葡萄糖的摄取。

（六）瘦素与胰岛素抵抗

瘦素（leptin）是由*ob*基因编码的多肽激素，由脂肪组织分泌，然后进入血循环，与下丘脑瘦素受体结合，通过下丘脑来调节食欲和（或）促进能量消耗以控制体重。瘦素也可与外周的瘦素受体结合而发挥其他生理作用。研究显示瘦素与肥胖和胰岛素抵抗等密切相关，多数研究报道人类空腹血瘦素水平与空腹胰岛素水平相关，肥胖者血清瘦素和胰岛素水平明显高于非肥胖者，提示肥胖者存在瘦素和胰岛素抵抗，瘦素抵抗可能在肥胖的发病中起着重要作用。但肥胖者高瘦素血症和胰岛素抵抗的因果关系尚不明确。有学者认为肥胖者的高瘦素血症是继发于胰岛素抵抗的高胰岛素血症所引起的，但也有学者认为肥胖者高瘦素血症是瘦素作用不敏感，瘦素抵抗所致，瘦素抵抗可能通过肥胖而间接在胰岛素抵抗和2型糖尿病的发病中起作用。另有学者研究证明体内存在脂肪胰岛内分泌轴，瘦素可能作为该轴的一部分，参与胰岛素分泌的调节。胰岛B细胞膜有瘦素受体（Lep-R）的表达。瘦素对胰岛素的分泌有直接和间接抑制作用：① 瘦素抑制NPY基因表达，进而通过抑制副交感神经减少胰岛素的分泌；② 瘦素直接激活胞膜ATP敏感的K^+通道，使胰岛B细胞超极化而抑制胰岛素的分泌。正常个体脂肪堆积状态促进ob mRNA表达，刺激瘦素释放，通过脂肪胰岛轴，抑制胰岛素的分泌，减少脂肪的合成，从而调节体脂稳态保持在一定水平。在病理状态下，Lep-R敏感性下降，引起胰岛B细胞去极化，反而促进胰岛素的分泌，脂肪-胰岛轴的反馈机制被破坏，导致高胰岛素血症，可进一步发展为胰岛素抵抗或2型糖尿病。

（七）肿瘤坏死因子-α与胰岛素抵抗

肿瘤坏死因子-α(TNF-α)是由激活的巨噬细胞、脂肪细胞和肌肉等组织产生的一种细胞因子。病理状态下，如感染、肿瘤和烧伤等时，体内 TNF-α 水平明显升高；临床研究同时发现胰岛素抵抗的肥胖个体脂肪组织表达 TNF-α mRNA 及血 TNF-α 水平增高，并与空腹胰岛素水平呈正相关。TNF-α 一方面增加脂肪组织激素敏感脂酶活性，促进脂肪分解，减少脂肪组织体积并促进脂肪细胞凋亡，使其数量减少，从而限制了肥胖的发展；另一方面又通过以下机制参与胰岛素抵抗的发生：抑制胰岛素受体底物-1 的酪氨酸磷酸化，干扰了胰岛素的信号传导；下调胰岛素敏感组织（如脂肪和肌肉组织）葡萄糖转运体 4，减少组织葡萄糖的摄取；促进脂肪细胞的脂肪分解及游离脂肪酸的释放，参与胰岛素抵抗的形成；升高胰岛素拮抗激素如糖皮质激素、胰高糖素和儿茶酚胺水平，间接参与胰岛素抵抗。有临床研究报道应用胰岛素增敏剂（如曲格列酮、罗格列酮或吡格列酮）治疗 2 型糖尿病患者时，可降低血 TNF-α 水平；动物实验亦显示胰岛素增敏剂可降低肥胖鼠脂肪组织 TNF-α mRNA 的表达。

（八）脂联素与胰岛素抵抗

脂联素也称脂肪富有基因转录单位 1(apm1)，人脂联素基因定位于 3q27，长约 16 kb，有 3 个外显子和 2 个内含子。人血浆脂联素是由脂肪组织分泌的一种胶原样蛋白，血浓度为 1.9 mmol/L。有研究报道，2 型糖尿病患者血浆脂联素水平降低，较低的脂联素血症的程度与胰岛素抵抗和高胰岛素血症密切相关；在离体的人网膜脂肪细胞，发现 2 型糖尿病患者网膜脂肪细胞脂联素 mRNA 水平低于血糖正常的低体重和肥胖患者。在肥胖人群中，血浆脂联素也降低，如通过减肥，体重指数降低 21%，则脂联素水平可升高 46%。给实验小鼠注射纯化重组的脂联素基因，使血浆脂联素水平升高，可短暂降低血糖，其与胰岛素水平变化无关。上述的研究显示低脂联素水平与胰岛素抵抗密切相关，脂联素 mRNA 的下调表达在 2 型糖尿病胰岛素抵抗的发生中起一定作用（表 5-2）。

表 5-2　胰岛素抵抗的常见病因

原发性	继发性
单基因突变	运动过少、营养过剩→肥胖
胰岛素基因、胰岛素受体基因	老龄
Glut4	脂毒性
胰岛素信号传导障碍	高糖毒性
（如 IRS-1 和 IRS-2 等）	炎症
多基因突变(90%)	药物或妊娠等

四、胰岛 B 细胞功能障碍

不论是原发性抑或继发性原因（表 5-3），一旦临床表现为高血糖，2 型糖尿病几乎均表现有胰岛 B 细胞的功能障碍，胰岛素的分泌能力降低，甚至发生低胰岛素血症，但早期多为相对特异性对葡萄糖的反应性降低或缺陷，尤其是胰岛素早期相分泌的缺陷或丧失。在非肥胖2型糖尿病患者中，胰岛B细胞对葡萄糖的反应常明显低于正常对照组；在肥胖2型糖尿病患者中，胰岛素对葡萄糖负荷反应降低，即使胰岛素的绝对水平可能高于非肥胖正常对照组，但是，无论胰岛素水平高低，如果有高血糖存在，从相对的角度可考虑胰岛素水平多是低的或胰岛素相对缺乏，因为胰岛B细胞的主要功能之一是分泌足够的胰岛素以保持正常血糖水平，如果通过实验的方法将体重配对的非糖尿病个体的血糖水平升高至2型糖尿病患者相似的高血糖水平，在非糖尿病个体所激发的高胰岛素血症则明显高于2型糖尿病患者。在轻度的2型糖尿病患者中，胰岛B细胞对葡萄糖负荷刺激的胰岛素分泌反应延迟；在严重的2型糖尿病患者中，反应则几乎完全丧失。对静脉注射葡萄糖的急性胰岛素反应丧失的幅度与空腹高血糖有关。对静脉注射葡萄糖刺激的胰岛素反应第一时相的丧失而对非葡萄糖刺激反应常依然存在，提示2型糖尿病最初的胰岛B细胞功能损害是选择性的。葡萄糖刺激的胰岛素分泌的丧失可能是一般2型糖尿病的先决条件，如果胰岛B细胞对高血糖刺激的胰岛素释放反应存在，则空腹高血糖将不可能发生。总之，没有胰岛B细胞功能不全便没有糖尿病；轻度胰岛B细胞功能不全，不一定有糖尿病（如IGT，已存在胰岛B细胞早期分泌功能的降低）；有糖尿病则一定有胰岛B细胞功能缺陷。在某种程度上，糖尿病就是"胰岛B细胞病"，只是在不同的个体胰岛B细胞功能损害的程度和病因不同而已。

表5-3 胰岛B细胞缺陷的病因

原发性	继发性
基因突变	胰岛素抵抗
Glut2基因	高糖毒性
葡萄糖激酶	脂毒性
线粒体基因	长期药物刺激
IRS-2基因	炎症
胰岛素原增加	胰淀素沉积等

有关胰岛B细胞对葡萄糖反应障碍的原因尚不清，一般认为大多数2型糖尿病患者胰岛B细胞功能障碍可能为继发于胰岛素抵抗和高血糖的毒性作用所致；原发性或继发性胰岛B细胞Glut2活性降低或表达下降或胰淀粉样多肽（胰淀素由37个氨基酸组成）过多分泌堆积或包围在B细胞和毛细血管之间，也导致胰岛素分泌缺陷；或原发性先天因素（如Glut2基因、葡萄糖激酶基因、线粒体基因突变），致B细胞内葡萄糖代谢障碍，能量产生不足，致胰岛素分泌障碍。继发性胰岛B细胞功能障碍的完全证实有赖于前瞻性跟踪观察胰岛素抵抗→糖耐量受损→2型糖尿病转变过程中胰岛B细胞对葡萄糖刺激的胰岛素反应情况来确定。

近年来，有学者提出"脂毒性"对胰岛B细胞功能的影响在2型糖尿病的发生发展中也起了重要的作用，认为长期高脂血症，主要是血浆FFA升高，可抑制胰岛B细胞对葡萄糖刺激后的胰岛素分泌，尤其在2型糖尿病易感的个体中。血浆FFA持续升高抑制胰岛B细胞功能的机制可能包括：抑制前胰岛素原启动子的转录、活化，抑制它的合成速率和mRNA的表达；FFA在B细胞内酯化，使甘油三酯的含量增加，使B细胞的凋亡增加，等等。因此，2型糖尿病患者良好控制血糖，对脂代谢紊乱的纠正，不仅有利于心血管疾病的防治，而且可能对延缓其B细胞功能的衰竭也有益处。已证实噻唑烷二酮衍生物如罗格列酮和二甲双胍等在降血糖的同时可降低血浆FFA水平。

近来有研究报道炎症与2型糖尿病的发生有关，2型糖尿病患者体内存在增强的低度炎症状态，持续的炎症反应可损害胰岛B细胞功能：炎症因子（TNF－α、IL－6等）促进脂肪细胞脂肪的分解，肝脏合成释放FFA增多，引起FFA产生过多时流入胰岛B细胞的FFA增多，胰岛B细胞内过多FFA损伤线粒体GK以及Glut2的功能，甚至引起胰岛B细胞凋亡，致使胰岛素的合成减少和分泌障碍；TNF－α和IL－1等诱导一氧化氮合酶（inducible nitricoxide synthase，iNOS）在胰岛B细胞内表达增多，引起胰岛B细胞内iNOS及一氧化氮（NO）增加，促进胰岛B细胞凋亡；IL－6促进B淋巴细胞分化产生大量IgG，进而促进杀伤性T淋巴细胞克隆的过度激活，此作用与其他细胞因子和分子产生的细胞毒作用，引起胰岛B细胞死亡；TNF－α及IL－6可通过NF－κB途径引起胰岛B细胞凋亡。

五、胰岛素抵抗和胰岛B细胞功能不全的关系

从上述可见，2型糖尿病患者多同时存在胰岛素抵抗和胰岛B细胞功能不全，但其因果关系或孰先孰后尚难肯定。继发于胰岛素抵抗的胰岛素代偿性过度分泌和高血糖可继发性损害胰岛B细胞，从而降低其功能。临床研究已观察到通过饮食、运动、强化胰岛素治疗，降低血糖可改善2型糖尿病的胰岛B细胞对葡萄糖刺激的反应；由于继发于胰岛素持续过度分泌伴随的胰淀素的过度分泌在胰岛间质沉淀亦可能损害胰岛功能。高血糖的出现不仅损害B细胞功能，亦进一步加重外周组织的胰岛素抵抗，从而形成恶性循环，使血糖更加升高。目前的观点为：绝大多数显性2型糖尿病同时存在外周胰岛素抵抗和胰岛B细胞功能缺陷，临床糖尿病的出现常需上述二者同时存在。然而，在Pima印第安人糖尿病前期（糖耐量受损）的个体中，主要为胰岛素抵抗，而不存在胰岛素分泌受损，后者仅在糖尿病临床期方才显现。国内一些研究报道糖耐量减退患者多数表现为高胰岛素血症和胰岛素释放高峰的延迟（多在葡萄糖负荷后2 h达高峰），2型糖尿病患者胰岛B细胞释放胰岛素的功能随血糖的升高而降低；一小部分2型糖尿病患者可能为原发性胰岛B细胞功能障碍，而胰岛素抵抗不明显。

前瞻性临床研究显示，大多数糖代谢异常的发展进程为：遗传因素＋环境因素（如肥胖和体力活动少等）→胰岛素抵抗（机体代偿性高胰岛素血症伴可能存在胰岛素的分泌缺陷，血糖正常）→糖尿病前期阶段（胰岛素抵抗＋高胰岛素血症＋胰岛B细胞胰岛素分泌缺陷，尤其是早期相胰岛素分泌或第一时相分泌功能减退＋餐后高血糖伴或不伴空腹高血糖）→早期糖尿病（胰岛素抵抗＋胰岛B细胞功能进一步减退伴或不伴高胰岛素血症）→临床显性糖尿病（空腹血糖＋餐后高血糖，多数处于低胰岛素血症状态）。

六、胰高糖素与2型糖尿病

胰高糖素是对抗胰岛素的一种重要激素。2型糖尿病患者胰高糖素正常或增高，但从相对的角度，其血浓度始终是高的。因在相似高血糖状态，非糖尿病正常个体胰高糖素分泌受到明显的抑制。口服葡萄糖耐量试验（OGTT）后，2型糖尿病患者胰高糖素释放抑制受损与胰岛素分泌受损程度一致，但适当输注外源性胰岛素，可恢复葡萄糖诱导的胰高糖素释放的抑制。高胰高糖素血症对2型糖尿病患者肝脏葡萄糖输出增加起重要作用。在狗的实验

中，胰岛素导致的肝脏葡萄糖输出下降的70%是由于胰岛素介导的胰高糖素的抑制，如果输给外源性胰高糖素，那么胰岛素抑制肝脏葡萄糖输出的作用则消失，提示胰岛素对肝脏葡萄糖产生的大部分作用取决于胰高糖素水平。已知2型糖尿病空腹高血糖的发生主要与肝脏葡萄糖输出增加有关，提示高胰高糖素血症与2型糖尿病空腹高血糖的发生密切相关。但2型糖尿病患者胰高糖素浓度增加不至于导致酮症酸中毒，主要因其体内胰岛素水平可足够拮抗胰高糖素的生酮作用。尸检证实，2型糖尿病患者胰岛A细胞的量是增加的。总之，胰岛A细胞的原发性和继发性功能亢进在糖尿病的发生和发展中也起了重要作用。

七、胰岛淀粉样多肽与2型糖尿病

胰岛淀粉样多肽(islet amyloid peptide，IAPP)是由37个氨基酸组成的多肽，分子量为3 850，其氨基酸序列和结构与降钙素基因相关肽很接近。IAPP前体主要在胰岛B细胞合成，合成后经加工处理形成成熟的IAPP，与胰岛素共存于B细胞的分泌颗粒中，在多种因素的刺激下与胰岛素相伴随而分泌。临床研究报道1型糖尿病患者血IAPP水平很低；对肥胖糖耐量正常或减退患者及2型糖尿病患者进行OGTT，结果显示肥胖糖耐量正常或减退患者血胰岛素和IAPP同时升高，而2型糖尿病患者血胰岛素和IAPP同时降低，胰岛素替代治疗也可使2型糖尿病患者IAPP水平降低。IAPP在服糖后逐渐升高，30 min达高峰，3 h后回到基础水平。IAPP和胰岛素主要受血糖升高的刺激，但其他机制也参与其调节。IAPP可以聚合形成胰岛淀粉样蛋白在胰岛细胞间、毛细血管间和细胞膜下沉积，并随着2型糖尿病的病程而进展，可能损害胰岛B细胞功能。有关血IAPP水平对胰岛素敏感性影响的结果尚不一致，一些动物实验的结果显示，血中IAPP可使外周和肝脏对胰岛素的敏感性下降，但也有报道称IAPP对组织胰岛素敏感性无明显影响。

八、肠促胰岛素与2型糖尿病

肠促胰岛素是肠道分泌的激素，可调节胰岛素对摄食的反应，进食后由小肠内分泌细胞分泌，帮助机体在进食碳水化合物后产生适当的餐后胰岛素反应，肠促胰岛素(主要是GLP-1)所产生的促进胰岛B细胞胰岛素分泌的效应约占餐后胰岛素分泌总量的60%，同时显著抑制A细胞分泌胰高糖素。1902年首次观察到肠道对胰腺分泌的影响，1964年证实肠促胰岛素效应，1973年葡萄糖依赖的促胰岛素多肽(GIP)被鉴定为一种人类肠促胰岛素，1987年胰高糖素样肽1(GLP-1)被鉴定为另一种人类肠促胰岛素。GLP-1及GIP为体内两种主要的肠促胰素：GLP-1主要由位于回肠和结肠的L细胞合成和分泌，其作用于体内多个部位，包括胰腺B细胞和A细胞、胃肠道、中枢神经系统及心脏等，其作用是通过特异受体介导的；GIP主要由位于十二指肠和空肠的K细胞合成和分泌的作用部位，主要作用于胰腺B细胞，也可作用于脂肪细胞、神经前体细胞及成骨细胞等，其作用是通过特异受体介导的。肠促胰岛素的效应在2型糖尿病患者中减弱，尤其是餐后GLP-1水平显著低于糖代谢正常人群，进而影响胰岛B细胞胰岛素分泌和对相对增强的A细胞功能的抑制。在T2DM患者中GIP水平正常甚至略微升高，但其促胰岛素分泌作用很小。2型糖尿病患者肠促胰岛素分泌作用的减弱可能是遗传因素和环境因素共同作用引起的，但其作用未受损。

九、2型糖尿病发生和发展的病理过程

2型糖尿病的发病机制比较复杂，但核心的因素是胰岛B细胞功能障碍和胰岛素抵抗。最近的观点认为导致2型糖尿病胰岛B细胞功能障碍的关键是慢性营养应激（长期慢性营养过剩所导致的体内应激状态），营养应激物质不仅包括糖、脂肪，还可能包括氨基酸，它提出任何产能营养素的过量，都有可能导致胰岛细胞毒性，营养过剩对胰岛B细胞的影响是一个连续的过程，即由适应性改变（adaption，胰岛B细胞适应营养过剩而增加胰岛素需求）到毒性作用（toxicity，胰岛B细胞功能紊乱、去分化、凋亡），其中“胰岛素适应性分泌增加”在肥胖和胰岛素抵抗的发生中起了关键的介导作用。

慢性营养应激促进肥胖和B细胞功能障碍的过程如下：① 在糖代谢健康的人群中，胰岛B细胞在营养物质（如碳水化合物、蛋白质和脂肪等）刺激下，胰岛素呈双相分泌，以促进吸收的营养物质及时被组织细胞摄取和利用，胰岛B细胞可获得较好的“休息”，同时摄入的营养物质越多，胰岛B细胞主动分泌“胰岛素”越多，合成代谢越明显，启动肥胖的发生。② 轻度营养应激：持续慢性营养应激，胰岛素基础分泌升高，第一时相胰岛素分泌降低，第二时相分泌进一步增强，导致高胰岛素血症，促进肥胖和胰岛素抵抗发生，此阶段胰岛B细胞增生从而使胰岛体积增大，以应对营养应激，胰岛B细胞处于适应过程，但已出现分泌功能障碍。不良生活方式、衰老及遗传因素等可进一步加重胰岛B细胞负荷。③ 重度营养应激：营养应激持续存在加之胰岛素抵抗，在遗传易感的个体中，胰岛B细胞内出现氧化应激、炎症应激和内质网应激等，最终导致B细胞功能障碍、去分化、转分化和凋亡等，而无法分泌足够的胰岛素，从而发生高血糖和T2DM。如图5-3所示。

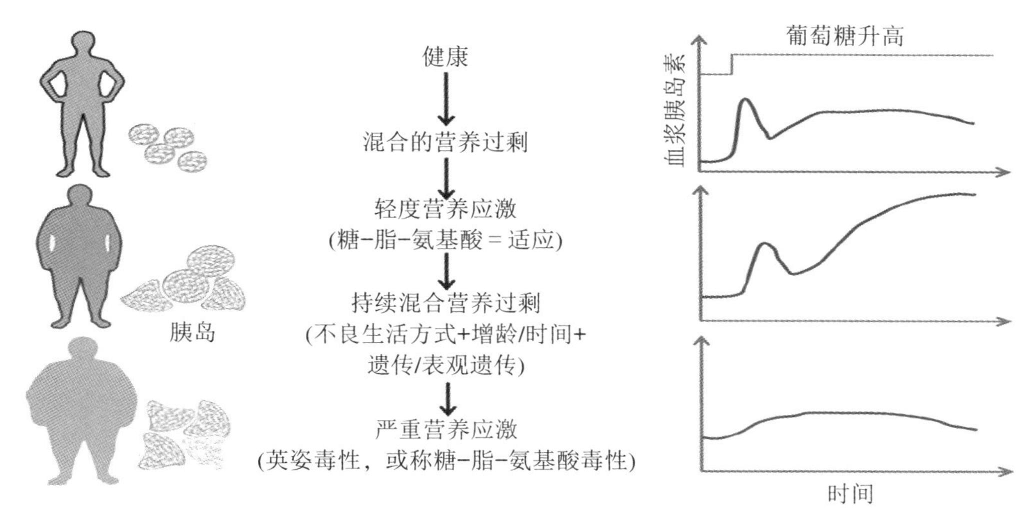

图5-3　慢性营养应激促进肥胖和胰岛B细胞功能障碍

绝大多数2型糖尿病患者的发病过程如图5-4、图5-5所示。

第一期：遗传易感性（多基因遗传，单基因突变增加其发生危险，多基因突变具协同作用），环境因素（肥胖、运动量不足、能量摄入过多和老龄化等）

↓

第二期（代偿性高胰岛素血症伴胰岛素抵抗+血糖正常）

↓

第三期（糖耐量受损：胰岛素抵抗+高胰岛素血症+胰岛B细胞功能缺陷）

↓

第四期（临床糖尿病：胰岛素抵抗+胰岛B细胞功能障碍→明显高血糖伴或不伴明显症状）

↓

第五期（慢性并发症：许多2型糖尿病在临床起病时或若干年后出现不同程度的慢性并发症）

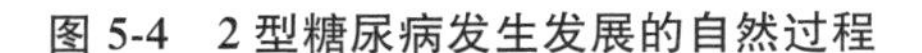

图 5-4　2 型糖尿病发生发展的自然过程

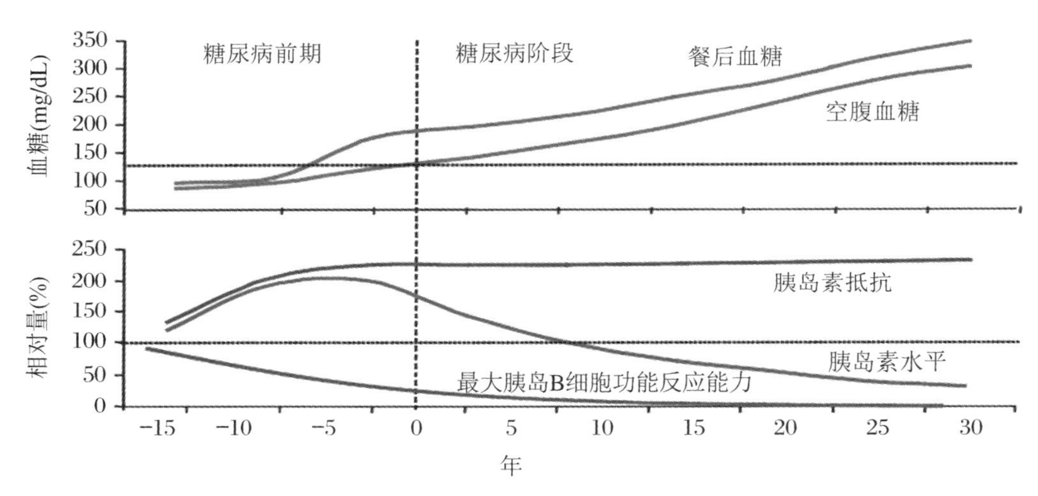

图 5-5　2 型糖尿病发生的自然过程

注：① 最大胰岛 B 细胞功能呈逐渐降低趋势，诊断时仅 50%左右；② 诊断时，胰岛素水平高于正常、正常或低于正常，总的趋势是逐渐降低；③ IR 始于诊断前数年，诊断后多数持续存在并维持着。④ 血糖呈逐渐增高趋势，多数餐后升高早于空腹血糖，与胰岛 B 细胞功能减退互为因果关系；⑤ 糖尿病状态，胰岛素相对或绝对缺乏使得胰岛素补充或替代治疗成为 T2DM 管理的有效手段和必经阶段。

十、2 型糖尿病的病理

2 型糖尿病胰岛病理改变相对较轻，胰岛的重量基本正常。产胰高糖素的胰岛 A 细胞增加，胰岛 B 细胞大小和数量基本正常。其他可见的病理变化有：胰小岛玻璃样变性，电镜下玻璃样物质系相互交织的小纤维组织，酷似淀粉样物质，并无基膜，但有异物沉积其中；胰腺纤维化，随年龄增长而增加，主要有腺泡间纤维化和小叶周围纤维化；胰岛 B 细胞空泡变性，可能是胰岛 B 细胞内糖原沉积所致，在非糖尿病中偶亦见之。糖尿病患者胰腺半数以上脂肪浸润，脂肪多见于胰腺小叶的分隔中。

第六章　糖尿病的诊断和鉴别诊断

糖尿病是由胰岛素绝对或相对缺乏伴或不伴胰岛素抵抗引致的以高血糖为特征的一组代谢综合征，其典型的症状为“三多一少”，即多饮、多尿、多食及体重下降，但是许多轻症或2型糖尿病患者早期常无明显症状，而在普查、健康检查或因其他疾病而偶然发现，不少患者甚至以各种急性（糖尿病酮症酸中毒或糖尿病高渗性昏迷）或慢性并发症（如冠心病、脑梗死或脑出血、糖尿病肾脏病、视网膜病变、白内障及神经病变等）而就诊。但不论有无症状，糖尿病的最后确诊有赖于血糖测定。

第一节　糖尿病的症状

糖尿病的症状可分为两大类：一大类是与代谢紊乱，尤其是高血糖有关的“三多一少”，多见于1型糖尿病，2型糖尿病常不十分明显或仅有部分表现；另一大类是各种急性、慢性并发症的表现（详见各有关章节）。

1. 多尿

由血糖过高，超过肾糖阈（8.89～10.0 mmol/L），经肾小球滤出的葡萄糖不能完全被肾小管重吸收，形成渗透性利尿，血糖越高，尿糖排泄越多，尿量越多，日尿量可达5 000～10 000 mL。但老年人和伴有肾脏疾病者，肾糖阈增高，尿糖排泄障碍，在血糖轻中度增高时，多尿可不明显。

2. 多饮

主要由于高血糖使血浆渗透压明显增高，加之多尿，水分丢失过多，发生细胞内脱水，加重高血糖，使血浆渗透压进一步明显升高，刺激口渴中枢，导致口渴而多饮，多饮进一步加重多尿。

3. 多食

多食的机制并不十分清楚。多数学者倾向是葡萄糖利用率（进出组织细胞前后动静脉血中葡萄糖浓度差）降低所致。正常人空腹时动静脉血中葡萄糖浓度差缩小，刺激摄食中枢，产生饥饿感；摄食后血糖升高，动静脉血中浓度差加大（大于0.829 mmol/L），摄食中枢受抑制，饱腹中枢兴奋，摄食要求消失。然而糖尿病患者由于胰岛素的绝对或相对缺乏，或组织对胰岛素不敏感，组织摄取利用葡萄糖能力下降，虽然血糖处于高水平，但动静脉血中葡萄糖的浓度差很小，组织细胞实际上处于“饥饿状态”，从而刺激摄食中枢引起饥饿、多食；另外，机体不能充分利用葡萄糖，大量葡萄糖从尿中排泄，因此机体实际上处于半饥饿状态，能量缺乏亦引起食欲亢进。另外，糖尿病患者体内肠道内分泌激素的变化，如GLP-1和酪酪肽（PYY，可抑制食欲和胃排空）分泌减少，胃促生长素（ghrelin）分泌增加等，也部分与患者食欲增加有关。

4. 体重下降

糖尿病患者尽管食欲和食量正常，甚至增加，但却体重下降，主要是由于胰岛素绝对或相对缺乏或胰岛素抵抗，机体不能充分利用葡萄糖产生能量，致脂肪和蛋白质分解加强，消耗过多，呈负氮平衡，体重逐渐下降，乃至出现消瘦。另外，血糖明显升高，大量葡萄糖经尿丢失，也是导致体重下降的主要原因。一旦糖尿病经合理的治疗，血糖获得良好控制后，体重下降可控制，甚至有所回升。如糖尿病患者在治疗过程中体重持续下降或明显消瘦，提示可能代谢控制不佳、饮食控制过度、运动量过大或合并其他慢性消耗性疾病。

5. 乏力

在糖尿病患者中亦是常见的，由于体内葡萄糖不能被完全氧化，即人体不能充分利用葡萄糖和有效地释放出能量，同时组织失水，电解质失衡及负氮平衡等，因而感到全身乏力，精神萎靡。

6. 视力下降

不少糖尿病患者在早期就诊时，主诉视力下降或模糊，这主要是高血糖导致晶体渗透压改变，引起晶体屈光度变化所致，此一般多属功能性改变，一旦血糖获得良好控制，视力可较快恢复正常。

7. 并发症

糖尿病并发症众多，可分为急性并发症和慢性并发症。急性并发症主要包括糖尿病酮症酸中毒（多见于1型糖尿病，2型糖尿病在应激情况下也可发生）和糖尿病高渗非酮症昏迷（多见2型糖尿病）；慢性并发症累积全身各个组织器官，主要包括大血管（如心血管、脑血管、肾血管和下肢血管）、微血管（如糖尿病肾病和糖尿病视网膜病变）和神经病变（如自主神经和躯体神经等）等。具体内容见各有关章节。

第二节　血糖测定与糖尿病的诊断

一、血浆或血清葡萄糖测定

血浆或血清葡萄糖测定目前是诊断糖尿病的唯一标准。世界卫生组织（WHO）1980年和1985年提出的糖尿病诊断标准是：

（1）若有典型糖尿病症状：随机血糖≥11.1 mmol/L和（或）空腹血糖（FPG）≥7.8 mmol/L，一次便可诊断糖尿病；若FPG＜7.8 mmol/L和（或）随机血糖7.8～11.1 mmol/L，需做口服葡萄糖耐量试验（OGTT），若OGTT后2 h血糖≥11.1 mmol/L可诊断为糖尿病。

（2）若无明确糖尿病症状，除上述两项指标外，尚须另加一项指标以确定诊断，即口服葡萄糖耐量试验（OGTT）后1 h血糖亦≥11.1 mmol/L，或另一次OGTT后2 h血糖亦≥11.1 mmol/L，或另一次FPG≥7.8 mmol/L。

(3) 若 FPG<5.5 mmol/L,OGTT 后 2 h 血糖<7.8 mmol/L,可排除糖尿病。

(4) 若 FPG<7.8 mmol/L,而 OGTT 后 2 h 血糖 7.8~11.1 mmol/L,则诊断为糖耐量异常(IGT)。

1997 年美国糖尿病协会(ADA)提出了新的糖尿病诊断标准,建议将诊断糖尿病 FPG ≥7.8 mmol/L(140 mg/dL)的诊断标准降至 7.0 mmol/L(126 mg/dL),继续保留 OGTT 或餐后 2 h 血糖(P2hPG)≥11.1 mmol/L 的诊断标准不变。原因如下:① 流行病学调查分析 FPG≥7.0 mmol/L 时,糖尿病微血管并发症发生的危险性明显增加;② FPG≥7.8 mmol/L 与 OGTT 或 P2hPG≥11.1 mmol/L 二者在反映糖尿病血糖水平时存在明显的不一致,流行病学资料分析发现几乎所有 FPG≥7.8 mmol/L 的患者其 OGTT 或 P2hPG 均≥11.1 mmol/L,而约 25%的 OGTT 或 P2hPG 均大于等于 11.1 mmol/L 的患者其 FPG 未达 7.8 mmol/L,说明 FPG≥7.8 mmol/L 的标准反映高血糖的程度高于 P2hPG 反映的水平,而修改后的 FPG≥7.0 mmol/L 与 P2hPG≥11.1 mmol/L,二者基本一致。将 FPG 由 7.8 mmol/L 降为 7.0 mmol/L 的诊断已于 1999 年得到 WHO 糖尿病专家委员会和亚太地区糖尿病政策组的确认,并建议作为临床诊断糖尿病的空腹血糖标准。但多数研究认为 OGTT 2 h 后血糖≥11.1 mmol/L 仍是诊断糖尿病的重要指标。

新的标准强调以 FPG 诊断糖尿病的重要性,并可应用于糖尿病的普查,但其所获得的糖尿病患病率偏低。来自美国年龄 40~70 岁的人群研究报道,在无糖尿病病史的人群中仅应用 FPG 作为诊断标准所得的糖尿病患病率低于应用 1985 年 WHO 诊断标准(FPG + P2hPG)所得的患病率(4.36% : 6.34%);FPG 的重复性优于 P2hPG,且其简便易行、经济并易为患者接受,同时又避免了 1985 年 WHO 标准中空腹血糖高于正常又小于 7.8 mmol/L 的患者被漏诊,在临床实践中更有利于糖尿病早期诊断、早期治疗和防治慢性并发症。FPG 并不适合于糖尿病普查和糖尿病高危人群(40 岁以上、肥胖、糖尿病家族史、高血压和高血脂等人群)的筛查,因如仅查 FPG 可能使相当部分 IGT 患者和轻型 2 型糖尿病漏诊,因一些 IGT 患者 FPG 可能正常(有研究报道 70%~80%的 IGT 患者 FPG 可正常),以及一些轻型 2 型糖尿病患者(老年人群,餐后高血糖更常见)FPG 可能低于 7.0 mmol/L,甚至正常。建议采用 OGTT,见表 6-1。

血糖测定和 OGTT 试验是目前广泛接受糖尿病诊断的指标,但血糖测定和 OGTT 均存在一定的局限性。如血糖测定需严格的时间限制,如空腹血糖测定要求空腹 8~10 h,血标本需快速处理分离出血浆或血清并保持在 4 ℃以下,放置时间 1~4 h 后血糖将降低,严重疾病、情绪和饮食、运动可影响血糖的变化;而 OGTT 被认为是诊断糖尿病的"金标准",但 OGTT 之所以被认为是诊断糖尿病的"金标准"并不是因为它是一项非常出众的检查,而是因为它在众多研究中的应用。OGTT 要求受试者空腹 8 h 以上,喝下令人不愉快的浓度较高的糖水,并且等待 2 h 抽血化验血糖。而且按照目前糖尿病的诊断标准,对于无症状的受试者,必须重复一次才能作出糖尿病的诊断,花费较为昂贵。同时,受试者空腹时间过长或不足 8 小时都会影响 OGTT 结果,从而影响糖耐量结果的判定及相应的治疗措施。即使受试者空腹时间等条件都达到要求,OGTT 的重复性仍然较差,同一个受试者在 48 h 内重复试验,或者在 1 周内对血糖不太高的糖尿病患者重复行 OGTT 试验,其结果可能存在较大不同。一项大型的研究结果显示,OGTT 的重复性仅为 65.6%。这些都影响了 OGTT 作为糖尿病诊断的金标准在实际中的实施。Orchard 等的研究显示,超过 2/3 的医生并不使用 OGTT 来诊断糖尿病。2005 年美国的调查数据显示,在进行糖尿病筛查时,约 95%的医生采用敏感性最低的随机血糖检测，另有约3%和2%的医生采用FPG和HbA1c检测，仅约1%者采用OGTT。除了操作复杂、重复性差、临床使用率低，OGTT检测出来的血糖是否可预测大血管事件也受到质疑。Stern等对2 662例美籍墨西哥人和1 595例非西班牙裔白人进行了为期7～8年的随访，这些受试者基线水平时无糖尿病或冠心病。研究结果表明，OGTT 2 hPG并不能预测冠心病的危险。对未发表的数据进一步分析发现，如果对1 000名个体进行冠心病危险因素的筛查，居于人群分布的前20%的个体被认为冠心病发生风险增加。采用不包括2hPG在内的多变量模型计算，将可确定37名存在冠心病危险个体中的24名；而把2hPG加入多变量模型，则可确定37名存在冠心病危险个体中的25名。换言之，对1 000人进行OGTT筛查预测将来冠心病事件，仅增加1人受益。这种“益损比”显然是不能被接受的。

表6-1 糖耐量异常的诊断标准

分类	1985年(WHO)		1997年(ADA)或1999年(WHO)	
	FPG	P2hPG	FPG	P2hPG
	(mmol/L)		(mmol/L)	
正常	<6.1	<7.8	<6.1	<7.8
IFG	(—)		6.1～7.0	<7.8
IGT	<7.8	7.8～11.1	<7.0	7.8～11.1
I-IGT			<6.1	7.8～11.1
IFG+IGT			6.1～7.0	7.8～11.1
糖尿病(IFH)			≥7.0	<11.1
糖尿病(IPH)			<7.0	≥11.1
糖尿病(CH)	≥7.8	≥11.1	≥7.0	≥11.1

注：标本采用静脉血浆或血清，血糖测定采用葡萄糖氧化酶法。

依据新的糖尿病诊断标准，符合下述情况，糖尿病诊断成立：

(1) 有典型糖尿病症状：① 一次空腹FPG≥7.0 mmol/L；② 或者P2hPG≥11.1 mmol/L；③ 或者随机血糖≥11.1 mmol/L。

(2) 无明显糖尿病症状：① 两次FPG≥7.0 mmol/L；② 或者两次OGTT后2 h血糖≥11.1 mmol/L；③ 或者一次FPG≥7.0 mmol/L和OGTT后2 h血糖≥11.1 mmol/L。

IFG(impaired fasting glucose)：空腹血糖受损；IGT(impaired glucose tolerance)：糖耐量受损；IFG+IGT(CGI：complex glucose impairment)复合型糖耐量低减；IGR(impaired glucose regulation)：糖调节受损；IPH(isolated post-challenge hyperglycemia)：孤立性负荷后高血糖；IFH(isolated fasting hyperglycemia)：孤立性空腹高血糖；CH(complex hyperglycemia)：复合型高血糖。

综上所述，由于点血糖不能反映慢性高血糖的状态及其危险性，血糖变异率高、重现性差、检测前及检测中的误差大以及需要患者在试验前进行比较严格的准备等缺点，导致一方面不能对糖耐量状态作出有效的判断，另一方面，限制了其在临床工作中的使用，造成既定的糖尿病诊断标准并未在实际中有效地遵循实施。目前诊断糖尿病的“金标准”OGTT因其在试验前需要做严格的准备工作、试验过程耗时及步骤繁杂且重复性差，导致其较难在临床工作中被推广和正确使用。这就使OGTT试验的2hPG≥11.1 mmol/L这个糖尿病的诊断切点形同虚设。研究表明即使是重复性较OGTT 2hPG明显好的FPG的重复性也不尽如人意。如果在采血后不及时离心分离血浆或进行血糖检测，静脉血的葡萄糖浓度将随取血后留置时间的延长而逐渐下降。

二、HbA1c 和糖尿病诊断

理想的糖尿病的诊断和筛查方法应兼顾灵敏度(sensitivity,即实际有病而按该筛查标准被正确地判为有病的百分率)和特异度(specificity,即实际无病按该诊断标准被正确地判为无病的百分率),要有令人满意的阳性预测值(positive predictive value,PPV;试验阳性结果中真正患病的比例),还要具有快速、简便、经济、易被受检者接受等特点。然而,灵敏度的增加会降低特异度,特异度的增加又会降低灵敏度,故尚未发现一个同时满足上述条件的方法。

相对于血糖检测,HbA1c 至少可以同样好地确定与视网膜病变的患病率增加相关的高血糖水平,检测上更有技术上的优势,包括分析前的不稳定性较小、生物变异性较低,临床上使用更便捷,无特别的时间上的限制等。与 FPG 相比,HbA1c 是一项更稳定的生物学指标,因为 HbA1c 反映慢性血糖水平,而 FPG 则反映急性血糖浓度,且日内和日间波动都较大,这些理由都支持可以采用 HbA1c 诊断糖尿病。鉴于血糖测定和 OGTT 检查的缺陷,2009 年 ADA 和 EASD 提出将 HbA1c 纳入糖尿病的诊断标准并于 2010 年被 WHO 认可,建议 HbA1c≥6.5%可诊断为糖尿病,HbA1c 5.7%～6.4%可诊断为糖尿病前期,是糖尿病预防的对象。

三、目前糖尿病的诊断标准

目前糖尿病的诊断标准如下:

① HbA1c≥6.5%,并被证实;

或

② FBG≥7.0 mmol/L。空腹指禁食 8～10 h;

或

③ OGTT 试验 2 h 血糖≥11.1 mmol/L(75 g 无水葡萄糖溶于水中);

或

④ 患者有高血糖症状或高血糖危象,随机血糖(RBG)浓度≥11.1 mmol/L。

对于该诊断标准的解释如下:

(1) 如两个指标联合检测,同时达标,糖尿病诊断可确定,因此,临床从方便快捷的角度出发,FBG 联合 HbA1c 同时检测则具有一定的优势;如两个指标联合检测不一致,则达标者复查一次或加测另一个指标;上述任一指标小于上述标准不能排除糖尿病。

(2) 在采用 HbA1c 作为诊断标准时,应注意结合血糖进行分析,此外 HbA1c 的标准和质量控制也非常重要。若血糖和 HbA1c 同时达标,则糖尿病诊断可确定,但临床常见二者不一致的现象,如血糖达标而 HbA1c 低于目标值,可能原因有:① 血糖升高的速度快,HbA1c 升高的速度赶不上,如爆发性 1 型糖尿病和应激性高血糖;② 红细胞代谢速度加快,寿命缩短如脾亢和妊娠等;③ 红细胞快速破坏和丢失,如溶血性贫血和急性失血性贫血;④ 血红蛋白的结构异常,如地中海贫血等;⑤ 某些药物,如维生素 C、维生素 E、大剂量的水杨酸盐、促红细胞生成素治疗和氨苯砜等可使测定结果偏低。反之,如血糖不达标,但 HbA1c 达标,需考虑:① 肾功能不全、慢性酒精中毒等减慢血红蛋白的代谢,使其寿命延长,从而使糖化血红蛋白的量增加；② 如空腹血糖不高，应注意检查餐后血糖，尤其是老年人群；③ 标本放置时间过长，测定结果可随样本贮存时间的延长而逐渐升高；④ 一些患者发现高血糖后采用了一定的干预措施，HbA1c 的下降赶不上血糖的降低。

(3)“空腹”指至少 8 h 内无任何热量摄入；“随机血糖”指一天中任意时间的血糖，有人认为餐后 1 h 较妥；临床诊断糖尿病以 OGTT 为首选，流行病学调查以 OGGT 为首选或联合 HbA1c；美国糖尿病协会提出将空腹血糖正常值由 6.1 mmol/L 降至 5.6 mmol/L，有待进一步评价。糖尿病的诊断程序如图 6-1 所示。

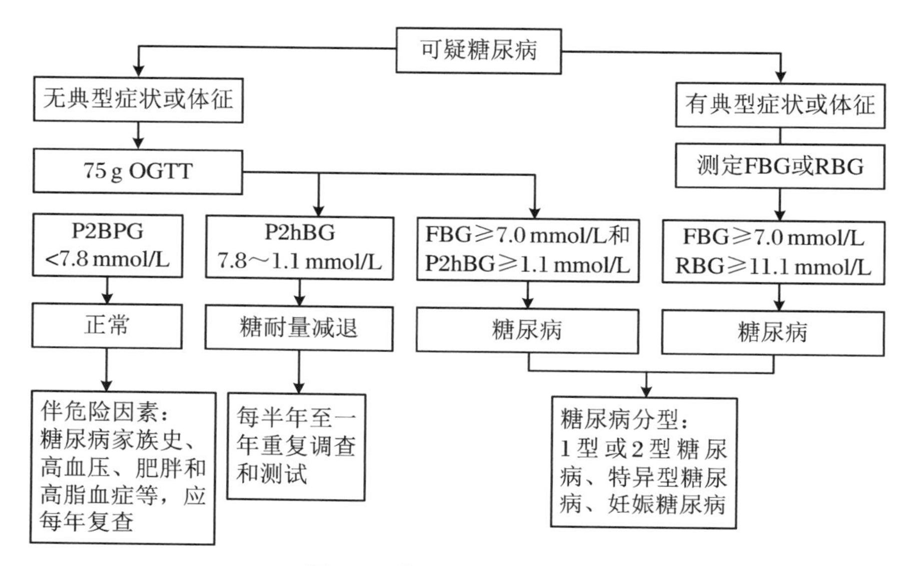

图 6-1 简示糖尿病诊断程序

注：有条件者可同时联合检测 HbA1c

四、IFG 和 IGT 存在不同的临床特点

IFG 和 IGT 存在不同的临床特点见表 6-2 所示。

表 6-2 IFG 和 IGT 临床特点的主要区别

	I－IFG	I－IGT	IFG＋IGT
发生比例	较低	最高	较高
年龄	25 岁达峰	随年龄增长而增加，65 岁达峰	随年龄增长而增加，55 岁达峰
肥胖程度	与 IGT 相当	与 IFG 相当	在 IGR 中最高
高血压	比增高	比 IFG＋IGT 稍低	在 IGR 中最高
胰岛素抵抗部位	以肝脏为主	肌肉脂肪为主	二者皆有
代谢综合征频率	已增高	比 IFG 高	在 IGR 中最高
预测糖尿病风险	有证据，较弱	较强	最强
预测心血管病风险	目前尚无证据	有证据	证据较多

第三节　糖尿病的鉴别诊断

一、1 型糖尿病和 2 型糖尿病的鉴别

对于典型病例，临床可根据起病年龄、起病缓急、酮症易感以及是否应用胰岛素治疗等初步对 1 型或 2 型糖尿病作出鉴别，但临床上常遇到不少病例仅根据临床表现难以鉴别，需全面综合考虑，以便采取合理治疗，见表 6-3。

表 6-3　1 型糖尿病和 2 型糖尿病鉴别诊断

识别指标	1 型糖尿病	2 型糖尿病
一、临床表现		
1. 起病年龄	多<30 岁，LADA 常可>30 岁	多>40 岁
2. 发病峰龄	12～14 岁	60～65 岁，渐年轻化
3. 起病方式	多急骤，甚至酮症或酮症酸中毒起病	一般缓慢而隐匿，甚至因慢性并发症而被发现
4. 症状	常典型，也可轻如 LADA	多较轻或不典型
5. 体征	多为非肥胖起病	80%超重或肥胖或伴黑棘皮
6. 病情稳定性	不稳定	相对稳定
7. 急性并发症	酮症倾向，易发生酮症酸中毒	酮症抵抗，老年人在诱因下易患非酮症高渗综合征
8. 慢性并发症	以微血管并发症如糖尿病肾病和视网膜病等为主	以大血管并发症如心脑血管动脉硬化等为主
9. 主要治疗	饮食＋运动＋胰岛素或辅以二甲双胍、糖苷酶抑制剂或胰岛素增敏剂等	饮食＋运动＋口服药物或联合胰岛素或单用胰岛素个体化实施，逐步到位
10. 早期防治	早期干预治疗保护残余 B 细胞减轻或延缓自身免疫性破坏	改变环境因素如加强运动，避免肥胖。
二、实验室检查		
1. B 细胞功能		
(1) 胰岛素 C 肽释放试验	曲线低平或缺乏	基础正常，释放障碍或不足或增高
(2) 胰高糖素刺激试验	曲线低平或缺	升高幅度降低，高峰延迟，早期可正常，晚期降低
(3) 磺酰脲类药物试验	曲线低平或缺乏	早期常正常，晚期降低
2. 胰岛素敏感性	对胰岛素比较敏感	常伴胰岛素抵抗
3. 自身免疫标志		
(1) ICA	初诊 70%～90%阳性	阴性　若阳性可能
(2) IAA	初诊 40%～50%阳性	阴性　提示为混于 2 型
(3) GAA	初诊 70%～100%阳性	阴性　糖尿病中的 LADA

续表

识别指标	1 型糖尿病	2 型糖尿病
(4) IA2	初诊 60%～80%阳性	阴性
4. HbA1c	与血糖水平常不一致	与血糖水平基本一致
5. 遗传标志		
(1) 与 HLA 有关	有关联:DQB1 第 57 位非天门冬氨酸与 DQA1 第 12 位精氨酸关联;DR3/DR4 杂合子	无关联,多基因遗传
(2) 同孪双生子同病率	约 50%	90%～100%
6. 病理	胰岛 B 细胞明显减少或缺如常伴淋巴细胞和单核细胞浸润	病理改变不明显,B 细胞数量基本正常
三、病因及机理	遗传加选择性 B 细胞自身免疫破坏,胰岛素绝对缺乏	遗传加环境因素(如肥胖和运动不足),胰岛素抵抗伴胰岛素分泌障碍,胰岛素相对缺乏

注:① 新诊断时如果区分 T1DM 与 2 型糖尿病有困难,初始症状后考虑测定 C 肽浓度,且初始症状与测试间隔时间越长,C 肽浓度区别价值越大或在干预治疗(如胰岛素强化)后短期内复查 C 肽,明显恢复者,支持 2 型糖尿病的诊断;② 针对儿童和青少年起病的糖尿病,一般如无强烈证据提示 2 型糖尿病(很强的 T2DM 家族病史、肥胖、胰岛素抵抗迹象-黑棘皮病)和单基因疾病,则临床假定为 1 型糖尿病;③ 起病时血糖明显升高而 HbA1c 轻度升高(如小于 8.0%),提示患者起病较急,1 型糖尿病(如爆发性 1 型糖尿病)的可能性较大;④ 如一时不能明确分型,此时“分型”模糊一点可能更好,临床可按具体情况进行处理。

二、肝源性糖尿病

肝脏与糖代谢密切相关,在糖异生、糖原合成、葡萄糖摄取、利用和释放等方面均起重要的调节作用。肝病患者糖代谢紊乱常见,文献报道,肝硬化患者约 30%可表现为糖耐量减退或糖尿病。肝脏疾病引起糖耐量异常的原因比较复杂,可能与肝脏糖原合成降低、胰岛素抵抗(可能与游离脂肪酸升高、胰岛素受体减少和胰岛素受体后异常等所致)和激素代谢异常(主要表现为胰高糖素水平明显升高)等有关,肝硬化治疗过程中所应用的某些药物如噻嗪类利尿剂(治疗腹水,可致低钾)、β 受体阻断剂(治疗门脉高压)也可能抑制胰岛素的释放。其糖耐量特点为:① FPG 正常或降低,服糖后血糖明显升高,45～90 min(多在 60 min 内)达高峰,高峰后血糖下降迅速,一般在 120～180 min 内恢复空腹水平;但肝功能损害很严重时高血糖持续时间较长;有些病例在服糖后 3～5 h 可有反应性低血糖;② 胰岛素或 C 肽释放试验基本正常,与血糖平行,但肝病时,肝脏摄取和灭活胰岛素明显减少,胰岛素的半衰期延长,餐后 2 h 胰岛素可为基础值的 8～12 倍,血胰岛素/C 肽比值升高。因 C 肽很少被肝脏代谢,主要以原形从肾脏排泄,此时血尿 C 肽测定可更精确反映内源性胰岛素的分泌。

肝源性糖尿病的治疗:一方面注意改善肝功能,避免应用损害肝功能的药物;另一方面注意在总热卡不变时宜少食多餐,必要时配合应用 α 葡萄糖苷酶抑制剂(从小剂量开始,同时注意检测肝功能),或 DPP－4 抑制剂,或 GLP－1 受体激动剂(轻中度肝功能不全),或给予胰岛素治疗(根据个体血糖谱,选择不同的胰岛素治疗方案),一般不应用磺酰脲类药物或双胍类口服降血糖药物,不建议使用噻唑烷二酮衍生物。一些纯中药制剂也可考虑试用。

三、胰源性糖尿病或3C型糖尿病

许多胰腺疾病如急性坏死性胰腺炎、慢性胰腺炎、胰腺结石、胰腺肿瘤、胰腺肿瘤术后及原发性和继发性血色病(多由长期反复多次输血致过多的铁质沉积于脏器,包括胰腺,致其纤维化和退行变等),可导致胰岛素分泌的相对或绝对缺乏,出现糖尿病,大多需要外源性胰岛素替代治疗。但由于同时有胰岛A细胞量的减少,故胰岛素的需要量相对少。

四、内分泌疾病

(一) 甲状腺功能亢进症

甲亢患者糖代谢异常的发生率明显增加,有文献报道:甲亢患者行糖耐量试验,30%~50%呈糖尿病曲线。甲亢时甲状腺素分泌增加促进肝脏和外周组织对葡萄糖的利用,同时加速糖原的分解和异生,加速肠道对葡萄糖的吸收,使血糖升高;甲状腺素通过cAMP激活肾上腺素能β受体,增强儿茶酚胺活性,使儿茶酚胺增多,抑制胰岛素释放,并使胰高糖素受到刺激,血糖升高。甲亢本身所致的糖耐量减低或糖尿病,空腹血糖一般增高不明显,多以餐后血糖升高为主,且随着甲亢的控制,糖代谢紊乱常随之恢复。若甲亢合并持续性空腹高血糖,重度糖代谢紊乱,甚至发生糖尿病急性并发症者;或甲亢症状控制,高血糖仍持续存在者,则可诊断甲亢合并糖尿病;若胰岛B细胞功能显著低下或胰岛细胞自身抗体如ICA及GAD-Ab阳性等,则可考虑为甲亢合并1型糖尿病;若胰岛素相对缺乏,酮症抵抗,体内自身抗体阴性,可考虑甲亢合并2型糖尿病。另外,甲亢可使原先存在的糖尿病病情加重。甲亢合并糖尿病需二者兼治。合并1型糖尿病则需应用胰岛素治疗,合并2型糖尿病在抗甲亢治疗的同时,可采取口服降血糖药物或胰岛素治疗。对于甲亢的处理,一般认为^{131}I治疗甲亢合并糖尿病是一种安全有效、简便经济的疗法,其治愈甲亢的时间比口服抗甲亢药物明显缩短,凡是适合用^{131}I治疗的甲亢合并糖尿病患者,可以首选^{131}I治疗甲亢。

(二) 生长激素瘤

儿童起病引致巨人症,成人起病引致肢端肥大症。长期高水平的生长激素有拮抗胰岛素调节糖代谢的作用,可引起垂体性糖尿病或糖耐量减低,糖尿病多在肢端肥大症之后,一些患者也可为早期表现或同时发现。有报道称肢端肥大症者糖尿病和糖耐量减低的发生率为24.3%和27.1%,典型的临床表现有助于鉴别。生长激素瘤合并糖尿病常需胰岛素治疗,且一般剂量较大。针对垂体生长激素瘤体的治疗(手术、生长抑素或放疗)或瘤体的卒中可使糖尿病减轻或消失。

(三) 皮质醇增多症(Cushing's syndrome)

皮质醇可促进肝糖异生并拮抗胰岛素对糖代谢的作用,致糖耐量异常,大部分为IGT,约20%表现为糖尿病即类固醇性糖尿病,病情一般较轻。针对病因如垂体促肾上腺皮质激素瘤、肾上腺瘤、肾上腺增生癌或异位促肾上腺皮质激素综合征等的治疗可减轻糖代谢的异常,甚至使糖代谢恢复正常。亦可见于长期使用糖皮质激素的病例。

（四）嗜铬细胞瘤

肾上腺和去甲肾上腺分泌过多可使肝糖原和肌糖原分解增加和促进肝脏糖异生；拮抗胰岛素的外周作用；高儿茶酚胺血症，能兴奋胰岛 α 受体（致胰高糖素分泌增加），并抑制胰岛素分泌，从而导致血糖升高。文献报道，嗜铬细胞瘤 80%合并糖代谢紊乱，糖尿病的发生率为 10%～24%，肿瘤切除后，糖代谢紊乱可恢复正常。嗜铬细胞瘤患者因存在高儿茶酚胺血症，促进脂肪分解，酮体产生增加，当氧化不全时，有时临床可以糖尿病酮症、甚至酮症酸中毒为首发表现，而延误嗜铬细胞瘤的诊断。

（五）胰岛 A 细胞瘤

瘤体分泌过多的胰高糖素，促进肝糖原和肌糖原分解，同时拮抗胰岛素的外周作用，使血糖升高。据文献报道，本病 50%伴糖尿病，所致糖尿病一般为轻至中度，酮症不易感。其他主要临床表现有：① 坏死性溶解性游走性红斑：反复发生的以下肢、臀部、股部和会阴部为主的红斑→水疱→破溃→结痂→脱屑伴色素沉着，邻近部位可融合，向周围扩散时，中心病变部位可融合，常伴有奇痒，该表现为本病的特征性病变；② 口炎，呈红牛肉样舌炎及指甲分离；③ 腹痛，15%有腹泻；④ 正细胞正色素性贫血伴血沉增快；⑤ 食欲良好，但体重下降；⑥ 低氨基酸血症，血胆固醇降低；⑦ OGTT 时，血胰高糖素反而升高。确诊有赖于胰高糖素的测定（多大于 143.5 pmol（500 pg/mL））和影像学如 CT、MRI 和 B 超等定位检查（肿瘤直径 3～35 cm，以胰尾部多见，约 70%为恶性，50%伴肝转移）。

（六）生长抑素瘤

为胰腺分泌生长抑素的 D 细胞瘤，通过抑制胰岛素分泌亦可致糖尿病。糖尿病轻重不一，可伴有糖尿病酮症酸中毒。过高的生长抑素同时还抑制其他胃肠内分泌激素（如胰高糖素、胃泌素、胆囊收缩素、肠抑胃素和生长激素等）的分泌，导致胃酸和胰外分泌减少，胆囊及小肠功能紊乱、肠钙和脂肪吸收减少，临床除糖尿病表现外，常有贫血、胃酸分泌减少、胆囊病、消化不良、腹泻（脂肪泻）和体重减轻等。确诊有赖于生长抑素的测定（高达正常人 100 倍）和影像学检查（体积多较大，半数位于胰头部位，50%为恶性，伴局部淋巴结或肝转移）。

五、药物和化学物质

某些药物或化学物质可影响葡萄糖耐量，故在做 OGTT 前应停药 3～7 天，甚至 1 个月以上，见表 6-4。

表 6-4　影响葡萄糖耐量的药物

升高血糖药物	促肾上腺皮质激素、甲状腺素、糖皮质激素、醛固酮、口服避孕药、生长激素、胰高糖素、速尿、噻嗪类利尿剂、硝苯地平、咖啡酮、氯噻酮、可乐定、消炎痛、异烟肼、二氮嗪、烟酸、苯妥英钠、三环抗抑郁药、环孢霉素和链脲霉素等
降低血糖药物	乙醇、单胺氧化酶抑制剂、他巴唑、保泰松、对氨基水杨酸、丙磺舒、磺胺类药物、氯喹及羟氯喹、锂盐、钒盐、铬化合物及血管紧张素转换酶抑制剂等

六、应激性高血糖

见于两种情况：一是有糖尿病史的患者在应激情况下出现高血糖的加重；二是无糖尿病史的患者在应激状态下出现的高血糖，称为应激性高血糖。目前对应激性高血糖水平仍没有一个明确的限定。一般认为凡入院后随机测定两次以上，其空腹血糖≥7.0 mmol/L 或随机血糖≥11.1 mmol/L 者，即可诊断为应激性高血糖。创伤、烧伤、大手术、心脑血管事件、严重感染等应激（甚至精神应激）皆可诱发高血糖。应激的基本反应为一系列的神经内分泌的改变，主要改变为下丘脑-垂体-肾上腺皮质轴（HPA）和蓝斑-去甲肾上腺素能神经元、交感-肾上腺髓质轴的强烈兴奋。应激时，除交感-肾上腺髓质反应和下丘脑-垂体-肾上腺皮质反应外，还有许多激素的分泌增多或减少。这些体内激素分泌的失衡和一些炎症介质的释放等多种因素诱发或加重体内糖代谢的紊乱，导致血糖升高和加重糖尿病病情。病情越危重，应激性越强，应激性高血糖发生率也越高；血糖越高，病死率越高。目前认为针对应激性高血糖（不论其先前有无糖尿病）应给予胰岛素强化治疗控制血糖，以减少高血糖所致的并发症，同时可促进疾病的恢复，改善疾病的预后。其与糖尿病的鉴别可通过检查 HbA1c（单纯应激性高血糖 HbA1c 不高）和病情随访（应激性高血糖患者在应激缓解或解除后血糖可恢复正常）。

七、非糖尿病性糖尿

一般情况良好，常无症状。尿糖的出现不伴有血糖的增高，糖耐量试验在正常范围。其病因较多，常见的有慢性肾衰、妊娠期（多在第 3～4 个月），各种继发性近曲小管病变（如锂中毒）和遗传性肾小管病变，如 Fanconi 综合征和良性家族性肾性糖尿（常染色体显性遗传性疾病）等，鉴别诊断比较容易，同时检测血糖和尿糖，若血糖在正常范围而尿糖阳性，则肾性糖尿成立，一般无需特殊处理。

第七章　糖尿病实验室检查

先前血糖测定是诊断糖尿病的唯一实验室指标，2010 年 WHO 建议经标化的 HbA1c 也可作为糖尿病的诊断标准，但在从事糖尿病的临床诊疗工作中，在不同的情况下尚需依赖其他实验室检查，以协助糖尿病筛查、诊断、分型、判断病情和制订治疗方案等。

第一节　葡萄糖耐量试验

一、口服葡萄糖耐量试验（OGTT）

方法：隔夜空腹 10～12 h，抽取空腹静脉血，将 75 g 无水葡萄糖或含 1 分子水（H_2O）的葡萄糖粉 82.5 g（儿童：1.75 g 葡萄糖/kg 理想体重，不超过 75 g），溶于 250～300 mL 水中，3～5 min内饮毕，服糖水第一口开始计时，服糖后 2 h 再抽取静脉血。血糖测定标本建议应用静脉血浆（若用血浆，应采血后立即测定）或血清，血糖测定方法采用葡萄糖氧化酶法。

注意事项：① 试验前 3 天，应摄入足量碳水化合物，每日为 200～300 g；对严重营养不良者应延长碳水化合物的准备时间，为 1～2 周；② 试验前 10～16 h 禁食，允许饮水；③ 试验前 1 天及试验时应禁用咖啡、饮酒和吸烟，避免精神刺激；④ 体力运动：长期卧床患者因不活动可使糖耐量受损，试验时剧烈运动可加重葡萄糖的利用，但由于交感神经兴奋，儿茶酚胺释放等，致血糖升高，故试验前应静坐休息至少半小时，试验期间避免剧烈活动：⑤ 疾病和创伤：各种应激如心脑血管意外、创伤、烧伤及发热等可使血糖暂时升高，糖耐量减低，称应激性高血糖，故需待患者病愈恢复正常活动时再做此试验；⑥ 药物：许多药物可使糖耐量减退如糖皮质激素、烟酸、噻嗪类利尿剂、水杨酸钠、口服避孕药及单胺氧化酶抑制剂等，试验前应预先停药。

适应证：① 糖尿病人群患病率和发病率的普查；② 尿糖阳性和/或空腹及随机血糖可疑升高者；③ 糖耐量减退者的随访；④ 对可疑有妊娠糖尿病的确诊；⑤ 尿糖阳性如肾糖阈降低或肾性糖尿的鉴别；⑥ 妊娠有自发性流产史、早产史和巨婴者，或非妊娠成人提示低血糖症状者；⑦ 与胰岛素释放试验联合用于评价胰岛 B 细胞功能。

二、静脉葡萄糖耐量试验(VGTT)

VGTT不常作为糖尿病的诊断试验。主要用于伴胃肠道疾病者如胃切除术后、胃肠吻合术后及慢性腹泻等，此外亦可重复用作评价葡萄糖的清除时间及反映胰岛B细胞的功能(与胰岛素联合测定)。

方法：25%或50%的葡萄糖注射液，每千克体重0.5 g或50 g/1.73 m^2体表面积，在2 min内静脉推注，在注射前“0 min”，注射后15 min、30 min、1 h、2 h及3 h分别测血糖，也有推荐每30 min测血糖一次，共2～3 h，或分别在0 min、3 min、5 min、10 min、20 min、30 min、45 min、60 min和90 min测血糖，后一种方法用K值代表每分钟血糖下降的百分数作为诊断标准，血糖值在半对数纸上绘图。$K=69.9/t_{1/2}$($t_{1/2}$是血糖从最高峰降到50%的时间)，$K \geqslant 1.5$为正常，1.0～1.5为可疑糖尿病，<1.0可诊断为糖尿病。注意事项同OGTT。

第二节　尿液检查

一、尿糖

正常人从肾小管滤出的葡萄糖几乎被肾小管完全吸收，每天仅从尿中排出微量葡萄糖32～90 mg，一般葡萄糖定性试验不能检出。糖尿通常指每天尿中排出葡萄糖>150 mg。正常人血糖超过8.9～10 mmol/L(160～180 mg/dL)时即可查出尿糖，这一血糖水平称为肾糖阈值。老年人及患肾脏疾病者，肾糖阈升高，血糖超过10 mmol/L，甚至13.9～16.7 mmol/L时可以无糖尿；相反，妊娠期妇女及一些肾小管或肾间质病变时，肾糖阈降低，血糖正常时亦可出现糖尿。糖尿的检查常用的有班氏法(借助硫酸铜的还原反应)和葡萄糖氧化酶法等。班氏法常受尿中乳糖、果糖、戊糖、抗坏血酸、先锋霉素、异烟肼及水杨酸盐等药物的影响呈现假阳性，且操作比较不方便，现已渐被淘汰；葡萄糖氧化酶法由于酶仅对葡萄糖起阳性反应，特异性较强，但当服用大剂量抗坏血酸、水杨酸、甲基多巴及左旋多巴时亦可出现假阳性。尿糖阴性不能排除糖尿病，尿糖阳性也不能作为糖尿病的诊断指标，应结合血糖综合分析。尿糖测定一般仅用作糖尿病控制情况的监测和提示可能糖尿病而需进一步检查的指标。尿糖的影响因素除考虑肾糖阈及某些还原物质的干扰外，还常受尿量多少及膀胱的排空情况等影响。此外，近年来随着SGLT-2抑制剂的广泛使用(甚至在一些非糖尿病患者中，如患有心衰或CKD者)，常可见尿糖阳性或强阳性而血糖不高或升高，应注意患者用药史的询问。

二、尿酮体

尿酮体测定提供了胰岛素缺乏的指标，尿酮体阳性警告糖尿病患者即将或可能已存在酮症酸中毒，提示需进一步行血酮体测定和血气分析。尿酮体的测定采用硝酸钠与乙酰乙酸反应，形成了一种紫色物质，提示尿酮体阳性。但以硝普钠为基础的反应不能测得在酮体（丙酮、乙酰乙酸和β-羟丁酸）中在数量上占主要部分的β-羟丁酸。研究报道使用含巯基的药物，如巯甲丙脯酸时，可产生假阳性；而如尿标本长时间暴露于空气中，则可产生假阴性。

糖尿病患者，尤其是1型糖尿病患者，在合并其他急性疾病或严重应激状态时，以及妊娠期间，或有不明原因的消化道症状，如腹痛、恶心、呕吐等症状时，应进行尿酮体检查。尿酮体阳性而血糖不高，多为饥饿性酮症，此外使用SGLT-2抑制剂者，也常可见尿酮体阳性。

三、尿白蛋白

尿白蛋白排泄率（UAEI）或尿白蛋白/肌酐比值（ACR）测定可敏感地反映糖尿病肾脏的受损及其程度，详见第十五章“糖尿病肾脏病”。

四、尿C肽

详见本章第四节。

第三节　糖基化蛋白测定

一、糖基化血红蛋白

糖基化血红蛋白（glycosylated hemoglobin，GHb）是葡萄糖分子和血红蛋白A组分的某些特殊部位分子经缓慢而不可逆非酶促反应而形成的产物。在红细胞中，葡萄糖的摄取无需胰岛素介导，其细胞内葡萄糖浓度随血糖的升高而升高，很快与血浆葡萄糖水平达到平衡。葡萄糖最初与HbA的β链N端的缬氨酸残基发生氨基反应，迅速以共价键形成醛亚胺化合物，由于其性质不稳定，故反应可逆，但逆反应速度较正反应慢；醛亚胺经脱水，分子重新排列，通过酮氨基和葡萄糖连接，成为氨基酮化合物，其性质稳定，此反应不可逆，红细胞内糖化血红蛋白水平随红细胞暴露于高血糖的时间和高血糖的程度有关。所测的HbA1a、HbA1b和HbA1c的总和可映应血糖水平，前两部分主要代表其他己糖和Hb相互作用的产物，HbA1c是结合葡萄糖的HbA1，由于HbA1a和HbA1b在HbA1中所占比例较少，基本上不受血糖影响，故临床上常以HbA1c来反映总HbA1。目前临床已可常规测定HbA1c，HbA1c正常情况下仅占总血红蛋白的4%～6%。由于糖化血红蛋白与红细胞一起在血中循环，而红细胞的半衰期约120天，因此糖化血红蛋白可反映先前8～12周总体血糖情况。50%的HbA1c值与过去30天内的平均血糖水平相关，40%的HbA1c值与过去31～90天的平均血糖水平相关，10%的HbA1c与过去91～120天的平均血糖水平相关。

糖化血红蛋白的测定主要用于以下几个方面：① 作为糖尿病长期血糖控制监测的良好

指标，评价饮食和药物治疗的疗效，尤其在口服药物血糖控制不达标而需补充或替代胰岛素治疗时。② 有助对糖尿病慢性并发症的认识和预防，许多临床研究显示糖尿病多种慢性并发症如糖尿病肾脏病、神经病变和视网膜病变的发生与 HbA1c 水平密切相关；并发现 HbA1c 大于 7.0%时，发生慢性并发症的危险性显著升高。③ 用于糖尿病的诊断：在符合条件的实验室（方法学标准并参加质控），HbA1c≥6.5%可作为糖尿病的诊断标准。④ 指导糖尿病的治疗：来自 AACE 的血糖控制流程建议对新诊断的 2 型糖尿病患者应按 HbA1c 进行分层早期启动联合治疗，若 HbA1c≤7.5%，采用生活方式干预＋一种抗糖尿病药物（二甲双胍首选）；若在 7.6%～9.0%之间，采用生活方式干预＋两种抗糖尿病药物（二甲双胍＋另一种药物）；若 HbA1c≥9.0%应采取二联或胰岛素治疗（尤其是有症状者）；任何方案经 3 个月调整血糖不达标（个体化）应优化或升级方案，测定 HbA1c 是起始治疗方案和调整治疗方案的重要参考指标。⑤ 应激性高血糖的鉴别诊断：各种应激如心肌梗死和脑血管意外可致血糖升高，但上述应激亦可能使原来症状不典型的隐性糖尿病明显化，二者的鉴别对指导治疗和判断预后有一定价值。单纯应激所致的短期高血糖 HbA1c 一般不升高，若为糖尿病，HbA1c 则升高。

目前 HbA1c 的测定方法有多种：阳离子交换树脂微柱层析法、高压液相色谱法、电泳法、亲和色谱微柱法、放免法、免疫比浊法和免疫竞争抑制法等。微柱内的阳离子交换树脂是目前国内应用较为广泛的方法。在 pH 接近 7 时树脂解离后带阴电荷，而 Hb 解离后带阳电荷，二者可形成离子键。由于 GHb 的阳电荷比 HbA 少，与树脂的结合力相对低，容易被洗脱。用分光光度计分别测定洗脱液中 GHb 和溶血物中总 Hb 的吸光率（A），可计算出 GHb 占总 Hb 的百分比。目前高压液相色谱法已被推荐为 HbA1c 检测的标准方法。

HbA1c 测定标本的采血可在全天任意时刻留取而不影响其结果，但有些因素可影响其检测的准确性并导致其和血糖测定不一致。在血红蛋白分子病、地中海贫血、溶血性贫血、急性失血、大量输血、脾功能亢进和怀孕等情况下红细胞寿命缩短，从而使 HbA1c 的测定结果降低；肾功能不全、慢性酒精中毒等减慢血红蛋白的代谢，使其寿命延长以及导致红细胞增多症，可使 HbA1c 的测定结果偏高。

二、果糖胺

血清蛋白的 N 末端与葡萄糖发生非酶促反应，其中 90%是白蛋白链内第 189 位赖氨酸与糖形成高分子的酮胺，结构类似果糖胺，故又将糖化血清蛋白（GSP）的检测称为果糖胺测定。因血清蛋白半衰期（如白蛋白为 19 d，球蛋白 18 d）较血红蛋白明显为短，其反映近期血糖变化较糖基化血红蛋白敏感，测定糖基化血清蛋白能更快地反映糖尿病控制后头 2 周内的血糖情况，对了解近期 1～3 周内的血糖控制情况亦比较好，另外血红蛋白异常如严重贫血或溶血等干扰糖化血红蛋白的结果的解释，可选择糖化血清蛋白测定。果糖胺在血糖控制一直稳定的患者中与 GHb 有很好的相关性，但在近期数周血糖控制变动很大的患者中，二者相关性不是很好。GSP 降低可在正规治疗后 1 周左右检测到其变化，与之相应的糖化血红蛋白变化在 4 周甚至 8 周后才能检测到。果糖胺的测定可采用比色法、亲和层析法和免疫分析法等。正常参考范围：1.9±0.25 mmol/L。

最近有研究测定糖基化指甲蛋白或血浆中糖化终末产物、或皮肤无创糖基化终末产物，可作为糖尿病患者长期血糖控制的指标，并认为其在评估组织蛋白糖化作用和研究糖尿病患者慢性并发症方面有参考价值。

第四节　胰岛B细胞功能的评价

正常情况下，胰岛素分泌呈持续性脉冲式分泌，正常人基础分泌量约1 U/h，采用放射免疫、酶联免疫或化学发光法等测定的正常空腹胰岛素水平为5～15 mU/L。因胰岛B细胞对不同刺激物的反应不一，且胰岛素分泌存在不同的分泌时相，加之胰岛B细胞功能的部分"可逆性"和由于缺乏反映正常和异常B细胞功能的"切点"(cut-off)，使得临床确切评价胰岛B细胞功能存在相当难度，目前尚无某项试验可很精确地评价胰岛B细胞功能，若要全面合理判断胰岛B细胞功能，一般需做多种功能试验如胰岛素或C-肽释放试验、胰高糖素试验、精氨酸试验和磺酰脲类药物刺激试验等。有学者认为从临床治疗角度考虑，可不必精确判断胰岛B细胞功能，"模糊"一点可能更好，并认为空腹血糖和HbA1c水平是反映胰岛B细胞功能简单而实用的指标，血糖和HbA1c越高，胰岛B细胞功能越差。

一、OGTT胰岛素释放试验(OGT-IRT)

方法同OGTT试验，分别在0 min、30 min、60 min、120 min及180 min取血测胰岛素和血糖，正常情况下胰岛素变化与血糖一致，高峰值在30～60 min，胰岛素高峰值比基础值高5～8倍。2型糖尿病基础值常正常，也可偏低和偏高，高峰延迟至1～2 h，上升的幅度降低，绝对值(或胰岛素释放曲线下面积：AUC=空腹值/2+第1小时值+第2小时值+第3小时值/2)可正常、升高或降低，但胰岛素释放AUC/葡萄糖AUC的比值均是降低的，提示几乎所有2型糖尿病患者都存在对葡萄糖刺激的胰岛素分泌障碍或最大胰岛B细胞能力减退。1型糖尿病患者胰岛素释放试验呈低平曲线，甚至测不出。

胰岛素释放试验有助于糖尿病的分型和指导治疗。如胰岛素分泌相对不足，但绝对水平高于正常者可首先选择饮食运动和双胍类药物等抗高血糖药物治疗；而对胰岛素释放障碍、胰岛素水平低的消瘦或正常体重的糖尿病患者，在饮食运动不能控制血糖时可首选磺酰脲类或磺酰脲类药物联合上述药物治疗或早期启动胰岛素治疗；若为1型糖尿病则必须使用胰岛素治疗。另外，根据OGT-IRT还可以定量地计算某些指标：①(30 min时胰岛素值-0 min时胰岛素值)/(30 min时血糖-0 min时血糖)的比值，与静脉葡萄糖-胰岛素释放(IVG-IRT)时的胰岛素第一时相急性胰岛素反应呈正相关，是预测葡萄糖刺激的胰岛素分泌第一时相的较好指标，该指标常在1型糖尿病或2型糖尿病的前期阶段(prediabetic stage)即出现异常，但如血糖水平无变化，此指标便失去意义；② 30 min内胰岛素变化值与第30 min时血糖比值，与IVG-IRT 3 min时的急性胰岛素反应显著相关；③ 胰岛素/血糖：空腹或OGTT各时点的胰岛素/血糖比值也可反映B细胞功能且比较简单，其中I_0/G_0适于流行病学调查，但IGT人群可能高于NGT者。图7-1和图7-2反映了空腹血糖与胰岛素释放试验、空腹胰岛素和餐后2 h胰岛素分泌量的关系。

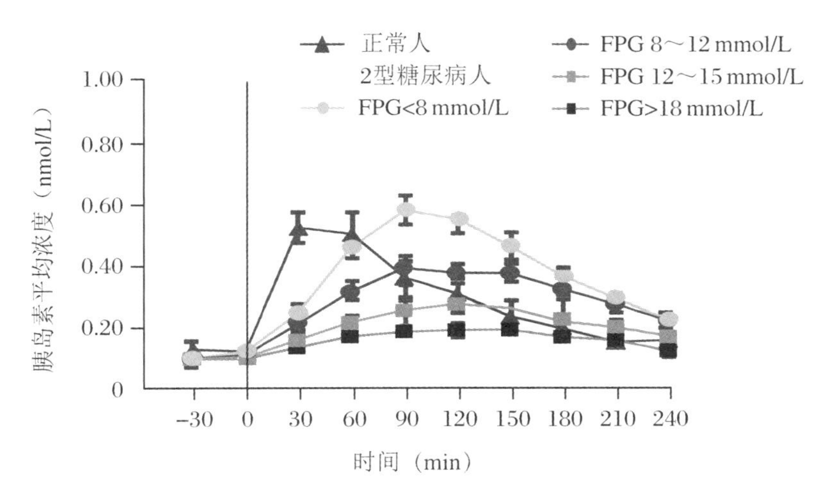

图 7-1　空腹血糖与胰岛素释放试验的关系

空腹血糖越高，胰岛 B 细胞分泌胰岛素的功能越差，尤其是早相胰岛素分泌功能的降低，甚至消失。

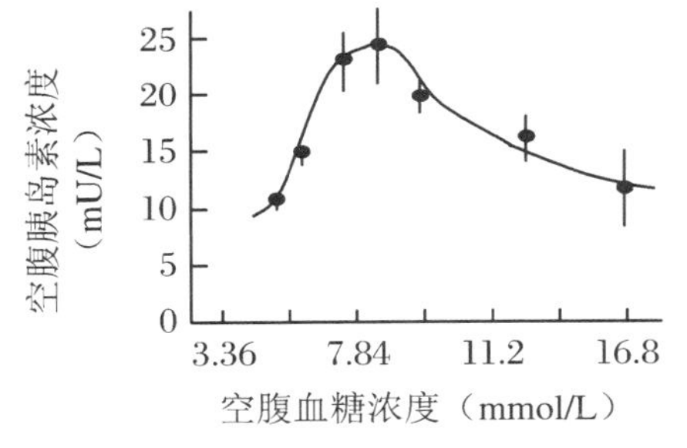

(a) 由正常糖耐量进展至糖耐量减低和2型糖尿病过程中空腹血糖浓度与空腹胰岛素浓度的关系

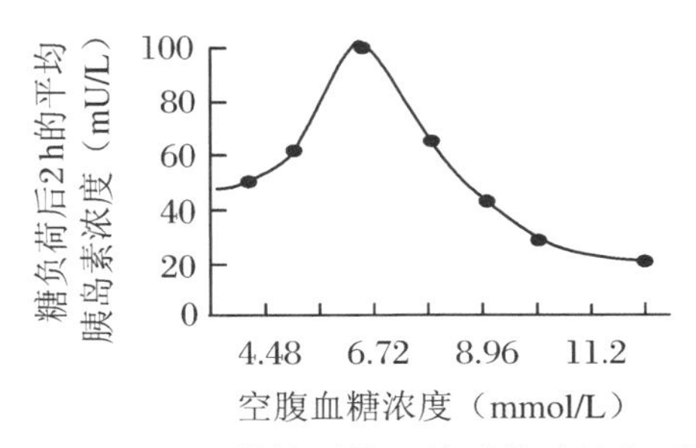

(b) 正常糖耐量、糖耐量减低和2型糖尿病患者OGTT（100 g葡萄糖）2 h平均胰岛素浓度（以空腹血糖浓度作为衡量糖尿病病情轻重的指标）

图 7-2　空腹血糖与空腹胰岛素和餐后 2 h 胰岛素分泌量的关系

(a) 在空腹血糖小于 7.8 mmol/L 时，空腹血糖越高，随之空腹胰岛素越高，但随着空腹血糖进一步升高，则空腹血糖胰岛素呈逐渐降低趋势；(b) 在空腹血糖小于 6.7 mmol/L，空腹血糖越高，餐后（100 g 葡萄糖）2 h 平均胰岛素水平越高，然后随空腹血糖进一步升高，则餐后 2 h 胰岛素水平呈逐步降低趋势。

二、IVGTT-胰岛素释放试验

IVGTT-胰岛素释放试验（IVGT-IRT）方法与 IVGTT 相同，在 1 min 静脉注射葡萄糖（0.5 g/kg），然后分别在 0 min、3 min、5 min、8 min、10 min 和 20 min 等时间抽取静脉血分别检测血糖、胰岛素或 C 肽，观察胰岛素或 C 肽动力学第一和第二时相的变化，评估胰岛 B 细胞功能，试验一般观察 20 min，重点用于评价胰岛素第一时相的变化，以下指标可反应胰岛素第一时相变化：① 急性胰岛素反应（AIR），一般以早期某一时间内胰岛素浓度均值或相对增加值来反映，具体时间可据实际情况而定，常用的有 AIR38、AIR35 和 AIR010 等；② 胰岛素早期反应峰值时间；③ 0～10 min 内胰岛素比基础水平增加的相对面积/血浆葡萄糖峰值比较基础值的变化值。正常人血浆胰岛素反应在注射葡萄糖后 3～10 min 达到高峰(可达 500～700 pmol/L)。糖尿病患者 AIR 明显降低或消失，AIR 降低甚至见于 1 型和 2 型糖尿病前期阶段(如 IGT 阶段)。该试验一般仅用作研究，不作为常规检查。

图 7-3 展示静脉注射葡萄糖后胰岛素第一时相和第二时相释放；图 7-4 展示胰岛素第一时相分泌与空腹血糖的关系。

- 第一时相：快速分泌相
  - 胰岛B细胞接受葡萄糖刺激，在0.5～1.0 min的潜伏期后，出现快速分泌峰，持续5～10 min后减弱。反映胰岛B细胞储存颗粒中胰岛素的分泌。
- 第二时相：延迟分泌相
  - 快速分泌相后出现缓慢但持久的分泌峰，其峰值位于刺激后30 min左右。反映新合成的胰岛素及胰岛素原等的分泌。

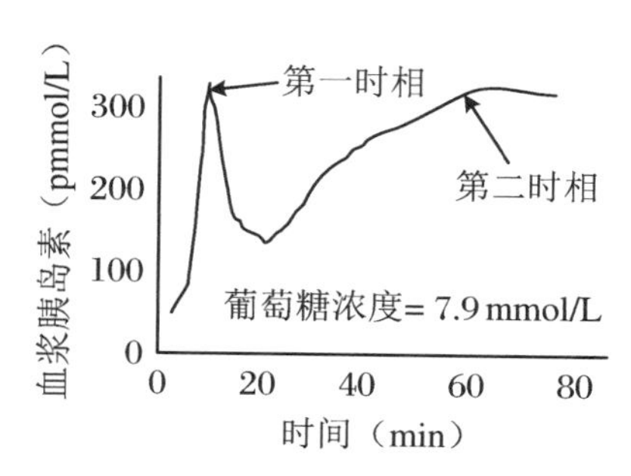

图 7-3 静脉注射葡萄糖后胰岛素第一时相和第二时相的分泌

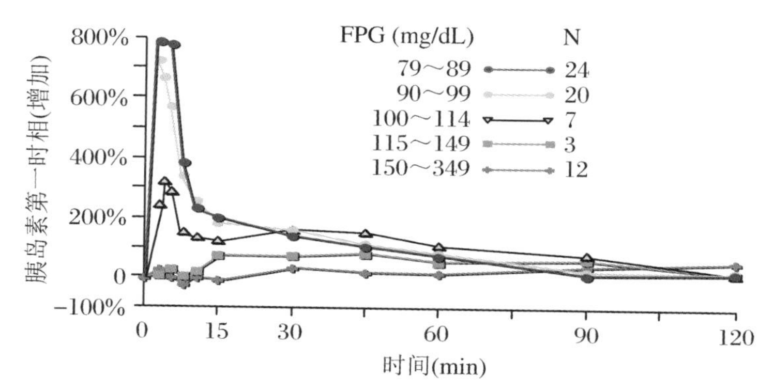

图 7-4 空腹血糖与胰岛素分泌第一时相的关系

空腹血糖越高，静脉胰岛素分泌的第一时相越差，直至完全消失。

三、高葡萄糖钳夹技术

1979 年 DeFronzo 等首次阐述了高葡萄糖钳夹技术(HGCT)，通过首先葡萄糖输注迅速将血糖值升高至某一水平，再持续输注外源性葡萄糖，维持血糖处于高水平平台，引起相应胰岛素分泌的改变，分析胰岛 B 细胞功能。具体操作：通过输注 20%的葡萄糖，在 0～15 min 内，使血糖迅速升高达一定水平(10 mmol/L 以上)，然后通过计算机操纵的输注泵，调整葡萄糖的输注率，维持高血糖平台 120 min。前 10 min 每 2 min 抽血一次，以后每 10 min 一次。胰岛 B 细胞功能以血浆胰岛素反应(I)表示，I_{0-10} 反应胰岛素早期分泌功能，I_{10-120} 反应胰岛素晚期分泌功能，一般可以其均值表示。I_{0-10} 也可以 AUC 或峰值时间表示。该试验操作繁杂，费用高，不适宜大规模临床应用，仅用于一定个体的研究工作。

四、磺酰脲类药物刺激试验

主要包括有 D860(3.0 g)或格列本脲(7.5 mg)，空腹一次口服，服药前，及服药后 30

min、1 h、2 h、3 h 测血糖和胰岛素。典型 1 型糖尿病血糖无明显变化，胰岛素水平呈低平曲线；成人隐匿起病的免疫性 1 型糖尿病（LADA）早期反应相似于 2 型糖尿病，血糖明显下降，胰岛素水平明显升高；大多数 2 型糖尿病患者早期胰岛 B 细胞的胰岛素分泌可存在选择性对葡萄糖刺激失敏感，而对磺酰脲类药物有反应，表现为口服葡萄糖后，胰岛素分泌障碍，血糖明显升高，而口服磺酰脲类药物后为胰岛素明显升高，血糖明显下降，提示糖尿病早期胰岛 B 细胞选择性存在对葡萄糖的摄取或代谢障碍，最后 ATP 依赖的胰岛素分泌缺陷。葡萄糖激酶基因突变（MODY）和线粒体基因突变（线粒体糖尿病）所致的特异型糖尿病早期胰岛 B 细胞便存在对葡萄糖刺激的胰岛素分泌丧失或降低，而保留对磺酰脲类药物刺激的反应性。2 型糖尿病患者磺酰脲类药物继发失效时，常表现为胰岛 B 细胞对磺酰脲类药物的胰岛素反应障碍。须注意：本试验存在一定的危险性，一些患者服药后血糖可能大幅度下降，甚至出现低血糖，应注意观察，做好静脉注射葡萄糖的准备。

五、胰高糖素试验

胰岛 B 细胞对许多不同物质的刺激反应不一，许多 2 型糖尿病患者发病时和继发性磺酰脲类药物失效时，胰岛 B 细胞对葡萄糖和磺酰脲类药物的反应降低，而对胰高糖素的反应正常，提示胰岛 B 细胞储备功能尚存在；尤其是许多经长期使用磺酰脲类药物治疗的 2 型糖尿病患者，其胰岛 B 细胞选择性对磺酰脲类药物刺激丧失反应而保留对胰高糖素的反应，说明许多继发性磺酰脲类药物失效者可能缘于胰岛 B 细胞对磺酰脲类的敏感性下降，而其数量和储备功能尚存在。胰高糖素通过结合 GS 型 GTP 偶联受体，促进胰岛素分泌。胰高糖素试验方法是：空腹采血测血糖和 C 肽，静脉注射胰高糖素 1 mg，6 min 后抽血测 C 肽和血糖。有学者认为 6 min 时 C 肽≥0.6 nmol/L 表示胰岛 B 细胞功能尚可，无需胰岛素治疗；如 C 肽<0.6 nmol/L，需联合或改用胰岛素治疗，但这一数值仅供参考，是否最终采取胰岛素治疗应结合临床综合考虑。该试验比较安全，一般不会出现低血糖，因胰高糖素在刺激胰岛素分泌的同时亦促进肝糖原的分解。与 OGTI - RT 和进餐刺激相比，胰高糖素试验具有更好的可重复性，并且可以刺激胰岛 B 细胞更快地产生应答反应（6 min 达峰值），从而明显缩短了观察时间且不受胃肠排空的影响。胰高糖素刺激胰岛素和 C 肽释放受血糖影响较大，低血糖抑制胰岛素对胰高糖素的反应，高血糖则促进胰岛素对胰高糖素刺激的反应。

六、精氨酸刺激试验

具体操作如下：通常用 10% 盐酸精氨酸溶液（50 mL）在 30～60 s 内静脉注射，测定 0 min、2 min、3 min、4 min、5 min 时的胰岛素浓度，快速胰岛素分泌即 2～5 min 胰岛素的值与空腹胰岛素的差值，是反映胰岛 B 细胞功能的指标。该试验主要是了解胰岛 B 细胞急性胰岛素反应（AIR）。如果精氨酸刺激后无反应，则说明机体实际存在的胰岛 B 细胞功能已基本消失殆尽。口服葡萄糖耐量试验则不同，它只表明胰岛 B 细胞选择性对葡萄糖刺激无反应，对葡萄糖以外的刺激如磺酰脲类药物可能有反应，也可能无反应。在精氨酸刺激试验中，有学者提出用“胰岛素效应指数”来评估胰岛 B 细胞功能，并发现在 IGT 患者中该指数降低。该法具有简单、耗时短、重复性好等优点，对评价胰岛 B 细胞功能有一定的临床应用和研究价值。

七、稳态模型评价

稳态模型评价(homeostasis model assessment B,HOMA－B)如下：

$$\text{HOMA}-\text{B}=\frac{\text{空腹胰岛素}(\mu\text{U/mL})\times 20}{\text{空腹血糖}(\text{mmol/L})-3.5}$$

该公式简便,仅通过测定空腹胰岛素或C肽和血糖便可计算,其结果与正常血糖钳夹试验、OGTT和IVGTT的相关性较好,可作为临床和科研选用。

八、C肽测定

(一) 血C肽

C肽与胰岛素一起由胰岛B细胞等摩尔分泌入血循环,C肽的半衰期比胰岛素长,为11.1～13.5 min。测定血中C肽动力学是研究胰岛B细胞功能的一个重要手段,尤其是对已经使用胰岛素治疗的糖尿病患者胰岛的评估,更是不可缺少的办法。采用放射免疫法测定的空腹血清C肽浓度一般在0.3～0.6 pmol/L,口服葡萄糖负荷试验后高峰出现的时间与胰岛素一致,峰值水平比空腹时升高5～6倍,血中C肽测定的临床意义与胰岛素测定基本相同。C肽在循环中与胰岛素保持相对的比例关系,与胰岛素无交叉反应,不受胰岛素抗体的干扰,而外源性胰岛素又不含C肽,所以测定血中C肽的含量可以比较准确地反映胰岛B细胞功能,以弥补胰岛素测定的不足。另外,血C肽测定还有助于低血糖原因的鉴别。有研究认为,在一个低血糖患者中,如C肽水平＞0.4 pmol/L,高度提示胰岛素瘤或胰岛B细胞增生;如血胰岛素明显增高,而C肽降低,则提示其低血糖可能系注射外源性胰岛素所致;C肽测定还有助于B细胞瘤所致低血糖与其他器质性疾病所致低血糖的鉴别。

(二) 尿C肽

与胰岛素等摩尔释放入血的C肽被肝脏摄取降解的相对较少(约5%),其主要经肾脏排泄,在肾功能正常的情况下,尿C肽排泄量与血C肽水平变化一致,可反映胰岛B细胞功能。24 h尿C肽排泄量可反映胰岛素的基础和追加分泌的总分泌量。24 h尿C肽排泄量文献报道不一,各实验室存在差异。HorWity报道健康成人为36.4 μg,Kuyuya报道为81.36 μg;HorWity报道2型糖尿病患者为24±7 μg,1型糖尿病患者为1.1±0.5 μg;Kuyuya报道成人非肥胖型为45±21 μg,肥胖型为64±35 μg,1型糖尿病患者为8±6 μg。口服葡萄糖后尿C肽的变化与血中C肽的变化一致。Kanekv等报道正常人尿C肽的基础值为26.2 ng/mg肌酐,服糖后高峰在60～90 min,可升高到66.7 ng/mg肌酐,晨尿或随机尿测定的尿C肽/肌酐比值与24 h尿C肽排泄和血C肽有良好的相关性,且标本留取简便可重复,不受时间段尿液留取准确性和尿液浓度的影响,是一个较好的替代指标。

一般认为尿C肽与血C肽测定相比有以下优点:① 尿C肽反映受检者在一段时间内血中C肽的平均值,不像血C肽只反映瞬间血中C肽的水平;② 由于胰岛素原从尿中排泄较少,所以测定过程不受胰岛素原的影响;③ 标本留取比血方便,患者乐于接受;④ 除肾衰竭者外,测定尿C肽可以很好地反映B细胞的分泌功能。

九、血浆胰岛素原

胰岛素前体物质包括前胰岛素原、胰岛素原（PI）及其裂解产物。胰岛 B 细胞功能异常时，PI 分泌升高并在胰岛素免疫活性中的比重增高，刺激后更明显。有报道称在糖耐量减退阶段已出现第一时相胰岛素分泌降低、胰岛素原与免疫反应性胰岛素的比值（PI/I）升高，因此有人认为这一比值可作为反映胰岛 B 细胞功能的敏感指数之一。文献报道使用放射免疫法测定正常人空腹 PI/I 比值为 15%～30%，而在 2 型糖尿病患者中为 30%～50%，葡萄糖刺激后，胰岛 B 细胞胰岛素第一时相分泌功能降低和第二时相代偿性增高及高 PI 血症均可能出现较早，甚至出现于糖耐量正常的糖尿病患者家属中，1 型糖尿病患者因胰岛 B 细胞遭受严重或完全破坏，故其血胰岛素原的水平是降低的或测不出。随着年龄的增长，胰岛 B 细胞功能减退与 PI 转化成胰岛素减少有关，从而导致 PI/I 比例升高。有报道称这种胰岛 B 细胞功能缺陷是与遗传有关的固有的转变障碍，它发生在不成熟的胰岛 B 细胞分泌颗粒中。目前认为这种比例失调的高胰岛素原血症是原发性胰岛 B 细胞功能缺陷所致，在高血糖之前就存在。

十、IGT 人群胰岛 B 细胞功能变化

IGT 人群 OGTT－RT 后可表现为：

（1）早期（30～60 min）胰岛素分泌应答降低，$(INS_{30}-INS_0)/(G_{30}-G_0)$比值降低。

（2）IVGTT 第一时相胰岛素分泌应答降低；OGTT 后胰岛素的分泌高峰延迟，常延长至 2 h 左右。

（3）两餐之间胰岛素未能恢复至正常水平，常见高胰岛素血症。

（4）胰岛 B 细胞对血糖升高或下降的察觉及反应能力降低。

（5）葡萄糖与胰岛素分泌的剂量-反应曲线右移。

（6）胰岛素原水平和胰岛素原/IRI 比值升高。

十一、2 型糖尿病患者 B 细胞功能变化

个体之间，2 型糖尿病患者的胰岛 B 细胞功能存在很大的异质性：

（1）缺乏对静脉输注葡萄糖的第一时相胰岛素分泌应答，胰岛素第二时相分泌缓慢上升，峰值降低。

（2）缺乏进餐后的早相胰岛素分泌应答，晚相胰岛素分泌增高或降低。

（3）胰岛素曲线下面积增高、正常或降低。

（4）两餐间胰岛素分泌不能恢复到基础状态。

（5）血糖越高，胰岛 B 细胞胰岛素分泌功能越差。

（6）胰岛素分泌搏动小而不规则。

（7）胰岛素原分泌增加，胰岛素原/免疫活性胰岛素比值增高。

（8）胰岛素分泌随病程增加逐年减少。

十二、2 型糖尿病进程中胰岛 B 细胞功能的检测

2 型糖尿病进程中胰岛 B 细胞功能的检测见表 7-1。

表 7-1　2 型糖尿病进程中胰岛 B 细胞功能的检测

	NGT			IGR	DM	
	年轻人	老年人	糖尿病一级亲属		早期	晚期
胰岛素释放节律	(−)	(−)to(↓)	(↓)	(↓↓)	(↓↓)	(↓↓↓)
空腹 PI/I	(−)	(−)to(↑)	(−)to(↑)	(↑↑)	(↑↑)	(−−)to(↑)
静脉葡萄糖第一时相	(−)		(−)to(↓)	(−)to(↓↓)	(↓↓↓)	(↓↓↓)
HOMA-B	(−)	(−)	(−)to(↓)	(−)to(↓)	(↓↓)	(↓↓↓)
OGTT 早相分泌	(−)		(−)to(↓)	(−)to(↓↓)	(↓↓)	(↓↓↓)
OGTT 时 AUC-INS	(−)	(−)	(−)	(−)to(↑↑)	(↑)to(↓)	(↓)
精氨酸刺激 PI/I	(−)			(−)to(↑)	(↑)to(↑↑)	(↑↑↑)
胰高糖素刺激一相C 肽反应	(−)			(↓↓)	(↓↓)to(↓↓↓)	

第五节　胰岛素抵抗的评价

胰岛素抵抗即在一定水平的胰岛素情况下，机体靶组织对胰岛素介导的葡萄糖摄取和利用减弱、受损或丧失。现认为胰岛素抵抗和代偿性内源性高胰岛素血症与许多疾病如糖尿病、肥胖、高血压、高血脂、冠心病及中风等有关。临床一般可通过以下几种常用的方法进行评价。

一、空腹血糖/胰岛素比值

绝对的高胰岛素血症时意味着存在胰岛素抵抗，或空腹血糖/胰岛素比值(或 OGTT 血糖曲线下面积/胰岛素曲线下面积比值)降低也是胰岛素抵抗的指标，但它们不能用于胰岛 B 细胞胰岛素分泌有缺陷的人群，如糖尿病患者。

二、空腹血糖与胰岛素乘积的倒数

最近有学者提出空腹胰岛素与 FBG 乘积的倒数可较好地反映胰岛素敏感性。该指标经研究在不同种族人群中(如糖耐量正常、IGT 和糖尿病人群)证实与胰岛素钳夹技术测定的胰岛素敏感指数高度显著相关。

$$胰岛素敏感性 = K \times \frac{1}{空腹血浆胰岛素 \times 空腹血糖}$$

计算如下：假如以正常人胰岛素敏感性为 1，正常空腹胰岛素 = 10 μU/L，空腹血糖为

5 mmol/L,两乘积为 50;此值与患者的数值比即为患者的敏感指数,如患者空腹胰岛素为 10 μU/mL,血糖为 10 mmol/L,二者乘积为 100,患者的胰岛素敏感性 = 50/100 = 0.5,即为正常人的 50%。

这一指标与 1985 年稳态模型(Homa model)中使用的胰岛素抵抗公式(空腹胰岛素/22.5$e^{-\ln FBG}$,后于 1995 年改为:空腹胰岛素×FBG/22.5)极为相似,在统计分析中这两种公式得出的结果几乎完全相同。

三、胰岛素负荷试验

胰岛素负荷试验是按 0.1 U/kg 体重计算静注速效胰岛素,注射前 0 min、注射后 5 min、10 min、15 min、20 min 及 30 min 分别测定血糖,根据血糖下降速率计算胰岛素敏感性。

四、稳定状态血浆葡萄糖法(SSPG 法)

应用生长抑素(somatostatin,或其类似物 octreotide)以抑制内源性胰岛素和胰岛素拮抗激素的分泌,Mimurg 报道同时输注 octreotide(0.5 μg/min)、胰岛素(2 mU/(kg·min))及 20%葡萄糖(9 mg/(kg·min)),90 min 后达稳定状态,用 150～180 min 时的葡萄糖清除率的平均值作为胰岛素敏感性指标,与葡萄糖钳夹技术显著相关。

五、稳态模式评价胰岛素抵抗(HOMA-IR)

HOMA-IR=(空腹血糖×空腹胰岛素)/22.5 或空腹胰岛素/22.5$e^{-\ln FPG}$。该公式简单,在病例较多的情况下与正常血糖钳夹试验和最小模型法实验测定的结果密切相关,对数转换后的结果较原始结果更可靠。目前该公式可用于正常人群、IGT 人群和糖尿病人群并可作为评价药物对胰岛素敏感性的影响指标。

六、最小模型法

经静脉注射葡萄糖耐量试验(0.3 g/kg 葡萄糖),在 180 min 内共抽血 26～30 次之多,同时测定血糖和胰岛素,用 Bergman 的最小模型对葡萄糖利用进行胰岛素依赖性、非依赖性电子计算机综合评价,最小模型法(minimal model)与正常血糖高胰岛素钳夹技术显著相关,且较实用,但需借助计算机进行分析。

七、正常血糖高胰岛素钳夹法

正常血糖高胰岛素钳夹法(euglycemic hyperinsulinemic clamp technique)为评价胰岛素敏感性可信度最高的方法。先行胰岛素初次静滴 10 min,以使血胰岛素浓度达到约 100 μU/mL,随后持续输入胰岛素约 40 mU/(m^2·h)110 min,以保持胰岛素浓度恒定于 100 μU/mL,与此同时通过不断调节葡萄糖的输注保持血糖恒定在正常范围(通常为 5.0 mmol/L)。葡萄糖的输注速度可作为评价胰岛素敏感性的指标。如果在保持正常血糖情况下,葡萄糖的输注速度明显低于“正常对照组”，提示存在胰岛素抵抗。该法的进行常需要经验丰富的医务人员和特殊的设备，且比较繁琐和所需费用较高，一般仅用作研究。

八、其他指标（运用 OGTT－IRT）

ISIest＝0.157－0.00004576×胰岛素 120－0.000299×胰岛素 0－0.00519×血糖 90 或 0.226－0.0032×BMI（体重指数）－0.0000645×胰岛素 120－0.00375×血糖 90 或 M/MG/lg MI（M＝75000/120＋（G_0－G_{120}）×180×0.19/120；MG＝（G_0＋G_{30}＋G_{60}＋G_{120}）/4；MI＝（10＋10.5＋胰岛素 60＋胰岛素 120）/4）。上述公式计算相对较繁琐，但可作为估计胰岛素敏感性的简单方法。

第六节　胰岛自身抗体的检测

胰岛自身抗体的检测对糖尿病的病因分型、预防和指导治疗均有重要价值，具体内容详见第五章“糖尿病病因学”。

第八章　糖尿病的降血糖治疗

糖尿病降血糖治疗的主要目的包括：纠正代谢紊乱，消除症状，保障（儿童和青少年患者）正常生长发育，维护良好的健康、学习、生活和工作的能力；预防各种急性或慢性并发症和伴随症的发生，延长寿命，降低病残率和病死率。在获得上述目的的同时，不应以过多限制患者的生活质量为目的。糖尿病治疗的原则为：持之以恒，全面控制，综合管理。糖尿病的治疗不仅包括对高血糖的控制，尚需同时针对一些合并症（如高血压、肥胖和脂质代谢紊乱等）和各种并发症等采取综合治疗。本章重点阐述糖尿病高血糖的治疗，一般包括合理运用糖尿病教育、饮食治疗、运动疗法、药物治疗、代谢手术及自我监测等多种手段尽可能使糖代谢控制正常或接近正常。良好的血糖控制要求：空腹血糖＜6.0 mmol/L，餐后 2 h 血糖＜8.0 mmol/L，HbA1c＜7.0%或 6.5%；血糖控制较好指：空腹血糖 6～8 mmol/L，餐后 2 h 血糖 8～10 mmol/L，HbA1c＜8.0%，超过上述值为血糖控制差。理想的血糖控制不仅要求良好血糖水平的达标，同时应避免血糖的大幅度波动，尤其注意防止低血糖发生。

第一节　糖尿病教育

糖尿病目前已成为继肿瘤、心脑血管疾病之后的第三位威胁人们生命和健康的非传染性疾病，是当下及今后相当长时间尚不能根治、累及全身并常需终身治疗的慢性疾病，且其治疗的好坏直接影响到各种慢性并发症的发生和预后。良好的糖尿病病情控制除了在于医务人员的精心治疗和护理之外，更重要的在于患者及其亲属能够正确面对疾病，树立战胜疾病的信心，并能够主动掌握病情和积极地配合治疗。糖尿病教育是糖尿病获得良好控制的前提，糖尿病教育包括：① 一般人群的教育，主要是通过各种手段和渠道宣传糖尿病的流行现状和趋势、糖尿病的危害性和严重性，使人们认识到糖尿病是可防可治的，应采取科学合理的生活方式（如加强运动，避免能量摄入过剩，防止肥胖等），同时强调早期诊断和治疗的重要性，对早期检出的糖耐量减退（IGT）人群进行干预，预防或延缓其发展为糖尿病；② 糖尿病专业医师、护士和营养师的教育，这是宣传和防治糖尿病的关键，目前我国防治糖尿病的专业队伍还相对缺乏，有待于有计划地进行培训；③ 糖尿病患者及其家属的教育，许多糖尿病患者及其家属在糖尿病基本知识方面尚相当缺乏，甚至存在不少误区，严重影响了糖尿病患者的病情控制，目前糖尿病患者及其家属的健康教育已被提到与糖尿病治疗相当的重要地位。

糖尿病教育内容繁多，主要包括以下几个方面：① 糖尿病基础知识教育；② 糖尿病的饮食治疗，了解吸烟和酗酒等不良生活方式对糖尿病危害性，消除糖尿病饮食治疗的误区；③ 糖尿病的运动疗法；④ 糖尿病的药物治疗，包括口服降糖药物的合理使用，胰岛素的保存和熟练地注射等；⑤ 血糖、尿糖的监测及并发症的临床表现和自我监测，低血糖的临床表现和自我救治；⑥ 糖尿病的全面控制；⑦ 心理疏导和教育等。糖尿病教育方式因人而异，可采用个体方式和集体方式进行。个体方式主要包括医务人员与患者面对面的施教和对话、开设糖尿病咨询门诊、咨询电话及患者自学等；集体方式可利用讲座或专题座谈会、播放有关糖尿病知识的录像带等。医务人员的理想组成应包括糖尿病医生、护士、营养师及心理医生等，为了取得更好的教育效果，有时需医务人员与患者同吃同乐，寓教于乐，以身施教。个体教育和集体教育各有优缺点（表 8-1），必要时可两种方式联合应用，以取长补短。此外，近年来随着信息化和网络化的快速发展，网络化教育和新的血糖管理模式也在不断出现，糖尿病病友之间也可以建立自己的病友组织或建立自己的微信群等，并在专科医师的参与和指导下，相互学习、相互交流经验和相互鼓励。

表 8-1　糖尿病教育方式各自的优缺点

教育方式	优　点	缺　点
集体教育	（1）受教者可分担问题，消除孤独感 （2）受教者可以互教、交流经验、促进讨论 （3）加强受教者之间的联系，促进友谊，具有一定的娱乐性 （4）施教者避免重复劳动和疲劳倾向	（1）需有集体领导技巧 （2）不适于文化程度低和有残疾者 （3）需要有适当分组教育 （4）受教者易分散注意力 （5）集体人数过多，影响效果
个体教育	（1）施教者与受教者有最大的反馈能力并具有多反馈系统 （2）个体化，尤适于有躯体残疾者、文化层次低或语言有障碍者 （3）更具备隐私性 （4）有利于患者的真实投入	（1）耗时，重复劳动，尤其对门诊患者不适合 （2）施教者易出现重复劳动与疲劳倾向 （3）不能与其他患者交流 （4）常导致患者对医务人员的依赖

最近有研究显示在糖尿病患者的心理教育中加强“正念自我关怀”（其核心就是敞开自己的心扉，清醒地看到并接受自己所遭受的痛苦，给予自己善意、理解和关怀）：有意识的自我关怀训练可减少患者抑郁情绪和糖尿病痛苦，并改善 HbA1c 水平。在糖尿病的教育过程中，不仅要让糖尿病患者获得基本的糖尿病管理技能，还应让其接受糖尿病，战胜糖尿病：既要在战略上藐视它，又要在战术上重视它。

第二节　饮 食 治 疗

饮食治疗是糖尿病的一项基本治疗方式。不论糖尿病类型、糖尿病病情轻重或有无并发症，也不论是否应用药物治疗，都应持之以恒地长期进行严格的、科学合理的饮食治疗。合理的饮食治疗的目的是采用科学的饮食以维持正常的生理需要，保持平衡而有规律的饮食，同时有利于体重、血糖、血脂及血压的控制，以利于减少糖尿病并发症的发生。其总的原则如下：

一、总热量控制

总热量控制是饮食治疗的根本。总热量的估算应首先根据患者的性别、年龄和身高得出理想体重（亦可根据简易计算方法算出，标准体重（kg）= 身高（cm）－105 或（身高－100）×0.9），然后根据理想体重和劳动强度，参照患者各自原来的饮食习惯，计算出每日所需总热量。成年人休息状态每日每千克理想体重给予热量 25～30 kcal（105～126 kJ），轻体力劳动者 30～35 kcal（126～146 kJ），中度体力劳动者 35～40 kcal（146～167 kJ），重体力劳动者＞40 kcal（167 kJ）。热量的供给尚需结合患者肥胖程度加减。实际体重超过标准体重的 20%或体重指数（BMI = 体重/身高^2）＞25 kg/m^2 为肥胖；超过 10%～20%或 BMI 23～25 kg/m^2 为超重；低于标准体重 20%或 BMI 小于 18.5 kg/m^2 为消瘦（超过或低于标准体重的百分率 =（实际体重－标准体重）/标准体重×100%）。处于生长发育期的儿童、孕妇、哺乳期妇女、营养不良消瘦者及伴消耗性疾病者，酌情增加；肥胖者酌减，使患者体重逐渐控制在正常标准体重±5%左右。三餐热量的分配大致为 1/5、2/5、2/5 或 1/3、1/3、1/3，亦可按四餐分为 1/7、2/7、2/7、2/7，适当照顾患者原有的饮食习惯。另外，对胰岛素治疗的糖尿病患者，亦有建议三餐外加三次点心（上午、下午及睡前），三餐热量分配为 2/10、2/10 和 3/10，余三次点心分别给予 1/10，若不习惯上午进食点心者，可在睡前给予 2/10，以防夜间低血糖，尤其是给予晚餐前胰岛素治疗（特别是使用预混胰岛素者）或使用胰岛素促泌剂的患者。我国男女理想体重见表 8-2 和 8-3。不同劳动强度每千克体重每日所需热量见表 8-4；劳动强度的种类分级见表 8-5。

表 8-2　男性理想体重（kg）

年龄（岁）	身高（cm）										
	140	144	148	152	156	160	164	168	172	176	180
15	41	42	43	44	45	47	48	50	53	55	58
17	44	44	45	47	48	49	51	53	55	58	61
19	45	46	47	49	50	51	53	55	57	60	67
21	47	48	49	50	51	53	54	56	59	61	64
23	48	49	50	51	52	54	55	57	59	62	65
25	48	49	50	51	52	54	56	58	60	62	66
27	48	49	50	51	53	54	56	58	60	63	66
29	49	50	51	52	53	55	56	58	60	63	66
31	49	50	51	52	54	55	57	59	61	64	67
33	50	51	52	53	54	56	57	59	62	64	67
35	50	51	52	53	55	56	58	60	62	65	68
37	51	52	53	54	55	57	58	60	62	65	68
39	51	52	53	54	55	57	59	60	63	65	69
41	51	52	53	54	56	57	59	61	63	66	69
43	51	52	53	55	56	57	59	61	63	66	69
45	52	53	54	55	56	58	59	61	63	66	69
47	52	53	54	55	56	58	60	61	64	66	70

续表

年龄（岁）	身高（cm）										
	140	144	148	152	156	160	164	168	172	176	180
49	52	53	54	55	57	58	60	62	64	67	70
51	52	53	54	56	57	58	60	62	64	67	70
53	52	53	54	56	57	58	60	62	64	67	70
55	52	53	54	55	57	58	60	62	64	67	70
57	52	53	54	55	56	58	59	61	64	66	69
59	52	52	53	55	56	57	59	61	63	66	69
61	51	52	53	55	56	57	59	61	63	66	69
63	51	52	53	55	56	57	59	61	63	66	69
65	51	52	53	55	56	57	59	61	63	66	69
67	51	52	53	55	56	57	59	61	63	66	69
69	51	52	53	55	56	57	59	61	63	66	69
71	51	52	53	55	56	57	59	61	63	66	69
73	51	52	53	55	56	57	59	61	63	66	69
75	51	52	53	55	56	57	59	61	63	66	69

表 8-3 女性理想体重

年龄（岁）	身高（cm）										
	140	144	148	152	156	160	164	168	172	176	180
15	38	39	40	42	44	45	48	51	54	58	64
17	42	43	44	46	47	49	52	54	58	62	67
19	43	44	46	47	49	51	53	56	59	63	69
21	43	45	46	47	49	51	53	56	59	64	69
23	44	45	46	47	49	51	53	56	59	64	69
25	44	45	46	48	49	51	54	56	60	64	69
27	45	46	47	48	50	52	54	57	60	65	70
29	45	46	47	49	51	53	55	58	61	65	71
31	46	47	48	49	51	53	55	58	61	66	71
33	46	47	48	50	51	53	56	58	62	66	72
35	46	48	49	50	52	54	56	59	62	67	72
37	47	48	49	51	53	55	57	60	63	67	73
39	48	49	50	52	53	55	58	60	64	68	73
41	48	50	51	52	54	56	58	61	64	69	74
43	49	50	51	53	55	56	59	62	65	69	75
45	49	50	52	53	55	57	59	62	65	69	75
47	50	51	52	53	55	57	59	62	65	70	75
49	50	51	52	53	55	57	59	62	66	70	75
51	50	51	52	54	55	57	60	62	66	70	75
53	50	51	53	54	56	58	60	63	66	70	76

续表

年龄（岁）	身高（cm）										
	140	144	148	152	156	160	164	168	172	176	180
55	51	52	53	55	56	58	60	63	67	71	76
57	51	52	53	55	56	58	60	63	67	71	76
59	51	52	53	55	56	58	60	63	67	71	76
61	50	51	53	54	56	58	60	63	66	70	76
63	50	51	52	54	55	57	60	62	66	70	75
65	50	51	52	54	55	57	60	62	65	70	75
67	50	51	52	54	55	57	60	62	65	70	75
69	50	51	52	54	55	57	60	62	65	70	75
71	50	51	52	54	55	57	60	62	65	70	75
73	50	51	52	54	55	57	60	62	65	70	75
75	50	51	52	54	55	57	60	62	65	70	75

表 8-4 不同劳动强度每千克体重每日所需热量

劳动强度	超重或肥胖 kJ（kcal）	正常体重 kJ（kcal）	体重不足或消瘦 kJ（kcal）
休息状态	84（20）	105（25）	125（30）
轻体力劳动	105（25）	125（30）	146（35）
中体力劳动	125（30）	146（35）	167（40）
重体力劳动	146（35）	167（40）	188（45）

表 8-5 劳动强度种类分级

劳动强度	劳动种类
轻体力劳动	包括所有坐着的工作：洗衣、做饭、驾驶汽车、缓慢行走等
中等体力劳动	搬运轻东西、持续长距离行走、环卫工作、庭院耕作、油漆、管道工、电焊工、采油工等
重体力劳动	重工业、重农业、室外建筑、搬运工人、铸造工人、收割、挖掘、钻井工人、木工等

二、碳水化合物

碳水化合物是食物供能的主要成分，同时还是构成人体组织的一种重要物质。每日碳水化合物供给的热量占总热量的55%～65%，碳水化合物是日常主食物质。碳水化合物的选择以复杂碳水化合物为主，这种碳水化合物以淀粉的形式存在于如米、面等谷类食物中，淀粉经过一定的消化转变为单糖（主要为葡萄糖，少量的果糖和半乳糖被吸收，在肝脏几乎全部转化为葡萄糖），经肠道吸收后进入血液之中，此过程相对较慢，有利于保持血糖的相对平稳，避免或严格限制服用单糖如葡萄糖、果糖和双糖如蔗糖、麦芽糖及乳糖等，因为这些糖在肠道吸收快，易快速升高血糖，使血糖波动较大。碳水化合物主要食物来源为谷类（如大米、小米、麦和玉米等）、薯类及根茎类食物，根据我国人民生活习惯，饮食中以碳水化合物为主食。临床实践证明：如过分限制患者摄入主食，使患者处于半饥饿状态，病情反而得不到满意控制，适当提高碳水化合物的摄入量不仅可改善糖耐量，降低胆固醇和甘油三酯，还可提高周围组织对胰岛素的敏感性。选择食品时需注意，同是碳水化合物，因食物品种不同，对升高血糖的影响亦不同。

1981年加拿大临床内科医生Jenkins首次提出血糖指数（glucose index，GI）以了解不同食物对血糖的影响，即每种食物均按糖50 g计算，测其食后2 h对血糖升高的影响。

$$\mathrm{GI}=\frac{\text{某食物(含糖 50 g)餐后 2 h 血糖曲线下面积}}{\text{等量葡萄糖或精粉面餐后 2 小时血糖曲线下面积}\times 100}$$

若以葡萄糖的GI为100，则测得土豆GI最高为80±1.3；谷类次之，为72.9±9；豆类最低，如黄豆为15±1.5。GI越低，对血糖的影响越小，糖尿病患者所吃食物的GI应在低到中等范围。另外，不同食品吸收后血糖达到高峰的时间亦不一样，葡萄糖最快，为30 min，蔗糖为1 h，淀粉类1.5 h，蛋白质3 h。了解这些对糖尿病患者选择食品、进餐时间，尤其对注射胰岛素的患者或主要表现为餐后高血糖的患者很重要。血糖指数除主要受食物种类的影响外（如谷类＞豆类、小麦＞大麦、菠萝＞苹果），尚受以下因素影响：① 与膳食纤维的含量有关，膳食纤维越多，GI越低（表8-6）；② 与食物的物理特性有关，淀粉颗粒越大，GI越低（干米饭低于稀饭，如糖尿病患者需要吃稀饭时，建议吃凉一点，吃慢一点，吃混合一点）；米饭放冷后，GI变低；③ 与加工烹调方法有关，加工时间越长、温度越高，GI越高；④ 食物的混合效益，混合蛋白质、脂肪或纤维素，GI降低；⑤ 药物如α-糖苷酶抑制剂（如阿卡波糖和伏格列波糖），可延缓复杂碳水化合物在消化道的分解和吸收速度，从而使复杂碳水化合物的GI降低。

表8-6　不同食物中膳食纤维和血糖指数

食物	膳食纤维含量	血糖指数（GI）
土豆	0.7%	80～90
稻米	1.4%	70～80
白面包	3.6%	60～70
全麦面包	5.8%	50～60
燕麦	6.6%	40～50

不同食物中碳水化合物含量详见常用食物成分表（附录六）。

三、蛋白质

蛋白质是生命和机体的物质基础，机体所有重要组成部分和许多生物学功能都需蛋白质参与，因此饮食中注意蛋白质的摄入是必要的，虽然蛋白质亦能给机体提供能量，1g蛋白质产热0.96 kJ（4 kcal），但这不是它的主要功能，蛋白质的日需要量为0.8～1.2 g/kg体重，占总热量的15%～20%，对处于生长发育阶段的儿童或糖尿病合并感染、妊娠、哺乳、营养不良、血液透析及慢性消耗性疾病者应适当放宽对蛋白质的限制（可按每日1.2～1.5 g/kg体重计算，儿童患者可按每日2 g/kg体重计算）。蛋白质长期摄入不足可导致消瘦、贫血、抵抗力降低、糖尿病病情恶化，严重时甚至危及生命，但蛋白质摄入过多，供过于求，对糖尿病患者亦无好处，甚至对血糖控制带来不利影响并导致并发症。近年来动物实验和临床研究证明，高蛋白质摄入可加剧糖尿病患者早期肾小球高滤过，促使蛋白尿和糖尿病肾病发生，对已有临床糖尿病肾病的患者(不论有无肾功能减退),应适当限制蛋白质的摄入(可按每日0.6～0.8 g/kg体重计算)。在考虑蛋白质总需要量时,必须同时考虑蛋白质的质量。蛋白质的供给,除了谷类食物中的蛋白质(含蛋白质6%～10%)外,还应注意有一定比例的动物性蛋白质与豆类蛋白,后者含有丰富的人体必需氨基酸,生理价值高,生物利用率高,常称为优质蛋白质,一般要求动物性蛋白质应占蛋白质总量的40%～50%,而植物性蛋白的生物利用率较低,不应摄入过多。不同食物中蛋白质含量见常用食物成分表(附录六)。

四、脂肪

脂肪是人体的主要构成部分,它以多种形式存在于人体的各种组织中,是体内热能贮备及主要供能物质。糖尿病患者的脂肪需要量为每日每千克标准体重0.6～1.0 g(包括烹调油和食物中所含的脂肪),占日总热量的20%～25%。在考虑脂肪的需要量时,必须注意动物性脂肪(猪油、肥肉、羊油、牛油、乳油等)和植物性脂肪(如豆油、菜子油等)的比例。动物性脂肪除鱼油外含饱和脂肪酸较多,摄入过多可导致血清胆固醇和甘油三酯增高而引起动脉硬化症,植物油富含不饱和脂肪酸,在体内能帮助胆固醇转运,有降低血清胆固醇、防止心血管疾病的作用,但过量摄入对机体有害无益。在每日所需脂肪总量一定的情况下,要求饮食中不饱和脂肪酸(如橄榄油、油菜籽油、花生油、芝麻油、向日葵油、食用代用油和高脂肪鱼类)和饱和脂肪酸(主要来源于动物性脂肪)的比例约为2∶1。对肥胖患者应采用低脂肪膳食,无论是饱和脂肪酸还是不饱和脂肪酸均应加以限制。胆固醇的日摄入量应小于300 mg,所有肉类食物均含有胆固醇,其他如蛋黄、黄油、甲壳类鱼和动物内脏(特别是心、肾、肝、脑等)中胆固醇含量高,不论是青年、老年还是糖尿病患者均应少吃或不吃,可选择瘦肉、鱼及家禽类等。

五、纤维素

纤维素是膳食纤维的一种,它由碳、氢、氧三种元素构成,具有糖类的结构,它与淀粉结构不同之处是纤维素为1,4-β-糖苷键连接,淀粉为1,4-α-糖苷键连接。食草动物能消化纤维素,是因为食草动物肠道内具有产生消化纤维素酶的细菌,而人类肠道淀粉酶只对专一空间结构为α连接的淀粉起作用,因此纤维素被称为不被人类利用的多糖,既不被吸收,也不提供能量。食物纤维分为可溶性纤维及非可溶性纤维两大类。非可溶性纤维有纤维素、半纤维素、木质素,存在于粗粮和豆类种子的外皮、植物的茎和叶部;可溶性食物纤维有果胶、藻胶、豆胶等,存在于水果、蔬菜、海带、紫菜及豆类中。纤维食品的选择很广,包括豆类、块根类、绿色蔬菜、谷物类(稻米、大麦、小麦、燕麦、黑麦及玉米等)。

高纤维素饮食可延缓胃的排空,使患者有饱胀感,减轻饥饿症状;可溶性纤维素亲水后容积增大,湿度增加,并能在肠内与果胶和瓜胶等形成凝胶,延缓碳水化合物吸收,促进肠蠕动,促进排泄多余的脂类,与胆固醇盐结合,可减少脂类的吸收,同时可使粪便软化,有利于通便;高纤维饮食还可减少胰高糖素分泌,增强外周组织对胰岛素的敏感性,长期应用可有利于降低空腹及餐后血糖,降低高胰岛素血症,减少口服降血糖药物和胰岛素的用量,并可减肥,从而有助于纠正代谢紊乱;最近还有研究提示高纤维素饮食尚有助于改善肠道菌群,改善血糖控制。国内常用米糠、麦麸、麦糖、甜菜屑、玉米皮及海藻类植物制成纤维粉末食品，如饼干、糕点及粉剂供食用。对2型糖尿病消瘦型和1型糖尿病患者，并发症中有腹泻等消化道症状者，应根据病情酌情减少用量和慎用；绝经后妇女、生长期儿童和老年人，高纤维素饮食易引起缺钙和微量元素缺乏，要额外补充钙剂；对注射胰岛素的患者给予高纤维素食品后应及时调整胰岛素剂量，以免发生低血糖；为防止大量进食高纤维素饮食后出现腹泻、肠痉挛和腹部不适等，可以从小量开始。但目前尚无可靠的临床资料对长期补充高纤维食品的安全性进行评价，故食物中的纤维素仍以天然食物为优，饮食中适当选用粗杂粮（如玉米、荞麦面和燕麦面等），多食新鲜绿叶蔬菜和适量食用水果。

六、其他饮食应注意的问题

（一）减少钠的摄入

糖尿病患者高血压的发生率是一般人群的2倍左右，多数糖尿病患者伴有高血压和肥胖，进食钠过多不利于高血压的防治。美国心脏病学会建议，每日钠盐摄入量不超过3 g（氯化钠不超过6 g）。目前我国人包括糖尿病患者大多进盐过多（平均每日10 g左右），因此对糖尿病患者，特别是已合并高血压者，应严格限制钠的摄入。

（二）适当使用甜味剂

目前世界上使用的甜味剂很多，有几种不同的分类方法：按其来源可分为天然甜味剂和人工合成甜味剂；按其营养价值可分为营养性甜味剂和非营养性甜味剂；按其化学结构和性质可分为糖类和非糖类甜味剂。糖醇类甜味剂多由人工合成，其甜度与蔗糖差不多。因其热值较低，或因其与葡萄糖有不同的代谢过程，尚可有某些特殊的用途。非糖类甜味剂甜度很高，用量少，热值很小，多不参与代谢过程，常称为非营养性或低热值甜味剂，也称高甜度甜味剂，是甜味剂的重要品种。有些糖尿病患者喜吃甜食，但不能吃糖，可以用少量甜味剂（非糖类甜味剂）来代替糖。

目前甜味剂有以下品种可供选择：① 木糖醇；② 甜叶菊甙；③ 氨基酸甜味剂。木糖醇是糖尿病患者常用的替代糖，替代蔗糖，既能避免糖代谢紊乱，又能满足患者对糖的欲望，但事实并非如此，木糖醇同样产生热能。据观察，进食木糖醇后正常人或控制良好的糖尿病患者血糖升高的速度和幅度低于葡萄糖和蔗糖，但亦可使血糖有所升高。另外，木糖醇吸收率低，吃多了易引起腹胀和腹泻，因此，木糖醇只适用于控制良好的糖尿病患者，每日用量不超过50 g，并计算到总热量中，糖尿病控制不好的不要用。甜叶菊甙的甜度为蔗糖的300倍，从天然植物中提取，比较安全，甜度高、热量低，并且有一定的降低血压、促进代谢等效应，它不提供热能，但口感欠佳，可少量使用，孕妇禁用。国外目前常用的甜味剂是Aspartame（译名阿斯巴甜），商品名为NutraSweet（纽特健康糖），系由天门冬氨酸和苯丙氨酸组成的小分子多肽（天冬酰苯丙氨酸酯），其甜度为蔗糖的120倍，口感甚好。它在胃肠道中被酶代谢为三种在食物中就天然存在的成分——天冬氨酸、苯丙氨酸和甲醇。因系氨基酸，每克产热0.96 kJ（4 kcal），因甜度大，用量小，可以略而不计其量，服后不升高血糖。其缺点是不耐高温，高温后失去甜味，故不能用于烘烤制品。

（三）少饮酒

酒中含的酒精热量很高，1 g酒精产热7 kcal，不含其他营养素，并增加肝脏负担，且饮酒又往往干扰饮食治疗，应少饮为宜，长期过多饮酒可加重糖尿病患者糖代谢和脂代谢紊乱，并可掩盖低血糖症状，且使低血糖难以恢复（因酒精可阻碍肝糖原输出）；一些服用某些磺酰脲类降血糖药物糖尿病患者（如氯磺丙脲和甲苯磺丁脲等）在饮酒后易出现心悸、气短和面色潮红等。有饮酒嗜好者，每周应少于 2 个酒精单位，1 个酒精单位相当于啤酒 285 mL 或葡萄酒 115 mL 或烈性白酒 25 mL，同时酒中所含的热卡应计算在饮食计划中。白酒除提供能量外，不含其他营养素，对合并肝病者尤其不利，更不能随意饮用。如逢年过节或亲友相聚，应尽量选用低度的葡萄酒、黄酒、干红或啤酒，并少饮为佳。

（四）不吸或尽量少吸烟

长期吸烟可加剧糖尿病患者业已存在的大血管（心、脑血管和下肢）动脉硬化性疾病的危险性，且显著促进糖尿病慢性微血管并发症，如糖尿病肾病、糖尿病视网膜病变和糖尿病神经病变的发生和发展，这可能与吸烟损害血管内皮细胞、活化血小板和诱发脂代谢异常等有关。糖尿病患者应尽量不吸烟或最大限度地少吸烟，戒烟是对糖尿病患者生活方式干预的重要措施之一。

（五）适当食用水果

从饮食科学上讲，水果是值得推荐的，它富含维生素、矿物质、食用纤维（果胶）等，对糖尿病患者也是有益的，但水果中一般含单糖如葡萄糖、果糖及双糖如蔗糖等较多，吸收快，不利于血糖控制在平稳的水平，当血糖控制不理想时建议暂时不吃水果，而可以把西红柿、黄瓜等蔬菜当水果吃。但糖尿病患者在血糖水平控制理想时，作为热量计算在饮食中（以下列举的每 1 份水果相当于 25 g 主食提供的热量：西瓜 500 g，草莓 300 g，梨、桃、苹果、橘子、橙子、猕猴桃 200 g。每天所进食的水果不要超过 1 份，且应减少 25 g 主食），每两餐之间或睡前加餐时，可以吃水果代替其他食物。所食水果中含糖量一般每日不超过 20 g（相当于主食大米 25 g）。糖尿病患者所食水果应以含糖量较低的新鲜水果为佳。干果、果汁、水果罐头和含糖量较高的水果如香蕉等，糖尿病患者以不吃为好。水果含糖量见表 8-7。

表 8-7 水果含糖量

名称	含糖百分比（每 100 g）	名称	含糖百分比（每 100 g）
西瓜	3.0	柚子	12.2
草莓	5.7	柑橘	12.8
枇杷	6.6	苹果	13.0
樱桃	7.9	鲜荔枝	13.3
葡萄	8.2	沙果	15.1
李子	8.8	桂圆	16.0
鸭梨	9.0	柿（扁柿）	18.6
菠萝	9.3	香蕉	19.5
桃子	10.7	红果	22.1
柿（盖柿）	10.8	鲜枣	23.2
杏子	11.1	栗子	44.8
香果	11.9	干枣	72.8

（六）适当补充维生素和微量元素

维生素和微量元素是人体代谢和维持生命不可缺少的物质，一般认为糖尿病患者只要保持均衡饮食，注意经常变换食谱和各类食品的摄取，就可以避免维生素和微量元素的缺乏，无需特殊补充。一些动物实验和临床研究报道，糖尿病患者体内维生素E和维生素C水平降低，可适当补充，并具有一定抗氧化作用，对机体有益。

微量元素是人体必需的营养素，对糖尿病患者而言相对更加重要。一些研究报道，糖尿病患者常常缺乏某些微量元素如铬、硒、镁和锌等，适量补充可能有助改善胰岛素的敏感性，但切忌盲目补充。

铬，发挥生理功能的主要是三价铬，而六价铬则对人体有害，可干扰许多酶的活性，损害肝肾等。现有研究已证实，铬有协助或增强胰岛素的作用，铬的缺乏可加重胰岛素抵抗。成人每日铬的摄入量为50 μg。铬的主要食物来源有：糙米、麸糠、豆类、肉和奶制品；动物肝脏、鱼、蛋黄、海产品等也含有较丰富的铬。食物中的铬多为三价铬。

硒，参与机体的物质和能量代谢，硒的主要生物学功能是抗氧化、清除活性氧和自由基，硒同时有类胰岛素样作用，有协助降血糖的作用。成人每日摄入量为50 μg左右。海产品是硒的最佳天然来源，动物内脏、肉类、壳类、大蒜、洋葱、柿子、南瓜、芝麻、香菇和红葡萄酒等天然食物中也含有硒。

镁，是糖和蛋白质等代谢的必需元素。镁的缺乏与胰岛素抵抗有关，镁的缺乏在糖尿病视网膜病变、高血压和缺血性心脏病等发生中也起着一定的作用。适当补镁可一定程度改善胰岛素抵抗和胰岛B细胞功能。成人每日镁的摄入量为350 mg。镁的最佳食物来源为坚果，豆类、海产品、肉类、动物内脏及绿色蔬菜也是镁的良好来源；镁也存在于谷物、麦麸、麦胚等谷物的外壳中，但常在碾磨过程中受到严重破坏和流失。

锌，可以促进细胞的正常分化和发育，调节能量、蛋白质、核酸和激素的合成代谢。锌与胰岛素的活性有关，锌的缺乏可影响胰岛素的合成、贮存、分泌及其结构的完整性。成人每日锌的摄入量为15 mg。所有食物中以牡蛎的含锌量最高，各种海产品含锌量也相当丰富；肉类、蛋类、动物内脏、乳制品等动物性食品含锌量也较高，且较易吸收。

七、糖尿病饮食计算法

（一）细算法

根据患者的性别、年龄、标准体重计算（从表8-2、表8-3中查出，或用简易方法计算，即身高－105＝体重）。

例1 （正常体重）50岁，男性，身高1.65 m，体重61 kg，轻体力劳动，经查表或简易计算其标准体重为60 kg。

每日所需总热量＝60×30＝1 800 (kcal)(7 531.2 kJ)
碳水化合物（占总热量60%）＝1 800×60%＝1 080÷4＝270 (g)
蛋白质（1 g/kg体重）＝60×1＝60 (g)
脂肪＝1 800－1 080－(60×4)＝480÷9＝53.5 (g)

故此患者每日可进食碳水化合物 270 g(约相当于大米 370 g,大米含碳水化合物在 75% 左右),蛋白质 60 g 及脂肪 53 g,总热量为 1 800 kcal。

例 2　(肥胖型)50 岁,男性,身高 1.65 m,体重 78 kg,轻体力劳动。理想体重为 60 kg。

每日需总热量 = 60×25 = 1 500 (kcal)(6 276.0 kJ)

碳水化合物 = 1 500×60% = 900÷4 = 225 (g)

蛋白质 = 60×1 = 60 (g)

脂肪 = 1 500 − 900 − (60×4) = 360÷9 = 40 (g)

故该患者每日可进食碳水化合物 225 g,蛋白质 60 g,脂肪 40 g,总热卡为 1 500 kcal。

例 3　(消瘦型)50 岁,男性,身高 1.65 m,体重 45 kg,轻体力劳动,理想体重 60 kg。

每日所需热量 = 60×35 = 2 100 (kcal)(8 786.4 kJ)

碳水化合物 = 2 100×60% = 1 260÷4 = 315 (g)

蛋白质 = 60×1.2 = 72 (g)

脂肪 = 2 100 − 1 260 − (72×4) = 552÷9≈61 (g)

故该患者每日可进食碳水化合物 315 g,蛋白质 72 g 和脂肪 61 g,总热卡为 8 786.4 kJ(2 100 kcal)。

饮食计算首先算出每日所需总热量,膳食设计时先计算碳水化合物,其次计算蛋白质量,再计算脂肪需要量,最后用炒菜油补足脂肪的需要。实际膳食设计时数值上允许有小的出入。餐次可根据需要或照顾患者的习惯按一定比例分配,如 1/5、2/5、1/5,或 1/7、2/7、2/7、2/7 等。

(二) 估算法

主食固定,按体力活动需要。休息患者每日主食 200～250 g,轻体力劳动者 300～400 g,重体力劳动者 400～500 g。每天荤菜 150 g 左右,蔬菜 250～300 g 或更多,一般不作特别限制,烹调用油 3～4 匙。

简易计算法:有建议对一般非体力劳动者可根据身高估算其主食:即以身高的尾数为一日所需主食量,如身高 1.7 m,主食(米、面条或面粉等)可摄入 7 两(干重,1 两 = 50 g);身高 1.6 m,则主食 6 两(干重)。这算法简单易行,可作参考。

上述列举不同体重的饮食计算方法适用于多数患者,但不少糖尿病患者常有各种不同的合并症(如高血压、心衰、肝肾功能不全及感染等)和并发症,临床上应根据具体病情设计不同的方案,个体化处理。

八、食品交换法

为了保证患者饮食多样化,可用食品交换法,即将食物按照来源、性质分类,同类食物在一定重量内所含的碳水化合物、蛋白质、脂肪及热量相近。一般将食物分为 6 大类,即谷类、蔬菜类、水果类、瘦肉类、乳类及油脂类,在同类食品间可以相互交换,使食谱多样化以调节患者的饮食。下面为常用各类饮食的等值交换。

（一）等值谷类分类

50 g/份：白米、白面、小米、高粱米、挂面、咸苏打饼干、干玉米、藕粉；70 g 咸面包，40 g 干粉条，750 g 鲜玉米，750 g 凉粉，250 g 土豆，70 g 绿豆和红小豆等。该类食品主要作为主食或主食代用品，相互之间可以交换，选择时应粗细搭配。

（二）等值蔬菜类

500 g/份（含糖量小于 4%）：大白菜、大头菜、青菜、鸡毛菜、菠菜、油菜、韭菜、芹菜、甘蓝、西葫芦、冬瓜、黄瓜、莴笋、西红柿、黄瓜、茄子、绿豆芽、菜花、鲜蘑菇等；350 g/份：南瓜、大青椒、萝卜、水发海带等；丝瓜 300 g/份；250 g/份：扁豆、豆角、豇豆；200 g/份：胡萝卜和蒜苗；新豌豆 100 g；水浸海带 75 g。一般情况下含碳水化合物（小于 4%）较少的蔬菜可随意食用，但烧菜所用植物油应限量。

（三）等值瘦肉和豆乳类

50 g/份：牛肉、羊肉、猪肉、鸡肉、鸡蛋、鱼肉、虾；50 g/份：干豆腐、豆腐丝、油豆腐；100 g/份：水豆腐和蛤蜊肉；肉松 20 g。主要作为供应蛋白质的食品，猪肉和羊肉含脂肪相对较高，鸡肉和牛肉含脂肪相对较少，鱼肉含较多不饱和脂肪酸，是提高蛋白质比较理想的食品。

（四）等值豆乳类

淡牛奶（110 mL）：豆浆 200 mL，无糖酸牛奶 220 mL，牛奶粉 15 g，豆腐粉 20 g。大豆及其制品也是提供蛋白质为主的食品。乳制品含有丰富的蛋白质、维生素和矿物质，也是值得向糖尿病患者推荐的食品。

（五）等值脂肪和干果类

一汤匙油（9 g）：花生米 20 g，核桃仁 15 g，杏仁 15 g，葵花子 30 g，南瓜子 30 g。含有较高的蛋白质和脂肪，是含热量较高的食品，常被糖尿病患者作为零食食用，不可多食，所食热量应计算在总热卡之内，此类食品应"点到为止"。

（六）等值水果类

鸭梨 250 g（2 小个）、葡萄 200 g（20 个）、桃子 175 g（1 大个）、新枣 100 g（10 个）、西瓜 750 g、黄岩蜜橘 200 g（中等大 2 个）、甜橘 200 g（中等大 2 个）、草莓 375 g、新荔枝 200 g（6 个）、猕猴桃 200 g、苹果 200 g、桃子 200 g。糖尿病患者在血糖控制好的情况下，建议在两餐之间或睡前适量吃些新鲜水果，但一般每日不超过 1 份或其含糖量不超过 20 g，并计算在总热量之中。

九、不同热量糖尿病饮食内容举例

不同热量糖尿病饮食内容如表 8-8～表 8-11 所示。

表 8-8　不同热量糖尿病饮食内容举例

热量(kcal)	交换份数(份数)	谷类(份)	蔬菜(份)	类肉类(份)	豆乳类(份)	油脂类(份)	水果类(份)
1 000	9	3.0(150 g)	1	2	2	1	
1 200	10.5	4.0(200 g)	1	2	2	1.5	
1 400	12.0	4.5(225 g)	1	3	2	1.5	
1 600	14.0	4.5(225 g)	1	4	2	1.5	1
1 800	15.5	5.5(275 g)	1	4	2	2	1
2 000	17	6.5(325 g)	1	4.5	2	2	1
2 200	18	7.5(375 g)	1	4.5	2	2	1
2 400	19.5	8.5(425 g)	1	5	2	2	1

注:表中每份食物的具体数量即为食物交换法中所列的任一食品交换份数,且其分量为生食状态。

表 8-9　1 200 kcal(5 021 kJ)糖尿病膳食举例

餐次	交换份数	内容	
早餐	3	谷类 1 份	咸面包 70 g
		牛奶 2 份	牛奶 1 瓶(220 mL)
午餐	4	谷类 1.5 份	米饭 75 g
		蔬菜 0.5 份	黄瓜 250 g
		肉类 1 份	瘦肉 50 g
		油脂 1 份	植物油 9 g
晚餐	3.5	谷类 1.5 份	面条 75 g
		肉类 1 份	鱼肉 50 g
		蔬菜 0.5 份	白菜 250 g
		油脂 0.5 份	植物油 4.5 g

表 8-10　1 400 kcal(5 858 kJ)糖尿病膳食举例

餐次	交换份数	内容	
早餐	3 份	谷类 1 份	淡馒头 50 g
		奶类 2 份	牛奶 1 瓶(220 mL)
午餐	4.5 份	谷类 2 份	米饭 100 g
		肉类 1 份	鸡肉 50 g
		蔬菜 0.5 份	西红柿 250 g
		油脂 0.5 份	植物油 4.5 g
晚餐	4.5 份	谷类 1.5 份	米饭 75 g
		肉类 2 份	牛肉丝 100 g
		蔬菜 0.5 份	小白菜 250 g
		油脂 0.5 份	植物油 5 g

表 8-11　1 800 kcal(7 531 kJ)糖尿病膳食举例

餐次	交换份数	内　　容	
早餐	4 份	谷类 1 份	挂面 50 g
		牛奶 2 份	牛奶 1 瓶
		肉类 1 份	煮鸡蛋 1 个
午餐	5.0 份	谷类 2.5 份	米饭 125 g
		蔬菜 0.5 份	拌黄瓜 250 g
		肉类 1.5 份	干豆腐 75 g
		油脂 0.5 份	植物油 5 g
晚餐	5.5 份	谷类 2 份	米饭或面条 100 g
		蔬菜 0.5 份	炒豇豆 125 g
		肉类 1.5 分	肉丝 75 g
		油脂 1.5 份	植物油 15 g
加餐	1 份	水果 1 份	西瓜 750 g

十、糖尿病患者相对应多吃或少吃的食品

糖尿病患者应相对多吃表 8-12 所列食品，尽量少吃或不吃表 8-13 所列食品。

表 8-12　糖尿病患者相对应多吃的食品

粗面粉面包	青菜、豌豆、扁豆、白菜
玉米面	荞麦、粗黑麦
谷类	淀粉类蔬菜
黄瓜、西红柿、冬瓜	马铃薯、南瓜、胡萝卜
低脂肪奶、低脂牛奶	鱼、海味
黄豆制品	瘦肉、家禽
鸡蛋	
食用植物油	

表 8-13　糖尿病患者尽量少吃或不吃的食品

人造黄油	奶油、黄油
食用动物油	腊肠、香肠
肥肉、煎炸食品	蜂蜜、果酱
糕点	甜饮料
冰淇淋	巧克力

附　中国营养学会膳食建议

中国营养学会建议的科学合理膳食，糖尿病患者亦可借鉴，其原则可简要概括为："一、二、三、四、五"和"红、黄、绿、白、黑"。

"一"指：每日 1 袋牛奶，有助于补钙和预防中老年缺钙所致的代谢性骨病。

"二"指：每日 250 g 左右的碳水化合物，相当于主食 6 两，具体情况根据各自的劳动强度

和理想体重等因人而异，可少至3两，多至1斤。

“三”指：每日约3份蛋白质食品，每份高蛋白食品相当：1两瘦肉、2两豆腐、1个大鸡蛋、半两黄豆、2两鱼虾等。

“四”指：有粗有细、不甜不咸、少量多餐、七八分饱，有利于均衡营养和健康。

“五”指：每日进食约400 g蔬菜和100 g水果，有利于补充丰富的维生素、纤维素和微量元素。

“红”指：每日饮50～100 mL红葡萄酒，可升高HDL胆固醇，减轻动脉粥样硬化，而WHO认为：酒，越少越好。

“黄”指：适当多食黄色蔬菜，如胡萝卜、南瓜、玉米和西红柿等，此类蔬菜富含胡萝卜素和B族维生素等。

“绿”指绿茶，绿茶含丰富的茶多酚，有较强的抗自由基和抗动脉粥样硬化作用。

“白”指：燕麦粉和燕麦片，适当食用有利降血脂。

“黑”指黑木耳，每日10～15 g有明显的抗血小板聚集、抗凝和降胆固醇作用。

十一、饮食模式和糖尿病管理

Goldenberg等基于23项RCT研究，分别评价了低热卡饮食（low calorie diet，LCD，碳水化合物摄入<130 g/d或摄入能量2 000 kcal/d时碳水化合物供能比例<26%）及极低热卡饮食（very low calorie diet，VLCD，碳水化合物供能比例<10%，每日只摄入400～800 kcal热量，主要来自于蛋白质）对于T2DM缓解的意义，结果提示，干预6个月时二者均显著促进T2DM缓解（缓解率分别为31%和57%，HbA1c<6.5%），并改善胰岛素敏感性、血清甘油三酯，促进减重，但VLCD依从性相对逊色于LCD，且在干预达到12个月时有更显著的LDL-C升高。推荐VLCD仅应用于有专业医生提供医学监测和高强度生活方式干预的医疗护理环境，由于其可造成体重快速下降和存在潜在健康危害，医疗监督是必要的。

有研究显示对于超重和肥胖患者，间歇性禁食（intermittent fasting，IF）或轻断食饮食（采用5+2模式，即1周中5天正常进食，其他2天摄取平常的1/4能量：约女性500 kcal/d，男性600 kcal/d，其余时间正常进食）可显著降低体重、改善血糖和增强胰岛素功能，其改善糖尿病患者血糖控制效果与限热量饮食相似，但轻断食饮食依从性、远期疗效和安全性尚缺乏数据。糖尿病患者在执行轻断食期间须密切监测血糖，并需进行相应药物剂量调整以避免发生低血糖或高血糖反应，尤其是使用有引起低血糖风险的药物如胰岛素和磺脲类药物时。

生酮饮食疗法应用于儿童癫痫已有近百年的历史，20世纪70年代以来，生酮饮食因可以减轻体重而被广泛知晓。研究证实，生酮饮食尚可降低血压，控制血糖，改善血脂异常。生酮饮食是一种高脂肪、低蛋白质、极低碳水化合物的饮食模式，它包括经典的生酮饮食（脂肪90%，蛋白质8%，碳水化合物2%）和改良的阿特金斯饮食（脂肪64%，蛋白质30%，碳水化合物6%，临床可实施性提高）。一项为期5年探究生酮饮食对糖尿病获益的临床研究显示：生酮饮食能够显著降低糖尿病患者的HbA1c水平，其中56.8%的患者减少或停用降糖药物；生酮饮食组，6个月较基线平均减重12%，保持减重效果率高达89%。糖尿病患者在实施生酮饮食时需警惕生酮饮食引起低血糖症、血脂异常等不良反应，其他一些短期不良反应（如恶心呕吐、便秘、脱水和酸中毒等）和远期不良反应（如肝脏脂肪变性、低蛋白血症、矿物质缺乏和肾结石等)也需关注。有慢性胰腺炎病史、肝功能损害、消化吸收不良、慢性肾脏疾病、孕期和哺乳期者,属相对禁忌人群。

糖尿病饮食治疗的基本原则是在控制糖尿病的病情的情况下,尽量少影响患者的生活质量。虽然最近一些研究显示某些饮食模式在某些方面和某些时候可能有一些益处,但目前尚很难证实某种饮食模式在糖尿病患者的长期管理中有特别的优势,其在糖尿病患者中的获益/风险并不明确,缺乏长期数据的支持,缺乏硬终点,不推荐糖尿病患者盲目尝试。

十二、糖尿病饮食治疗常见的误区

临床上常见糖尿病患者对糖尿病饮食治疗很重视,但常常不知所措并出现许多错误的观点和做法,常见的一些误区及解释或后果如下:

(1) 单纯控制主食就等于饮食治疗,常常主食吃的较少,但其他食物不控制,结果对病情控制反而不利。

(2) 咸的食品或含甜味剂的糖尿病专用食品不需控制。

(3) 少吃饭多吃豆制品(甚至作为主食)。

(4) 多吃食物只要加大口服降糖药或胰岛素剂量就可以使血糖正常。

(5) 饮食控制已非常严格,吃点零食充饥没有关系(如较多地食用油炸花生米和瓜子等,零食或坚果类食物也是产生热量的,只能适量吃一点,不可不加控制)。

(6) 少吃一顿就不用再吃药,易导致血糖波动。

(7) 采用胰岛素治疗或服用药物后饮食就不需要再控制了:饮食治疗是基本原则,不进行饮食控制,降糖效果不好,降糖药超量易出现低血糖和药物不良反应。

(8) 植物油中含有多量的不饱和脂肪酸,比动物油要好,因此不需要限制植物油摄入。

(9) 膳食纤维对于控制血糖有利,因此每日只吃粗粮不吃细粮。

(10) 用尿糖试纸是否变色评价食物是否含糖。

(11) 山楂(红果)或流传的降糖食疗方法都可以降糖,无须限制。

(12) 吃米饭比吃面食升血糖更高(其实米、面含碳水化合物的比例基本相似)。

(13) 不吃糖,但可以多吃些蜂蜜,这是不可取的。

(14) 糖尿病食品不含糖,可以作为加餐或随意多吃,其实很多糖尿病食品含有不同程度的复杂碳水化合物,进入体内可分解转化葡萄糖,不适当服用或加餐反而升高血糖。

(15) 限制饮水:糖尿病患者控制喝水会加重病情,甚至引起酮症酸中毒或高渗性昏迷。糖尿病患者平时注意补充水分,在肾功能正常的情况下未渴先饮,保证每天有充足的饮水。

(16) 不能吃水果:在患者血糖控制达标,并已维持 1～2 周的情况下,可以在两餐间适量食用一些水果,对血糖影响较小的水果(如橙子、番茄、草莓和胡柚等)可少吃,不吃对血糖影响较大的水果(如香蕉、红枣、椰子等),水果的热量也要计算在总热量中,有条件的话,还可以在吃水果前后进行血糖监测,以便掌握不同水果对血糖的影响,逐渐挑选出最适合自己的水果种类和食用量。

第三节　糖尿病的运动疗法

一、运动疗法的益处

中国是世界上最早提出糖尿病运动疗法的国家(公元 610 年)。美国的著名糖尿病专家 Joslin 在 20 世纪 30 年代提出“三驾马车”的治疗方案:饮食疗法、运动疗法和胰岛素疗法;国际糖尿病联盟(IDF)在世界糖尿病日(WDD)强调“五驾马车”的观念(1995 年),即糖尿病教育、运动治疗、饮食治疗、药物治疗和糖尿病监测。适量运动是保证健康的基石之一,长期有规律的科学的体力活动或体育锻炼是糖尿病的基本治疗方法之一。糖尿病患者通过适量科学合理的运动可达到以下目的:① 使肌肉发达;② 可保持或降低体重,减少脂肪组织的堆积,降低血清甘油三酯、极低密度脂蛋白和低密度脂蛋白胆固醇,提高高密度脂蛋白胆固醇,增强脂蛋白酶活性;③ 增强肌肉或脂肪组织胰岛素受体与胰岛素的亲和力,增强其细胞膜葡萄糖转运体 4 的表达和活性,改善组织对胰岛素的敏感性,降低血糖,减少胰岛素或口服降血糖药物的用量;④ 改善血液循环和心肺功能;⑤ 使高血压者血压降低;⑥ 提高生活和工作能力,改善患者对健康和生活质量的感受;⑦ 激发和增强机体的免疫力;⑧ 减少糖尿病慢性并发症的发生。运动对糖尿病患者有诸多益处,取决于运动的科学性和合理性。科学合理的运动或体育锻炼应根据不同的糖尿病类型、不同的患者、病情及不同的身体状况等而个体化进行。一般来说,不论 1 型还是 2 型糖尿病患者都只适于轻中度体育锻炼或体力活动,避免进行剧烈的或对抗性无氧运动,如举重、角斗和百米赛跑等。

二、运动类型

分为无氧运动、有氧运动和抗阻运动。目前建议糖尿病患者合理的运动为:以有氧运动为主,结合适当的抗阻运动。

(一) 无氧运动

定义:主要靠肌肉爆发力完成,不消耗氧或耗氧很少的运动。其效果是增加特定肌肉群的力量和容积,但携 O_2 不足,使乳酸生成增加,气促,肌肉酸痛。常见的运动类型:举重或短跑、跳高、跳远。此种运动对糖尿病的代谢异常无明显益处,糖尿病患者应尽量避免。

(二) 有氧运动

定义:需消耗氧的运动,多为大肌肉群运动。其效果是增加机体对葡萄糖的摄取和利用,动员脂肪,有利于糖尿病患者的代谢改善并改善心肺功能。常见的运动形式有:步行、快走、慢跑、游泳、爬楼梯、骑自行车、打球、跳舞、打太极拳等,是糖尿病患者应采取的运动方式。

(三)抗阻运动

定义:肌肉在克服外来阻力时进行的主动运动。阻力的大小根据肢体肌力而定,以经过用力后能克服阻力完成运动为度,阻力可来自他人、自身的健肢或器械(如哑铃、沙袋、弹簧、橡皮筋等),有助于恢复和发展肌力,广泛用于各种原因所致的肌肉萎缩。糖尿病患者适当进行抗组运动,也有助改善体质质量,增强胰岛素敏感性。常用的抗阻力训练的方法包括:杠铃弯举、直立提拉、躬身提拉、卧推、过头推举、仰卧起坐、深蹲起、哑铃提踵和其他举重方法。一般建议每周进行 2 次抗阻训练,训练时的阻力以轻至中度为宜。

三、运动不当可能带来的危险

(1) 运动不当可能使接受胰岛素或口服降血糖药物治疗的糖尿病患者出现运动诱发的低血糖或运动后迟发的低血糖。

(2) 剧烈运动后的高血糖。

(3) 致胰岛素缺乏的患者高血糖或酮症,甚至酮症酸中毒。

(4) 心血管疾病如心绞痛、心肌梗死、心律失常和猝死的突然发病或恶化。

(5) 糖尿病慢性并发症恶化如增殖性视网膜病变、玻璃体积血和视网膜剥离;肾病和尿毒症病情加重和骨关节损伤等。

以下情况下,禁忌运动:

(1) 各种急性感染期。

(2) 心功能不全、严重心律失常,心绞痛且活动后加重。

(3) 严重糖尿病肾病。

(4) 糖尿病足溃疡。

(5) 严重的眼底病变。

(6) 新近发生的血栓。

(7) 血糖未得到较好控制(血糖>16.8 mmol/L)。

(8) 酮症或酮症酸中毒。

四、运动的时间选择

在胰岛素严重缺乏或胰岛素治疗的 1 型糖尿病患者早晨空腹胰岛素水平较低,运动时常不伴葡萄糖利用的增加,相反肝糖原输出显著增加,升高血糖,加重病情。此外,由于剧烈运动时儿茶酚胺、胰高糖素、糖皮质素等反调节激素的增加进一步促进血糖升高和脂肪分解释放,诱发酮症或酮症酸中毒;餐后立即运动易影响消化吸收;空腹运动有时亦易诱发低血糖。不论 1 型糖尿病还是 2 型糖尿病患者,一般建议餐后 30 min~1 h 后运动为宜。近来的研究提示,糖尿病患者在进行有氧运动(消耗热卡)的基础上可以适当配合抗阻运动(主动或被动)以增加肌肉的质量和改善胰岛素敏感性。

五、运动频度和运动量

运动要求持之以恒，坚持每天进行，至少每周 3～5 d，运动时间一般不少于每周 150 min；运动量由运动强度和运动持续时间来定，一般要求每日 3～6 个运动单位，1 个运动单位相当于消耗 80 kcal(376 kJ)热量，具体运动和消耗的热千卡见运动交换表 8-14。运动强度一般可以运动后心率来衡量，运动后心率＝170－年龄(岁)，这样的运动量一般属中等度，如 50 岁的人运动后约达 120 次/分，60 岁的人运动后心率达 110 次/分，这样可保持有氧代谢。如身体素质好并有运动基础，运动后心率可达 190－年龄(岁)，如身体素质较差者，运动后心率可为 150－年龄(岁)即可，不然会产生无氧代谢，导致不良影响或意外。运动量的增加应根据自身的条件而循序渐进。不同年龄糖尿病患者运动时应达的目标心率见表 8-15。

表 8-14　运动交换表

运动强度	每消耗 1 单位热量所需运动时间	运动项目
Ⅰ最轻度	持续 30 min 左右	散步，乘车(站着)，家务，洗刷扫，买物，拔草
Ⅱ轻度	持续 20 min 左右	步行，洗澡，下楼梯，用抹布擦地，广播体操，平地骑自行车
Ⅲ中等度	持续 10 min 左右	慢跑，上楼梯，坡路骑自行车，走步，滑雪，打排球，打羽毛球
Ⅳ强度或重度	持续 5 min 左右	跑步，跳绳，打篮球，静水游泳，击剑，足球

注：一单位热量相当于 80 kcal。

表 8-15　运动时应达的目标心率(最高心率的 70%～80%)

年龄(岁)	最高心率(次/分)	目标心率(次/分)
20	200	140～170
25	195	137～166
30	190	133～162
35	185	130～157
40	180	126～153
45	175	123～149
50	170	119～145
55	165	116～140
60	160	112～136
65	155	109～132
70	150	105～128

注：一般人最高心率＝220－年龄；目标心率＝最高心率×(70%～80%)或为 170－年龄。

运动疗法应包括以下三个步骤：第一步，准备活动：5～10 min，为轻微运动，如步行。第二步，运动进行：通常为低、中等强度的有氧运动，包括步行、快步走、慢跑、游泳、跳绳等。第三步，运动后的放松活动：5～10 min 的慢走，自我按摩等，可促进血液回流，防止突然停止运动造成的肢体淤血、回心血量下降、昏厥或心律失常。

六、运动项目的选择

运动项目的选择应根据具体情况选择简单易行适合自己的活动项目,不要求竞技性很强或决定胜负的项目等,而以大肌群节律性运动为特征的有氧代谢运动为佳,适当结合抗阻运动。常选择的项目有散步、体操、舞蹈、慢跑、间隙跑、乒乓球、自行车、上下楼梯、羽毛球、游泳及健身操等,个人可随意选择。1992 年 WHO 提出了世界上最好的运动是“步行”的建议,步行运动每天约 3 km,时间 30 min 以上,每周运动五次以上。跑步也是值得推荐的较好的运动项目,它不受地点、年龄和技术等条件的限制。

七、运动前、中及后的注意事项

(1) 掌握好适应证。一般以 2 型糖尿病患者为主要对象,肥胖者更为适宜。1 型糖尿病患者接受胰岛素治疗病情稳定者亦可接受运动疗法。

(2) 注意有无禁忌证。伴严重慢性并发症(如增殖性视网膜病变、肾功能不全、严重的神经病变、糖尿病足溃疡等)、病情不稳定、空腹血糖>15 mmol/L、急性代谢紊乱阶段、易发低血糖者、合并心绞痛和脑供血不足及合并消耗性疾病或感染者(如活动性肺结核等),应视为禁忌。

(3) 运动前的准备工作。做有关必要的医学检查项目如心电图、胸透或胸片、眼底及肝肾功能等以了解心肺、肝肾、眼底等情况;运动前做一些必要的预备工作,运动前着装、穿鞋应合适,质地柔软,并随身携带糖块或饼干以预防低血糖,准备足够的液体饮用以免脱水;皮下注射胰岛素的患者,最好将胰岛素改为腹部注射。

(4) 运动时最好有同事、家属或他人陪同。

(5) 运动负荷适量,运动量要循序渐增。

(6) 周围血管病变者:运动时间歇休息,如走—休息—走。

(7) 伴视网膜病变者:不举重、不潜水、头不低于腰。

(8) 周围神经病变者:避免过度伸展,不负重。

(9) 运动会引起食欲增加,消化功能增强,应注意饮食控制。

(10) 注意足部护理。

(11) 运动中及运动后注意监测心率、血压、血糖及注意有无心前区闷痛等。

第四节 非胰岛素类抗糖尿病药物

在 2 型糖尿病患者中,约 15%的患者,尤其是 HbA1c<7.0%的患者,在发病早期通过单纯的饮食和运动疗法可使血糖达到满意控制,但这部分患者一半以上 1 年后必须在饮食和运动治疗的基础上加用抗糖尿病药物治疗,这意味着 2 型糖尿病患者在发病 1 年后有 90%以上的患者必须联合抗糖尿病药物(anti-diabetic drugs)治疗。一般建议对新诊断的轻型 2 型糖尿病患者(如 HbA1c<7.0%),可考虑先经过 2~3 个月的饮食和运动疗法,如代谢

控制仍不满意，推荐开始口服抗糖尿病药物治疗或胰岛素。近年来许多学者和糖尿病指南建议对新诊断的2型糖尿病患者可根据HbA1测定结果选择治疗方案：若HbA1c<7.5%，以饮食控制加运动治疗为主或联合二甲双胍(尤其是肥胖或超重者)，或联合糖苷酶抑制剂(如以餐后血糖升高为主者)，或噻唑烷二酮类药物(如伴脂肪肝、严重胰岛素抵抗等)，或DPP-4抑制剂，或GLP-1受体激动剂(合并动脉粥样硬化性心血管疾病)，或SGLT-2抑制剂(合并慢性心衰和CKD等)等；若HbA1c>7.5%～9.0%，应在饮食运动治疗的同时，根据患者的不同情况联合应用2种机制互补的抗糖尿病药物；若HbA1c>9.0%，在饮食和运动疗法的基础上，开始即应联合2～3种不同口服抗糖尿病药物或胰岛素治疗，以便尽可能短期控制血糖，消除“糖毒性”。若为1型糖尿病患者，从诊断之日起则必须使用胰岛素治疗，同时辅以合理饮食、运动及其他治疗，单用胰岛素血糖控制不满意或不稳定，也可根据不同情况选择联合其他抗高血糖药物。目前国内外常用的抗糖尿病药物有胰岛素促分泌剂(如磺酰脲类药物、苯甲酸衍生物瑞格列奈和氨基酸衍生物钠格列奈)、双胍类药物、α-葡萄糖苷酶抑制剂、噻唑烷二酮类衍生物、DPP-4抑制剂、GLP-1受体激动剂、SGLT-2抑制剂及胰岛素等。其中胰岛素促分泌剂和胰岛素在应用过程中可能导致低血糖发生，对正常人也有降血糖作用，属于真正意义上的降血糖药物(hypoglycemic agents)；而双胍类、α-葡萄糖苷酶抑制剂、胰岛素增敏剂噻唑烷二酮衍生物和SGLT-2抑制剂单独使用时一般不导致低血糖发生，对正常人无明显降血糖作用，故严格意义上讲应称之为抗高血糖药物(anti-hyperglycemic agents)。近来临床广泛应用的DPP-4抑制剂和GLP-1受体激动剂虽也具有促使胰岛素分泌的作用，但因其对刺激胰岛B细胞胰岛素分泌的作用具有血糖依赖性，低血糖也很少见。抗糖尿病的种类较多，药物选择的基本原则是在有效降低血糖的情况下，尽可能兼顾不增加体重或降低体重、不出现低血糖或低血糖风险小、存在心血管或肾脏保护或无不良影响，并考虑到药物经济学，综合上述原则，二甲双胍仍是目前被各国指南推荐的首选一线用药(在无禁忌证的情况下)。

一、磺酰脲类

(一) 化学结构

磺酰脲类(sulfonylureas，SU)是临床应用最广泛的降血糖药物之一，SU类药物临床常分为第一代、第二代和第三代。第一代有甲苯磺丁脲(D860)、氯磺丙脲及乙酰磺环己脲，但目前国内临床常应用的仅有甲苯磺丁脲(D860)；第二代有格列本脲(优降糖)、格列齐特(达美康、格列齐特缓释片)、格列吡嗪(美吡达、迪沙片)，格列吡嗪控释片(瑞易宁)及格列喹酮(糖适平)等；第三代主要有格列美脲。

SU类的基本结构如图8-1所示。

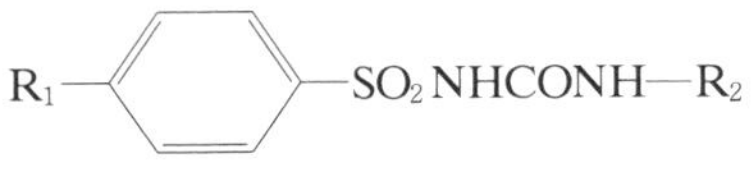

R_1—(苯环)—$SO_2NHCONH$—R_2

图8-1　SU药物的结构式

SU类药物具有共同的降血糖作用，作用机理可能亦基本相似，但各自的作用强度、作用位点(格列美脲不同于其他SU类药物)、作用时间、吸收、代谢、排泄途径及副作用等不尽相同。在选择应用时必须了解每种药物的药理知识。所有SU类药物口服经胃肠道吸收入血循环，绝大部分(95%～98%)与血浆蛋白结合，然后经肝脏或肾脏清除，一些被肝脏转变为活性或无活性的代谢中间产物，肝脏灭活是药物清除的主要途径，肾脏亦是排泄活性或无活性代谢产物的主要器官。一般第二代的作用强度是第一代的100～200倍，但所有SU类药物的最大活性是一样的，若以D860的相对作用强度为1，则1,3-对苯磺酰脲为5，氯磺丙脲为6，格列吡嗪为100，格列本脲为150。因此类药物低血糖的风险较高，应用时应从小剂量开始。

（二）常用磺酰脲类药物

1．D860（甲苯磺丁脲：tolbutamide）

D860是SU药物中最早（1956年）被应用于临床的，目前临床应用仍较广。口服后胃肠吸收快，吸收入血循环后98%与血浆蛋白结合，在肝内氧化，氧化后的代谢产物活性弱，24 h内完全经肾脏排泄，$t_{1/2}$ 4～5 h，起效时间30 min，最强作用时间3～4 h，药物维持时间6～10 h，剂量范围0.5～3.0 g/d，分2～3次服用，低血糖发生率较低。

2．P-607（氯磺丙脲：chlorpropamide，diabinese）

口服吸收亦快，95%与血浆蛋白结合，在肝脏不被分解代谢，经肾脏缓慢排泄，口服后第一日排出60%，$t_{1/2}$ 30～36 h，起效时间4 h，药效维持24～72 h，剂量范围100～500 mg/d，一日1次，低血糖发生率最高，且不易恢复，目前国内已不在使用。

3．优降糖（格列本脲：glibenclamide，glyburide，micronase，daonil）

口服吸收后98%与血浆蛋白结合，部分代谢产物仍具降血糖活性，口服后第一日50%从尿中排出，第二天可排泄全部药物的95%。$t_{1/2}$ 12～24 h，起效时间30 min，药物维持24 h，剂量范围1.25～20 mg/d，分1～2次服用，低血糖发生率较高，老年人慎用。

4．格列吡嗪（glipizide，glibense，minidiab，glucotrol）

口服吸收后98%与血浆蛋白结合，代谢产物活性弱，口服后第一日90%从尿中排出，$t_{1/2}$ 2～4 h。起效时间30 min～1 h，维持作用时间16～24 h，剂量范围2.5～40 mg/d，每天2～3次。

5．格列吡嗪控释片

口服后完全吸收，2～3 h血浆浓度渐增高，6～12 h达最大浓度，每天服用可24 h维持有效血浆浓度，90%经生物转化由肾脏（80%）和粪便（10%）排出，10%以药物原形经尿排泄，平均$t_{1/2}$ 2～5 h，剂量范围5～20 mg/d，每天1～2次，低血糖发生率较低。

6．格列齐特（gliclazide，diamicron）

口服吸收，代谢后绝大部分从肾脏排出，2%为原形，第二天98%的药物可从肾脏排出。$t_{1/2}$ 10～12 h，起效时间30 min，维持作用时间达24 h；剂量范围40～320 mg/d，每天1～2次。

7．格列齐特缓释片（gliclazide modified release tablets，diamicron MR）

口服吸收完全，服药后，95%与血浆蛋白结合，血药浓度在最初6 h内进行性升高，6～12 h达稳定状态。主要在肝脏代谢，大部分从尿中排泄，血浆$t_{1/2}$ 12～20 h。剂量范围30～120 mg/d，推荐首次剂量为每日30 mg，最大剂量不得超过120 mg/d。以达美康缓释片（30 mg/片）一片可替代达美康一片（80 mg/片），同时提供血糖监测。

8．格列喹酮（glurenorm，gliquidone）

作用强度中等，95%由胆道排泄，5%从肾脏排泄。$t_{1/2}$ 1～2 h，起效时间30 min，药效维持时间8 h左右，剂量范围30～180 m/d，每天2～3次，较适于老年或肾功能不全的2型糖尿病患者，低血糖发生率较低。

9. 格列波脲(glutril,glibrornuride)

作用较强,口服吸收后第一日 65%从肾脏排出,$t_{1/2}$ 8 h,起效时间 30 min,药物维持达 24 h,剂量范围 12.5~100 mg/d,每天 1~2 次。

10. 格列美脲(glimepiride)

口服吸收迅速完全,生物利用度达 100%,循环中 90%以上与血浆蛋白结合。经肝脏氧化代谢后 60%经肾脏排泄,其余经大便排泄。$t_{1/2}$ 5~9 h,药效维持时间可达 24 h,剂量范围 2~16 mg/d,每天 1~2 次。鉴于其促胰岛素分泌的作用具有血糖依赖性,故低血糖发生率较低。也有研究报道,长期应用格列美脲尚可一定程度改善外周组织的胰岛素抵抗。

（三）降血糖的作用机理

1. 刺激内源性胰岛素分泌

已证实 SU 类药物可与胰岛 B 细胞膜上特异性 SU 类药物的受体(格列美脲与 65 000 受体蛋白结合,其他磺酰脲类药物与 140 000 的蛋白受体结合)结合(图 8-2),导致细胞膜的去极化,细胞膜 K^+ 通道关闭,Ca^{2+} 通道打开,Ca^{2+} 内流,启动微管系统,刺激胰岛素胞泌;另外 SU 药物与其受体结合,抑制磷酸二酯酶活性,使细胞内 cAMP 和三磷酸肌醇水平升高,促使细胞器内储存的 Ca^{2+} 释放,促使胰岛素释放。SU 类药物同时尚可加强葡萄糖和其他刺激物刺激胰岛素分泌的作用。SU 类药物主要是刺激已合成胰岛素从胰岛 B 细胞释放出来而非增加胰岛素的合成,与葡萄糖既刺激胰岛素释放又促进其生物合成有所不同。另外,血糖控制的改善可使胰岛 B 细胞对 SU 类药物和葡萄糖诱导的胰岛素分泌敏感性增加。

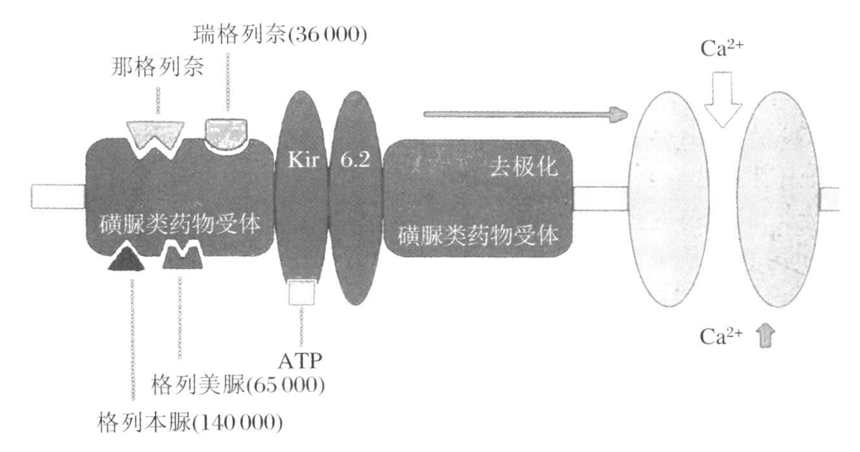

图 8-2 各类胰岛素促泌剂与胰岛 B 细胞上受体的作用位点

2. 胰外作用

近年来研究发现 SU 类药物治疗 2 型糖尿病早期可刺激胰岛素分泌(图 8-3),但久用后胰岛素水平渐下降至治疗前水平,但 SU 类药物仍可保持其疗效,一些学者认为这可能与 SU 类药物增加靶组织胰岛素受体数目,增强胰岛素和受体的亲和力,增强胰岛素受体后作用,从而增强肝脏和周围组织胰岛素敏感性有关。但有关 SU 类药物改善胰岛素敏感性究竟是其直接作用还是通过改善血糖而间接发挥作用尚存争议。已知血糖的降低可减轻葡萄糖毒性,改善胰岛素敏感性。

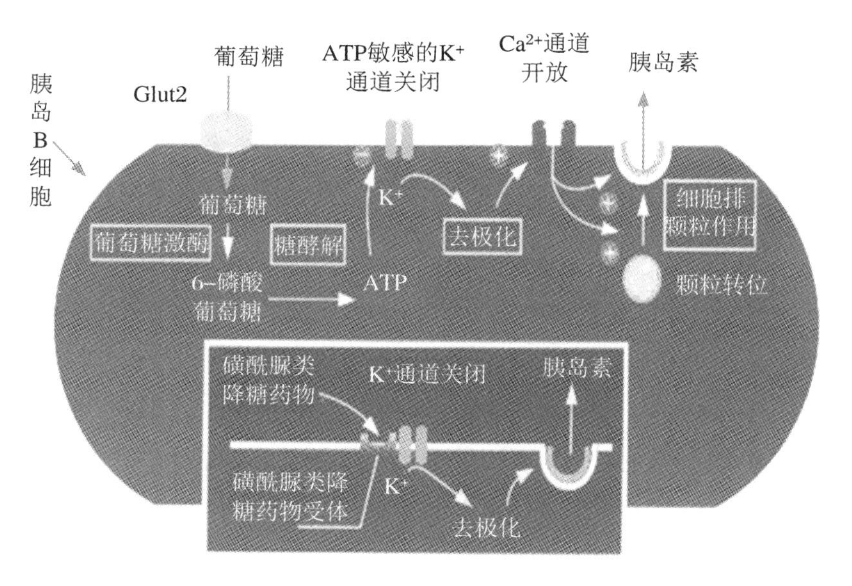

图 8-3 葡萄糖和 SU 刺激胰岛 B 细胞释放胰岛素的机制

葡萄糖主要通过胰岛 B 细胞膜葡萄糖转运体 2(Glut2)将葡萄糖运入胰岛 B 细胞内,经代谢产生 ATP,细胞内 ATP/ADP 比值升高,然后关闭细胞膜上 K^+ 通道,打开 Ca^{2+} 通道,而 SU 通过直接与其受体结合,关闭细胞膜 K^+ 通道,打开 Ca^{2+} 通道。

(四) 适应证、注意事项和副作用

1. 适应证

SU 类药物主要适用于经饮食和运动疗法,血糖仍不能获得理想控制的 2 型糖尿病患者,尤其对非肥胖的 2 型糖尿病患者单药选择之一。该类药物降糖效果明确有效,且价格相对低廉,但鉴于其存在低血糖风险,目前 ADA 共识、EASD 共识、AACE 指南和中国糖尿病指南均将其列入二联用药方案,是二甲双胍治疗血糖控制不达标患者的选择之一,尤其对经济条件相对差的人群。临床有 15%～20%新诊断的 2 型糖尿病患者对 SU 类药物无明显反应或控制不达标(称 SU 类药物原发性失效),约一半的 2 型糖尿病患者应用 SU 类药物后,早期可取得正常或接近正常的血糖控制,但 SU 类药物的作用常随着糖尿病病程的延长而降低。文献报道,SU 类药物真性继发性失效的年发生率为 3%～5%,尤其在病程 10 年后明显增加。

2. 注意事项

SU 类药物应用时须注意:① 餐前 30 min 服用,缓释片或控释片对进餐间隔时间无严格要求;② 个体化,小剂量开始,每 1～2 周(有建议间隔 3～4 周)调整一次剂量,直至获得理想血糖控制,尤其是针对老年患者,老年患者慎用或不用优降糖,消渴丸中含有优降糖(10 粒消渴丸约含有优降糖 2.5 mg),应用时亦应注意,以免引致低血糖。既往有学者建议对年龄＜65 岁者,血糖水平明显增高,血清胰岛素水平不高者,开始可行极量治疗(如优降糖 15～20 mg/d),短期血糖控制后,减量维持,其治疗原理在于极量 SU 治疗可迅速缓解葡萄糖毒性,切断高血糖的恶性循环。一般在高血糖情况下,SU 药物吸收缓慢,只有大剂量下才能奏效,本法同时尚可尽早判断出是否需合用其他药物或是否改用胰岛素治疗等,但应密切监测血糖,以免发生严重低血糖,尤其在门诊治疗时应慎用,但随着近年来对初诊 2 型糖尿病患

者胰岛素强化治疗的理念和方法的被接受和广泛应用，该方法一般已不被临床采用；③ 每个 SU 药物日剂量不应超过其极量，如 D860 每天 3.0 g，格列本脲每天 20 mg，格列齐特每天 320 mg，因超过上述剂量其降血糖作用一般不再明显增加，而可能使其副作用增加，现一般建议日应用剂量达其最大日剂量的 1/2 或 2/3 即可；④ 两种 SU 药物一般不同时应用，但这不是绝对的（如一些患者早餐后或中餐后血糖不佳可考虑采用短效 SU 或格列奈类，而空腹血糖控制不达标则可联合长效 SU）；⑤ 轻中度肾功能不全者，可选用糖适平，因其 95%经胆道排泄，低剂量的格列美脲也可考虑采用；⑥ 血糖控制之后，胰岛 B 细胞对葡萄糖的反应性可能增强，同时胰岛素敏感性增加，应注意监测血糖和调整剂量，以免低血糖发生；⑦ 目前临床未证实在最大有效剂量的情况下，一种 SU 在降血糖强度方面明显优于另一种 SU；⑧ 发生原发性和真性继发性 SU 失效时，应早日采用联合药物治疗或改为胰岛素治疗，或联合基础胰岛素治疗等。

3．禁忌证

以下患者禁用 SU 类药物：不论小儿、青少年或成人起病的 1 型糖尿病者；2 型糖尿病伴酮症酸中毒或高渗昏迷者；有严重心、肝、肾、脑等慢性并发症者；严重感染、外科手术、妊娠分娩及烧伤者；有黄疸、造血系统受抑制、白细胞缺乏症者；有 SU 类药物过敏史者。

4．不良反应

SU 类药物的不良反应发生率一般是低的，一般常见的不良反应是胃肠道症状如纳差与中上腹不适，恶心、腹泻少见；偶见一过性谷草转氨酶升高及黄疸等；其他不常见的不良反应有皮疹及暂时性白细胞减少症和血小板减少等，酒后面色潮红多见氯磺丙脲。

SU 类药物最常见而严重的不良反应是低血糖，主要与剂量不当、饮食不规则、肾小球滤过率降低和合用某些增强降血糖作用的药物等有关。格列本脲导致低血糖的发生率最高且多比较严重，但确切的低血糖发生率尚不清，因为多数低血糖发作多在家中处理，而且许多 2 型糖尿病患者为老年人，低血糖症状和体征常不被识别，且一些乏力、疲劳、头昏、轻度头痛常不被认为与低血糖有关。有文献报道，用 SU 类药物治疗的 40～65 岁的 2 型糖尿病患者症状性低血糖发生率约为 20.2%。老年人发生低血糖的危险性大，可能与老年人肾功能减退、合并其他疾病、相对营养不良及同时服用多种药物有关。国内常用 SU 类药物的药理特点见表 8-16。

表 8-16　国内常用 SU 类药物的药理特点

日剂量(mg)	服药次数(次/日)	达峰时间(h)	半衰期(h)	作用时间(h)	代谢/排泄
氯磺丙脲 100～500	1	2～7	36	60	肾
甲苯磺丁脲 500～3 000	2～3	3～4	3～28	16～12	肝
格列本脲 1.25～15	1～3	2～6	10	6～24	肝/肾(50%)
格列吡嗪 2.5～30	1～3	1～3	7	12～14	肝/肾(89%)
格列齐特 40～320	1～2	10～12	10～24		肝/肾(80%)
格列喹酮 15～180	1～3	1～2	1～2	8	肝/肾(5%)
格列美脲 1～8	1	2～3	5～9	16～24	肝/肾(60%)

5．SU 和缺血预适应

SU 药物受体(SURs)根据结构和表达部位不同可分为 SUR1、SUR2A 和 SUR2B 三种亚型。SUR1 主要表达在胰岛 B 细胞和脑组织，SUR2A 主要表达在心脏和骨骼肌，SUR2B 主要表达在血管平滑肌和大脑。基础状态下胰岛 B 细胞膜上的 SUR1/KIR6.2 处于开放状态，血糖和 SU 可关闭该通道从而刺激胰岛素分泌；而心肌细胞膜上 SUR2A/KIR6.2 和血管平滑肌细胞膜上 SUR2B/KIR6.2 在基础状态下为关闭状态，仅在缺血和缺氧时开放。当 K_{ATP}开放时，电压依赖的 Ca^{2+} 通道关闭，血管扩张，心肌收缩减弱，心肌耗氧减少，在这种心肌缺血缺氧状态下 K_{ATP}通道自动开放的机制称为"缺血预适应"。缺血预适应机制可保护心肌及舒张血管，"缺血预适应"的关键是 K_{ATP}通道自动开放。一些体外实验研究报道某些 SU 如格列本脲可干扰心肌和平滑肌细胞的"缺血预适应"，但目前无临床研究肯定地报道 SU 明显增加冠心病患者心绞痛发生率。

20 世纪 70 年代早期曾有研究（美国大学糖尿病研究组）报道 SU 类药物可能增加 2 型糖尿病冠心病发生的危险，但最近来自英国的多中心前瞻性研究（UKPDS）和国际多中心的百普乐（培多普利＋吲达帕胺）与达美康缓释片对照评估研究（ADVANS 研究）等未能证实 SU 可增加 2 型糖尿病患者冠心病的发生率，且目前发表的临床研究资料亦未能明确证实在糖尿病合并冠心病方面一种 SU 类药物优于任何另一种 SU 类药物。

（五）原发性 SU 药物失效

1. 定义

新诊断的糖尿病，应用 SU 药物 1～3 个月以上，剂量达日最大剂量的 1/2 或 2/3 以上，FBG＞10.0 mmol/L，同时排除饮食、运动和应激等因素。

2. 原因

2 型糖尿病病情隐匿，诊断时已是自然病程晚期或血糖过高，残余胰岛 B 细胞分泌功能基本丧失；可能为成人隐匿起病的自身免疫性糖尿病（LADA），应进行胰岛 B 细胞自身抗体测定如 ICA、GAD－Ab 和 IA2 等，如阳性可考虑 LADA。

3. 处理

胰岛素强化治疗或联合抗糖尿病药物，如二甲双胍、α－糖苷酶抑制剂、噻唑烷二酮衍生物、GLP－1 受体激动剂等。一些 2 型糖尿病患者经过一段时间的胰岛素治疗后，缓解了"高糖毒性"，减轻了"脂毒性"和体内低度的炎症状态，胰岛 B 细胞功能可得到一定程度的恢复，同时胰岛素抵抗也可减轻，从而恢复对 SU 类药物的反应性，而停用胰岛素，部分患者可能仅需饮食和运动治疗，便可使血糖获得满意控制。

（六）继发性 SU 类药物失效

1. 定义

继发性 SU 类药物失效或继发性血糖控制不良是 2 型糖尿病治疗中的一个常见问题。文献报道真性继发性 SU 类药物失效的年发生率为 3%～5%，其发生率在应用 SU 类药物 10 年以上时明显增加。有关继发性 SU 类药物失效的定义目前尚未完全统一。一般认为开始 SU 类药物治疗有效 1 年以上，其后在排除饮食因素、运动不足及应激等诱因下，足量正确使用某种 SU 类药物足够长时间的前提下没有取得良好的血糖控制。足量指某一 SU 类药物用量至日最大剂量，如格列本脲 15 mg/d，格列吡嗪 30 mg/d，格列齐特（普通片）320 mg/d，格列喹酮 180 mg/d；足够长时间：一般认为以 3 个月为期，至少不短于 1 个月；良好的血糖控制指空腹血糖＜8.3 mmol/L，亦有使用＜10 mmol/L 或 HbA1c＜8.0%者。从保护胰岛 B 细胞的角度出发，不主张降 SU 类药物用至足量，若某一 SU 类药物剂量达足量的 1/2 或 2/3 仍不能使血糖获得良好控制，应早期采取联合治疗。

2. 原因和发生机制

继发性SU类药物失效的机制尚未明了，可能与以下因素有关：① SU类药物吸收障碍，如长期高血糖致胃排空延长，达不到SU类药物刺激胰岛素分泌的有效浓度。② 胰岛B细胞数量减少，部分患者实际上是成人晚发起病的胰岛素依赖型糖尿病，文献报道非胰岛素依赖型糖尿病患者胰岛细胞抗体（ICA）阳性率达10%左右，这些患者发病初期临床类似2型糖尿病，SU类药物有效，但由于胰岛B细胞因免疫破坏而进行性减少，常在数年后发生SU类药物失效，转为胰岛素依赖。③ 可能由于长时间大量使用SU类药物，使胰岛B细胞上SU类药物受体的数量和（或）其与SU类药物的亲和力下降，致使胰岛B细胞对SU类药物失敏感；此类患者若改用外源性胰岛素，良好控制血糖，经过一段时间，有可能使胰岛素B细胞恢复对SU类药物的敏感性而停用胰岛素，恢复口服抗糖尿病药物治疗。④ 胰岛B细胞去分化或转分化：随着病程的延长加上长期的高血糖，胰岛B细胞合成和分泌胰岛素的能力降低，处于去分化状态或转分化为具有分泌胰高糖素的A细胞，此时及时给予胰岛素强化治疗，有可能使去分化或转分化的胰岛B细胞再分化具有合成和分泌胰岛素功能的B细胞。⑤ SU受体后障碍，导致胰岛B细胞分泌胰岛素的功能不足。⑥ 长期高血糖可通过多种机制对胰岛B细胞产生“毒性”作用并使其凋亡加速，使胰岛B细胞合成和分泌胰岛素的各个环节均受到不同程度的影响。⑦ 外周胰岛素抵抗：胰岛B细胞虽能分泌足够的胰岛素，但由于肝脏或外周组织（如肌肉和脂肪组织）对胰岛素存在受体前、受体水平或受体后抵抗等，长期高血糖本身可损坏组织对胰岛素的敏感性。⑧ 微量元素如钒、铬、镁等缺乏亦降低胰岛素的作用。

胰岛B细胞功能随着病程进展进行性减退是2型糖尿病患者口服抗糖尿病药物失效的主要原因，一般认为若患者残存的胰岛B细胞功能不足正常的30%，所有口服抗糖尿病药物均难以获得良好血糖控制。

3. 继发性SU血糖控制不达标的处理

(1) 加强糖尿病教育，执行合理的饮食和运动疗法，使肥胖者减轻体重，以增强SU类药物的敏感性。

(2) 早期识别成人晚发性自身免疫性1型糖尿病（LADA），及时尽早使用胰岛素治疗，可通过在临床诊断为“2型糖尿病”患者筛选检测胰岛B细胞抗体，如其一个或几个抗体持续阳性，应诊断为LADA。

(3) 正确服用SU类药物，尽量定时并注意与进餐的关系（餐前15～30 min服用），规则服药。

(4) 试换另一种SU类药物。因各种SU类药物在起效速度、作用强度及持续时间上存在差异，导致临床实际降糖效果的差异。一般格列本脲作用最强，格列齐特、格列吡嗪次之，格列波脲和格列喹酮再次之，D860作用最弱，故患者对一种SU类药物失效，可考虑换用另一种或作用更强的SU类药物。个别患者甚至在换用作用较弱的SU药物时，也能起到更好的作用，可能是患者对这种药物未发生失敏的结果。

(5) 加用双胍类药物。可能与SU类药物获得协同或相加的降血糖作用，可使部分患者获得满意的血糖控制，是继发性SU类药物失效最先考虑加用的药物。SU类药物联合双胍类药物可作为治疗2型糖尿病的主要降血糖方案之一，尤其是对非肥胖的2型糖尿病患者从治疗开始便可联合使用，可降低各自药物的使用剂量，减少不良反应，并有可能降低继发性SU类药物失效的发生率。

(6) 加用α-葡萄糖苷酶抑制剂。可使继发性SU类药物失效者空腹和餐后血糖明显降低。有学者报道经过继发性SU类药物失效的患者在联合阿卡波糖治疗20～50周后，可使餐后血糖下降 58%±10%。

(7) 加用噻唑烷二酮衍生物——罗格列酮或吡格列酮。可明显增加胰岛素作用，进一步显著降低空腹血糖及餐后血糖，HbA1c 也明显降低。

(8) 联合基础胰岛素(NPH、PZI 或超长效人胰岛素类似物——甘精胰岛素、或地特胰岛素或德谷胰岛素)。胰岛素治疗近年来被广泛利用。大量文献报道联合基础胰岛素治疗可更加有效地抑制肝脏葡萄糖产生，降低空腹及餐后血糖，联合治疗成功一方面在于保留 SU 类药物的胰外作用，还有 SU 类药物可减少外源性胰岛素的使用剂量；另一方面外源性胰岛素可较快降低高血糖，减轻高血糖的毒性作用，恢复胰岛 B 细胞对 SU 类药物的反应性。常用的联合方法为：保持原 SU 治疗不变，早餐前或睡前(多数晚 10 点钟左右)一次中效胰岛素；或甘精胰岛素、或地特胰岛素、或德谷胰岛素，可小剂量开始，0.1～0.2 U/kg，逐渐增加，如图 8-4 所示。

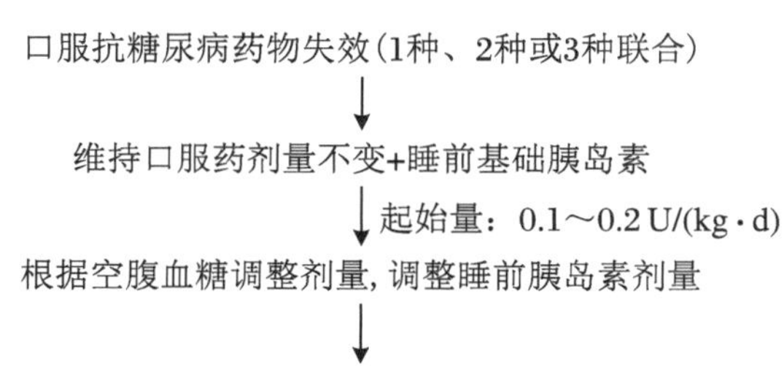

图 8-4 继发性 SU 或口服药物失效的胰岛素联合治疗

(9) 改胰岛素替代治疗(预混胰岛素或基础加餐时胰岛素)或联合其他抗糖尿病药物如双胍类药物，停用 SU 类药物，尤其对病程长、HbA1c 比较高(如大于 8.5%)和胰岛功能较差的患者。

此外，有学者报道继发性 SU 类药物失效者，联合应用减肥药物或某些中药如黄连素等，亦有助于改善血糖控制，其他通过补充一些微量元素如铬、钒、镁等，亦可能帮助血糖控制。

继发性 SU 类药物失效的临床方案较多，临床医师可根据自己的经验和患者的具体情况选择，一般选择两种口服抗糖尿病药物联合治疗比较理想，患者的依从性较好，必要时也可采用三种药物联合治疗，如 SU 类药物+双胍类药物+α 葡萄糖苷酶抑制剂或胰岛素增敏剂，SU 类药物+双胍类药物+睡前基础胰岛素，SU 类药物+α-葡萄糖苷酶抑制剂+睡前基础胰岛素，SU 类药物+DPP-4 抑制剂+基础胰岛素，SU 类药物+胰岛素增敏剂+睡前基础胰岛素等。

部分 SU 类药物继发失效的 2 型糖尿病患者，经过胰岛素替代或联合治疗一段时间，血糖控制稳定，胰岛 B 细胞获得休息，胰岛素分泌功能得到一定程度改善，同时胰岛素抵抗也可减轻，从而可能停用胰岛素，继续口服 SU 类药物治疗。一般认为重新恢复口服药治疗指征：空腹及餐后血糖达满意控制水平；全日胰岛素总量已减少到 30 U 以下；空腹血浆 C 肽>0.4 nmol/L；餐后 C 肽>0.8～1.0 nmol/L。

(七) SU 类药物与其他药物相互作用

一些药物可能干扰 SU 类药物的药代动力学而增强或减弱 SU 类药物的作用。与 SU 类药物相互作用的主要药物详见表 8-17 和表 8-18；增强 SU 类药物作用的药物与 SU 类药物同时应用，可诱导低血糖的发生，反之则恶化血糖控制，临床应用时需特别注意。

表 8-17　增强 SU 类药物作用的常见药物

增强 SU 类药物的作用机制	常 见 药 物
(1) 竞争置换 SU 类药物与白蛋白的结合位点	水杨酸类药物、磺胺类药物、消炎痛、青霉素、丙磺舒及双香豆素类抗凝药物等
(2) 竞争抑制 SU 类药物代谢	酒精、H_2 阻滞剂、抗凝剂及单胺氧化酶抑制剂
(3) 抑制 SU 药物经尿排泄	丙磺舒、别嘌呤醇、双香豆素等
(4) 反调节激素拮抗剂	β-肾上腺素能阻滞剂和交感神经阻滞剂，如胍乙啶

表 8-18　减弱 SU 类药物作用的常见药物

增强 SU 类药物的作用机制	常 见 药 物
(1) 促进 SU 药物的代谢	巴比妥类药物、利福平
(2) 抑制胰岛素分泌	噻嗪类和袢利尿剂、β-肾上腺能阻滞剂、苯妥英钠
(3) 对抗胰岛素的作用	糖皮质激素、女性避孕药、生长激素、儿茶酚胺、甲状腺激素、烟酸等

二、双胍类药物

据文献记载，双胍类(biguanide)最早见于 18 世纪后半叶的《植物界》中有关山羊豆的记载，山羊豆是一种夏季开花的多年生木本植物，发源于南欧和西亚，如今已遍布世界各地。它有许多不同的名称，如山羊芸香、西班牙三叶草、意大利艾鼬、法国紫丁香和教授杂草。从中世纪开始其就被用于治疗糖尿病所致的多尿，并在鼠疫中用来发汗，此后科学家从其中提取出了双胍类的成分并进行了广泛的动物实验和临床研究。双胍类药物于 1957 年用于临床治疗糖尿病，至今已近 70 年。临床曾用的双胍类药物有正丁双胍(buformin)、苯乙双胍(phenformin)和二甲双胍(metformin)。正丁双胍仅有限地使用，早已淘汰。苯乙双胍亦因其常致乳酸酸中毒的危险性增加，20 世纪 70 年代后在西方国家渐被淘汰，但在一些国家如中国仍被小心地使用，因其价格低且效果肯定，只要严格注意掌握适应证，仍是一种可选择的药物。二甲双胍因其不良反应少，降糖效果明确，低血糖少，不增加体重或降低体重，并存在一定程度的心血管保护，且价格比较低廉，近年来在国内外被广泛使用，现已被各国糖尿病指南(如 ADA、EASD、IDF 和 CDS 等)推荐为 2 型糖尿病的首选抗糖尿病药物，并认为二甲双胍在没有禁忌证的情况下，应一直保留在其治疗方案中。

(一) 化学结构

上述三个双胍类的化学结构如图 8-5 所示。以下重点介绍二甲双胍。

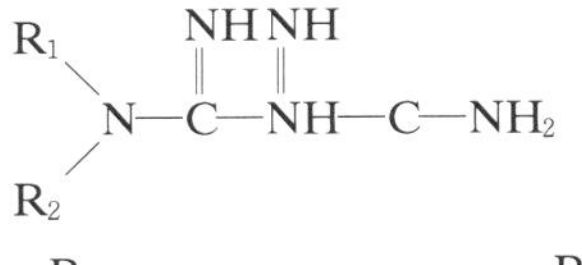

$$(R_1)(R_2)N-C(=NH)-NH-C(=NH)-NH_2$$

	R_1	R_2
正丁双胍	$-H$	$-CH_2-CH_2-CH_2-CH_3$
苯乙双胍	$-H$	$-CH_2-CH_3$
二甲双胍	$-CH_3$	$-CH_3$

图 8-5　双胍类药物结构式

（二）药物和药代动力学

1．苯乙双胍

又称降糖灵，为脂溶性，口服易吸收，2～3 h 达高峰，$t_{1/2}$ 2～4 h，作用持续 4～6 h。服后约 50%从胃肠道吸收，1/3 在肝内苯环羟基化后经尿排出。日常用剂量 25～150 mg，易导致乳酸酸中毒，尤其在肝肾功能不全、缺氧、老年等患者中易发生，现已渐被淘汰。

2．二甲双胍

近年来在国内外被广泛使用，不同生产厂家的剂量和剂型可能不一样，但同等剂量的二甲双胍降血糖效果基本相同。二甲双胍为水溶性，口服生物利用度为 50%～60%，不与血浆蛋白结合，$t_{1/2}$ 1.5～5 h，高峰浓度 2～3 h，作用持续时间 4～6 h，不被肝脏代谢，80%从肾小管排泄，以原型从尿中排出，20%从粪便中排出。肝肾功能正常时，二甲双胍不增加血中乳酸浓度。二甲双胍在肠道上皮细胞内浓度高，从消化吸收的碳水化合物在上皮细胞中可产生乳酸，但可被肝脏有效地摄取和代谢。二甲双胍不增加外周组织乳酸的产生；肾功能正常时，二甲双胍的吸收较清除慢，不致在体内堆积，故二甲双胍很少致乳酸酸中毒，但存在明显肝肾功能不全时禁用，也不推荐应用于慢性缺氧性疾病者、孕妇（亦有指南推荐，可使用且安全）及哺乳期妇女。老年无禁忌证者亦可使用。日常用剂量 500～2 000 mg，其日剂量在 2 000 mg 以内，降血糖效果具有剂量依耐性，日最大量不超过 3 000 mg/d。

（三）作用机制

双胍类药物在有效降低血糖的同时，不刺激胰岛素，其确切的降血糖的机理尚未完全阐明，主要可能有以下几种可能：

（1）增强外周组织对胰岛素的敏感性，促进外周组织对葡萄糖的摄取和利用。近年来研究报道二甲双胍可增强胰岛素与其受体的亲和力，活化胰岛素受体酪氨基激酶及增强肌肉和脂肪组织葡萄糖转运体 4 由细胞内向细胞膜转位等。研究认为二甲双胍促进葡萄糖利用与 AMP 活化的蛋白激酶（AMP-activated protein kinase，AMPK）信号传导系统有关。AMPK 是异源三聚体的丝氨酸/苏氨酸蛋白激酶，由催化亚单位 α 和调节亚单位 β、γ 组成，调节系统和细胞内的能量平衡。细胞内腺嘌呤核苷三磷酸/腺嘌呤核苷二磷酸（ATP/AMP）的下降诱导 AMPK 的激活，通过 AMP 与 γ 亚单位结合，成为磷酸化的 AMPK。同时 AMPK 的上游激酶丝氨酸/苏氨酸激酶（serine/threonine kinase 11，STK11）和钙调蛋白依赖性蛋白激酶（Ca^{2+}/calmodulin-dependent protein kinase β，CaMKKβ）也依赖变构激活剂 AMP 激活。激活态的 AMPK 通过磷酸化代谢过程中的关键酶和调节相关转录因子的基因表达，促进脂肪酸氧化和糖的摄取利用。

（2）抑制肠道葡萄糖的吸收。由于双胍类药物在肠道积聚浓度高，可使小肠葡萄糖利用增加 20%左右，同时促进无糖酵解。

（3）促进外周组织无氧酵解，但一般报道二甲双胍并不增加血循环乳酸水平。

（4）直接抑制肝脏糖异生，抑制肝糖生成和输出；但同时肝脏摄取来自门静脉的乳酸增加，作为糖异生的产物，从而避免低血糖症的发生。

（5）升高 GLP－1 水平。最近有文献报道二甲双胍治疗可提高糖尿病患者血 GLP－1 水平，且可通过促进过氧化物酶体增殖物激活受体－γ（PPAR－γ）途径增加胰岛 B 细胞 GLP

-1受体的表达，从而增加GLP-1介导的调节血糖的作用。此外，尚有临床研究结果报告，二甲双胍与DPP-4抑制剂或阿卡波糖联合使用可更加明显地升高体内GLP-1水平，协调增强降血糖效果。

(6) 改善肠道菌群。越来越多的研究表明，多种人类慢性疾病（如肥胖和糖尿病）与肠道微生物组成变化存在关联。最近有研究观察了二甲双胍对糖尿病患者肠道菌群的影响，结果提示二甲双胍会通过富集黏蛋白降解的 *Akkermansia muciniphila* 以及一些SCFA产菌群而改变肠道菌群组成，二甲双胍能引发2型糖尿病患者肠道微生物比例向有利方面改变，增强细菌产生丁酸和丙酸等对健康有利的短链脂肪酸的能力，这些脂肪酸不仅具有降血糖的作用，而且对患者免疫系统带来正面调节作用。二甲双胍调节肠道菌群可能是其降糖的又一新机制，目前其机制尚不完全明确。

(7) 二甲双胍与炎症反应。免疫炎症是代谢疾病如糖尿病的典型特征，并且由多种细胞类型的激活和可溶性介质的产生。有临床研究报道，与安慰剂组比较，在接受二甲双胍治疗的糖尿病患者中，糖基化终末产物（AGEs）和炎症参数明显减少。

二甲双胍类药物主要通过上述机制发挥降血糖作用（图8-6）。此外，最近不少临床研究报道，二甲双胍尚改善脂质代谢异常，降低血VLDL、LDL、TG及TC，同时升高HDL胆固醇；降低缺氧所致的人上皮细胞的增生；降低血小板聚集；升高组织型纤溶酶原激活物（tPA）活性，降低纤溶酶原激活物抑制物1（PAI-1）活性，改善纤溶系统；降低血压；避免体重增加或体重降低；减轻脂肪肝；降低2型糖尿病心血管事件和改善心功能；减轻和抑制肾小球硬化；改善多囊卵巢综合征患者排卵和促进受孕；预防和减少某些肿瘤的发生，增加化疗药物的敏感性，延长肿瘤患者生存；抗衰老、防痴呆和改善肠道菌群等；改善糖尿病患者的骨代谢，降低糖尿病骨折的风险；二甲双胍联合强的松治疗可改善系统性红斑狼疮的临床症状，减少强的松的剂量和体重的增加。最近有研究报道，二甲双胍治疗尚可降低新冠病毒感染后的致死率，其机制可能是二甲双胍使用可减轻机体慢性炎症反应，增强机体特异性免疫反应等。

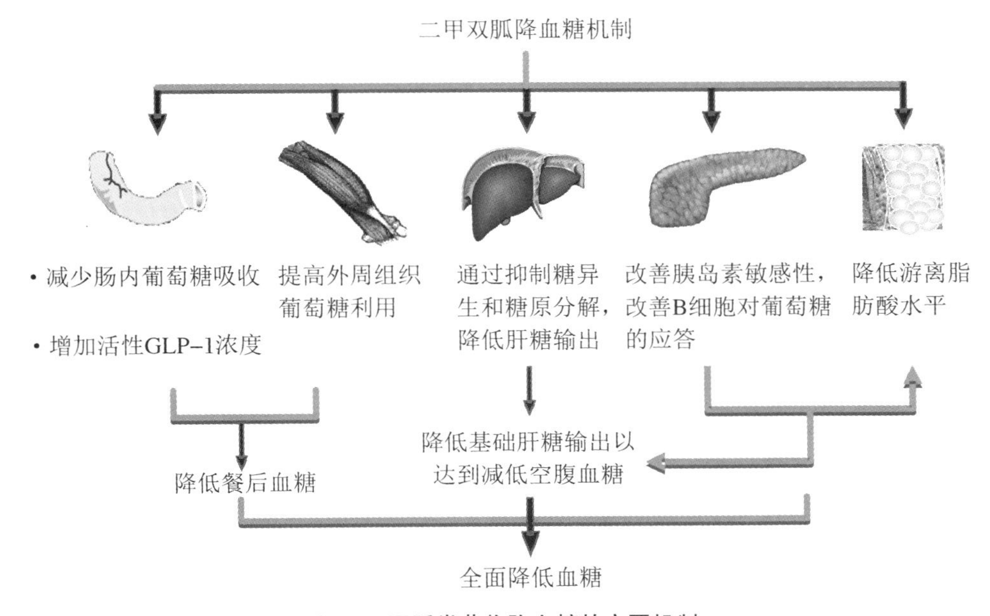

图8-6　双胍类药物降血糖的主要机制

（四）适应证

1. 单一治疗

经饮食控制和运动疗法仍未控制的2型糖尿病患者，尤其是肥胖者，可作为首选药物，也可与生活方式干预同时联合起始治疗新诊断的2型糖尿病。二甲双胍降低血糖的幅度与基础时血糖水平相关，基础状态时血糖越高，其降低血糖的幅度越大。临床前瞻性研究报道，二甲双胍和SU类药物单独治疗2型糖尿病的降血糖效果相似，且二甲双胍不增加体重，并同时降低2型糖尿病常伴有的脂质异常及纤溶障碍等。

2. 联合治疗

二甲双胍是2型糖尿病的基础用药，在单一治疗血糖控制不达标时，其几乎可以与目前临床使用的所有抗糖尿病药物联合应用并具有协同作用。与SU类药物联合治疗，二甲双胍亦是继发性SU类药物失效的首选联合治疗的药物；与胰岛素联合治疗1型和2型糖尿病患者，可增强胰岛素的作用，减少胰岛素用量（20%～25%），减少低血糖发生和体重的增加；与α-糖苷酶抑制剂联合应用治疗2型糖尿病，尤其适合明显肥胖者，胃肠道不良反应的发生率可能增加。二甲双胍以降低空腹血糖较好，而α-糖苷酶抑制剂以降低餐后血糖为主，二者联合使用在改善血糖谱方面有互补性；与噻唑烷二酮衍生物联合治疗2型糖尿病患者，尤其是肥胖或超重者，可作为首选，二者联合可协同发挥降血糖作用；与DPP-4抑制剂联合在降低血糖方面也有良好的协同作用，且低血糖少见；与GLP-1受体激动剂联合可增加降血糖和降体重效果，尤其推荐合并ASCVD或肥胖的患者；与SGLT-2抑制剂联合，协同降糖和减重，尤其适合合并心衰或CKD、或肥胖的患者。为了提高患者服药依从性，目前临床已有不少以二甲双胍为基础的复方制剂如二甲双胍+罗格列酮或吡格列酮，二甲双胍+SU，二甲双胍+DDP-4抑制剂，二甲双胍+SGLT-2抑制剂等，其适应证与单药联合相似，患者的依从性更好。

3. 妊娠糖尿病

欧美一些糖尿病指南建议，妊娠期可以单一或联合应用二甲双胍，尤其对那些由于经费、语言障碍、理解力或文化影响不能安全应用胰岛素的患者，可以选择口服二甲双胍治疗，需与患沟通其风险及子代远期数据的不足，但目前我国2型糖尿病指南尚未推荐二甲双胍用于妊娠期糖尿病或糖尿病合并妊娠的患者。

4. 糖耐量减退（IGT）的干预治疗

已有大范围的前瞻临床研究证实二甲双胍可预防或延缓IGT向显性糖尿病进展，二甲双胍可用于糖尿病的预防，但目前国内未推荐采取该药物预防糖尿病。

5. 胰岛素抵抗综合征

它常表现为高胰岛素血症、高血糖、高血脂、高尿酸血症、高纤维蛋白原血症及PAI-1活性增高。二甲双胍可明显改善胰岛素敏感性，因而除降低高血糖外，对该综合征中的其他代谢异常同样具有一定的治疗作用。多囊卵巢综合征亦与胰岛素抵抗有关，有不少文献报道二甲双胍可降低多囊卵巢综合征妇女的胰岛素抵抗和高雄激素血症，恢复其正常的月经并提高受孕率。

（五）禁忌证

（1）肾功能减退：因二甲双胍在体内不经代谢以原形从肾脏由尿排出，糖尿病患者伴肾功能减退时（如女性肌酐大于124 μmol/L，男性肌酐大于133 μmol/L），不建议使用，因此时二甲双胍可能在血中蓄积，可引起乳酸酸中毒的风险增加。二甲双胍本身对肾脏无毒性或损害，近来有一些动物实验和临床研究研究报道其对糖尿病性肾损害尚存在一定的保护作用。现推荐肌酐130～150 μmol/L的临界值，对应慢性肾脏疾病（CKD）三期及以上（eGFR 30～60 mL/（min・1.73 m^2）），应权衡其他危险因素决定是否用药，而CKD 4～5期（eGFR ＜30 mL/（min・1.73 m^2））为二甲双胍使用的绝对禁忌。最新公布的国际血糖控制指导方针认为乳酸酸中毒副作用罕见，eGFR＞60 mL/（min・1.73 m^2）的界限过于保守，推荐eGFR＜30 mL/（min・1.73 m^2）为禁忌，eGFR 30～45 mL/（min・1.73 m^2）则慎重使用。对于轻中度肾功能损害的患者使用二甲双胍的益处大于弊处。

（2）肝功能减退：二甲双胍本身对肝脏无特别的损害，但二甲双胍在小肠内促进无氧糖酵解，肝功能不全时二甲双胍致乳酸酸中毒的危险性增加，尤其在肝酶（谷丙转氨酶和谷草转氨酶）超过正常值2.5倍时。

（3）缺血缺氧状态：明显脱水、循环功能不全和慢性肺部疾病；心绞痛、心肌梗死；间歇性跛行、贫血、消瘦、营养不良及感染休克时。

（4）合并糖尿病急性并发症及严重慢性并发症时。

（5）孕妇。目前在国内不论是糖尿病合并妊娠或妊娠糖尿病都不建议给予口服二甲双胍治疗，但国外有临床研究报道多囊卵巢综合征经二甲双胍治疗而妊娠的患者妊娠期间继续服用二甲双胍不影响妊娠结局甚至改善妊娠结果。欧美一些糖尿病指南也建议糖尿病合并妊娠者对使用二甲双胍有选择权。

（6）酗酒者。酗酒者易伴肝脏损害，且酗酒后本身易导致低血糖，如同时服用二甲双胍则低血糖的风险将明显增加。

（7）使用碘造影剂（可抑制二甲双胍经肾排泄）对肾功能正常的患者，使用造影剂前可不必停用二甲双胍，但使用造影剂后应停用48 h或观察血肌酐和肾功能恢复到正常值时，恢复二甲双胍的使用；对肾功能不正常者，使用造影剂前应停用二甲双胍48 h，且在使用造影剂后继续停用48 h，观察血肌酐和肾功能稳定后恢复二甲双胍的使用；对有些肾功能未知的急救病例，医生必须评估使用造影剂检查的利弊，并需采取预防措施：停用二甲双胍、给患者充足的水分、密切监测肾功能。

（8）维生素 B_{12}、叶酸缺乏未纠正者；已知对二甲双胍过敏者。

（六）用法

二甲双胍在一定剂量范围内存在量效关系（2 000 mg/d）。二甲双胍一般从小剂量开始，0.5 g，每日1～2次，进餐中或餐前服用，若服用1周后血糖控制不良，可增加剂量，总剂量一般2 000 mg/d，最大剂量每日3.0 g，小剂量开始可减少胃肠道不良反应的发生，在增量过程中如副作用加重，可考虑再降低剂量。普通片或肠溶片（每天2～3次，分次服用，一般建议每天2次）：餐前，0.5（qd/bid/tid）；0.75或0.85（qd/bid/tid）；1.0（qd/bid/tid）。缓释片：餐前、餐中或餐后，0.5，1 000，1 500，2 000（qd/bid）。相对缓释片，普通片对餐后血糖控制较好，价格相对便宜，而缓释片对空腹血糖控制相对较好，胃肠道反应有降低。

（七）不良反应

（1）胃肠道。最常见的不良反应来自胃肠道，如恶心、呕吐、腹胀、腹泻，甚至腹痛，与剂量有关，常可耐受，随时间的延长上述症状常渐减轻，小剂量开始缓慢调整逐渐增加有助于减少不良反应的发生，约5%的患者因不良反应而停药。

(2) 低血糖。二甲双胍单独应用不产生低血糖症，但与SU类药物或胰岛素联合可增强降血糖作用而诱发低血糖，须注意。

(3) 乳酸酸中毒。双胍类药物最严重的不良反应为乳酸酸中毒，多见于苯乙双胍，因其具有脂溶性芳香基团，易与脂肪组织结合，促进无氧酵解，同时抑制乳酸氧化及氧化磷酸化反应，致肌肉和脂肪组织乳酸产生增加，易致乳酸酸中毒，尤其在大剂量时，其发生率约0.64‰，死亡率为0.3‰～0.5‰；而二甲双胍因在结构上无芳香基团，为水溶性，不增加外周组织乳酸的产生，有报告尚能促进乳酸的氧化，因而乳酸酸中毒的机会大为减少。文献报道为0.03‰～0.08‰，死亡率为0.02‰，与安慰剂对照组无差异，因此，只要掌握好适应证，二甲双胍不失为一种安全有效的抗高血糖药物。

(4) 偶尔可抑制维生素B_{12}及某些氨基酸的吸收，可导致维生素B_{12}缺乏症。

（八）特殊人群中的应用

1. 青少年(10～18岁)

青少年2型糖尿病管理的核心是生活方式干预，在生活方式干预血糖不达标的情况下可联合二甲双胍或胰岛素；一些新诊断显著高血糖（甚至酮症起病）的青少年在给予胰岛素强化治疗病情缓解后，也可以序贯二甲双胍的治疗。毒理学研究显示二甲双胍无致癌、无致突变作用，对生育能力无影响，是目前被美国FDA批准的唯一可安全地用于治疗儿童（10岁以上）和青少年2型糖尿病的首选口服抗糖尿病药物，尤其适合超重或肥胖的2型糖尿病患者，其用法和成年人2型糖尿病相同，且具有较好的依从性。此外，还有研究报道，肥胖青少年（10～20岁）1型糖尿病患者在胰岛素治疗的基础上联合二甲双胍可进一步改善血糖控制。由于缺乏相关研究，目前不推荐二甲双胍用于10岁以下儿童。

2. 妊娠期

妊娠期的高血糖包括先有糖尿病（1型或2型糖尿病）合并妊娠和妊娠期间首次发现的糖尿病（包括妊娠期糖尿病（GDM）和妊娠期间的糖尿病（DIP）），它可导致母亲和婴儿的围产期并发症增加，生活方式干预和胰岛素治疗是控制妊娠期间高血糖的一线选择。二甲双胍是被证实安全有效的抗糖尿病药物，无致癌和致突变作用，但二甲双胍很容易通过胎盘，使胎儿暴露于相似与母亲血浓度的二甲双胍浓度之下，但一些文献报道在妊娠期间使用二甲双胍未增加胎儿畸形的发生。早期和近期的一些随机对照研究（RCT）显示：与使用胰岛素组比较，二甲双胍治疗未增加GDM母亲和新生儿的不良结局；进一步有RCT研究显示与胰岛素治疗组比较，二甲双胍可提供适当的血糖控制、较低的平均血糖水平、较低的孕期高血压发生以及较低的新生儿低血糖发生风险等，且二甲双胍可有效控制母亲的体重增加、早产、新生儿黄疸和呼吸窘迫综合征（RDS）。但是，综合药物疗效和安全性（药物安全性和医疗安全性），以及口服抗糖尿病药物的使用经验有限，缺乏大样本的随机对照研究等因素，目前多国指南（包括ADA/EASD和CDS等）均推荐妊娠期间糖尿病首选联合胰岛素治疗。然而，胰岛素治疗也存在一些缺点：需要皮下注射、低血糖风险增加、食欲增加和体重增加等。英国NICE建议：对血糖控制不达标的糖尿病孕妇可以提供二甲双胍的治疗，苏格兰大学校际间指南网络（SIGN）也建议可以启动二甲双胍作为GDM患者的降血糖治疗药物，加拿大糖尿病指南建议二甲双胍可作为妊娠期糖尿病患者胰岛素的替代治疗方案，但应告知患者并获得知情同意。总之，今后仍需大样本 RCT 研究进一步证实二甲双胍在妊娠期糖尿病患者中使用的有效性和安全性。

3. 哺乳期

哺乳期糖尿病妇女血糖的良好控制对母婴健康很重要。虽然动物实验和临床研究证明长期服用盐酸二甲双胍无明显的毒副作用，但目前药品说书均提醒二甲双胍为哺乳期慎用药物，不推荐哺乳期妇女使用二甲双胍。但有临床研究报道，哺乳期妇女服药二甲双胍，进入乳汁的小剂量二甲双胍对婴儿无害，哺乳期妇女(二甲双胍，500 mg bid)的平均乳汁/血清二甲双胍浓度比值为 0.63(0.36～1.00)，且其乳汁中的浓度在整个服药期间是平稳的，在服药间期校正母亲体重后，乳儿摄入二甲双胍量为母体的 0.65%（0.43%～1.08%)。Gardiner 等亦发现，婴儿摄入的二甲双胍量为母体的 0.11%～0.25%。校正体重后，婴儿从乳汁中摄入二甲双胍的量少于母亲服药剂量的 0.4%，远远低于哺乳期禁止应用药物的 10%的界线。虽然目前认为二甲双胍进入乳汁量很低，但尚无确实证据证明二甲双胍对新生儿的远期安全性。所以，当妇女决定不用或拒绝应用胰岛素控制产后高血糖时，二甲双胍的潜在风险和不能预测的副作用应在使用前被告知，在获得母亲的知情同意后，可以用于哺乳期血糖控制，其服药时间和哺乳间隔时间无特殊要求。有关哺乳期二甲双胍使用的安全性，尤其是对接受喂乳的婴儿的远期安全性的影响，尚需进一步进行大样本的临床研究。

4. 高龄老人

二甲双胍是成人 2 型糖尿病首选的口服抗糖尿病药物，但老年人，尤其是高龄老年(大于 80 岁)可能存在肾功能不全的发生风险和消化道功能的障碍，应用二甲双胍治疗应密切注意观察肾功能的变化和消化道的症状。但鉴于循证证据和二甲双胍长期使用的安全性，目前各国指南推荐在无禁忌证的情况下，二甲双胍仍可作为老年 2 型糖尿病(包括高龄老人)的首选口服抗糖尿病药物，针对老年人，目前无确切的年龄限制。该药单一使用一般不出现低血糖是其适合老年人使用的优点之一，且最近有文献报道，二甲双胍可降低老年糖尿病患者痴呆的发生率，并可能具有延长寿命的作用。

三、α-葡萄糖苷酶抑制剂

α-葡萄糖苷酶抑制剂(α-glucosidase inhibitor，GI)是用于治疗糖尿病的口服抗高血糖药物，国内从 1995 年初始用于临床治疗糖尿病，至今已 20 余年。目前国内使用的是阿卡波糖(acarbose)和伏格列波糖(voglibose)，其共同的核心结构为苯环化合物与氨基右旋糖苷键，其中以阿卡波糖的应用较广泛(图 8-7)。国外应用的还有米格列醇(miglitol)等。2020 年获国家药监局批准上市的“桑枝总生物碱片”，其作用靶点也是特异性抑制 α-葡萄糖苷酶(α-蔗糖酶和 α-麦芽糖酶)，且活性较强。

(一) 作用机制

一般在中国人的饮食习惯中，主食以碳水化合物为主，其主要以淀粉和蔗糖的形式存在，复杂碳水化合物和多糖常不被肠道上皮细胞直接吸收，必须经过消化转化为单糖(葡萄糖或果糖)才能通过小肠被吸收，消化的最后一步是在小肠上皮细胞刷状缘，在那里的肠细胞内存在 α-葡萄糖苷酶，进一步将寡多糖分解为单糖，然后吸收入血，使血糖升高。如：

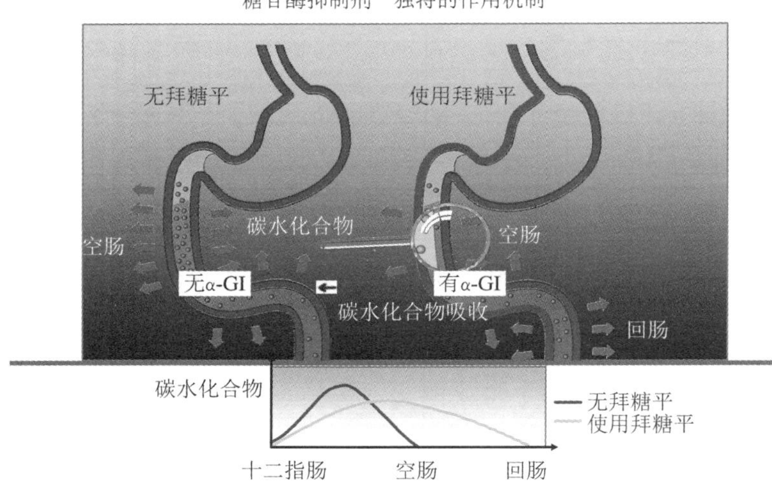

图 8-7　阿卡波糖作用部位

$$\text{麦芽糖}\xrightarrow{\text{麦芽酶}}\text{2 分子葡萄糖}$$

$$\text{蔗糖}\xrightarrow{\text{蔗糖酶}}\text{1 分子葡萄糖 + 果糖}$$

α 葡萄糖苷酶抑制剂可竞争性可逆性与 α 淀粉酶、蔗糖酶、麦芽酶及异麦芽酶等结合并抑制其活性，其中对葡萄糖淀粉酶的抑制作用最强，其次为蔗糖酶、麦芽酶及异麦芽酶。拜糖平对 β-半乳糖苷酶的作用很少或没有(乳糖⟶葡萄糖 + 半乳糖)，伏格列波糖对 α 淀粉酶几乎没有作用，其主要作用于肠系膜刷状缘的 α 水解酶对一些寡多糖的分解，其抑制强度较拜糖平强 190～270 倍。通过对上述酶活性的抑制，α-葡萄糖苷酶抑制剂可明显延缓小肠内淀粉及寡多糖向葡萄糖和果糖的转化，明显降低餐后血糖升高的幅度(图 8-8)。对空腹血糖亦有一定的降低作用，它们在降低血糖的同时不升高内源性胰岛素分泌，并能降低血浆胰岛素和 C 肽水平；另外，在降低血糖的同时尚降低血清甘油三酯及 VLDL 的水平。

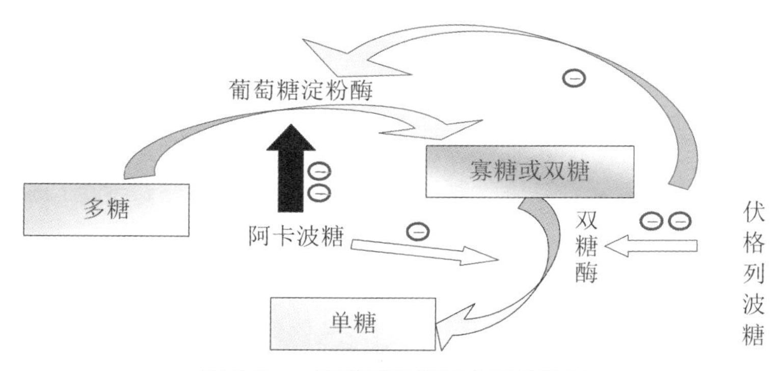

图 8-8　α-葡萄糖苷酶降血糖的机制

生理状态下，葡萄糖多在空肠上段被吸收入血，导致餐后血糖水平升高。阿卡波糖可以竞争性/可逆性抑制胃肠道上皮细胞刷状缘的 α-葡萄糖苷酶，延缓肠道内多糖、寡糖或双糖的降解，延缓复杂碳水化合物在空肠上段的快速吸收，使部分葡萄糖延长至回肠段被缓慢吸收，减缓葡萄糖吸收入血，降低餐后高血糖。

最近有一些临床研究观察显示，2 型糖尿病患者在给予阿卡波糖治疗后，血 GLP－1 水平明显升高，该作用可能也部分参与其降血糖作用，并可能与其降低体重也有关。此外，有研究报道阿卡波糖干预治疗尚可改善肠道菌群，该作用可间接与其减轻体内微炎症、降糖和降体重有关。另有研究报道，长期使用阿卡波糖可减少结肠癌的发生风险，且其与阿卡波糖使用的时间和使用的累积总剂量有关。

（二）适应证

（1）单一治疗。轻中度2型糖尿病经饮食控制和运动治疗血糖控制不满意的患者，尤其是肥胖者或以餐后血糖升高为主的患者，可作为首选药物。一些对比研究报道，α-葡萄糖苷酶抑制剂单一治疗同SU类药物（如优降糖）或二甲双胍单一治疗对2型糖尿病患者的降血糖作用相似，其降糖效果在以碳水化合物为主食的中国人中优于欧美人群。有学者比较阿卡波糖和二甲双胍的降血糖作用，显示阿卡波糖对餐后血糖更有效，而二甲双胍对空腹血糖的作用更有效。α-葡萄糖苷酶抑制剂单一使用不导致低血糖，不增加体重或轻度减轻体重。

（2）联合治疗。α-葡萄糖苷酶抑制剂单一降糖不达标时可与目前临床应用其他多种降糖药联合，尤其与二甲双胍、SU和胰岛素联合以起协同作用，且不增加低血糖风险，甚至使低血糖发生率降低，如与胰岛素（尤其是预混胰岛素，具有协同降糖作用，且低血糖风险低）联合。与磺酰脲类药物联合应用，二者联合应具有互补作用。尤其是在SU类药物继发性失效时，加用α-葡萄糖苷酶抑制剂后可使血糖和HbA1c明显下降；与二甲双胍联合治疗2型糖尿病，尤其是对于明显肥胖者，可协调降低体重，但可能增加胃肠道不良反应。

（3）IGT的干预。α-葡萄糖苷酶抑制剂可显著降低IGT患者向糖尿病转化，已被推荐为预防糖尿病的药物之一。

（4）反应性低血糖。一些轻度2型糖尿病患者早期常在餐后3～5 h出现反应性低血糖，给予α-葡萄糖苷酶抑制剂治疗有效；另外一些胃大部切除术后的并发症——倾倒综合征患者，常在餐后1 h左右出现反应性低血糖，给予α-葡萄糖苷酶抑制剂亦有缓解症状的作用。

（5）可一定程度降低高胰岛素血症，改善脂质代谢，降低血糖波动幅度，可能有益于糖尿病晚期并发症，尤其大血管并发症的预防。

（三）用法

α-葡萄糖苷酶抑制剂常用剂量50～300 mg/d（最大日剂量1 200 mg/d），伏格列波糖0.2～0.6 mg/d，分次口服，小剂量。此类药物推荐在进食主食第一口时服用，嚼碎服下效果最好，餐前、空腹及餐后服用效果明显降低。

（四）副作用

1. 胃肠道反应

由于α-葡萄糖苷酶抑制剂的作用方式及吸收到血液循环中的量极少（1%～2%），一般无全身不良反应。α-葡萄糖苷酶抑制剂最常见的副作用在胃肠道，腹胀、腹泻、肠鸣是最常见的不良反应，有时可引起腹痛，主要是小肠中未完全消化的碳水化合物经大肠细菌发酵所致。胃肠道的不良反应的发生与剂量有关，小剂量开始可减少不良反应，另外，α-葡萄糖苷酶抑制剂胃肠道的不良反应常随治疗时间的延长而减轻或消失。因不良反应而停药的发生率为1%～5%。鉴于其存在可能胃肠道不良反应，对同时合并存在明显消化吸收功能障碍的慢性肠道疾病，或由于胀气而使病情加重的情况如合并严重疝气、肠溃疡，应慎用本类药物。

2. 低血糖

α-葡萄糖苷酶抑制剂单独应用不引起低血糖，与SU类药物或胰岛素合用，可减少胰岛素的使用剂量并降低低血糖的发生率，如联合使用出现低血糖，此时对低血糖处理的处理应给予葡萄糖或含单糖的饮料，此点须注意。

3. 其他

该类药物的临床应用，总体是安全的，偶有引起肝损害的报道，尤其在应用高剂量(300～600 mg/d)或存在肾功能不全的情况下，α-葡萄糖苷酶抑制剂治疗前几个月应监测肝功能，尤其是事先存在轻度肝功能损害者或中重度肾功能不全者；目前不建议在18岁以下的青少年和儿童，以及孕妇和哺乳的妇女中应用本类药物。

四、噻唑烷二酮衍生物

噻唑烷二酮(thiazolidinedione，TZD)是一类直接改善胰岛素抵抗的口服抗糖尿病药物。最初发现噻唑烷类药物的抗高血糖改善脂质代谢药物——氯苯丁酯(clofibrate)类的类似药研究开发中发现的ciglitazone(ADD 3878)，此药改善胰岛素抵抗小鼠的高血糖，但却使小鼠出现了白内障，从而中止了临床应用，其后阐明在分子内具有噻唑烷-2,4-二酮结构的类似化合物上亦有同样作用。大量的动物实验已证实该药物如吡格列酮(pioglitazone)、曲格列酮(troglitazone)、恩格列酮(englitazone)和罗格列酮(rosiligatone)等在胰岛素抵抗的动物(如KKA、ob/ob和db/db小鼠及Zucker fa/fa大鼠)中具有明显的抗高血糖作用。曲格列酮最早进入临床应用，但因其存在一定的肝脏毒性，已从市场上撤除。目前临床应用的主要为罗格列酮、吡格列酮及其与二甲双胍组成的复方制剂等。

噻唑烷二酮(TZD)衍生物拥有共同的噻唑烷-2,4-二酮结构，化学修饰的不同可能影响各自的生物利用度、药代动力和作用强度等。

(一) TZD药物及其药代动力学

1. 曲格列酮

在正常健康人中，曲格列酮口服吸收很快，吸收后的曲格列酮多于99%与血清白蛋白结合，2～3 h达血浆高峰浓度，$t_{1/2}$约9 h，剂量范围在200～600 mg/d之间，最大血浆浓度和24 h曲线下面积呈剂量依赖形式。每天服用，在3～5天后达稳定血浆浓度，生物利用度为30%～85%。其有三种主要代谢产物：产物1(硫酸盐结合物)、产物2(葡萄苷酸结合物)和产物3(活性苯醌代谢物)。三种代谢产物中，代谢产物2的血浆浓度很低。达稳定状态血浆浓度时，代谢产物1的浓度是曲格列酮和代谢产物3的6～7倍，曲格列酮及其代谢产物一般不在体内蓄积，它们在肝脏裂解和代谢，然后排泄进胆汁和大便中，经肾排泄很低(约3%)。曲格列酮可能对P450酶系有一些抑制作用，从而可能干扰某些药物的代谢。因其存在肝损害，早已撤市。

2. 罗格列酮

口服罗格列酮吸收迅速，服药后平均1 h达峰值，血浆中的药物99.8%与血浆蛋白结合，$t_{1/2}$ 3～4 h且与剂量无关，剂量范围4～8 mg/d。罗格列酮代谢完全，主要的代谢途径是N-去甲基作用和羟基化后与硫酸盐和葡萄糖醛酸结合，代谢产物无明显的生物活性。罗格列酮在体内主要通过细胞色素P450酶的同工酶CYP2C8代谢为微弱的代谢产物，在临床治疗剂量相关的浓度下对任何主要的 P450 酶无抑制作用。药物代谢后约 64%随尿排泄，23%随粪便排泄。

3．吡格列酮

口服吡格列酮吸收迅速、完全，服药后 30 min 内可监测到药物，1.5 h 达血药浓度峰值，生物利用度达 83%，药物吸收入血后 99%与血浆蛋白结合。其代谢通过羟基化和氧化作用完成，代谢途径为细胞色素 P450CYP2C8 和 CYP3A4 酶系统。吡格列酮原药和总吡格列酮（即吡格列酮原药和吡格列酮中间代谢产物的总和）的生物 $t_{1/2}$ 分别为 3～7 h 和 16～24 h。代谢产物的排泄方式主要以原药或代谢产物的形式排泄入胆汁，然后随粪便排泄，其中 15%～30%经肾脏排出。

（二）作用机制

噻唑烷二酮衍生物药物的降血糖主要通过改善组织（肝脏、肌肉和脂肪组织）对胰岛素的敏感性而发挥作用，它不刺激胰岛素分泌，但可能对胰岛 B 细胞的分化和增殖有一定的作用。现有的临床观察显示该类药物控制血糖的持久性优于其他抗糖尿病药物。

（1）噻唑烷二酮通过转录调控组织细胞对胰岛素的敏感性，噻唑烷二酮与细胞膜内过氧化质体增殖活化受体（peroxisome proliferator-activated receptors，PPARs）结合，PPARs 家族中有 α、γ 和 δ 三个成员，其中 TZD 可能主要与 γ 和 δ 受体结合并活化之，PPARs 属于甾体/甲状腺激素受体超家族，是一种转录因子的一部分，可与 DNA 结合而诱导编码某些蛋白质（如葡萄糖运载体、葡萄糖激酶、糖原合成酶和脂蛋白脂酶等）基因的表达和转录；另一方面，噻唑烷二酮可能与胰岛素反应序列的重叠位点，如葡萄糖激酶启动子相互作用而表现为类胰岛素样作用。

（2）胰岛素受体增加，增强胰岛素受体的磷酸化和激活酪氨激酶活性。

（3）细胞内葡萄糖运载体表达增多并促进其向细胞膜转位，促进葡萄糖摄取和利用。

（4）降低脂肪细胞分泌肿瘤坏死因子，进一步降低血浆游离脂肪酸，缓解游离脂肪酸导致的胰岛素抵抗，并减轻其对胰岛 B 细胞的毒性作用。

（5）其他：该类药物除降低血糖外，临床研究和基础实验还显示，其可一定程度改善血脂，明显降低血清甘油三酯和游离脂肪酸水平，升高 HDL-胆固醇水平；降低血压；改善机体的凝血和纤溶系统；减少尿白蛋白排泄；减轻机体的低度炎症状态，如降低血 C 反应蛋白和 IL-6 水平；抑制血管平滑肌和血管内膜的增生等（图 8-9）。

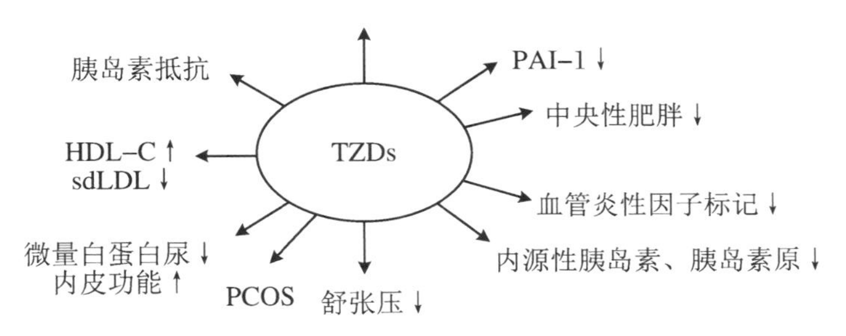

图 8-9　TZD 对胰岛素抵抗综合征的多方面作用

（三）适应证

（1）经饮食和运动治疗血糖控制不满意，尤其肥胖型较非肥胖型疗效好，且其疗效与体内胰岛 B 细胞功能有关，胰岛 B 细胞功能差者疗效差，其作用依赖体内足够的循环胰岛素水平。目前的临床研究显示应用该类药物一旦血糖获得良好控制，持续应用，其远期血糖控制的效果是最持久的。

（2）联合治疗 SU 类药物继发性失效的 2 型糖尿病患者，可使空腹血糖及 HbA1c 显著降低。

（3）与二甲双胍联合使用可起到协同降糖效果，且不增加体重和导致低血糖，其与二甲双胍组成的复方制剂，可明显提高临床使用的依从性。

（4）与胰岛素联合治疗 2 型糖尿病，在改善血糖控制的同时可减少胰岛素用量，不被常规建议，但对肥胖者或存在胰岛素抵抗者可考虑联合。

（5）鉴于其各自的降血糖作用机制不同，该类药物也可与 α-葡萄糖苷酶抑制剂、DPP-4 抑制剂和 SGLT-2 抑制剂等联合应用，也可更加有效地降低血糖，尤其与 SGLT-2 抑制剂联合使用时，在协同增加疗效的同时，可降低 TZD 类药物水肿的发生率。

（6）IGT 的干预。临床研究证实罗格列酮和吡格列酮可显著降低 IGT 向 2 型糖尿病转化的危险性，但其效价比尚待探讨，未被建议作为临床糖尿病预防的常规药物。

（7）非糖尿病胰岛素抵抗状态，如原发性高血压、高脂血症、脂肪肝、腹型肥胖和多囊卵巢综合征（PCOS）。临床研究已证实噻唑烷二酮提高改善胰岛素抵抗，可降低血胰岛素、甘油三酯和血压等，改善胰岛素抵抗患者的代谢紊乱，可能对动脉粥样硬化的防治有益，并能改善 PCOS 患者的排卵和脂肪肝患者的肝功能。

（8）其他。不少动物实验和小样本的临床研究显示 TZD 药物可提高改善胰岛素敏感性，减轻炎症反应和氧化应激，缓解肾小球血流动力异常，抑制一些细胞因子如 TGF-β_1 等的表达等，进而抑制肾小球系膜细胞增殖，保护肾小球足细胞，减轻肾小管-间质纤维化，明显降低糖尿病动物和糖尿病患者尿蛋白排泄，减轻肾小球硬化，对糖尿病肾病的防治有较好的作用。确切的机制尚不十分明确（图 8-10），值得研究。

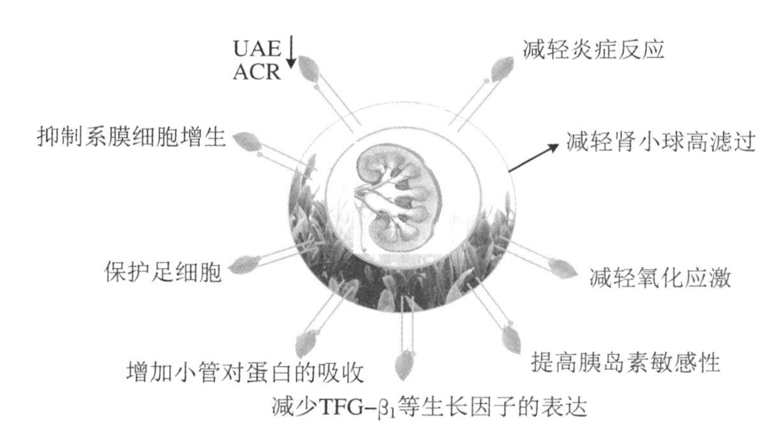

图 8-10 TZDs 降糖之外保护糖尿病肾损害的机制

（9）TZD 和二甲双胍降糖之外作用的比较。TZD 和二甲双胍降血糖作用肯定，二者在有效降低血糖的同时，存在相似的降糖以外的作用，联合使用协同增效，详见表 8-19。

表 8-19　TZD 和二甲双胍降糖之外作用的比较

	TZD	二甲双胍
sdLDL	↓	?
LDL－C	↑	+/－或↓
HDL－C	↑↑	+/－或↑
TG	↓或?	↓
FFA	↓↓↓	↓↓
胰岛素抵抗	↓↓	↓
血压	↓	?
内皮功能	↑↑	?
白蛋白尿	↓	?
PAI－1	↓或↓↓	↓或?
CRP	↓↓	↓
胰岛 B 细胞功能	↑	?
体重	体重轻度增加	降低
PCOS	有效	有效
脂肪肝	有效	有效
肿瘤风险	降低或?	多数降低
胃肠道	无反应	胃肠道反应

（四）用法

常用剂量：罗格列酮 4～8 mg/d，开始剂量为每日 4 mg，空腹或随食物服用，每天服用 1 次；吡格列酮 15～45 mg/d，空腹或随食物服用，每天服用 1 次，每日 15 mg 开始。罗格列酮或吡格列酮与二甲双胍的复合制剂的降血糖效果优于单一的罗格列酮、吡格列酮或二甲双胍，等同于相同剂量的罗格列酮、吡格列酮联合二甲双胍。

（五）不良反应

1．胃肠道

体外实验和临床研究证实罗格列酮和吡格列酮无肝脏毒性，也未发现胃肠道其他明显不良反应，但服药前和服药期间（每两个月）也应注意监测肝功能，尤其在开始使用的前半年，也有认为应用罗格列酮和吡格列酮无需监测肝功能。对有活动性肝炎或 ALT 超过正常 2.5 倍者，不应服用本药。

2．低血糖

由于噻唑烷二酮类药物不刺激胰岛素分泌，该类药物单独使用一般不导致低血糖，但与胰岛素或胰岛素促分泌剂联合应用可能导致低血糖发生的危险性增加，应注意监测血糖和及时调整剂量。

3．贫血

应用罗格列酮或吡格列酮过程可能出现轻度贫血，与双胍类药物合用，贫血的发生率可能增加。导致贫血的原因可能与水钠潴留有关，但多不影响治疗。

4. 体重增加

应用罗格列酮或吡格列酮治疗2型糖尿病的过程中，体重可能轻度增加，这可能与以下因素有关：血糖获得控制，与高血糖有关的消瘦减轻或消失；一小部分患者可能出现水钠潴留；皮下脂肪或外周体脂含量增加。

5. 促排卵

对绝经前不排卵的胰岛素抵抗患者或POCS患者，服用该类药物后，胰岛素抵抗改善，可能出现排卵而导致意外怀孕，不准备怀孕者应做好避孕。

6. 其他

鉴于该药有导致水钠潴留的可能，因此心功能不全的患者(心功能3级或4级)不建议使用，对有心衰危险的患者应注意监测心衰的症状和体征，如需使用TZD，应注意小剂量并联合应用利尿剂，同时监测心功能；孕妇或哺乳的妇女不建议使用该类药物；因目前尚乏18岁以下患者服用罗格列酮和吡格列酮的资料，故暂不推荐其使用。有学者报道存在致血乳酸脱氢酶和肌酸磷酸激酶升高的可能，机制不清。其他尚可能有头痛及过敏症等。

五、餐时血糖调节剂

(一) 瑞格列奈

瑞格列奈(repaglinide)是氨甲酰甲基苯甲酸(CMBA)家族中的一员，口服吸收良好，约在服药后30 min血浆浓度达最高峰，其主要(98%)在肝脏通过P450同工酶系统代谢，代谢产物无降血糖作用，90%的代谢产物经胆汁排泄进入粪便，8%的代谢产物经肾脏排泄进入尿液。健康志愿者服药后5 h，在血循环中只有微量药物可被检出。动物实验和临床试验显示瑞格列奈的降血糖作用与磺酰脲类药物(如格列本脲、格列美脲和格列吡嗪等)相似，甚至更好，其起效时间较快，进餐时服用，30 min血糖明显降低，60～90 min血胰岛素水平达峰值，3～4 h血浆胰岛素下降至基础水平。其降低餐后血糖的幅度强度优于空腹血糖。

1. 作用机制

与磺酰脲类药物相似，但其与胰岛B细胞上磺酰脲类药物的结合位点不完全相同，瑞格列奈与胰岛B细胞上受体结合关闭细胞膜上ATP敏感性K^+通道，电压依赖的Ca^{2+}通道开放，刺激胰岛素分泌，同时增强胰岛B细胞对葡萄糖刺激的反应性，并能保护胰岛B细胞胰岛素的生物合成。与磺酰脲类药物不同的是，瑞格列奈刺激胰岛素分泌的作用主要在于恢复胰岛素早期相分泌，且呈葡萄糖依赖性，因此低血糖(尤其是严重低血糖)的发生率明显降低。

2. 适应证

与磺酰脲类药物相似，可单独应用，亦可与其他作用机制不同的抗糖尿病药物联合应用。剂量：初始推荐剂量餐前0.5 mg，进餐时服用，最大单剂量为餐前4 mg，每日总剂量不应超过16 mg。

3. 不良反应

本品少见，耐受性良好，主要的不良反应有轻中度低血糖，偶有胃肠道功能紊乱，如腹泻和呕吐。个别报道有肝酶轻度而短暂升高。瑞格列奈现已在国内外临床广泛应用，是2型糖尿病患者可选择的降血糖药物之一。

（二）那格列奈

那格列奈(nateglinide)为氨基酸衍生物，与胰岛B细胞上磺酰脲类药物受体的亚单位结合，口服刺激胰岛素分泌快而短暂。具有快速降低餐后高血糖的作用，低血糖发生率低。口服那格列奈90%被吸收，98%与血浆蛋白结合（主要为白蛋白），0.5～1 h达血浆高峰浓度，主要在肝脏被氧化修饰，代谢产物85%左右从尿中排泄，16%以原形从肾脏排泄。

1. 用法

推荐起始剂量30～60 mg/次，一日3次，最大剂量120 mg/次，餐前即刻服用。

2. 适应证、禁忌证和不良反应

与瑞格列奈相似。

六、胰高血糖素肽-1受体激动剂

胰高血糖素肽-1(glucagon-like peptide-1，GLP-1)是一种肠促胰素，具有促进胰岛素分泌、抑制胰高糖素释放、抑制胃肠动力、增加饱腹感和刺激胰岛B细胞增殖分化等多种生理活性。目前糖尿病患者的治疗达标率仍不高，且在治疗的过程中还面临着诸多问题，如低血糖风险和体重增加等。研究显示，2型糖尿病患者基础血GLP-1和进餐后刺激的GLP-1水平明显降低，开发基于提高体内GLP-1水平的抗糖尿病药物是目前糖尿病治疗的热点，它主要包括GLP-1受体抑制剂和二基肽酶4抑制剂两类药物，其在有效降低血糖的同时，低血糖发生率低且不同程度地降低体重。

（一）GLP-1的来源及结构

早在20世纪初，学者们就发现营养物质摄入后会刺激肠道黏膜释放某种物质，该物质能够激发胰腺分泌具有降糖作用的物质，后来进一步研究观察发现，口服葡萄糖刺激胰岛素分泌的量明显大于静脉葡萄糖所引起的胰岛素释放，这种现象被称为“肠促胰素”效应，是由GLP-1和糖依赖性胰岛素释放肽(GIP)这两种肠促胰素作用于胰岛B细胞所引起的。由于GIP对胰岛A细胞无作用，且2型糖尿病患者的胰岛B细胞对GIP反应显著下降，因而限制了GIP的临床应用。GLP-1是经食物中碳水化合物或脂肪刺激由肠道神经内分泌L细胞分泌的一种由30个氨基酸残基组成的多肽，通过与细胞表面特异性GLP-1受体结合而发挥其广泛的生物作用。GLP-1受体广泛表达于胰岛、胃肠道、肾、心、肺和中枢神经系统，提示GLP-1的生物学作用并不局限于胰岛，其胰外作用相当广泛。GLP-1释放入血后很快被血中的二肽基肽酶4(DPP-4)降解，并经肝肾清除。天然的GLP-1半衰期很短，静脉注射时小于1.5 min，其新陈代谢率为12～13 min，极大地限制了GLP-1的临床应用。目前以GLP-1为标靶的改善血糖控制的方法，主要有模拟GLP-1作用的药物（肠促胰岛素类似物），不被DPP-4降解的GLP-1衍生物或GLP-1受体激动剂，能模拟GLP-1调节糖代谢作用的肽类GLP-1受体激动剂，现统称为GLP-1受体激动剂，主要包括艾塞那肽、利拉鲁肽、利司那肽、阿必鲁肽、洛塞那肽、度那糖肽、索马鲁肽或司美格鲁肽等。

1. 艾塞那肽

艾塞那肽(exendin-4)是人工合成的希拉巨蜥唾液中的一种蛋白质，与人GLP-1约有53%的同源性，体外试验中与人B细胞表面GLP-1受体结合，对GLP-1受体的激活作用至少和 GLP－1 相近，能抵抗 DPP－4 的降解灭活作用。艾塞那肽的微球制剂，注射皮下后吸收显著延缓，进而可每周使用一次。

2．利拉鲁肽

与人 GLP－1 氨基酸同源性高达 97%，在天然的 GLP－1 的分子结构上更换一个氨基酸，同时增加一个 16 碳棕榈酰脂肪酸侧链，在体外为七聚物构型，皮下吸收缓慢，吸收后与血浆白蛋白结合，不易被 DPP－4 降解，不从肾小球滤过，血浆半衰期长达 13 h，降糖作用超过 24 h。

3．利司那肽

利司那肽通过皮下注射给药，快速吸收入血后，不经过肝内生物转化，经蛋白质降解后由肾小球滤过清除。在 T2DM 患者单次或多次给药后，血药浓度中位达峰时间为 1～3.5 h，尽管利司那肽半衰期短(2～4 h)，但一天一次给药即可维持全天疗效，其中原因之一在于利司那肽与 GLP－1 受体的亲和力是生理 GLP－1 的 4 倍，且与受体的解离速度较慢，与受体的高亲和力和慢解离延长了药理效应的时间。肝功能的变化不影响其临床应用和剂量调整。

4．阿必鲁肽

阿必鲁肽是人源性 GLP－1RA，是将 GLP－1(7－36)链上第 8 位上的甘氨酸取代了丙氨酸，再将两条经修饰的 GLP－1 肽链融合在一个含有 585 个残基的血清白蛋白上，从而延长其半衰期，其分子量为 72 970，其半衰期为 6～7 d。皮下注射 30 mg，每周 1 次，可根据血糖监测结果调至 50 mg，达峰时间为 3～5 d，4～5 周达稳态。年龄、性别、种族、体重和肝功能变化对其药代动力学无临床意义的影响，eGFR≥15 mL/(min・1.73 m^2)时无需调整剂量。

5．洛塞那肽

聚乙二醇洛塞那肽是在 exendin－4 的化学结构式基础上进行氨基酸改造并经聚乙二醇(PEG)化修饰而成的 GLP－1RA，其半衰期达 5.5～5.8 d，可实现每周注射一次。洛塞那肽起始剂量，建议为 0.1 mg，皮下注射，每周 1 次，根据血糖监测结果，可增加至 0.2 mg，每周 1 次。轻度肾功能不全无需调整剂量，中度肾功能不全需减量，重度肾功能不全不建议使用；目前无肝功能不全患者中的临床使用数据。

6．度拉糖肽

度拉糖肽是一种人胰高血糖素样肽－1 受体激动剂，与内源性 GLP－1 有 90%的氨基酸序列同源性；通过对 GLP－1 3 个基因位点的修饰以及 IGG4 的连接，从而延长药物作用时间($t_{1/2}$ 4.7 d)，可实现一周 1 次皮下注射，2～4 周可达到稳态。推荐起始剂量 0.75 mg，每周 1 次，根据血糖控制情况，可增加至 1.5 mg，每周 1 次。可用于轻度、中度或重度肾功能(eGFR≥15 mL/(min・1.73 m^2))损害的患者，无需进行剂量调整；可用于肝功能损害患者，无需进行剂量调整。年龄、性别、种族和体重对其药代动力学和药效学特性没有临床相关的影响。

7．索马鲁肽或司美格鲁肽

属人源性 GLP－1RA，由 31 个氨基酸组成，结构类似于天然 GLP－1，但具有 3 个结构修饰。第 8 位的丙氨酸被仅一氨基异丁酸取代，这使药物对 DPP－4 的降解更具抵抗力；在 26 位的赖氨酸上增加了十八碳链烷基二酸，增加了与白蛋白的结合力，延长了血浆半衰期并降低了药物的肾脏清除率；34 位赖氨酸被精氨酸取代，可以通过限制分子中剩余赖氨酸的酰化来增强药物的稳定性。无特定的代谢器官，排泄前先经过肽骨架的蛋白酶剪切和脂肪酸侧链的顺序β氧化而广泛代谢。约2/3经尿液排泄，约1/3经粪便排泄；约3%以原形经尿液排泄。肝损害患者无需调整剂量；eGFR≥15 mL/(min·1.73 m²)时无需调整剂量。

(1) 注射液制剂。皮下注射后1～3 d可达到最大血药浓度，体内半衰期长达7 d，每周一次给药后4～5周后即可达到稳态暴露，剂量0.25～1.0 mg，小剂量开始，根据血糖调整剂量。每周注射1次，可在一天中任意时间注射，无需根据进餐时间给药。推荐至少4周调整1次。

(2) 口服制剂。是目前该类药物中唯一的口服制剂。由于肽类药物具有分子量大且亲水等特性，特别是分子量大于1 000的大分子，胃肠黏膜的穿透性差，且易受到胃肠道pH的影响和酶促降解，导致其口服制剂的生物利用度极低，通过司美格鲁肽与小分子吸收增强剂8-(2-羟基苯甲酰胺基)辛酸钠(SNAC)的结合，可防止肽类药物被酶促降解并促进吸收，SNAC能够在胃内片剂周围部位的附近形成相对高的pH环境，从而减少胃蛋白酶的降解作。疏水性分子SNAC的包围增加了司美格鲁肽片的亲脂性，促进了药物在胃黏膜的吸收。当司美格鲁肽和SNAC吸收进入血液后，这两个分子很快解离，从而使口服司美格鲁肽片与司美格鲁肽皮下注射剂产生相同的人体作用方式。与大多数口服药物主要在肠道中被吸收不同，口服司美格鲁肽在胃中被完全吸收，其吸收程度取决于与之共配的SNAC的量。与皮下注射剂相比，口服司美格鲁肽的生物利用度较低，但通过给予较高的剂量可弥补这一问题，从而达到与皮下注射剂相同的效果。每天给予7 mg和14 mg司美格鲁肽后，平均稳态浓度分别为6.7 nmol/L和14.6 nmol/L，口服给药后1 h达到最大浓度，服用4～5周后即可达到稳态。司美格鲁肽口服给药后，群体药代动力学估计的绝对生物利用度为0.4%～1.0%。

(二) GLP-1的生物学功能

1. 胰腺作用

(1) 促进胰岛B细胞分泌胰岛素。离体的胰岛细胞、动物实验和临床研究均证实GLP-1以葡萄糖浓度或血糖依赖的形式促进胰岛素分泌。GLP-1促进胰岛素分泌的机制为：GLP-1与胰岛B细胞表面的受体结合后，激活腺苷酸环化酶，诱导CAMP增加，通过蛋白激酶A途径致细胞膜钾通道关闭，细胞膜去极化，诱发电压依赖性钙通道开放，胞浆内钙离子浓度升高，触发胰岛素释放。GLP-1的葡萄糖依赖性促进胰岛素分泌的作用机制尚未阐明，推测可能与K_{ATP}、K_V通道和胰岛素胞吐作用有关。GLP-1促进胰岛素分泌的同时可增加胰岛素的敏感性，有报道在动物模型中GLP-1类似物利拉鲁肽上调了血浆脂联素水平，改善糖脂代谢，使机体胰岛素敏感性增加。

(2) 抑制胰高糖素释放。GLP-1作用于胰岛A细胞，抑制胰高糖素分泌，与GLP-1促进胰岛素分泌作用相似，抑制胰高糖素的释放作用也依赖于葡萄糖水平，其对胰岛A细胞胰高糖素分泌的抑制作用不完全依赖胰岛B细胞功能。在低于正常葡萄糖水平时，GLP-1对胰高糖素分泌的抑制作用消失，减少了低血糖的风险。

(3) 对胰岛B细胞增殖和凋亡的影响。GLP-1可以促进胰岛B细胞生长、分化和增殖，减少其凋亡。研究表明，GLP-1能促使胰腺导管上皮细胞转化为胰岛素样细胞，持续给予GLP-1可促使胰腺上皮细胞分泌胰岛素，提示GLP-1是胰腺内分泌分化的一个重要决定因素。动物和体外研究均表明，GLP-1可促进胰岛B细胞分化，诱导胰岛新生，抑制B

细胞凋亡，从而增加 B 细胞数量。在 LEAD 系列研究中发现，GLP－1 类似物利拉鲁肽可使 2 型糖尿病患者 B 细胞功能改善 28%～34%（采用稳态模型 HOMA 来评价），并可降低胰岛素原与胰岛素比值。

2．胰腺外作用

GLP－1 可明显抑制五肽胃泌素和饮食刺激的胃酸分泌，延缓胃排空，减慢营养物质在小肠的吸收，缓解餐后血糖的升高。GLP－1 抑制胃排空和胃酸分泌的作用，主要通过迷走神经和中枢神经系统的 GLP－1 受体和脑干的感觉神经纤维发挥作用，对健康人、肥胖人群和糖尿病患者通过皮下给予 GLP－1 可增加饱腹感，减少热量摄入，引起体重降低。GLP－1 可直接作用于下丘脑 GLP－1 受体，调节摄食行为，其降低体重的作用主要是通过调节大脑食欲信号实现的。GLP－1 对心血管也具有一定的保护作用，可减轻试验性缺血引起的心脏损伤，增加心肌细胞中与心脏保护信号通路有关蛋白的表达。有研究报道 GLP－1 类似物显著抑制 TNF－α 诱导的血管细胞黏附分子－1（VCAM－1）和细胞间黏附分子－1（ICAM－1）的 mRNA 表达和蛋白合成，同时改善内皮细胞功能，减轻动脉硬化程度。也有报道 GLP－1 能降低血压，改善血脂谱，发挥心血管保护作用。

（三）GLP－1 受体激动剂的适应证

（1）单用或与作用机制不同的其他抗糖尿病药物，如二甲双胍、磺酰脲类、噻唑烷二酮衍生物、胰岛素素和 SGLT－2 抑制剂等联合治疗 2 型糖尿病患者；也可单用于初诊 2 型糖尿病患者，尤其适合于肥胖 2 型糖尿病患者。GLP－1 类似物或受体激动剂有多重作用，有条件者应尽早应用。它可以有效控制血糖；保护胰岛 B 细胞，改善胰岛功能；降低体重，内脏脂肪减少显著；预防或减少蛋白尿的发生和发展；保护心血管系统，降低收缩压，改善血脂；低血糖发生非常少。其复方制剂如德谷胰岛素利那鲁肽和甘精胰岛素利司那肽也在临床试验中，并且近期可能上市临床应用。

（2）指南推荐。对合并 ASCVD 的 2 型糖尿病患者，不论其血糖是否达标或是否使用二甲双胍均可及时起始或联合有心血管获益证据的 GLP－1RA，如度那糖肽、司美格鲁肽和利那鲁肽等。对合并心血管危险因素的 2 型糖尿病患者也应尽早起始。

（四）GLP－1 受体激动剂的副作用和注意事项

最常见的副作用为胃肠道反应如恶心、呕吐和腹泻，其中恶心的发生率最高并具有剂量依赖性。但胃肠道反应大多为一过性，随着治疗的延长而消失。有报道称该类药物对合并慢性肾脏病变的糖尿病患者有诱发肾前性肾功能不全的危险，可能与其引起的恶心、呕吐和腹泻导致的脱水有关。

不推荐孕妇和哺乳期妇女使用该类药物；18 岁以下者和儿童无临床使用的证据，美国 FDA 近期批准 10 岁以上的 2 型糖尿病儿童可使用利那鲁肽。合并甲状腺髓样癌和 MEN－2 的患者不推荐使用。在临床研究中有胰腺炎的报道，但因果关系尚不明确，当使用过程中怀疑发生胰腺炎时即停药。

（五）各种 GLP－1RA 间的特点和比较

各种 GLP－1RA 间的特点和比较见表 8-20。

表 8-20　各种 GLP－1RA 间的特点和比较

药物名称	给药方法	分子结构	肾脏安全性	肝脏安全性	心血管获益证据
艾塞那肽	2 次/天，早、晚餐前 60 min 内皮下注射	exendin－4	eGFR≥30 mL/(min・1.73 m^2)可用	未知	心血管安全
利拉鲁肽	1 次/天，任意时间皮下注射	改良人 GLP－1	eGFR≥15 mL/(min・1.73 m^2)可用	轻中度可用	有心血管获益，有 2 型糖尿病患者心血管二级预防证据
利司那肽	1 次/天，任何一餐前 60 min 内皮下注射	exendin－4	eGFR≥30 mL/(min・1.73 m^2)可用	轻中重度均可使用	心血管安全
度拉糖肽	1 次/周，任意时间皮下注射	改良人 GLP－1	eGFR≥15 mL/(min・1.73 m^2)可用	轻中重度均可使用	有心血管获益，有 2 型糖尿病患者心血管一级/二级预防证据
聚乙二醇洛塞那肽	1 次/周，任意时间皮下注射	exendin－4	eGFR≥60 mL/(min・1.73 m^2)可用；eGFR30～60 mL/(min・1.73 m^2)减量	未知	心血管安全
索马鲁肽或司美格鲁肽	1 次/周，任意时间皮下注射或口服，每天一次	改良人 GLP－1	eGFR≥15 mL/(min・1.73 m^2)可用	肝功能损害均可使用	有心血管获益

七、DPP－4 抑制剂

（一）概述

已知 GLP－1 是由肠黏膜细胞分泌的肠促胰岛素(incretin)，但其在体内很快被 DPP－4 降解而不能起到有效的降血糖效果。DPP－4 是肠促胰岛素的降解酶，是由 766 个氨基酸组成的锚在细胞膜上的跨膜蛋白质分子。它是丝氨酸蛋白酶，分解在氨基末端倒数第 2 位上含有脯氨酸残基或丙氨酸残基的多肽并降低其生物活性。它在血浆和很多组织的细胞上广泛存在(如血管内皮、肾、小肠、肝、皮肤、前列腺、淋巴细胞和上皮细胞等)。目前围绕 GLP－1 的研究主要有两个方面：一是研发出不能被 DPP－4 降解，且具有 GLP 活性的 GLP－1 类似物，如 2005 年美国食品与药品管理局(FDA)批准上市的依那克肽(GLP－1 受体激动药，是一种不易被降解的经皮下注射的多肽)；二是研发 DPP－4 的抑制剂，如西格列汀(磷酸西他列汀：sitagliptin phosphate，商品名 Januvia，代号 MK－0431，简称西格列汀，由美国 Merck 公司生产，于 2006 年 10 月被 FDA 批准上市，用于治疗 2 型糖尿病)，它能够抑制 DPP－4，提高血浆中的 GLP－1 活性，轻度增加其含量，在发挥降糖作用的同时不引起因 GLP－1 水平过高而产生的恶心和呕吐等副作用，且其刺激胰岛素分泌具有血糖依赖性，故能大大降低口服降糖药导致的低血糖发生率。同时西格列汀对 DPP－4 有高度选择性，故很少发生因

DPP-8 和 DPP-9 受抑制而引起的副作用。目前已相继研发出多种 DPP-4 抑制剂如沙格列汀、维格列汀、利格列汀和阿格列汀并在临床应用。现有的临床研究显示该类药物在降糖的同时不增加心血管疾病的风险，其是否存在对心血管有益的保护作用有待进一步评价。该类药物有效减少尿蛋白排泄的作用被多个研究证实，提示其有一定的肾脏保护作用。

1．西格列汀

为口服制剂，每日 1 次，每次 100 mg，24 h 内只要血浆中西格列汀浓度＞100 nmol/L，就能起到有效抑制 DPP-4 的达 80%活性，该药的相对吸收速度较快，平均达峰时间为在药物吸收后 1～4 h，且不受饮食影响，生物利用度为 87%，与血浆蛋白的结合率较低（约 38%）而且具有可逆性，其清除主要是通过肾脏直接排出（79%），其余的经代谢后排出。对于肾脏功能不全的患者，应适当减少其用量。研究发现，对于轻度肾功能损害（内生肌酐清除率为 30～50 mL/min）患者，只需用药量的 1/2，对于重度肾功能损害（内生肌酐清除率＜30 mL/min）患者，只需用药量的 1/4，与其他降糖药物合用时，西格列汀不会很明显改变其他降糖药物的药动学途径，而其他降糖药物也不会明显改变西他列汀的代谢途径。西格列汀具有降低血糖的作用，安全性较好，基本上不增加体重，无恶心和呕吐等副作用，也很少有低血糖情况发生，患者对其的耐受性良好。

2．沙格列汀

沙格列汀是在维格列汀的氰基吡咯烷结构上引入环丙基，提高了氰基吡咯烷的稳定性，口服吸收快，约 2 h 达血药浓度峰值，主要从肾脏和肝脏代谢，血浆半衰期为 2.1 h，但其抑制 DPP-4 活性的时间可达 24 h，每日 1 次用药即可。沙格列汀的临床疗效与西格列汀相当，每日 1 次口服 5 mg 沙格列汀可降低 HbA1c 值 0.45%～0.63%，联用二甲双胍可使 HbA1c 值降低 0.69%。

3．维格列汀

维格列汀是 α-氨基酰基氰基吡咯烷衍生物，是一种选择性的 DPP-4 竞争性抑制剂，对酶活性的抑制选择性较高。口服吸收迅速，约 1.1 h 达血药浓度峰值，主要从肾脏（85%）代谢，血浆半衰期为 1.7～2.5 h，每日用药 1～2 次，如 50 mg，每日 2 次，或 100 mg，每日 1 次。维格列汀联用二甲双胍能提高 2 型糖尿病患者的胰岛 B 细胞功能及餐后胰岛素的敏感度，联用吡格列酮能更有效地降低 HbA1c 值且不增加低血糖的发生率。

4．利格列汀

利格列汀是首个主要经由胆道和胃肠道排泄的 DPP-4 抑制剂，给药剂量中仅有 5%经由肾脏排泄。无论患者肾功能处于何种水平，都无需进行剂量调整。利格列汀代谢量极少，主要通过肠肝途径而不是肾脏途径进行排泄。利格列汀每日一次给药，可在饮食控制和体育锻炼的基础上改善 2 型糖尿病患者的血糖控制水平。其主要特点：每日 1 剂，一次给药，主要经由胆道和胃肠道排泄，给药剂量的确定无需进行肾功能或肝功能的评估，无需进行剂量调整，进食不影响用药。临床试验报道，利格列汀的不良反应除上呼吸道感染发生率轻度增高外，其他不良反应与安慰剂相似。

5．阿格列汀

阿格列汀口服吸收迅速，达峰时间为 1～2 h，血浆白蛋白的结合率为 28%～38%，平均消除半衰期为 12.5～21.1 h，食物对口服吸收无特别影响。阿格列汀通过 CYP2D6 代谢生成活性代谢物 M-1，通过乙酰化反应生成无活性的代谢产物 M-2。阿格列汀主要由肾脏清除，60%～70%以药物原型由尿排泄，轻度肾功能损害不需调整剂量，中重度肾功能不全需减少剂量。临床研究显示阿格列汀(12.5 mg 或 25 mg,每天 1 次)单药或与胰岛素或其他口服抗糖尿病药物口服、餐后血糖和 HbA1c(0.6%～0.7%)。主要不良反应为鼻咽炎、头痛、上呼吸道感染和外周水肿,大多数反应为轻度,且与剂量无相关性。血糖风险低,与安慰剂基本相似。其他如地格列汀(denagliptin)、卡格列汀(carmegliptin)、美格列汀(melogliptin)和度格列汀(dutogliptin)等,但目前还都处在不同的研发阶段。

6. 曲格列汀(trelagliptin)

由日本武田药业公司研发,是目前第一个被批准上市的长效 DPP－4 抑制剂,是一种每周一次的 DPP－4 抑制剂,通过选择性、持续性抑制 DPP－4,控制血糖水平。口服曲格列汀的半衰期为 38～54 h,其对 DPP－4 的抑制作用可长达给药后 168 h(7 d)。曲格列汀的疗效已在其前期的在所有药物试验中均得到了证实,同时具有良好的安全性和耐受性。曲格列汀每周给药 1 次(50 或 100 mg),可有效控制血糖水平,有望改善患者的用药依从性,可用作单药治疗,也可与其他口服降糖药联用。其单一使用具有不产生低血糖、不引起体重增加,引起胃肠道不良反应的发生率亦很低。

7. 奥格列汀

由默克公司开发,是全球第二个获准上市的长效 DPP－4 抑制剂。体外研究结果显示,奥格列汀对 DPP－4 的抑制活性强,其 IC50 值为 1.6 nM 且对 DPP－4 的选择性更高,而对其余蛋白酶如 DPP－8、FAP 和 QPP 等活性更低。其半衰期可达 63 h,每周给药一次的奥格列汀仍可有效控制血糖。奥格列汀不良反应轻微,主要有鼻咽炎、胃肠道反应和感染等。奥格列汀具有对体重不产生影响,不引起低血糖反应,也不会引起水肿等优势。

(二) 适应证和禁忌证

(1) 可单用或联合其他作用机制不同的抗糖尿病药物,如二甲双胍、磺酰脲类药物、α－糖苷酶抑制剂、噻唑烷二酮衍生物、SGLT－2 抑制剂和胰岛素(尤其是基础胰岛素)控制 2 型糖尿病患者的血糖。老年 2 型糖尿病患者尤其适宜,使用方便,低血糖少。

(2) 青少年 2 型糖尿病、妊娠期间的高血糖和哺乳期患者不推荐使用,除利格列汀外,其他 DPP－4 抑制剂应根据 eGFR 调整剂量。

(三) 安全性评价

与安慰剂或对照药物相比,DDP－4 抑制剂不增加泌尿道或呼吸道感染或头痛的风险;胰腺炎被报道为上市后不良事件,但已有的医疗保健数据库汇总的安全性分析或回顾性分析未证实其因果联系;维格列汀:100 mg qd 给药有肝脏转氨酶升高报道增加,但因果关系尚待证实;在一些临床试验中观察到沙格列汀对绝对淋巴细胞计数小幅、可逆性、剂量依赖性的降低,这一改变的临床意义仍未知;在猴试验中报道维格列汀和沙格列汀有皮肤毒性反应,但是任一种 DPP－4 抑制剂的临床试验中都未报告类似的皮肤毒性反应。

八、钠-葡萄糖协同转运蛋白抑制剂

(一) 概述

健康成人每天约有 180 g 葡萄糖从肾小球滤过,但仅有不到 1%的葡萄糖经尿被排出,绝大多数葡萄糖被肾小管(主要在近端肾小管)重吸收回血液,将近曲小管中葡萄糖主动转运至肾小管内的作用主要由钠-葡萄糖协同转运蛋白(sodium-glucose co-transporters, SGLT)完成,其中 SGLT－2 转运重吸收葡萄糖占 90%,SGLT－1 仅占 10%,因此抑制 SGLT－2 的活性,增加葡萄糖经肾脏排泄,对降低血糖将有一定的辅助作用。SGLT 主要表达在肠系膜上皮细胞和肾小管上皮细胞,在心脏、肝和肺也有表达。在肾脏,SGLT 主要分布在肾小管上皮细胞官腔侧,小管液中葡萄糖通过 SGLT 进入细胞后,又被肾小管上皮细胞基底膜侧葡萄糖转载体转运至周围毛细血管网,进入血液。糖尿病血糖升高导致尿液中葡萄糖升高,肾小管上皮细胞 SGLT－2 表达上调,吸收葡萄糖增加,加剧患者的血糖升高。抑制 SGLT－2 的作用具有潜在的抗糖尿病作用,早在 1835 年,有研究者从苹果树的根皮中提取出了 SGLT 抑制剂——phlorizin(β－D 葡萄糖苷),并在动物实验中观察到其能降低空腹和餐后血糖,且少有低血糖出现。β－D 葡萄糖苷非选择性抑制 SGLT－1 和 SGLT－2,且易被体内人乳酸酶——根皮苷水解酶所水解,代谢稳定性差,生物利用度低,未能被研发为抗糖尿病药物。近年来以 β－D 葡萄糖苷的构效关系为基础,研发出多个新型选择性 SGLT－2 抑制剂,如达格列净(dapagliflozin)、卡格列净(canagliflozin)、恩格列净(empagliflozin)、恒格列净(henagliflozin)和坎格列净(tofogliflozin)等,其中达格列净、卡格列净和恩格列净已在国内上市并被广泛推荐使用。

目前的临床试验显示,SGLT－2 选择性抑制剂可增加尿糖排泄(每天 60～100 g 葡萄糖),明显降低空腹血糖、餐后和 HbA1c(0.50%～0.90%),并可一定程度降低体重、血压和血尿酸等,其改善心衰预后,降低心血管事件,延缓肾病发生和进展也被多个大型临床试验证实,此类药物单一应用一般不出现低血糖。目前的数据显示 SGLT－2 抑制剂单药使用或与其他抗糖尿病药物联合应用对降低血糖均有效,已被 ADA 和 AACE 等列为 2 型糖尿病常规治疗药物。SGLT－2 抑制剂与现有的其他抗糖尿病药物的作用靶点不同,它不依赖胰岛素而发挥降糖作用,是其特别之处。

1. 达格列净

口服后约 2 h 内达血药高峰浓度(C_{max}),在治疗剂量范围内 C_{max} 和 AUC 随剂量增加而成正比增加,绝对生物利用度为 78%,半衰期约 13 h,可空腹或与食物同服(5 mg 或 10 mg,每天 1 次)。在人体主要代谢途径是由 UGT1A9 进行葡萄糖醛酸化介导代谢,主要代谢产物为达格列净 3－O－葡萄糖酸(非活性代谢产物),约 75% 和 21% 经肾和粪便排出。年龄、体重指数(BMI)、性别、人种和肝功能改变对达格列净的药代动力学没有临床显著影响。达格列净及其代谢产物不抑制、灭活或诱导 CYP450 同工型,当其与常用处方药品联合给药时,不建议调整剂量。

2. 卡格列净

单次口服卡格列净 100 mg 和 300 mg 后 1～2 h 达到血药峰浓度(中位 T_{max})。从 50 mg 至 300 mg,C_{max} 和 AUC 随剂量成比例增加。100 mg 和 300 mg 剂量表观终末半衰期($t_{1/2}$)分别为 10.6 h 和 13.1 h。100 mg 至 300 mg 每天一次给药,4～5 d 后达到稳态。平均绝对口服生物利用度约为 65%。进食或空腹服用均可(100 mg,每天 1 次开始,必要时可增加至每天 300 mg),推荐每天第一餐的餐前服用。主要经由 UGT1A9 和 UGT2B4 进行葡萄糖醛酸化生成两种无活性的 O－葡萄糖醛酸代谢物。CYP3A4 介导的卡格列净(氧化)代谢在人体中所占比重较小(约 7%)。代谢产物主要经肾和粪便排出,分别约为 33% 和 52%。年龄、体重指数(BMI)、性别、人种和肝功能改变对卡格列净的药代动力学没有临床显著影响。卡格列净不抑制、灭活或诱导 CYP 450 同工型。当本品与常用处方药品联合给药时,不建议调整剂量。

3. 恩格列净

口服给药后 1.5 h 达到恩格列净的血浆峰浓度,半衰期为 12.4 h。之后,血浆浓度呈双相性降低,有快速分布相和相对缓慢的终末相,恩格列净的主要代谢途径是通过尿苷 5′-二磷酸-葡萄糖醛酸基转移酶 UGT2B7、UGT1A3、UGT1A8 和 UGT1A9 进行葡萄糖醛酸反应,大约 95.6%的药物随粪便(41.2%)或尿液(54.4%)消除。恩格列净每日 1 次(10 mg 或 25 mg),可空腹或进餐时服用。年龄、体重指数(BMI)、性别、人种和肝功能改变对恩格列净的药代动力学没有临床显著影响。恩格列净不抑制、灭活或诱导 CYP450 同工型。当本品与常用处方药品联合给药时,不建议调整剂量。

(二) 适应证和注意事项

(1) 适应证:单用或与其他作用机制不同的抗糖尿病药物联用,如二甲双胍、磺酰脲类药物、α-糖苷酶抑制剂、噻唑烷二酮衍生物、DPP-4 抑制剂、GLP-1 受体激动剂和 SGLT-2 抑制剂,以及胰岛素,控制 2 型糖尿病患者的血糖。

(2) 指南推荐:鉴于目前一些大样本的 RCT 研究结果,指南推荐合并慢性心衰(尤其是 LVEF<45%的患者)或 CDK(eGFR 30～60 mL/(min·1.73 m^2),或 ACR≥30 mg/g,特别是大于 300 mg/g 者)的 2 型糖尿病患者,不论其血糖是否达标或是否使用二甲双胍均可及时起始或联合有获益证据的 SGLT-2 抑制剂,如达格列净、卡格列净和恩格列净等。对于非 2 型糖尿病合并心衰者,一些指南推荐也可起始,并将此类药物列为重要的治疗慢性心衰的药物之一。

(3) 注意事项:① 对此类药物严重超敏反应史、严重肾受损(肾病终末期 ESRD 或正在透析)者禁用;② 低血压:开始处方 SGLT-2 抑制剂前,需评估容积状态,对老年人,有低收缩压患者,或如用利尿药,ACEI 或 ARB 者,应注意纠正低血容量,同时治疗期间监测体征和症状,对使用后出现低血压者应减少 SGLT-2 抑制剂剂量,合并使用降压药物者,可减少降压药物的剂量或种类;③ 急性肾损伤:治疗期间有报道可发生急性肾损伤,治疗期间应注意监测肾功能,其主要的诱因或易感人群为:低血量、慢性肾功能不全(eGFR 低于 60 mL/(min·1.73 m^2))、心衰(尤其是合并使用 ACEI 或 ARB 或非甾体类药物)者;④ 高钾血症:有肾功能受损和易患高钾血症的患者,应注意监视血钾水平;⑤ 低血糖:该类药物单一使用一般不出现低血糖,但与胰岛素或胰岛素促分泌素联合使用时,可能出现低血糖,应注意减少胰岛素或胰岛素促泌剂的剂量,特别是在血糖已达标的心衰或 CKD 的患者中起始联用时;⑥ 生殖泌尿系感染:机会可能增加,尤其是女性生殖系统感染,使用该类药物期间,应告知患者适当多饮水并注意局部卫生;⑦ 酮症或酸中毒:使用该类药物可能出现轻度酮症,如血糖水平控制良好,一般无需停药或调整剂量,偶有酮症酸中毒,应停药并分析原因;⑧ 儿童和青少年:目前无临床使用的证据,不推荐使用;⑨ 孕妇和哺乳期:妊娠期间的妇女不推荐使用,正在哺乳期的妇女慎用,如确需使用,建议暂停哺乳。

九、胰淀素类似物——普兰林肽

正常情况下胰淀素与胰岛素并行从胰岛 B 细胞分泌入血,通过迷走神经传出途径发挥作用，延缓胃中食物的排空，抑制餐后胰高糖素释放并引起饱足感，上述作用有助于降低餐后血糖，但胰淀素因其聚集性、黏附性、不稳定性和难溶解性而不适于药用。普兰林肽(pramlinitide)为人工合成的胰淀素类似物，它是将人胰淀素的25位、28位和29位氨基酸替换为脯氨酸，克服了胰淀素不利的理化特性，而仍保持其相等的生物效应。2005年3月美国FDA批准了胰淀素类似物可作为用于临床治疗1型和2型糖尿病患者的辅助用药。

本品皮下注射生物利用度为30%～40%，达峰时间为20 min，半衰期为29 min，主要经肾脏排泄，轻度肾功能不全者(内生肌酐清除率大于20 mL/min)，其药物排泄无明显变化。临床研究报告在1型糖尿病和2型糖尿病患者中，合用普兰林肽均可不同程度降低餐后血糖和HbA1c，减轻血糖波动，低血糖发生率低。对于1型糖尿病患者，建议初始计量为每日3次，每次15 μg，餐前皮下注射，如3～7天血糖未达标，每次可增加15 μg，最大推荐计量为一日3次，每次60 μg。对于2型糖尿病患者，一般建议初始剂量每日3次，每次60 μg，3～7天后可加量至最大推荐剂量，每日3次，每次120 μg。不良反应为短暂的恶心感，多在2周后消失。低血糖发生率一般与安慰剂相同。

十、甲磺酸溴隐停缓释片

溴隐亭为多肽类麦角生物碱，是一种特异性的中枢多巴胺D_2受体激动剂，临床主要用于治疗垂体泌乳素瘤和高泌乳素血症所致的闭经和溢乳，以及女性不孕，也可用于治疗震颤麻痹等。在临床实践中，有研究者偶然发现，服用溴隐亭可降低肥胖患者体重，并能有效地改善肥胖患者的胰岛素抵抗。近年来一些临床试验观察到该类药物在治疗2型糖尿病中取得了一定的降糖效果。2009年5月，美国食品和药品管理局批准了速释型溴隐亭制剂——甲磺酸溴隐亭片(Cycloset)作为治疗T2DM的一种新药。本药服药每天1次(1.6～4.8 mg)，单用或合用(联合磺酰脲类、双胍类及胰岛素等)均能良好地改善2型糖尿病患者的血糖控制并一定程度地降低体重。Cycloset改善血糖的作用机制尚未明确，可能与溴隐亭的快速释放剂在外周如脂肪组织及肝脏的同步脉冲式给药有关，其产生的一系列下游生化反应反馈至中枢神经系统，使SCN(视交叉上核神经元)和中枢神经系统其他地方的多巴胺活性增加，同时减少了VMH(腹内侧下丘脑)分泌去甲肾上腺素和5-HT，从而减少肝糖原的输出及抑制脂肪的分解，同时加强组织对葡萄糖的利用，进而改善糖耐量异常及胰岛素抵抗。其降低体重可能与其修复体内多巴胺神经元信号异常(有研究数据表明，多巴胺神经元信号减少参与了肥胖和代谢综合征的发病)以及增加大脑多巴胺受体数量或改善多巴胺敏感性有关。

十一、葡萄糖激酶激动剂

葡萄糖激酶(GK)属于己糖激酶家族中的一员，具有独特的功能，也被称为己糖激酶Ⅳ或己糖激酶D(ATP:D-葡萄糖-6-磷酸转移酶，EC 2.7.1.2)，是一种分子量50 000的细胞质酶，是葡萄糖代谢第一步的酶，催化葡萄糖变成葡萄糖-6-磷酸(G-6-P)。GK约60年前被发现，最初在1963年在大鼠的肝脏中发现，其后1968年在小鼠的胰岛细胞中发现。GK选择性地在胰岛B细胞和肝脏(肝细胞)中表达，两者都在全身的血液葡萄糖稳态中起到至关重要的作用。GK是葡萄糖传导机制中的重要组成部分，常被称作胰岛B细胞中的

"葡萄糖传感器"(glucose sensor)。在胰岛 B 细胞中,GK 通过把血糖水平和一个复杂的信号流促成的胰岛素分泌联系起来,成为一个的葡萄糖刺激胰岛素分泌的分子传感器。葡萄糖转运体-2 运输葡萄糖穿过胰岛 B 细胞膜以及肝实质细胞。葡萄糖的摄入速率受葡萄糖磷酸化速率的限制,而这一步骤是由 GK 催化的(GKB 在胰岛 B 细胞中,GKL 在肝脏中)。在胰岛 B 细胞中,GK 促进葡萄糖转化为 G-6-P,促进葡萄糖三羧酸循环,ATP/ADP 比增加,关闭 ATP-敏感(ATP-sensitive)K^+ 通道;细胞膜去极化 Ca^{2+} 内流,致细胞内胰岛素分泌进入血循环。在肝脏细胞中,它催化葡萄糖转化成 G-6-P,进一步促进肝糖原合成并抑制肝糖分解,从而降低血糖。

葡萄糖激酶激动剂(GKAs)是一类小分子的合成有机物,特点是可以有效地变构激动 GK,最早于 2003 年报道,鉴于其对胰岛 B 细胞和肝脏的双重降糖作用,预期可达到良好的降糖效果。2010 年,GKAs-吡格列丁被发现,其不仅可促进胰岛素分泌,并增加胰岛 B 细胞对葡萄糖的敏感性,且减少 T2DM 患者肝糖原分解,进而降低空腹和餐后血糖。此后,许多研究显示 GKAs 可作为单药治疗 2TDM,现已有 100 多种 GKAs 被合成,它们通过双重机制保持血糖稳态:改善肝脏葡萄糖利用率和葡萄糖依赖性地促进胰岛素分泌。大多数 GKAs 属于酰胺类衍生物,如苯甲酰胺,甲酰胺和酰胺等。目前全球已有多个 GK 激动剂进入临床研究,其中 HMS5552(dorzagliatin,多扎格列艾汀)是目前唯一完成Ⅲ期临床研究的 GK 激动剂,现已公布的临床试验结果显示:HMS5552 无论是单独使用(可降低 HbA1c 1.0%作用)还是与其他药物联合治疗 T2DM,均具有较明确的效果,其除了上述降糖机制之外,还可改善肠道 L 细胞分泌 GLP-1,有望成为新一代的 T2DM 治疗药物,现已被中国药监局批准用于饮食运动或二甲双胍治疗血糖不达标的 2 型糖尿病患者的血糖控制。

十二、糖异生抑制剂

如长链脂酰 CoA 肉毒碱转酰酶-Ⅰ剂——乙莫舍克(etomxix)、乙酰肉毒碱转换酶抑制剂——脒丙酸及丙酮酸羧化酶抑制剂等,动物实验及初步的临床研究报道有明显的降血糖作用,长期疗效及其毒性作用尚待临床验证。

十三、β_3-受体激动剂

特异性激动人类白色和褐色脂肪组织上存在的 β_3-肾上腺素能受体可使白色脂肪组织溶解和活化褐色脂肪组织产热,而不影响 β_1 和 β_2-受体激动后的其他病理生理后果。动物实验证实其有明显的抗肥胖和抗糖尿病作用,有研究认为可能是治疗肥胖和肥胖型糖尿病的药物之一,副作用少,但尚待更多的临床研究证实。

十四、胰岛素样生长因子-1

胰岛素样生长因子-1(IGF-1)是由 70 个氨基酸组成的多肽,其结构与胰岛素相似,通过与其受体特异性结合而发挥生物学作用。IGF-1 受体的信号传导和酪氨酸决定族与胰岛素受体相似,且活化共同的细胞内途径,但二者的作用强度有差异。现可通过人类基因重组技术生产 IGF-1 供临床使用,动物实验和临床研究报道短期静脉输注或皮下注射 IGF-

1 具有类胰岛素作用，如抑制肝脏葡萄糖输出，刺激外周组织葡萄糖摄取和氧化，抑制脂肪和蛋白质分解等。有研究者认为 IGF－1 可作为治疗某些糖尿病的一种有用的辅助药物，但目前 IGF－1 主要用于治疗极度胰岛素抵抗（如胰岛素受体缺陷）和生长激素缺乏等。目前有关其长期应用的副作用尚不清。

十五、二氯乙酸

二氯乙酸亦代表一种新的口服抗糖尿病药物，能降低血糖和血脂，但不刺激胰岛素分泌。主要机制为兴奋丙酮酸脱氢酶，增加丙氨酸和乳酸的外周氧化，阻断葡萄糖乳酸盐循环和丙氨酸循环，减少糖异生的三碳前体底物。现已合成一些乙氯乙酸的衍生物，可降低糖尿病大鼠的血糖和乳酸水平，抑制肝脏糖异生、甘油三酯及胆固醇的合成，临床应用价值有待进一步研究。

十六、微量元素——镁和铬等

糖尿病患者伴有低镁血症和铬的缺乏，上述微量元素的缺乏可导致或加重胰岛素抵抗，适当补充镁和铬等可能有助于血糖的控制。

十七、常用抗糖尿病药物安全性比较

常用抗糖尿病药物安全性比较见表 8-21。

表 8-21　抗糖尿病药物安全性比较

	SU	MET	GI	TZDs	胰岛素	DPP－4I	GLP－1RA	SGLT－2I
低血糖风险	↑↑	（－）	（－）	（－）	（↑↑）	↑或（－）	↑或（－）	（－）
体重	↑	↓或（－）	↓或（－）	↑	↑	↓或（－）	↓	↓
胃肠道反应	（－）	↑	↑	（－）	（－）	（－）	↑	（－）
乳酸酸中毒	（－）	↑或（－）	（－）	（－）	（－）	（－）	（－）	（－）
下肢水肿	（－）	（－）	（－）	↑	↑或（－）	（－）	（－）	↓
心血管事件	（－）	↓或（－）	↓或（－）	心衰↑	（－）	（－）	（－）	↓

注：SU：磺酰脲类药物；MET：二甲双胍；GI：糖苷酶抑制剂；DPP－4I：DPP－4 酶抑制剂；GLP－1RA：GLP－1 受体激动剂；SGLT－2I：SGLT－2 抑制剂。

十八、慢性肾损害与抗糖尿病药物的选择和调整

慢性肾损害（3 期及以上：eGFR≤60 mL/（min・1.73 m^2））与抗糖尿病药物的选择和调整，见表 8-22。

十九、慢性肾病疾病的分期

慢性肾病疾病的分期见表 8-23。

表 8-22　慢性肾损害与抗糖尿病药物的选择和调整

分类	药物	60～45 mL/(min·1.73 m²)	45～30 mL/(min·1.73 m²)	30～15 mL/(min·1.73 m²)	≤15 mL/(min·1.73 m²)或透析
磺脲类	甲苯磺丁脲	×	×	×	×
	格列本脲	×	×	×	×
	格列吡嗪	减量	减量	×	×
	格列齐特	减量	减量	×	×
	格列喹酮	可以	可以	可以	×
	格列美脲	减量	减量	×	×
GI	阿卡波糖	可以	可以	×	×
	伏格列波糖	可以	可以	减量	减量
	米格列醇	可以	可以	×	×
双胍类	二甲双胍	可以	减量	×	×
TZDs	罗格列酮	可以	可以	可以	可以
	吡格列酮	可以	可以	无证据	无证据
格列奈类	瑞格列奈	可以	可以	可以	可以
	钠格列奈	可以	可以	可以	减量
GLP-1RA	艾塞那肽	可以	可以	×	×
	利那鲁肽	可以	可以	可以	×
	利司那肽	可以	可以	×	×
	洛塞那肽	可以	可以	×	×
	度拉糖肽	可以	可以	可以	×
	司美格鲁肽	可以	可以	可以	×
DPP-4I	维格列汀	可以	减量	减量	减量
	沙格列汀	可以	减量	减量	减量
	西格列汀	可以	减量	减量	减量
	阿格列汀	减量	减量	减量	减量
	利格列汀	可以	可以	可以	可以
SGLT-2I	达格列净	可以	可以	×	×
	卡格列净	可以	可以	×	×
	恩格列净	可以	可以	×	×
胰岛素	各种制剂	可以	可以	可以	可以

注：可以：可以原量使用或根据情况调整剂量；减量：根据肾功能情况减半量或1/4量；×：禁忌、不推荐或无证据。

表 8-23 慢性肾脏疾病分期

分期	描 述	肾小球滤过率
1 期	肾脏损害(如蛋白尿),肾功能正常	≥90 mL/min
2 期	肾脏损害,肾功能轻度降低	60~89 mL/min
3 期	肾脏损害,肾功能中度降低	30~59 mL/min
	3A 期	45~59 mL/min
	3B 期	30~44 mL/min
4 期	肾脏损害,肾功能严重降低	15~29 mL/min
5 期	肾功能衰竭	<15 mL/min

注:慢性肾损害(伴或不伴蛋白尿,包括微量白蛋白尿)分期参见慢性肾脏疾病分期。

第五节 胰 岛 素

一、概述

(一) 胰岛素的发现

胰岛素的发现开创了糖尿病治疗的新纪元,挽救了无数患者的生命。1869 年德国的 Paul Langerhans 发现胰腺外分泌腺及导管组织间有"很小的细胞团",1889 年发现切除狗的胰腺可以引起糖尿病,1893 年 Edouard Laguesse 将 Langerhans 发现的"细胞团块"命名为"Langerhans 胰岛",并推测认为该细胞分泌的物质具有降血糖作用,1904 年 Georg Zuelzer 发现胰腺提取物可降低糖尿病动物(狗)尿糖排泄,但未测血糖,并将其应用到 8 位糖尿病患者身上,因严重副作用而阻碍了其更详尽的研究,1909 年 Jean de Meyer(比利时)将这种物质命名为"insulin"。之后第一次世界大战发生,中断了科学家们有关胰岛素的研究。Frederick Grant Banting,一名在加拿大安大略省伦敦市工作的训练有素的执业外科医生,虽然没有有关糖尿病及其相关的研究经验,却急于寻求一些有价值的发现,1920 年 10 月 31 日清晨 2 点,他在其笔记本上草草写下"糖尿病,结扎狗的胰腺导管,使狗继续存活直至腺泡衰退,残留胰岛,试图分离胰岛的内在分泌物,以缓解糖尿"。带着这个思路,1921 年夏季,Banting 求助于多伦多大学著名的生理学教授 J. J. R. Macleod(在当时具有很高国际声望的科学家),Macleod 教授答应给他如下帮助:实验室、实验动物(狗)、经费,以帮助他完成实验。在实验研究的一开始 Macleod 教授便给予 Banting 许多指导和建议,同时派其学生助理 Charles H. Best 帮助他开展实验研究。Banting 和 Best 于 1921 年 5 月开始了他们的实验室工作,到 12 月研究小组才真正认识到从冷却了的胰腺组织获得的提取物具有明显降低血糖作用。在 Banting 的再次要求下,在 1921 年 12 月晚些时候,Macleod 教授将一名训练有素的生物化学家 James B. Collip 推荐给了研究小组。1921 年 12 月 30 日,Banting 和 Best 在美国生理学学会上报道了他们的研究结果,但他们的文章却收到广泛质疑和批评。与此同时,Collip 研究出了一种改进胰腺提取和提纯的方法并证实胰腺提取物可增加肝脏储存糖原,且能够消除尿酮体。1922 年 1 月 11 日研究小组给一名在多伦多综合医院住院的已处于死亡边缘的14岁糖尿病患儿Leonard Thompson注射了胰腺提取物，但第一次注射没能改善这位患者的症状，却在注射部位形成了脓肿，经过2周夜以继日的努力和方法学的改进，1月23日他们再次给这位男孩注射了由Collip制备的胰腺提取物，结果惊喜地发现Thompson的血糖降到了正常水平，尿糖和尿酮体消失。这一简单的治疗实验开创了使用胰岛素治疗糖尿病的先河。最初研究小组将这种降低血糖的物质命名为“isletin”，后来接受Macleod教授的建议使用“insulin”一词。

1922年5月3日，多伦多研究小组在全美生理学年会上以《胰腺提取物对糖尿病的作用》一文，详尽报道了研究结果，报告的研究结果引起了全场听众起立并热烈鼓掌，因为他们知道这是现代医学史上一项非常伟大的发现。由于在胰岛素发现及其在糖尿病患者治疗上所取得的杰出成就，1923年Banting和Macleod教授分别被授予诺贝尔医学或生理学奖，随后Banting宣布他将与Best平分他的奖金，而Macleod也宣布与Collip分享了他的奖金。人们不难看出，胰岛素的发现是研究小组集体协作的结果：在Macleod教授的指导下，以Banting最初的实验结果为基础，Best辅助了整个研究过程，而Collip为确保实验的最后成功做出了一系列具有突破性的贡献，如此才会有最终的胰岛素被用于临床治疗糖尿病的结果，它的临床使用挽救了无数糖尿病患者的生命（在没有胰岛素的年代，青少年1型糖尿病患者平均成活1年左右），改善了糖尿病患者的生活质量和预后。1922年以后，因为胰岛素的发现和临床使用，以往有关糖尿病患者死亡速度的讨论，突然转向了对使用胰岛素如何提高糖尿病患者的生活质量上。Leonard Thompson在胰岛素的治疗下活到35岁，而在当时一名同时接受胰岛素治疗的名叫Ted Ryder的1型糖尿病男孩则生活到1993年，享年76岁，终身接受胰岛素治疗达71年。90岁的1型糖尿病患者Gladis Dull曾说：“1924年我开始应用胰岛素，80多年来从未错过一次注射。”胰岛素治疗不仅给了她健康的生活，而且使她获得了长寿。为了缅怀Banting教授在发现胰岛素的这一功绩，1991年世界卫生组织和国际糖尿病联盟决定将他的生日——11月14日，定为世界糖尿病日，2007年为进一步促进各国政府的重视，将“世界糖尿病日”更名为“联合国糖尿病日”，以号召世界各国在这一天广泛开展糖尿病宣传、教育和防治工作，以推动全球各国糖尿病的防治。

由于应用Collip方法获得的胰腺提取物无法满足那些蜂拥至加拿大多伦多的悲观失望的糖尿病患者对胰岛素的需求，1922年6月3日，以Collip和Best的名义申请了美国第一项胰岛素专利，然后他们以1美元的“价值”象征性地进行了转让。1922年秋，美国礼来公司的科学家使用等电沉淀法大大提高了胰岛素的纯度和产量，并率先生产人类第一支瓶装胰岛素。1923年在Banting和Best的许可下，一位丹麦的生理学家August Steenberg Krogh（诺贝尔奖获得者）在北欧半岛开始了工业生产胰岛素的研发，创立了诺和诺德公司。1936年Hagedorn等将胰岛素与鱼精蛋白锌结合而合成长效胰岛素（PZI），1946年研发出中效胰岛素（NPH），PZI每100单位胰岛素含有锌大约0.25 mg，而NPH只含有锌0.016～0.04 mg（低鱼精蛋白锌胰岛素），PZI有过量的、自由的鱼精蛋白锌可与加入的可溶性胰岛素相结合，一般1单位PZI其中过量的鱼精蛋白可结合1单位的可溶性胰岛素；NPH不含过量的自由的鱼精蛋白，与可溶性胰岛素发挥各自的短效和中效的作用。

（二）胰岛素的来源

早年胰岛素来自猪或牛的胰腺提取物。1963年人胰岛素从人胰腺中提取了出来。1974年实现了人胰岛素完全的化学合成。1972～1981年，胰岛素的生物合成技术和半合成技术得到平行发展，从而使得人胰岛素生产达到了充足的数量，满足了临床治疗糖尿病患者的需求。半合成人胰岛素是通过将猪胰岛素B链终末氨基酸——丙氨酸经酶催化裂解，并且由苏氨酸替代，产生与人胰岛素结构完全一样的胰岛素；生物合成的基因重组人胰岛素是通过将经修饰的前胰岛素原“基因”通过基因工程技术引入酵母菌细胞或大肠杆菌细胞中，然后经酿造或繁殖，产生大量微小“前胰岛素原”（拥有A链、B链和C片段，与自然胰岛素不完全相同），经吸收、结晶和离心技术、洗脱和分离出微小前胰岛素原，再经过酶的转换、切除C片段、转化为人胰岛素，最后所得到的人胰岛素纯度高。人胰岛素与动物胰岛素相比，具有免疫原小，过敏反应少及生物效价相对较高等优点。1999年开始研制出人胰岛素类似物，它改变了人胰岛素的理化特性，但是不改变其生物学作用和抗原性，主要包括速效人胰岛素和长效人胰岛素类似物。

（三）胰岛素的pH值

胰岛素最初生产的仅有纯度不高的酸性溶液，至1961年才出现了中性胰岛素(actrapid)，其注射部位的耐受性、化学性质稳定性较好，与中效胰岛素混合，不影响混合物的中性pH值，储存时间较长。

（四）胰岛素的纯度

最初胰腺的提取物，非常粗糙，含有许多其他物质，如前胰岛素原、胰岛素多聚体、去氨基胰岛素、胰高糖素、胰多肽血管活性肠肽及生长激素释放抑制激素等。1926年结晶技术得到发展，通过此技术提纯的结晶胰岛素仍含有前胰岛素原等污染物；20世纪五六十年代应用层析分离技术，生产出单峰胰岛素，其污染物的浓度为10～50 mg/L；1973年丹麦诺和诺德公司生产单组分胰岛素，使前胰岛素原的污染物被降低至1 mg/L，使对胰岛素纯度的寻求达到了顶峰。

二、胰岛素制剂及其药代动力学(皮下注射)

目前国内外临床应用的胰岛素有动物胰岛素（包括正规胰岛素和长效胰岛素，来源于猪胰腺的提取）及人胰岛素（中性短效可溶性胰岛素——短效胰岛素，低精蛋白锌人胰岛素——中效胰岛素(NPH)，中性预混人胰岛素——30R、40R和50R等）和人胰岛素类似物（速效胰岛素类似物和长效胰岛素类似物）等。以下重点介绍胰岛素皮下注射和皮下持续输注疗法。不论猪胰岛素、人胰岛素还是胰岛素类似物，相同剂量的胰岛素的降血糖效果基本相似。

（一）正规胰岛素(RI)

皮下注射30 min～1 h起效，高峰2～4 h，持续6～8 h。亦可静脉、肌肉、皮下输注及腹腔输注等。

（二）鱼精蛋白锌胰岛素(PZI)

仅皮下或肌肉注射。皮下注射4～6 h起效，高峰时间14～24 h，持续36 h。可与RI混合。一般情况1 U PZI中约多于1个单位的鱼精蛋白锌，可与混合后的1个单位的RI结合。现已基本不在临床使用。

（三）正规胰岛素混合 PZI

混合后胰岛素的组成与混合的比例有关。一般 RI 与 PZI 比例为(2～3)：1。若为 2：1，则混合后正规胰岛素约 1/3，而中效胰岛素为 2/3；若为 1：1，则混合后全部转为中效胰岛素。混合时须注意先抽短效的，后抽 PZI，混匀，皮下注射。不同厂家和不同批次的胰岛素不相互混合，动物胰岛素不与人胰岛素相互混合。现已基本不在临床应用。

（四）中性短效可溶性人胰岛素

皮下注射起效 0.5 h，最大作用时间 1～3 h，持续时间 8 h。亦可通过肌肉、静脉或腹腔内给药或通过胰岛素泵持续皮下输注。

（五）低精蛋白锌人胰岛素(NPH)

中效，白色混悬液。皮下注射起效时间 1.5 h，最大作用时间 4～12 h，可持续时间 24 h。亦可肌肉注射，一般不采用。

（六）中性预混人胰岛素(包括 30R、40R、50R 等)

30R：30%为中性短效可溶性人胰岛素，70%为 NPH 人胰岛素；40R：40%为中性短效可溶性人胰岛素，60%为 NPH 人胰岛素；50R：50%为中性短效可溶性人胰岛素，50%为 NPH 人胰岛素。不同比例的混合胰岛素，药代动力学存在一些差异，30R 混合制剂相对控制空腹血糖更好，而 50R 对餐后血糖控制相对好些，有时二者根据情况也可联合使用。

（七）速效人胰岛素类似物

不论动物胰岛素或人短效胰岛素其在安瓿内高浓度状态下多与 2 个锌离子结合形成六聚体，以此六聚体注射于皮下很难吸收，需在注射部位被组织液稀释，解离为二聚体，进而解离为单体再缓慢吸收，部分胰岛素也可以二聚体的形式吸收，这是常规速效胰岛素皮下注射作用出现延迟的主要原因。近年来已可通过分子生物学手段将参与二聚体和六聚体形成的氨基酸置换为其他氨基酸，并不影响其抗原性和生物活性等特点，从而制造出许多超速效胰岛素类似物。

目前具代表性和进入临床应用速效型胰岛素主要有赖氨酸-脯氨酸胰岛素(简称赖脯胰岛素)、门冬胰岛素和谷赖胰岛素。赖脯胰岛素是将人胰岛素 B 链 28 位的脯氨酸和 29 位的赖氨酸相互置换而成；门冬胰岛素是将人胰岛素 B 链第 28 位的脯氨酸由天门冬氨酸替代；谷赖胰岛素是将人胰岛素 B 链第 28 位的脯氨酸由谷氨酸替代。通过上述化学结构的改变可降低胰岛素与锌离子的亲和力，在体外虽仍为胰岛素六聚体或其他形式多聚体存在，但其注射进入皮下，易解离为单体而易被吸收，约 30 min 可达最大血浓度，1 h 左右达最大降血糖作用，持续作用时间 3～4 h。

该类胰岛素尤其较适用于以下患者：① 因其吸收快，可在即将进餐时注射，对不大遵守医嘱或不按时用药者更有利；② 对餐后高血糖更有效；③ 因其作用时间短，尤其适于易在餐间或餐前出现低血糖的患者；④ 胰岛素泵持续皮下输注和餐前大剂量追加。

（八）长效人胰岛素类似物

1. 精氨酸-甘氨酸人胰岛素

或称为 Glargine（简称甘精胰岛素，由赛诺菲公司研发），是一种透明不含鱼精蛋白和过量 Zn^{2+} 的长效人胰岛素，它是在人胰岛素 B 链羧基端连接了两个精氨酸并且 A 链羧基端的最后一个天门冬氨酸被甘氨酸取代，该胰岛素类似物在体外溶液中很容易聚合，形成致密的六聚体，使溶解度降低，吸收减慢，半衰期 12.5 h。国内常用规格为 100 U/mL。临床应用显示，甘精胰岛素作用缓慢，可维持 24 h 而无明显的血药峰值，每天注射一次，可保持“基础状态胰岛素水平”，与餐前注射超短效胰岛素或肺吸胰岛素联合使用，可较好地模拟生理性的胰岛素血浓度水平。目前进一步有更加“浓缩型”的甘精胰岛素上市（300 U/mL），其吸收更加缓慢，半衰期可达 19 h，血药浓度更加稳定。

2. 地特胰岛素（Detemir，由诺和诺德公司研发）

与正规人胰岛素不同，它是在人胰岛素 B 链底 29 位赖氨酸上结合了一个 N16 -烷酸基的游离脂肪酸，又称为 N -棕榈酰基赖氨酸人胰岛素（NN304）。NN304 吸收入血液循环后可与白蛋白结合，明显延长其半衰期（约 14 h），睡前注射可有效控制基础血糖，而不易发生低血糖。NN304 同样能与快速胰岛素混合，生成一种集快速与长效于一体的混合制剂。NN304 进入肝脏的时间迟于人胰岛素，与白蛋白结合的复合物分子量大，不能经肾小球滤过。

3. 德谷胰岛素（Insulin degludec，由诺和诺德公司研发）

德谷胰岛素改变了人胰岛素分子的一个氨基酸，即去掉其 B 链第 30 位氨基酸，然后通过 1 个谷氨酸连接子，将 1 个 16 碳脂肪二酸侧链连接在 B29 位上，其氨基酸序列与人胰岛素保持着很高的同源性。德谷胰岛素注射皮下后形成的多六聚体作为储存库聚集在皮下注射部位，之后缓慢解聚释放德谷胰岛素单体，弥散进入毛细血管，这就是德谷胰岛素延长作用时间的主要机制。德谷胰岛素进入血循环后，由于脂肪酸侧链的作用，会与白蛋白可逆性结合，使其作用时间进一步延长，从而达到超长效作用。此外，德谷胰岛素制剂中添加了锌、苯酚，与其脂肪酸和连接子形式共同发挥作用，从而达到延长作用时间的效果：① 德谷胰岛素单次注射后，半衰期接近 25 h，连续 6 天每日注射 1 次，可达到平稳的血浆胰岛素浓度；② 德谷胰岛素产生的药效学个体内变异性显著低于甘精胰岛素；③ 口服降糖药血糖控制不佳的 2 型糖尿病患者中，德谷胰岛素每日 1 次或隔日 1 次皮下注射，均可安全有效降低血糖；④ 隔日 1 次德谷胰岛素治疗，可提高患者治疗依从性和满意度，但目前仍推荐每日 1 次，以免漏用。

甘精胰岛素、地特胰岛素和德谷胰岛素可与所有口服抗糖尿病药物和餐时胰岛素联合使用，在口服抗糖尿病药物血糖不达标的情况下可以考虑优先起始基础胰岛素，尤其是老年人、HbA1c<8.5%和口服药物种类 1～2 种的患者。基础胰岛素也可与 GLP-1 受体激动剂联合，低血糖风险小，且可减少胰岛素使用体重增加的程度。与 NPH 相比，上述基础胰岛素类似物低血糖发生率更低，体重增加的机会更少，受注射时间的限制更小。

（九）人胰岛素类似物预混制剂

其主要是将速效胰岛素（门冬胰岛素、赖脯胰岛素和谷赖胰岛素）和鱼精蛋白按不同的比例混合。主要有如下种类：预混 25（如赖脯 25）、30（如门冬 30）和 50（如门冬 50）等，其中速效胰岛素分别占25%、30%和50%，中效胰岛素分别占75%、70%和50%，低预混胰岛素(25,30)控制空腹血糖相对较好，中预混胰岛素(50)控制餐后血糖相对较。人胰岛素类似物预混制剂相对预混人胰岛素而言，对控制餐后血糖更好，低血糖风险降低，且餐前即刻皮下注射更灵活方便。

预混双胰岛素(德谷门冬胰岛素，诺和诺德公司研发)是将速效门冬胰岛素与德谷胰岛素事先按一定的比例混合的预混制剂，其中门冬胰岛素和德谷胰岛素各自发挥其速效和基础胰岛素的降糖效果，已在临床逐步推广使用，其与目前使用的预混人胰岛素或预混人胰岛素类似物相比，具有一定优点，如无需注射前混匀，空腹血糖控制更好、低血糖更少、主餐前注射、注射更灵活，更好地兼顾空腹和餐后血糖。

不同胰岛素治疗方案的优缺点见表8-24。

表8-24　不同胰岛素治疗方案的优缺点

胰岛素种类	优　点	缺　点
短效胰岛素	较快吸收，较好的餐后血糖控制	空腹血糖水平高，需要每天注射三次＋基础胰岛素
速效胰岛素	快速吸收，良好的餐后血糖控制	空腹血糖水平高，需要每天注射三次＋基础胰岛素
基础胰岛素	有效控制FBG，低血糖发生率低	没有短效成分，餐后血糖控制不佳
预混人胰岛素	兼顾FBG和PBG，多数时间血糖较好	餐后血糖有时不理想，餐前或夜间常有低血糖发生
预混类似物	兼顾FBG和PBG，低血糖较少	午餐后血糖相对较高，有时需中餐前追加
预混双胰岛素	兼顾FBG和PBG，低血糖更少	午餐后血糖相对较高，有时需中餐前追加
餐时＋基础	比较符合胰岛素生理分泌	注射次数较多，依从性较低
胰岛素泵	比较符合胰岛素生理分泌，生活质量提高	费用相对较高

三、胰岛素的传送系统

由于胰岛素是由51个氨基酸组成的蛋白质，在酸性条件下和在肠道酶的作用下可使胰岛素变性和分解，因此一般情况下不能口服给药，常使用皮下注射给药和静脉给药。

(一) 皮下

皮下是临床最常使用的胰岛素给药途径，可应用注射器、胰岛素笔、胰岛素喷射器和胰岛素泵持续皮下输注等方式。胰岛素喷射泵通过高压将胰岛素喷射至皮下组织，且快速、简便、无痛，但费用较高，国内临床尚未广泛推广应用。

1. 注意事项

(1) 注射部位：脐周3 cm以外的腹部、股部、臂部及肱三头肌部等，腹部注射吸收较快，受身体活动的影响小。其他部位吸收相对较慢，但运动或洗澡后可加速其吸收，易致运动或洗澡后低血糖，须注意。

(2) 个体化，小剂量开始。

(3) 与进餐相配合一致，速效人胰岛素类似物或人胰岛素类似物预混制剂可餐前即刻注射，短效或预混人胰岛素餐前 15～30 min 皮下注射，中效胰岛素一般餐前 1 h 给药或睡前 10 点左右皮下注射，基础胰岛素类似物如甘精胰岛素、地特胰岛素和德谷胰岛素可早餐前或睡前相对固定的时间皮下注射。

(4) 自行混合胰岛素时（现已基本不在临床应用）应先抽吸短效胰岛素，再抽中效或长效胰岛素；动物胰岛素不与人胰岛素混合，不同厂家生产的胰岛素不相互混合。

(5) 动物胰岛素转换用人胰岛素或类似物时，总量需减少 20%～30%。

(6) 注意胰岛素的规格，现临床应用的有 100 U/mL（胰岛素笔芯、特充胰岛素）、300 U/mL（甘精胰岛素——来优时）和 40 U/mL（如瓶装胰岛素）的胰岛素，抽取时应注意，以免用错剂量。目前的胰岛素注射用笔可达到剂量准确无误。

(7) 胰岛素的储存：不被使用的胰岛素保持贮存在 2～8 ℃，可保证其在有效期内维持生物效应和抗微生物作用；避免任何形式的冷冻，被冷冻的胰岛素即使解冻后，也不应被使用，在乘机旅行时，应将胰岛素置于手提袋中，不要放在托运的行李中，因托运温度可能在冷冻点以下；过高的储存温度可加速胰岛素制剂生物活性的下降，不应将胰岛素暴露在热或直接的光晒下，瓶装或笔芯胰岛素在室温（大约 25 ℃）可安全地储存 6 周左右，笔式胰岛素在被装入胰岛素笔中使用后，可使用或携带 1 个月左右，无需再将其储存在冷藏室中。

(8) 胰岛素注射前应检查胰岛素制剂是否混匀、颜色是否异常和笔芯是否有破损等现象。

2. 影响皮下胰岛素吸收的因素

(1) 胰岛素的种类和剂型：速效胰岛素吸收较快，短效胰岛素次之，基础胰岛素较慢。

(2) 浓度：胰岛素浓度在 10^{-4} mol/L 以上时六聚体是胰岛素存在的主要形式，局部浓度降到大约 10^{-5} mol/L 时则以双体为主要存在形式，只有当浓度降到 10^{-8} mol/L 以下时胰岛素才能解聚为单体，然后快速吸收进入血液循环。

(3) pH 值：在 pH 值位于等电点（5～6）时人胰岛素有最小的溶解度；pH 值在 7～8 时胰岛素在 100 U/mL（600 nmol/mL）呈溶解状态。

(4) 部位：腹部吸收相对稳定，且较快，尤其适合注射短效、速效和预混胰岛素；大腿外侧、上臂外侧和臀部外上侧，胰岛素注射后吸收相对较慢，较适合注射基础胰岛素。

(5) 深浅：注射越深，吸收相对较快。

(6) 运动：局部运动量增加可促进吸收加快。

(7) 注射部位的轮换：注意每次胰岛素的注射部位间隔数厘米，注射部位应每周轮换，如腹部注射应分四个部位：左上、右上、右下和左下轮流注射，可有助于减少注射部位脂肪增生、脂肪萎缩或局部感染，反复注射同一部位所导致的并发症可影响胰岛素的皮下吸收和血糖波动。

（二）静脉给药

只限于给予短效和速效胰岛素，主要用于糖尿病急症的抢救和含糖液体的输注时。常用的载体溶液为生理盐水、氯化钾溶液、葡萄糖溶液、氨基酸混合液、血浆代用品、不含有脂质的胃肠外营养的混合液等，另外胰岛素易与二价金属离子如 Ca^{2+}、Mg^{2+} 和 Zn^{2+} 等形成复合物，因此这些物质在输液瓶中不应与胰岛素相混合等。

（三）肌肉

肌肉注射吸收较皮下快，尤其易发生运动后低血糖，且注射使用不方便、不适感和个体变异性大，临床很少使用。

（四）鼻腔

通过鼻黏膜吸收胰岛素可降低餐后血糖，但血浓度不稳定，生物利用度低，临床不实用。

（五）肺

经肺吸入胰岛素雾化剂，更接近胰岛素生理分泌曲线，其血液胰岛素浓度曲线介于皮下注射常规胰岛素和超短效人胰岛素类似物之间。临床试验显示其有效性和安全性与皮下注射胰岛素相似，尤其对餐后血糖的控制较好，使用比较方便且患者的依从性较好。肺吸胰岛素大约15%的喷雾剂量可被迅速吸收，呼吸道感染对胰岛素的吸收影响不大，哮喘可减少吸收15%～20%。通常被吸入的胰岛素是将短效胰岛素制成粉剂，其颗粒小于5 μm，具有可溶性，并且含有95%的纯胰岛素。吸入性胰岛素装入胰岛素吸入装置（如诺和诺德研制的AERXx），可精确地控制胰岛素的给药剂量，但生物利用度较低，且影响吸收的因素较多，未在临床广泛推广。

（六）直肠给药

通过直肠黏膜吸收胰岛素，生物利用度差且血药浓度不稳定，使用不方便，而未能在临床推广应用。

（七）口服

目前口服胰岛素的研制主要是利用各种载体，如表面活性剂、水杨酸制剂、脂质体、酶抑制剂、乳剂、纳米颗粒等以减少胃肠道对胰岛素的破坏和降解，促进其吸收。动物实验显示口服胰岛素主要在回肠、结肠和空肠等部位吸收，血药浓度达峰时间约为2 h，生物利用度在9.3%～12.7%。目前已有几家公司研制口服胰岛素制剂（如ORMD-0801口服胰岛素胶囊），该胶囊可抵御胃里的强酸环境，胶囊进入小肠然后分解释放胰岛素（胶囊同时含有蛋白质抑制剂，避免肠道的消化酶对胰岛素的降解），然后再通过特殊的技术（肠吸收促进剂：与肠上皮细胞紧密连接，改变小肠黏膜的结构，打开上皮细胞的紧密连接）使胰岛素在小肠被吸收进入肝脏，再进入体循环。小规模的临床试验证实口服胰岛素胶囊具有一定的降糖效果，但其生物利用度低，确切的临床应用价值尚待进一步研究和探讨。

（八）腹腔

多用于肾功能不全患者行腹透（胰岛素加入腹透液中）或皮下埋置程控胰岛素泵（植入型胰岛素泵与血糖感受器结合）时使用，胰岛素经腹膜吸收进入门静脉，较皮下应用更接近生理状态，但剂量难以准确控制，临床很少使用。

（九）胰岛细胞、干细胞移植或胰腺移植

胰岛细胞和干细胞移植已在临床开展，但移植效果不十分满意，尤其是远期效果不理

想，许多问题尚待解决，但近年来随着新型免疫抑制剂的使用和胰岛分离技术的改进，胰岛移植效果有明显提高。胰腺移植多用于糖尿病患者肾功能不全时的胰-肾联合移植，移植成功可望治愈糖尿病。

（十）基因治疗

通过转基因技术使非胰岛B细胞的体细胞获得合成、调控和分泌胰岛素的能力，用于治疗胰岛素缺乏的糖尿病，可望彻底根治糖尿病。目前主要在进行体外和动物实验，应用到临床上尚需相当长的时间。

四、胰岛素治疗的适应证

（一）1型糖尿病患者

包括成人晚发起病自身免疫1型糖尿病，一经明确诊断，均须持续不断地给予胰岛素治疗，即使在其“蜜月期”，也建议持续小剂量给予皮下胰岛素。

（二）2型糖尿病患者需用胰岛素的情况

鉴于糖尿病高血糖发生最根本的原因乃属于胰岛素的缺乏，2型糖尿病患者明显高血糖时或经口服药物治疗血糖控制不达标时（HbA1c≥7%或个体化设定目标）均可予以及时补充胰岛素，糖尿病患者起始胰岛素治疗一般不存在绝对禁忌证，但由于目前胰岛素的补充需注射给药，相对不方便，且可能伴有不同程度的体重增加或低血糖等，以及部分患者的心理抵抗等，临床上应灵活地把握好胰岛素的给药时机，不需太早，但也不可太晚，同时与患者良好沟通，做到胰岛素起始使用的个体化。

(1) 采用生活方式干预+一种口服抗糖尿病药物（次大剂量）血糖控制不达标，可以启动胰岛素治疗，此时可考虑优先启动基础胰岛素。

(2) 采用两种其他抗糖尿病药物血糖控制不达标，应该启动胰岛素治疗，可先启动基础胰岛素，如3～6个月血糖不达标，可考虑转换为预混胰岛素或基础联合餐时胰岛素，也可直接启动预混胰岛素或德谷门冬双胰岛素。

(3) 采用三种其他抗糖尿病药物血糖不达标，应尽早启动胰岛素治疗。此时患者胰岛B细胞功能可能较差，预混胰岛素或德谷门冬双胰岛素起始可能优于基础胰岛素。

(4) 无论是新诊断还是既往在治疗的糖尿病患者，如果病情控制差，如FBG>14 mmol/L或HbA1c>9%或10%伴有高血糖症状、伴有酮症或体重明显下降，均可直接给予胰岛素强化治疗。

(5) 伴急性并发症，如高渗非酮症昏迷、酮症酸中毒和乳酸酸中毒者。

(6) 伴严重慢性并发症，如糖尿病肾病、视网膜病变、神经病变、心脏病变、下肢坏疽及肝功能不全者。

(7) 合并应激状态，如感染、手术、创伤、烧伤及心脑血管事件。

（三）糖尿病合并妊娠

若妊娠前有糖尿病，建议在受孕前就应给予胰岛素治疗以获得良好的代谢控制，若为妊娠期间发现的糖尿病，如饮食治疗1～2周不能使血糖满意控制者（餐后2 h血糖>6.7 mmol/L），应早期使用胰岛素。

（四）继发性糖尿病

如垂体性糖尿病和胰源性糖尿病等。

（五）消瘦型糖尿病

临床难以明确分型的消瘦型糖尿病。

五、皮下胰岛素的使用原则及治疗方案

（一）使用原则

（1）若无糖尿病急性并发症，一般建议个体化，从小剂量开始。

（2）1型糖尿病：初始剂量可按0.5～0.8 U/(kg·d)，一般不超过1.0 U/(kg·d)，胰岛素治疗推荐餐时胰岛素+基础胰岛素或胰岛素泵治疗，不推荐预混胰岛素治疗1型糖尿病，除非在“蜜月期”。

（3）2型糖尿病的胰岛素应用方案较多，常用方案为：① 胰岛素强化治疗（餐时胰岛素+基础胰岛素或胰岛素泵、或每天多次预混胰岛类似物），初始剂量可按0.3～0.8 U/(kg·d)计算，老年人、肾功能不全或营养不良的患者起始剂量应偏小（0.2～0.3 U/(kg·d)），一般情况下餐时胰岛素和基础胰岛素总量可各占50%；或餐时胰岛素60%，基础胰岛素40%。② 若为口服降糖药物转为胰岛素替代治疗，考虑到口服抗糖尿病药物在体内的蓄积作用，初始剂量一般为0.2～0.3 U/(kg·d)，每日初始剂量一般不超过20 U。③ 若口服降糖药物联合胰岛素治疗，初始剂量可更小（若HbA1c<8.0%，可按0.1～0.2 U/(kg·d)起始；若HbA1c≥8.0%，可按0.2～0.3 U/(kg·d)）。④ 基础胰岛素可以和目前临床使用的所有口服药物联合，不推荐预混胰岛素和胰岛素促泌剂联合。⑤ 胰岛素联合GLP-1RA是目前推荐的一种比较合理的方案，尤其是基础胰岛素联合GLP-1RA，其机制互补，低血糖发生少，且有助于减少体重的增加，特别是对需要胰岛素又同时存在肥胖、ASCVD、脂肪肝或慢性肾脏疾病的糖尿病患者。

（4）妊娠期间的糖尿病患者对胰岛素的使用原则与1型糖尿病基本相同，不推荐使用预混胰岛素，但临床还应结合患者的血糖谱，选择适合的胰岛素治疗方案。

（二）皮下胰岛素的常用治疗方案和剂量调整

常用的胰岛素治疗方案包括：基础胰岛素联合口服抗糖尿病药物或餐时胰岛素；预混胰岛素（包括预混动物胰岛素、预混人胰岛素、预混人胰岛素类似物和预混德谷门冬双胰岛素）每天1～2次，建议联合1～2种口服抗糖尿病药物（每天1次，根据情况，各种口服抗糖尿病药物均可联合；每天2次，不主张联合胰岛素促泌剂，其他种类抗糖尿病药物均可联合），对使用预混人胰岛素类似物者，根据情况可在午餐前小剂量追加1次，有助于提高血糖达标率。2型糖尿病起始胰岛素方案的选择需个体化，综合考虑患者胰岛B细胞功能、口服抗糖尿病药物的种类、年龄和工作等，如患者胰岛B细胞功能尚可，1～2种口服抗糖尿病药物血

糖控制不达标时，可考虑首选联合基础胰岛素；如患者已使用2～3种口服抗糖尿病药物，且其中包括较大剂量的胰岛素促泌剂时血糖控制仍不达标，可考虑其预混胰岛素或基础胰岛素联合餐时胰岛素。鉴于预混胰岛素出现低血糖的风险相对多见，老年人、从事高危工种（如出租车司机或高空作业者）或胰岛B细胞功能差的患者不作为首选。

餐时胰岛素主要包括正规短效胰岛素以及速效胰岛素（速效胰岛素包括门冬胰岛素、赖脯胰岛素和谷赖胰岛素）；基础胰岛素目前主要包括NPH、甘精胰岛素、地特胰岛素和德谷胰岛素；预混胰岛素包括预混动物胰岛素、预混人胰岛素、预混人胰岛素类似物和预混德谷门冬双胰岛素。近期基础胰岛素和GLP-1RA的预混制剂（如德谷利那鲁肽、甘精利司那肽）也已上市推广使用。

1. 方案1：基础-餐前强化治疗方案

即餐前应用正规胰岛素或速效胰岛素以主要消除餐后高血糖，睡前注射基础胰岛素，主要控制夜间及清晨的高血糖，尽可能使患者的高血糖昼夜变化达到或接近正常水平，主要适用于内生性胰岛素缺如，餐前、餐后及夜间血糖均增高的糖尿病患者，主要用于1型糖尿病患者的长期治疗，2型糖尿病患者的短期强化治疗，妊娠糖尿病和糖尿病患者的手术前的血糖控制。在剂量分配上，一般早餐前占全天总量的30%，午餐前占20%，晚餐前占25%。若睡前需注射NPH，用全天总量的20%～25%（如为甘精胰岛素、地特胰岛素或德谷胰岛素，则应按40%～50%的比例分配，其余的量再按上述相应的比例分配于早、中、晚餐前），见表8-25。

表8-25 基础（睡前）-餐前加强治疗方案高血糖时胰岛素剂量调整

高血糖时间	早餐前	午餐前	晚餐前	睡前
增加胰岛素	睡前	早餐前	午餐前	晚餐前
低血糖时间	早餐前或午夜	午餐前	晚餐前	睡前
减少胰岛素	睡前	早餐前	午餐前	晚餐前

2. 方案2：自行混合短效胰岛素+PZI或NPH

胰岛素注射前将短效胰岛素和PZI按胰岛素比例混合，相当于预混胰岛素，现已较少使用。若为短效胰岛素（RI）和PZI混合，比例常为RI∶PZI=（2～3）∶1，少见有1∶1，一般RI不少于PZI的量，若采用RI∶PZI=3∶1混合，其混合后的胰岛素的性质类似于预混胰岛素50R，若为2∶1比例混合，则类似于预混胰岛素30R。早餐前注射，其中的短效胰岛素控制早餐前到午餐前的血糖，混合形成的中效胰岛素作用于午餐前到晚餐前的血糖；晚餐前注射其短效胰岛素控制晚餐后到睡前的血糖，中效胰岛素控制夜间至第二天清晨的血糖。短效胰岛素也可和NPH按一定比例在注射前进行混合。自行混合比例的优点之一是可以个体化根据空腹和餐后血糖水平灵活调整短效胰岛素和PZI或NPH的比例，但其缺点是比较麻烦，剂量欠精准，且不同厂家和不同批次的胰岛素不可相互混合，现已很少采用（表8-26）。

表8-26 自行混合胰岛素治疗方案高血糖时剂量调整

高血糖时间	早餐前	午餐前	晚餐前	睡前
增加胰岛素	晚餐前NPH或PZI	早餐前短效	早餐前NPH或PZI	晚餐前短效
低血糖时间	早餐前	午餐前	晚餐前	睡前
减少胰岛素	晚餐前NPH或PZI	早餐前短效	早餐前NPH或PZI	晚餐前短效

3. 方案 3:预混胰岛素

这种方案给糖尿病患者带来较大方便,通常每天 1～2 次,主要适合 2 型糖尿病,部分 2 型糖尿病患者有时仅需每天 1 次(一般晚餐前注射),必要时可每天 3 次,1 型糖尿病或胰岛功能很差的糖尿病患者不建议采用该方案。预混胰岛素类似物注射早晚 1 次,部分患者中餐后血糖可能不理想,可考虑在中餐前追加 1 次。通常早餐前注射全天总量的 2/3,晚餐前注射全天总量的 1/3,也可按 1∶1 的比例起始,少数患者晚餐前的剂量可能高于早餐前。早餐前注射的预混胰岛素用于控制早餐后至晚餐前的血糖,晚餐前注射的预混胰岛素 30R 或 50R 用于控制晚餐后至第二天清晨的血糖。常用的预混人胰岛素 30R、40R 和 50R 和预混人胰岛素类似物。预混胰岛素 50R 或预混胰岛素类似物控制餐后高血糖可能优于预混胰岛素 30R,预混胰岛素 30R 控制空腹血糖相对优于预混胰岛素 50R,临床可根据具体情况灵活选用(表 8-27)。

表 8-27　预混胰岛素分次治疗方案高血糖时剂量调整

高血糖时间	早餐前	午餐前	晚餐前	睡前
增加胰岛素	晚餐前	早餐前	早餐前	晚餐前
低血糖时间	早餐前	午餐前	晚餐前	睡前
减少胰岛素	晚餐前	早餐前	早餐前	晚餐前

4. 方案 4:德谷门冬双胰岛素

目前国内已上市德谷门冬双胰岛素为:70%德谷胰岛素＋30%门冬胰岛素,其不论在笔芯中或注射至皮下,其组分均各自独立存在并发挥各自的效果,其使用法与目前的预混胰岛素基本一致。一般情况每天 1 次起始(0.1～0.2 U/kg 体重),主餐前注射,根据空腹血糖调整剂量;也可每天 2 次起始,尤其当每日剂量达到 0.5 U/(kg・d)或 30～40 U 血糖仍控制不佳,或患者每天有两次主餐时,可考虑改为每天注射 2 次,根据空腹或餐前血糖调整胰岛素剂量。

5. 方案 5:中效胰岛素 NPH 分次治疗方案

该治疗方案的实施和胰岛素剂量的调整基本同预混胰岛素分次注射方案相似,其对餐后血糖的控制稍差,临床应用较少。

6. 其他治疗方案

胰岛素的治疗方案较多,临床应根据具体情况作出适当选择,除上述几种主要治疗方案以外,临床尚可见许多联合口服抗糖尿病药物的治疗方案,可有助于减少胰岛素剂量,改善和稳定血糖控制,避免高胰岛素血症。详见下文中的“抗糖尿病药物的联合治疗”。

7. 胰岛素多次注射治疗程序

(1) 1 型糖尿病患者的胰岛素治疗(无糖尿病酮症等急性并发症情况下)流程如图 8-12 所示。

(2) 2 型糖尿病患者的胰岛素多次注射治疗(无急性并发症情况下)流程如图 8-13 所示。

(3) 2 型糖尿病口服药物联合基础胰岛素治疗流程如图 8-14 所示。

(4) 优化基础-餐时胰岛素治疗方案:饮食运动和口服药治疗血糖控制不理想及早加用基础胰岛素(如甘精胰岛素或地特胰岛素或 NPH),根据空腹血糖目标积极调整基础胰岛素至足量(一般为 0.4～0.6 U/(kg・d)),以获得 HbA1c 的达标;如空腹血糖达标,而餐后血糖或 HbA1c 仍未达标，可积极进一步优化胰岛素方案，可以在某一餐或两餐加用餐时胰岛素，少数患者需维持 1+3 胰岛素强化方案，保持使 HbA1c 持久达标。

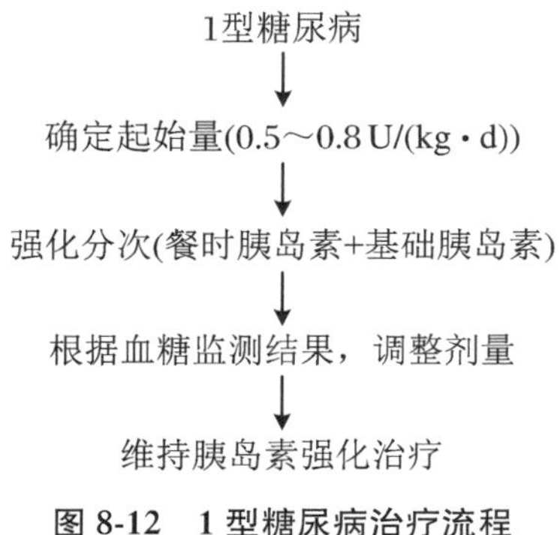

1型糖尿病

↓

确定起始量(0.5～0.8 U/(kg·d))

↓

强化分次(餐时胰岛素+基础胰岛素)

↓

根据血糖监测结果，调整剂量

↓

维持胰岛素强化治疗

图 8-12　1 型糖尿病治疗流程

2型糖尿病

↓

确定起始量(0.3～0.8 U/(kg·d))

↓

短期强化（餐时胰岛素+基础胰岛素）

↓

根据血糖调整剂量

↓

血糖控制稳定，转为一日2次或口服药物+基础胰岛素改饮食+口服药物

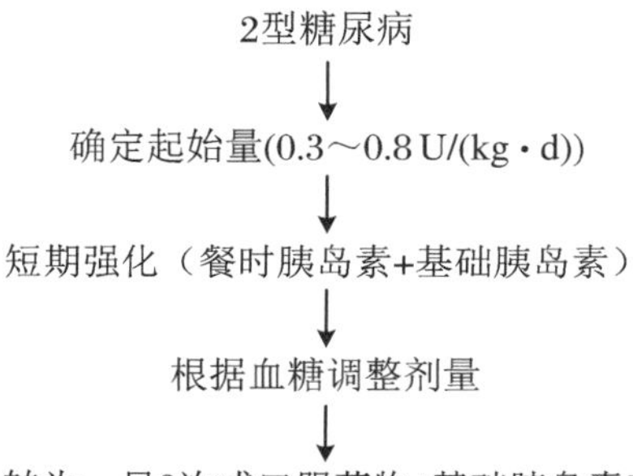

图 8-13　2 型糖尿病胰岛素治疗流程

口服药不达标（1种、2种或3种联合）

↓

维持口服药剂量不变+睡前基础胰岛素

↓ 起始量：0.1～0.2 U/(kg·d)，如HbA1c＞8.0%，可考虑0.2～0.3 U/(kg·d)起始

根据空腹血糖调整睡前胰岛素剂量

↓

若基础胰岛素剂量大于0.4～0.6 U/(kg·d)，可考虑改胰岛素替代治疗，停胰岛素促泌剂

图 8-14　2 型糖尿病联合基础胰岛素治疗流程

六、胰岛素治疗时的清晨或空腹高血糖处理

此种情况主要指糖尿病患者，尤其是 1 型糖尿病患者或胰岛 B 细胞功能严重衰竭的 2 型糖尿病患者，在应用胰岛素（主要见于一日 2 次皮下注射 NPH 和预混胰岛素）治疗过程中，虽然其白天和睡前的血糖控制比较理想，但却在清晨或早上空腹时表现为明显的高血糖。主要有以下几种情况：

（一）胰岛素剂量不足

1．特点

睡前或夜间血糖控制不佳，夜间（尤其在凌晨0～3时）无低血糖发生，空腹出现高血糖。

2．处理

① 增加晚餐前皮下胰岛素注射剂量；② 联合应用口服抗高血糖药物如双胍类，或噻唑烷二酮类如罗格列酮、吡格列酮或SGLT－2抑制剂等；③ 等剂量转换为德谷门冬双胰岛素，再进一步根据血糖调整剂量；④ 转换为基础-餐时胰岛素方案或胰岛素泵治疗。

（二）黎明现象

1．特点

睡前或夜间血糖控制良好，也无低血糖发生，仅在黎明一段时间出现高血糖。其机制可能为此时糖皮质激素、生长激素等胰岛素拮抗激素分泌增多，导致胰岛素相对不足。也多见于应用预混胰岛素者。

2．处理

① 改为晚餐前皮下注射短效或速效胰岛素，调整睡前基础胰岛素剂量，以使基础胰岛素的作用时间覆盖至黎明时间段；② 增加晚餐前胰岛素剂量，睡前适当加餐，避免夜间或凌晨低血糖；③ 联合应用皮下注射生长抑素类似物如奥曲肽（但价格较贵）等，以抑制皮质素和生长激素的分泌；④ 改用胰岛素泵治疗，通过调整各阶段的基础胰岛素输注速率来解决；⑤ 等剂量转换为德谷门冬双胰岛素，并根据血糖情况调整。

（三）苏木杰（Somogyi）现象

1．特点

睡前血糖控制良好，夜间（多见于凌晨0～3时）曾有低血糖发生，但常因患者处于睡眠中未被察觉（水平卧位和熟睡可以减轻低血糖症状），继而发生低血糖后的反应性高血糖（体内交感神经兴奋，胰岛素拮抗激素分泌增加），导致清晨或空腹高血糖。主要由于凌晨时，晚餐前注射的NPH出现浓度高峰，且此时处于胰岛素抵抗的最低点，二者叠加，加之此时胃肠道已无碳水化合物吸收，从而使低血糖发生的危险性明显增加。一般空腹血糖越高，出现苏木杰现象的可能性越小。

2．处理

① 减少晚餐前剂量；② 睡前检测血糖（每天注射2次预混胰岛素的患者，睡前血糖低于6～7 mmol/L，夜间发生生化性低血糖的可能性为80%；1型糖尿病儿童睡前血糖低于7.5 mmol/L即预示夜间低血糖风险），如血糖水平不高于7.0 mmol/L，可在睡前适当加餐；③ 将晚餐前改为短效或速效胰岛素，睡前为基础胰岛素；④ 改用胰岛素泵治疗，通过调整各阶段的基础胰岛素输注速率来解决；⑤ 等剂量转换为德谷门冬双胰岛素，并根据血糖情况调整。

七、糖尿病的“黄昏现象”及处理

（一）特点

糖尿病患者的“黄昏现象”和“黎明现象”发生机制相似，多与胰岛素相对不足或升糖激素相对增多有关，多见于1型糖尿病和胰岛B细胞功能较差的2型糖尿病患者，大部分患者发生在晚餐前，部分患者发生较晚，而出现在睡前。有关“黄昏现象”目前没有明确的诊断标准，一般认为晚餐前高于午餐后或睡前血糖高于晚餐后2 h血糖1～2 mmol/L。

（二）处理

临床应根据患者具体情况，采取不同的措施：① 午餐前用速效胰岛素者可考虑改为短效胰岛素；② 午餐后2 h小剂量追加一次胰岛素，但由于增加了一次注射，欠方便；③ 增加早餐前预混胰岛素的剂量，尤其是存在早餐后血糖高者；④ 使用预混胰岛素者等剂量转为德谷门冬双胰岛素，再优化调整；⑤ 改用胰岛素泵治疗，通过调整不同的基础率解决；⑥ 在胰岛素治疗的基础上联合口服抗糖尿病药物，如二甲双胍、噻唑烷二酮类药物、DPP-4抑制剂或SGLT-2抑制剂。

八、胰岛素治疗的不良反应及处理

（一）低血糖

低血糖（非糖尿病患者血糖水平<2.8 mmol/L，糖尿病患者血糖<3.9 mmol/L）是胰岛素治疗最常见的副作用，多见于1型糖尿病患者，亦可见于2型糖尿病患者。常由于胰岛素使用剂量偏大、进食减少，或未按时进食，或由于运动及体力活动过多或洗澡后，或由于糖尿病胃肠自主神经病变（可致胃轻瘫或瘫痪，食物在胃内滞留等）和肾脏病变（主要是胰岛素灭活、清除减少，胃肠道症状进食少等），偶可因并发肾上腺皮质功能减退、腺垂体前叶功能减退等，极个别可由于伴发胰岛B细胞瘤所致或合并胰岛素抗体产生。胰岛素强化治疗时低血糖的发生率高于常规治疗。但胰岛素治疗导致的低血糖相对口服药物（尤其是磺酰脲类促泌剂）多数较轻，给予处理后恢复较快，危害相对较小。为减少和避免低血糖发生应注意按时进餐，少吃多餐，睡前适当吃点心，避免剧烈运动和加强血糖监测。若频繁发生低血糖，还可以将血糖目标适当调高，尤其是老年患者。

低血糖的症状包括两大组：一组是由儿茶酚胺分泌增多所致，常早期出现，包括有饥饿感、头晕、软弱无力、冷汗、心悸手抖、脸色苍白及心跳加速等；一组是由中枢神经系统的低血糖症，出现相对较晚，包括烦躁不安、定向障碍、行为反常、语无伦次、哭笑无常，严重者可致惊厥（状似癫痫）、昏迷，甚至死亡，少数可表现为神经系统的局灶性定位体征，如单瘫或偏瘫。低血糖症状与血糖的下降程度、下降速度、患者年龄和有无自主神经病变等因素有关：血糖越低，症状越重；血糖下降越快，则来自交感肾上腺素能代偿性活性增强的症状越明显，若血糖下降缓慢，则常表现为中枢神经系统功能障碍的症状；一些患者常对低血糖反应不明显，交感神经兴奋的临床表现轻，甚至缺如，需特别注意，常见于反复发生低血糖者、老年患者、伴明显心脏自主神经病变及合并应用β-受体阻滞剂（如心得安）的患者。

胰岛素治疗开始及过程中应教会患者熟知低血糖的有关临床表现并随时提高警惕，一旦出现典型低血糖症状或怀疑低血糖时，有条件者及时查血糖加以证实，根据病情轻重和病因不同及时采取措施。对怀疑低血糖者，在抽取血标本之后便开始治疗。

轻症或患者神志尚清楚并能进食时，立即服用下列任何一种可快速升高血糖的食品：① 一杯含葡萄糖 15～20 g 的糖水或相应量的葡萄糖片；② 一杯含糖饮料如果汁或可乐；③ 1～2汤匙蜂蜜或葡萄干；④ 吃六颗硬糖。多数患者服用上述食物后可迅速改善症状，10～15 min 后重复测血糖一次，如血糖仍未上升，再服上述糖类一次，如血糖有上升，隔 15～20 min 进食一些含淀粉和肉类的食物。

重症或意识障碍不能自救者应急诊送医院抢救，即刻注射 50%葡萄糖 40～60 mL，多数患者在 5～10 min 后可以醒转，但一些患者如伴胰岛素分泌量大的胰岛素瘤、联合口服磺酰尿类药物（尤其是优降糖）、注射大量胰岛素（尤其是长效制剂）以及严重升糖激素缺乏的患者（垂体前叶功能减退或肾上腺皮质功能减退者）等，上述情况仅静脉注射葡萄糖可能不足以纠正低血糖，注射葡萄糖后应持续静脉滴注 10%的葡萄糖液，间以 50%的葡萄糖静脉推注。如果仍不能使血糖维持在 100 mg/dL（5.56 mmol/L）以上，应考虑加用可的松静脉滴注（100～200 mg 加入 500 mL 液体中）。患者清醒后为防止再度出现低血糖，需要观察 12～48 h，甚至更长时间。对低血糖昏迷者，如不能及时静脉注射葡萄糖，可肌注胰高糖素（注：磺脲类降糖药物引起低血糖时，小心使用胰高血糖素）或肾上腺素 1 mg，可有助于升高血糖。此外，鼻腔喷吸胰高血糖素也可缓解儿童 1 型糖尿病患者的低血糖症状和升高血糖。另外，长时间严重低血糖可导致脑水肿，使昏迷不易纠正，应加用脱水剂如甘露醇。

（二）过敏反应

临床可表现为皮疹、血管神经性水肿、紫癜，罕见有过敏性休克，多与胰岛素制剂不纯，含有杂质或其他成分有关，且存在个体差异。现用于临床的单组分动物胰岛素、人胰岛素和胰岛素类似物已几乎无过敏反应。若发生过敏可采用脱敏疗法，即正规胰岛素 4 U 溶于 40 mL 生理盐水中，再稀释至 400 mL，0.1 mL 中 0.001 U 胰岛素，开始皮下注射 0.001 U，若无反应则每 15～30 min 加倍注射，以至需要量。若发生过敏性休克，立即肌肉注射肾上腺素 0.25～1.0 mg，继以氢化可的松 100～300 mg 溶于 200～500 mL 5%葡萄糖水中静滴。过敏反应常发生在胰岛素治疗的开始，这些患者亦常有对其他药物过敏的病史。

（三）注射部位的副作用

（1）脂肪萎缩和增生。注射部位皮下脂肪萎缩成凹陷性皮脂缺失，主要见于青年女性及小儿大腿和腹壁等注射部位；注射部位组织增生形成硬结，多见男性臂部等注射部位，有时呈麻木刺痛，胰岛素注射相关的脂肪萎缩和增生多由于患者反复同一部位注射和胰岛素纯度质量问题有关，一旦发生脂肪萎缩或增生，如继续在其范围内注射将影响胰岛素的吸收，进而干扰血糖控制和导致血糖波动。有规律地轮流更换注射部位和使用高纯度的胰岛素，则基本可预防之。

（2）感染。注射部位感染偶然可见，多为腹部皮下软组织感染，其原因多与反复同一部位注射、局部皮肤不清洁和反复使用同一注射针头等有关，一旦发生皮肤感染应更换注射部位，给予抗生素治疗和局部清创处理。

（3）注射疼痛，害怕每天注射胰岛素带来的疼痛是糖尿病患者拒绝使用胰岛素的重要原因。先前胰岛素注射器针头较粗，针尖较钝，注射疼痛是比较明显的，近年来随着针头越来越细，针尖越来越锋利，明显减轻了疼痛，甚至感觉不到疼痛。减少针头反复使用的次数、避免毛根部注射也可减少疼痛。另外，从冰箱冷藏中取出的胰岛素不要立即使用，可先在室温下放置 20～30 min 再行注射也可减轻疼痛。

（四）胰岛素性水肿

糖尿病未控制前常有水钠丢失，细胞外液减少，细胞内葡萄糖减少，控制后 4～6 d 可发生水钠滞留而水肿，可能与胰岛素促进肾小管重吸收水钠有关。一般在 1 个月内可自行缓解，严重时可短期适当应用利尿剂。

（五）视力改变

一些糖尿病患者长期严重高血糖在给予胰岛素治疗，血糖较快下降之后会视力改变。主要由于胰岛素治疗使血糖迅速下降，而晶状体内渗透压相对较高，水分进入晶体，致视物模糊。一般属暂时性，随血糖控制改善后可逐渐恢复，不致发生永久性变化，也无需配镜矫正。

（六）免疫性胰岛素抵抗

胰岛素治疗的患者发生针对胰岛素明显的免疫性胰岛素抵抗，胰岛素需要量≥200 U/d 的发生率仅约 0.01%，乃由高滴度的胰岛素抗体中和结合了大量胰岛素所致，主要见于牛或猪等动物胰岛素（牛胰岛素与人胰岛素相差 3 个氨基酸，猪胰岛素与人胰岛素相差 1 个氨基酸），目前应用人胰岛素和胰岛素类似物治疗产生抗体的机会很小。处理：更换人胰岛素或胰岛素类似物治疗；口服强的松 10～20 mg，一日 3 次。约 75%的患者在 1～2 周内胰岛素用量明显减少，获得快速减量，强的松减至 5～10 mg 维持，待胰岛素减至最小量时停用强的松；加用口服抗糖尿病药物（如二甲双胍）或胰岛素增敏剂（如罗格列酮）等，可减少胰岛素用量。

（七）高胰岛素血症

由于皮下注射胰岛素，其吸收后直接进入血液循环，未经过肝脏代谢，可造成外周循环出现外源性高胰岛素血症。曾经认为高胰岛素血症是导致动脉粥样硬化的重要危险因素，但需要注意的是，该高胰岛素血症针对的主要是肥胖等导致胰岛素抵抗进而使自身胰岛素分泌增加出现的内源性高胰岛素血症（含有较多非真正的胰岛素成分如胰岛素原，可能与动脉硬化发生的风险增加有关），与外源性高胰岛素血症（目前用于糖尿病治疗的胰岛素纯度很高，几乎不含杂质）不同，目前的观点认为皮下注射胰岛素引起的高胰岛素血症与动脉硬化无关，甚至有研究报道给予外源性胰岛素治疗后，除改善血糖控制外，还可以改善血脂、改善血管内皮细胞功能，减轻体内轻微的炎症反应，可能还有助于糖尿病动脉粥样硬化的预防。

（八）体重增加

应用胰岛素治疗的患者，血糖获得控制，若放松饮食控制和运动，易致体重增加或发生肥胖，应用胰岛素后一般体重增加 3 kg 左右是合理的、可接受的，尤其对非肥胖或消瘦者，主要由于血糖控制后尿糖丢失减少，营养物质得到充分利用；患者进食量增加，运动量未增加；低血糖引起预防性进食过多和胰岛素的促脂肪合成作用等。因此在胰岛素治疗的同时应强调积极的饮食控制和运动锻炼，使体重保持正常，并有利于血糖控制和减少胰岛素用量。

（九）低血钾

胰岛素治疗的早期，随着高血糖的降低，细胞利用葡萄糖增加，细胞外钾随之进入细胞内增加，使血钾水平降低，甚至致低血钾，尤其在不能正常进食的患者中，此时应注意监测血钾和适量补充。

九、胰岛素皮下连续输注

（一）原理

胰岛素皮下连续输注（CSII）尽量模仿胰岛素生理释放，以符合血糖的波动。用于连续输注胰岛素的设置又称胰岛素泵。有可携带的开环式和闭环式两种，现临床应用的主要为可携带的开环式，它包括电动机、电池、注射器、警报器、连续管及注射针头等装置，可将已知胰岛素需要量连续输入人体，提供持续的基础胰岛素分泌量，并可在餐前通过调节器给予追加剂量以模仿餐后胰岛素分泌增加，血浆胰岛素浓度升高的情况，用于控制餐后高血糖，并有警报器发生信号以告知各种紧急情况，如胰岛素液注完、电池耗尽、空针或针头脱落受阻等情况，它通过将注射针头置于腹部皮下，由连接管与泵连接。闭环式装置非常复杂，除上述输注系统外，还有连续监测血糖的感受器，自动调节胰岛素输注速度的电脑系统，同时装配有葡萄糖和胰高糖素的输注系统以纠正低血糖。近来国外研制了皮下埋植程控胰岛素泵，通过腹腔给予胰岛素，临床试用取得了较好效果。

（二）CSII 的适应证

（1）1 型糖尿病患者的强化治疗，尤其是血糖波动较大的脆性糖尿病。

（2）糖尿病合并妊娠或糖尿病患者婚后希望怀孕者，妊娠前和妊娠期应用 CSII，以获得理想的血糖控制，对孕妇和胎儿均有益。

（3）糖尿病急性并发症如糖尿病酮症酸中毒的抢救期间采用 CSII，有利于血糖的控制。

（4）糖尿病肾移植后，应用 CSII 可理想地控制血糖，有助于防止移植肾再度发生糖尿病肾脏病。

（5）理解力和自觉性高的 2 型糖尿病患者（当用相对简单的胰岛素治疗方案不能达到目的时，可考虑强化治疗）。

（6）糖尿病患者围术期的血糖控制。

（7）初诊严重高血糖的 2 型糖尿病患者（如 HbA1c>9.0%），应短期胰岛素强化，有利于其胰岛素抵抗的改善和胰岛 B 细胞功能的恢复，对其长期的血糖控制有益。

（三）CSII 的禁忌证

（1）严重低血糖危险增加的患者，例如近期有严重低血糖史者、对低血糖缺乏感知者、Addison 病患者、β-受体阻滞剂治疗者、垂体功能低下者。

(2) 幼年和高年龄患者。
(3) 有糖尿病晚期并发症者(已行肾移植除外)。
(4) 有其他缩短预期寿命的疾病或医疗情况。
(5) 酒精中毒和药物成瘾者。
(6) 精神病或精神迟缓者。
(7) 多数 2 型糖尿病患者不需要。

(四) CSII 治疗的优点

(1) 更好地改善血糖控制,降低并发症发生的危险。
(2) 日常生活正常化。
(3) 比较轻松地控制糖尿病急性并发症。
(4) 孕前及怀孕期精确控制血糖。
(5) 可以合理处理"黎明现象"或"黄昏现象"。
(6) 减少严重低血糖反复发生。
(7) 输注剂量精确。

(五) 胰岛素剂量的调节和注意事项

采用 CSII 治疗前一般必须经一段时间通过多次皮下注射胰岛素摸索出患者一日所需的适当剂量,之后方可改用此法亦可直接给予 CSII。一般应用短效胰岛素或速效胰岛素,尤以高纯度制剂(100 U/mL)为佳。初治阶段在医院严格医护监护下执行。一日胰岛素所需总量分为两部分:一部分作为基础维持治疗,占总量的 40%～50%,每小时胰岛素的基础维持输注率一般为 0.5～2 U/h,另一部分作为餐前 15～30 min 追加剂量,占日总量的 50%～60%,以模仿餐后生理性胰岛素释放量。大多数患者有时需 1～2 U/h 的基础胰岛素输注率,如 3:00 am 时血糖 7.8 mmol/L,需上调基础胰岛素输注率。餐前追加量:早餐前>晚餐前>中餐前。若某一患者每日皮下胰岛素注射量>1 U/(kg·d),改为 CSII 时,需减少总量的 20%～30%。若某患者日皮下胰岛素需要量为 48 U,可将 24 U 作为基础维持量,即 1 U/h,其余的 24 U 分别在三餐前 15～30 min 分次追加注入,早餐前可给余量的 40%,中餐前和晚餐前可分别给 30%左右,按此计算,早餐前可给 10 U,中餐前和晚餐前分别给 7 U。初始阶段需每日监测血糖,至少每日六次,(即三餐前 + 三餐后 2 h 血糖),有时还需加测 3:00 am 血糖,根据血糖水平调整基础维持量和追加量,一般需历时 4～7 d,直至血糖妥善稳定控制后方可采用稳定的维持剂量和追加量。剂量一旦调整适当后,应保持相对稳定的饮食结构和饮食量。选用此疗法的患者必须对此有足够的认识,熟练掌握仪器的操作,能够严格遵守饮食治疗,能自测血糖和尿糖,以便自身调整剂量,并应警惕低血糖发生等。

相对于皮下注射胰岛素,泵治疗有其一定的优点:采用短效或速效胰岛素治疗时,吸收更为准确;只用一个部位输注,吸收稳定,变异度小;几乎无胰岛素皮下沉积,避免了运动性低血糖的发生;可程序化输注胰岛素,模拟正常胰腺分泌胰岛素,更加符合生理状况;患者生活更加灵活和自由等,减少其每日多次注射胰岛素的痛苦。

(六) 胰岛素泵治疗可能的副作用及并发症

(1) 低血糖:初始阶段比较常见,尤其多见于 1:00 am～3:00 am,需注意。

（2）皮下硬结：少数患者发生，可影响胰岛素的吸收。

（3）皮下组织感染：偶可见之，甚至导致败血症，应注意更换注射针头和注射部位的消毒。

（4）泵功能失常，致注射剂量不准确，可致高血糖或低血糖，甚至酮症酸中毒。

（5）注射导管阻塞、脱落、针头阻塞等，偶可见之，如未能及时发现，亦可引起高血糖，甚至酮症酸中毒。

（6）价格较贵，费用较高，有能力接受并愿意使用的患者相对较少。

十、新诊断2型糖尿病患者短期胰岛素强化治疗

新诊断2型糖尿病患者，尤其血糖显著升高的患者，短期给予胰岛素强化治疗，有助于迅速解除“高糖毒性”并减轻“脂毒性”，帮助胰岛B细胞功能的恢复，并改善胰岛A细胞对高糖抑制的反应性，有利于今后及其远期的血糖控制。

（一）适应证

初诊2型糖尿病患者 HbA1c≥9.0%伴明显的临床症状或酮症，消瘦者更适合；对 HbA1c≥9.0%不伴临床症状者，或 HbA1c<9.0%，经沟通患者愿意采取短期胰岛素强化治疗者，也可考虑。

（二）强化方案

狭义的胰岛素强化治疗方案主要包括餐时胰岛素+基础胰岛素或预混胰岛素类似物每天3次或胰岛素泵持续胰岛素输注，三种在血糖控制达标方面无显著差别。广义的胰岛素强化治疗则涵盖凡给予胰岛素治疗血糖控制达标者，均可纳入胰岛素强化治疗的概念。因此一些患者也可采用一天2次预混胰岛素治疗，甚至一天1次基础胰岛素（也可联合口服抗糖尿病药物，尤其是轻型糖尿病患者，在门诊也可给予治疗）治疗，进而使血糖短期获得控制。胰岛素强化治疗时，根据情况也可联合口服抗糖尿病药物，如二甲双胍、α-葡萄糖苷酶抑制剂和SGLT-2抑制剂等。

（三）强化时间

有关胰岛素短期强化治疗的疗程未达成统一的意见，一般以2周至3个月为适合的疗程，具体也可结合患者的个体情况而定。有学者认为针对初诊2型糖尿病患者，即使3～7 d的胰岛素强化治疗对患者的胰岛B细胞功能的恢复也是有益的。

（四）强化后的后续治疗

胰岛素强化治疗满足疗程后，可采取以下后续治疗方案：

（1）停用餐时胰岛素，加口服抗糖尿病药物+基础胰岛素，维持一段时间，再停用基础胰岛素，保留口服抗糖尿病药物。

（2）直接停用胰岛素治疗，继续维持饮食和运动治疗（如已联合口服抗糖尿病药物者，可保留），如血糖升高超过 FPG>7 mmol/L 或 PPG>10.0 mmol/L，则按照中国糖尿病防治指南推荐流程进行药物治疗。血糖监测：前3个月每月监测血糖指标；从第4个月开始，

每3个月监测血糖指标;监测 FPG、PPG 和 HbA1c。

(3) 如患者愿意继续胰岛素治疗者,也可长期维持,尤其对非肥胖的糖尿病或合并某些疾病者,如慢性肝病者。

(五) 近期和远期效果

目前大量的临床研究已证实短期胰岛素强化治疗近期可使胰岛 B 细胞功能明显改善,近 50%的新诊断的 2 型糖尿病患者可在停用胰岛素治疗后一定的时间内获得"缓解"(无需给予药物治疗,仅通过饮食、运动便可使血糖获得控制),病情越轻者,"缓解"率越高。但远期(5~10 年后)缓解率、胰岛 B 细胞功能变化、并发症发生情况和药物治疗状况等尚不清楚,不同强化治疗疗程和强化治疗时的初始病情对远期预后的影响也有待观察。

(六) 如何定义"部分缓解"或"完全缓解"

新诊断的 2 型糖尿病患者或某些有一定病程的 2 型糖尿病患者在经一段时间的胰岛素强化治疗后可获得病情"缓解"或"逆转"。目前国内外文献未就这两个词的异同进行明确的界定和区分,但从临床或糖尿病的发病机制而言,定义为"缓解"可能更加确切。有关"缓解",目前亦无公认的定义,从广义上讲,糖尿病缓解是指在停用降糖药的前提下,仅通过生活方式干预血糖及糖化血红蛋白(glycated hemoglobin A1c,HbA1c)达到正常或接近正常,并持续一定的时间。世界卫生组织在 2002 年提出糖尿病缓解的定义为:糖尿病患者停用降糖药物至少 2 个月,空腹血糖<7.0 mmol/L,HbA1c<6.5%。2009 年 ADA 定义"部分缓解"指停用降糖药物 1 年以上,HbA1c<6.5%,空腹血糖<7.0 mmol/L;完全逆转指停用降糖药物 1 年以上,HbA1c<5.7%,空腹血糖<5.6 mmol/L;达到完全缓解标准并停药 5 年以上为长期缓解。2019 年,英国临床糖尿病学家学会和初级保健糖尿病学会建议,糖尿病患者停药 6 个月以上,空腹血糖<7.0 mmol/L,HbA1c<6.5%即可定义为缓解。

十一、胰岛素治疗常见的"障碍"或误区

据文献记载,在无胰岛素的年代,儿童 1 型糖尿病患者平均生存时间为 1 年左右,2 型糖尿病患者平均寿命可延长 5~8 年,但随着胰岛素的临床应用,糖尿病患者寿命和生活质量已接近常人,胰岛素是目前控制血糖最有效的手段,且副作用小,糖尿病患者胰岛素治疗无绝对的禁忌证,是糖尿病患者的重要治疗手段。1 型糖尿病目前仍需终身胰岛素替代治疗,许多 2 型糖尿病随着病程的延长和胰岛 B 细胞的进行性衰退也需要补充或替代胰岛素治疗。但目前由于多种因素的干扰,不少患者该用胰岛素而未及时使用,其中原因有来自患者方面的,也有来自医务人员的。

在患者方面,如惧怕注射带来的疼痛、给生活带来一些不便(尤其外出或在公众场合)、担心低血糖(一般而言,胰岛素治疗导致的严重低血糖少见且相对易纠正)和认识未到位或存在误区(如认为 2 型糖尿病为"非胰岛素依赖性"、所谓的胰岛素有"成瘾性"和"依赖性"、应用胰岛素可反馈抑制自身胰岛功能等)等。另外,一些患者认为应用胰岛素后,可以不控制饮食,这也是不对的。

除来自患者的因素之外,也有医务人员的原因,如对胰岛素应用指征掌握不当,该用未用;对胰岛素的应用方法和剂量的调整掌握不够;没有时间向患者宣传、介绍和解释;对早期

及时使用胰岛素的认识未到位；担心低血糖；担心胰岛素治疗进一步增加体重（有真实世界的调查研究报道，胰岛素治疗后的体重增加与患者基础时的 BMI 有关，超重肥胖的患者在需要起始胰岛素治疗后同时给予合理的生活方式干预或联合某些药物，如二甲双胍、阿卡波糖、SGLT-2 抑制剂或 GLP-1 受体激动剂等，体重不仅不增加反而降低）；担心引起高胰岛素血症，增加动脉粥样硬化发生的危险等（其实，有研究报道胰岛素治疗导致的“外源性高胰岛素血症”与自身胰岛素抵抗导致的“内源性高胰岛素血症”有本质的区别，其对动脉粥样硬化的防治可能是有益的）。

第六节　胰岛移植

20 世纪 70 年代初发现胰岛移植可治愈糖尿病小鼠和大鼠，随之许多学者预言人们将在不久的将来治愈糖尿病，然而数十年过去了，实际与期望值仍相差较大。目前临床仅对很小部分的患者进行了成功的胰岛移植。胰岛移植尚存在许多理论和实践问题没有解决，有待于继续努力。胰岛移植包括胰腺移植、人胰岛同种异体移植、人胰岛自体移植、胎儿人胰岛移植和异种胰岛移植等。胰岛移植目前通过胰腺移植、胰岛同种异体或自体移植提供给一小部分糖尿病患者，接受上述移植的受体有时可停用胰岛素达数年之久，而保持良好的血糖控制，实际上治愈了他们的糖尿病，这给我们提供了治愈糖尿病的希望和可能性，亦为将来进行进一步研究提供了重要的科学基础。

一、胰腺移植

胰腺移植是胰岛移植的一种形式，动物实验始于 20 世纪 60 年代中期，80 年代晚期被许多医学中心应用于临床，多用于同时接受肾移植的糖尿病患者，术后移植功能良好，一年内 80%可不依赖胰岛素，5 年后约 50%的患者仍可保持良好的血糖控制；若移植成功，患者的生活质量常可明显改善，但由于移植者多常伴有晚期并发症，移植成功对并发症仅能起到稳定作用。由于对移植者本身的危险性（如移植物的自我消化、感染、瘘管和血栓形成等）和需长期应用免疫抑制剂，加之有一定的失败率，一般不建议对无慢性并发症的糖尿病患者进行胰腺移植。最近一些学者认为对反复低血糖且对低血糖无感知的患者，虽无肾衰，亦可考虑胰腺移植，以改善生活质量。目前随着新型有效的免疫抑制剂如环孢霉素等的问世、外科手术技术的进步和对排斥反应的早期诊断，移植效果明显提高。

胰腺移植成功和有效的标准：停用外源性胰岛素；空腹和餐后 2 h 血糖正常；糖耐量试验和胰岛素释放试验正常。若术后仍需应用胰岛素，但用量小于原胰岛素用量的 25%，属功能满意，否则为移植失败。

二、胰岛细胞移植

（一）人胰岛同种异体移植

随着对胰岛分离技术的发展和对移植部位的研究，20 世纪 80 年代后期开始了临床胰岛同种异体移植。从人体供体分离获得的胰岛通过门静脉移植给应用免疫移植剂肾移植患者的肝脏获得成功，但至1995年，270例接受成人胰岛同种异体移植的患者仅10%停用胰岛素>1周，50%不依赖胰岛素的时间≥1年，1例患者停用胰岛素达4年。虽然移植物缺乏明显的成功，但停用胰岛素不是移植成功的肯定的标志，许多患者虽依赖胰岛素治疗，但常有持续的C肽分泌，胰岛素剂量的降低（较术前胰岛素用量减少>25%）、血糖控制的改善及严重低血糖发生的机会减少等。随着对移植胰岛质量、免疫抑制剂等应用的重视，移植成功率逐渐改善，另外，即使部分成功，亦提示这是一个重要的进展。最新的临床数据显示，接受最新胰岛移植方案（2007～2010）治疗的患者在移植后5年，90%左右胰岛移植物仍存活良好，并发挥正常的生理学功能。相对于胰腺移植，胰岛移植具有以下特点：① 安全方便，重复性强；② 并发症少；③ 创伤性小；④ 住院时间短，免疫抑制剂量小，费用低。

进入21世纪之后，加拿大艾伯塔大学外科Shapiro医生等采用释放酶（liberase）经导管灌注消化胰腺，在无异种蛋白环境中纯化胰岛，新鲜胰岛经门脉肝内移植，并使用不含糖皮质激素的免疫抑制方案，进行临床胰岛移植获得巨大成功，并形成了著名的Edmonton方案，胰岛移植技术再次取得比较大的改进和成功。20世纪90年代后期随着胰岛分离技术的改进、胰岛移植部位的改变（多采用经门静脉移植于肝内）和新型免疫抑制剂的联合应用，人胰岛抑制的成功率明显提高，但人胰岛移植现仍主要处于试验阶段，应严格掌握适应证，对那些严重血糖控制不稳定或对低血糖无感知或肾移植后的1型糖尿病患者可考虑采用，但应告知患者及家属权衡利弊，即使移植成功，仍需长期应用免疫抑制剂，远期效果尚待评价。加拿大Edmonton小组于2000年报道了7例血糖极不稳定的1型糖尿病例，移植1年后全部停用胰岛素，引起了国际对胰岛移植的广泛关注。7例患者平均移植的胰岛数量为11 546±1 604 IE/kg体重，其中6例患者接受2个供体胰腺，1例接受3个供体胰腺。免疫抑制治疗完全不用糖皮质激素，方案为雷帕霉素（rapamycin），首次剂量为每天0.2 mg/kg，口服，随后每天0.1 mg/kg，开始3个月血药浓度为12～15 ng/mL，随后维持7～12 ng/mL；他克莫司（tacrolimus，FK506），首次剂量为1 mg bid，口服，剂量调整使血药浓度维持在3～6 ng/mL；噻尼哌（zenapax，daclizumab，一种IL－2受体阻断剂），1 mg/kg，静脉注射，两周一次，共5次，若第二次移植在10周后进行，则需重复一次剂量。此外尚需给予抗生素（万古霉素500 mg和亚胺培南500 mg）、维生素（每天维生素E 800 U、维生素B 6 100 mg、维生素A 25 000 U）、抗霉菌（喷他脒每月300 mg吸入）及抗病毒（更昔洛韦1 g tid）。经4.4～14.9月随访，7例全部变为胰岛素不依赖，血糖水平维持正常。2001年4月该研究小组再次报道了12例临床移植效果，平均随访10.2个月，11例变为胰岛素不依赖，其中4例葡萄糖耐量正常，5例为IGT，3例呈移植后糖尿病（2例需用口服降糖药和小剂量胰岛素）。

虽然20世纪90年代后期随着胰岛分离技术的改进（2017年美国制定了规范的标准：① 胰腺消化酶灌注；② 放入“胰腺消化罐”消化；③ 胰腺消化；④ 胰岛细胞提取及纯化；⑤ 胰岛细胞培养；⑥ 胰岛细胞质量鉴定；⑦ 胰岛细胞移植），胰岛移植部位的改变（多采用经门静脉移植于肝内）和新型免疫抑制剂的联合应用，人胰岛抑制的成功率明显提高，但人胰岛移植现仍主要处于试验阶段，应严格掌握适应证，对那些严重血糖控制不稳定或对低血糖无感知或肾移植后的1型糖尿病患者可考虑采用，但应告知患者及其家属权衡利弊，即使移植成功，仍需长期应用免疫抑制剂，远期效果尚待评价。相信将来人胰岛同种异体移植可成为一部分患者理想的治疗方法之一，但将来胰岛移植的最大障碍可能是供体的缺乏。

（二）人胰岛自体移植

随着自体移植经验的积累，胰岛自体移植多数在胰腺炎的患者中进行，与同种异体移植一样，通过门静脉将胰岛细胞移植于肝脏。文献报道的 31 例中，24 例（77%）不依赖胰岛素，其中 1 例保持不用胰岛素达 13 年。很明显，自体移植少至 65 000 个胰岛能产生非胰岛素依赖状态，而同种异体移植多于 600 000 个胰岛常常失败，主要可能由于自体移植无免疫排斥和药物的毒性作用之故，同时亦间接评价了肝脏作为胰岛移植部位的价值。

（三）人胚胎胰岛移植

理论上可通过探索胚胎胰岛组织的生长能力来减轻成人胰岛组织供给的不足。在中国和俄罗斯许多学者在临床开展胎儿胰岛移植，甚至在美国亦开展了一些，但尚缺乏肯定成功的证据。其方法一般是将几个胎儿胰腺的胰岛分离出来，经过培养和深低温保存，再将所需数量的胰岛细胞混合注射于皮下及肌肉内，亦有移植到腹腔内、肝静脉内、脾内和肾包膜内者，且通常不用免疫抑制剂。国外多采用经门静脉移植于肝内，是比较理想符合生理情况的一种方法，但技术操作相对较复杂；腹腔移植在我国使用较多，其优点是大网膜血管丰富，有利于移植物生长和发育，胰岛素吸收后进入门静脉，比较符合生理状态，且移植手术技术简便、安全；脾内移植效果与肝内相似；肾包膜内移植效果相对较差。腹腔移植在我国使用较多，其优点是大网膜血管丰富，有利于移植物生长和发育，胰岛素吸收后进入门静脉，比较符合生理状态，且移植手术技术简便、安全；脾内移植效果与肝内相似；肾包膜内移植效果相对较差。20 世纪 90 年代后期随着胰岛分离技术的改进，胰岛移植部位的改变（采用经门静脉移植于肝内，是比较理想符合生理情况的一种方法，但技术操作相对较复杂）和新型免疫抑制剂的联合应用，1 型糖尿病患者胰岛移植 1 年后胰岛素脱离率达 80%，2 年后胰岛素脱离率为 70%。人胰岛移植现仍主要处于试验阶段，应严格掌握适应证，对那些严重血糖控制不稳定或对低血糖无感知或肾移植后的 1 型糖尿病患者可考虑采用，但应告知患者及其家属权衡利弊，即使移植成功，仍需长期应用免疫抑制剂，远期效果尚待评价。目前有关人胰岛组织在体内或体外的行为和存活情况了解尚不多，一些实验室正在进行此方面的研究。虽然使用胚胎内分泌胰腺作为胰岛移植有一定潜力，但由于各种实践中的问题及政治宗教及伦理方面的因素，胎儿胰岛移植的前景尚难肯定。

（四）异种移植

猪和乳牛最常被考虑作为异种移植的供体，尤其是猪胰岛受到特别的重视。可能因为：① 猪的胰岛素与人胰岛素的结构仅相差一个氨基酸，且猪胰岛素已被用于治疗糖尿病达数十年之久；② 猪是一种杂食动物，其血糖水平与人相似；③ 尤其猪的基因易受人工控制，即可通过转基因猪以在其胰岛 B 细胞上表达一些基因，以助于抵抗免疫攻击和促进胰岛素分泌。使用何年龄组猪的胰腺尚存在许多争论。许多人建议使用猪胚胎胰腺，由于其拥有生长能力、无菌、组织获取时的创伤小的优点。胚胎胰岛细胞的制备非常复杂，但有幸的是，外分泌细胞常在培养和移植时自动死亡，但成活的包括间质细胞、前体细胞、原始未分化细胞和成熟胰岛细胞。实验研究报道受孕 60～90 d 的猪胚胎胰岛移植给小鼠可使糖尿病小鼠血糖水平恢复正常，最近研究的注意力集中于妊娠期和初生期小猪胰岛细胞，它们一般比较成熟并保持有相当的生长能力。但异种移植面临的主要问题是异种免疫排斥反应和猪内源性逆转录病毒感染等。

（五）细胞扩增方法

由于胰岛B细胞在某种方式上，无论在体内还是组织培养中，成熟胰岛B细胞体积不能扩增，但一些研究报告即使在成人，新生的胰岛B细胞也可通过胰管细胞的分化和事先存在的B细胞复制而产生。希望能够通过给予生长和分化因子或应用基因控制手段使B细胞能扩增，给移植提供适当来源。现已获得齿啮动物的胰岛细胞株，但获得相似的人胰岛细胞株比较困难。即使最好的齿啮动物胰岛细胞株，其产生胰岛素的能力也较低，虽然一些在暴露于葡萄糖后可分泌胰岛素，但它们的胰岛素基因的表达远低于正常人胰岛B细胞。此外对一些细胞株的酶形成特性尚存顾虑，希望能通过基因工程技术改善这些细胞株的表达，以便更好地用于移植。如将胰岛素启动子序列转移入齿啮动物细胞株，将Glut2转染给啮齿动物细胞株以改善其对葡萄糖的反应性等。但由于正常胰岛B细胞胰岛素的分泌机制非常复杂，且我们对其了解存在一定经验性，因此仅通过改善几个基因的表达来模仿它的机制可能是非常困难的。但将来有可能通过基因工程使细胞株像正常人的胰岛B细胞一样具有分化和胰岛素分泌功能，以通过扩增胰岛B细胞而应用于移植，从而为胰岛移植提供广泛的来源。

（六）干细胞移植

干细胞是一种体内存在的特殊细胞，其具有自我复制和自我增殖能力，同时又可以分化形成各种组织的早期未分化细胞，胚胎干细胞具有转化为任何类型细胞的能力。可定向分化为胰腺内分泌细胞的干细胞主要有胚胎干细胞和成体胰腺干细胞（如胰导管上皮细胞或胰岛内前体细胞）。近来有学者成功利用小鼠胚胎干细胞体外培养转化出能产生胰岛素的胰岛组织，并发现该组织可使STZ诱导的小鼠血糖恢复正常；也有学者从未发病的成年NOD小鼠的胰腺导管上皮结构中分离出胰岛干细胞，后经体外诱导分化未有功能的胰岛后，移植到已发病的NOD小鼠的肾囊或皮下组织，可以使糖尿病逆转。上述研究显示应用干细胞治疗糖尿病有很大的潜力。但目前干细胞移植治疗糖尿病尚存在不少困难，包括干细胞的识别、分离、增殖和定向分化问题。干细胞移植后能否激活沉默基因，启动DNA合成，会不会改变染色体的结构等，尚待进一步研究。另外，胚胎干细胞有形成畸胎瘤的倾向，需对胚胎干细胞及其衍生细胞移植的安全性做全面、客观和深入的研究。总之，干细胞移植治疗的研究前景良好，但使之成为现实，尚有很多科学和伦理上的问题需要解决。

（七）胰岛移植前景

截至2016年底，全球超过1 500位糖尿病患者接受了异体胰岛细胞移植治疗，1年有效率超过90%，移植5年后仍然有超过60%的患者不需要注射胰岛素；所有患者均不再出现明显的低血糖发作；一次注射脱离胰岛素的患者，最长时间已达16年。目前总的情况是胰岛移植后远期成功率仍较低，其原因可能为：① 免疫排斥，可能不是主要原因；② 移植过程不好；③ 移植胰岛细胞的数量不够；④ 移植后的胰岛B细胞不能长期维持其功能或移植后细胞成活的数量不够；⑤ 分离的胰岛纯化不够或一些胰腺外分泌酶对胰岛进一步消化或纯化过度，致部分胰岛受到损伤或致生成的一部分胰岛被纯化掉了；⑥ 用了免疫抑制剂，对胰岛B细胞产生了某些毒性作用。胰岛移植如能成功，则可重建葡萄糖内稳定，有效地防止糖尿病有关各种并发症的发生。

但目前基础和临床应用都尚有不少问题有待解决，如：① 供体的来源；② 免疫排斥（包括移植物排斥宿主和自然免疫）：随着免疫屏障技术（如微膜囊包裹、血管外弥散室、内血管弥散室及血管内超滤室的应用）、免疫抑制剂的改进和毒性的减轻及通过基因工程技术修饰胰岛 B 细胞以增强其对抵抗免疫攻击能力等技术的应用，免疫排斥的问题将可能逐步解决；③ 高胰岛素血症：由于移植胰岛分泌的胰岛素常直接进入外周血循环（如肌肉内移植），可能导致高胰岛素血症，而促进动脉硬化和高血压的发生；④ 目前我们尚不十分明确当胰岛被移植至非天然部位，如肝脏、腹腔、肌肉和皮下空间等，是否可正常地成活和发挥功能，成功的移植需要多少胰岛，确切的数目尚难掌握；⑤ 移植环境，正常情况下在胰腺内的胰岛有特殊血管床并受自主神经支配，动脉在胰岛细胞核心，分成毛细血管，然后经胰岛外膜套流出，胰岛内尚有分泌胰高糖素的 A 细胞。当移植的胰岛即使重新血管化后，也难以建立类似正常状态下胰岛 B 细胞和非 B 细胞之间正常的相互关系以及正常的血液供应和神经支配，以保持动态平衡，从而可能使移植的胰岛 B 细胞对葡萄糖刺激反应增强而导致低血糖。随着基础研究的不断进展和临床经验的不断积累，相信胰岛移植效果必将不断提高，胰岛移植将可能成为 1 型糖尿病理想的治疗方法之一。

第七节　胰岛素转基因治疗

基因治疗是近年来随着基因重组和基因转移技术的迅速发展而出现的并很有希望用于治疗 1 型糖尿病的一种新途径，胰岛素基因是其主要目的基因，其基本的原理就是将有正常功能的胰岛素基因导入糖尿病个体的非胰岛 B 细胞中，并使其呈生理性的表达和分泌胰岛素，从而达到治疗糖尿病高血糖的作用。胰岛素基因治疗目前尚处在体外研究和动物实验阶段，主要可分为生殖细胞基因治疗和体细胞基因治疗两大类。

一、生殖细胞胰岛素基因治疗

该方法是指将拥有正常胰岛素的基因导入将来可能患 1 型糖尿病的个体的受精卵内，使之将来不发生糖尿病。动物实验显示，通过显微注射技术转入的胰岛素基因可在动物体内的胰外组织非 B 细胞中表达和分泌胰岛素，并降低 NOD 小鼠糖尿病发生率和阻止链脲酶素（STZ）、四氧嘧啶等药物诱导的糖尿病发生。但由于在技术上尚无法诊断有缺陷的受精卵，且由于转入的基因只能随机整合，难以避免导致插入突变造成的遗传缺陷，目前该技术不能作为人类的治疗方法，仅限于动物实验。

二、体内间接胰岛素基因转移治疗

该方法是指先将胰岛素基因转入体外培养的靶细胞，经筛选后扩增培养，然后植入糖尿病动物体内，使其成活并分泌胰岛素而达到治疗糖尿病的目的。这种基因治疗有两种方式：① 取出患者或动物的体细胞如成纤维细胞、成肌细胞或内皮细胞等进行原代培养，再将胰岛素基因转入其中，移植回该患者或动物体内，如此可避免组织的排异反应；② 采用转入胰岛素基因后培养的传代非 B 细胞系进行移植，动物实验常取用的细胞有：垂体前叶的促肾上腺激素瘤细胞、NIH3T3 细胞和胸腺激酶缺乏的鼠成纤维细胞、人胰腺瘤细胞和造血干细胞等。两种方式采用的技术方法相似，但前者技术难度较大。目前研究多数采用可长期成活的培养的非 B 细胞系进行基因治疗。近年来的动物实验研究发现：将已转入胰岛素基因的上述细胞植入动物体内，可有效延缓 STZ 诱发动物糖尿病的出现或明显降低糖尿病动物的高血糖，甚至导致致死性低血糖。

三、体内直接胰岛素基因转移治疗

该方法是将带有胰岛素基因的载体直接注入糖尿病患者或动物体内，然后整合到宿主细胞基因组中并获得稳定表达、合成和分泌胰岛素，以达到治疗糖尿病的目的。目前用于该基因转移的载体有：① 逆转录病毒载体；② 脂质体载体；③ 腺相关病毒载体；④ 裸质体载体等。动物实验显示经体表静脉注入的胰岛素基因可在机体许多组织中检测到，其中肝和肺组织中表达最多并能分泌胰岛素，使糖尿病高血糖获得一过性降低，此外门静脉和骨骼肌内目的基因的注射，也是许多学者感兴趣的注射途径，可分别使肝细胞和注射部位的骨骼肌获得胰岛素基因的高表达并分泌胰岛素。

活体内和活体外的基因治疗方法如图 8-15 所示。

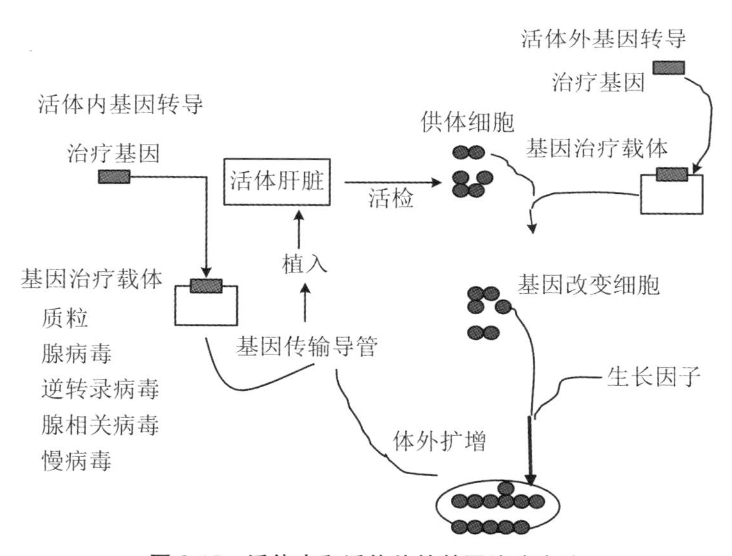

图 8-15 活体内和活体外的基因治疗方法

活体内的基因治疗方法：直接将治疗性核酸直接注入患者体内，基因包在载体中，用一种传送装置输送到靶器官（如图左），整合到质粒中的基因通过门静脉导管被输送到肝脏中。活体外的基因治疗方法：通过活检从被研究患者的活体组织获取细胞，在体外用基因进行转导，然后将改变了基因的细胞进行扩增后重新注入患者体内。体外基因转导可以应用与体内基因转导相同的载体。

胰岛素转基因治疗是一种新兴的分子生物学技术，但目前尚有许多问题亟待解决。首先，不论体内间接还是直接胰岛素基因转移治疗，均未能获得一种高效、安全并使基因长期稳定表达的基因转移方法，且无法对转入体内后表达的胰岛素基因进行准确调控，如表达过高可使实验动物死于低血糖，如表达不足则达不到应有的治疗作用。尽管存在不少问题，但随着生物学基因技术的不断提高，相信胰岛素基因治疗将在糖尿病治疗领域占重要地位，为我们彻底根治糖尿病带来了希望。

第八节　中医中药

祖国医学对糖尿病——“消渴病”的观察和研究由来已久，并在治疗中积累丰富的经验。临床实践证明不少中药可减轻糖尿病症状，在一定程度上降低血糖，尤其在预防和延缓糖尿病并发症的发生发展中有着较好的作用，但在降低血糖方面，特别是在中、重型糖尿病患者中，中药一般只作为辅助用药，联合用药可减少口服抗糖尿病药物或胰岛素的用量。临床用于治疗糖尿病的消渴方剂的中药达100多种，其中使用频率较高的有花粉、麦冬、丹参、黄芪、山药、生地、知母、五味子、黄连、党参、人参、枸杞、生石膏、玉竹、苦瓜、夏枯草、仙鹤草、桑枝、葛根及苍术等。临床上应用中药治疗糖尿病需辨证论治，随症加减。临床常用的治疗方法有清热润燥法（如白虎汤加减）、益气养阴法（如黄芪配山药及降糖早片——黄芪、天长粉、麦门冬、太子参等）、治肾为本法（如六味地黄丸加减：肾阴不足者可选用六味地黄丸，阴虚火旺者可选用知柏地黄丸，肾阳虚者可选用金匮肾气丸，阴阳两虚者可选用秘元煎和阴阳双补汤等）、健运脾胃法（如参苓白术散、健脾丸和补中益气丸等）、从肝论治法（如逍遥散加减）及活血化瘀法（如补阳还五汤、血俯逐淤汤等）。

另外，目前临床用于降血糖的中成药，如消渴丸、愈三消、黄芪降糖片和糖脉康等均显示有一定的辅助降血糖作用，但值得注意的是，一些中成药制剂中可能同时伍用了一些磺酰脲类（SU）降血糖药物，如消渴丸中含有优降糖（10粒消渴丸约含优降糖2.5 mg），应用时需注意，它明显增加了中药方剂的降血糖作用，但亦可能致低血糖发生，需低剂量起始。中医中药在糖尿病的治疗中具有相当重要的地位，但目前不少广告和一些不适当的宣传可能夸大了中药的降血糖作用，声称某某“中药制剂”或某某“单方、偏方或祖传秘方”等可以使胰岛细胞再生，修复“胰岛素基因”，可以根治或治愈糖尿病，甚至不建议患者进行基本的饮食和运动治疗，这是不严谨和不科学的。

在降血糖的同时，不少中药还可对糖尿病慢性并发症的防治有较好作用。动物实验证实水飞蓟可抑制醛糖还原酶活性，中药川穹、丹参及当归等活血化淤通络，从而可能对糖尿病神经血管并发症有独特的防治作用。但最终中药在治疗糖尿病及并发症中的作用和机理尚待规范化的深入研究，以使中药在防治糖尿病中发挥更大的作用。

第九节　常用抗糖尿病药物的联合治疗

2型糖尿病患者在单一抗糖尿病药物治疗血糖控制不佳时，常需两种或两种以上抗糖尿病药物联合应用，以取得相加或协同作用。UKPDS研究显示：2型糖尿病的自然病程是胰岛B细胞的逐渐衰竭（尤其在病程3年，其胰岛B细胞的功能每年以3%～5%的速度下降),随着病程的延长,任何单一治疗均难以达到血糖的长期良好控制,而需要采取各种不同的联合治疗,并最后需要联合或替代胰岛素治疗。有学者建议:从获得药物的协同或相加的效果以及为避免单一药物治疗剂量较大所带来的副作用的等方面考虑,应早期采取作用机制不同的药物进行联合治疗。

一般建议的联合治疗原则如下:① 二甲双胍是首选药物,如无二甲双胍的禁忌证,二甲双胍应始终保留在联合治疗方案中,如患者为2型糖尿病同时合并ASCVD、CKD和心衰,则不论血糖是否达标或是否使用二甲双胍,都可直接使用或联合SGLT-2抑制剂或GLP-1受体激动剂;② 早期联合:两种或三种作用机制不同的口服抗糖尿病药物联合,以两种口服抗糖尿病药物联合较合理;③ 及时联合胰岛素:生活方式联合1种抗糖尿病血糖不达标,可以起始;2种抗糖尿病药物不达标,应该联合;3种抗糖尿病药物血糖不达标,及时起始。基础胰岛素可以与所有其他抗糖尿病药物联合,预混或双胰岛素一般不与胰岛素促泌剂联合;1型糖尿病患者不联合磺酰脲类药物或其他胰岛素促分泌剂。目前常用的几大类作用机制不同的抗糖尿病药物(如双胍类、胰岛素促泌剂、α-糖苷酶抑制剂、噻唑烷二酮衍生物、DPP-4抑制剂、SGLT-2抑制制、GLP-1受体激动剂和胰岛素等)在2型糖尿病中均可相互联合,但应根据具体情况选择最佳治疗方案。

目前的观点是主张早期联合治疗,如:① 单一使用口服磺酰脲类药物治疗的2型糖尿病患者,当某一磺酰尿类药物的剂量达日最大剂量的1/2或2/3时,如血糖仍控制不佳,建议早期加用第二种抗糖尿病药物。② 单用胰岛素治疗的1型糖尿病或2型糖尿病患者,餐后血糖控制不佳,可选择加用α-葡萄糖苷酶抑制剂;若餐后和/或空腹血糖均不满意者可考虑选用二甲双胍、罗格列酮或吡格列酮,尤其对一些需要胰岛素治疗的肥胖糖尿病患者加用上述药物,可减少胰岛素用量,并减轻胰岛素增加体重的副作用。③ 对一些应用胰岛素治疗血糖控制比较稳定的患者亦可考虑联合上述药物治疗,以减少胰岛素用量,甚至减少胰岛素注射次数。④ 一些患者为了达到理想的血糖控制,可能需采用一日4次皮下注射胰岛素的强化治疗,若合并使用α-葡萄糖苷酶抑制剂、二甲双胍或罗格列酮等,可能改为一日2次分次注射胰岛素的方案,并取得相同的血糖控制。⑤ 胰岛素联合胰岛素促分泌剂药物:主要适于有一定胰岛B细胞功能的2型糖尿病患者。⑥ 结合患者的临床特征个体化:合并ASCVD者优先考虑早期使用GLP-1受体激动剂或SGLT-2抑制剂;合并心衰者或CKD者,首选联合SGLT-2抑制剂或GLP-1受体激动剂;肥胖的2型糖尿病患者在二甲双胍的基础上可优先联合GLP-1受体激动剂或SGLT-2抑制剂等。

成人1型糖尿病患者在胰岛素治疗的前提下如血糖控制不佳或存在某种情况也可联合其他抗糖尿病药物,如:① 二甲双胍:肥胖+空腹血糖控制不良;无禁忌证(肾功能三期以上)。② α-糖苷酶抑制剂:餐后高血糖,餐前低血糖或夜间低血糖。③ 噻唑烷二酮衍生物(罗格列酮和吡格列酮):肥胖、脂肪肝、胰岛素抵抗或伴有白蛋白尿。④ DPP-4抑制剂,抑制胰高糖素分泌,有临床研究报道联合使用可改善血糖波动。⑤ SGLT-2抑制剂:合并心衰和或CKD。

第十节　生病期间的糖尿病管理

糖尿病患者在长期的糖尿病控制过程中，常可能并存其他疾病并影响糖尿病的病情控制或使糖尿病病情恶化，如并存疾病引起发热、恶心呕吐或腹泻，可能因脱水、胰岛素作用受损和胰岛素拮抗激素的增高而使血糖明显升高，甚至诱发糖尿病酮症酸中毒和高渗非酮症糖尿病昏迷。患者在生病期间应密切注意监测血糖或尿酮体，不可漏用或停用胰岛素（尤其是 1 型糖尿病患者）及其他正在服用的口服抗糖尿病药物，如不能正常进食，应注意服用一些果汁、软食和肉汤等，同时多补充水分，适当减少胰岛素或口服抗糖尿病药物剂量并注意防止低血糖；如遇完全不能进食或明显的脱水等情况，应及时就医，静脉补充液体、葡萄糖、电解质和胰岛素等，并同时治疗并存疾病。

第十一节　常用 2 型糖尿病临床治疗路径与解读

1．2007 年中国 2 型糖尿病治疗流程（图 8-16）

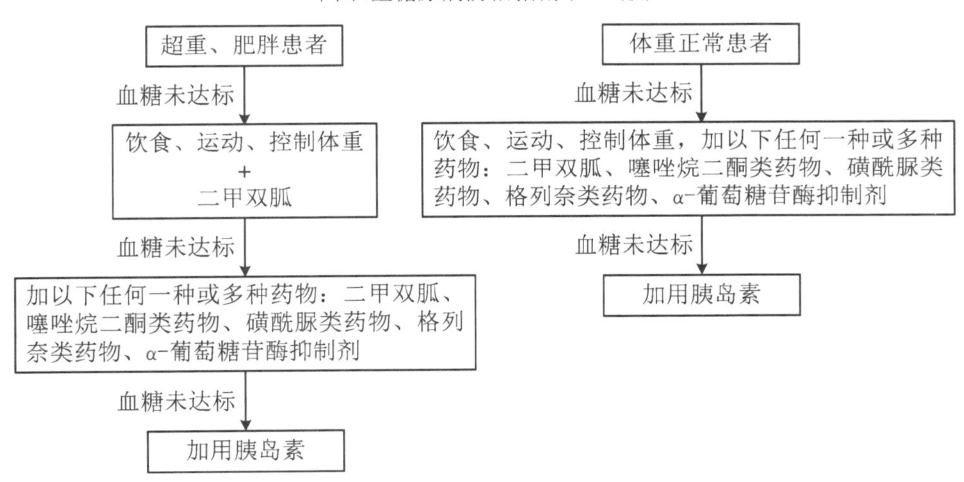

图 8-16　2007 年中国 2 型糖尿病治疗流程图

该治疗流程指出：

（1）2 型糖尿病患者诊断后应根据体重指数初步明确糖尿病患者是肥胖者还是非肥胖者，强调肥胖者在选择抗糖尿病时，应考虑首选二甲双胍，正常体重者根据情况可任选其中一种药物。

（2）有关胰岛素治疗：提出初诊 2 型糖尿病患者的 HbA1c≥9.0%，尤其伴有症状者，应启动胰岛素强化治疗；对消瘦型 2 型糖尿病应尽早启动胰岛素治疗；肥胖者若 2 种口服抗糖尿病药物联合不达标，应启动胰岛素治疗。

（3）强调在血糖安全达标的前提下，应将 HbA1c 降至 6.5%以下。

2. 2010 年中国 2 型糖尿病治疗流程（图 8-17）

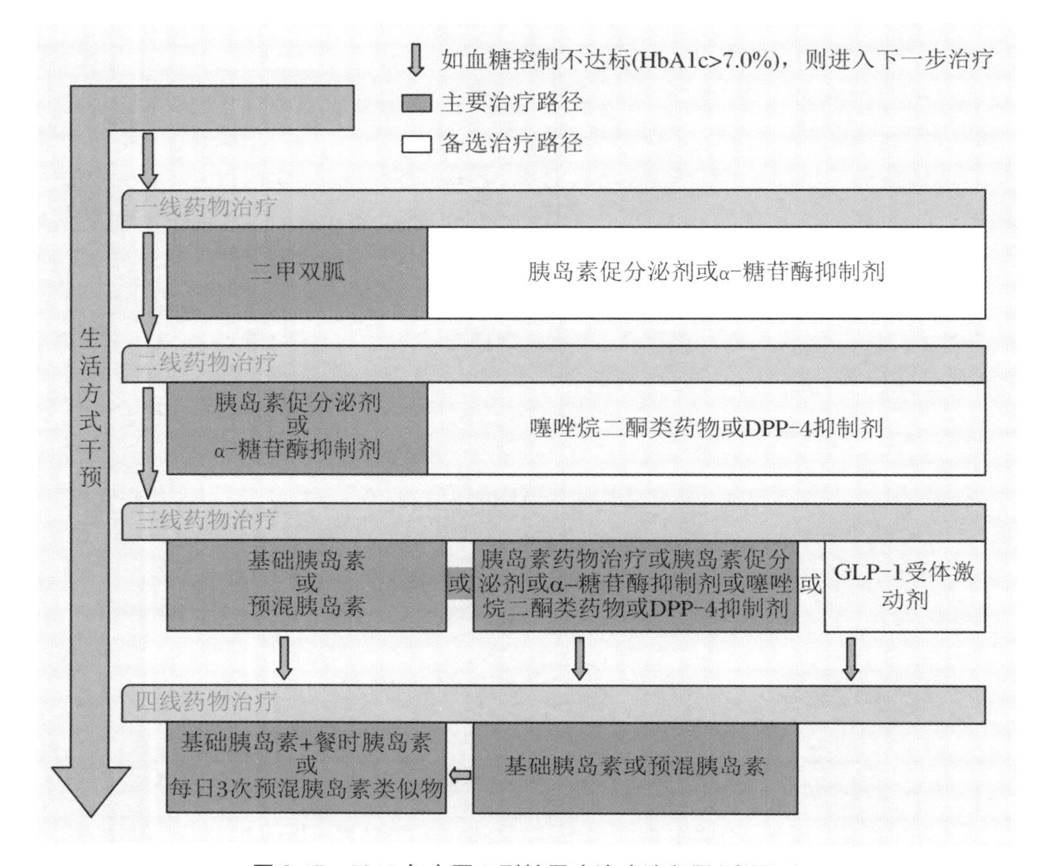

图 8-17 2010 年中国 2 型糖尿病治疗流程图（彩图 1）

该指南的要点如下：

（1）继续强调强调生活方式干预的重要性，进一步肯定了二甲双胍作为首选药物的地位，提出了其在无特别禁忌证的情况下应始终保留在治疗方案中。

（2）细化了 2 型糖尿病各阶段的治疗选择，从药物治疗的有效性和经济学角度，提出主要治疗途径（循证研究证实有效，且相对经济）和备选治疗路径（有效，但安全性尚缺乏长期的循证依据，价格相对较贵）。

（3）建议 2 种口服抗糖尿病药物在较大剂量联合时血糖控制仍不达标，可以联合胰岛素治疗，也可以考虑 3 种口服抗糖尿病药物联合。

（4）将 HbA1c 达标的目标值由 6.5%提升为 7.0%，并将 HbA1c>7.0%作为 2 型糖尿病患者启动临床治疗或调整治疗方案的重要判断标准，如经口服药调整治疗后 HbA1c>7.0%，则应启动胰岛素治疗。另外，在胰岛素起始治疗中推荐了预混胰岛素和基础胰岛素均可作为起始治疗药物，同时，在胰岛素的强化治疗中推荐了预混胰岛素类似物每日 3 次注射。

（5）增加了 DPP－4 抑制剂和 GLP－1 受体激动剂作为糖尿病二线和三线治疗药物。

3. 2013年版中国2型糖尿病治疗流程(图8-18)

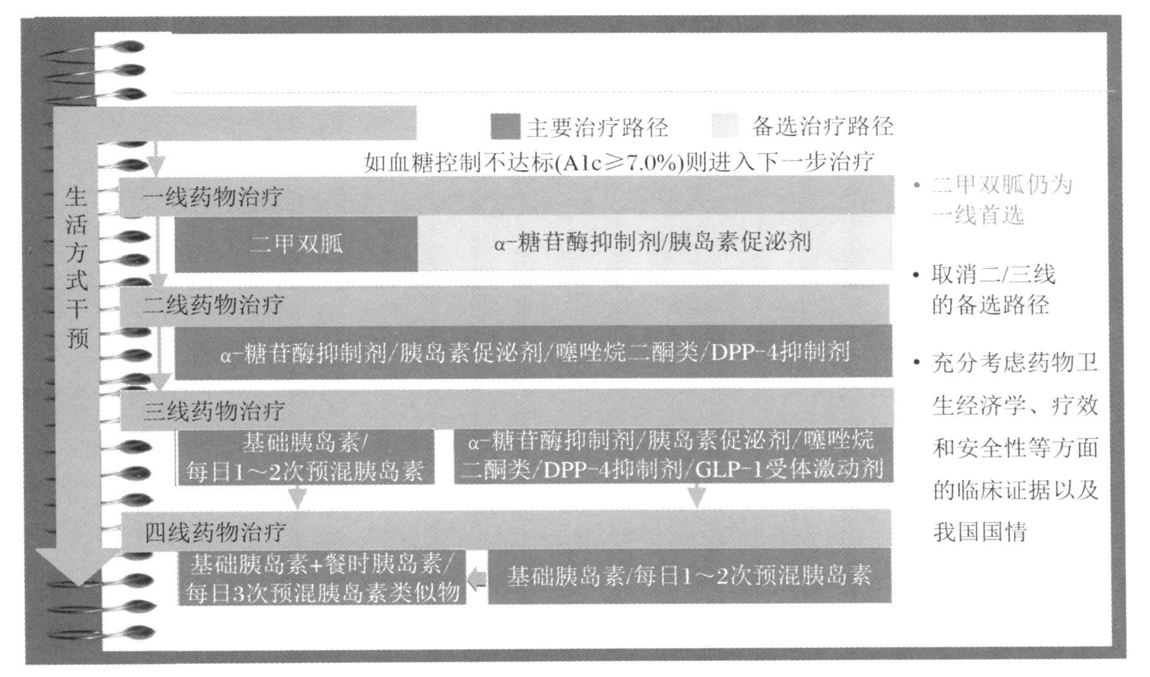

图8-18　2013年版中国2型糖尿病治疗流程图(彩图2)

该指南保留2010年版的基本内容,仅做了微小的调整:

(1) 在一线药物的选择时,仍保留胰岛素促泌剂和α-糖苷酶抑制剂作为备选方案,但二者的前后顺序做了调换(主要基于α-糖苷酶抑制剂单药使用不出现低血糖、不增加体重和心血管疾病风险)。

(2) 取消了二线口服抗糖尿病药物备选治疗路径,给临床医师和患者更多的选择。

4. 2017年版中国2型糖尿病治疗流程(图8-19)

2017版较2013版做了一些修改,但中心考虑仍以血糖控制为基础:

(1) 取消了一线、二线和三线药物的表述,而改为单药、二联、三联药物治疗,更加科学,临床可根据具体情况合理选择。

(2) 增加了SGLT-2抑制剂为二联治疗的方案之一。

(3) 将胰岛素和GLP-1受体激动剂合并为注射类药物,临床在起始治疗注射类药物时,可个体化选择。

(4) 基础胰岛素联合餐时胰岛素的治疗方案与预混胰岛素方案可根据具体情况相互转换。

5. 2020年版中国2型糖尿病治疗流程(图8-20)

与2017年版比较,2020年版在2型糖尿病的治疗流程中做了较大改动,并与国际糖尿病指南进行了较好的对接,其改动主要基于临床研究的证据。

(1) 生活方式干预和二甲双胍仍为一线治疗,二甲双胍仍是糖尿病药物治疗的基石,在无禁忌证的情况下,始终保留在治疗方案中。

(2) 药物的选择更强调个体化,结合患者的合并症或并发症,尤其考虑是否存在ASCVD或有高危因素、心衰或CKD,对存在上述并发症的患者,应优先联合有获益证据的

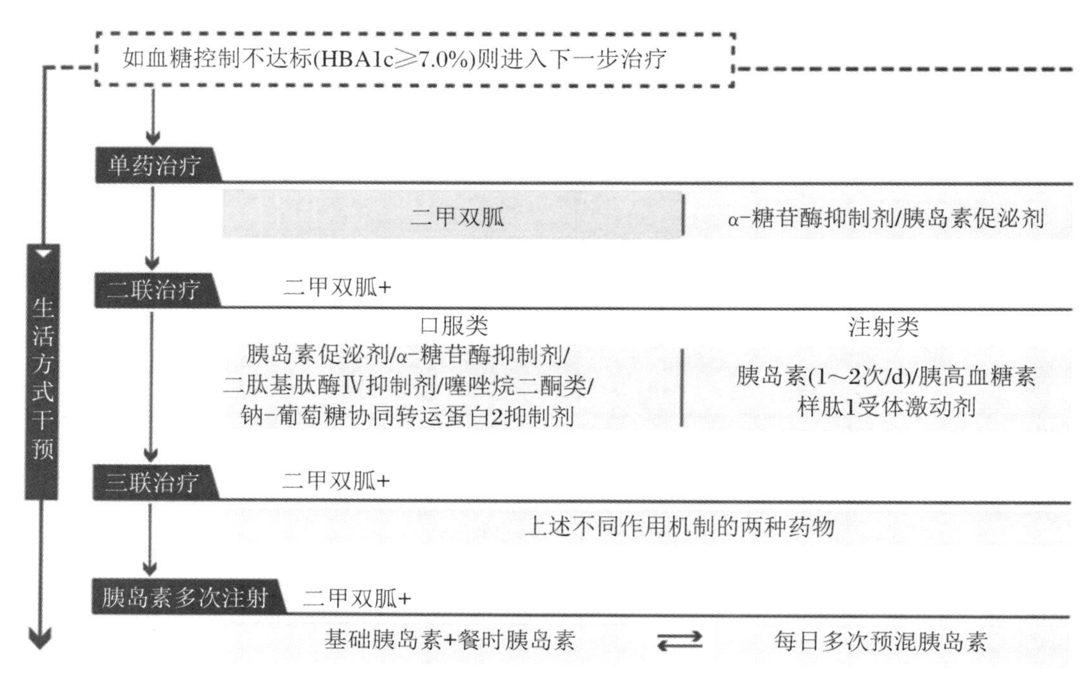

图 8-19　2017 年版中国 2 型糖尿病治疗流程图

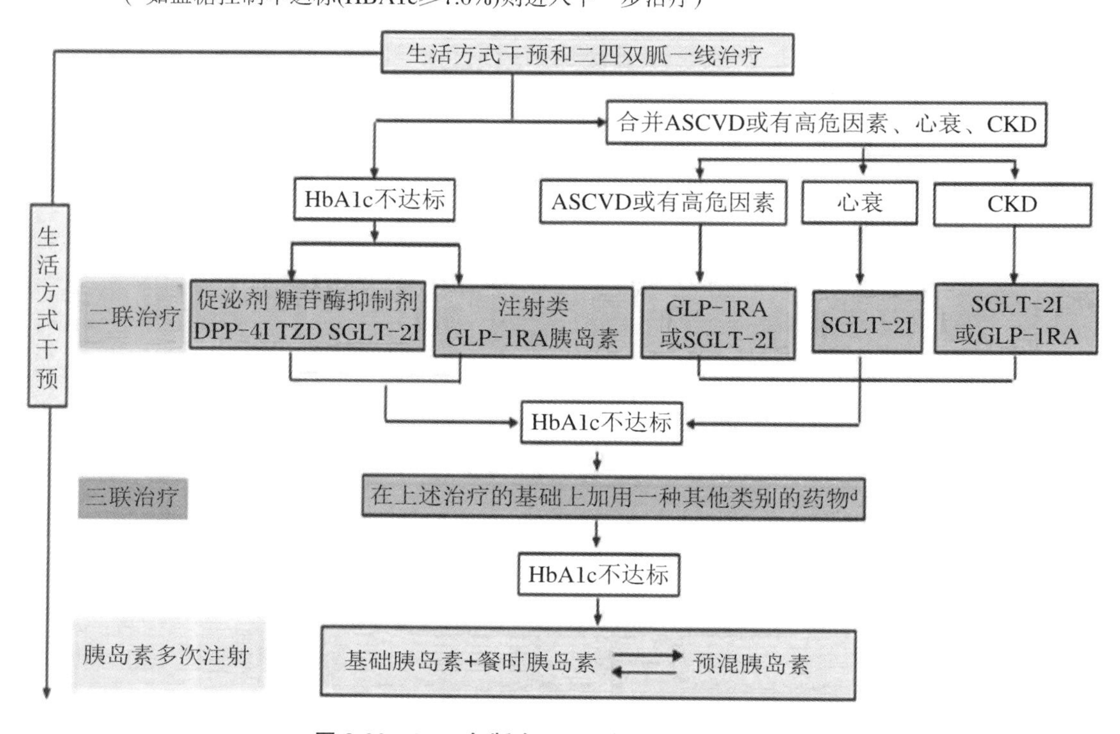

图 8-20　2020 年版中国 2 型糖尿病治疗流程图

GLP-1受体激动剂或SGLT-2抑制剂。

（3）在口服抗糖尿病药物血糖不达标需联合注射类药物时，GLP-1受体激动剂或胰岛素应个体化，多数情况下可以考虑选择GLP-1受体激动，如超重或肥胖、合并ASCVD或CKD、或代谢相关性脂肪肝等，否则起始胰岛素治疗，尤其对病程较长、血糖较高或胰岛B细胞功能较差的患者。

（4）胰岛素（尤其是基础胰岛素）联合GLP-1受体激动剂也被推荐作为一种机制互补，疗效协同的一种降糖方案。

6. 2006年ADA共识

图8-21中的2006年ADA共识体现了以下特点：

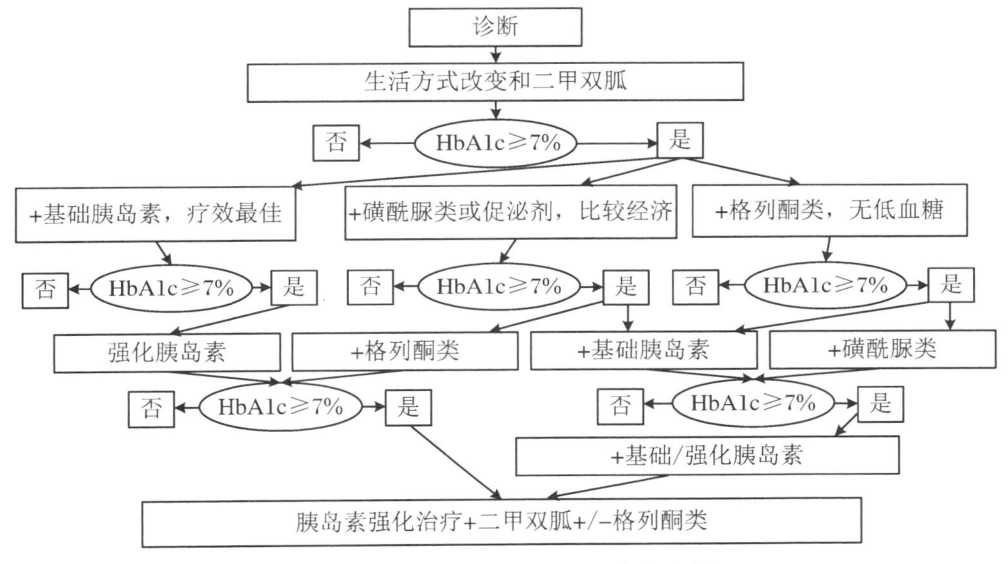

图8-21　2006 EASD/ADA糖尿病治疗共识

（1）路线明确，实用性强。

（2）将二甲双胍纳入首选治疗药物，该药降血糖作用肯定，副作用少，价格比较低廉。

（3）强调早期应用胰岛素的重要性，尤其是早期补充基础胰岛素，强调在血糖不达标时首先控制空腹血糖（尤其在血糖控制较差的情况下），如空腹血糖控制达标而HbA1c仍未达标，应进一步监测和控制餐后血糖。

（4）要求HbA1c达标标准为7.0%，强调在没有低血糖的情况下，应进一步将HbA1c控制在小于6.0%。血糖控制应注意个体化如对老年人或合并明确心脑血管疾病者血糖控制标准可适当放宽。

（5）α-糖苷酶抑制剂未被列入其主要的治疗药物，这可能与西方国家饮食习惯（如碳水化合物的摄入量较少）有关。

（6）初步提出治疗方案的个体化选择：二甲双胍+胰岛素，降糖最有效；二甲双胍+磺酰脲类药物，最经济；二甲双胍+噻唑烷二酮衍生物，低血糖发生率低。

7. 2012年ADA/EASD有关2型糖尿病治疗流程的推荐意见（2014年延续该意见）（图8-22）

该指南的要点如下：

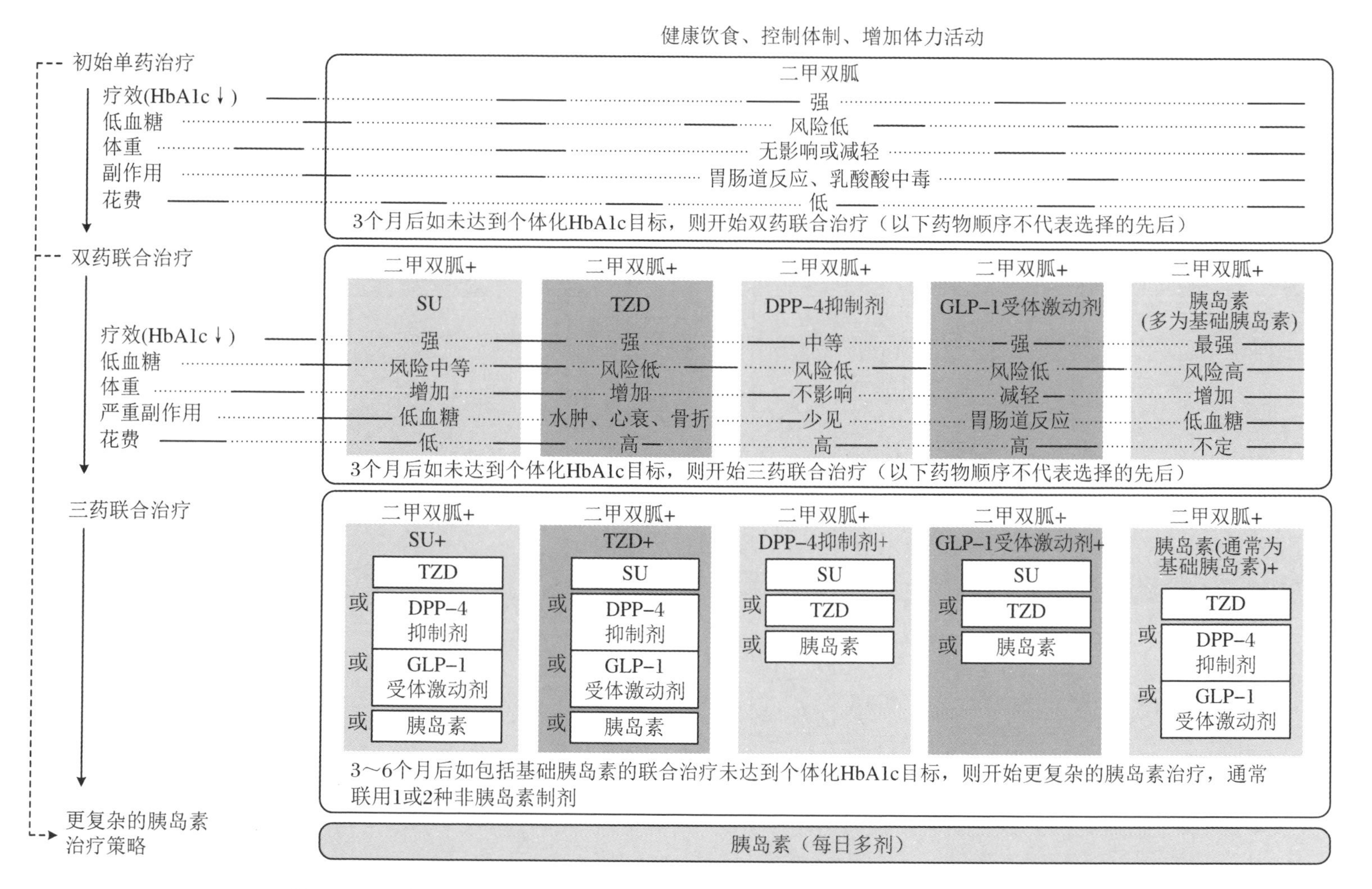

图8-22　2012年ADA/EASD有关2型糖尿病治疗流程的推荐意见（2014年延续的该意见）

（1）强调血糖控制目标需要个体化，更低的血糖控制目标必须针对特殊的人群（或不出现低血糖的情况下）。

（2）饮食、运动和教育仍然是 2 型糖尿病患者治疗的基石。

（3）在患者无禁忌证的情况下，二甲双胍是首选的一线用药。目前尚无研究数据证实使用其他药物作为首选会优于二甲双胍。

（4）在考虑选择药物时，应综合考虑降糖效果、低血糖风险、对体重的影响、副作用、心血管疾病的风险和性价比等。

（5）为使血糖达标，可以考虑使用 1～2 种口服或者注射用药联合二甲双胍治疗，目标是在长期治疗中尽量少的药物副反应和尽可能的血糖达标。

（6）为保持血糖控制，多数患者最终需要胰岛素单药或与其他药物联合治疗。

（7）只要有可能，患者应该参与到治疗方案的制定中来，提出以患者为中心的治疗方案，如在二联药物的选择时：① 二甲双胍 + DPP－4 抑制剂，不增加体重，胃肠道反应少；② 二甲双胍 + GLP－1 受体激动剂，可降低体重，尤其适合肥胖者；③ 二甲双胍 + 噻唑烷二酮衍生物，可避免低血糖，对伴明显胰岛素抵抗和脂肪肝者更适合；④ 二甲双胍 + 磺酰脲类药物，降血糖效果好，费用相对较低；⑤ 二甲双胍 + 基础胰岛素，降血糖最强，低血糖少。

（8）减少心血管疾病风险也应该作为重要的治疗目标之一。

8．2015 年 ADA 2 型糖尿病高血糖治疗路径（图 8-23）

2015 年 ADA 糖尿病治疗路径其基本延续了 2012 年的原则，但在二联药物的选择中增加了 SGLT－2 抑制，并将其提升到与其他种类药物同等的地位。同时提出基础胰岛素联合 GLP－1 受体激动剂强化治疗初诊断 2 型糖尿病可能有一定的益处，尤其对肥胖型糖尿病，它在体重增加、低血糖发生方面优于餐时胰岛素联合基础胰岛素。

9．2019 年版 ADA 2 型糖尿病高血糖治疗流程（图 8-24）

与先前的 ADA 2 型糖尿病治疗流程比较，该版指南做了较大更动，基于大量的循证医学证据，强调了以并发症为基础的药物选择原则，并就每一种治疗方案的选择做了详细注解。

（1）该流程中，仍继续强调生活方式干预和二甲双胍作为基础治疗的地位。

（2）血糖控制不达标的情况下，在二甲双胍的基础上，如血糖控制不达标，应个体化联合第二种抗糖尿病药物，临床应根据是否存在并发症（ASCVD、心衰或 CKD）、低血糖风险、体重情况以及药物费用等情况综合分析。

（3）在起始注射类药物时，大多数情况下（如超重或肥胖、合并 ASCVD 或 CKD 或代谢相关性脂肪肝等）可优先起始 GLP－1 受体激动剂，否则起始胰岛素治疗，尤其对病程较长、血糖较高或胰岛 B 细胞功能较差的患者。基础胰岛素联合 GLP－1 受体激动剂也是一个较好的方案。

10．2020 年版 ADA 2 型糖尿病高血糖治疗流程（图 8-25）

与 2019 年版指南比较，2020 年版 ADA 2 型糖尿病高血糖治疗流程延续了其基本治疗原则，仅做了细小的改动，强调合并 ASCVD、心衰和/或 CKD 的患者中在不存在禁忌证的情况下，尽早起始有获益证据的 GLP－1 受体激动剂或 SGLT－2 抑制剂，而无需考虑其 HbA1c 是否达标，即使达标也可联合使用。而 2021 年和 2022 年版（图略）ADA 2 型糖尿病指南则继续延续了 2020 年的治疗流程，但突出了在合并 ASCVD、心衰和/或 CKD 患者在无禁忌证的情况下尽早启动 GLP－1 受体激动剂或 SGLT－2 抑制剂治疗，而无需考虑

健康饮食　控制体重　体育锻炼　患者教育

单药治疗	二甲双胍
有效性	高
风险性	低
对体重的影响	中性/降低
副作用	胃肠反应/乳酸中毒
价格	低

如果单一药物治疗3个月后糖化血红蛋白不达标，改为两种药物联合应用（注：应考虑患者的实际情况灵活操作）

双药联合治疗+	二甲双胍+ 磺酰脲类	二甲双胍+ 噻唑烷二酮类	二甲双胍+ DPP-4抑制剂	二甲双胍+ SGLT-2抑制剂	二甲双胍+ GLP-1受体激动剂	二甲双胍+ 基础胰岛素
有效性	高	高	中	中	高	最高
风险性	中	低	低	低	低	高
对体重的影响	增加	增加	中性	降低	降低	增加
副作用	低血糖	水肿/心衰/骨折	极少	泌尿系反应/脱水	胃肠反应	低血糖
价格	低	低	高	高	高	不等

如果两药联合治疗3个月后糖化血红蛋白不达标，改为三种药物联合应用（注：应考虑患者的实际情况灵活操作）

二甲双胍+ 磺酰脲类+	二甲双胍+ 噻唑烷二酮类	二甲双胍+ DPP-4抑制剂	二甲双胍+ SGLT-2抑制剂	二甲双胍+ GLP-1受体激动	二甲双胍+ 基础胰岛素
噻唑烷二酮类 DPP-4抑制剂 SGLT-2抑制剂 GLP-1受体激动 基础胰岛素+	磺酰脲类 DPP-4抑制剂 SGLT-2抑制剂 GLP-1受体激动 基础胰岛素+	磺酰脲类 噻唑烷二酮类 SGLT-2抑制剂 基础胰岛素+	磺酰脲类 噻唑烷二酮类 DPP-4抑制剂 基础胰岛素+	磺酰脲类 噻唑烷二酮类 基础胰岛素+	噻唑烷二酮类 DPP-4抑制剂 SGLT-2抑制剂 GLP-1受体激动

药物联合胰岛素治疗

如果三药联合治疗3个月后糖化血红蛋白不达标，（1）单纯口服三药联合，则开始胰岛素治疗；（2）包括GLP-1受体激动剂的三药联合治疗，则增加基础胰岛素治疗；（3）包括基础胰岛素的三药联合治疗，则增加GLP-1受体激动剂或餐时胰岛素，如果仍难以达标，则考虑使用噻唑烷二酮类药物或SGLT-2抑制剂。

基础胰岛素+餐时胰岛素或GLP-1受体激动剂

图8-23　2015年ADA 2型糖尿病高血糖治疗路径

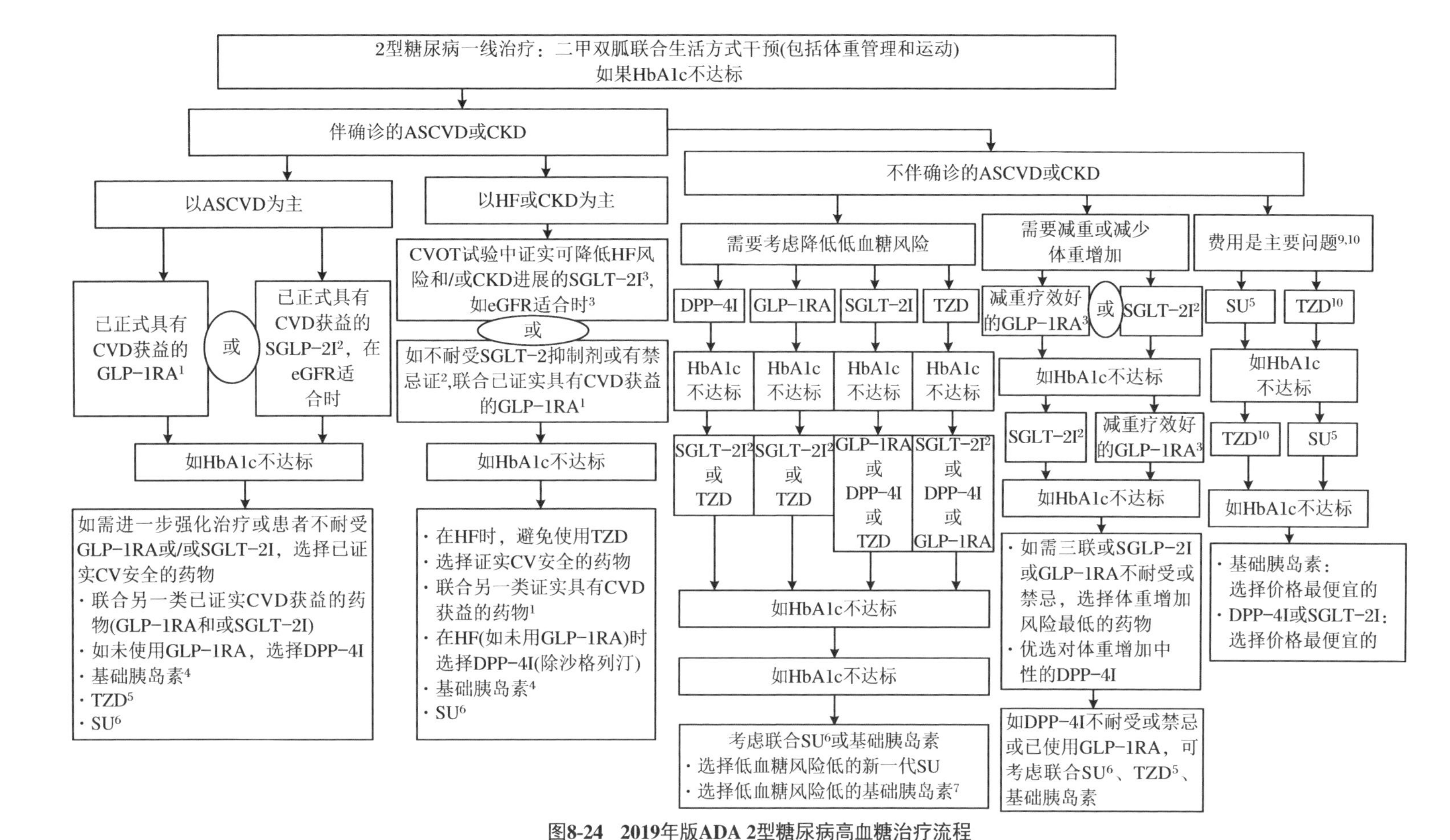

图8-24　2019年版ADA 2型糖尿病高血糖治疗流程

注：1：已证实具有CVD获益是指说明书中有减少CVD事件的适应证；对于GLP-1RA，证据级别较高的药物依为：次利拉鲁肽>索马鲁肽>艾塞那肽周制剂；对于SGLT-2I，证据强度相似的药物为恩格列净、卡格列净和达格列净；2：需注意SGLT-2I的起始和继续治疗存在差异，因为每个药物的eGFR适用区间不同；3：恩格列净、卡格列净和达格列净在CVOT中均显示能降低HF风险、延缓CKD进展；4：德谷胰岛素和甘精胰岛素U100均证实具有CV安全性；5：尽管对CVD作用的研究较少，但低剂量耐受性更好；6：选择低血糖风险低的新一代SU；7：德谷胰岛素/甘精胰岛素U300<甘精胰岛素U100/地特胰岛素<NPH胰岛素；8：司美格鲁肽>利拉鲁肽>度拉糖肽>艾塞那肽>利司那肽；9：如无特殊合并症(如不伴确诊的CVD，低血糖风险低，对避免体重增加的需求不高或无体重相关合并症)；10：需考虑到药物花费具有国家和地区特异性。在一些国家，TZD相对更贵而DPP-4I相对更便宜。

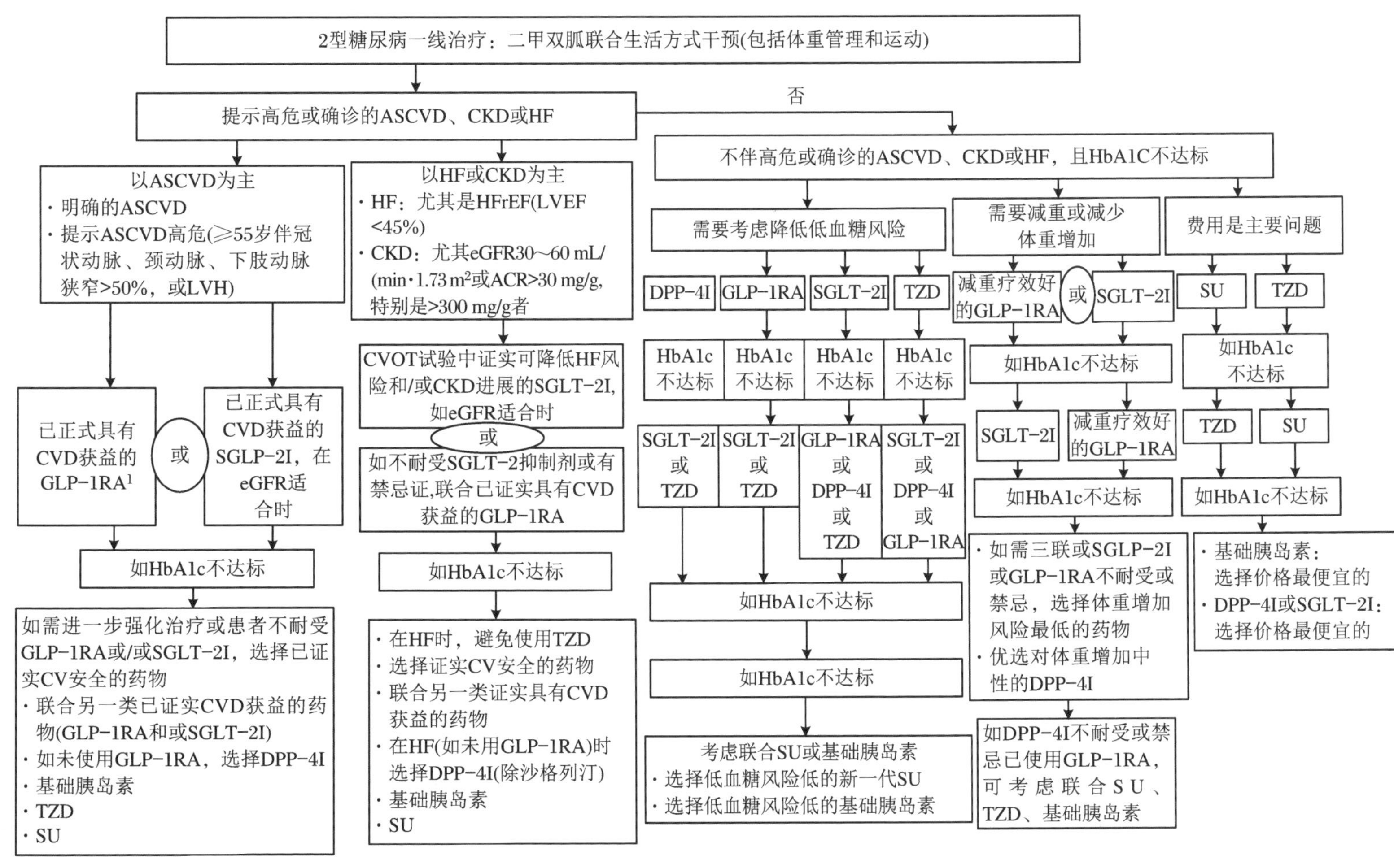

图8-25　2020版ADA 2型糖尿病高血糖治疗流程

HbA1c 的个体化、是否使用二甲双胍和 HbA1c 是否达标，提示部分新诊断 2 型糖尿病患者可以首选起始 GLP-1 受体激动剂或 SGLT-2 抑制剂。

11. 2013 年 AACE(美国内分泌医师学会)2 型糖尿病控制流程(图 8-26)

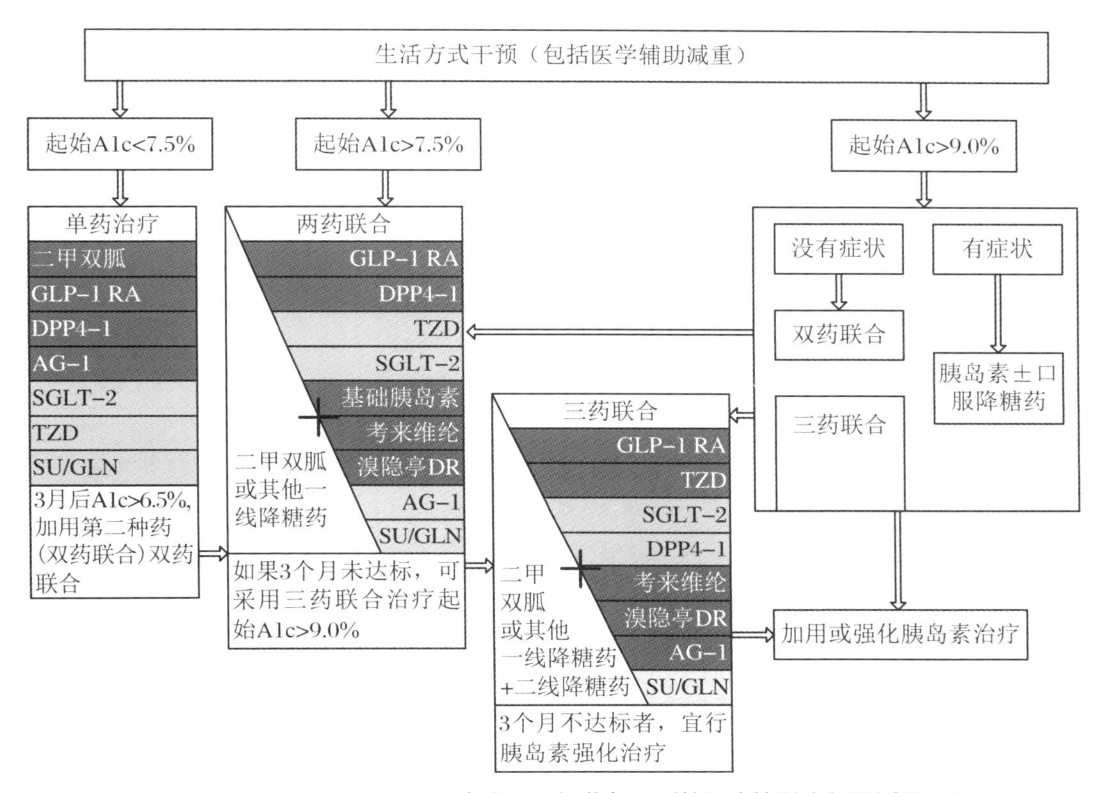

图 8-26　2013 年 AACE(美国内分泌医师学会)2 型糖尿病控制流程图(彩图 3)

该指南特点如下：

(1) 看似比较复杂，但可操作性强。

(2) 流程中涵盖了目前所有临床应用的抗糖尿病药物，α-糖苷酶抑制剂也被纳入单药备选药物之列。

(3) 提出抗糖尿病药物的选择降糖是前提，但需兼顾：不增加体重、尽可能避免低血糖、不增加心血管疾病风险，且药物的性价比高。

(4) 将所有的药物初步分为两大类：蓝色药物(减少不良事件或可能有益，不出现低血糖或轻微低血糖)和黄色药物(应注意避免低血糖或可能增加体重或心衰风险——TZD 等)，蓝色药物可优先选择和联合，黄色可作为备选治疗。

(5) 强调抗糖尿病药物种类的选择根据血糖水平分层：① HbA1c<7.5%，饮食运动+1 种其他抗糖尿病药物，在无禁忌证的情况下，首先考虑二甲双胍。② HbA1c 7.5%～9.0%，饮食运动+二甲双胍+1 种其他抗糖尿病药物(首选蓝色药物)。③ HbA1c>9.0%，无症状者，饮食运动+二甲双胍+1 种其他抗糖尿病药物；有症状者，建议胰岛素强化治疗，可以同时联合口服抗糖尿病药物。

(6) 在启动某一治疗方案 3 个月后 HbA1c 不达标(6.5%)，应调整和优化方案。但具体的血糖达标目标也应个体化(参照年龄、病程、并发症和合并症以及低血糖风险等)。

（7）1种或2型口服抗糖尿病药物血糖不达标，可以联合胰岛素治疗，基础胰岛素可作为首选，如3个月血糖不达标可优化治疗方案。

12．2016年AACE(美国内分泌医师学会)2型糖尿病控制流程(图8-27)

该流程图较2013年无明显变化，其在二联药物的选择中将SGLT－2抑制剂提高到与其他蓝色药物同等的地位。

13．2020版AACE 2型糖尿病高血糖治疗路径(图8-28)

与既往ACCE推荐的高血糖治疗流程和药物无明显变化，强调了无合并症和低血糖风险低患者的HbA1c的目标为<6.5%，而对存在严重合并症或低血糖风险高的患者HbA1c应个体化地大于6.5%；提倡早期联合(尤其低血糖风险低的药物之间)，早期达标，3个月血糖不达标应及时优化和联合治疗。

14．2013年国际糖尿病联盟老年2型糖尿病管理指南(图8-29)

该指南的要点如下：

（1）一线治疗：分为常规方案(红色)、备选方案(蓝色)和其他方案(黄色)。

（2）除非有肾损伤或其他禁忌证，二甲双胍仍作为老年2型糖尿病患者的首选药物。估计肾小球滤过率(eGFR)在30～45 mL/(min·1.73 m^2)之间时，应用二甲双胍是安全的，但在eGFR<30 mL/(min·1.73 m^2)时，二甲双胍应慎用。

（3）二甲双胍不耐受或禁忌，可使用磺酰脲类(避免格列本脲，小剂量起始)和DPP－4抑制剂作为备选方案，根据情况也可选择其他方案(黄色)。

（4）阿卡波糖和格列奈类可用于餐后血糖升高的老年患者一线治疗(其他方案)。

第十二节　2型糖尿病血糖达标的建议

（1）将理想的血糖控制目标定义为HbA1c<6.5%(AACE)或7.0%(ADA)，并强调个体化，安全稳定长期达标，对无并发症和低血糖风险低的患者，尽可能使血糖正常化。

（2）未达标时每3个月监测一次HbA1c，达标后每6个月监测一次HbA1c。

（3）积极控制高血糖、血脂紊乱、高血压和体重，以取得全面病情控制。

（4）将所有新诊断的患者尽可能地推荐到糖尿病科或内分泌专科。

（5）治疗潜在的病理生理缺陷——胰岛素抵抗和B细胞功能缺陷，抗糖尿病药物的选择兼顾患者的临床特征，尤其是同时存在的并发症或合并症。

（6）积极治疗患者，以期在3～6个月内达到HbA1c个体化的控制目标。

（7）治疗3个月后如患者达不到HbA1c个体化控制目标，应考虑优化治疗或联合治疗。

（8）如新诊断的患者HbA1c≥9.0%，应立即给予联合治疗或注射胰岛素。

（9）用不同作用机制的口服抗糖尿病药物来进行联合治疗，口服抗糖尿病药物(单药或联合治疗)血糖控制不达标时，应及时联合胰岛素治疗，早期启动，基础胰岛素可考虑作为首选。

（10）联合多学科在相同的理念下分工协作，努力让患者得到良好的血糖控制，实现糖尿病的管理目标。

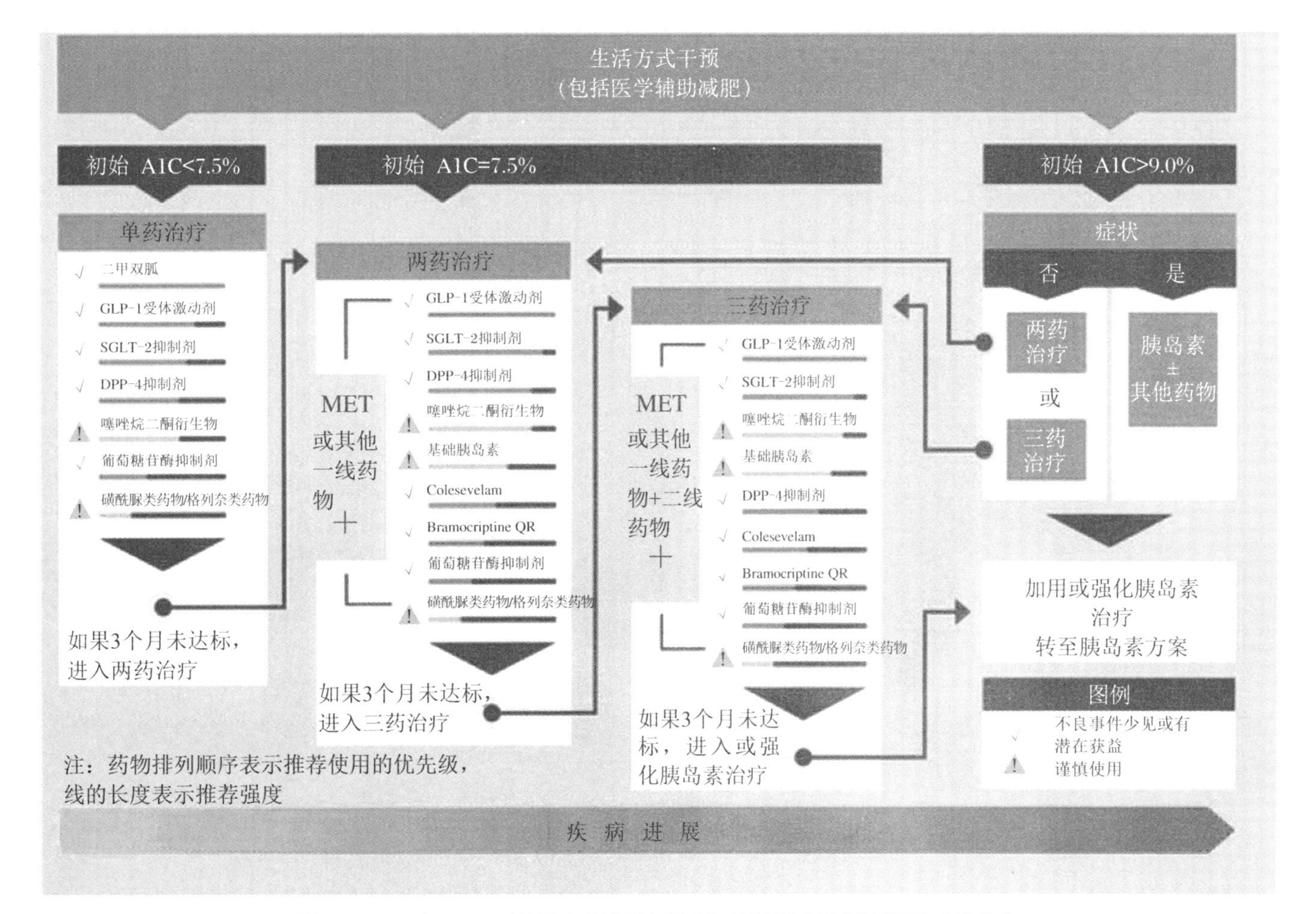

图8-27 2016年AACE（美国内分泌医师学会）2型糖尿病控制流程图（彩图4）

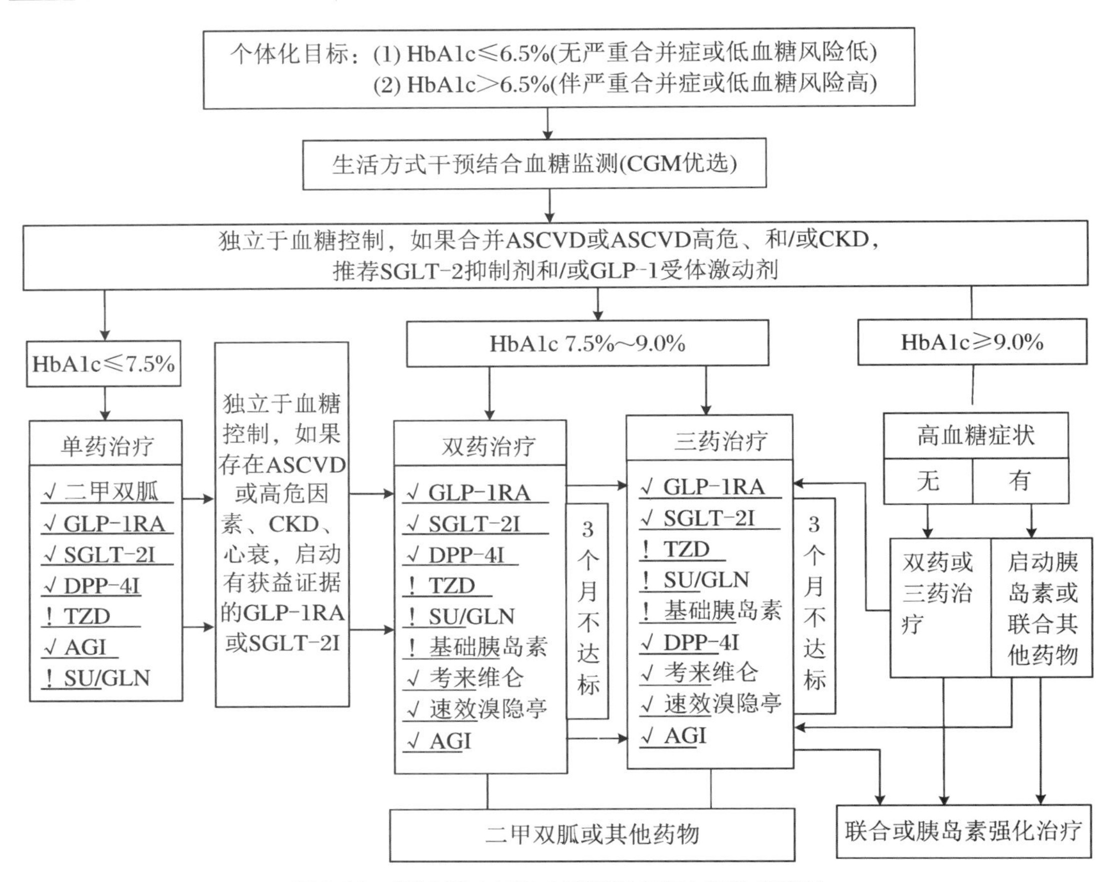

图 8-28　2020 版 AACE 2 型糖尿病高血糖治疗路径

注：① 药物的排列顺序代表建议的使用等级；② 药物下划线长度代表推荐使用的强度；④ 如果 3 个月血糖控制不达标，进展至下一个治疗级别；④ √提示较少的副作用或可能的获益；⑤ ！提示谨慎使用，注意可能的副作用。

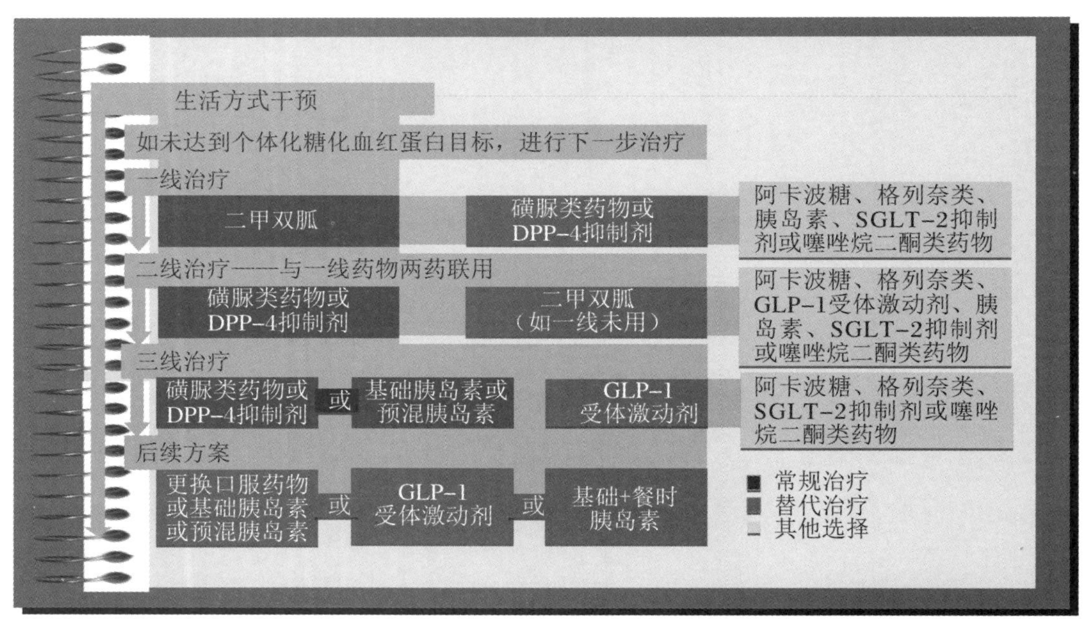

图 8-29　2013 年国际糖尿病联盟老年 2 型糖尿病管理指南(彩图 5)

第十三节　糖尿病监测

对糖尿病的良好的血糖控制强调综合管理，除糖尿病教育、饮食疗法、运动疗法和药物治疗之外，加强糖尿病的监测亦是保证良好控制糖尿病病情、防止或延缓慢性并发症的重要手段，近年来被提到重要地位。糖尿病的监测主要包括血糖（BG）监测和对糖尿病各种慢性并发症的监测。

一、血糖监测

（一）血糖测定

不论是1型糖尿病患者还是2型糖尿病患者，在其治疗过程中，都必须进行血糖检测，对BG控制、药物调整和防治低BG至关重要。近年来随着简便、快速和准确的血糖仪问世，使BG自我监测（self-monitoring of blood glucose，SMBG）成为可能。目前国内常用的血糖仪主要有美国的ONE TOUCH血糖仪和德国的Accutrend血糖仪等。常采用的BG监测方法有四点法：即三餐前+睡前；五点法：空腹+三餐后2 h+睡前；亦有建议采用七点法：三餐前+三餐后2 h+睡前，必要时尚需加测清晨3时血糖，以防夜间低血糖。血糖监测的频率应根据具体情况而定：初始治疗（尤其是应用胰岛素或磺酰尿类药物者）、血糖控制差或不稳定者应每日监测；血糖控制好而稳定者可1～2周监测一天，血糖一贯控制好的可再进一步降低监测频率；病重、剧烈活动前后及患病时如发热和腹泻等情况下应增加测定次数。应用血糖仪进行自我监测时一般需注意：自我监测技术应让专科医师或其医疗保健小组每年一次或两次进行核准，监测的质量控制相当重要，特别是其结果与糖基化血红蛋白或临床状态不符时。有文献报道低血糖时，血糖仪所测结果有时与实际BG不一致，建议抽取静脉血采用生化法测BG。对无条件开展BG自我监测的患者，应定期门诊查空腹和餐后2 h血糖，同时开展尿糖自我监测。理想血糖控制目标是：空腹血糖＜6.0 mmol/L，餐后2 h血糖＜8.0 mmol/L。近年来动态皮下血糖监测仪亦被推出用于临床，其结果与静脉血糖检测结果相吻合，可时时监测血糖，并能及时提醒使用者低血糖的发生（发出警告声音）。

（二）血糖监测的时间点

糖尿病患者不仅空腹或餐前血糖要达标，同时要注意避免低血糖，糖尿病患者血糖监测的时间点应根据不同的病情、治疗方案以及低血糖发生的风险等而不同，如低血糖发生风险低，则优先监测餐后血糖并使其达标，如低血糖发生风险高，则应优先监测餐前或睡前血糖（表8-28）。

表 8-28 糖尿病患者各时间点血糖监测的适用范围

时间点	适用范围
空腹和餐前血糖	血糖水平很高，或有低血糖风险时（老年人、血糖控制较好者或预混胰岛素）
餐后 2 h 血糖	空腹血糖已获良好控制，但 HbA1c 仍不能达标者；需要了解饮食、运动和药物对血糖影响者；低血糖风险低者
睡前血糖	注射胰岛素患者，特别是晚餐前注射胰岛素患者（尤其是预混胰岛素）
夜间血糖	睡前血糖已接近达标，但空腹血糖仍高者；疑有夜间低血糖者
其他	出现低血糖症状时应及时监测血糖；剧烈运动前后宜监测血糖；任何时间怀疑低血糖时

（三）动态血糖连续监测系统

动态血糖连续监测系统（continuous glucose monitoring system，CGMS）包括血糖探头、血糖记录器、信息提取器、助针器和血糖分析软件。1999 年 6 月获得 FDA 批准，是“糖尿病检测技术的新突破”，它可连续自动监测皮下细胞间液的葡萄糖浓度，可比较全面反映血糖信息：特定时间段血糖信息；评价治疗方案对血糖的影响，指导治疗药物的调整；评价生活方式对血糖的影响，指导合理的饮食和运动；血糖波动的规律；血糖变化的趋势（如有助于发现“黎明现象”和“苏木杰现象”等）；高血糖和低血糖持续的时间比值（尤其有助于发现未被“察觉或感知的低血糖”以及隐匿的高血糖）；平均血糖信息；血糖最低值和最高值；时点血糖值等。动态血糖监测可弥补时点血糖测定和 HbA1c 存在的不足。CGMS 和 CSII（持续皮下胰岛素输注）联合应用治疗糖尿病，又称“双 C 治疗”，有助于更加快速和平稳地控制血糖。随着血糖监测技术的进步，动态血糖监测从回顾式动态血糖监测、实时动态血糖监测、扫描式瞬感血糖监测到免校准和免扫描式血糖监测，并通过动态血糖结果监测了解血糖目标范围（TIR）、血糖波动和低血糖发生情况，从而弥补点血糖和 HbA1c 监测的缺陷（如不能反映血糖波动和预测低血糖风险等），进而更好地指导血糖多维度控制和提高优质达标率。

（四）尿糖测定

尿糖（UG）测定简便易行、费用低且无创伤性，如正确使用并与 BG 测定适当配合，对指导糖尿病的治疗不失为一有用的手段。目前 UG 测定多采用试纸法，班氏法因操作比较复杂，并易受多种因素影响，国外早已淘汰，国内现亦多不使用，有淘汰的趋势。尿标本的留取包括晨间第一次尿：反映夜间 BG 水平；餐前 30～60 min 尿（指空腹或餐后 3 h，餐前 30～60 min 需排空小便）：反映空腹 BG 水平；餐后 2 h 尿：反映餐后 BG 水平；睡前尿（睡前排空膀胱再留尿）：反映白天的治疗情况，并对鉴别晨间高 BG（黎明现象抑或夜间低 BG 后反应性高 BG）和预测夜间低 BG 有一定价值。尿标本的留取亦可将一天的尿量分为四段（早餐前至午餐前、午餐前至晚餐前、晚餐前至睡前及睡前至次日早餐前），分别测定，以反映某一段时间血糖的大致水平。UG 测定的一般目标是保持 UG 阴性。

应用 UG 测定时需注意：① 它不能反映确切的 BG 水平及其精确变化，不能预告将要发生的低 BG；② UG 测定只能定性反映尿中葡萄糖浓度，要结合尿量才能真正反 UG 的丢失量和大致的 BG 水平；③ 某些情况下用处不大，如血糖在肾糖阈以下（多数人肾糖阈为 10.0 mmol/L）、肾糖阈升高（例如老年人和有肾病者）、肾糖阈降低（妊娠时）及伴糖尿病自主神经病变和合并前列腺肥大的患者(常致膀胱不能完全排空,残余尿增加),上述情况下 UG 不能反映 BG 水平。任何生病时(如发热)、妊娠期间或 BG>15 mmol/L 时须加测尿酮体。

(五) 糖基化血红蛋白测定

对糖代谢控制程度的了解除 BG 和 UG 测定之外,还应包括糖基化血红蛋白(HbA1c 和 HbA1,统称 GHb)的测定。现临床多以测 HbA1c 为代表反映 GHb,测定方法有层析法(微柱层析法和高压液相层析法)、比色法、等电聚焦电泳法和放射免疫法等,其中以阳离子交换树脂微柱层析法应用较广泛。目前比较公认的高压液相层析法为标准的检测方法。最近国内市场又有快速、简便和准确的糖化血红蛋白仪推出。HbA1c 的测定可判断 2～3 个月内的 BG 控制水平,建议血糖未达标者 3 个月检测一次,达标者半年检测一次。

果糖胺可反映血清蛋白的糖化程度,是判断近期 1～3 周内 BG 控制的较好指标。

目前中国糖尿病学会和美国 ADA 等学术组织均建议 HbA1c<7.0%(非妊娠成年人)为达标目标;同时建议若无明显低血糖,HbA1c<6.0%,患者可获得更多益处。以下患者适当放宽血糖控制:自我管理能力或主动性差;反复严重低血糖(尤其是未感知的低血糖);有限寿命如合并恶性肿瘤或高龄等;合并其他疾病(如心脑血管疾病);儿童;病程很长但微血管并发症轻或稳定。

(六) 特殊情况下血糖控制目标

1. 特殊人群血糖控制目标

除上述糖尿病患者血糖控制在个体化之外,一些特殊情况如儿童、青少年、老年和妊娠期间等也应制定个体化的血糖控制目标(表 8-29～表 8-31)。

表 8-29　儿童及青少年糖尿病血糖控制标准(2007 年中国糖尿病指南建议)血糖(mmol/L)

年龄	餐前血糖	睡前血糖	HbA1c	理由
0～6 岁	5.6～10.0	6.1～11.1	7.5%～8.5%	避免低血糖
6～12 岁	5.6～10.0	6.1～10.0	<8.0%	低血糖风险高,并发症风险低
13～19 岁	5.0～7.2	5.0～8.3	<7.5%	有严重低血糖风险,考虑发育和精神健康 如无低血糖,建议达 7.0%以下

表 8-30　老年患者功能状态与血糖控制目标

患者分类	HbA1c 控制目标
生活自理	7.0%～7.5%/53～59 mmol/mol
生活不自理	7.0%～8.0%/53～64 mmol/mol
·衰弱	·可放宽至 8.5%/70 mmol/mol
·痴呆	·可放宽至 8.5%/70 mmol/mol
临终状态	避免高血糖症状

表 8-31　妊娠期间血糖控制目标

妊娠糖尿病	孕前糖尿病合并妊娠
空腹或餐前血糖≤5.3 mmol/L	3.3～5.4 mmol/L
餐后 1 h 血糖≤7.8 mmol/L	餐后血糖峰值 5.4～7.1 mmol/L
餐后 2 h 血糖≤6.7 mmol/L(120 mg/dL)	糖化血红蛋白<6.0%,避免低血糖

2．住院患者血糖控制目标

非重症患者：大部分患者餐前血糖<7.8 mmol/L，随机血糖<10 mmol/L，根据临床情况再适当调整血糖目标，对于达到并能维持血糖控制而无低血糖的患者，可将目标进一步调低，终末期疾病和/或预期生命短的患者，低血糖高危患者，可调高目标范围，为了避免低血糖，血糖≤5.6 mmol/L 时，重新评估降糖治疗，血糖<3.9 mmol/L 必须调整治疗方案。

重症患者：血糖>10 mmol/L 启用胰岛素，血糖保持在 7.8～10 mmol/L，不建议血糖控制目标<6.1 mmol/L。

中国住院患者血糖控制目标如表 8-32 所示，糖尿病血糖控制分级管理如表 8-33 所示。

表 8-32 中国住院患者血糖控制目标

<table>
<tr><th colspan="3" rowspan="2">病情分类</th><th colspan="3">血糖控制目标</th></tr>
<tr><th>宽松</th><th>一般</th><th>严格</th></tr>
<tr><td colspan="3">新诊断、年轻、无并发症及伴发疾病，降糖治疗无低血糖和体重增加（超重及肥胖患者）等不良反应</td><td></td><td></td><td>√</td></tr>
<tr><td colspan="3">低血糖高危人群</td><td>√</td><td></td><td></td></tr>
<tr><td colspan="3">脑心血管病患者及脑心血管病高危人群</td><td>√</td><td>或√</td><td></td></tr>
<tr><td rowspan="8">特殊群体</td><td colspan="2">肝肾功能不全</td><td>√</td><td></td><td></td></tr>
<tr><td colspan="2">糖皮质激素治疗</td><td></td><td>√</td><td></td></tr>
<tr><td colspan="2">超老年</td><td>√</td><td></td><td></td></tr>
<tr><td colspan="2">预期寿命<5 年（如癌症等）</td><td>√</td><td></td><td></td></tr>
<tr><td colspan="2">精神或智力障碍</td><td>√</td><td></td><td></td></tr>
<tr><td rowspan="2">独居</td><td>老年</td><td>√</td><td></td><td></td></tr>
<tr><td>非老年</td><td></td><td>√</td><td></td></tr>
<tr><td colspan="2">胃肠内或外营养</td><td>√</td><td></td><td></td></tr>
<tr><td rowspan="2">重症监护（ICU）</td><td colspan="2">外科 ICU（SICU）</td><td>√</td><td></td><td></td></tr>
<tr><td colspan="2">内科 ICU（MICU）</td><td>√</td><td></td><td></td></tr>
</table>

表 8-33 糖尿病血糖控制分级管理

	宽松（mmol/L）	一般（mmol/L）	严格（mmol/L）
空腹/餐前	8～10	6～8	4.4～6.0
餐后 2 h 或随机	8～12	8～10	6.0～8.0

3．围术期住院患者血糖控制目标

围术期血糖控制应根据手术的轻重缓急，确定血糖控制目标（表 8-34）。对择期手术应根据手术的大小及精细程度，确定术前、术中和术后的血糖控制目标，并尽可能将血糖控制达标后一段时间再手术，安全性更高。对急诊手术，一般不考虑术前的血糖水平，而是根据急诊病情对患者生命的影响决定手术时机，术中和术后再根据情况控制血糖。

表 8-34 围术期患者血糖控制目标

病情分类		宽松	一般	严格
择期手术(术前、术中、术后)	大中小手术	√,术前 HbA1c<8.5%		
	精细手术(如整形)			√
	器官移植手术		√	
急诊手术(术中、术后)	大中小手术	√		
	精细手术(如整形)			√
	器官移植手术		√	

二、慢性并发症的监测

糖尿病慢性并发症是糖尿病患者致死和致残的主要原因,但其起病隐匿,进展缓慢,早期常缺乏明显的临床表现,一旦进展至临床阶段,其功能和病理障碍常不可逆,因此加强监测和筛查,早期诊断对其预后十分重要。

(一) 微血管并发症

主要包括糖尿病肾脏病(DKD)和糖尿病视网膜病变(DR)。可通过定期尿蛋白测定、肾功能和眼科检查以早期诊断。

(1) 尿蛋白和 eGFR 测定:建议所有 2 型糖尿病和病程>3 年的 1 型糖尿病患者应每年进行尿白蛋白排泄率(UAER)或尿白蛋白/肌酐比值(ACR)筛选测定,增高者(UAER≥20 μg/min 或 ACR≥30 mg/g Cr)6 个月内复查,如 UAER 两次测定均在 20～200 μg/min 或 ACR 30～300 mg/g Cr,则提示早期 DKD,此期加强干预治疗有助于阻止病情进展或逆转之。临床研究证实尿白蛋白排泄增加不仅提示糖尿病肾脏损害,且反映广泛的血管病变,与 DR 和死亡率增加的危险性相关。有关测定尿白蛋白尿标本的留取,尚无一致公认的理想方法,包括 24 h 尿、隔夜 12 h 尿、2 h 或 1 h 定时尿等,现一般推荐使用尿 ACR 替代 UACR,其简便且不受尿量的影响。若无条件测尿白蛋白,应定期测尿总蛋白。

(2) 眼科检查:糖尿病视网膜病变是导致成人视力下降和失明的重要原因,但患者在视力明显下降或丧失之前,早期采取激光治疗可阻止或延缓病情进展,保护视力,对所有 2 型糖尿病患者和病程超过 3 年的 1 型糖尿病患者每年均应充分扩瞳后做眼底镜检查,简单的免散瞳的眼底镜检查也可满意地发现早期糖尿病视网膜病变,对指导治疗具重要价值。实践中,每个糖尿病医生均应能胜任眼底视网膜检查,这种训练在没有眼科专家时尤为重要。定期的眼科检查还有助于早期发现糖尿病性或老年性白内障、青光眼等其他眼科病变。

(二) 大血管病并发症

糖尿病大血管病并发症主要累及心血管、脑血管、肾血管和及四肢大动脉(主要是下肢血管),如糖尿病患者心血管疾病发生的危险性是一般人群的 2～4 倍,且起病早,病情较重,预后相对差。目前尚无检测临床前期大血管病变的简便方法,有许多证据表明,有蛋白尿或微量白蛋白尿的糖尿病患者发生心血管疾病及死亡的危险显著增加,应考虑所有糖尿病患者均面临有发生大血管疾病的高度危险。颈动脉超声测定内膜厚度和观察其有无斑块形成对提示大血管病变有价值,属无创检查,可反复或作为随访检查项目。加强对大血管疾病危险因素,如血脂(胆固醇、甘油三酯、HDL 和 LDL)、血压、血液流变学、吸烟情况、肥胖等的监测并加以积极治疗和纠正十分必要。定期的心电图检查可发现一些患者的无痛性心肌缺血,甚至无痛性心肌梗死。

(三) 神经病变

包括周围神经和自主神经病变,是糖尿病患者最常见的并发症之一。周围神经病变以四肢对称性感觉障碍为主,常表现为各种感觉减退或感觉异常和膝反射减弱或消失,应用10 g尼龙绳检查压力觉、音叉或生物震感阈测量器测定振动觉等是检测糖尿病感觉减退的简单方法。自主神经病变的检查如心脏自主神经功能测定和胃肠动力学测定常比较复杂,但B超测定膀胱残余尿较简便,对反映膀胱自主神经病变有一定价值。

(四) 糖尿病足

糖尿病足是导致成人截肢的重要原因(约占50%),常未受到必要的重视。血管(大血管和微血管)和神经病变是其发病的基础,在外部诱因如感染和创伤等情况下发生。伴下肢神经和血管疾病的患者是发生糖尿病足的高危患者。足部触诊有助于判断血管搏动和温度改变,如难触及动脉脉搏,可进一步行踝/肱指数测定和超声多普勒检查。应定期对每一例糖尿病患者足进行检查(尤其是年龄大于50岁的糖尿病患者),检查内容应包括痛觉、温度觉、触觉、振动觉以及对压力的感受程度,观察足的外形如足趾外翻、鹰爪足等和有无受力点的变化,因多达80%的糖尿病足溃疡可通过找出高危患者和给予适当的护理教育而预防。

第十四节 糖尿病全面控制标准与降压、调脂和抗血小板治疗之路径

糖尿病综合控制目标如表8-35所示。

表8-35 糖尿病综合控制目标

指标		目标
血糖(mmol/L)	空腹	4.4~7.0
	非空腹	小于10.0
HbA1c		小于7.0%
血压(mmHg)		小于140/80
TC(mmol/L)		小于4.5
HDL-C(mmol/L)	男性	大于1.0
	女性	大于1.3
TG(mmol/L)		小于1.5
LDL-C(mmol/L)	未合并冠心病	小于2.6
	合并冠心病	小于1.8
体重指数(BMI, kg/m^2)		小于24.0
尿白蛋白/肌酐比值(mg/mmol)	男性	小于2.5(22.0 mg/g)
	女性	小于3.5(31.0 mg/g)
尿白蛋白排泄率		小于20 μg/min(30.0 mg/d)
主动有氧运动(min/周)		等于或大于150

糖尿病患者降压、调脂和抗血小板治疗之路径如图 8-30。

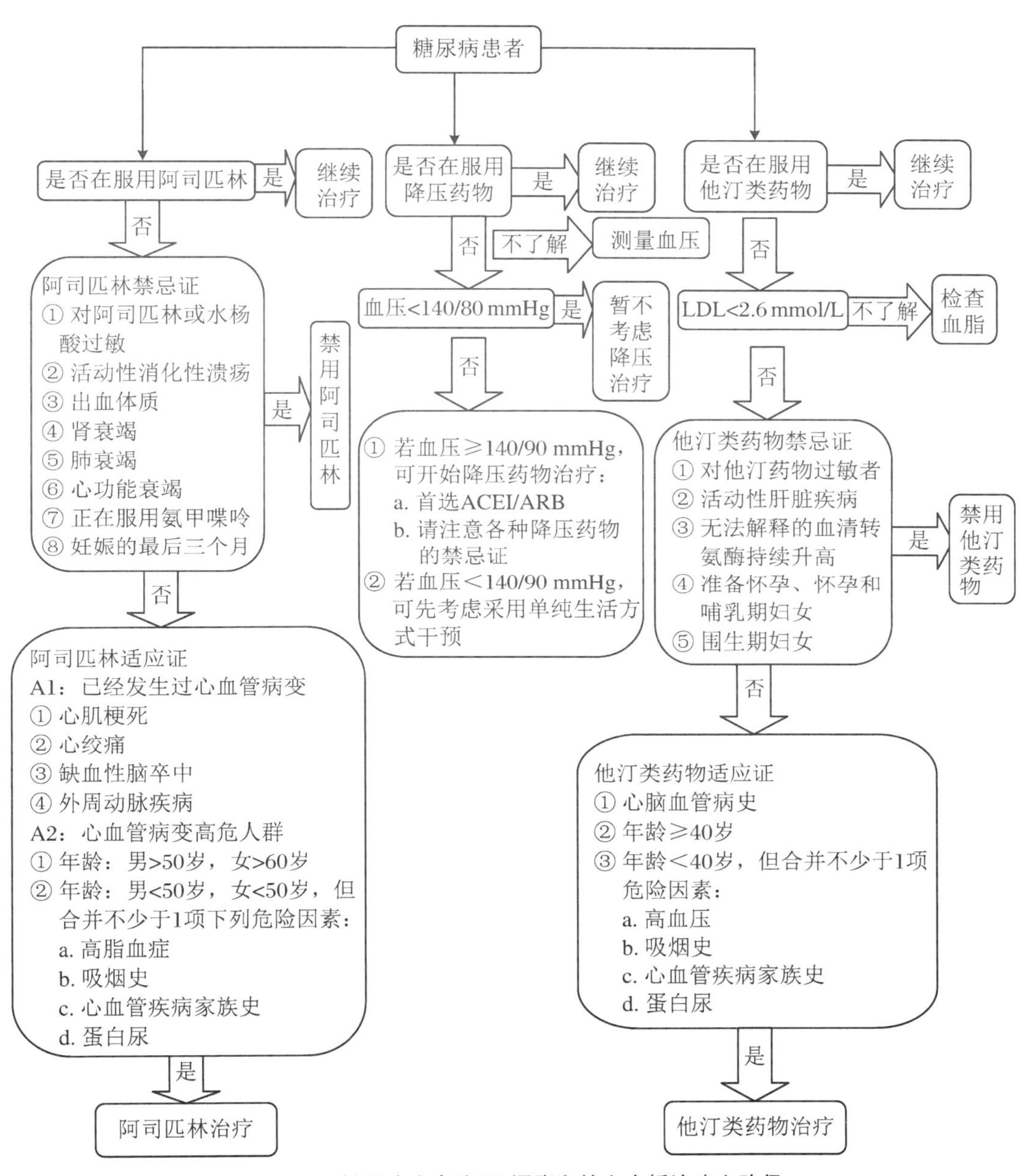

图 8-30　糖尿病患者降压、调脂和抗血小板治疗之路径

第九章　糖尿病酮症酸中毒

糖尿病酮症酸中毒(diabetic ketoacidosis,DKA)最常发生于1型糖尿病患者,故1型糖尿病曾被称为“酮症易感性糖尿病”,2型糖尿病患者在某些应激情况下亦可发生DKA。在胰岛素未发现和临床应用之前,DKA患者的死亡率很高,1型糖尿病平均生存1.3年左右,主要死亡原因为DKA。随着胰岛素的应用和医疗技术的改进,目前DKA患者死亡率被降至低于1%～5%。DKA主要包括三种代谢紊乱:高血糖、高酮体血症及代谢性酸中毒。

第一节　糖尿病酮症酸中毒的诱因

1型糖尿病患者发生DKA的原因大都是疾病初发、中断胰岛素(常在合并存在其他疾病或胰岛素供应不及时)、胰岛素用量不足或合并感染。2型糖尿病患者多因存在应激因素如感染、创伤和药物等,另外暴饮暴食也常是新诊断2型糖尿病患者DKA的诱因之一,尤其多见于青少年起病的2型糖尿病;应用胰岛素治疗的1型糖尿病患者在应激情况下亦可能发生DKA。DKA的常见诱因如下:

(1) 停用或中断胰岛素治疗。多见于1型糖尿病患者。1型糖尿病患者体内胰岛素绝对缺乏,需终身替代胰岛素治疗,不可间断或中断,即使在生病或不能进食期间也不可停用胰岛素,否则可导致DKA发生,此时应静脉输注液体和葡萄糖并联合静脉给予胰岛素。

(2) 感染。最常见的有呼吸道感染如肺炎、肺结核,泌尿系统感染如急性肾盂肾炎、膀胱炎等,此外有胆囊炎、阑尾炎、腹膜炎、憩室炎及盆腔炎。若感染灶不明显,需仔细寻找可能的潜在感染灶如筛窦炎、牙龈炎或脓肿、肛周或直肠旁脓肿等。

(3) 急性心肌梗死、心力衰竭、脑血管意外、外伤、烧伤、手术、麻醉及严重的精神刺激等。

(4) 妊娠。妊娠后半阶段胰岛素的需要量明显增加,可能诱发酮症,甚至酮症酸中毒。在评价生育年龄的糖尿病妇女的血糖控制不良或DKA时,应进行HCG测定。

(5) 药物。如糖皮质激素的应用,某些疾病如库欣病、肢端肥大症、胰高糖素瘤、嗜铬细胞瘤或生长素瘤等升高反调节激素(或降低胰岛素活性)水平,有时亦可能成为诱因。近来有研究报道,SGLT-2抑制剂的广泛使用可能诱发DKA的发生风险,特别是在胰岛功能比较差的2型糖尿病患者中,需注意加强监测。

第二节　病理生理

一、胰岛素绝对或相对缺乏

胰岛素是人体内储存能量和促进合成代谢的激素。在DKA状态，胰岛素的缺乏常常是绝对的，亦可能由反调节激素过量而相对缺乏。胰岛素缺乏主要影响具有病理生理的组织和器官：脂肪细胞、肝脏和骨骼肌。在反调节激素中，胰高糖素拮抗胰岛素的作用，可能在DKA的发生中起到主要作用，在1型糖尿病患者中，由于胰高糖素分泌调节功能差，当胰岛素不足时，胰高糖素明显升高。DKA时，肾上腺素和皮质醇水平升高，生长激素有时亦是升高的。应激可使上述反调节激素水平升高，它们再进一步促进脂肪分解，导致酮体形成和糖异生增加，诱发和加重DKA。DKA一旦发生，其本身亦提供持续的应激，诱发导致反调节激素进一步升高，使酮症酸中毒状态延长和加重。

二、脂肪细胞

正常情况下，体内脂肪组织的合成和分解处于动态平衡状态。在血管内皮细胞，胰岛素刺激脂蛋白脂酶，从血循环中的VLDL颗粒中裂解甘油三酯，并使甘油三酯向脂肪细胞内运动。胰岛素不足时，脂蛋白脂酶活性降低，血脂升高，并加重导致DKA时高甘油三酯血症；在脂肪细胞内，胰岛素拮抗脂质分解，抑制组织型脂酶，抑制先前储存甘油三酯的裂解。当胰岛素不足时，组织型脂酶活性增高，水解甘油三酯为甘油和游离脂肪酸，儿茶酚胺加速甘油三酯的分解，甘油成为糖异生的底物，大量释放的游离脂肪酸成为DKA时肝脏生成酮体的底物。

三、肝脏

正常情况下，体内足够的胰岛素水平可平衡反调节激素的作用。胰岛素促进肝脏储存和合成途径：① 胰岛素促进肝脏葡萄糖合成糖原；② 当葡萄糖-6-磷酸被转化为丙酮酸时，胰岛素促进肝脏葡萄糖酵解；③ 胰岛素促进脂质合成。胰高糖素的作用与胰岛素正相反。它刺激糖原分解葡萄糖和糖异生，在胰高糖素的影响下，由于糖酵解减少及糖异生增强，致丙酮酸水平降低，若线粒体内缺乏丙酮酸，由脂肪酸形成的乙酰乙酸不能进入三羧酸循环，于是便被用于形成酮体（乙酰乙酸和β-羟丁酸等），结果肝脏代以酮酸作为糖异生的底物，肝脏的糖异生增强（底物为丙酮酸、丙氨酸、乳酸和甘油等），加之外周葡萄糖摄取下降，加重DKA时血糖升高。胰高糖素直接抑制乙酰辅酶A羧化酶，从而抑制脂质生成，丙二酰辅酶A水平明显下降，而丙二酰辅酶A可防止脂肪酸氧化，同时抑制内毒碱酯酰转换酶Ⅰ（CPT-Ⅰ），当丙二酰辅酶A水平下降时，CPT-Ⅰ活性升高，于是脂肪酸进入线粒体氧化增加，由代谢转向酮体的生成。当酮体的形成越来越多，未能充分氧化，在体内积蓄时，将发生酮症酸中毒。另外,DKA时,患者纳食减少,常有恶心呕吐,脱水,循环灌注不足,组织氧化酮体减慢,更易促进酸中毒。

四、骨骼肌

骨骼肌是体内利用葡萄糖的主要器官之一,胰岛素促进骨骼肌葡萄糖的摄取和利用。胰岛素绝对或相对缺乏,骨骼肌摄取葡萄糖障碍,肌糖原合成减少,分解增多,于是乳酸增加;肌细胞内蛋白质分解加速而合成减弱,当戊酮氨基酸分解增多时有多量酮体生成,当戊糖氨基酸分解增多时,糖异生增强,从而加剧DKA时的高血糖及血酮水平,有时乳酸亦会升高。

五、肾脏

(1) 血糖增高,超过肾糖阈,经尿排出,发生渗透性利尿,导致大量水、电解质丧失。

(2) 酮体(乙酰乙酸和β-羟丁酸)经肾小球自由滤过,在近曲小管不被吸收,以钠和钾盐的形式经尿排出,进一步导致电解质的丢失。

(3) 肾糖异生增强。肝脏是糖异生的主要器官,正常情况下,肾脏的糖异生能力只有肝脏的1/10,但在胰岛素缺乏、饥饿和DKA状态时,肾脏糖异生能力则可大为增强,也进一步参与血糖的升高。

(4) 代谢性酸中毒时,肾脏代偿性产氨增多,起调节酸碱平衡的作用,仅见于肾功能良好的早期。严重失水,循环衰竭时可致急性肾衰竭,代偿作用减小,酸中毒、电解质紊乱及休克等加重肾功能不全。

六、神经系统功能障碍

DKA时,脑功能处于抑制状态,轻则嗜睡,重则昏迷。可由多种因素所致:① 带氧系统障碍:DKA时持续的高血糖与血红蛋白结合成糖基化血红蛋白(HbA1c),使血红蛋白与氧的亲和力增加而不易解离;红细胞内2,3-二磷酸甘油酸合成减少,使氧离曲线左移;酸中毒时,血pH降低产生波尔(Bohr)效应,微循环中红细胞释放氧增多,对缺氧起代偿作用,如治疗过程中纠正酸中毒过于积极,可使pH快速上升而使代偿作用减弱或消失,但HbA1c仍处于高水平,细胞内2,3-二磷酸仍低,可使组织缺氧加重,尤其脑组织缺氧可致脑水肿。② 乙酰乙酸和β-羟丁酸致脑细胞酸中毒。③ 血浆渗透压增高引起脑细胞脱水,一般DKA时,血浆渗透压在330~340 mmol/L,不致发生高渗透性昏迷,仅加重脑功能紊乱,但治疗过程中血糖下降过速,血浆渗透压快速下降,水分向脑细胞内转移可致脑水肿,有时患者一度清醒后又进入昏迷状态,提示治疗后的脑水肿,后果常比较严重。④ 由于失水,血循环不足,血压下降,甚至休克,微循环血流不畅亦可影响脑功能。⑤ 其他如合并感染与毒血症,有时伴心肌梗死、心律失常、心力衰竭等致循环障碍,脑供血和供氧不足等。⑥ 反常性脑脊液酸中毒,血循环酸中毒纠正后,脑脊液pH下降较迟,但给$NaHCO_3$纠正酸中毒后,脑脊液pH仍处于酸中毒中,以致影响脑功能,有时系统性酸中毒已纠正(pH值正常),但患者深大呼吸仍继续维持18~24 h以上。

DKA 时碳水化合物、脂肪、蛋白质及水电解质变化如图 9-1 所示。

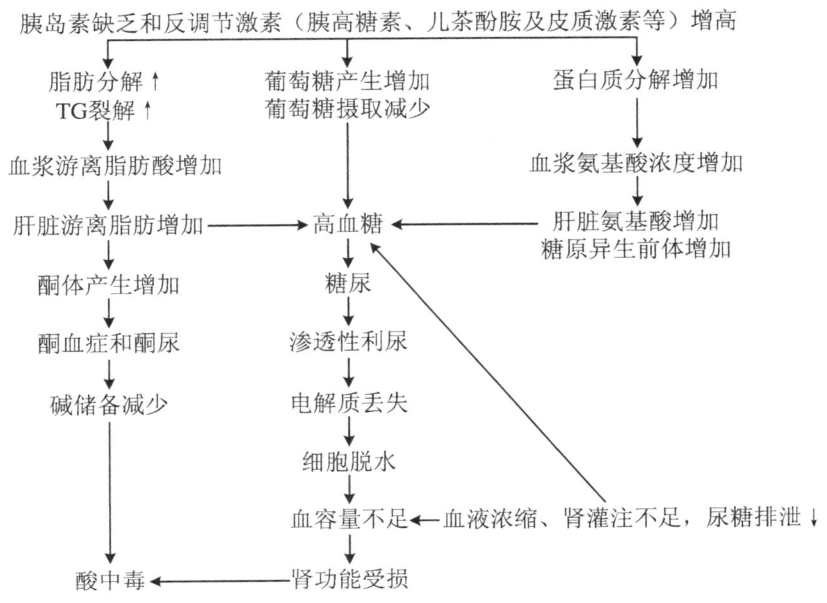

图 9-1　DKA 时碳水化合物、脂肪、蛋白质及水电解质变化

第三节　临床表现

一、脱水

几乎所有的 DKA 患者均存在不同程度的脱水，主要由于：① 高血糖致尿糖增高，渗透性利尿；血浆渗透压增加水从细胞内向细胞外转移，使失水更加明显。② 大量酮体从肾脏排出，带出水分。③ 酸中毒，深大呼吸从呼吸道丢失水分增加。④ DKA 时患者厌食、恶心、呕吐，水摄入减少，丢失增加。脱水量常达 100 mL/kg 体重以上。患者表现皮肤黏膜干燥、弹性差，眼球下陷而眼压低，脉搏细速，重者循环衰竭或低血容量性休克。

二、酸中毒

典型者呼吸深大，呼气中有丙酮，如烂苹果味；舌唇樱桃红，两颊潮红。

三、神经系统障碍

患者表现轻重不一，可有烦躁、神志淡漠、倦怠嗜睡、肌张力下降、反射迟钝或消失，重者昏迷。

四、其他

少数患者可有腹痛，易误诊为急腹症，需予以注意，但DKA时的腹痛常症状明显，却无明显的腹膜刺激征和腹部定位体征如压痛、肌紧张和反跳痛等；患者可因各种感染等并发症而体温升高，但有时无明显感染灶亦可能存在低热，体温在38℃左右，随着酮症的纠正，体温可下降；少数伴高渗昏迷者偶因中枢神经（体温调节中枢）受累而高热；DKA有时可诱发心绞痛或心肌梗死，应注意心血管体征和随访心电图变化；有时患者经治疗意识一度好转，随血糖下降、酸中毒迅速纠正而临床表现反而恶化，又进入昏迷状态，并伴有头痛、喷射性呕吐等颅内高压表现者，应怀疑脑水肿，须迅速抢救。

第四节　实验室检查

一、尿液检查

（1）尿糖。常强阳性，但严重肾功能减退时尿糖减少，甚至消失。

（2）尿酮体。当肾功能正常时，尿酮体常呈强阳性，但肾功能明显受损时，尿酮体减少，甚至消失。但尿酮体定性用试剂中的亚硝酸铁氢化钠仅与乙酰乙酸起反应，与丙酮反应弱，与β-羟丁酸无反应，故当尿液中以β-羟丁酸为主时易漏诊。

（3）有时可有蛋白尿和管型尿，尿中钠、钾、钙、镁、磷、氯、铵及HCO_3^-等排泄增多。

二、血液检查

（一）血糖

血糖增高，多数在16.65～27.76 mmol/L（300～500 mg/dL），有时可达36.1～55.5 mmol/L（600～1 000 mg/dL）或以上，血糖＞36.1 mmol/L时常可伴有高渗性昏迷。

（二）血酮

定性常强阳性。但由于血中的酮体常以β-羟丁酸为主，其血浓度3～30倍于乙酰乙酸，并与NADH/NAD的比值相平行，如血中以β-羟丁酸为主而定性试验阴性时，应进一步做特异性酶试验，直接测定β-羟丁酸水平。DKA时，血酮体定量一般在5 mmol/L（50 mg/dL）以上，有时可达30 mmol/L，大于5 mmol/L有诊断意义。

（三）酸中毒

主要与血酮体形成增加有关。酮体包括β-羟丁酸、乙酰乙酸和丙酮，乙酰乙酸和丙酮可与硝普钠起反应，与β-羟丁酸不起反应。大多数情况，DKA时，血清中有大量的乙酰乙酸与硝普钠起反应。DKA的代谢性酸中毒，代偿期pH可在正常范围内，当失代偿时，pH

常低于7.35，有时可低于7.0；CO_2 结合力常低于13.38 mmol/L(30%容积)，严重时低于8.98 mmol/L(20%容积)，HCO_3^- 浓度可降至10～15 mmol/L以下。血气分析碱剩余(BG)增大，缓冲碱(BB)明显减低(<45 mmol/L)，SB及BB亦降低。

(四) 阴离子间隙

反映代谢性酸碱平衡的指标之一。其计算方法为：(血 Na^+ + 血 K^+) − (血 Cl^- + HCO_3^-)，正常范围8～12 mmol/L，主要由带阴电荷的白蛋白及生理浓度的有机酸(乳酸、磷酸及硫酸等)构成。DKA时，由于酮体增加，中和 HCO_3^-，阴离子间隙增大。如果阴离子间隙增大，提示有机酸增加，若患者为糖尿病则提示DKA。DKA时，血清酮体定性试验常强阳性，否则，可能提示β-羟丁酸不适当在体内堆积，机体在缺氧和低灌注时优先产生β-羟丁酸。如DKA患者在低血压或缺氧时，体内以β-羟丁酸为主，血酮体定性试验可呈弱阳性，甚至阴性，但随着DKA的纠正和病情的改善，β-羟丁酸转为乙酰乙酸增加，血酮体定性可呈强阳性，但阴离子间隙减少和血pH上升。

(五) 电解质

血钠：多数(67%)低于135 mmol/L，少数正常，偶可升高至145 mmol/L以上，大于150 mmol/L应怀疑伴有高渗昏迷。

血钾：DKA时，由于渗透性利尿和酮体经肾以盐的形式排出，导致钾大量经肾排出，加上纳食少，恶心和呕吐，进一步加重机体缺钾。但DKA时，细胞外氢离子浓度增加与细胞内钾离子交换，细胞内钾向细胞外转移；DKA时，胰岛素缺乏，钾向细胞内转移减少，同时细胞内糖原和蛋白质裂解增加，进一步促进钾向细胞外运动，加之脱水和血液浓缩等，以上种种原因可导致DKA患者血清钾浓度常正常，甚而偏高，从而掩盖了体内严重缺钾的真实情况。

此外，DKA时常同时伴有缺磷和缺镁。

(六) 血渗透压

可轻度升高，有时可达330 mOsm/L以上，少数可达350 mOsm/L，可能伴有高渗性失水或高渗性昏迷。

(七) 血脂

在疾病早期，游离脂肪酸(FFA)常显著升高，约4倍于正常高限，可达2 500 μmol/L；甘油三酯(TG)和胆固醇亦常明显升高，TG可达11.29 mmol/L(1 000 mg/dL)以上，有时血清呈乳白色(乃由于高乳糜微粒血症所致)，高密度脂蛋白(HDL－C)常降至正常低限。经胰岛素治疗后，上述脂代谢异常可恢复。

(八) 血肌酐和尿素氮

常因失水、循环衰竭(肾前性)及肾功能不全而升高。补液后常可恢复。

(九) 血常规

白细胞常增高，无感染时亦可达15×109～30×10^9/L，并以中性粒细胞增高明显，机制不明，可能与机体应激时边缘池粒细胞向循环池释放及血液浓缩有关，但常无核左移和中毒颗粒存在。DKA时，临床上不能仅以白细胞计数和体温来反映是否有感染存在，应仔细寻找可能的感染灶。血红蛋白、红细胞及其压积常升高并与失水程度有关。

（十）血肌酸激酶(CK)

DKA患者可合并非创伤性横纹肌溶解症，其病变的严重程度不等，从CK轻度升高而无症状到CK显著升高伴可能需要血透的急性肾衰。关于DKA介导的肌肉损伤的机制至今还不十分清楚，可能与以下机制相关：

(1) 代谢障碍：脱水及酸中毒导致能量代谢的底物利用障碍或缺乏。

(2) 低血容量、高渗可导致肌肉组织缺血、缺氧，继发ATP不足，氧自由基生成过多，导致细胞功能失调、死亡，出现横纹肌溶解。

(3) 低钾：患者自身肌细胞存在缺陷，低钾造成肌细胞代谢障碍，导致大量游离脂肪酸在肌细胞内堆积，细胞膜通透性增强，CK-MM、LDH释放入血。

(4) 患者昏迷，长时间未翻身使局部肌肉受挤压，加重横纹肌溶解。

目前临床上对DKA患者未常规行CK检测，与DKA相关的横纹肌溶解常被忽视，而其导致的严重并发症如急性肾衰的发生，一旦出现其短期死亡率要远高于单纯性DKA。因此，对DKA患者，特别是伴有横纹肌溶解的高危因素如卧床时间长、酗酒、服降脂药，有毒物接触史或伴有肌痛、茶色尿的患者应常规查CK、CK-MM，以及时诊断和治疗，避免发生严重并发症如急性肾衰。对DKA伴严重横纹肌溶解时，可在静脉应用胰岛素、积极补液的基础上，适当考虑补充碳酸氢钠和甘露醇，如出现急性肾衰经上述无效，应及时给予血液透析治疗。

（十一）其他

偶有血乳酸浓度升高(＞1.4 mmol/L)，休克缺氧时更易发生。亦可有血淀粉酶轻度升高，明显升高提示可能并存急性胰腺炎。

第五节　诊断和鉴别诊断

一、诊断

对糖尿病患者出现昏迷、酸中毒、失水、呼吸有酮味、低血压或休克者，应怀疑合并DKA的可能，而对那些无糖尿病病史的患者，如短期出现明显的“三多一少”，甚至出现意识障碍时，特别是那些青少年患者，也应怀疑其存在DKA的可能，应及时进行实验测定，诊断标准参见表9-1；有些糖尿病患者合并其他疾病（如尿毒症、脑血管意外）所致昏迷，应予以鉴别；另一重要的是与低血糖昏迷、高渗非酮症昏迷及乳酸酸中毒鉴别，见表9-2。

表 9-1　DKA 实验室诊断标准

指标	标准
血糖	>13.9 mmol/L(250 mg/dL)
血 pH	<7.35
血 HCO_3^-	降低
阴离子间隙	增高
血酮体	阳性

表 9-2　糖尿病并发昏迷的鉴别

指　标	酮症酸中毒	高渗性昏迷	低血糖昏迷	乳酸酸中毒
病史	多见1型糖尿病,多有糖尿病史,有感染及胰岛素治疗中断史等	多见2型糖尿病,常见老年人,常无糖尿病史,常有感染恶心,呕吐腹泻等	有糖尿病史,注射胰岛素,口服降血糖药物及进食少史等	常有肝肾功能不全低血容量休克,心力衰竭,饮酒及服用降糖灵史等
起病症状	慢(2～4天),常有厌食、恶心、呕吐、腹泻、口渴及多尿昏迷等,有时有腹痛	慢,常有嗜睡,幻觉抽搐及昏迷等	急(以分钟或小时计),有饥饿感,冷汗,心悸及手抖等交感神经兴奋的表现	较快,有厌食、恶心昏睡及伴发症表现
治疗预后	治疗有效 病死率<1.0%	治疗有效 老年人病死率高	给葡萄糖有良效 良好,除非不及时	对 $NaHCO_3$ 治疗有良效,病死率高,可达50%以上
体征				
皮肤	失水,燥红	失水	潮湿多汗	失水
呼吸	深快	加快	正常	深快
脉搏	细速	细速	速而饱满	细速
血压	下降	下降	正常或稍高	下降
实验室				
尿糖	+++～#	+++～#	(-)或+	(-)或+
尿酮	+～+++ >5 mmol/L	(-)或+ 可>2 mmol/L	(-) 可>2 mmol/L	(-)或+
血糖	显著升高,多在16.7～33.3 mmol/L	显著升高,一般在33.3 mmol/L以上	显著降低,<2.8 mmol/L	正常或增高
血酮	显著增高	正常或稍增高	正常	正常或稍增高
血钠	正常或降低	正常或显著升高	正常	正常或降低
pH	降低	正常或降低	正常	降低
CO_2-CP	降低	正常或降低	正常	降低
乳酸	稍增高	正常或稍高	正常	显著增高
血浆渗透压	正常或稍增高	显著升高,常>350 mOsm/L	正常	正常或稍高
阴离子	增大	正常或增大	正常	增大

注:血浆渗透压=2(血钠+血钾)+血糖+BUN;正常值:280～310 mOsm/L。

阴离子间隙=(血钠+血钾)-(血氯+HCO_3^-);正常值:8～12 mmol/L。

二、糖尿病并发昏迷的鉴别诊断

糖尿病并发昏迷的鉴别诊断见表 9-2。

三、糖尿病酮症酸中毒诊断中的特殊情况

（一）无明显高血糖的酮症酸中毒

绝大多数情况下，DKA 发生时均伴有显著的高血糖，但有时糖尿病发生 DKA，但却不伴明显高血糖，可能由于很好的水源和水化或肾小球滤过率（GFR）增高，尿糖排泄增加，或患者在应用胰岛素时同时伴明显的应激，使酮体产生增加。大多数患者年轻，水化良好，在使用胰岛素治疗。妊娠时，GFR 增高，肾糖阈降低，可允许大量的葡萄糖经尿排泄，此时发生 DKA，血糖可低于 13.9 mmol/L（250 mg/dL）。另外近来有研究报道，SGLT－2 抑制剂使用相关的 DKA 可不伴明显高血糖，易被掩盖或漏诊。

（二）碱血症酮症酸中毒

碱血症 DKA 是原发性代谢性碱中毒合并原发性代谢性酸中毒，伴阴离子间隙明显升高。患者严重呕吐、使用利尿剂和合并库欣综合征等可导致碱中毒会掩盖通过血 pH 和 HCO_3^- 来评价的酸中毒，患者同时发生代谢性酸中毒（因 DKA）和代谢性碱中毒（如由于呕吐）。DKA 时，HCO_3^- 缓冲酮体，致 HCO_3^- 降低，升高阴离子间隙；呕吐降低血氯水平，氯的丢失进一步升高阴离子间隙、血 pH 高于预计值。极度增高的阴离子间隙，加之血 pH 高于预计值，提示存在代谢性酸中毒和代谢性碱中毒。

（三）非酮血症的酮症酸中毒

正常情况下，体内 β-羟丁酸血浓度 4～5 倍于乙酰乙酸，该平衡的维持需 NAD^+ 作为受体，当组织缺氧时，NAD 不能从 NADH 随需氧线粒体电子输送链而产生，NADH 堆积在线粒体。$NADH/NAD^+$ 比例增高促使平衡转向产生 β-羟丁酸，β-羟丁酸和乙酰乙酸的比例可能达到 20：1，导致通过硝普盐测定的乙酰乙酸很少，该现象可能模糊缺氧时（如败血症、低血压或休克）DKA 的诊断。诊断线索是阴离子间隙明显增高，而血酮体定性试验弱阳性，因此在高血糖糖尿病患者中若怀疑 DKA 时，应常规计算阴离子间隙并直接测定血 β-羟丁酸（图 9-2）。

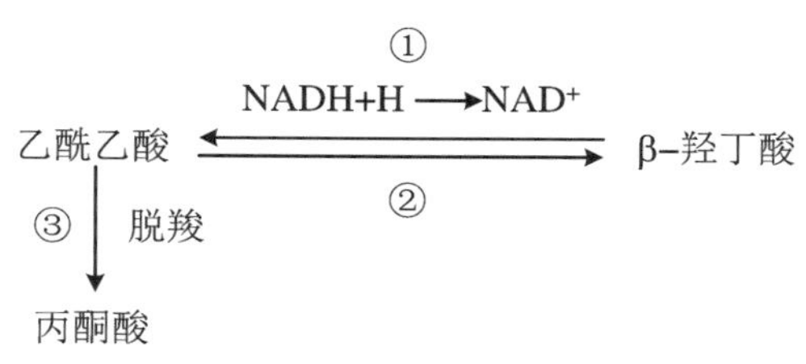

图 9-2 三种酮体之间的相互转化

① 线粒体内 $NADH/NAD^+$ 比例增高，促进 β-羟丁酸生成；② 有氧时，组织转向乙酰乙酸，为能量产生提供原料；③ 乙酰乙酸自发脱羧，使 DKA 恢复时，硝普盐反应增强。

第六节　治　　疗

DKA的治疗的成功取决于以下几个方面：① 积极补液，改善循环血容量和组织灌注；② 胰岛素的应用，降低血糖；③ 纠正和防止电解质紊乱；④ 促进酮体清除，纠正酸中毒；⑤ 清除诱因；⑥ 防治并发症等，但具体治疗方案应视病情轻重而定。如为早期轻症患者，脱水不重，酸中毒较轻，无循环衰竭，无恶心呕吐，能进食水者，鼓励多饮水，进半流质或流质，同时皮下给予胰岛素治疗；对重症病例如CO_2结合力低于20%容积，HCO_3^- 5 mmol/L，恶心呕吐，不能进食，甚而循环衰竭或意识障碍者，应积极抢救。

一、补液

DKA时，不可避免地伴体液绝对丧失。根据失水的程度确定补液，一般原则为先快后慢，先盐后糖。

（一）补液速度和量

先前建议早期大量（无心功能异常，无肾衰竭等）第一小时补液1 000～2 000 mL，随后1 000 mL/h×4 h，继之500 mL/h×4 h，随后速度再减慢，但随后临床观察发现大量补液即使在无心脏病的情况下也可能诱发ARDS，应慎重。最近建议，补液速度降低一半同样有效，且相对安全，即0.9%生理盐水500 mL/h×4次→0.9%生理盐水250～500 mL/h×4 h，前4个小时补液2 000 mL左右是相对安全的，补液的速度应视患者脱水情况、血压和年龄等因素而异。如血糖≤250 mg/dL（13.9 mmol/L），给予5%葡萄糖液体，并应用胰岛素抵消输入的葡萄糖（2～4 g葡萄糖加1 U胰岛素）。另外，在DKA治疗过程中如出现明显的高钠血症或高渗（此时，即使血糖较高如≥13.9 mmol/L），也可考虑给予5%葡萄糖液体同时增加胰岛素剂量以对消其中的葡萄糖。补液量一般3 000～5 000 mL/d，少数患者可达5 000～8 000 mL/d，老年和心功能不全的患者还可适当降低。对合并循环衰竭或低血容量休克时，可联合补充胶体，如低分子右旋糖酐、血浆或白蛋白等。

（二）补液的重要性

在没有胰岛素的年代，补液是治疗DKA唯一的手段，现阶段补液也是DKA最主要的治疗方法：① 早期补液水化可恢复患者的循环血容量，改善组织灌注，有利后续胰岛素作用的发挥；② 水化治疗可降低血反调节激素浓度，同时组织器官血液灌注增加，胰岛素敏感性增强；③ 水化治疗可通过稀释血糖及改善肾脏灌注，促进葡萄糖排泄而降低血糖；④ 水化治疗改善肾脏的血流量，GFR增加，酮体经尿排泄增加，有利酮症的纠正。但过量补液可能导致心衰、成人呼吸窘迫综合征、脑水肿及高氯性酸中毒，需注意，特别是在老年患者中。

二、胰岛素治疗

（一）剂量和速度

早年DKA胰岛素治疗常采用大剂量，一日剂量常在300 U以上，但后来发现，应用如此大剂量没有必要且增加DKA抢救的死亡率。1970年Sonksen等试用静脉小剂量胰岛素治疗获得成功，并广泛推广，胰岛素应在静脉补液之后和无低血钾的情况下起始。现一般建议采用静脉胰岛素持续点滴，0.1 U/(kg·h)或微量输液泵输注胰岛素（如50 mL 0.9%生理盐水+50 U胰岛素，每毫升液体含胰岛素1 U，根据胰岛素需要量，灵活调整输液泵的输液速度，简单方便，且胰岛素用量比较准确，需要量也明显减少）。血糖下降速度一般要求每小时3.3～5.6 mmol/L(60～100 mg/dL)。如果血糖下降速度<10%，可加倍剂量，偶可见极度胰岛素抵抗而需应用大剂量胰岛素者。老年人由于肌肉体积少，对胰岛素可能比较敏感，胰岛素的输注速度需适当减慢，如果血糖血糖<13.9 mmol/L(250 mg/dL)，阴离子间隙和pH进行性改善，应减慢胰岛素的输注速度至0.05 U/(kg·h)，如果临床需要，根据情况，胰岛素输注速度可低至0.5～1 U/h。当患者能正常进食时，胰岛素改皮下注射。值得注意的是，静脉胰岛素输注的中断应在皮下给予胰岛素1～2 h之后，以免体内酮体的反复，尤其是在胰岛素绝对缺乏的1型糖尿病患者中。

（二）小剂量胰岛素治疗的优点

与大剂量胰岛素治疗相比，小剂量胰岛素治疗有许多优点：血糖控制平稳下降，减少或避免低血糖发生；温和缓慢促进钾向细胞内转移，避免或降低严重低血钾的发生率；该速度的胰岛素输注可使循环血浓度达100～200 μU/mL，该胰岛素浓度能饱和胰岛素受体，从而能够抑制肝糖原分解、抑制糖异生，促进肌肉和脂肪组织等摄取和利用葡萄糖，同时完全抑制脂肪的分解和酮体的生成。另外，大剂量胰岛素治疗，如血糖下降速度过快，快速降低血浆渗透压，水分向细胞内转移，增加脑水肿和休克发生的机会；大剂量胰岛素静脉推注可扩张血管，若在循环血容量不足的情况下应用，可能诱发循环衰竭，应注意避免，因此不建议在DKA抢救时静脉推注胰岛素。

三、补充葡萄糖

经过开始的水化治疗和胰岛素的应用，一般要求每小时血糖下降速度为3.3～5.6 mmol/L，当血糖降至13.9～16.7 mmol/L(250～300 mg/dL)，开始输入5%或10%的葡萄糖，并继续给予胰岛素补充。DKA治疗的目标不是将血糖恢复到正常而是重点逆转酮症酸中毒状态。胰岛素治疗对抑制脂肪细胞的脂解起关键作用，除非发生威胁生命的低血糖，DKA治疗过程中一般不可中断胰岛素的应用。给予5%或10%的葡萄糖可允许持续的胰岛素治疗，从而预防进一步的酮体形成。当患者能够正常进食时，便可停止葡萄糖输注。此外，在DKA治疗过程中，可出现高钠血症，而血糖仍高于13.9～16.7 mmol/L，此时也可给予5%葡萄糖并同时加入胰岛素以抵消葡萄糖的补充。

四、补钾

（一）速度与剂量

DKA患者体内绝对缺钾，估计为3～5 mmol/kg体重，但血清钾常正常或轻度增高，罕见有明显的高血钾。DKA治疗开始及治疗过程需密切监测血钾和心电图，尤其在治疗过程中应注意避免严重低血钾的发生。现认为在治疗DKA时，除非有高血钾或同时尿闭（每小时尿量小于40 mL），一般主张补液开始就应同时补钾，高血钾患者在治疗开始1～2 h后应及时复查血钾，一旦血钾降至正常范围，就及时开始补钾。钾的补液速度建议：当血钾未测，可大致给予氯化钾13 mmol/L（约氯化钾1 g）；如血钾＜3 mmol/L，可每小时补钾40 mEq；血钾＜4 mmol/L，每小时补钾30 mEq；血钾＜5 mmol/L，每小时补钾20 mEq；若血钾＞5.5 mmol/L，可暂停并取血测血钾；若血钾＞6 mmol/L，则给予生理盐水或糖盐水＋胰岛素等（慎用应用利尿剂，以免诱发循环衰竭和休克），临床上一般采用氯化钾溶液，必要时用磷酸钾溶液；在治疗初始，如发现血钾＜3.3 mmol/L，应优先进行补钾治疗。钾进入细胞内较慢，加之每日补充的钾常一部分又从尿中排出，故补钾治疗一般至少5～7 d方能纠正体内缺钾。

（二）补钾的必要性

DKA时，患者体内绝对缺钾，同时由于DKA治疗时又通过以下途径进一步促进血钾的降低，故积极补钾很重要：① 胰岛素治疗促使钾进入细胞内；② 血糖的下降，使水分向细胞内转移，将钾带入细胞内；③ 细胞内糖原合成增加，利用钾离子；④ 随着酸中毒的纠正，细胞外钾与细胞内氢离子交换；⑤ 血容量恢复，肾脏灌注增加，尿量增加，经肾排泄钾增加；⑥ 肾脏灌注改善，大量含阴电荷的酮体以盐的形式排出增加，钾排泄增加。此外，DKA治疗时若应用较多的$NaHCO_3$亦易诱发或加重低血钾等。

五、纠正酸中毒

（一）补碱的原则和剂量

DKA时，酸中毒对机体有以下不利之处：① 减弱心肌收缩力，减少搏出量，扩张外周血管，使血压下降；② 中枢神经和呼吸中枢受抑制；③ 胰岛素受体对胰岛素亲和力下降，致胰岛素抵抗。曾一致强调DKA治疗时，早期给大量碱液（$NaHCO_3$），以便及早纠正酸中毒，改善胰岛素抵抗性。但目前有关DKA时何时应用$NaHCO_3$的治疗尚存争议，一般建议血pH＞7.1时，可不必补碱，有学者报道当pH在6.9～7.1时，临床大多数情况下不补碱，但如并发高血钾和乳酸酸中毒，则应适当补碱。因为DKA时酸中毒的基础为酮体生成过多，在体内积聚，而非HCO_3^-损失过多；在胰岛素应用后酮体生成可被完全一致，并促进酮体氧化利用，且酮体氧化产生HCO_3^-而自行纠正酸中毒，另外在积极DKA治疗后，随血容量的恢复，肾脏灌注改善，大量的酮体可经尿排出，亦利于酸中毒纠正。Kitabchi等曾提出当pH＞7.0时，可不必补碱；当pH＜6.9时，小剂量给予$NaHCO_3$ 44 mEq（≈3.7 g，5%的$NaHCO_3$

74 mL)，至 pH 7.0 以上便停止补碱，目前该观点已逐渐被接受。2020 年中国 2 型糖尿病防治指南建议 pH＜6.9 的成年患者进行补碱治疗，方法如下：$NaHCO_3$ 8.4 g(5% $NaCO_3$ 164 mL)及 KCl 0.8 g 配于 400 mL 无菌用水(等渗等张液)中，以 200 mL/h 速度滴注至少 2 h，直至 pH＞7.0。此后，静脉血 pH 应该每 2 h 测定一次，直到 pH 维持在 7.0 以上。并且如果需要，治疗应该每 2 h 重复进行一次，pH≥6.9 的患者无需进行碳酸氢盐治疗。补碱同时注意补钾，每 44 mEq $NaHCO_3$，补氯化钾 15 mEq。

(二) 过早过多补碱的缺点

① 补给 $NaHCO_3$，产生的 CO_2 弥散入细胞内，可使细胞内 pH 值反常地降低；② 氧离曲线左移，不利于血红蛋白释放氧和组织氧的供应，使组织缺氧加重；③ 易致高渗和钠过负荷；④ 增加低血钾发生的危险性；⑤ 脑功能不全和脑水肿发生的危险性增加；⑥ 当后期酮体氧化再生 H_2CO_3，易致后期碱血症；⑦ 脑脊液 pH 反常降低；⑧ 延长酮体的氧化代谢。

六、补磷

DKA 时，细胞分解代谢亢进，合成代谢受抑制，磷与钾相似地从细胞内逸出，尤其是糖代谢异常时，红细胞中 2,3-二磷酸降低，HbA1c 升高，组织缺氧，尿中磷增加。但一些临床研究报道磷的补充与否对患者的预后无明显影响，现不建议常规补磷。即使应用时，应予小剂量即每小时补充元素磷约 2.5 mg(置于 1 000 mL 生理盐水中静滴)。补磷过量具有一定危险性可导致低钙血症和抽搐及磷酸钙沉着症，在肾功能不全或减退时，可加重肾功能损伤。

七、控制诱因

DKA 时，常存在各种不同的诱因，应积极寻找并及时加以控制和治疗，如严重感染、心肌梗死、外科疾患及胃肠疾患等。

八、酮症酸中毒治疗过程中并发症的防治

(一) 脑水肿

DKA 治疗过程中如治疗措施不恰当或观察不仔细，可发生症状性、甚至致命性脑水肿，多见于青少年，成人中有症状的脑水肿少见。但有临床研究报道在 DKA 治疗的第一个 24 h 内，脑电图和 CT 常显示有亚临床性脑水肿的发生。多由于血糖、血钠下降过快，致血渗透压快速下降，水分进入脑细胞和脑间质所致，此外如酸中毒纠正过快，氧离曲线左移，中枢神经缺氧，加重脑水肿发生，反常性脑脊液酸中毒亦与脑水肿有关。其临床表现常在经治疗后，患者神志一度转清楚后，再度昏迷，并常伴喷射性呕吐，需予以警惕，一旦明确诊断应积极抢救，予以脱颅压治疗。

(二) 低血钾

DKA 治疗过程中，低血钾的发生非常常见，并可能导致心血管意外发生，应特别注意。

目前的小剂量胰岛素治疗、比较慢的液体输注速度、慎重补碱和积极补钾等治疗方法的改进，减少了医源性低血钾的发生。但须注意随着生理盐水、胰岛素和葡萄糖的输注、肾脏灌注的改善和酸中毒的纠正，上述治疗措施均都可降低血钾，只要 DKA 患者在进行上述治疗和有小便的情况下，就应不断监测血钾和补钾。一般每输注液体 1 L，测血钾一次，若胰岛素的用量＞0.1 U/(kg·h)，血钾监测的间隔时间应更短。

（三）低血糖

DKA 治疗时，血糖恢复正常通常快于酮症酸中毒的纠正，此时，若持续给胰岛素而不同时输注葡萄糖，将发生低血糖。建议治疗开始后应每 1 h 测血糖×4 h，然后每 2 h 测 1 次×4 h；再每 4 h 测 1 次，有条件者也可给予进行动态血糖监测，但安置后的前数小时可能因组织灌注不足和探头浸润不充分而存在误差，应进行指血或静脉血校准。一般要求血糖以每小时 3.33～5.56 mmol/L 的速度下降。一旦血糖达到 13.9～16.7 mmol/L，胰岛素输入速度减半，并开始给予 5%或 10%葡萄糖液体，以免低血糖。

（四）高氯血症

DKA 治疗的恢复过程常出现高氯血症或高氯性酸中毒：① DKA 时，Cl^- 的丢失小于钠的丢失，补充的生理盐水含有等量的 Na^+ 和 Cl^- 可致相对性高氯血症；② DKA 恢复时，Na^+ 和 HCO_3^- 向细胞内转移，而 Cl^- 过多留在细胞外；③ DKA 恢复期，酮体阴离子被代谢产生 $NaHCO_3$，导致高氯性酸中毒。DKA 治疗过程中，若阴离子间隙逐步正常，随后的高氯性非阴离子间隙性酸中毒一般无临床意义。

（五）高钠血症

DKA 治疗过程中，高钠血症时常发生，多因在 DKA 治疗时因高血糖而持续地给予生理盐水有关，虽补充的系等渗的 0.9%生理盐水，但随着水化治疗的开始，患者血容量的恢复和肾脏灌注的改善，尿量增加，水的排泄可能多于钠的排出，进而导致血钠逐渐升高，进而可能导致高渗，而此时血糖可能仍高于 13.9～16.7 mmol/L，即便如此也可起始 5%葡萄糖的输注并同时加入胰岛素以抵消葡萄糖的补充，随着葡萄糖在细胞内被代谢，产生 CO_2 和水，可有助缓解高钠血症。另外，此时如患者能进食，也可嘱患者及早多喝水。

（六）成人呼吸窘迫综合征(ARDS)

少见，但可能为 DKA 治疗过程中潜在而致命性并发症。在 DKA 时，多数患者动脉氧分压(PaO_2)和肺泡-动脉氧梯度($A-aO_2$)正常。此时由于体内明显的脱水和 NaCl 缺乏，机体胶体渗透压增高，随着水化治疗和电解质的补充，血浆胶体渗透压进行性下降，随着血浆胶体渗透压降低较快，PaO_2 降低和 $A-aO_2$ 梯度增高。这在大多数患者无临床意义，不会引致临床症状和体征，胸部 X 线正常，仅一小部分患者在治疗过程中进展至 ARDS，这与快速输入晶体升高左房压同时降低血浆胶体渗透压(而肺组织间质渗透压下降较慢)有关，上述改变可致肺水肿的形成，甚至在心功能正常的情况下。DKA 治疗时，肺部啰音的出现和 $A-aO_2$ 梯度增宽提示 ARDS 的危险性，对这些患者应小心降低液体输注速度，尤其在老年人或有心脏病史的患者中。避免过快过多补液(即使在心功能正常的中青年患者中)、定时监测血气分析和 $A-aO_2$ 梯度有助预防发生 ARDS 的危险。

第七节 预 防

多数糖尿病患者的DKA是可以预防的，在治疗糖尿病时，应加强有关糖尿病知识的宣传教育，强调预防，尤其对1型糖尿病，应强调胰岛素治疗的持续性和重要性，不能随意中断胰岛素治疗（使用胰岛素泵的患者，要注意观察和防止堵管）或减量胰岛素剂量，且对胰岛素必须注意妥善保存，以免失效；2型糖尿病患者，应随时警惕防止各种诱因的发生，尤其感染和应激等。不论1型或2型糖尿病，即使在生病期间如发热、厌食、恶心、呕吐等，不能因进食少而停用或中断胰岛素治疗；糖尿病合并轻度感染，院外治疗时，应注意监测血糖、血酮或尿酮体；合并急性心肌梗死、外科急腹症手术及重度感染时，应及时住院观察并给予胰岛素治疗；新诊断2型糖尿病高血糖伴明显症状或原用口服降血糖药物失效者，也应及时补充胰岛素治疗，以防酮症发生。总之，DKA是可以预防的，预防DKA较抢救已发病者更有效且重要。

第十章　糖尿病高渗非酮症昏迷

糖尿病高渗性非酮症昏迷(nonketotic hyperosmolar diabetic coma,NKH;hyperglycemic hyperosmolar nonketotic coma)是糖尿病急性代谢紊乱的另一临床类型,多见于2型糖尿病,尤其是老年患者,好发年龄50～70岁。约2/3病例在发病前无糖尿病病史或仅有轻度症状,常在各种诱因,如感染、急性胃肠炎、胰腺炎、心肌梗死、脑血管意外、严重肾脏疾病以及服用某些药物如糖皮质激素、免疫抑制剂及噻嗪类利尿剂的情况下促发;有时在病程早期因误诊而输入葡萄糖、口服大量含糖饮料和糖水等而诱发或促使病情恶化。临床以严重脱水、高血糖(>33.3 mmol/L(600 mg/dL))、高渗透压(>350 mmol/L)、轻度或无酮症、伴不同程度的神经精神系统表现、低血压及肾脏功能不全等为表现,病死率高(40%～60%),需及早抢救。

第一节　病因和发病机理

NKH的病因与DKA基本相似,主要是胰岛素绝对或相对缺乏与胰岛素拮抗激素增多。正常情况下,机体通过一系列内环境调节机制,使渗透压保持在相对狭窄范围的动态平衡之中,细胞内外渗透压保持相等。体液内对临床有意义的渗透性活性物质包括自由通过细胞膜(如尿素、乙醇)和相对不渗透的物质如葡萄糖(缺乏胰岛素时)、Na^+、K^+和甘露醇等。正常情况下,细胞内外渗透压处于动态平衡中,当将能自由通过细胞膜的物质如尿素加入细胞外液(ECF),它可自由地流入细胞内,尽管血浆渗透压升高,但细胞内外渗透压保持平衡,无水分进出细胞,虽然高渗但不导致细胞内容量的改变和精神状态的改变。

临床上,有效渗透压或张力的测定较总渗透压更有使用价值,有效渗透压决定水分在ECF和细胞内液体(ICF)间流动。如果将不易自由渗透细胞膜的物质如葡萄糖加入ECF,在胰岛素的缺乏的状态下它不能自由进入细胞(如肌肉、脂肪和肝脏等细胞),致血浆有效渗透压升高,使细胞内水分沿渗透梯度流出细胞。ECF低张液的丧失亦导致高张,水分亦沿渗透梯度流出细胞,细胞内外环境按比例失去水分,每丧失1 L液体,细胞内外约各丧失667 mL和333 mL。有效渗透压决定精神状态的改变,有时总渗透压升高(如肾衰时,血尿素氮升高),但有效渗透压正常,此时增高的渗透压对中枢神经系统无明显影响,如果有效渗透压增高(如血钠升高),则中枢神经系统的抑制比较常见。

血糖控制不佳的糖尿病,高血糖一方面直接致高张,另一方面通过渗透性利尿进一步促进血液高张。开始时细胞内液体的流出致细胞外液扩张,但随后低张性渗透性利尿使整个机体脱水。当代谢失代偿时，则表现为明显的高血糖，有效渗透压增高、脂肪分解和酮体产生增加（酮症酸中毒），但在NKH时，酮体的产生少见有明显的临床意义。在NKH时，ICF的缩减大于ECF，ECF的相对保存有助于维持严重脱水状态下重要脏器的有效灌注，在NKH治疗过程中，若患者使用胰岛素治疗，ECF血糖较快降低，细胞外水分沿渗透梯度流进细胞内，则该保护作用丧失，若不同时予以水化，将可能致循环衰竭或休克。伴NKH的失代偿性糖尿病最常见的是混合性高张。一般仅血糖升高单独不足以导致明显的高渗，即使血糖达33.3 mmol/L（600 mg/dL），其贡献的渗透压亦仅33 mOsm/L，与血钠相比，每升高1 mmol/L，可使渗透压增加2 mOsm/L。高血糖致水钠持续经尿排出，血容量缩减，肾小球滤过率（GFR）降低，尿糖排出减少，血糖进一步增高，最终NKH。GFR随着年龄而降低，肾糖阈增高，结果老年糖尿病患者在出现渗透性利尿之后，血糖比较高。另外，老年人可能存在口渴中枢对血高渗状态的敏感性降低，致水摄入减少，亦可能与老年人较易发生NKH的部分有关。

NKH状态下，体内激素的状态与DKA相似，但胰岛素的缺乏相对轻于DKA，然而虽然体内有一定水平的胰岛素，但不足以降低血糖，尤其在面对胰岛素拮抗激素升高时，此时存在的胰岛素可能阻止体内酮体的产生。一般认为NKH时，门静脉内胰岛素水平高于DKA时，可抑制肝脏的脂肪氧化；NKH时，体内胰岛素拮抗激素水平升高，但低于DKA时的浓度，脂肪分解相对减少；NKH时，高渗状态本身可抑制脂肪分解。上述机制导致体内酮体产生较少而主要表现为高血糖。

第二节 临床表现

一、病史

NKH常逐步发生。病史中常有渐加重的多饮多尿。有研究报道40%～60%的NKH患者先前无糖尿病病史；在有糖尿病的患者中，自行停药，饮食失控制约占25%；感染的症状，尤其是呼吸道和泌尿道感染常见，但许多患者可能无任何病史提供，因此在不明原因的昏迷患者中，尤其是老年人群，临床医生须警惕NKH的可能。

二、体格检查

患者有不同程度的脱水，皮肤黏膜干燥，弹性减低，眼球凹陷，眼压下降，脉细速，严重者发生低容量性休克，肺部体检一般正常，除非存在肺部感染如肺炎、气管炎等；腹软，有时可显示有胃扩张或胃瘫痪的征象（因高渗而不是自主神经病变所致），常随治疗而好转；体温升高，甚至高热达40 ℃，提示感染存在或可能为中枢性高热。

NKH常见各种不同的中枢神经系统功能不全的表现，患者可表现为神志淡漠、迟钝、嗜睡、木僵，严重者抽搐、癫痫发作乃至昏迷，亦常表现为脑血管意外伴不同程度的偏瘫，少数可表现为严重精神症状，需注意鉴别。一些局灶性中枢神经病变可随高渗的纠正而缓解，若经适当治疗，持续存在局灶或广泛的脑功能不全，提示可能并发脑实质结构损害如脑梗死或中枢神经系统感染。约1/4的患者表现为灶性或广泛性抽搐，早期约60%的患者可能有癫痫发作，且对抗痉挛药物抵抗，但常随适当的治疗，高渗纠正而自行停止发作。罕见有长时间的抽搐；昏迷比较少见，且常在治疗过程中发生，有报道当血糖下降至250 mg/dL(13.9 mmol/L)以下时出现昏迷，尤其在给予大量胰岛素而葡萄糖液体替代治疗不足时，应警惕脑水肿发生。

第三节 实验室检查

一、血糖

血糖常大于33.3 mmol/L(600 mg/dL)，偶有报道可达266.45 mmol/L(4 800 mg/dL)。

二、血钠

血钠常大于145 mmol/L，有时可达180 mmol/L，但亦可正常，甚至偏低。有时可能由于存在高甘油三酯血症，而出现假性低钠血症，加之细胞内水分向细胞外转移，亦可使所测血钠偏低。因此如果血钠正常或升高，则提示水分明显丧失。

三、血钾

体内总体钾严重缺乏，但血钾大多正常，有时增高或偏低，取决于酸碱平衡状态和尿量。

四、血浆渗透压

常大于350 mOsm/L，有时可达450 mOsm/L以上。可直接测定，亦可通过以公式估计：血浆渗透压(mOsm/L) = 2(血钠 + 血钾)(mmol/L) + 血糖(mmol/L) + 血尿素氮(mmol/L)。正常范围：280～300 mOsm/L。

五、血氯

多数正常，可稍增高。

六、血 HCO_3^-

稍低或正常。

七、血酮体

大多正常，有时稍增高，伴酮症酸中毒时明显增高。

八、阴离子间隙

可增高，由增高的血酮体、乳酸或尿酸所致。明显增高提示可能伴 DKA。

九、血乳酸

大多正常，可稍增高(2 mmol/L)，可能与脱水、低血压、组织灌注不足有关。

十、血 pH

大多正常，有时有轻度代谢性酸中毒(pH＞7.3)，如果 pH 明显降低，应怀疑合并 DKA。

十一、血尿素氮

常中度升高，有时可达 28.56～32.13 mmol/L(80～90 mg/dL)，肌酐亦常增高，可达 442～530.4 μmol/L(5～6 mg/dL)，大都属肾前性(脱水、低血压、循环衰竭)或伴有急性肾功能不全甚而衰竭，经适当治疗可恢复。

十二、血常规

常见外周血中性粒细胞增高，白细胞总数常在(12.0～20.0)$\times 10^9$/L，常可能由于应激和脱水所致，本身并不一定提示感染，血红蛋白和血球压积也由于脱水而升高，如血红蛋白和血球压积正常，提示多数有贫血存在。

十三、血肌酸激酶(CK)

常见升高，易并发“非创伤性横纹肌溶解症”，见第九章“糖尿病酮症酸中毒”。

十四、其他生化变化

血清总胆固醇和甘油三酯常见升高，肝脏转氨酶、乳酸脱氢酶和磷酸肌酸激酶等可升高。

十五、尿常规

尿糖呈强阳性，尿酮体常+～++，早期尿量明显增高，晚期少尿，甚而无尿。

第四节　诊断和鉴别诊断

糖尿病患者口渴、多尿症状明显加重、脱水，甚至意识障碍，应警惕NKH可能；一些不明原因的昏迷，无糖尿病病史者，尤其老年人，亦应注意排除NKH，早期诊断，及时治疗对预后有重要价值。本症的诊断主要依靠实验室检测：血糖≥33.3 mmol/L（600 mg/dL），血钠≥145 mmol/L，血渗透压≥350 mOsm/L，若不能直接测定，可采用上一节中的公式估算。

鉴别诊断：主要与DKA、低血糖和乳酸酸中毒鉴别，详见第九章“糖尿病酮症酸中毒”。NKH常表现各种不同的神经系统症状和体征，需与中枢神经系统感染、脑血管意外、脑瘤、癫痫及尿毒症等鉴别，尤其NKH常合并上述疾病（脑血管意外、感染等），需作全面评价。

第五节　治　　疗

NKH的治疗与DKA有相似之处，主要包括补液、小剂量胰岛素的应用、纠正电解质紊乱及控制诱因等。

一、补液

严重脱水、高渗状态是本症的特征，其脱水程度重于DKA，积极补液、扩容和纠正高渗为处理NKH的关键。水化治疗本身可通过改善肾脏灌注，尿糖排泄增加、稀释血糖和降低胰岛素拮抗调节激素浓度而降低血糖。补液速度原则上为先快后慢，若无特殊情况如心功能不全及肾衰竭等，建议治疗的最初2 h补液1 000～2 000 mL，此后，渐减慢。一般第一日可补给估计失水量（失水量=（患者血浆渗透压-300）×体重（kg）×0.6/300）的1/2左右（3 000～5 000 mL），剩下的在第二天、三天补足。现一般建议治疗开始可给予0.9%生理盐水等渗液，以便迅速扩容，补充血容量，纠正低血压及改善微循环，若休克严重，经晶体扩容后，休克仍不满意纠正，可考虑补给胶体（但可能加剧高渗）；当血钠>150 mmol/L时，建议可输注0.46%或0.6%的低渗生理盐水，另外，在NKH治疗过程中若出现明显的高钠血症或高渗时（即使血糖较高如≥13.9 mmol/L），也可考虑给予5%葡萄糖液体同时增加胰岛素剂量以对消其中的葡萄糖，从而纠正高钠血症和高渗状态。当血浆渗透压<350 mOsm/L，血钠在140～150 mmol/L时，改输等渗液体生理盐水；当血糖降至13.9 mmol/L以下时，开始输入5%或10%葡萄糖液。如补液4～6 h，仍无小便，可小剂量给予速尿；老年有心脏病的患者，应作中心静脉压监护。

二、小剂量胰岛素的应用

补液是 NKH 治疗的主要手段，一些患者单独补液便可纠正 NKH，胰岛素治疗是补液的辅助手段。一般需在充分补液的前提下，给予胰岛素治疗，胰岛素的补给速度与治疗 DKA 相似，0.1 U/(kg・h)胰岛素持续静脉点滴或微泵推注。如未经适当的补液，过早给予胰岛素治疗可使 2 000～3 000 mL 液体转入细胞内，可能加重休克、低血容量和血栓形成的危险性。随着水化和胰岛素治疗，一般可望血糖下降达 4.44～5.56 mmol/(L・h)；一旦血糖降至 13.9 mmol/L 以下，则需减慢胰岛素输注速度。当急性期过后，病情稳定，患者能正常进食时，可将静脉胰岛素转为皮下注射。

三、纠正电解质紊乱

NKH 由于高渗性利尿，可导致电解质(钾、钠、钙及磷)的大量丢失，但临床上并不需要全面补充上述电解质，钠一般经过上述补液可基本得到纠正。NKH 时，总体缺钾一般可达 5～10 mEq/kg 体重。开始治疗时，如血钾正常或开始血钾升高经治疗一旦降至正常，并且有一定的尿流量，就应尽早开始补钾，一般可每升液体补钾 20～40 mEq，同时注意监测血电解质和心电图，钾的补充需循序渐进，充分补充常需数天时间。NKH 亦常伴有镁、磷和钙的丢失，但临床对无症状的患者一般无需常规补充。

四、其他

(一) 感染

感染是 NKH 最常见的诱因，有学者认为只要有轻度的感染征象，就应给予抗生素治疗。另一些学者认为，低热和白细胞增多是 NKH 的常见现象，并不一定提示感染，需有明确的感染证据时，方才行抗生素治疗。

(二) 有关肝素的应用

有学者建议由于 NKH 常有血栓形成(如血液浓缩、内皮细胞受损、血小板功能亢进、Ⅷ因子和 vWF 升高和纤溶功能降低等)或血栓形成倾向，可常规行小剂量肝素治疗；另有学者认为肝素可使消化道出血的危险性增加，可根据情况再行肝素治疗，因上述血栓形成的危险因素可因代谢的纠正而得到逆转。

(三) 胃扩张或瘫痪

高张常可致胃瘫痪并常随高张的纠正而缓解，必要时插胃管治疗。

第六节　预　　防

鉴于 NKH 的死亡率高，预防的效果重于治疗，且本病只要多加注意，一般是完全可以预防的：① 早期发现和控制糖尿病。糖尿病的发生率随年龄增大而增加，因此对糖尿病的高危人群如老年人（>60 岁）、肥胖、高血压、高血脂及有糖尿病家族史等人群在体检中，应包括定期血糖测定，早期诊断、早期干预治疗可减少代谢失代偿和 NKH 的发生率。② 早期识别和防治各种感染、应激、高热、胃肠失水及灼伤等各种情况，以免发生高渗状态。③ 糖尿病患者慎用升高血糖的药物如利尿剂、糖皮质激素、苯妥英钠、心得安等，若必须应用需配合胰岛素或口服降血糖药物并注意监测血糖。④ 预防 NKH 最重要的是教育，糖尿病尤其要注意在合并症时，应注意保持水的平衡，警惕高血糖的症状和体征，血糖自我监测有助于早期发现和治疗高血糖，从而避免明显的糖尿和渗透性利尿。此外，糖尿病患者的亲友亦应对糖尿病知识有一定了解，从而为 NKH 的预防提供帮助。

第十一章　乳酸酸中毒

乳酸酸中毒(lactic acidosis,LA)是糖尿病患者一种较少见而严重的并发症,一旦发生,死亡率高,常高达 50%以上。文献报道糖尿病患者常因应用双胍类药物(主要为苯乙双胍,即降糖灵)而诱发 LA。近年来随着苯乙双胍的淘汰使用,临床 LA 已相对少见。

第一节　乳 酸 代 谢

乳酸是糖酵解的中间代谢产物,由丙酮酸在乳酸脱氢酶的催化下还原而来,当丙酮酸生成后若因缺氧而未及时氧化,便还原为乳酸(图 11-1)。

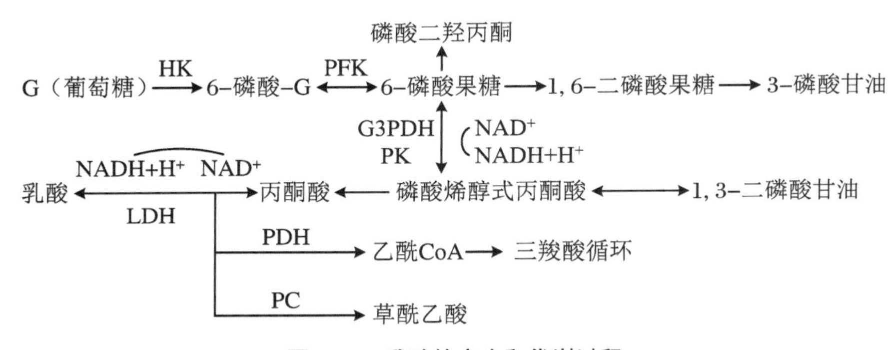

图 11-1　乳酸的产生和代谢过程

HK:己糖激酶;PFK:6 磷酸果糖激酶;G3PDH:3-磷酸甘油醛脱氢酶;PK:丙酮酸激酶;LDH:乳酸脱氢酶;PC:丙酮酸羧化酶;PDH:丙酮酸脱氢酶。

由上述反应式可见乳酸与丙酮酸处于动态平衡之中,血乳酸的浓度取决于下式:

$$血乳酸=\frac{K(丙酮酸)(NADH)(H^+)}{(NAD^+)}$$

式中,K 为一平衡常数,血乳酸浓度与(NADH)、(H^+)成正比,与(NAD^+)成反比。$NADH/NAD^+$ 比值反应线粒体内氧化还原过程。正常情况下,$NADH/NAD^+$ 高比值有利于丙酮酸形成乳酸,健康成人空腹状态基础血乳酸水平为 0.75～1.0 mmol/L(9 mg/L),约 10 倍于丙酮酸浓度(约 0.1 mmol/L)。基础状态健康成人乳酸产生速度平均约 0.8 mmol/(kg·h)或约 1300 mmol/(kg·24 h)。乳酸主要产自皮肤、红细胞、大脑、骨骼肌和肠黏膜等。乳酸仅从丙酮酸产生,因此与丙酮酸代谢有关的途径可能影响乳酸产生。细胞内丙酮酸主要来自下述三个途径:① 乳酸经 LDH 氧化而成;② 蛋白通过各种脱氢反应和转氨反应分解而成;③ 糖酵解而成,是产生丙酮酸的最主要途径。

正常时,丙酮酸大部分在脂肪、肌肉和大脑等组织经三羧酸循环氧化,小部分在丙酮酸羧化酶催化下经草酰乙酸而进入糖异生过程,在肝肾等组织再生成糖。丙酮酸进入三羧酸循环须由丙酮酸脱氢酶(PDH)在辅酶 1(NAD^+)辅助下催化。糖尿病控制不良及饥饿时,线粒体内 PDH 受抑制加之 NAD^+ 不足,丙酮酸进入三羧酸循环减少,于是还原为乳酸增多;由于 ATP 产生不足,丙酮酸羧化酶(PC)活性降低,结果糖异生亦减少,乳酸产生增加;当剧烈运动或惊厥抽搐时,由于肌肉收缩加强,肌糖原分解加速,乳酸生成速度可达 10～20 mmol/(kg・min),可使血乳酸浓度上升至 8～10 mmol/L,但为时很短,乳酸可迅速进入肝肾经糖异生而转化为糖,加之在有氧状态下,乳酸可通过氧化而被消耗,故不至于发生高乳酸血症或乳酸酸中毒。

在休息状态,约 50%的血乳酸由肝脏清除,肾皮质约摄取 30%的血乳酸。乳酸或被还原为葡萄糖(糖异生),或被氧化为 CO_2 和水。空腹状态,糖异生是乳酸消耗的主要途径,肝肾乳酸摄取与血乳酸浓度有关,高乳酸血症时,其摄取乳酸的速度增加,可达基础状态的 7 倍以上。另外,当血乳酸达到或超过肾糖阈(6～10 mmol/L)时,乳酸经肾排泄增加亦是乳酸清除的机制之一,从而不至于使血乳酸水平很高。如果血乳酸产生增加,同时伴清除减少,将致血乳酸堆积。

临床上当血乳酸浓度>2 mmol/L,血 pH<7.35,HCO_3^- 浓度≤10 mmol/L,而无其他酸中毒原因时,可诊断为 LA,但有学者认为动脉血乳酸浓度≥5 mmol/L,pH<7.35 为 LA。乳酸为有机酸,酸度较强,等电点为 3.8。每 1 分子乳酸有 1 分子 H^+ 释放,血浓度明显增加可致代谢性酸中毒。但有时高乳酸血症不一定产生酸中毒,取决于:① 高乳酸血症的程度;② 机体缓冲酸的能力;③ 合并存在其他的疾病如肝病、肾脏病或败血症等。因此高乳酸血症可伴酸中毒、正常 pH 或碱血症。

第二节 病因和发病机制

临床上遇见的 LA 大部分是获得性 LA,由遗传缺陷(PDH、三羧酸循环或呼吸链缺陷)所致的"先天性 LA"甚为罕见。以下主要讨论获得性 LA。常见的获得性 LA 的原因可分为以下两类:由组织缺氧(A 型)和非组织缺氧所致(B 型),但临床上,多数 LA 是 A 型和 B 型的混合,涉及乳酸和质子的产生与清除两方面问题。

1. A 型

① 组织低灌注:血管通透性升高和张力异常;左心功能不全,心输出血量降低;低血压休克。② 动脉氧含量降低:窒息;低氧血症(PaO_2<35 mmHg);一氧化碳中毒;严重贫血。

2. B 型

① 常见疾病:败血症、肝肾衰竭、糖尿病、癌症、疟疾和霍乱等;② 药物或毒素:双胍类、乙醇、甲醇、氰化物、硝普盐、烟酸、儿茶酚胺、解热镇痛药、萘啶酸、异烟肼、链尿霉素、山梨醇、肠外营养、乳糖、茶碱、可卡因和雌激素缺乏等;③ 遗传性疾病:G-6-磷酸脱氢酶缺乏,果糖 1,6-二磷酸酶缺乏,丙酮酸羧化酶缺乏,丙酮酸脱氢酶缺乏及氧化磷酸化缺陷;④ 其他

情况:强化肌肉运动和癫痫大发作。

(一) 败血症休克与乳酸酸中毒

败血症休克时,内毒素和其他细菌产物始动一系列代谢反应导致机体炎症介质、细胞因子和血管活性物质的合成和释放增加,损害血管舒缩张力,升高微血管通透性,促进白细胞和血小板的聚集。液体从毛细血管渗漏使有效循环血容量和心输出量降低(循环细菌产物亦可直接损害左室功能)。最终,上述变化致系统性血压的下降,继之肾上腺和交感神经活性增高导致血管收缩和选择性皮肤及内脏器官(包括肝脏和肾脏)血流量下降。上述代谢和血流动力改变等因素导致乳酸产生增加。肝门脉血流量的降低亦限制了肝脏对乳酸的摄取。组织低灌注降低氧的供给,结果,呼吸链功能和氧化磷酸化障碍,线粒体合成 ATP 不足时,不能有效氧化 NADH 和消耗质子。细胞质内 ATP 水平下降,刺激 6-磷酸果糖激酶(PFK)活性和糖酵解速度。ATP 缺乏和系统性 pH 下降亦抑制肝脏和肾脏耗能的糖异生,进一步抑制组织清除乳酸的能力。动物实验和临床研究显示败血症时,PDH 活性降低,丙酮酸不再被转向三羧酸循环。最终败血症休克时,乳酸和 H^+ 产生增加和清除减少,而发生 LA。

(二) 癌症与乳酸酸中毒

癌症时,恶性肿瘤细胞一般存在内在的无氧糖酵解活性增强,如此在肿瘤细胞大量存在时,机体乳酸产生是总体增加的。大多数癌症有关的 LA 见于血液系统恶性肿瘤,或肿瘤广泛肝脏浸润。癌症患者的 LA,大多数情况是由于肿瘤细胞乳酸产生增加同时伴有肝肾功能不全或败血症,损害乳酸和质子的摄取和被利用。

(三) 糖尿病与乳酸酸中毒

2 型糖尿病患者基础状态下,常见有轻微的高乳酸血症,主要可能与乳酸的氧化缺陷有关。另外,胰岛素缺乏(绝对或相对),PDH 活性降低,线粒体丙酮酸利用减少,糖酵解作用增强,致乳酸生成增多。DKA 状态时,血乳酸浓度可能数倍增高,加重代谢性酸中毒,DKA 时高乳酸血症部分可能与酮体抑制肝脏摄取以及循环血容量降低致组织灌注不足等有关。糖尿病高渗非酮症昏迷(NHK)较 DKA 更易导致严重的 LA,因 NHK 常见于老年人,继发肝肾和心肺功能不全的危险性明显增加。

(四) 全胃肠外营养与乳酸酸中毒

胃肠外营养可能诱发 LA,甚至在无相关疾病情况下也可能诱发。通过全胃肠外营养的成分包括碳水化合物,除葡萄糖外,常还有果糖或山梨醇(可被代谢为果糖)。代谢性酸中毒可能是上述糖代谢的直接结果。果糖在细胞内被磷酸化为 1-磷酸果糖,随后被转变为甘油醛和磷酸二羟丙酮,1 分子果糖被代谢为三碳中间产物消耗 2 分子 ATP。在肝脏,高能磷酸键水平的减低抑制糖异生和刺激糖酵解,如此在代谢处于代偿状态的个体中可能导致 LA。

(五) 急性乙醇中毒与乳酸酸中毒

乙醇在细胞内主要在乙醇脱氢酶催化下氧化为乙醛,乙醛进一步在醛脱氢酶催化下氧化为乙酸,上述两个反应均产生 NADH 和 H^+,升高细胞内 $NADH/NAD^+$ 比值,从而有利于丙酮酸转向乳酸；另外，乙醇尚抑制丙酮酸向葡萄糖异生，长期慢性酒精中毒可导致维生素(如维生素 B_1——PDH 的辅助因子，生物素——参与丙酮酸向草酸乙酸转化，丙酮酸糖异生的第一步)的缺乏和肝脏的损害，亦降低丙酮酸的氧化和糖异生。因此，乙醇中毒可直接通过增加乳酸生成和间接抑制乳酸清除而导致 LA。

(六) 双胍类药物与乳酸酸中毒

许多药物可引起 LA，其中最常见于双胍类药物(如苯乙双胍和二甲双胍)，尤其是苯乙双胍，从 20 世纪 50 年代起被用于治疗糖尿病，由于常诱发致死性 LA，目前已在许多国家被停止应用。已知苯乙双胍可促进外周组织葡萄糖的利用和葡萄糖向乳酸转变，实践证实苯乙双胍应用可使肝脏乳酸产生增加和摄取减少。苯乙双胍可抑制 ATP 合成，ATP/ADP 比值下降，氧化磷酸化及糖异生均受抑制，故乳酸氧化减少和生成增加。虽然苯乙双胍使血乳酸水平中度升高，但临床苯乙双胍有关的 LA 绝大多数或由于剂量过大或同时合并疾病如严重肝肾衰竭、心衰及休克等。二甲双胍是又一双胍类药物，其致 LA 的机会较苯乙双胍(约为其 1/50)明显减少。现在国内外广泛应用，可能由于二甲双胍为水溶性，不易在体内蓄积之故，其在降血糖时，升高外周组织乳酸生成的作用并不明显，治疗剂量一般不导致 LA。现有的文献报道，应用二甲双胍治疗的糖尿病患者血乳酸水平在不同程度肾功能不全和不同剂量人群中无明显差异，应用二甲双胍其发生 LA 的机会与应用其他抗糖尿病药物相似。目前认为即使应用二甲双胍的糖尿病患者发生了 LA，一般多考虑“二甲双胍相关性 LA”，其因果关系需进一步分析，很可能与患者同时合并其他基础疾病(如肝肾功能不全等)有关。

第三节　实验室检查

(1) 血乳酸：常大于 5 mmol/L，有时高达 35 mmol/L，血乳酸的高低与预后有关。

(2) 血丙酮酸：相应增高，达 0.2～1.5 mmol/L，乳酸/丙酮酸≥30/1。

(3) 血 pH<7.35，常低于 7.0。

(4) CO_2 结合力常小于 20%容积。

(5) HCO_3^- 浓度明显降低，常低于 10 mmol/L。

(6) 阴离子间隙常大于 18 mmol/L，一般为 25～45 mmol/L。

(7) 血糖：视有无糖尿病和是否采用双胍类等药物治疗而定。如糖尿病患者口服双胍类药物，尤其是苯乙双胍时，如患者呈严重酸中毒而血酮体增高不明显应疑及本病，应加测血乳酸水平。

(8) 血酮体：一般不增高或轻度增高。

(9) 血白细胞：外周血白细胞计数大多数在 10.0×10^9/L 以上，有时可达 60.0×10^9/L，但并不一定提示感染存在，可能与应激和循环血容量不足等有关。

(10) 血 K^+、Na^+、Cl^- 变化不大，大多正常，有时增高。

第四节 临 床 表 现

本病临床表现为非特异性，常被各种原发疾病所掩盖，尤其当患者已合并存在其他多种严重疾病如肝肾功能不全、休克等时；另一组症状为除原发病外以代谢性酸中毒为主。起病较急，有不明原因的深大呼吸、低血压、神志模糊、嗜睡、木僵及昏迷等症状，有时伴恶心、呕吐、腹痛，偶有腹泻，体温可下降。

临床上有上述表现，怀疑 LA 时，应测定血乳酸水平，如血乳酸浓度＞2 mmol/L，血 pH ≤7.35，HCO_3^- ≤10 mmol/L，而无其他酸中毒原因时，可诊断为 LA，但有学者认为动脉血乳酸浓度≥5 mmol/L，pH≤7.35 为 LA；血乳酸浓度＞2.5 mmol/L，pH≤7.35，为高乳酸血症。

第五节 治 疗

LA 的治疗包括两方面，其中最主要的是针对原发性基础疾病的治疗，其次为纠正酸中毒的处理。若伴循环衰竭及休克，应及时补液、强心、改善组织灌注，血管收缩性药物应慎用，以免加重关键组织如肌肉和肝脏等脏器的缺血。药物诱发者，如双胍类，需立即停药。其他多数疗法至今尚乏确切的疗效。酸中毒可导致心肌收缩力减弱，心搏出量减少，对洋地黄、抗心律失常药物及血管活性药物反应减弱，但目前对应用补碱治疗 LA 尚存争议。常用疗法如下：

一、补充碳酸氢钠

既往采用大剂量补充 $NaHCO_3$（＞500 mmol/24 h）的疗法不仅未能有效纠正酸中毒，反而使乳酸产生增加、降低门脉血流量、降低肌肉和肝细胞内 pH、升高循环乳酸水平、降低动脉 pH，进一步恶化心搏出量从而加重本症，提高病死率（图 11-2）。最近几个随机对照临床研究也未能证实补碱（$NaHCO_3$）对 LA 患者有益。目前不建议在心肺停止患者的抢救中常规使用补碱。

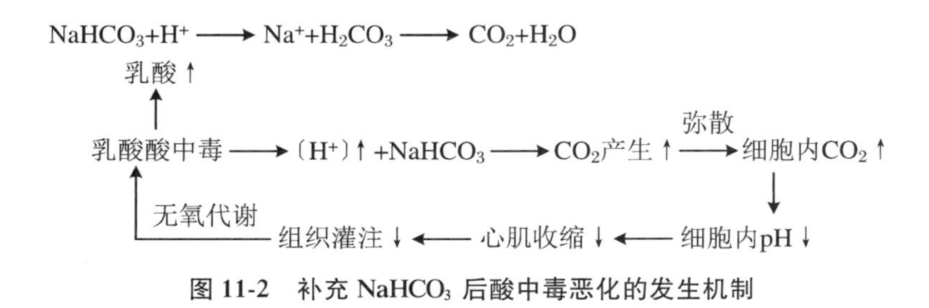

图 11-2 补充 $NaHCO_3$ 后酸中毒恶化的发生机制

权衡利弊，不少学者建议在治疗获得性LA时，无需静脉常规补碱，不管动脉血pH和血清HCO_3^-水平；另有学者建议$NaHCO_3$治疗本症与治疗糖尿病酮症酸中毒相似，采用小剂量，使HCO_3^-渐升至14～15 mmol/L。有建议应用$NaHCO_3$透析液治疗LA，尚待进一步评价；亦有应用三羟甲基氨基甲烷（THAM）治疗的，但疗效未定。

二、二氯乙酸

二氯乙酸（dichloroacetate，DCA）是目前所知强有力的PDH的药理性激动剂，可促进葡萄糖、丙酮酸和乳酸的有氧氧化。肠外给予DCA，几分钟内可使所有组织PDH活化；动物实验还显示DCA可能抑制糖酵解，减少乳酸产生。另外，DCA可改善心肌细胞葡萄糖利用，增强心肌收缩力，从而增强心搏出量，改善组织灌注或升高低血压，降低乳酸的生成。不少动物实验和临床研究报道DCA耐受性良好，明显降低血清乳酸水平和升高动脉血pH水平。但在一个多中心、安慰剂（生理盐水）对照双盲的前瞻性临床研究中，与安慰剂组比较，DCA明显降低LA患者血乳酸水平，升高动脉血pH，但未能明显改善血流动力异常（收缩压、心输出量）和提高患者的生存率，可能因为大多数LA患者在开始入院治疗时，病情已相当严重，生存率的改善已相对不依赖于酸碱状态的进一步变化，但这并不能否认在LA的早期阶段，改善高乳酸血症和酸中毒对血流动力异常和生存的有利影响。

三、CabiCarb

由等摩尔的$NaHCO_3$和Na_2HCO_3混合而成，其缓冲酸的能力与$NaHCO_3$相似，但不产生CO_2，在低O_2性LA的动物模型中显示，与$NaHCO_3$相比，CabiCarb可降低循环乳酸水平，改善组织和血液酸碱状态，但目前尚未见临床研究的报道。

四、透析疗法

用不含乳酸根的透析液进行血液或腹膜透析，可有效促进乳酸的排出，并可清除引起乳酸性酸中毒的药物，常用于对钠水潴留不能耐受的患者，尤其是苯乙双胍引起的乳酸性酸中毒患者，有助于清除体内残留苯乙双胍，使血药浓度下降。

五、美蓝

美蓝（亚甲蓝）为一种受H^+还原剂，其作用类似NAD^+，可促使血乳酸转化为丙酮酸，一般给予1～5 mg/kg静脉推注，但疗效尚待评价。

六、补液及胰岛素

主要是针对糖尿病患者DKA亦有LA者，此类患者常合并明显脱水，应积极补液，尽快纠正血容量不足和改善组织灌注，并根据血糖水平静脉给予小剂量胰岛素，以对抗增多的胰岛素拮抗激素，促进PDH活性，抑制脂肪分解和丙酮酸生成，避免双胍类药物抑制丙酮酸的利用等。

七、对症处理

有合并症者,给予相应的治疗;合并感染者,给予抗生素控制感染,同时加强护理和支持治疗。

以上治疗皆非特效,最终 LA 患者抢救成功的关键仍在于早期识别和治疗基础疾病和病因,从而改善预后。

第六节 预 防

本症虽已知 50 余年,但至今仍无满意的治疗方法,病死率常高达 50%以上,老年患者死亡率更高,可高达 80%以上,因此本症应强调预防为主。糖尿病凡伴失代偿性肝肾功能不全者尽量不用双胍类药物,糖尿病伴缺血性心脏病或其他心脏疾病或心功能不全者,亦应避免双胍类药物的应用,尤其是苯乙双胍,但对稳定的慢性心功能不全者,近来的观点认为二甲双胍的使用是比较安全的,甚至有助于改善心功能。因此,糖尿病患者在选用双胍药物之前应注意了解肝肾肺及心功能状态。凡有休克、缺氧及肝肾衰竭伴酸中毒时宜警惕本症的可能性,积极纠正缺血、缺氧,改善微循环,纠正休克为基本的治疗措施。对易感人群(如休克、肝肾功能不全、缺血性心脏病)尽量避免使用乙醇、水杨酸盐、异烟肼和双胍类等药物,以免诱发本症。

早期识别轻度高乳酸血症,对血乳酸≤3 mmol/L 的患者,是否及时应用 DCA 等药物以预防其发展为 LA 尚未确定。

第十二章　糖尿病慢性并发症发生机制

自从1922年胰岛素应用于临床以来，加之随着医疗条件和水平的提高，糖尿病患者因急性并发症致死者明显减少，糖尿病慢性并发症现已成为糖尿病患者致死、致残和增加经济负担的主要原因。糖尿病慢性并发症侵犯人体各种组织器官，主要包括大血管（心血管、脑血管、四肢大动脉，尤其是下肢）、微血管（肾小球、眼底及心肌等）、神经（自主神经和躯体神经）、皮肤及骨关节等，其中微血管病变、神经病变和下肢血管病变是糖尿病常见的相对特异性慢性并发症。糖尿病慢性并发症的病因和发病机理现不十分明确，常有多种因素参与，如代谢紊乱、遗传易感性、血流动力改变和血液流变异常等，其中不同组织器官的慢性并发症发病机制侧重点不完全相同。

第一节　高血糖和糖尿病慢性并发症

近年来大量的动物实验和临床研究提示糖尿病慢性并发症（如糖尿病视网膜病变、糖尿病肾脏病及神经病变）的发生率、严重性及进展速度与高血糖的存在相关，尤其近年来的多中心前瞻性有关"糖尿病控制和并发症试验"（DCCT）的临床研究证实，研究入选患者1 441例（1型糖尿病），平均随访6.5年，与常规治疗组（HbA1c＜9.1%）相比，血糖强化治疗（HbA1c为7.2%）组的糖尿病视网膜病变、周围神经病变及糖尿病肾脏病的发生率和进展速度不同程度地明显降低；来自英国前瞻性糖尿病研究（UKPDS）组的为期11年的前瞻性研究及其后续观察和ADVANCE等研究均证实，强化血糖控制（应用胰岛素、磺脲类或双胍类等）同样可明显降低2型糖尿病相关的慢性并发症。上述研究结果强烈提示高血糖是糖尿病慢性并发症的一个重要危险因素，高血糖可能通过多种机制发挥其病理生理作用，主要可能有以下几个代谢途径。

一、蛋白质非酶糖化

还原性葡萄糖和其他糖（如果糖）可与机体内各种蛋白质中氨基酸残基侧链ε-氨基或氨基末端的α-氨基在非酶催化下反应形成可逆的Schiff碱（几小时），再进一步反应形成较稳定但仍可逆的糖-蛋白质酮胺结合物（几天或几周），若为半衰期长的蛋白质（如胶原蛋白晶体蛋白、弹性蛋白及神经髓鞘等），则继续进行复杂的重组脱氢形成不可逆的糖化终末产物（advanced glycolation end-products，AGEs），AGEs以共价键的形式不可逆地与上述蛋白质结合，即使血糖被纠正，AGEs 亦不会下降，并随着血糖浓度的升高及蛋白质暴露于葡萄糖时间的延长而不断堆积，应用特异性 AGE 抗体的酶联免疫测定显示糖尿病病程 5～20 周后，糖尿病患者肾皮质 AGEs 水平较非糖尿病者高 10～45 倍。最近不少文献报道采用长波紫外光激发人体皮肤，根据皮肤 AGE 光谱特征参数，可反映机体 AGE 积聚水平，结果显示糖尿病患者皮肤 AGE 水平明显升高，并与糖尿病多种慢性并发症相关。

AGEs 导致多种病理生理改变，促进糖尿病慢性并发症的发生：① 细胞内 AGEs 的形成可能直接改变靶细胞内的蛋白质功能。一般细胞内升高的糖的活性较高，细胞内 AGEs 的形成明显快于细胞外，内皮细胞是高血糖导致损害的主要部位，有研究报道高血糖一周后，细胞内 AGEs 的水平升高 13.8 倍。② 细胞外半衰期长的不可溶性基质蛋白（如血管外基质、肾小球基底膜、神经髓鞘、皮肤胶原和晶体蛋白等）可通过 AGEs 相互交联，交联后的蛋白质对蛋白水解酶降解抵抗，清除减少，可能与血管壁增厚、弹性降低、基底膜增厚、白内障形成及神经髓鞘生长减慢有关；交联后的胶原蛋白及层黏蛋白等与阴离子硫酸肝素蛋白多糖的连接能力降低，蛋白多糖清除增加，血管通透性增加；细胞外基质 AGEs 的形成不仅干扰细胞外基质间的相互作用，亦干扰基质与细胞间的相互作用，如Ⅲ型胶原细胞连接决定簇的 AGE 修饰则降低内皮细胞的黏附能力。③ 糖化后的血管基质可通过 AGEs 捕获漏出血管外的可溶性血浆蛋白，如富含胆固醇的 LDL 与血管交联增加致 LDL 在局部堆积，促进动脉粥样硬化；糖化后的血管基质蛋白捕获免疫球蛋白 IgG 和白蛋白等增加可引起毛细管基底膜进行增厚和血管闭塞。④ AGEs 通过与 AGE 特异性受体相互作用，改变基因表达水平。AGEs 特异性受体首先在单核细胞和巨噬细胞膜上发现。AGEs 与其受体连接刺激巨噬细胞、白介素-1、胰岛素样生长因子-1、肿瘤坏死因子-α 及粒细胞/巨噬克隆刺激因子的产生。实验证实上述细胞因子可刺激肾小球系膜细胞合成Ⅳ型胶原蛋白及动脉平滑肌细胞的增殖；肾小球系膜细胞亦被证实有 AGE 受体表达，体外实验 AGE 与系膜细胞上 AGE 受体连接可刺激血小板衍生的生长因子分泌和转化生长因子 β_1 的产生，它进一步介导Ⅳ型胶原、层黏蛋白、硫酸肝素蛋白多糖的产生；动物实验发现给健康大鼠长期服用 AGEs 可导致局灶性肾小球硬化、系膜区扩张和白蛋白尿；血管内皮细胞亦表达 AGE 特异性受体，AGE 与其内皮细胞受体结合导致氧自由基的产生，诱导血栓调节蛋白和组织因子的基因表达，从而促进或诱发细胞外 AGE 堆积部位血栓形成。⑤ 最后蛋白质非酶糖化增加可促进氧自由基的产生显著增多，亦对组织和细胞造成损伤。此外，血浆脂蛋白如 LDL 的糖化可增强其致动脉硬化的毒性作用；抗凝血酶Ⅲ的糖化使该酶的活性降低，而 von Willebrand 因子糖化可增强其介导血小板的凝集；细胞膜的糖化使其脆性增加，变形能力降低等，促进慢性并发症的进一步发生。近年来大量的体外研究和动物实验证实药物（氨基胍——具有亲核作用的肼化合物）通过与早期糖化产物（酮胺产物）及其衍生物（如 3-脱氢葡萄酮及葡萄糖醛）上的活性羧基结合，形成无活性的酮胺产物替代物，从而阻断早期糖化产物的进一步重组脱氢而形成 AGEs，从而对糖尿病多种慢性并发症（如糖尿病合并肾病、眼病、神经病变、动脉硬化及白内障）的发生发展具有显著的防治作用。最近有一些研究报道二甲双胍可抑制 AGE 介导的病理作用，对糖尿病血管并发症有一定的保护作用。

二、山梨醇代谢旁路

葡萄糖经山梨醇代谢经过两步反应：首先葡萄糖在醛糖还原酶（AR）的作用下被还原为

山梨醇，该反应以 NADPH 作为受氢体，导致细胞内 NADPH/NADP$^+$ 比值下降；第二步反应在山梨醇脱氢酶的作用下，被氧化为果糖，以 NAD$^+$ 作为受氢体，使细胞内 NADH/NAD$^+$ 比值升高(图 12-1)。正常情况下，山梨醇旁路仅占细胞内总体葡萄糖代谢利用的非常小的一部分；然而，在高血糖期间，一些不需要胰岛素介导摄取葡萄糖的细胞如内皮细胞、红细胞、神经髓鞘及晶体等，其细胞内葡萄糖浓度显著升高，由于 AR 的 *Km* 常数高，细胞内的高血糖使 AR 活性明显增加，活化山梨醇旁路代谢。有研究报道在高血糖状态下，大鼠晶体和人类红细胞内葡萄糖经山梨醇旁路代谢分别占总体葡萄糖利用的 33% 和 11%。山梨醇代谢旁路活化结果导致：① 细胞内山梨醇浓度增加，由于细胞内形成的山梨醇常不能渗出细胞外，结果使细胞渗透压增高，水流向细胞内；② 山梨醇旁路的活化同时伴肌醇的摄取减少，加之山梨醇在细胞内堆积，破坏细胞膜结构与功能的完整性，导致肌醇大量丢失，使二酯酰甘油及三磷酸肌醇释放下降，蛋白激酶 C 活性降低，磷酸化过程受抑制；③ 葡萄糖还原为山梨醇，消耗还原型 NADPH，使机体抗氧化酶能力降低；④ 山梨醇在山梨醇脱氢酶作下进一步氧化为果糖，果糖可进一步使组织蛋白糖化增加(又称“果糖化”)。上述作用最终导致细胞的生理代谢异常，细胞结构改变和功能丧失。近年来大量动物实验显示应用 AR 抑制剂(如羧酸类的 alrestation、epalrestat、tolrestat、ponalrestat 和 zoplrestat 等；螺旋己内酰脒类的 sorbinil、methosorbinil 及 alconil 等以及中药水飞蓟、槲皮素等)对防治糖尿病多种慢性并发症如糖尿病性白内障、糖尿病肾脏病、糖尿病视网膜病变及神经病变的发生发展有一定意义。但目前有关 AR 抑制剂的临床试用远没有动物实验的结果明显，其原因可能为临床应用 AR 抑制剂治疗的糖尿病患者一般并发症的出现都已较晚，细胞结构和功能多已存在不可逆性损害，另外糖尿病慢性并发症的发生除山梨醇旁路外，尚存在其他机制如蛋白质非酶糖化、蛋白激酶 C 信号传递通路活化及氧化应激等。目前临床尚待发掘作用更强、副作用更小的药物，同时强调早期应用或预防应用，并需长期临床观察。目前依帕司他已被临床较广泛用于糖尿病慢性并发症，尤其是糖尿病神经病变和糖尿病肾脏病的防治，取得较好效果并被一些指南推荐。

$$\text{葡萄糖} \xrightarrow[\text{AR}]{\text{NADPH} \quad \text{NADP}^+} \text{山梨醇} + \text{NADPH/NADP}^+\downarrow \xrightarrow[\text{山梨醇脱氢酶}]{\text{NAD}^+ \quad \text{NADH}} \text{果糖} + \text{NADH/NAD}^+\uparrow$$

图 12-1　山梨醇旁路代谢两步反应

三、二酯酰甘油和蛋白激酶 C 通路

最近一些研究证实高血糖可激活细胞内蛋白激酶 C(protein kinase C，PKC)信号传导途径，从而引起一系生化和病理生理改变，参与糖尿病慢性并发症发生。PKC 的活化取决于细胞内钙离子、磷脂和二酯酰甘油(diacylgycerol，DAG)水平，其中 DAG 是体内最主要的内源性 PKC 激动剂。生理情况下，DAG 主要来自磷酸肌醇酯的代谢和磷脂酰胆碱的裂解。但高血糖情况下，细胞内 DAG 的升高主要通过葡萄糖无氧酵解过程中间产物的合成而来，另外山梨醇旁路活化，致细胞内 NADH/NAD$^+$ 升高，可抑制 3-磷酸甘油酯脱氢酶反应，增加 DAG 前体物的水平。体内研究显示高血糖可引致细胞内 DAG 缓慢而持久的升高。已证实在糖尿病动物和糖尿病患者的多种组织细胞(如外周血细胞、各类血管组织细胞

和组织)中 DAG 水平的增高和 PKC 的活化,且 PKC 的活化和 DAG 的升高是长期的。PKC 具有多种亚型(现至少已发现十多个亚型),DAG 一般主要活化某些 PKC 亚型,如糖尿病大鼠心脏和主动脉以 PKC - β_2 活化为主,而视网膜血管以 PKC - α 和 PKC - β_2 活化为主,提示高血糖和糖尿病时,PKC 的活化是亚型特异性,这在理论和实践上都具有一定重要意义,因为若非特异抑制 PKC 将产生很大的毒性,而特异性抑制某些亚型将不导致其他细胞主要功能障碍,因大多数细胞拥有多个 PKC 亚型。PKC 一经活化,会促进细胞内一系列蛋白质磷酸化,产生多种短期和长期的生物效应。短期效应包括酶活性的改变、激素、生长递质及多种细胞因子的释放、离子通道的运转、营养物质的代谢、肌细胞的兴奋收缩偶联以及免疫和炎症反应等;长期效应主要参与调节基因的表达、蛋白质的合成及细胞的增殖和分化等。

已证实高血糖情况下,Na^+ - K^+ - ATP 酶活性降低,是糖尿病血管病变的一个重要基础,而 Na^+ - K^+ - ATP 酶活性的抑制可能是 PKC 活化,继之环磷酸酶 A2(cPLA2)活性增高的结果。cPLA2 活化升高花生四烯酸和前列腺素 E2 的产生,已报道花生四烯酸和 PGE 产生增加可抑制 Na^+ - K^+ - ATP 酶活性,应用特异性 PKC 和 cPLA2 抑制剂可预防高血糖导致的 Na^+ - K^+ - ATP 活性的抑制。另外,cPLA2 活化可促进体内前列腺素、血栓素 A_2、血小板活化因子等血管活性物质及炎性介质的合成,调节和影响血管的多种生理功能;高血糖所致的 PKC 活化可诱导凝血酶激活抑制因子- 1、纤维连接蛋白、层黏蛋白和Ⅳ型胶原蛋白的基因表达增强,从而促进其合成和在细胞外积聚;PKC 活化可调节血管内皮生长因子(VEGF)和内皮生长因子(EGF)的表达和作用,体内研究和动物实验显示 PKC 抑制剂可预防上述病理变化。由于已知 PKC 抑制剂通常为 PKC 非特异的,毒性较大,很难在人体内证实其作用。动物实验和初步的临床研究报道特异性 PKC 抑制剂- LY333531 对糖尿病视网膜病变和糖尿病肾脏病有一定的防治作用,并能够抑制血管内膜的增生和肥厚。现已有多项有关 PKC 抑制剂的随机双盲的前瞻性研究报道,但研究得出的结论不一,部分研究认为有效,尤其对糖尿病神经病变,确切的疗效尚无定论。最近有研究报道维生素 E 可降低血管内皮细胞 PKC 的活性,加入维生素 E 至体外培养的血管内皮细胞可降低葡萄糖刺激的 DAG 水平升高,使 PKC 活性恢复正常,可能由于维生素 E 活化 DAG 激酶,使 DAG 代谢为磷脂酸。动物实验报道用维生素 E 干预治疗糖尿病动物可使 DAG 水平和 PKC 活性恢复正常,进一步有研究显示维生素 E 治疗可改善糖尿病大鼠视网膜血流和肾小球滤过率血流动力异常。

综上所述,高血糖可通过多种机制发挥病理作用,导致组织细胞功能障碍,从而影响糖尿病多种慢性并发症的发生和发展,单一或孤立控制某一环节常难以使糖尿病慢性并发症的治疗取得良好效果或使其逆转,因此长期平稳有效地控制高血糖乃是积极防治糖尿病慢性并发症的重要措施,但糖尿病慢性并发症的病变复杂,除了高血糖之外,尚有遗传易感性(如高血压遗传倾向、AR 活性的个体差异及血管紧张素转换基因的遗传多态性等)等因素影响。另外,同时控制其他合并存在的危险因素如高血压、血脂异常、血液流变异常(如血小板功能增强、凝血功能增强和纤溶功能减退等)和吸烟等亦十分重要。

第二节 氧化应激和糖尿病慢性并发症

糖尿病主要表现为糖代谢紊乱，以高血糖为其特征，长期糖尿病患者常易并发各种慢性并发症如动脉粥样硬化、糖尿病肾脏病、糖尿病视网膜病变、神经病变和白内障等，有关糖尿病慢性并发症发生的确切机制尚不十分清楚，其中主要与高血糖有关。近年来一些基础和临床研究显示，糖尿病情况下（尤其血糖控制不达标时）存在明显的氧化应激（oxidative stress），尤其是自由基的产生增加，亦参与了糖尿病慢性并发症的发生并发挥关键的介导作用。

一、氧化应激的产生

（一）自由基的产生

1956年国外学者Harman等首先提出衰老的自由基（free radical，FR）学说以来，越来越多的研究表明体内过多产生的FR对生物体各种组织细胞具有强氧化损伤作用，明显加速生命系统生理功能的衰老和死亡，与许多疾病如组织的变性、坏死，肿瘤的发生和炎症的产生等密切相关。糖尿病患者表现为全身各组织的老化加速，亦与体内自由基的明显堆积部分有关。

自由基或称游离基是指具有未配对价电子，即外层轨道中具有单数电子的原子、原子团。自由基主要可分为活性氧自由基和脂质自由基，前者包括超氧阴离子自由基（$O_2^{-}\cdot$）和羟自由基（$OH\cdot$）、单线态氧（$^1O_2$）和过氧化氢（H_2O_2），其中以羟自由基和氧自由基活性最强；后者包括脂过氧自由基（$ROO\cdot$）和不饱和脂肪酸自由基（$R'\cdot$）等。

FR活性强，极不稳定，具有连锁反应性，且因其具有磁矩可采用自旋共振或核共振的方法加以测定。在生理情况下，机体通过酶系统和非酶系统反应及外源性物理化学等因素作用下不断产生FR，同时又不断地被机体清除，FR生成和清除处于相对平衡状态，从整体上看显示不出FR对机体的氧化损伤和生理破坏作用，但在某些病理情况下，FR产生增加或清除减少，造成体内FR积聚，则对组织和器官产生伤害。

（二）糖尿病和氧化应激

许多动物实验和临床证实糖尿病情况下存在明显的氧化应激且与糖尿病慢性并发症的发生发展有关，确切的机制尚不清，主要可能由于：① FR产生增加：糖尿病特征性表现为高血糖和组织蛋白糖基化增加，单糖（主要为葡萄糖）及糖化蛋白（如糖化血红蛋白、糖化血浆蛋白和糖化组织蛋白等）可自动氧化而产生FR；有学者认为糖尿病患者血清单胺氧化酶活性增高及多核粒细胞活化可致氧自由基产生增加；糖尿病患者血清铁、铜等过渡金属离子增高亦可能与FR产生增加有关。此外，高糖状态下山梨醇通路、己糖胺通路和PKC通路的活化均伴有氧自由基的产生增加。② FR清除系统功能减弱：正常生理情况下，机体可利用抗氧化酶和抗氧化剂通过化学反应达到清除体内自由基的作用，如利用超氧化歧化酶

(SOD)、还原性谷胱甘肽氧化酶(GSH-Px)及过氧化氢酶(CAT)分别清除氧自由基和过氧化氢。临床研究和动物实验已证实病程长或长期血糖控制不良的患者,上述抗氧化酶(如SOD、CAT和GSH-Px等)功能降低,部分原因可能是上述抗氧化酶蛋白被非酶糖基化,从而引起自由基在体内堆积导致机体过氧化损害。机体对羟自由基无特殊清除酶,但它可被二甲亚砜、甘露醇及色氨酸等小分子物质清除。羟自由基本身在体内存在时间很短,其毒性作用主要与羟自由基产生的代谢产物脂质过氧化物(LPO)和最终产物丙二醛(MDA)等有关。体内一些小分子如维生素E、维生素C、胡萝卜素、谷胱甘肽及微量元素(如硒和锌等)等对脂自由基和脂过氧自由基等有较强的清除作用,从而切断脂质过氧化连锁反应。糖尿病情况下,患者体内维生素E、维生素C、谷胱甘肽、硒及锌等血浓度降低,则明显削弱了机体清除自由基的能力。③ 碳水化合物(主要为单糖)、脂质和氨基酸等通过代谢反应(需氧)和非酶反应(不需氧)产生活性羰基亦可进一步氧化修饰蛋白质等而参与氧化应激的产生。最后氧化应激可进一步因组织缺血、损伤,细胞死亡及自由基清除能力降低而加强。

氧化应激反应及其对组织细胞的损害如图12-2所示。

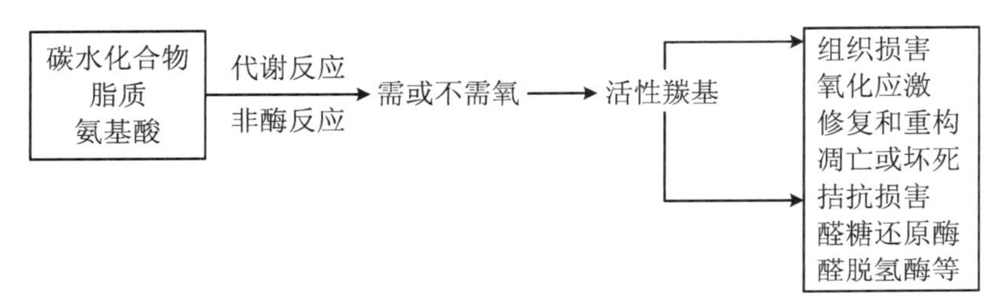

图12-2 氧化应激反应及其对组织细胞的损害

二、氧化应激对机体的危害

当化学性质十分活跃的自由基在体内明显积聚时,即可对机体造成多种危害,具体主要表现在以下几个方面:① 脂质过氧化:体内生物膜含有大量不饱和脂肪酸,其中3-甲烯碳和其上的丙烯氢的碳氢键能最小,处于部分活化状态,因此该氢易被自由基抽提,发生均裂,形成不饱和脂肪酸自由基,随后促发连锁反应,形成脂过氧自由基,再作用于另一不饱和脂肪酸上同一位置的氢,又形成新的不饱和脂肪酸自由基,其本身则形成脂氢过氧化物(ROOH·),ROOH·具有不稳定性,可自发地或在过渡金属离子如三价铁离子等催化下形成脂过氧自由基(ROO·),从而引发脂质过氧化连锁反应,这样脂质过氧化破坏越来越严重,最后导致细胞功能紊乱或死亡。另外,ROO·与另一不饱和脂肪酸相互作用,形成一分子新的不饱和脂肪酸自由基,本身则分解为丙二醛和乙烷等,丙二醛具有很强的交联性质,能与含游离氨基的蛋白质、核酸等交联形成Schiff碱,该交联物难溶于水,不易排除而在体内堆积,以至妨碍蛋白质、核酸及细胞功能,加速组织老化;丙二醛等尚可进一步氧化修饰低密度脂蛋白,形成过氧化低密度脂蛋白(oxLDL),明显增强LDL对细胞的毒性作用;毛细血管基底膜脂质过氧化可使其通透性增加,血浆蛋白漏出增多和基底膜增厚;红细胞脂质过氧化可使其对内皮细胞的黏附性增强及变形能力降低;脂质过氧化物(LPO)可抑制环氧化酶,减少前列腺素(PGI_2)合成,促进血栓素(TXA_2)合成,血小板内PGI_2/TXA_2比值下降,血小板功能亢进,LPO尚可抑制抗凝血酶Ⅲ活性,致血液高凝,提示氧化应激部分参与了糖尿病患者血液流变学改变，与其血液高黏、高凝和高聚的形成有关。② 破坏蛋白质：自由基可与体内的结构蛋白（如胶原蛋白、晶体蛋白和神经髓鞘蛋白等）和功能蛋白（如白蛋白、免疫球蛋白和脂蛋白等）发生作用，形成蛋白质自由基，后者再与另一蛋白质发生作用形成多聚蛋白质自由基，这种交联的多聚蛋白质分子溶解度降低，结构改变、变性，原来的功能受损或丧失，如结缔组织中的胶原蛋白被自由基作用后相互交联增加，理化性质改变和棕色变，棕色变的胶原蛋白可逮获漏出血管外的血浆白蛋白、免疫球蛋白和脂蛋白等而沉积于毛细血管基底膜，致基底膜和血管动脉硬化。③ 损害核酸：如羟自由基可与核酸分子上的碱基或戊糖形成新的自由基，致 DNA 突变、DNA 或 RNA 交联或断裂，引起遗传信息的改变和肿瘤的发生机会增加。④ 其他：自由基如羟自由基可使结缔组织中的透明质酸及其他高分子物质降解，失去黏性，破坏细胞间的填充黏和质，使微血管通透性增加。如图 12-3 所示。

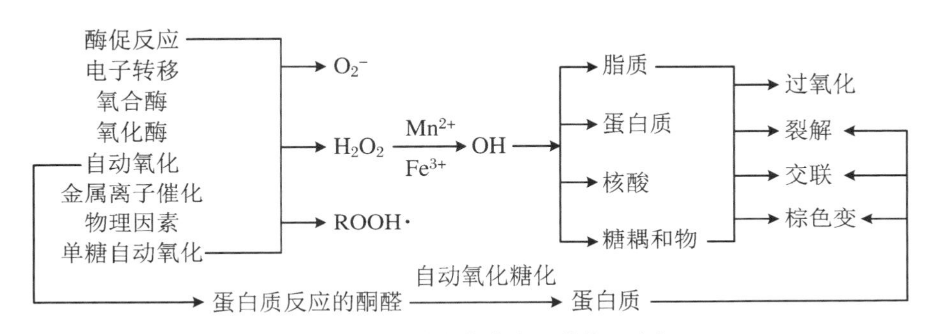

图 12-3　氧化应激的产生及其作用途径

三、抗氧化治疗对糖尿病慢性并发症的作用

（一）体外研究

体外实验显示，蛋白质与葡萄糖和过渡金属离子（如 Cu^{2+} 和 Mn^{2+} 等）在体外孵育，葡萄糖自动氧化可导致蛋白质氧化糖化增加，其程度与血糖浓度和孵育时间正相关；LDL 在体外过氧化产生 oxLDL，oxLDL 的形成明显增强其对动脉内皮细胞的毒性作用，促进动脉粥样硬化；有研究报道与正常 LDL 相比，oxLDL 对视网膜毛细血管外皮细胞毒性明显增强，可能与糖尿病早期视网膜毛细血管通透性增加及外皮细胞死亡脱落有关，此外其尚可明显刺激毛细血管产生的纤维蛋白溶酶激活抑制因子-1 的释放，致视网膜毛细血管局部纤维蛋白分解降低，有利于血栓形成，促发糖尿病视网膜病变的发生；Diamond 等认为 oxLDL 的产生增加对糖尿病肾小球硬化的发生发展亦起一定的促进作用。不少研究证实自由基清除剂如 SOD、维生素 E 及维生素 C 等可明显甚至完全抑制 LDL 的氧化修饰，降低 LDL 的毒性作用。

（二）动物实验

不少动物实验显示抗氧化治疗对糖尿病急性血管功能不全、神经病变及糖尿病白内障的形成等有良好的防治作用。有资料表明糖尿病鼠心肌细胞、玻璃体、晶体和肾脏等组织细胞内 SOD 的活性降低，且与并发症的发生有一定关系。给予糖尿病大鼠或小鼠自由基清除剂如 SOD 和维生素 E 等可明显预防急性高血糖所致的血管功能不全的发生，减少血浆白蛋白的漏出；明显预防神经功能不全的发生，改善其神经组织对缺血性神经传导障碍的抵抗和神经内膜的血流量；显著预防或延缓糖尿病大鼠和非糖尿病大鼠的白内障发生；明显降低血浆 LPO 和丙二醛水平，缩短胶原纤维对热的裂断时间；改善红细胞变形能力，降低其对内皮细胞的黏附性和增强对氧化损害的抵抗等。

（三）临床研究

大样本 RCT 研究抗氧化治疗对糖尿病患者慢性并发症的临床研究报道尚不多，但不少研究提示糖尿病患者体内自由基产生增加，清除系统功能减弱，伴有慢性并发症者更加明显。一般的建议为在综合治疗糖尿病的同时，适当地补充抗氧化物质对慢性并发症的防治是有益的。

糖尿病患者氧化应激主要与糖代谢紊乱有关，严格的血糖控制是预防和治疗糖尿病慢性并发症的基础和关键，与此同时适当补充抗氧化物质：

（1）维生素：常用的维生素 E、维生素 C 和 β 胡萝卜素等。维生素 E 含有不饱和侧链，使其拥有一定的抗氧化活性，其中以 α 生育酚（维生素 E）生物活性最强。有学者报道给糖尿病患者补充维生素 E（1 200 mg/d 或 600 mg/d），2 个月后其糖化血红蛋白水平明显降低，其降低程度与剂量相关，对空腹血糖无影响，其机制可能为维生素 E 抑制葡萄糖自动氧化糖化所致。有研究报道维生素 C 亦有相似的作用，若与维生素 E 联合应用在抗氧化方面可发挥协同作用，长期应用对预防并发症有益，无明显毒副作用。

（2）SOD：SOD 特异性地清除氧自由基，构成机体对自由基损伤的第一道防线，糖尿病患者体内 SOD 活性明显下降，适当补充 SOD 对于预防和延缓糖尿病慢性的发生和发展可能有积极作用，但目前尚无口服制剂应用于临床，主要原因：其稳定性低，在消化道易被蛋白酶所分解；生物半衰期短，约为 6 min，直接影响其疗效；细胞渗透性差，不易穿透细胞膜等。鉴于上述情况，目前国内外许多生物技术开发中心都将 SOD 作为重点开发药剂，并取得不少进展，如通过对其结构进行化学修饰，提高了 SOD 的抗蛋白酶水解能力，SOD 脂质体可显著延长其半衰期等。

（3）微量元素：锌通过保护巯基不被氧化以及与过渡金属离子（如 Fe^{3+}）竞争从而减少自由基产生，具有抗氧化作用。糖尿病患者尿锌丢失增加，血锌浓度降低，尤其在血糖控制不佳时，有建议把锌作为一有效的抗氧化药物以减轻自由基对糖尿病患者大血管和微血管的损害或破坏；硒亦常被用作一种抗氧化剂，硒参与谷胱甘肽过氧化物酶活性，谷胱甘肽过氧化酶可清除体内 H_2O_2，预防羟自由基的形成。糖尿病患者体内硒水平亦降低，适当补充可能亦有助减轻氧化应激。

（4）醛糖还原酶抑制剂：许多研究，尤其是动物实验证明醛糖还原酶可防止或延缓糖尿病多种慢性并发症的发生和发展，部分亦可能与醛糖还原酶抑制剂阻断多元醇通路，减少 NADPH 的消耗，提高机体抗氧化防御系统有关。

（5）非酶糖化终末产物抑制剂：氨基胍是一类亲核的肼化合物，它可与糖基化反应中的 3-脱氧葡萄糖酮醛和早期产物反应，阻断蛋白质非酶早期糖化产物的进一步形成糖化终末产物，明显防止糖尿病多种慢性并发症，部分亦可能与抑制蛋白质非酶糖化，减少自由基的形成有一定关系，此外氨基胍还可抑制脂类和脂肪酸的氧化。但目前有关氨基胍对临床糖尿病患者慢性并发症治疗作用的报导，其临床疗效和毒副作用尚待评价。值得注意的是，有研究报道阿司匹林可与葡萄糖竞争，与蛋白质上同一赖氨酸、羟基赖氨酸或缬氨酸的残基相结合形成稳定的乙酰衍生物，于是糖基化的第一步形成 Schiff 碱被阻止，抑制蛋白质非酶糖化终末产物的形成，对糖尿病慢性并发症的治疗可能亦是有益的，但其剂量较大（每日 500～1 000 mg），此作用的临床应用价值尚待验证。

（6）α-硫辛酸（alpha lipoic acid，ALA）1950 年从牛的肝中分离提取出来，此后其化学结构被发现，然后被合成，它是线粒体酶复合物所必需的辅因子。ALA 在体内被组织摄取并被转化为二氢硫辛酸，两者都是有效的抗氧化剂，其是目前临床应用最有效的抗氧化剂（其抗氧化强度 400 倍于维生素 C、60 倍于维生素 E），并被多个指南推荐用于糖尿病慢性并发症，尤其是糖尿病神经病变防治的有效药物。

（7）其他：格列齐特是临床广泛应用的第二代口服磺酰脲类降血糖药物，一些临床研究发现其与其他磺酰脲类降血糖药物相比，除较好的降血糖作用之外，尚具有一定的抗氧化和清除自由基的作用，可明显降低糖尿病患者血浆 LPO 水平，提高红细胞 SOD 活性，稳定血浆巯基水平，明显降低血小板对胶原纤维的黏附力，其作用不依赖于对血糖的控制，确切机制不清，可能与其拥有其他磺酰脲类降血糖药物所没有的氮杂二环辛基有一定关系；卡托普利是一种含巯基的血管紧张素转换酶抑制剂，具有良好的降血压作用，最近一些临床研究报道其对体内自由基尚具有一定的清除作用，可提高红细胞内 SOD 活性，降低血清 LPO 和丙二醛水平，一般认为其抗氧化作用与其含有巯基及促进 PGI_2 合成或释放有关，亦有认为卡托普利可与体内过渡金属离子如 Fe^{3+}、Cu^{2+} 等形成无活性的化合物而减少金属离子催化的自由基产生；Wassmann 等在体外试验和动物活体试验中发现他汀类药物除了能降低血浆胆固醇水平外，还能减少血管紧张素Ⅱ 1 型受体（AT-1）受体基因的表达，抑制 Rac-1，从而减少 ROS 的产生，提示他汀类药物存在一定的抗氧化作用。另外不少中药如丹参、人参和黄芩等亦有一定抗氧化作用。

总之，糖尿病情况下存在不同程度的氧化应激，并对糖尿病多种慢性并发症的发生和发展有促进作用，因此在考虑糖尿病综合治疗时，适当补充或联合抗氧化治疗对防治糖尿病慢性并发症具有一定作用。

第三节　遗传易感性和糖尿病慢性并发症

最近不少基础和临床研究发现糖尿病慢性并发症的发生和发展常存在遗传易感性，临床观察发现糖尿病患者慢性并发症的发生发展与糖尿病病情控制缺乏完全的一致性，临床上 20%～30%的糖尿病患者不论血糖控制好坏，患病多年却从不发生严重慢性并发症，而约 5%的糖尿病患者在短期内，即使血糖控制良好，却发生严重的慢性并发症，这种现象尤其在糖尿病微血管并发症如糖尿病肾脏病中表现得比较明显，如临床发现 1 型糖尿病患者最终仅 30%～40%发生终末期肾功能不全，且其发病高峰在糖尿病病程的 15～20 年期间，嗣后糖尿病肾脏病发生的危险性显著降低，2 型糖尿病亦仅 5%～10%的患者因肾脏病致死，且临床观察发现糖尿病肾脏病患者存在家族聚集性和种族间的差异。糖尿病慢性并发症发生的易感机制不十分清楚，一些研究提示可能和原发性高血压遗传倾向、硫酸肝素蛋白多糖有关酶（如 N -脱乙酰酶）的遗传多态性、血管紧张素 1 转换酶基因多态性、一氧化氮合酶基因多态性、同型半胱氨酸基因多态性、转化生长因子 β_1 基因多态性、胰岛素受体基因突变和醛糖还原酶活性个体差异等有关。

遗传易感因素在糖尿病慢性并发症中的作用似可完全成立，但确切的分子生物学机制尚需进一步阐明，以便为临床预测糖尿病慢性并发症的发生风险提供有力手段，有利于对上述易感人群进行强化治疗。但目前临床尚难以根据患者的基因突变或多态性检查结果来指导临床治疗，从预防并发症的角度出发，建议对成人糖尿病患者仍应早期进行强化治疗，使其 HbA1c<7.0%或 6.5%，必要时（如无特殊情况如反复低血糖、合并心脑血管疾病和高龄等）应小于 6.0%，以尽可能减少慢性并发症发生的风险，但对那些病程很长却无明显慢性并发症的患者（并发症“抵抗”人群），可适当放宽血糖控制。

第十三章　糖尿病和心脏病

糖尿病心脏疾病是糖尿病患者致死的主要原因，尤其在2型糖尿病患者中。广义的糖尿病心脏病包括冠状动脉粥样硬化性心脏病（冠心病）、糖尿病心肌病和糖尿病心脏自主神经病变等。糖尿病心脏病与非糖尿病患者相比，常起病比较早，糖尿病患者伴冠心病常表现为多支血管病变、无痛性心肌梗死，梗死面积比较大，穿壁梗死多，病情多比较沉重，预后比较差，死亡率较高；如冠状动脉造影和临床排除冠状动脉病变，糖尿病患者出现严重的心律失常、心脏肥大、肺淤血和充血性心力衰竭，尤其是难治性心力衰竭，临床可考虑糖尿病心肌病。以下重点介绍糖尿病冠心病和糖尿病心肌病。

第一节　流 行 病 学

糖尿病患者60%～80%死于心血管并发症，与非糖尿病患者相比，男性心血管疾病死亡和充血性心衰发生的危险性增加2倍左右，女性增加3倍左右。Stoamler等报道在多因素干预试验的12年随访研究中，与非糖尿病男性相比，在年龄、种族、胆固醇、收缩压及吸烟等配对的情况下，男性糖尿病患者心血管疾病死亡增加3倍，在低危险状态（收缩压<120 mmHg，胆固醇<200 mg/L），非吸烟的患者中，则心血管死亡的相对危险性增加5倍多。1999年《新英格兰医学杂志》发表芬兰East-West研究，提示在为期7年的随访时间里，确诊为糖尿病患者的预后与非糖尿病有心肌梗死史的患者相当，East-West研究对比了1 059例2型糖尿病患者的心梗死亡情况和1 378例有或没有心梗病史的非糖尿病患者死亡情况，发现有糖尿病而没有心梗病史和只有心梗病史而没有糖尿病的患者其长期观察死亡率非常接近。2001年，在美国胆固醇教育计划中，糖尿病被列为冠心病的等危病变，2004年的修订版仍支持将糖尿病患者列入高危范围。糖尿病患者罹患心血管疾病的危险是无糖尿病者的2～4倍。无心肌梗死史的糖尿病患者未来8～10年发生心肌梗死的危险高达20%，约等同于已患心肌梗死患者再发心梗的危险。而患过心梗的糖尿病患者未来再发心梗的危险超过40%。这些数字提示，糖代谢紊乱的患者预后不良，尤其是冠心病合并高血糖的这些高危患者。糖尿病患者除了冠心病发生率和死亡率增高之外，糖尿病患者冠状动脉损害的程度要明显严重，冠状动脉造影和尸检显示糖尿病患者2～3支血管同时受损的发生率明显高于非糖尿病对照组，且常呈现弥漫性病变。但既往对糖尿病患者合并心脏病常仅关注冠心病，而近年来随着对糖尿病心脏病患者进行非创伤性检查和冠状动脉造影的开展，发现部分糖尿病心脏病患者并未见明显冠状动脉病变，甚至尸检亦未见冠状动脉阻塞和心肌梗死，而表现

为心肌、小血管和微血管病变，这亦与糖尿病患者心脏病发生率和死亡率增高部分有关。

第二节　糖尿病心脏病病理

糖尿病心脏病病理表现多种多样，常见累及大血管、中血管、小血管、微血管、心肌及心肌间质等。主要表现有：① 血管内皮细胞增生，内皮层增厚伴乳突样突起，有时呈桥型；② 内皮下纤维化伴弹力纤维增生，形成管壁环状或垫状增厚；③ 中膜钙化和纤维化；④ 中小血管壁内层有透明变性样物质沉积和渗出；⑤ 中小动脉内膜下有粥样斑块增厚，伴胆固醇沉积和透明变性；⑥ 受累肌层内微小动脉基底膜增厚及增殖性改变与糖尿病肾病和视网膜病变的病理改变相似，可视为心肌层内的微血管病变；⑦ 心肌细胞内和心肌间质内可见PAS染色阳性的糖蛋白沉积，更有较多结缔组织在心肌间质内呈灶性分布，有时可见肌纤维浑浊或坏死，间质细胞浸润及纤维斑块形成。上述病理改变可单独表现，但常不同程度合并存在，既有大中血管病变，亦有小血管、微血管、心肌及心肌间质的病变，致糖尿病患者心脏病的患病率和病死率较非糖尿病患者仅有冠心病者为重且预后较差。

第三节　糖尿病心脏病发生的危险因素

糖尿病患者加速的动脉粥样硬化性心脏病和心肌病的发生除高血糖之外（见第九章），主要还与其常合并脂质代谢异常、高血压发生率增加、血液流变异常及胰岛素抵抗或高胰岛素血症等有关。

一、脂质代谢异常

（一）胆固醇

胆固醇升高是动脉粥样硬化的重要危险因素已为众多流行病学调查和临床研究证实。多数临床研究报道，与非糖尿病患者相比，糖尿病患者血胆固醇水平常无明显变化，但糖尿病如合并糖尿病肾脏病者，常存在高胆固醇血症。多危险干预治疗研究显示在任何相同的胆固醇水平，糖尿病人群心血管死亡的危险性比非糖尿病患者明显增高，同时干预治疗亦表明降低血胆固醇水平能够明显减少糖尿病人群心血管病的发生和心脏事件的发生。

（二）甘油三酯（TG）

高甘油三酯血症是糖尿病患者最常见的脂代谢紊乱，尤其在初发和血糖控制不佳的患者中。有关TG水平增高和动脉硬化关系近年来有较多的研究，多数认为高甘油三酯血症与动脉粥样硬化的发生肯定有关。一致的观点是如果TG增高伴高密度脂蛋白胆固醇（HDL-C）下降肯定是心血管疾病的危险因素，在糖尿病患者中，单纯血清高TG血症亦预示心血管疾病的发生的危险性增加。另外，糖尿病患者 TG 增高可增加细小低密度脂蛋白（IDL）分子的比例而促进动脉粥样硬化的发生。

（三）VLDL

糖尿病患者常表现为 VLDL 增高。VLDL 主要在肝脏合成，少量在肠黏膜合成，其所含成分以内源性 TG 为主，血浆中的 TG 主要来自 VLDL，因此 VLDL 的生成和清除速度是决定血中 TG 浓度的主要因素。糖尿病时，由于胰岛素绝对或相对不足，肝脏合成 VLDL 的速度明显大于其清除和分解速度，同时由于脂蛋白酯酶的活性下降，甘油三酯的分解缓慢，使富含 TG 的 VLDL 和乳糜微粒分解代谢受阻，造成 VLDL 在血中浓度升高。

（四）LDL－C

糖尿病患者常有 LDL－C 增高，尤其是非酶糖化 LDL、氧化修饰 LDL－C 和小而密的 LDL－C 水平增高，血 LDL－C 明显增高对血管内皮细胞和平滑肌具有毒性作用。LDL 是 VLDL 的降解产物，主要含内源性胆固醇，约占 50%，胆固醇通过胆固醇转酰酶的作用，在血浆中被酯化，酯化后的胆固醇多数储存在 LDL 颗粒中，LDL 被肝外组织细胞摄取，成为细胞膜胆固醇的主要来源，肝外细胞膜上有识别 LDL 的 ApoB 受体，LDL 与该受体特异性结合后向细胞内转移，并在细胞内分解代谢，成为全身组织细胞利用胆固醇的主要来源，这亦是 LDL 分解代谢的主要途径。在持续高血糖状态，LDL－C 的氧化和糖化修饰可损害肝细胞 LDL 受体对它的识别或降低它与组织细胞受体的亲和力，导致 LDL－C 的清除减少，并优先被巨噬细胞 LDL－C 受体识别、摄取和降解，从而导致胆固醇酯在巨噬细胞内堆积，使其转化为泡沫细胞，促进动脉粥样硬化发生；另外，LDL－C 的糖化可导致 LDL 易被进一步氧化修饰。

（五）HDL－C

糖尿病患者常见 HDL－C 降低。已证实 HDL－C 具有抗动脉硬化的作用并发现其抗动脉硬化的作用主要与 HDL－2 亚型有关，而 HDL－3 变化很小。糖尿病患者 HDL－C 减少亦主要与 HDL－2 亚型下降有关。HDL 主要含蛋白质，约占 45%，其次为胆固醇和磷脂，各约占 25%。血浆中 HDL 能与肝外组织的细胞膜结合，并同时摄取胆固醇，继而在胆固醇转酰酶及 ApoA－Ⅰ的作用下，促使胆固醇由游离状态转变为胆固醇酯，新生的 HDL 盘状物可转变为 HDL－3，然后在 VLDL 参与下，经脂蛋白酯酶的作用，VLDL 表面成分和胆固醇转移到 HDL－3 上，使其转变为 HDL－2。糖尿病患者 HDL 降低可能与胰岛素不足，脂蛋白酯酶活性降低使 HDL－2 合成减少，肝脂酶活性升高使 HDL－2 分解加速，加之 HDL－C 的糖化修饰使其清除速度增加。由于糖尿病患者常伴高 TG 血症，HDL－C 颗粒中 TG 含量增高，TG 部分取代了 HDL 颗粒中胆固醇的酯化部位，因而使 HDL 颗粒从周围组织转运胆固醇的能力进一步降低，使周围组织细胞如动脉血管壁内胆固醇堆积，促进动脉粥样硬化的发生（胆固醇逆向转运的关键是细胞内游离胆固醇被 HDL 颗粒摄取后必须被酯化才能与 VLDL 等颗粒进行交换）。持续高血糖状态下，HDL－C 的糖化可升高其清除速度，使其半衰期缩短。

（六）脂蛋白 a

脂蛋白 a(LP(a))是一种大分子糖蛋白，由脂质、碳水化合物、ApoA 和 ApoB 组成，由肝脏合成的一种富含 TG 的微粒代谢而来。ApoA 和 ApoB100 二者由二硫键相连。Apo(a)和 LP(a)的浓度均由遗传基因控制。LP(a)的生理功能尚不十分清楚，但与动脉硬化的发生密切相关。有关糖尿病患者中 LP(a)的报道结果尚不一致。一般认为：LP(a)在 1 型糖尿病和 2 型糖尿病患者中可能升高，尤其在伴糖尿病肾脏病的患者中；在合并心血管疾病的 2 型糖尿病患者中，LP(a)水平升高；LP(a)水平与糖尿病患者的代谢控制好坏一般无关(表 13-1)。

表 13-1　1 型和 2 型糖尿病患者血脂和脂蛋白浓度的变化

血脂类型	1 型糖尿病	2 型糖尿病
甘油三酯	常升高或正常	升高或正常
胆固醇	多正常，伴肾病升高	多正常，伴肾病升高
VLDL 升高	升高	
LDL－C	升高或正常	升高或正常
糖化 LDL	升高	升高
氧化 LDL	升高	升高
HDL－C	降低或正常	降低或正常
LP(a)	升高或正常	升高或正常

糖尿病患者脂代谢紊乱的主要表现为：高甘油三酯血症、LDL－C 增高和 HDL－C 降低。对于糖尿病患者脂代谢目前比较一致的观点为：糖尿病伴高胆固醇血症和 LDL 增高是肯定的心血管疾病的危险因素，但在糖尿病患者中，尤其是 2 型糖尿病患者，血清 TG 升高和 HDL－C 降低更为常见，血清 TG 增高伴 HDL－C 下降亦是心血管疾病的肯定危险因素；不少流行病学研究表明，单纯血清 TG 增高亦预示心血管疾病发生的危险性显著增加，且认为 TG 增高与心血管疾病的危险性较胆固醇增高更为密切，特别是在肥胖的 2 型糖尿病患者中。由于 TG 的增高导致 HDL 和 LDL 量与质的改变(HDL－TG 升高、HDL－C 降低和 LDL－TG 升高)，更加剧了动脉粥样硬化的发生。

二、血液流变异常

（一）血小板功能亢进

研究证实，与非糖尿病患者相比，糖尿病患者血小板聚集性原发性增强，血小板合成释放 α-颗粒内容物(血栓球蛋白、血小板第四因子和血小板衍生的生长因子)增加；对血小板激动剂如 ADP、胶原蛋白、花生四烯酸、血小板活化因子及凝血酶的敏感性增强；血小板活化升高血栓素 A_2 的合成和释放，加剧血小板的聚集。在被 ADP 等激活时，血小板表面可表达糖蛋白Ⅱb-Ⅲa 复合物，它可与纤维蛋白原结合，该过程是原发性血小板聚集的一部分，不依赖于花生四烯酸途径和释放反应，与非糖尿病对照者相比，糖尿病患者的血小板与纤维蛋白原连接增强，这部分可能与血小板表面糖蛋白Ⅱb-Ⅲa 分子数量增加有关。

（二）凝血和纤溶系统功能异常

抗凝血酶Ⅲ和丝氨酸蛋白酶（肝素和硫酸肝素增强其活性）形成复合物并使其失活；蛋白C（被凝血酶-血栓复合物激活后）可使凝血因子Ⅴ和Ⅷ因子失活并刺激组织型纤溶酶原激活物（tPA重要的内源性纤溶系统的调节者）。糖尿病患者抗凝血酶Ⅲ活性降低和获得性蛋白C的相对缺乏，使糖尿病患者易于形成血栓；由于凝血因子Ⅻ、Ⅺ、Ⅷ及von Willebrand因子浓度的增加，糖尿病患者接触活化增强（内源性凝血途径）。

纤溶酶原活化剂如组织型纤溶酶原激活物（tPA）启动纤溶系统，使纤溶酶原转变为纤溶酶，始动血栓的分解，该过程被组织型纤溶酶原激活物抑制物-1（PAI-1，以其活性的形式释放）、PAI-2和纤溶酶原抑制剂（α_2抗凝血酶和α_2巨球蛋白）所阻断。糖尿病患者tPA水平正常或增高，但因其与PAI-1连接增加，致其活性降低，另一方面糖尿病患者PAI-1活性增高，也可能与胰岛素抵抗、高脂血症及内皮细胞受损等有关，加之纤溶酶原的被糖化可降低其活化的易感性及蛋白C的相对缺乏，也降低tPA的释放，上述多因素损害糖尿病患者的纤溶系统。

糖尿病患者常伴Lp(a)的增高，临床观察发现升高的Lp(a)水平与溶栓治疗再灌注失败有关，该作用部分可能与Lp(a)中的Apo(a)与纤溶酶原结构的同源性有关，从而致Lp(a)竞争与内皮细胞的受体结合，抑制纤溶系统。

（三）红细胞

糖尿病患者外周血红细胞由于其细胞膜受糖化和脂质过氧化等因素的影响，红细胞脆性增加，盘性变性能力降低，表现在高切变速度下的全血黏度增高，以致不易通过毛细血管，有利于微血栓形成。

三、胰岛素抵抗和/或高胰岛素血症

糖尿病患者，尤其是2型糖尿病患者，常存在不同程度的胰岛素抵抗和/或高胰岛素血症（机体胰岛素抵抗所致的代偿性内源性高胰岛素血症或胰岛素治疗所致外源性高胰岛素血症）。流行病学调查和临床研究提示胰岛素抵抗和高胰岛素血症与动脉硬化性疾病发生的危险性增加密切相关。但确切的机制不明，持久的高胰岛素血症可能通过以下途径发挥作用：① 刺激动脉壁平滑肌和内皮细胞增生并使血管腔变窄。② 增加肝脏VLDL产生，促进动脉壁脂质沉积。③ 刺激内皮细胞等合成和释放PAI-1，损害机体的纤溶系统，促进血栓形成。④ 通过多种机制升高血压（如促进肾小管上皮细胞重吸收钠和内皮细胞合成分泌内皮素等）。⑤ 增加机体交感神经的兴奋性，儿茶酚胺类物质分泌增加，增加心排量和收缩血管；影响跨膜离子转运，使细胞内钠离子和钙离子浓度升高，从而提高小动脉平滑肌对血管加压物质的反应性；另外，刺激动脉壁血管平滑肌增生肥厚，使小血管腔狭窄，外周阻力增加等，上述作用均可能加速动脉硬化的发生和进展。一些临床研究报道，糖尿病患者存在的内源性高胰岛素血症常伴明显的高胰岛素原血症，胰岛素原致动脉粥样硬化的危险性显著高于胰岛素。目前认为外源性高胰岛素血症（如胰岛素皮下注射）对动脉粥样硬化无不利影响，甚至通过降低胰岛素原水平，减轻机体炎症反应，改善脂代谢和保护内皮功能等而存在降糖之外的血管保护作用。

四、低度炎症

IGT、糖尿病或IR状态时，常存在低度的血管炎症反应。近来研究显示，炎症与动脉粥样硬化(AS)有关并参与AS斑块和血栓的形成和发展。当机体在大血管疾病危险因子(如高胰岛素血症、高血压、高血脂和吸烟等)的作用下，可出现内皮细胞功能异常，各种黏附分子、炎症趋化因子表达增加，吸引炎症细胞，主要是单核细胞和T淋巴细胞向动脉内膜黏附和迁移，进入血管壁后，单核细胞在细胞因子的作用下分化为巨噬细胞，后者可摄取LDL-C和经氧化修饰的LDL-C而转化为泡沫细胞，泡沫细胞可凋亡、坏死而释放脂质，形成细胞外脂核。当脂核较圆大时，纤维帽变薄，巨噬细胞为主时，一些细胞因子如肿瘤坏死因子α(TNF-α)、白介素-6、干扰素和基质金属蛋白酶等参与炎症和分解作用，可导致动脉粥样硬化斑块糜烂或破裂，继而有血小板活化和血栓形成，造成血管狭窄或闭塞，临床表现为心脑血管事件。C反应蛋白(CRF)是炎症的标志物，同时其本身也直接参与了动脉粥样斑块和血栓的形成。CRF见于粥样斑块内，可诱导补体激活，招募单核细胞，诱导其产生组织因子，阻滞内皮细胞对血管活性物质的反应性，削弱eNOS和NO的产生，诱导PAI-1 mRNA表达和PAI-1产生，促使LDL-C氧化和巨噬细胞摄取oxLDL等。其他炎症标志物还有纤维蛋白原、凝血因子Ⅷ和PAI-1等，它们同时也参与了AS的形成。

五、高血糖

见第十二章“糖尿病慢性并发症的发生机制”的相关内容。

六、高血压

见第十四章“糖尿病和高血压”的相关内容。

七、吸烟

糖尿病患者吸烟可显著增加其大血管病变发生的风险，戒烟限酒是糖尿病患者综合管理的基本措施之一。

第四节　糖尿病心脏病的发生机制

糖尿病心脏病的发生机制如图13-1所示。

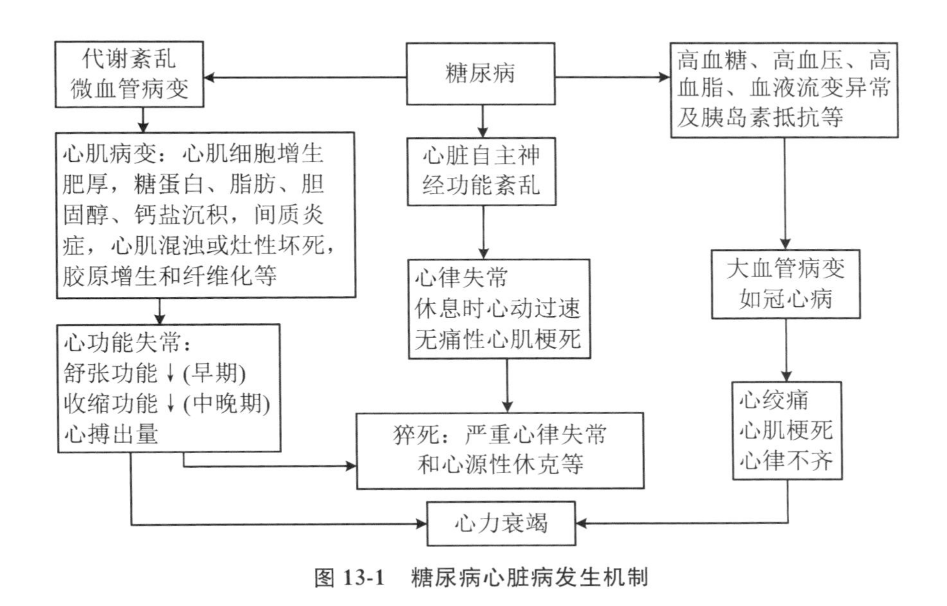

图 13-1　糖尿病心脏病发生机制

第五节　糖尿病心脏病的诊断

一、糖尿病冠心病

糖尿病合并冠心病的诊断标准与非糖尿病患者相似，但糖尿病患者无痛性心肌缺血和心肌梗死的发生率较高，应予以警惕。其诊断条件主要如下：① 糖尿病诊断明确；② 曾发生心绞痛、心肌梗死、心律失常或心力衰竭；③ 心电图显示 ST 段呈水平或下斜型压低，且幅度≥0.05～0.1 mV，T 波低平、倒置或双相；④ 多普勒超声提示左室舒张和收缩功能减退，室壁节段性运动减弱；⑤ 冠状动脉造影提示管腔狭窄超过 50%，是诊断冠心病最准确的方法；⑥ 放射性核素（如 201T）检查出现心肌灌注缺损，结合单光子发射计算机断层显像（SPECT）或正电子发射断层显像（PET），可发现心肌的代谢异常，有助于提高诊断的准确性；⑦ 核磁共振显像（MRI）可提示心脏大血管病变和心肌梗死部位；⑧ 排除其他器质性心脏病。

糖尿病伴冠心病的特点：无症状心肌缺血、不典型心绞痛多见；常可见无痛性心肌梗死、非 Q 波性心梗、造影多支病变和多节段病变、介入治疗预后相对较差；男女性别差异缩小。

二、糖尿病心肌病

糖尿病心肌病的临床诊断比较困难，与其他心肌病如高血压心肌病有时难以区别，以下几点可作为参考：① 糖尿病诊断确立；② 有心律失常、心脏扩大或心力衰竭等发生；③ 超声心动图提示左心室扩大、心脏舒张或收缩功能减退，心肌顺应性降低；④ 放射性核素或 MI

提示心肌病存在;⑤ 胸部X线显示心脏增大,可伴有肺淤血;⑥ 冠状动脉造影排除冠状动脉狭窄;⑦ 排除其他原因的心肌病。

三、糖尿病心脏自主神经病变

糖尿病心脏自主神经病变缺乏特异性标准,临床诊断可参考以下指标:① 糖尿病诊断确立。② 休息时心率大于90次/分,或心率快而固定且不受其他各种条件反射的影响,排除其他导致因素如心功能不全、贫血和发烧等。③ 直立性低血压,立位时收缩压降低≥4 kPa(30 mmHg)和舒张压≥2.67 kPa(20 mmHg)。④ 深呼吸时每分钟心率差≤10次;立卧位每分钟心率差≤10次;乏氏动作反应指数≤1.1;立位时第30次心搏R-R间距与第15次心搏的R-R间距的比值。

第六节 糖尿病心脏病的防治

糖尿病心脏病的预防和治疗,需采取综合治疗的措施,预防重于治疗,主要包括以下几个方面:A——aspirin:抗血小板、抗凝、溶栓、扩血管药物治疗;B——blood pressure:抗高血压治疗;C——cholesterin:调脂治疗;D——diabetes:控制空腹、餐后血糖和HbA1c;E——education:教育和生活方式干预(饮食、运动、心理和戒烟等)。

一、非药物干预(生活方式干预)

主要包括生活方式和运动干预。适当参加运动或体力劳动,保持体重正常,避免超重和肥胖,尤其是腹型肥胖,有助于提高糖尿病患者心血管功能。有研究报道常规参加运动者心血管疾病的危险性降低35%~50%。低盐(建议每日摄入食盐不超过6 g)、低脂饮食(多摄入不饱和脂肪酸);戒烟,吸烟是心血管疾病的一个重要危险因素,与不吸烟的糖尿病患者相比,吸烟者心血管疾病的发生年龄较早,不吸烟者生活在吸烟的环境中(被动吸烟),亦易发生血管疾病,停止吸烟可使心血管疾病发生的危险明显降低;戒酒,饮酒对心血管疾病发生的影响尚有一些争议,有认为少量饮酒(30~60 mL/d)可能减少心血管疾病的发生,但大量饮酒可升高血压和血脂,糖尿病患者过量饮酒还可能干扰糖代谢和增加低血糖风险,应尽可能地少饮酒或不饮酒。

美国心脏病学会提出为减少心血管疾病发生的危险,建议一般人群的膳食及生活方式应争取达到以下目标:① 戒烟;② 适当的热量摄入和体力活动,防止肥胖,超重者减重;③ 脂肪摄入量占每日摄入总热卡的30%或更少,饱和脂肪酸占每日摄入总量的8%~10%,多价不饱和脂肪酸摄入量占每日总热卡达10%,单价不饱和脂肪酸摄入量占每日总热卡达15%,胆固醇摄入量应在30 mg/天以下;④ 热量的55%~60%应来自复杂碳水化合物;⑤ 饮酒者及不忌酒精者,每日饮酒不超过2 drinks(1~2个单位的酒精,注意,不同国家对一个单位的酒精量定义不完全相同,一般指1个单位酒精为8~10 g酒精),尽量不要使不饮酒者开始饮酒或增加饮酒量。

二、药物干预

（一）降血糖治疗

高血糖是糖尿病心脏病的一个重要危险因素，理论上讲，良好的血糖控制对糖尿病心脏病防治具明显有益的作用。临床研究已证实良好的血糖控制明显可防治或延缓1型和2型糖尿病患者慢性微血管病变如糖尿病肾病、视网膜病变及神经病变的发生和进展，但强化血糖控制对糖尿病大血管并发症获益尚存争议。来自UKPDS的研究报道早期强化血糖控制对糖尿病大血管病变无不良影响，二甲双胍强化治疗有助于降低大血管疾病的发生，但DCCT和UKPDS的后续观察显示不论1型和2型糖尿病患者早期强化血糖控制，长期达标对保护大血管有益。然而来自ACCORD和VADT的结果显示，与常规治疗组比较，强化血糖治疗未见心血管结局的改善，甚至显著增加了死亡率，考虑主要与患者病程较长、并发症较多和低血糖风险增加有关。综合目前的循证证据，建议如果2型糖尿病发现比较早、低血糖风险低和无并发症，应尽可能使HbA1c<7.0%或6.5%，但疾病的晚期阶段或老年糖尿病患者常难以达到上述目标。1型糖尿病起病年龄常比较轻，发病时一般多无明显并发症，应尽可能使血糖控制正常或接近正常，并注意避免低血糖的发生。糖尿病合并心脏病患者的降血糖治疗原则与非糖尿病患者无明显不同，但应注意个体化，并注意平稳降糖，避免血糖波动和低血糖发生。降血糖治疗的原则包括运用糖尿病教育、饮食治疗、运动疗法、药物治疗及自我监测等多种手段尽可能使糖代谢控制正常或接近正常。良好的血糖控制要求：空腹血糖<6.0 mmol/L，餐后2 h血糖<8.0 mmol/L，HbA1c<7.0%或6.5%。

对合并冠心病的糖尿病患者在降血糖时，需注意：① 应用降血糖药物时应从小剂量开始，尽可能避免低血糖发生。② 避免血糖的大幅度波动，一些研究报道反复低血糖或血糖波动大对内皮细胞的损伤作用高于持续高血糖的损害作用；临床研究显示糖尿病患者在相同HbA1c的患者中，血糖波动大的患者动脉粥样硬化危险性显著增高，生存率降低。③ 心肌梗死患者的急性期应早期给予胰岛素治疗，有助降低死亡率。④ 某些胰岛素促泌剂如格列本脲，与心肌细胞膜和平滑肌细胞膜表面磺酰脲受体结合，非选择性关闭钾通道，打开钙通道，可能消除或抑制心肌缺血预适应，增加心肌耗氧，增加心律失常发生的危险性，应用时需注意心电监测，因此建议糖尿病伴缺血性心脏病者在应用磺酰脲类药物时应选择对胰岛B细胞选择性高、较少影响心脏缺血性预适应的药物如格列美脲等，但目前临床直接没有证据证明某种促泌剂在心血管安全方面优于另一种促泌剂。⑤ 对合并ASCVD或心衰患者，在无禁忌证的情况下可优先选择或联合GLP-1受体激动剂或SGLT-2抑制剂。

（二）理想地控制血压

糖尿病患者高血压的发生率是一般人群的2倍以上，高血压是糖尿病心脏病的一重要危险因素，理想的控制血压十分重要，可明显减少糖尿病冠心病和充血性心力衰竭的发生。鉴于糖尿病患者存在心血管疾病的高度危险性，建议血压大于140/90 mmHg的糖尿病患者，即开始药物治疗，并要求血压控制低于130/80 mmHg，老年患者应低于(140～150)/90 mmHg，对伴有临床蛋白尿的患者血压应控制在125/75 mmHg左右。最近来自UKPDS的研究报道，严格控制血压可明显降低糖尿病有关死亡的危险性和糖尿病有关的并发症的发生和进展,就价值-效益的观点考虑,糖尿病患者严格控制血压甚至比强化血糖控制更有价值,详见第十四章“糖尿病和高血压”。药物治疗无禁忌证时应包括血管紧张素转换酶抑制剂(ACEI)或血管紧张素Ⅱ受体拮抗剂(ARB),不能耐受时可互换,未达标可联合小剂量利尿剂或钙离子拮抗剂等,合并心功能不全者也可早期联合 SGLT-2 抑制剂或沙库巴曲缬沙坦钠,可兼顾降压和心衰的治疗,注意检测肾功能和电解质。对于孕妇,血压应控制在 110~129/65~79 mmHg,禁忌使用 ACEI 或 ARB。

(三) 改善脂质代谢

糖尿病患者血脂异常应首先进行科学合理的饮食、运动及降血糖治疗,在血糖获得良好控制 1~3 个月之后,如血脂和脂蛋白仍有异常,则需根据不同的脂代谢异常选择合适的降脂或调脂药物,如同时合并血 TG 浓度大于 5.7 mmol/L,为预防急性胰腺炎,可同时启动降低 TG 的药物。如患者以 LDL-C(无心血管疾病者:LDL-C 浓度≥3.35 mmol/L;伴心血管疾病者:LDL-C 浓度≥2.6 mmol/L)或 Ch 增高为主者,首选 HMG-CoA 还原酶抑制剂(他汀类药物或 PCSK9 抑制剂),如以 TG 增高为主可选纤维酸衍生物(或称贝特类药物)或高剂量他汀类药物(同时有 LDL-C 和 TG 增高)。目前临床常用的降脂或调脂药物有:阴离子交换树脂,或称胆酸螯合剂,纤维酸 (fibric acid)衍生物,烟酸及其衍生物,β-羟-β-甲基戊二酰辅酶 A(HMG-CoA)还原酶抑制剂,PCSK9(前蛋白转化酶枯草溶菌素 9)抑制剂及抗氧化剂等。

1. 胆酸螯合剂

主要药物有消胆氨(cholestyamine)及降胆宁等。其降血脂的主要机制为通过树脂中的氯离子与胆酸交换,将胆酸以不溶性复合物的形式分离出来,不再被小肠重吸收,从而打断胆酸的肠-肝循环,肝脏必需利用新的胆固醇合成新的胆酸,促进胆固醇的分解代谢,同时促进肝细胞 LDL-C 受体的合成,降低血总胆固醇和 LDL-C 浓度,对 HDL-C 无降低作用,是治疗高胆固醇血症患者的一线药物之一。最近不少文献肯定了其长期应用的安全性,国际胆固醇教育项目建议其可作为儿童 1 型糖尿病患者和青少年的一线降脂药物。胆酸螯合剂不被组织吸收,是合并糖尿病肾病患者比较安全的降脂药物。但应注意该类药物可能升高 TG 水平,其他主要副作用为胃肠道反应,如胃痛、恶心及药物的怪味引起的厌食及由于失去胆酸的通便作用可发生便秘。另外长期服用有脂肪泻的危险,可导致脂溶性维生素(A、D、E、K)等丢失,应注意补充。

2. 纤维酸衍生物

该类药物常用的有安妥明(clofibrate)、非诺贝特(fenofibrate)、诺衡(gemfibrozil)、苯扎贝特(bezafibrate)、西普贝特 (ciprofibrate)及吉非贝特(gemfibrate)等(表 13-2)。此类药物的降脂机制为:抑制肝脏合成 VLDL;增强脂蛋白酯酶活性,使 VLDL 分解加速。主要应用于以 TG 增高为主的高脂蛋白血症患者,可使 TG 下降达 50%左右,胆固醇亦有不同程度的下降。有研究报道该类药物如非诺贝特尚能使低的 HDL-C 水平不同程度地升高,延缓冠状动脉疾病的进展,显著减少冠状动脉疾病事件的发生。此类药物的耐受性良好,主要副作用有轻度消化道不适,偶可有轻度转氨酶升高,应注意监测。严重肝肾功能不全患者、妊娠和哺乳期妇女不用。

表 13-2　常用纤维酸衍生物的种类、用法、副作用和禁忌证

药物	剂量	用法	副作用	禁忌证
非诺贝特	100 mg 200 mg(微粒型)	一日 3 次 每日 1 次	消化不良、胆石	严重肝肾疾病
苯扎贝特	200 mg 400 mg(缓释型)	一日 3 次 每日 1 次	同上	同上
吉非贝特	300 mg 900 mg(缓释型)	一日 3 次 每日 1 次	同上	同上

3．烟酸及其衍生物

此类药物可减少 VLDL 合成和增加 VLDL 分解，使 TG 明显下降，同时可减少 HDL 的分解使 HDL 升高，然而由于其药理学治疗量达 3～6 g/d，可伴明显的副作用，如面部潮红、恶心、胃痛，使消化性溃疡活动、肝脏转氨酶升高、血尿酸升高和糖耐量降低等，目前临床已很少应用。阿昔莫司或乐脂平(acipimox)为烟酸的衍生物，其作用机制类似烟酸，但其降脂作用更优，耐受性较好，副作用较低，对血尿酸和糖耐量无不良影响。临床研究表明，阿昔莫司是一种安全、有效的血脂调节药物，可使 TC 降低 25%，TG 降低 50%，HDL－C 升高 20%。对该类药物过敏、伴消化性溃疡的患者、妊娠及哺乳的妇女禁用。

4．HMG－CoA

还原酶抑制剂是一类以降低胆固醇和 LDL－C 为主的调脂药物，包括洛伐他丁(lovastatin)、辛伐他(simvastatin)、普伐他丁(pravastatin)、氟伐他丁、瑞舒伐他汀(rosuvastatin)和阿托伐他汀(atorvastatin)等。该类药物调脂的主要机制为：HMG－CoA 还原酶抑制剂与 HMG－CoA 还原酶(胆固醇合成过程中的限速酶)的底物结构(HMG－CoA)相似，但其与 HMG－CoA 还原酶亲和力大得多(600 多倍)，从而竞争性抑制胆固醇的合成，细胞内胆固醇合成的减少，进一步刺激细胞膜(主要为肝细胞)LDL 受体数量增加和活性增强，受体对循环中 LDL、中密度脂蛋白和 LDL 脂蛋白残余部分摄取增加，使 LDL 的分解增加，使血胆固醇水平明显降低。许多大系列前瞻性临床研究证实该类药物具有良好的降低 Ch(下降 18%～25%)的作用，并降低 LDL－C 水平(下降 25%～35%)，同时一定程度降低 TG(下降 10%～15%)和升高 HDL－C(升高 5%～8%)水平。此外，该类药物还具有降脂以外的效应，包括改善内皮细胞功能、抗氧化、抗血栓和抗炎症作用。他汀类药物可明显防治或延缓动脉粥样硬化的发生和发展，稳定甚至减轻动脉粥样斑块，从而显著减少心脏病的发生率、心脏病事件的死亡率和缺血性中风的危险，减少心肌梗死的再梗死发生率。一般认为入选患者 Ch 水平越高，给予他汀类药物治疗后其心血管病死亡率和总死亡率的危险性下降越明显。4S 和 CARE 研究中的糖尿病亚组分析报道，与非糖尿病患者相比，糖尿病患者可能从 HMG－CoA 还原酶抑制剂的治疗获得更大的益处。该类药物耐受性良好，副作用较少，主要副作用为短暂失眠、头痛、胃肠道不适等。有 3%～5%的服药患者可出现肝脏转氨酶轻度升高，亦有引起肌酶升高的报道，可引起肌痛。在与其他药物如烟酸、环胞霉素和纤维酸衍生物类降脂药物等联合应用时，可能导致严重横纹肌溶解症，甚至致死，应予注意。现指南推荐以下四类人群给予他汀类药物治疗可明确获益：① 临床确诊 ASCVD 者，包括冠心病、缺血性卒中和动脉粥样硬化性外周血管疾病；② 原发性 LDL－C≥190 mg/dL(4.8 mmol/L)者；③ 40～75 岁糖尿病患者且 LDL－C 为 70～189 mg/dL(1.8～4.8 mmol/L)；④ 无冠心

病和糖尿病，但 10 年心血管事件风险≥7.5%且 LDL - C 为 70～189 mg/dL 的 40～75 岁患者。

表 13-3 常用他汀类药物的种类、用法、副作用和禁忌证

药物	剂量	用法	副作用	禁忌证
洛伐他汀	10～80 mg	qN 或 bid	肌酶或肝酶升高	活动性或慢性肝病
辛伐他汀	5～40 mg	qN	同上	同上
普伐他汀	10～40 mg	qN	同上	同上
氟伐他汀	10～40 mg	qN	同上	同上
阿托伐他汀	10～40 mg	qN	同上	同上
瑞舒伐他汀	5～20 mg	qN	同上	同上

5. PCSK9 抑制剂

PCSK9 抑制剂是一类新型强效以降低血胆固醇和 LDL - C 为主的调脂药物。循环中大部分 LDL 颗粒通过肝脏细胞膜表面低密度脂蛋白受体（LDL - R）进行清除。LDL 和 LDL - R 结合后形成复合物被细胞内吞，由于细胞内 pH 下降，LDL 和 LDL - R 复合物发生分离，释放出的 LDL - R 返回细胞膜表明再次捕获 LDL 颗粒，而 LDL 则在细胞溶酶体内被降解。PCSK9 是一种肝源性分泌蛋白，它可与肝细胞膜 LDL - R 的胞外区结合，促进其降解，降低肝细胞上 LDL - R 的数量，从而影响 LDL 内化，使血液中 LDL 清除降低，从而导致高胆固醇血症。研究表明，血 PCSK9 水平与胆固醇、oxLDL、甘油三酯显著相关。抑制细胞内 PCSKP 合成和分泌或阻断其 LDL - R 结合均可抑制 PCSK9 的作用。目前已上市的主要为 PCDK9 单克隆抗体，如 Evolocumab（全人源 IgG2 型单克隆抗体，商品名依洛尤单抗）、Alirocumab（全人源 IgG1 型单克隆抗体，商品名阿利西尤单抗）和 inclisiran 等。Evolocumab 和 Alirocumab 作为前蛋白转化酶枯草杆菌蛋白酶 Kexin - 9（PCSK9）抑制剂，能结合 PCSK9 并抑制循环型 PCSK9 与 LDL - R 的结合，从而阻止 PCSK9 介导的低密度脂蛋白受体降解。Inclisiran 是由诺华公司研发的长效药，通过 RNA 干扰方式抑制细胞内 PCSK9 的合成，降低血 PCSK9 水平。该类药物批准的适应证主要为高胆固醇血症、混合血脂异常和临床动脉粥样硬化心血管疾病（如需降低 LDL - C 的心脏病或中风）。Evolocumab 的推荐剂量为每次 140 mg，每 2 周一次（成人原发性高胆固醇血症）或每次 420 mg，每月一次（成人和 12 岁及以上儿童纯合子型家族性胆固醇血症）。Alirocumab 也是一种皮下注射用溶液，含 75 mg 或 150 mg Alirocumab，推荐剂量为每次 75 mg 或 150 mg，每 2 周一次。Inclisiran 推荐剂量为：皮下注射 300 mg，每年 2 次。PCSK9 抑制剂疗效确切，但其副作用和远期安全性尚需进一步观察。

6. 抗氧化剂

主要通过抑制氧化 LDL - C 的生成，明显降低与 LDL - C 有关的致动脉硬化的危险性。这类药物包括普罗布考（probucol）和维生素 E，可用于高脂蛋白血症饮食治疗的辅助用药，同时可减轻糖尿病患者氧化应激致自由基产生增加对机体的损害。目前为止维生素 E 尚没有明显副作用的报道。probucol 可有胃肠道反应和过敏、恶心、腹泻和变态反应等。过敏者和儿童禁用 probucol。

7. 其他药物

现常用的有多烯康胶囊、月见草油及血脂康等，它们有一定程度降低 TC、TG 及升高

HDL－C的作用，其中血脂康亦具有HMG－CoA还原酶抑制剂的作用，可明显降低血胆固醇水平。该类药物副作用相对少。

糖尿病患者降脂治疗的主要目的是防治心血管疾病，应用降脂药物时应注意监测（每隔3～4个月一次）血脂；注意药物的副作用；药物治疗可能持续多年或维持终身，应使患者了解药物治疗的目的和副作用，以便较好地配合治疗。糖尿病患者调脂治疗要点：关注全血脂谱变化（TG、TC、LDL－C、HDL－C）；强调优先达标次序（LDL－C、HDL－C、TG）；合理选择药物（优先达标LDL－C，尽量减少联合）；危险水平的血脂水平（干预极高危人群如糖尿病合并冠心病的“正常血脂”）。

目前指南建议：糖尿病在进行调脂治疗时，应将降低LDL－C作为首要目标。不论血脂水平如何，所有之前已罹患心血管疾病的糖尿病患者都应使用他汀类调脂药，以使LDL－C降至1.8 mmol/L（70 mg/dL）以下或较基线状态降低30%～40%（表13-4）。对于没有心血管疾病且年龄在40岁以上者，如果LDL－C在2.6 mmol/L以上或总胆固醇在4.5 mmol/L以上，应使用他汀类调脂药；年龄在40岁以下者，如同时存在其他心血管疾病危险因素（如高血压、吸烟、微量白蛋白尿、早发性心血管疾病的家族史及估计的心血管疾病整体危险性增加），应开始使用他汀类调脂药（表13-5）。一旦LDL－C达标，如果甘油三酯超过1.5 mmol/L或高密度脂蛋白胆固醇低于1.1 mmol/L，可考虑使用贝特类降脂药。如果甘油三酯浓度超过5.7 mmol/L，必须使用降低甘油三酯的治疗，以避免发生胰腺炎（表13-6）。当无法达到降脂目标或对传统降脂药无法耐受时，应考虑使用其他种类的调脂药物（如胆固醇吸收抑制剂、缓释型烟酸、浓缩的Omega－3脂肪酸等）。所有血脂异常的患者都应接受强化的生活方式干预治疗，包括减少饱和脂肪酸和胆固醇的摄入、减轻体重、增加运动及戒烟、限酒、限盐等。

表13-4　伴临床心血管疾病的糖尿病患者

血脂		满意水平(mol/L)
TG		<1.5
TC		<5.2
HDL－C	女性	>1.1
	男性	>0.9
LDL－C		<1.8

表13-5　不伴临床心血管疾病的糖尿病患者

血脂		满意水平(mmol/L)
TG		<1.7
HDL－C	女性	>1.1
	男性	>0.9
LDL－C		<2.6

表13-6　成人糖尿病脂质异常的治疗建议(美国糖尿病协会)

调脂治疗	选择措施
1. 降低LDL－C水平	他汀类药物；树脂/贝特类药物
2. 升高HDL－C水平	行为干预；贝特类药物/烟酸
3. 降低甘油三酯水平	控制血糖；行为干预；贝特类药物；他汀类药物大剂量时有中等效果

近期一些指南（如ADA糖尿病诊治指南和ACC/AHA胆固醇管理指南）等建议：扩大他汀类药物治疗人群，糖尿病患者除40岁以下无危险因素患者之外，都建议使用他汀类药物；取消LDL－C目标值，推荐他汀类治疗强度，但未被广泛采纳。赞同取消目标值的学者认为：目前缺乏特定的LDL－C目标或者比较不同LDL－C目标的随机临床试验；其他调脂药虽然能降低LDL－C，却未必能使患者临床获益；设定目标值可能会导致过度应用他汀类调脂药物，或他汀类使用剂量过低；目前LDL－C的检测不能真实反映其中致病性更强的

小而密的 LDL - C、氧化型 LDL - C 以及糖化 LDL - C 的比例。不赞同取消目标值的学者认为：取消 LDL - C 目标值，过于拘泥于 RCT，排除了其他研究成果；LDL - C 目标值的设定，充分考虑了流行病学和临床试验结果；具体的 LDL - C 目标值方便医患的沟通，为患者的治疗提供一种参照。

（四）抗血小板治疗

已知血小板功能增强在糖尿病动脉粥样硬化、急性心肌梗死等发生中有重要作用，抗血小板治疗现已成为防治心脑血管疾病的基本措施之一，尤其在糖尿病患者中。经典常用的抗血小板药物包括阿司匹林，近年来的临床研究显示阿司匹林预防性治疗可降低非致命性心脑血管事件和心肌梗死的发生率，每天 75～325 mg 是有效的，多数认为每天 40～160 mg 可达最大的抗血小板作用，大剂量阿司匹林不可逆性抑制血小板环氧化酶，降低血栓素 A_2 的合成，但同时亦抑制血管内皮细胞环氧化酶，降低前列环素的合成，可能降低其抗血小板作用。一般小剂量阿司匹林对内皮细胞前列环素合成的抑制是可逆的，因内皮细胞具有重新合成前列环素的能力，同时小剂量阿司匹林可减少其副作用，尤其是消化道出血。有学者建议对所有伴有大血管疾病的糖尿病患者应给予阿司匹林，对无明显大血管疾病的糖尿病患者亦可作为原发性预防治疗（如年龄≥50 岁且合并至少 1 项主要危险因素：早发 ASCVD 家族史、高血压、血脂异常、吸烟或慢性肾脏疾病/蛋白尿，并无出血高风险）。如患者对于阿司匹林过敏或不适，可改用潘生丁（persantin），150～300 mg/d，国人常用剂量为 75～100 mg/d。西洛他唑（clotazol）通过抑制血小板磷酸二酯酶，升高 c - AMP 浓度，明显抑制血小板的原发性和继发性聚集与释放反应，已证实其对慢性周围动脉血管闭塞症引起的溃疡、肢痛、冷感及间歇性跛行等缺血性病变有良好的改善作用，但其对心脑血管动脉硬化性疾病的作用尚不明确。选择性二磷酸腺苷（ADP）抑制剂，此类药物特异性不可逆地抑制血小板 ADP 受体，从而抑制活化血小板释放 ADP 所诱导的血小板聚集，它包括氯吡格雷、普拉格雷、替卡格雷和伊诺格雷等，其导致消化道出血的机会明显减低。

中国 2 型糖尿病防治指南和美国 ADA 指南建议抗血小板治疗如下：

（1）继发性预防（糖尿病伴 CVD）：阿司匹林 75～162 mg/d。

（2）原发性预防（无 CVD）：男大于 50 岁，女大于 60 岁；男小于 50 岁，女小于 60 岁伴有心血管病的家族史、高血压、抽烟或微量白蛋白尿之一者。

（3）30 岁以下不建议使用（缺乏有益的证据）。

（4）21 岁以下禁用，可能使 Reye 综合征危险性增加：Reye 综合征（Reye's syndrome）为一种少见的儿童急性疾病，可累及全身各个脏器，以急性脑病合并肝脂肪变性为特征，能造成死亡，该病在 1963 年被澳大利亚病理学家 Ralph Douglas Reye 首先报道而命名。Reye 认为该病可能为药物或毒物引致，但并未提及阿司匹林。之后美国、英国等国家进行了流行病学调查，并证明阿司匹林是 Reye 综合征的重要诱发因素。儿童青少年患流感或水痘等病毒性疾病期间服用阿司匹林或含阿司匹林的制剂会发生 Reye 综合征。

（5）严重或进行性心血管病者，可联合其他抗血小板药物如氯吡格雷（抑制血小板表面的 ADP 受体）。

（6）替代其他抗血小板药物：阿司匹林过敏；近期胃肠道出血；接受抗凝治疗；活动性肝病。

（五）溶栓或介入治疗

从20世纪80年代后期开始国际上已进行了不少多中心大范围的临床研究，对溶栓治疗和介入治疗的价值作出了明确的肯定，它明显改变了急性心肌梗死的病程和预后，梗死相关动脉的成功再灌注可缩小梗死面积并减少与梗死有关的并发症，溶栓治疗对合并急性心肌梗死的糖尿病患者同样有效，有研究报道接受链激酶治疗的糖尿病患者与安慰剂对照组相比，生存率改善31%，冠脉造影显示糖尿病患者溶栓治疗的效果与非糖尿病患者相似，但这不意味着有相似的预后，因糖尿病患者常事先存在左心功能的减退，心肌梗死后左心衰和肺水肿的发生率高。另外，与非糖尿病患者相比，糖尿病患者溶栓或介入治疗后，再梗死的发生率较高。

ACC/AHA/SCAI指南建议，对急性ST段抬高的急性心肌梗死（STEMI），首先评估发病时间和危险性：症状出现时间、病情危险程度、溶栓风险和转运到可熟练进行PCI的导管室的时间，然后应决定选择再灌注方式：如果于3 h之内且介入治疗能及时进行，溶栓治疗或经皮冠状动脉介入治疗（PCI）这两种再灌注治疗方式没有优劣之分。以下情况可选择溶栓治疗：① 发病早期（症状出现小于3 h且不能及时行介入治疗）；② 不能选择介入治疗：导管室被占用或不能使用、血管进入困难、缺乏熟练进行PCI的导管室条件；③ 不能及时行介入治疗：转运延迟、就诊-球囊扩张（door-balloon）比就诊-开始溶栓治疗（door-needle）时间要延迟1 h以上、就诊-球囊扩张时间超过90 min以上。

STEMI患者Ⅰ类建议，一般考虑：① 立即接受治疗，梗死动脉可承受PCI；② 由经验丰富的医师（PCI手术＞75例/年，STEMI的PCI手术＞11例/年）及时进行操作（＜90 min完成PTCA）；③ 应在发生STEMI（后壁MI）、新发MI或可疑新发LBBB症状出现12 h内行PCI。手术室具备相应条件（PCI手术＞200例/年，STEMI的PCI手术＞36例/年，具有进行心脏外科手术的能力）（证据水平A）。特殊考虑的情况：① 年龄＜75岁的STEMI或可疑LBBB，MI；② 36 h发生休克，且休克18 h适合接受血运重建术，应行直接PCI（证据水平A）；③ 对存在严重心衰和/或肺水肿（Killip 3级），且发病12 h内出现症状的患者，应行直接PCI（证据水平B）。

（六）胰岛素抵抗或高胰岛素血症的防治

主要包括行为方式干预和药物干预。行为方式干预包括科学合理的营养结构和饮食习惯，适当参加体力活动，以减肥或避免肥胖；药物干预需注意的是在治疗糖尿病时，应根据具体情况选择合理的方案，如对肥胖以胰岛素抵抗为主的2型糖尿病患者在饮食和运动治疗不能理想控制血糖时，可首选双胍类药物、α-葡萄糖苷酶抑制剂、胰岛素增敏剂——噻唑烷二酮衍生物、GLP-1受体激动剂或SGLT-2抑制剂等；减肥药物如奥利司他等可一定程度上改善胰岛素抵抗，亦可以试用；微量元素钒盐及铬化物亦增加胰岛素敏感性，可适当补充。显著肥胖者也可考虑行代谢手术减重。

（七）抗糖尿病药物和心血管疾病

目前临床广泛使用的抗糖尿病药物有胰岛素、二甲双胍、胰岛素促泌剂、α-糖苷酶抑制剂、噻唑烷二酮衍生物、GLP-1受体激动剂、DPP-4抑制剂和SGLT-2抑制剂，总体而言上述药物对心血管疾病的结局没有不良影响，甚至有益：

(1) 胰岛素总体是中性的，但有获益的机制，主要应避免低血糖的发生和剂量过大。

(2) 二甲双胍是中性的或有益，尤其是对肥胖的2型糖尿病患者早期使用可能获益更多。

(3) 胰岛素促泌剂包括磺酰脲类和格列奈类，心血管总体呈中性，但使用时需注意尽量避免低血糖。

(4) α-糖苷酶抑制剂，多数证据显示它是中性的，但存在心血管获益的机制如降低血糖波动，减轻体重和高胰岛素血症和改善肠道菌群等。

(5) 噻唑烷二酮类药物，主要包括罗格列酮和吡格列酮，前期有研究显示罗格列酮的使用增加了糖尿病患者心脏死亡风险，但后续的研究显示该类药物对心血管疾病总体是安全的，吡格列酮可能潜在有益，但在心衰患者应避免使用。

(6) DPP-4抑制剂，可安全有效降糖，低血糖风险低，大量的CVOT的证据显示其对心血管终点结局是中性的，但存在远期获益的机制如降低血糖、减轻炎症和降低白蛋白尿等。

(7) GLP-1受体激动剂，目前的CVOT结果显示不论日制剂还是周制剂对心血管结局都没有不良影响，不少研究显示某些GLP-1受体激动剂(如利那鲁肽、度那糖肽和司美格鲁肽等)对ASCVD有明显益处，但也有不少学者认为该类药物对心血管疾病的益处具有一致性，不同研究得出的结果不一致可能与研究入选的人群、研究观察时间和药物累积的剂量不同等有关。

(8) SGLT-2抑制剂，目前的CVOT研究证据显示该类药物对心血管疾病均是安全的，其中恩格列净和卡格列净有3PMACE获益证据，恩格列净、卡格列净、达格列净和艾托格列净对心衰的益处具有一致性，目前该类药物已被指南推荐为用于心衰治疗的一线药物，不论其是否合并糖尿病。最近有Meta分析结果报道SGLT-2抑制剂和GLP-1受体激动剂对合并ASCVD的2型糖尿病患者的MACE具有相似的益处。

(八) 其他

对糖尿病伴心绞痛患者的扩血管治疗与非糖尿病患者相似，合并慢性心力衰竭者可根据情况选择RAAS抑制剂、醛固酮受体拮抗剂、β-受体阻滞剂、沙库巴曲缬沙坦(同时抑制RAAS和脑啡肽钠，不与ACEI类药物联合)和SGLT-2抑制剂等或联合使用，并辅以营养心肌的药物(如左卡尼汀和曲美他嗪等)。

糖尿病冠心病和心肌病乃多因素所致，应采取综合防治措施，其中良好的控制血糖、血压、血脂和抗血小板治疗是关键，同时个体化地控制其他危险因素亦不可忽视。

附 糖尿病心血管疾病防治要点(供参考)

1. 血压管理

(1) 糖尿病患者每次就诊均应常规测量血压。

(2) 多数糖尿病患者的血压控制目标为<140/90 mmHg。

(3) 在不需要过于复杂治疗的情况下，伴有心血管高风险因素的糖尿病患者血压可控制在<130/80 mmHg。

(4) 糖尿病合并慢性高血压的妊娠女性血压控制目标为≤135/85 mmHg。

(5) 血压>140/90 mmHg的糖尿病患者，在生活方式干预的同时，应立即启动降压药物治疗，并逐渐调整直到血压达标。

(6) 血压>160/100 mmHg 的糖尿病患者，在生活方式干预的同时，应立即启动两种药物联合治疗或应用具有心血管获益证据的单片复方制剂治疗。

(7) ACEI、ARB、噻嗪类利尿剂和二氢吡啶类 CCB 均可用于糖尿病患者的降压治疗。SGLT－2 抑制剂也具有辅助降压的效果。

(8) 合并白蛋白尿(包括微量白蛋白尿)的糖尿病患者，推荐将最大耐受剂量的 ACEI 或 ARB 作为一线降压药物，可联合 SGLT－2 抑制剂。

(9) 应用 ACEI、ARB 或利尿剂治疗时，需注意监测肌酐、肾小球滤过率与血钾水平。

(10) 血压>120/80 mmHg 的糖尿病患者应启动生活方式干预。

2. 血脂管理

(1) 初次确诊糖尿病的患者应常规检测血脂。

(2) 启动他汀治疗时应检测血脂，此后定期复查。

(3) 推荐糖尿病患者积极改善生活方式控制血脂。

(4) 甘油三酯增高或 HDL－C 降低的患者首选生活方式干预。

(5) 甘油三酯≥5.7 mmol/L 的患者，应排除继发性血脂异常并考虑药物治疗以降低胰腺炎风险。

(6) 所有确诊动脉粥样硬化性心血管病(ASCVD)的患者，均应在生活方式干预的基础上予以他汀类药物治疗。

(7) 40～75 岁的糖尿病患者，不合并 ASCVD，在生活方式管理的基础上，应用中等强度的他汀类药物治疗。

(8) 并存其他 ASCVD 危险因素的年龄小于 40 岁的糖尿病患者，在生活方式干预基础上考虑应用他汀类药物治疗。

(9) 高风险的糖尿病患者，特别是合并多项 ASCVD 危险因素，或年龄在 50～70 岁之间，考虑应用他汀类药物治疗。

(10) 成人 2 型糖尿病患者，10 年 ASCVD 风险≥20%，在最大剂量他汀治疗的基础上可联用依折麦布，使 LDL－C 水平下降 50%。

(11) 近期发生急性冠脉综合征且 LDL－C≥1.3 mmol/L 的患者，应考虑应用中等剂量他汀类药物联合依折麦布治疗，合并 ASCVD 且不耐受高强度他汀类药物治疗者亦应考虑这种联合治疗方案。

(12) 一般不推荐联合应用他汀类药物与贝特类药物，但甘油三酯≥2.3 mmol/L 且 HDL－C≤0.9 mmol/L 的男性糖尿病患者可考虑联合应用他汀类药物与非诺贝特。

(13) 不推荐联合应用他汀类药物与烟酸。

(14) 孕妇禁用他汀类药物。

3. 抗血小板治疗

(1) 合并 ASCVD(动脉粥样硬化性心血管疾病)的糖尿病患者，推荐应用阿司匹林(75～162 mg/d)进行二级预防。

(2) 合并 ASCVD 的糖尿病患者若对阿司匹林过敏，应予以氯吡格雷(75 mg/d)治疗。

(3) 急性冠脉综合征患者应接受至少 1 年的双联抗血小板药物治疗。

(4) 年龄≥50 岁并伴至少 1 项危险因素(早发 ASCVD 家族史、高血压、血脂异常、吸烟、蛋白尿)的糖尿病患者的心血管风险明显增高，若不伴出血高危因素应考虑接受阿司匹林治疗。

(5) ASCVD 风险无明显增加的患者不推荐阿司匹林治疗。

(6) 伴有多种其他 ASCVD 危险因素但年龄小于 50 岁的患者,需根据患者具体情况决定是否予以阿司匹林治疗。

4. 冠心病的筛查和治疗

(1) 不推荐在无相关症状的糖尿病患者中常规筛查冠心病。

(2) 存在以下症状者应考虑进行冠心病筛查:不明原因呼吸困难、胸部不适、颈动脉杂音、短暂脑缺血发作、卒中、间歇性跛行、外周动脉疾病或心电图异常(如异常 Q 波)。

(3) 确诊 ASCVD 者应予以阿司匹林与他汀类药物治疗,推荐 ACEI 或 ARB 以降低心血管事件风险,可早期联合 GLP-1 受体激动剂药物。

(4) 心肌梗死患者应接受至少 2 年的β-受体阻滞剂治疗。

(5) 病情不稳定的心衰患者不应使用噻唑烷二酮类药物治疗,早期联合 SGLT-2 抑制剂类药物。

(6) 病情稳定的慢性充血性心衰患者,若 eGFR>30 mL/(min·1.73 m^2),可应用二甲双胍治疗,但病情不稳定或因心衰住院的患者不推荐应用。

第十四章　糖尿病和高血压

糖尿病和高血压常合并存在，糖尿病患者高血压的发生率明显高于一般人群，高血压促进糖尿病多种慢性并发症如糖尿病大血管疾病、糖尿病肾脏病、糖尿病视网膜病变和神经病变的发生和发展，并发症的出现又进一步促进血压的升高；另一方面高血压患者常伴糖代谢紊乱，糖尿病发生风险亦明显增加。

第一节　流 行 病 学

临床研究和流行病学调查报道糖尿病患者高血压的发生率是非糖尿病人群的 2 倍左右，但高血压的出现在 1 型糖尿病和 2 型糖尿病患者中变化很大。在 1 型糖尿病患者中高血压的出现多与糖尿病肾病的发生有关，在伴微量白蛋白尿的 1 型糖尿病患者中，平均动脉压每年约升高 3%，在血压正常的微量白蛋白尿患者中，24 h 动态血压监测显示患者的夜间血压下降的幅度减小，血压的平均水平高于正常白蛋白尿的糖尿病患者；但一旦出现大量白蛋白尿，则绝大多数 1 型糖尿病患者常伴肾性高血压。在正常白蛋白尿的 1 型糖尿病患者中，高血压的患病率是低的，有报道为 3.9%～19.0%，与非糖尿病一般人群原发性高血压的患病率相似。在伴高血压而无糖尿病肾脏病的患者中，其血压常高于伴早期糖尿病肾病患者的血压，提示 1 型糖尿病患者可存在两种不同的高血压，即糖尿病肾性高血压和原发性高血压，在 1 型糖尿病中绝大多数患者的高血压是糖尿病肾病的结果，在原来无高血压的 1 型糖尿病患者，在其病程中如血压明显升高或出现高血压，是提示糖尿病肾病的一个重要线索。2 型糖尿病患者常在诊断之时便存在高血压，其中大多数为原发性高血压，糖尿病肾脏病仅影响 10%～20%的 2 型糖尿病患者。因种族不同，原发性高血压患者中有 5%～25%伴糖尿病，与血压正常的人群相比，原发性高血压患者糖耐量受损的患病率亦明显增高。2 型糖尿病患者 60%～80%伴有肥胖，而肥胖人群中高血压的患病率是非肥胖人群的 2 倍左右，因此肥胖可能也是决定 2 型糖尿病患者高血压发生的一个重要因素，中心性肥胖，尤其是内脏脂肪增加，与 2 型糖尿病和高血压有关。腹型肥胖、高血压、高血脂、高血糖和高胰岛素血症常合并存在，被称为“X 综合征”或“代谢综合征”。

第二节　糖尿病高血压的发生机制

糖尿病患者高血压的发生机制比较复杂，合并原发性高血压者，机制大多不明，发病机理与原发性高血压相同。糖尿病患者增高的高血压的发生率主要还与胰岛素抵抗或高胰岛素血症、高血糖、糖尿病肾脏病及动脉粥样硬化等有关。

一、水钠潴留

糖尿病患者常存在水钠潴留，一定程度上与高血压发生率增加有关。其水钠潴留的原因多继发于高血糖、高胰岛素血症和糖尿病肾脏病。高血糖的渗透压作用使游离水分从细胞内向细胞外空间转移，导致细胞外容量扩张，但这不能解释总体水钠的增加。糖尿病高血压患者肾素活性通常正常或处于低水平（由于细胞外容量扩张），高容量情况下的肾素活性正常可能提示肾素-血管紧张素-醛固酮系统（RAAS）相对增强或这些患者肾小管刷状缘钠/氢交换活性增强，因而钠重吸收增加；糖尿病患者钠水潴留的另一机制可能与胰岛素抵抗和代偿性高胰岛素血症有关，胰岛素可促进肾小管重吸收水钠；糖尿病肾脏病一旦发生亦常导致钠水潴留。

二、胰岛素抵抗

糖尿病或糖尿病伴高血压患者常存在胰岛素抵抗。流行病学调查原发性高血压患者亦常存在胰岛素抵抗伴或不伴糖耐量异常，胰岛素抵抗致代偿性高胰岛素血症。除此之外，一些高血压患者可能存在胰岛素清除能降低（机制不明），另外糖尿病患者常因应用胰岛素和磺酰脲类降血糖药物而致高胰岛素血症，持续的高胰岛素血症可能通过以下机制升高血压：① 增加肾小管重吸收钠；② 兴奋交感神经系统，收缩血管和增加心排量；③ 胰岛素本身是一潜在的生长因子，可直接或间接通过其他生长因子（如胰岛素样生长因子 1）刺激血管平滑肌细胞增殖或肥大，使小动脉管腔狭窄，外周血管阻力增加；④ 影响跨膜离子转运，刺激骨骼肌和脂肪细胞钠/氢反转移活性，使细胞内钠离子和钙离子浓度升高，提高血管平滑肌对血管活性物质（如去甲肾上腺素和血管紧张素Ⅱ）的敏感性；⑤ 影响 RAAS 及激肽-缓激肽系统调节血压；⑥ 最近有研究报道胰岛素抵抗所致的高胰岛素血症可刺激内皮细胞合成和释放内皮素，可能与血压升高也部分有关。

三、糖尿病肾脏病

高血压促进糖尿病肾脏病的发生，糖尿病肾脏病反过来加重高血压，形成恶性循环。文献报道不论 1 型糖尿病患者还是 2 型糖尿病患者高血压的发生率随尿白蛋白排泄的增加而增加。临床糖尿病肾脏病患者血压上升与 GFR 下降呈负相关，糖尿病肾脏病患者中的 60%～80%伴高血压，一旦出现肾衰竭则 90%以上伴高血压。糖尿病肾脏病致高血压的机制是多途径的:肾小球系膜区扩张似与高血压密切相关,肾小球出入球小动脉结构损害亦起一定作用;钠水潴留对糖尿病肾脏病患者高血压的发生亦是重要的;多数研究显示糖尿病伴肾脏病变者体内肾素活性大多是降低的,可能由于入球小动脉往往呈透明变性,以致球旁组织供血不足,肾素释放减少或肾素活性不足,导致 RAAS 形成减少;亦有人认为,伴肾脏病的 2 型糖尿病患者肾素活性较无并发症者增高,其平均血压亦升高。

四、其他

长期高血糖使动脉壁细胞外基质组织蛋白非酶糖化增加,大动脉壁弹性降低;另外糖尿病常使主动脉粥样硬化的发生率增加,从而致收缩期高血压。

糖尿病高血压发病机制,参见图 14-1。

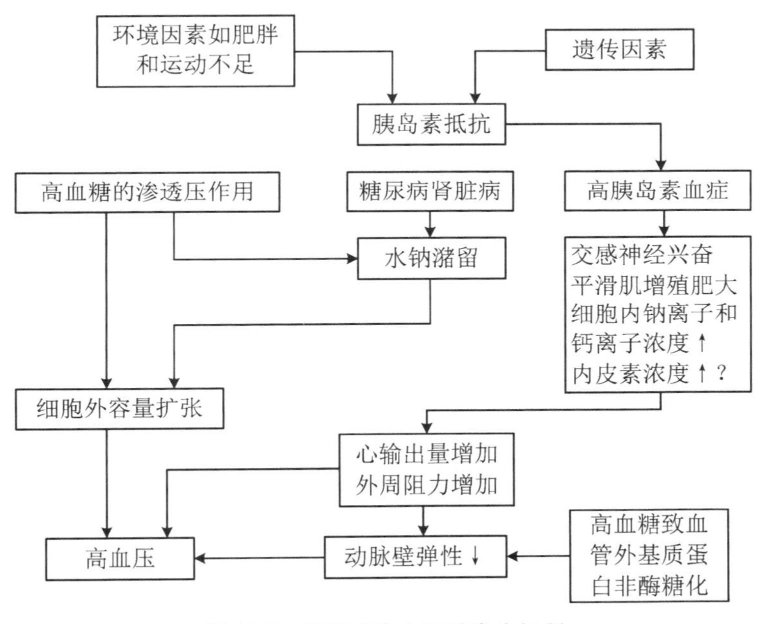

图 14-1　糖尿病高血压的发生机制

第三节　高血压对糖尿病慢性并发症的影响

一、大血管疾病

高血压和糖尿病是动脉硬化性疾病的独立危险因素,来自 Framinghan 的研究报道,两个或两个以上危险因素同时存在时,升高动脉硬化事件的危险性呈相乘而不是相加形式。无论是收缩压还是舒张压升高,均增加患者心血管疾病发生风险,平均动脉压每增加 10 mmHg,心血管病的危险性就增加 40%。临床荟萃分析提示,若血压从 115/75 mmHg 开始，收缩压每增加 20 mmHg，舒张压每增加 10 mmHg，心血管事件就成倍增加，我国未治疗的高血压患者中，70%～80%死于脑血管病，10%～15%死于冠心病，5%～10%死于肾衰。高血压和糖尿病均可导致血管内皮损害，启动一系列现象：如血小板的黏附、聚集、血小板衍生的生长因子（PDGF）的释放、平滑肌细胞增殖、巨噬细胞的迁移和脂质堆积在动脉壁，最后纤维化、坏死、溃疡和血栓形成。正常的动脉内皮细胞可产生前列环素，抑制血小板黏附，糖尿病状态内皮细胞受损，前列环素产生降低，且常见血脂异常及纤溶障碍，进一步促进动脉硬化。糖尿病合并高血压时，冠心病（包括心肌梗死）的发病率和严重性明显增加，与非糖尿病高血压患者相比，糖尿病伴高血压者左心室肥厚和充血性心衰的发生率明显增加；脑血管意外和一过性缺血性发作危险性尤其增高。在非糖尿病人群中的大范围的临床研究显示，有效的抗血压治疗可明显降低脑血管意外和充血性心衰的发生，上述结果可能同样适用于糖尿病患者。最近来自 UKPDS 的研究报道，严格控制血压（如使用开搏通或美多心安）可明显降低糖尿病有关死亡的危险性和糖尿病有关的并发症（包括大血管病变）的发生和进展。高血压的存在亦增加糖尿病患者肾动脉硬化和周围血管疾病的发生率。

二、糖尿病肾脏病

高血压的存在是促进糖尿病肾脏病发生和进展加速的一个重要因素，而相对低的血压水平则可对糖尿病肾脏病的发生提供较好的保护作用。高血压，甚至伴高血压家族史，可进一步加剧糖尿病患者已存在的肾小球血流动力异常（主要是肾血浆流量增加、肾小球高滤过和肾小球内高压）。动物实验和临床研究证实降血压治疗可明显防止糖尿病肾脏病的发生和减慢其进展速度。有研究报道临床糖尿病肾脏病患者如不予以有效的降压治疗，其肾小球滤过率（GFR）下降速度约为 1 mL/(min · m^2)，平均 7 年左右进展至终末期肾脏疾病（ESRD），而经有效的抗高血压治疗，GFR 的下降速度可减至 0.4 mL/(min · m^2)，从而明显延缓尿毒症的发生。

三、视网膜病变

糖尿病合并高血压亦增加视网膜病变的发生和促进其进展。文献报道收缩压大于 145 mmHg的糖尿病患者其视网膜渗出的发生率两倍于血压低于 125 mmHg 者，并发现视网膜病变的严重性与血压的水平明显相关，与舒张压低于 70 mmHg 的患者相比，舒张压高于 70 mmHg 的患者，视网膜病变的进展速度较快。有临床病例报道，单侧颈动脉狭窄糖尿病患者同侧视网膜病变明显较对侧减轻。临床研究亦报道应用 ACEI 等进行降血压治疗，可减轻糖尿病视网膜的渗出和延缓单纯性视网膜病变的进展。

四、糖尿病神经病变

现尚无针对高血压和糖尿病神经病变关系的研究报道。个别报道感觉神经病变与肾脏损害和血压水平相关。动物实验显示应用 ACEI 如赖诺普利可改善坐骨神经运动和感觉传导速度，使缺氧性神经传导阻滞恢复正常，提高毛细血管密度。

第四节　糖尿病高血压的诊断和分类

一、高血压的诊断

糖尿病合并高血压的诊断与原发性高血压的诊断标准一样，按照既往 WHO 的标准，即收缩压≥160 mmHg(21.3 kPa)和/或舒张压≥95 mmHg(12.7 kPa)，见表 14-1，但 1999 年 WHO 对高血压诊断进行了新的定义和分级，见表 14-2。而美国糖尿病和高血压研究小组因考虑到糖尿病患者存在心血管疾病的高度危险性，提倡血压在 140/90 mmHg(18.6/12 kPa)以上即应开始治疗(表 14-3)。

表 14-1　先前 WHO 高血压诊断标准

分　类	收缩压		和/或	舒张压	
	(mmHg)	(kPa)		(mmHg)	(kPa)
正常血压	<140	<18.7		<90	<12
临界高血压	140～159	18.7～21.2		90～94	12～12.53
确定高血压	≥160	≥21.3		≥95	≥12.67
轻度高血压				95～104	12.7～13.9
中度高血压				105～114	14.0～15.2
重度高血压				≥115	≥15.3

表 14-2　1999 年 WHO 的高血压水平的定义和分级(>18 岁成人和老年人)

分　类	收缩压(mmHg)	舒张压(mmHg)
最佳血压	<120	<80
正常血压	<130	<85
高～正常血压	130～139	85～89
1 级高血压(轻度)	140～159	90～99
亚组：临界高血压	140～149	90～94
2 级高血压(中度)	160～179	100～109
3 级高血压(重度)	≥180	≥110
单纯收缩期高血压	≥140	<90
亚组：临界收缩期高血压	140～149	<90

注：当患者的收缩压和舒张压分属不同的分级时，应当用较高的分类；同时新的指导原则强调，在特定的患者中，决定是否降低增高的血压并不单独取决于血压水平，而是取决于对该患者整个心血管危险因素(如吸烟、脂质异常、糖尿病、蛋白尿、年龄>60 岁、男性和绝经后妇女、心血管疾病家族史等)的估计。

表 14-3 美国 JNC-高血压诊断和分类

血压分类	收缩压(mmHg)		舒张压(mmHg)
正常血压	<120	和	<80
高血压前期	120～139	或	80～89
1 级高血压	140～159	或	90～99
2 级高血压	≥160	或	≥100

注：当患者的收缩压和舒张压进入不同的级别时，应采用较高的级别；单纯收缩期高血压根据收缩压水平分级。

高血压的分期：根据 1979 年我国修订的标准，对高血压的不同阶段和病理过程进行分期：

第一期：血压达确诊高血压的水平，临床无心、脑、肾等脏器并发症的表现。

第二期：血压达确诊高血压的水平，并有下列其中一项者：① 体检、X 线、心电图或超声心动图检查发现左室肥大；② 眼底检查见有眼底动脉普遍或局限狭窄；③ 蛋白尿和或血浆肌酐浓度升高。

第三期：血压达确诊高血压的水平，并有下列其中一项者：① 脑血管意外或高血压脑病；② 左心衰；③ 肾衰竭；④ 眼底出血或渗出，有或无视神经盘水肿。

上述分期提示，第一期仅有高血压，但尚无靶器官损伤，第二期出现靶器官损伤，但功能尚可代偿，第三期靶器官功能已经失代偿。

二、糖尿病合并高血压分类

（一）不伴糖尿病肾脏病的原发性高血压

原发性高血压多见于中老年 2 型糖尿病患者，原发性高血压的发病与胰岛素抵抗相关的可能性较大；收缩期高血压多见于老年人，一般认为由血管的顺应性下降所致。

收缩期高血压，即当舒张压<90 mmHg(12 kPa)时：

收缩压<140 mmHg(18.7 kPa)	正常血压
收缩压≥140 mmHg(18.7 kPa)	单纯收缩性高血压
收缩压 140～149 mmHg(18.7～21.2 kPa)	1 级收缩期高血压

（二）伴糖尿病肾脏病的高血压

一般认为在糖尿病初期，从有微量白蛋白尿时就有血压升高的倾向，一旦进展至临床糖尿病肾脏病和肾功能不全阶段时，则 2/3～3/4 的患者合并高血压；糖尿病常合并肾动脉硬化和慢性肾盂肾炎等，亦可能使血压升高。此外，糖尿病肾脏病患者伴高血压也可能为原发性高血压合并继发肾性高血压。

（三）伴有站立性低血压的高血压

卧为高血压，立位时体位性低血压(或血压正常)，多认为由糖尿病自主神经功能障碍所致。

（四）其他原因引起的高血压

与非糖尿病高血压患者一样，糖尿病合并高血压患者亦需寻找引起高血压的其他继发性高血压的原因：① 内分泌性高血压：库欣综合征或库欣病、嗜铬细胞瘤（或增生）、原发性醛固酮增多症、肢端肥大症及甲状腺功能亢进症等均可引起继发性高血压，并常合并糖尿病；② 肾性高血压：包括肾实质疾病（各种急性和慢性肾小球肾炎、慢性肾盂肾炎、肾盂积水、多囊肾等）、肾血管疾病（肾动脉纤维肌性结构不良、肾动脉粥样硬化、肾动脉栓塞、多发性大动脉炎引起的肾动脉狭窄等）和肾外伤性（肾周围血肿、肾动脉血栓和肾动脉夹层血肿等）；③ 心血管性：主要有动静脉瘘、主动脉瓣关闭不全和主动脉缩窄等；④ 神经系统疾病：由于颅内肿瘤、炎症、脑血管疾病或脑外伤等原因引起的颅内压增高，均可发生高血压，间脑综合征由于间脑的血管舒缩中枢功能障碍，可引起血压升高；⑤ 其他原因：妊娠毒血症、血卟啉病、真性红细胞增多症、更年期综合征和药物（如糖皮质激素和避孕药等）的副作用。

第五节　糖尿病高血压的防治

糖尿病合并高血压的治疗原则是早发现、早治疗并需持之以恒，使血压尽可能降至接近正常或处于正常范围。其治疗方法主要包括非药物治疗和药物治疗，治疗的基本原则同非糖尿病人群。最新糖尿病建议降压治疗的目的为：① 将血压降至理想水平≤140/90 mmHg，年轻者或无大血管病变者可再适当降低；有蛋白尿者血压降至＜125/75 mmHg；老年人收缩压降至＜150 mmHg，如能耐受，还可进一步降低。孕妇：血压 110～129/65～79 mmHg，禁忌使用 ACEI 或 ARB。② 逆转或延缓靶器官损害。③ 减少心脑血管事件的发生及降低死亡率。④ 提高患者生活质量。UKPDS 研究结果表明，平均收缩压每下降 10 mmHg，糖尿病相关并发症发生危险下降 12%；糖尿病相关死亡下降 15%；心肌梗死发生危险下降 11%；微血管并发症危险发生下降 13%。同时 UKPDS 研究还显示，就降低糖尿病慢性并发症或终点事件而言，强化降压治疗甚至比强化血糖控制更重要。为使降压效果增大而不增加不良反应，用低剂量单药治疗疗效不满意的可以采用两种或多种降压药物联合治疗。事实上，2 级以上高血压为达到目标血压常需降压药联合治疗。

一、非药物治疗

主要用于轻度高血压和中重度高血压的辅助治疗（表 14-4）。糖尿病高血压患者如伴有肥胖，首选治疗措施应控制总热卡摄入和做适当的有氧体力劳动以使体重保持在理想体重范围，随着体重的恢复正常或下降，胰岛素抵抗减轻，不仅可改善糖代谢，而且可使血压下降；限制钠的摄入，每日 4～6 g；限制饮酒或不饮酒（啤酒＜720 mL/d，葡萄酒＜300 mL/d，威士忌＜60 mL/d）；戒烟，戒咖啡（或少许饮用）；补钾，多吃蔬菜；减少动物脂肪的摄入；保持心情愉快，思想开朗，避免因情绪波动和过度疲劳等诱因而加重高血压。

表 14-4 高血压患者非药物治疗的健康教育内容和目标

健康教育内容	目标
控制体重和减肥	减少总热卡摄入，适度增加有氧运动量，使体重指数保持在 20～24 kg/m^2
限盐饮食	人均摄盐量北方先降至 8 g/d，再降至 6 g/d，南方人可降至 6 g/d 以下
限酒戒烟	提倡不饮酒与咖啡，不酗酒，每日饮酒量应≤50 g 白酒（约 30 g 酒精）；提倡不吸烟，已吸烟者劝其戒烟或吸烟每天少于 5 支
合理膳食	食物品种多样化，以谷类为主，增加新鲜蔬和水果，喝牛奶；每日所吃脂肪的热量低于 30%的总热量，饱和脂肪少于 10%，高血压患者少于 7%
适量有氧运动	至少坚持一种适合自己的有氧运动方式，如散步、慢跑、骑车、游泳、太极拳、跳绳、爬山和上下楼梯等，并持之以恒
学会松弛运动	学会一种或一种以上松弛运动，如气功、太极拳、瑜伽功、听音乐、练书法和绘画等，降低交感神经系统活性，提高副交感神经系统的应激水平；避免紧张刺激
定期测量血压	学会家庭内定期自测血压或到社区卫生保健点测量血压

二、药物治疗

对糖尿病患者合并高血压强调早期开始药物治疗，对轻度高血压患者非药物治疗观察 4 周，舒张压仍在 90 mmHg 以上和中重度高血压患者需尽早开始药物治疗，理想的降血压药物应在有效降压的基础上，不增加心血管疾病的危险性，对代谢如血糖、血脂、血胰岛素和尿酸等无不良影响，不良反应最少，减少并发症的发生率和死亡率，保护靶器官或逆转靶器官损害如左心室肥厚和肾功能不全等，应在 24 h 内有持续稳定的降压作用，长效优于短效，最好每日一次或隔日一次，以增加患者服药的依从性，价格适宜。目前降血压药物种类繁多，公认的一线降血压的药物主要包括以下七大类：利尿剂、β-受体阻滞剂、α-受体阻滞剂、钙离子拮抗剂、ACEI、血管紧张素Ⅱ（AT1）受体拮抗剂和肾素抑制剂，此外还有各种不同种类药物组成的复方制剂。最近 WHO-JNC 建议对糖尿病患者血压≥140/90 mmHg 者应早期采取药物治疗。在药物降血压治疗时，首先最重要的是选择合理药物组合使血压达标，其次才是考虑降压以外的有益作用，若血压未达标而强调降压以外的作用，则本末倒置。

（一）利尿剂

噻嗪类利尿剂如双氢克尿噻、卞氟噻嗪和环戊噻嗪等一直被临床用作治疗高血压的一线药物，其降血压作用肯定，很少有临床不能耐受的副作用。既往一些大规模的临床研究显示，随着血压的控制，脑血管意外和心衰的发病率显著降低，但冠心病（包括心肌梗死）的发生率却无明显下降，多数学者认为这可能与较大剂量应用利尿剂部分相关，大剂量利尿剂诱致的代谢紊乱如升高血糖、血脂异常、尿酸升高和降低血钾等副作用一定程度上抵消了其降血压的有益作用。临床研究显示长期大剂量使用噻嗪类利尿剂可降低糖耐量，甚至诱发糖尿病和痛风发作，尤其在事先已存在糖耐量受损或 2 型糖尿病中或痛风的易感人群，对接受饮食和口服降血糖药物治疗的糖尿病患者，噻嗪类利尿剂可能恶化糖代谢，其机制主要与其所致的低血钾有关，低血钾可抑制胰岛素分泌，升高血糖，仔细监测血钾或适当补钾可能防治其对糖代谢的不利影响，另外利尿剂尚可能降低胰岛素的敏感性。噻嗪类利尿剂对糖代谢的影响除与患者本身的糖代谢状况有关外，还主要与所用剂量和疗程明显有关，剂量越大，疗程越长，对糖代谢的影响越大。此外利尿剂还可能使男性糖尿病患者阳痿的发生率增加。近来有研究报道在非糖尿病患者中，长期小剂量以利尿剂作为一线降血压药物，与对照组相比，可降低心血管疾病（包括心肌梗死）的发生率，且对代谢无明显不良影响。鉴于其降压疗效好，价格便宜，易推广使用，至今 WHO 仍将其列为一线降血压药物之一。然而目前多数学者认为利尿剂不应作为糖尿病伴高血压治疗的一线药物。由于糖尿病伴高血压患者体内常有水钠潴留，尤其并发糖尿病肾病时，利尿剂可小剂量（如双氢克尿噻 6.25～12.5 mg/d）与其他降血压药物如 ACEI、血管紧张素Ⅱ受体拮抗剂和钙离子阻滞剂联合应用，以增强其他降血压药物的降压效果，特别是噻嗪类利尿剂与 ACEI 和血管紧张素Ⅱ受体拮抗剂联合应用，可明显增强降压效果，亦有助于减少各自的副作用（如 ACEI 和血管紧张素Ⅱ受体拮抗剂的保钾作用可抵消噻嗪类利尿剂所致的低血钾）。吲哒帕胺（indapamide）是非噻嗪类利尿剂，具有利钠和钙拮抗作用，近年来不少研究报道其单用或联合应用均具良好的降压作用，与非利尿性抗高血压药物联合，均使其降血压作用明显增强，尤其与 ACEI 有很强的协同作用，未发现其对糖脂代谢有不良影响，并能持续逆转左室肥厚和降低糖尿病高血压患者微量白蛋白尿，因此可作为首选利尿剂，一般 1.5～2.5 mg，一日一次，有导致低钾血症的可能，注意监测，与 ACEI 或 ARB 联合有协同降压和减少低血钾的风险。

（二）β-受体阻滞剂

自 20 世纪 60 年代起一直被广泛用于治疗高血压，根据其药理特性不同可分为心脏选择性 β_1-受体阻滞剂（如倍他洛克、美哚心安及阿替洛尔等）和非选择性 β-受体阻滞剂（如心得安、心得静和噻马心安等）。临床研究证实 β-受体阻滞剂有诱发糖尿病和恶化糖尿病的潜在危险，因此对伴糖尿病和糖耐量受损的患者，应慎用。与非选择性 β-受体阻滞剂相比，心脏选择 β_1-受体阻滞剂对糖代谢影响较少。β-受体阻滞剂干扰糖代谢的机制尚不清，主要可能通过以下两个方面：① 已知 β_2-肾上腺素能受体活化可刺激胰岛素释放，该受体的阻滞可降低胰岛素的释放，升高血糖；② β_2-受体的阻滞，骨骼肌血流量下降，胰岛素介导的骨骼肌葡萄糖摄取明显减少，胰岛素敏感性降低。此外 β-受体阻滞剂尚可降低患者对低血糖的反应及延迟低血糖的恢复，可致严重的低血糖。糖尿病与冠心病（包括心绞痛和心肌梗死）并存时，有时需用，应首选心脏选择性的 β_1-受体阻滞剂为宜，β-受体阻滞剂长期应用可能降低心肌梗死患者的死亡率和梗死率。如糖尿病合并周围血管疾病、心功能不全和慢性阻塞性肺病、支气管哮喘及雷诺氏症等疾病的患者，则不宜选择 β-受体阻滞剂，尤其是非选择性 β-受体阻滞剂。

（三）钙离子阻滞剂

钙离子阻滞剂（CCB）是临床广泛应用的一类有效降血压药物，品种繁多，一般根据其化学结构可大致分为以下三个亚类：① 双氢吡啶类：包括硝苯地平、尼群地平、尼卡地平、氨氯地平、非洛地平和拉西地平等，主要作用冠脉和周围血管，最常用于降血压治疗；② 苯烷胺类：维拉帕米（异搏定），对心脏作用较强，对冠脉和周围血管扩张作用相对较弱，同时有一定的抗心律失常作用；③ 苯噻氮唑类：地尔硫卓（硫氮卓酮），对心脏和血管的作用介于上述二者之间。从理论上讲，CCB 阻滞细胞膜钙通道，使细胞内钙离子浓度降低，可抑制胰岛 B 细胞释放胰岛素，从而影响糖耐量；体外和动物实验证实心痛定和异搏定可抑制胰岛 B 细胞释放胰岛素；临床研究中，有学者报道心痛定（硝苯地平）可抑制胰岛素释放，升高糖尿病和糖耐量受损患者的血糖水平，但糖耐量正常的个体服用治疗剂量的心痛定时，血糖无明显变化。多数临床研究认为 CCB 在治疗剂量对糖代谢无不良影响，亦不影响胰岛素敏感性，其中一些长效 CCB 如氨氯地平、非洛地平和拉西地平等对周围血管有高度的选择性，亦不影响胰岛素分泌，甚至改善组织对胰岛素的敏感性，且降压平稳、持久，并具有抗氧化，清除自由基，防治 LDL 氧化和抗动脉粥样硬化的作用，对肾脏亦有一定的保护作用。不过，无论如何，CCB 对胰岛素的释放有潜在的抑制作用，在糖耐量受损和接受饮食和口服降血糖药物治疗的糖尿病患者中，选用 CCB，尤其是硝苯地平时，应注意随访血糖。CCB 一般耐受性良好，常见的副作用为头痛、脸面潮红及踝部水肿等，多可耐受。男性性功能不全和体位性低血压发生率较低。

（四）血管紧张素转换酶抑制剂

血管紧张素转换酶抑制剂（ACEI）是 20 世纪 70 年代末开始应用于临床的一类比较安全有效的降血压药物，目前临床常用的有：含巯基的卡托普利，含羟基的依那普利、赖诺普利、培哚普利、雷米普利、奎那普利以及含磷酸基的福辛普利等多种剂型。众多的研究证实 ACEI 在有效降低系统性血压的同时，对糖脂代谢无不良影响，现被许多学者和指南推荐作为糖尿病伴高血压患者的首选降压药物。ACEI 主要通过竞争性抑制血管紧张素 1 转换酶，抑制血管紧张素 1 转变为血管紧张素Ⅱ，致外周血管阻力降低，血压下降；ACEI 尚可抑制激肽酶，升高血浆缓激肽水平，亦可能与血压下降部分有关；有学者报道 ACEI 可增加内皮细胞释放 NO 的作用，抑制内皮细胞合成和释放内皮素，可能和降低血压亦有关系；抑制去甲肾上腺素的释放，降低交感神经的兴奋性，减弱交感神经介导的缩血管作用；此外，ACEI 尚促进肾小管钠的排泄并有一定的利尿作用。除有效降低血压外，不少研究证实 ACEI 可明显改善原发性高血压及糖尿病伴高血压患者的胰岛素敏感性，一定程度上减轻高胰岛素血症，改善糖代谢和脂代谢，增加肾脏尿酸的排泄；对高血压所致的靶器官损害和多种糖尿病慢性并发症有明显的保护作用，如防止和逆转左室肥厚，改善慢性充血性心力衰竭患者的心功能；降低心肌梗死后的死亡率和患病率；显著改善动脉壁的结构和功能，逆转高血压患者的血管重构，减少心脑血管事件的发生；降低微量和大量白蛋白尿糖尿病患者尿白蛋白的排泄，延缓肾功能的下降速度；对糖尿病合并视网膜病变和神经病变可能亦有裨益。

糖尿病患者以下情况可考虑应用 ACEI：

（1）糖尿病伴高血压，控制血压。

（2）糖尿病伴高血压和白蛋白尿，控制血压和降低白蛋白尿，延缓肾小球硬化。

（3）糖尿病伴微量或大量白蛋白尿，降低白蛋白尿，延缓肾小球硬化的速度。

（4）糖尿病伴轻度肾功能不全（血肌酐浓度＜265 mmol/L），降低高血压和蛋白尿，延缓肾功能下降的速度。

（5）糖尿病伴肾衰竭并给予替代治疗（如血透或腹透），降低血压。

（6）有学者建议糖尿病不伴高血压和白蛋白尿，也可应用 ACEI，以预防糖尿病肾脏病和其他糖尿病相关的慢性并发症，但价值-效益比有待评价。

一般建议：糖尿病患者在选择药物降血压时，在无禁忌证情况下应包括 ACEI 或 AEB，不能耐受时可相互替换。未达标可联合小剂量利尿剂或 CCB 等。注意检测肾功能和电解质。

ACEI 常见的不良反应为干咳，机制尚不清，可能与组织局部缓激肽水平增高有关；高血钾很少见，可能与醛固酮合成和分泌减少有关，对明显肾功能不全（如 GFR<30 mL/min）的患者及联合应用保钾药物（如氨体舒通、氨苯喋定和消炎痛，一般不与 ACEI 联合应用）的患者，在应用 ACEI 时应密切监测血钾；在某些情况下，ACEI 可使一些患者（如伴严重心衰、低血容量、低蛋白血症、低钠血症及应用较大剂量利尿剂者等）的 GFR 显著降低，可逆性加重氮质血症，甚至引致功能性急性肾功能不全，对这些患者应从小剂量（如卡托普利 6.25 mg/d）开始，并密切监测肾功能；伴肾动脉硬化和或肾动脉狭窄的患者，慎用 ACEI；此外，尚可能有低热、皮疹、味觉改变，血管性水肿很少见，粒细胞减少症罕见。常用的联合用药：ACEI 与 CCB 可明显增强降压效果；与利尿剂联用亦明显增加降压作用并有利于抵消各自的副作用；亦可与 α-受体阻滞剂联用；与 β-受体阻滞剂联合，可增强降血压效果和降低心率，对慢性心衰患者有益。与血管紧张素Ⅱ受体拮抗剂联合应用可更加完全地阻断血管紧张素Ⅱ的作用，增强降血压效果和进一步降低尿蛋白的排泄，文献报道联合应用可产生协同作用，但目前指南不推荐此两类药物联合。

（五）α-受体阻滞剂

目前临床用于治疗高血压的 α-受体阻滞剂的药物主要为作用于外周血管的 α_1-受体阻滞剂。常用的有哌唑嗪（prazosin），最近又有新的长效制剂如多沙唑嗪（doxazosin，1～10 mg，一天 1 次）、特拉唑嗪（terazosin，1～5 mg，一天 1 次）和曲马唑嗪（trimazosin，50 mg，一天 3 次）等相继应用于临床。α_1-受体阻滞剂副作用少，对代谢无不良影响。有研究报道哌唑嗪对非糖尿病高血压或肥胖高血压患者可增强机体胰岛素的敏感性，改善糖代谢，轻度降低糖基化血红蛋白和空腹血糖，降低血清甘油三酯和胆固醇。α_1-受体阻滞剂可作为高血压伴糖耐量受损和糖尿病患者的选择药物之一，对男性高血压伴前列腺肥大者似更适宜。该类药物最主要的副作用为首剂低血压，尤其在糖尿病伴自主神经功能不全的患者中，但起效时间较长的长效制剂如多沙唑嗪和特拉唑嗪，首剂低血压少见（<2%）；阳痿的发生率亦较低。另外，该类药物还有以下特点：① 保留了突触前的负反馈机制，对心率影响小；② 对阻力血管和容量血管均有扩张作用，可降低心脏前后负荷，增加心输出量，改善组织血液灌注，还可逆转左心室肥厚；③ 不损害肾功能；④ 对哮喘患者的支气管功能无不良影响。单一降压效果不满意时，合用 CCB、ACEI 和利尿剂可增强降压效果。

（六）血管紧张素Ⅱ受体拮抗剂

血管紧张素Ⅱ（AngⅡ）通过其受体发挥生物学效应，已证实 AngⅡ受体有两种亚型：AT1 和 AT2 受体。AT1 受体主要分布于血管、肾脏、肾上腺、心脏和肝脏，介导血管收缩、心脏收缩力、醛固酮释放、肾小球滤过率、肾血流、肾小管钠的重吸收和生长促进作用。AT2 受体的作用尚不十分清楚。现已开发多种选择性 AT1 受体拮抗剂有氯沙坦（losartan）、缬沙坦（valsartan），伊普沙坦（eprosartan）、厄贝沙坦（irbesartan）、坎地沙坦（candesartan）和替米沙坦（telmisartan）等，且动物实验和临床研究均证实其肯定的降血压作用，动态血压监测显示 AT1 受体拮抗剂能够在一天内稳定地控制血压，其有效性与其他广泛应用的降血压药物如 ACEI 和 CCB 等相仿，副作用少，耐受性良好。首先它可比较完全地阻断 AngⅡ的缩血管作用，降低高血压患者的血压，减轻心脏的后负荷；其次阻断 AngⅡ的促生长作用，延缓血管肥厚和动脉粥样硬化，消退左心室肥厚，减轻 AngⅡ促进系膜细胞生长增殖作用，降低肾小球内压，减少尿蛋白排泄，延缓肾功能的损害和肾衰的发展，其作用与 ACEI 相似。初步研究证实 AT1 受体拮抗剂对糖脂代谢无不良影响并有一定程度促进尿酸排泄的作用，有研究报道该类药物亦可改善高血压患者的胰岛素抵抗。与 ACEI 相比，早期临床研究报告 AT1 受体拮抗剂临床最大优点之一是无致咳嗽和血管神经性水肿的副作用，但最近一些新发表的临床研究资料表明所有“沙坦”类药物亦有和 ACEI 一样导致干咳和血管神经性水肿的不良反应，只是其发生率较 ACEI 类药物稍低。常用剂量为：氯沙坦 50～100 mg，一天 1 次，缬沙坦 80～160 mg，一天 1 次，厄贝沙坦 75～150 mg，一天 1 次，坎地沙坦 4～8 mg，一天 1 次，替米沙坦 40～80 mg，一天 1 次。该类药物与利尿剂合用降压效果更强，因其可拮抗利尿剂激活的肾素-血管紧张素系统（此点在 ACEI 的研究中已得到证实），合用 12.5 mg 或 25 mg 双氢克尿噻即能产生强有力的协同降压效果，同时该类药物还能减轻利尿剂对代谢的某些不良影响。现国内外又有 AT1 受体拮抗剂和利尿剂组成的复方制剂（氯沙坦钾 50 mg 和双氢克尿噻 12.5 mg；厄贝沙坦 150 mg + 双氢克尿噻 12.5 mg）已在临床推广应用，其降低血压的作用更加有效。

该类药物副作用少，有肝功能异常、严重肾功能不全（GFR＜30 mL/min 或血肌酐＞265 μmol/L）或肾动脉狭窄的患者不建议使用该类药物；孕妇和哺乳期的妇女禁用；在儿童中的效果和安全性未经证实，不建议使用；合并心衰或血容量不足的患者应从小剂量开始。

（七）肾素抑制剂

目前批准上市的为阿利吉仑（aliskiren），为新一代非肽类肾素阻滞药，能在第一环节阻断 RAS 系统，降低肾素活性，减少 AngⅡ和醛固酮的生成，不影响缓激肽和前列腺素的代谢，起到降血压和治疗心血管疾病的作用，可能对肾病、心力衰竭和动脉粥样硬化的治疗亦有效。目前研究显示阿利吉仑是强效的、高度选择性的和长效的新一代抗高血压药物。该药作用为肾素依赖性，因此加大剂量给药只会延长时间，不会显著增强血压效果，可以单独使用，或者联合其他降压药物使用，其降压效果与 ARB 类药物相似，不良反应的发生率与安慰剂组相比无显著差异。通常推荐起始剂量为 150 mg，每日 1 次，对于血压仍不能完全控制的患者，剂量可以增加至 300 mg，每日 1 次。300 mg 以上的剂量并不能进一步降低血压，反而会增加腹泻的发生率。

（八）SGLT-2 抑制剂

SGLT-2 抑制剂（如恩格列净、卡格列净、达格列净和艾托格列净）通过排糖利尿和利钠等作用，具有一定的降血压效果，且其同时有一定的降低体重和改善胰岛素抵抗的作用，可能也对其血压的降低也有贡献，一些研究报道此类药物可使收缩压降低 5 mmHg 左右。另外，此类药物可导致血容量降低，在开始使用时可能发生体位性低血压，尤其是伴肾功能不全患者（eGFR 低于 60 mL/(min・1.73 m^2)）、老年患者（≥65 岁）或正在服用利尿剂的患者。在开始此类药物治疗之前，应评估并纠正血容量状态，开始治疗后应监测体征和症状，如仍出现上述情况，可考虑降低药物剂量、减少先前使用的降血压药物的剂量/种类或停用先前的利尿剂等。

（九）联合治疗

如在应用单一降血压药效果不满意时，可行联合治疗。联合治疗的目的是能产生协同或叠加的降血压作用，提高降压效果，减少或抵消各自的药物副作用。目前多数学者认为宁可加用小剂量的第二个非同类的药物，而不增加第一个开始药物的剂量，这样可使第一和第二个药物都在各自的低剂量范围，则副作用较少。糖尿病患者常用的联合治疗为：ACEI 或 AT1 受体拮抗剂＋CCB，可作为首选联合治疗方案；ACEI 或 AT1 受体拮抗剂＋小剂量利尿剂，合并肾脏病时可首选；ACEI 或 AT1 受体拮抗剂＋CCB＋利尿剂；ACEI 与 β-受体阻滞剂联合相对少见，合并心衰时有获益；CCB 与 β-受体阻滞剂联合应用也比较少；糖尿病患者一般不采用 CCB 或 β-受体阻滞剂与利尿剂联合，但必要时也可合用，如糖尿病肾病伴严重肾功能不全和水肿少尿者。近来也有认为 ACEI＋ AT1 受体拮抗剂联合应用可更好地降低血压和保护靶器官，但目前不推荐。鉴于 ACEI 或 ARB 在长期应用过程中常出现的醛固酮"逃逸现象"（发生率为 20%～40%），影响了其降压和保护靶器官的作用，现有一些小样本的临床研究报道 ACEI 或 ARB 联合小剂量醛固酮受体拮抗剂（如螺内酯 20～40 mg/d 或依普利酮 50～100 mg/d）可进一步降低患者血压和减少患者尿蛋白的排泄，且副作用少，耐受性良好，但对肾功能不全者（如 GFR<30 mL/min）应慎用并注意检测血钾。最近文献报道沙库巴曲（脑啡肽酶抑制剂，升高血脑利钠肽水平，可利尿扩血管）与血管紧张素Ⅱ受体拮抗剂联合使用（如沙库巴曲缬沙坦钠片）在改善心衰症状和远期预后的同时，对血压也有良好的降低作用，尤其是高血压合并心衰的患者，此外对糖尿病合并高血压的患者也比较适合，并具有一定的心脏和肾脏益处，在无禁忌证的情况下也是可选择的较好的降血压方案之一。

（十）降压治疗的 J 形曲线问题

血压正常的人，不存在 J 形曲线问题，即血压偏低一点好。但对高血压患者的降压治疗，是否血压降得越低越好，尚有不同看法。在接受治疗的高血压患者中，舒张压与死亡率之间存在 J 形曲线问题，舒张压低于 80 mmHg 者，心血管疾病的危险性升高。其解释是，低的舒张压对冠脉灌注有负面影响，尤其是已存在冠脉病变者。另外，舒张压过低，还使脉压增大，脉压增大也是心血管疾病的独立危险因素。若为孤立性收缩期高血压，降压治疗时，舒张压低于 65 mmHg 是不利的。虽然降压治疗存在 J 形曲线问题，但降压治疗的益处是公认的。对有糖尿病、肾功能不全、脑血管病和心梗后的患者，血压增高的危害性很大，更应积极降压治疗。总之，目前的研究已肯定应将糖尿病患者的血压降至新的目标水平。

（十一）糖尿病高血压的降压治疗流程

糖尿病高血压的降压治疗流程参见图 14-2。

各种降血压药物在糖尿病患者中应用的注意事项如表 14-5 所示。

高血压患者选择药物治疗的建议如表 14-6 所示。

治疗目标：＜140/90 mmHg

↓

非药物治疗，改变生活方式，减轻体重，控制高血糖，节制饮酒，常规体育锻炼，限盐，戒烟

↓

反应不理想

↓

继续改变生活方式，开始药物治疗（按序选择）：小剂量ACEI或AT1受体拮抗剂、CCB、α-受体阻滞剂、小剂量利尿剂和β-受体阻滞剂（必要时）；同时注意个体化

↓

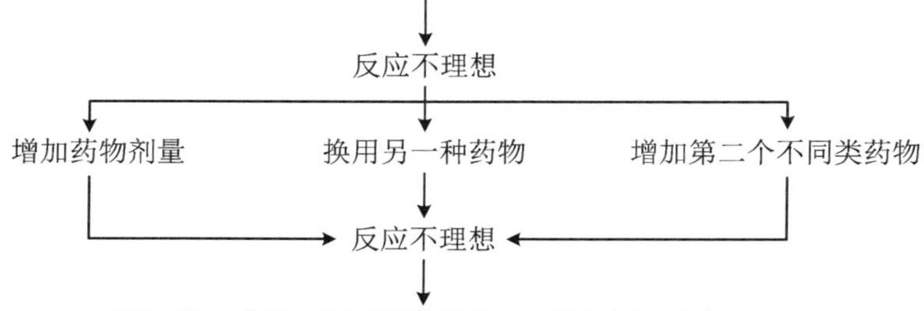

↓

增加第二或第三个不同类药物（一般包括一种利尿剂，如未用利尿剂则加用小剂量利尿剂）

图 14-2　一般糖尿病患者的降压治疗流程

表 14-5　各种降血压药物在糖尿病患者中应用的注意事项

观察指标	利尿剂	β-受体阻滞剂	α-受体阻滞剂	CCB	ACEI	AT1 拮抗剂
血钾★	↓	(—)	(—)	(—)	↑	↑
保护肾脏	(—)	(—)	(—)	(—)	相对有益	相对有益
尿蛋白	↓	↓	↓	↓?	↓	↓
阳痿	↑	↑	有益	发生率低	发生率低	发生率低
体位性低血压	↑	↑	↑	发生率低	发生率低	发生率低
外周血管病变	? /不利	不利	(—)	(—)	(—)	(—)
肾动脉狭窄	(—)	(—)	(—)	(—)	不利	不利
冠心病	? /不利	有益	(—)	? /有益	有益	有益
对代谢的影响						
血糖	↑	↑	(—)/↓	(—)	(—)/↓	(—)/↓
胰岛素敏感性	↓	↓	↑	(—)	↑	↑
尿酸排泄	↓	(—)	(—)	(—)	↑	↑
HDL-胆固醇	(—)	↓	(—)/↑	(—)	(—)/↑	(—)/↑
LDL-胆固醇	↑	(—)/↑	↓	(—)	(—)	?
甘油三酯	↑	↑	↓	(—)	↓	(—)

注：★指噻嗪类利尿剂和拌利尿剂，保钾利尿剂除外；(－)，示中性或无不良影响；? 示不肯定；↑示增加或增高；↓示减低或减少。

表 14-6　高血压患者选择药物治疗的建议

药物种类	适应证	禁忌证	注意:限制使用
利尿剂	心力衰竭、老年患者、收缩期高血压	痛风	糖尿病、高脂血症、妊娠、性功能活跃的年轻男性
β-受体阻滞剂	心绞痛、心肌梗死后、快速心律失常、妊娠	周围血管病、哮喘、慢性阻塞性肺病	高脂血症、1型糖尿病、运动员及体力劳动者、心脏传导阻滞
ACEI	心力衰竭、左室肥厚、糖尿病或伴蛋白尿	妊娠、双侧肾动脉狭窄	严重肾功能不全(未行透析)
AT1拮抗剂	心肌梗死后、糖尿病、糖尿病或伴蛋白尿、糖耐量受损	妊娠、双侧肾动脉狭窄	严重肾功能不全(未行透析)
钙拮抗剂	心绞痛、周围血管病、收缩期高血压	妊娠、不稳定心绞痛、急性心肌梗死后	充血性心衰、急症高血压
α-受体阻滞剂	前列腺肥大、糖耐量受损	体位性低血压	

附1　预防和治疗高血压的有关建议

(1) 年龄大于50岁者,收缩压大于140 mmHg,是比舒张压更强的心血管疾病危险因素。

(2) 心血管疾病的危险性从血压115/75 mmHg开始,血压每升高20 mmHg,心血管疾病的危险性就增加一倍。

(3) 血压120～139/80～89 mmHg范围被视为高血压前期,需要改变生活方式,以预防心血管疾病。

(4) 噻嗪类利尿剂可被用作无并发症高血压的治疗,可以单用,也可与其他种类降血压药物联合应用。

(5) 大多数高血压病患者需要两种或更多种类降血压药物联合应用,以达到理想控制血压的目的(即<140/90 mmHg,糖尿病和慢性肾功能不全者:<130/80 mmHg)。

(6) 如果血压高于目标血压20 mmHg,一开始降血压就给予两种药物联合应用。

(7) 只有患者主动地配合治疗,临床医生才能更好地控制血压。

附2　血压测量

血压测量是诊断高血压及评估其严重程度的主要手段,目前主要用以下三种方法:

1. 诊所血压

诊所血压是目前临床诊断高血压和分级的标准方法,由医护人员在标准条件下按统一的规范进行测量。具体要求如下:

(1) 选择符合计量标准的水银柱血压计或者经国际标准(BHS和AAMI)检验合格的电子血压计进行测量。

(2) 使用大小合适的袖带,袖带气囊至少应包裹80%上臂。大多数人的臂围为25～35 cm,应使用长35 cm、宽12～13 cm规格的气囊的袖带;肥胖者或臂围大者应使用大规格袖带;儿童使用小规格袖带。

(3) 被测量者至少安静休息5 min,在测量前30 min内禁止吸烟或饮咖啡,排空膀胱。

(4) 被测量者取坐位，最好坐靠背椅，裸露右上臂，上臂与心脏处在同一水平。测血压时患者上臂要保持伸展和静止状态。如果怀疑外周血管病，首次就诊时应测量左、右上臂血压。特殊情况下可以取卧位或站立位。老年人、糖尿病患者及出现体位性低血压情况者，应加测站立位血压。站立位血压应在卧位改为站立位后1 min和5 min时测量。

(5) 将袖带紧贴缚在被测者的上臂，袖带的下缘应在肘上2.5 cm，将听诊器探头放在肱动脉搏动处。测血压时患者上臂要保持伸展和静止状态。

(6) 测量时快速充气，使气囊内压力达到桡动脉搏动消失后再升高30 mmHg(4.0 kPa)，然后以恒定的速率(2～6 mmHg/s)缓慢放气。在心率缓慢者，放气速率应更慢些。获得舒张压读数后，快速放气至零。

(7) 在放气过程中仔细听取柯氏音，观察柯氏音第Ⅰ时相(第一音)和第Ⅴ时相(消失音)水银柱凸面的垂直高度。收缩压读数取柯氏音第Ⅰ时相，舒张压读数取柯氏音第Ⅴ时相。小于12岁的儿童、妊娠妇女、严重贫血、甲状腺功能亢进、主动脉瓣关闭不全及柯氏音不消失者，以柯氏音第Ⅳ时相(变音)为舒张压。

(8) 血压单位在临床使用时采用毫米汞柱(mmHg)，在我国正式出版物中注明毫米汞柱与千帕斯卡(kPa)的换算关系：1 mmHg＝0.133 kPa。

(9) 应相隔1～2 min重复测量，取2次读数的平均值记录。如果收缩压或舒张压的2次读数相差5 mmHg以上，应再次测量，取3次读数的平均值记录。

2. 自测血压

对于评估血压水平及严重程度，评价降压效应，改善治疗依从性，增强治疗的主动参与，自测血压具有其独特优点。且无白大衣效应，且重复性较好。目前，患者家庭自测血压在评价血压水平和指导降压治疗上已经成为诊所血压的重要补充。然而，对于精神焦虑或根据血压读数常自行改变治疗方案的患者，不建议自测血压。

推荐使用符合国际标准(BHS和AAMI)的上臂式全自动或半自动电子血压计，正常上限参考值：135/85 mmHg。应注意患者向医生报告自测血压数据时可能有主观选择性，即报告偏差，患者有意或无意选择较高或较低的血压读数向医师报告，影响医师判断病情和修改治疗。有记忆存储数据功能的电子血压计可克服报告偏差。血压读数的报告方式可采用每周或每月的平均值。家庭自测血压一般低于诊所血压，家庭自测血压135/85 mmHg相当于诊所血压140/90 mmHg。

对血压正常的人建议定期测量血压(20～29岁，每2年1次；30岁以上每年至少1次)。

3. 动态血压

动态血压测量应使用符合国际标准(BHS和AAMI)的监测仪。动态血压的正常值推荐以下国内参考标准：24 h平均值＜130/80 mmHg，白昼平均值＜135/85 mmHg，夜间平均值＜125/75 mmHg。正常情况下，夜间血压均值比白昼血压值低10%～15%。

动态血压监测在临床上可用于诊断白大衣性高血压、隐蔽性高血压、顽固难治性高血压、发作性高血压或低血压，评估血压升高严重程度，但是目前主要仍用于临床研究，例如评估心血管调节机制、预后意义、新药或治疗方案疗效考核等，不能取代诊所血压测量。

动态血压测量时应注意以下问题：测量时间间隔一般设定为每30 min一次。可根据需要设定所需的时间间隔；指导患者日常活动，避免剧烈运动；若首次检查由于伪迹较多而使读数小于80%的预期值，应再次测量；可根据24 h平均血压，日间血压或夜间血压进行临床决策参考，但倾向于应用24 h平均血压。

第十五章　糖尿病肾脏病

糖尿病肾脏病变(diabetic kidney disease,DKD)是糖尿病患者的一种重要慢性并发症,其中最特征性的乃是糖尿病肾小球硬化症——所谓的糖尿病肾病,是糖尿病患者最重要的微血管慢性并发症之一。此外,糖尿病尚可导致肾小管-间质、肾动脉和肾小动脉硬化和使泌尿道感染及造影剂性肾病等发生的机会明显增加。DKD 属于慢性肾脏疾病(chronic kidney disease,CKD)的范畴,2007 年美国国家肾脏基金会(NKF)所属"肾脏病预后质量提议"(K/DOQI)工作组建议:将糖尿病导致的肾脏疾病命名为"DKD":是指由糖尿病引起的慢性肾病,病变可累及全肾,包括肾小球、肾小管-肾间质、肾血管等,用 DKD 代替传统专业术语"DN",但保留糖尿病肾小球病变或糖尿病肾病(diabetic glomerulopathy,DG,或 diabetic nephropathy,DN,以蛋白尿为主要表现)这一病理诊断术语,2014 年 ADA 与 NKF 达成共识。目前 DKD 的诊断已被广泛采用,尤其在没有肾穿刺病理结果的情况下。

第一节　流 行 病 学

1936 年 Kimmelstiel 和 Wilson 首先在 2 型糖尿病患者中描述了典型的糖尿病肾病的病理改变。半个世纪前,几乎 50%的 1 型糖尿病患者最终将发生 DKD,近年来虽治疗条件明显改善,但 1 型糖尿病患者临床蛋白尿的患病率仍在 30%左右,若不采取适当治疗,临床蛋白尿平均 7～10 年进展至末期肾衰竭(ESRD)。1 型糖尿病患者 DN 的发生与病程明显有关,第一个十年期间临床 DN 发生率很低。有研究报道 1 型糖尿病患者起病 18 年后,DN 的年发病率明显上升至 2%～3%;发病高峰在糖尿病病程的 15～20 年,20～30 年后,20%～40%的患者表现为不可逆性肾衰。既往认为 2 型糖尿病患者发生 DKD 的危险小,但最近有研究对 1 型糖尿病和 2 型糖尿病患者进行了长达 30 年的随访,发现不论 1 型糖尿病还是 2 型糖尿病患者,蛋白尿和肾衰的发生率相似。有文献报道,在病程大于 20 年的糖尿病患者中,1 型糖尿病和 2 型糖尿病患者血清肌酐大于 1.4 mg/L 的发生率分别为 59%和 63%,因此 2 型糖尿病患者发生 ESRD 亦是常见的。文献报道 2 型糖尿病患者 5%～10%因肾病致死,由于 2 型糖尿病患者常占糖尿病总数的 90%左右,故糖尿病伴 ESRD 的患者大多数为 2 型糖尿病。据美国、日本和大多数发达国家报道,糖尿病现已成为全球 ESRD 需透析或肾移植单个最主要的原因。依据 1995 年美国肾脏资料系统报道,1992 年 205 798 例接受透析治疗或肾移植的患者中,54 586 例为糖尿病患者,1992 年全年新发生的 54 586 例 ESRD 患者中,19 790 例(占 36.25%)被诊断为与糖尿病有关。最近,国内有学者报道中国糖尿病患者慢性肾脏疾病的患病率为21.8%，与糖尿病相关肾病患者约2 430万，其中60.5%的人肾功能正常但伴有轻度蛋白尿(表15-1)。

表15-1 1型和2型糖尿病患者微量和大量白蛋白尿的患病率和发病率

发病率和患病率	1型糖尿病	2型糖尿病
微量白蛋白尿患病率	10%～25%	15%～25%
大量白蛋白尿发病率	1%～3%/年	0～3%/年
大量白蛋白尿患病率	15%～20%	10%～25%
大量白蛋白尿累积发生率(病程20年)	28%～34%	25%～31%

不同年代慢性肾衰的主要病因如下：

20世纪70年代：① 慢性肾炎；② 慢性间质性肾炎；③ 糖尿病肾病；④ 其他。

20世纪90年代：① 糖尿病肾病(美国40%)；② 高血压肾病(美国33%)；③ 慢性肾炎(美国约10%)；④ 慢性间质性肾炎；⑤ 缺血性肾病；⑥ 其他：如囊性肾病。

由于医疗水平的提高及生活方式的改变，近年来导致慢性肾衰的病因已出现了较大变化。20世纪70年代，慢性肾衰竭(CRF)最主要的病因是慢性肾炎，而到90年代，在美国CRF患者中DKD已占到40%，成为第一位的病因。在我国，目前虽然慢性肾炎还在肾衰患者中占多数，但随着糖尿病患者的不断增加，DKD的发病率也将越来越高，其导致CRF的危险性将显著增加，一些地区如上海和北京，DKD也已成为ESRD首位或第二位原因。

第二节 糖尿病肾脏病病理

DKD的病理改变随病程和DKD的不同阶段而不同，早期的病理改变，多见于1型糖尿病患者，常表现肾脏的增大和肾小球的肥大，中晚期典型的病理改变为肾小球基底膜(GBM)增厚(包括肾小管基底膜增厚)和系膜区扩张(表15-2、图15-1)。GBM增厚一般在1型糖尿病1.5～2.5年时出现，而肾小球系膜区细胞数量和基质成分的增多常发生在病程的5～7年。GBM和肾小球系膜区的改变不一定高度相关，一些患者有明显的GBM增厚却不一定有明显的系膜区扩张，而另一些患者可能正相反。糖尿病GBM增厚和系膜区扩张主要是Ⅳ型胶原、Ⅵ型胶原、层黏蛋白和纤维连接蛋白等细胞外基质成分增加所致。随着糖尿病病程的延长和DKD的进展，肾小球出球和入球小动脉常同时发生玻璃样变性，进一步进展小血管平滑肌被蜡状的、均匀一致透明物质替代。目前多数学者认为DKD时导致肾功能损害的关键为肾小球系膜区扩张，它与肾小球滤过率下降高度相关。系膜区扩张最终限制肾小球毛细血管腔的容积，扭曲了肾小球毛细血管直径和长度的相关性，降低肾小球滤过面积。

弥漫性和广泛的系膜区扩张的最后结果为弥漫的肾小球硬化，是DKD典型的病理改变。它的分布可局限于小叶的中央部分或广泛地播散在毛细血管之间，肾小球毛细血管基底膜有不同程度的增厚，轻者仅累及少数毛细血管，可似系膜增生型肾炎，若累及毛细血管较多，毛细血管基底增厚较明显，则和基底膜增生型肾炎相似。但DKD极少有基底膜明显增厚而无系膜区增生者。DKD弥漫性病变和结节性病变常同时存在。

表 15-2　糖尿病肾病典型的病理改变

分期	病理改变	电镜
Ⅰ	基底膜增厚期	电镜下可见:GBM 男性＞430 nm,女性＞395 nm
Ⅱa	轻度系膜增生	系膜增生＜25%,系膜增生面积＜毛细血管袢腔面积
Ⅱb	重度系膜增生	系膜增生＞25%,系膜增生面积＞毛细血管袢腔面积
Ⅲ	结节硬化型	至少有一个确定的 KW 结节
Ⅳ	晚期肾小球硬化	肾小球硬化＞50%

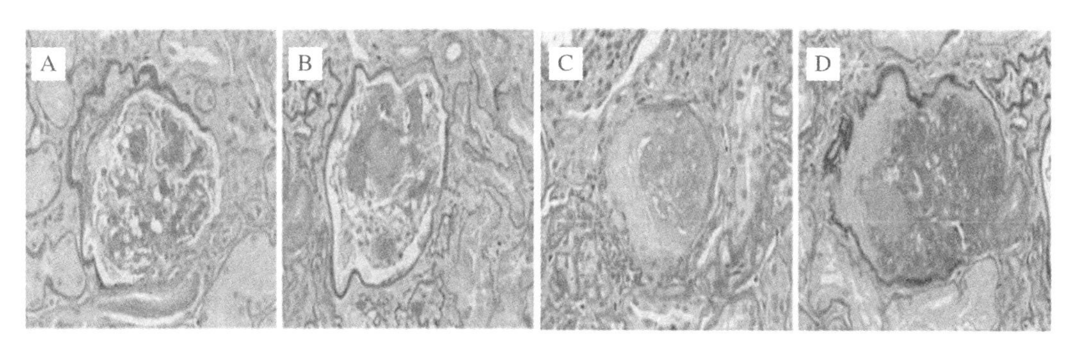

图 15-1　病理改变:A(Ⅰ期),B(Ⅱa),C(Ⅲ期),D(Ⅳ期)(彩图 6)

DKD 最特征性的组织病理损害是结节性毛细血管间的肾小球硬化,它首先由 Kimmelstiel 和 Wilson 在对 2 型糖尿病患者进行回顾性尸解时发现和报道。结节性毛细血管间肾小球硬化来自于明显的系膜区扩张,形成大而圆的原纤维组成的系膜区结节(PAS 染色阳性),系膜细胞核包围在结节的周围,肾小球毛细血管被向外推移和压迫,有时可使毛细血管扩张或形成微血管瘤。但结节损害不一定出现,有时即使存在明显的临床 DKD,大约 80% 的临床 DKD 患者仅有很少或没有结节性损害。DKD 时肾小球其他的病变尚可见渗出性损害,其中可包含各种血浆蛋白、尤其是免疫球蛋白、补体、纤维蛋白原和白蛋白,此病变无特征性。肾囊小滴为小而圆形嗜酸性物质沉着在壁层上皮细胞基膜和细胞之间,可呈蜡状和泡沫状,如历时较长可纤维化。

DKD 时除了常见肾小球病变之外,肾小管和肾间质病变亦比较常见,有时甚至可能先于肾小球病变,并与 DKD 时肾功能的减退密切有关。常见的肾间质病变为肾小动脉硬化、肾间质纤维化、间质内炎细胞浸润、间质扩张和肾小管基底膜增厚,一般肾间质的病变与肾小球硬化的程度成一定平行关系,肾间质的扩张和纤维化可导致:肾血管床减少,缺血性肾病,肾小球闭塞;致球后肾血管阻力增加和损害血管自身调节功能障碍(使高血压易传递至肾小球内),致肾小球内高压,促进肾小球硬化的发生和发展。肾小管的病变主要可见肾小管上皮细胞萎缩、空泡变性及糖原、脂质和蛋白质在上皮细胞内沉积并损害其功能,但在糖尿病的早期阶段很少见有明显的肾小管损害。临床如证实存在尿小分子蛋白,如视黄醇结合蛋白、α_1-和 β_2-微球蛋白排泄增加,则提示早期近端肾小管损害,TH-糖蛋白排泄减少提示远曲小管病变。肾小管功能的损害亦与尿蛋白排泄增加部分有关,尤其在微量白蛋白尿阶段。

肾小球脏层上皮细胞又称足细胞,是一种终末分化的多突状细胞,可分为结构和功能不同的三部分,即细胞体、主突和足突。生理条件下,细胞体和主突漂浮在肾小球鲍曼囊中,不直接与基底膜接触，足突通过 α3β1 整合素复合体和 α2β2 蛋白聚糖复合体固定在基底膜上。两相邻足突间的裂隙称为裂隙孔，25～55 nm ，其上有裂隙隔膜，构成肾小球阻挡血浆大分子物质滤过的孔径屏障。已知足细胞的功能主要有：① 构成肾小球滤过屏障；② 对抗毛细血管腔内的流体静水压；③ 在肾小球内静水压下降时维持毛细血管腔的开放；④ 合成基质成分；⑤ 清除肾小囊腔的免疫复合物及其他大分子物质。最近一些临床和实验研究显示糖尿病肾脏病患者早期便存在足细胞密度的降低，足细胞绝对和相对的数量减少，足细胞裂孔膜改变和负电荷的减少等，并与糖尿病肾脏病蛋白尿的发生和肾小球硬化有关。

第三节　糖尿病肾脏病的病因和发病机制

DKD 的病因和发病机制目前尚不十分明确，一般认为可能为多因素所致，主要包括代谢紊乱、肾小球血流动力改变和遗传易感性等，其中代谢紊乱可能为其先决条件，此外，高血压、肥胖、脂代谢异常、高尿酸血症和吸烟等促进其发生和发展。

一、代谢紊乱

包括糖代谢紊乱和脂代谢紊乱，主要为高血糖。

（一）高血糖

高血糖多通过以下途径发挥其病理生理作用：

（1）肾小球组织蛋白的非酶糖化：蛋白质的非酶糖化可改变 GBM 和系膜区基质蛋白的理化特性，促进 GBM 通透性增加、GBM 增厚和系膜区基质增加。上述作用已在动物实验中应用氨基胍直接阻断组织蛋白的非酶糖化而证实。

（2）山梨醇旁路代谢的活化：可损害肾小球毛细血管内皮细胞和足突的功能和结构，破坏 GBM 结构的完整性，尿蛋白排泄增加。醛糖还原抑制剂对其有一定的防治作用。

（3）蛋白激酶 C 活性增加：高血糖可激活细胞内蛋白激酶 C 信息传导途径，导致一系列生化和病理生理改变，参与 DKD 的发生和发展。应用其拮抗剂或抑制剂可一定程度防治 DKD 的发生。高血糖的上述病理生理作用详见第十二章第一节“高血糖和糖尿病慢性并发症”。

（4）高血糖可使肾小球系膜细胞表达和合成胶原蛋白（Ⅰ型、Ⅱ型和Ⅳ型胶原蛋白），层黏蛋白及纤维连接蛋白等增加，加之非酶糖化使上述蛋白的降解减慢，促进系膜区细胞外基质增加和扩张。

（5）细胞因子：体外试验、动物实验及一些临床病理分子生物学研究报道，持续高血糖可使肾实质细胞（主要包括系膜细胞和肾小管细胞等）表达和合成多种细胞因子如 β-转化生长因子（TGF-β）、结缔组织生长因子（CTGF）、血小板衍生的生长因子（PDGF）、血管内皮生长因子（VEGF）、胰岛素样生长因子-1（IGF-1）、肿瘤坏死因子（TNF）、内皮素（ET）、白介素-1（IL-1）、白介素-6（IL-6）及白介素-8（IL-8）、纤溶酶原激活物抑制物-1（PAI-1）、单核细胞趋化因子-1（MCP-1）和细胞间黏附分子-1 等增加，它们各自通过不同信号途径或相互协同发挥对糖尿病肾损害的致病作用。

TGF-β是一种活性多肽，已证实其在组织细胞表达和分泌增加与机体多种组织器官的纤维化有关。体外和动物实验显示，糖尿病时，在高血糖和肾内血管紧张素Ⅱ(AngⅡ)浓度增高等多种因素刺激下，肾小球系膜细胞表达 TGF-$β_1$ mRNA 增强，TGF-$β_1$ 合成分泌增加，来自 DKD 患者的肾小球显示有相似的 TGF-$β_1$ mRNA 表达增加。肾组织 TGF-β产生增加与系膜区细胞外基质堆积有关，并促进肾小球硬化。TGF-β几乎刺激所有组织细胞对细胞外基质成分如Ⅰ～Ⅳ胶原蛋白、各种糖蛋白和纤维连接蛋白的表达；抑制蛋白酶的活性，延缓细胞外基质的降解，此外，其尚有抗炎和抗细胞分化的功能等。在糖尿病动物模型中，应用胰岛素使血糖获得良好控制和服用血管紧张素转换酶抑制剂(ACEI)或 AT1 拮抗剂等可降低肾小球升高的 TGF-β mRNA 的表达，降低肾组织 TGF-β的水平，减少 TGF-β诱导的细胞外基质蛋白的产生。进一步动物实验应用 TGF-β抗血清和拮抗剂亦显示可预防或减少肾小球多种基质蛋白的产生，减轻糖尿病肾脏病的发生。另外，通过将 TGF-β基因传染给正常大鼠肾脏可升高肾小球 TGF-β的产生和导致较快的肾小球硬化，而应用生物学技术敲除 TGF-β基因可明显防治肾小球的纤维化。

人类 CTGF 由 Bradham 首次于 1991 年在人体静脉内皮细胞的培养液中发现。它广泛表达于成人各种组织器官如心、脑、肺、肝、肾等，特别在肾脏有较高表达。CTGF 蛋白为肝素结合型，含 349 个氨基酸，是一种富含半胱氨酸的内分泌型多肽，可由成纤维细胞、平滑肌细胞和内皮细胞合成分泌，它具有趋化细胞、促进细胞黏附、促进成纤维细胞增殖和生长、促进细胞外基质(如Ⅰ型胶原、纤维连接蛋白和整合素等)合成分泌等作用，与肾脏的肾小球硬化有十分密切的关系。CTGF 是 TGF-β的下游因子，介导 TGF-β的作用，同时 TGF-β尚进一步刺激肾小管上皮细胞和肾小管间质细胞等合成和分泌 CTGF 增加，后者又可通过旁分泌和自分泌的形式发挥作用。在生理状态下，肾小球壁层和脏层上皮细胞、肾间质成纤维细胞、肾小管上皮细胞和管周毛细血管内皮细胞均可分泌少量的 CTGF，但在一些病理状态下，特别是在伴有细胞增生和细胞外基质合成的肾小球系膜区和肾小管间质病变区，CTGF表达量明显增加。动物实验显示，糖尿病大鼠或小鼠肾小球 CTGF mRNA 水平明显增高，高糖培养的肾小球系膜细胞 CTGF mRNA 表达明显增多；临床研究也发现，糖尿病肾脏病患者的肾小球和肾小管间质区 CTGF mRNA 表达显著增加。阻断 TGF-β的作用可减轻或延缓肾小球硬化，但 TGF-β作用的靶细胞较多，功能比较复杂，完全阻断其作用可能产生一些不良作用，而 CTGF 在生理状态表达水平较低，生物学效应较单一，可能仅介导 TGF-β的促纤维化效应，因此阻断 CTGF 的表达或抑制其活性可能是一种更特异、更有效的防治肾小球硬化的手段。

PDGF 是一种多肽类生长因子，主要来源于血小板，现已知其他组织细胞如巨核细胞、内皮细胞和肾小球系膜细胞等亦合成和分泌 PDGF，系膜细胞不仅能合成和分泌 PDGF，同时拥有 PDGF 受体并通过自分泌机制促进其自身合成和分泌 PDGF。它在许多刺激物，如高血糖、TGF-β、TNF、AngⅡ、ET、凝血酶、LDL、蛋白激酶 C 激动剂等及其自身的刺激下表达增强。在糖尿病早期肾脏肥大和 DKD 的发生机制中占据一定位置。PDGF 是强有力的促有丝分裂原，是系膜细胞分裂增殖的启动信号，系膜细胞 PDGF 和 PDGF 受体的表达增强维持着系膜细胞的持续增生，结果表现为系膜细胞的持续增生和肾小球肥大，加之 PDGF 可趋化继发性巨噬细胞的参与，最终促进肾小球硬化。此外，将 PDGF 输注进入离体灌流的肾小球中可以引起血流速度减慢和阻力增加，导致肾小球毛细血管内压力显著升高；

PDGF还可直接或间接通过释放其他生长因子而调节肾小球系膜细胞的代谢，近来研究发现PDGF可以刺激肾小球系膜细胞释放TGF-β，而TGF-β已被证实是一种调节肾小球多种系膜基质蛋白的重要细胞因子。

VEGF是1989年Ferrara等从牛垂体滤泡星状细胞体外培养液中提取的一种分子量为45 000、能与肝素结合的二聚体糖蛋白。由于这种蛋白对血管内皮细胞具有特异性促分裂和促增殖的作用，故被命名为VEGF。人的VEGF基因位于染色体6p21.3，长约14 kb，含8个外显子和7个内含子，其mRNA以不同方式剪切形成6种异构体。目前发现VEGF有多种单体形式：VEGF121、VEGF145、VEGF165、VEGF183、VEGF189及VEGF206等。其中VEGF121、VEGF145、VEGF165以游离形式存在，与VEGF的生物活性密切相关，具有很强的促进内皮细胞分裂和增生的能力，而VEGF189和VEGF206则是以与肝素或含有肝素的蛋白多糖结合的形式存于细胞表面、基底膜或细胞外基质内，其促进内皮细胞分裂的能力很弱或几乎缺乏。肝素酶或其他蛋白酶可以使这两种结合形式的VEGF水解成为一种类似分子的形式，从而发挥其促分裂的作用。生理状况下，体内很多组织都可检测到VEGF的存在。实验表明VEGF在肾脏主要定位于肾小球脏层上皮细胞，远端小管细胞(MCT)也可少量表达。上皮细胞产生的VEGF可能经旁分泌形式作用于其靶细胞，如内皮细胞和系膜细胞。在生理条件下VEGF表达量很低，而在DKD发展过程中如有高血糖、AGEs、血管紧张素Ⅱ、TGF-$β_1$等刺激下，足突细胞的VEGF基因表达和分泌增加，一方面增加肾小球滤过膜的通透性(可能是通过同时影响肾小球基膜的电荷屏障及机械屏障调节肾小球通透性)，参与蛋白尿的形成；另一方面，导致肾小球内的单核巨噬细胞迁移/活性增加，系膜细胞活化，TGF-$β_1$产生增加，促进肾小球硬化。

IGF又称生长介素(somatomedins)，包括IGF-Ⅰ和IGF-Ⅱ，循环中IGF主要由肝脏合成和分泌。研究证实肾脏组织中存在IGF-Ⅰ和IGF-Ⅱ受体，而且亦是IGF-Ⅰ的一个重要合成部位，甚至在培养的肾小球系膜细胞上亦存在IGF-Ⅰ受体，并可通过自分泌机制反馈刺激其自身合成和分泌IGF-Ⅰ，因此IGF-Ⅰ亦是一种自分泌因子。直接给大鼠输注IGF-Ⅰ可使肾血流量和肾小球滤过率迅速升高，并在停止输注后仍可持续100 min左右。IGF-Ⅰ尚通过促进系膜细胞生长增殖和分泌基质，使肾脏体积和肾小球系膜区扩大；IGF-Ⅰ尚可使AngⅡ与系膜细胞上的受体亲和力增强，间接刺激系膜细胞增殖和分泌细胞外基质，说明IGF亦参与了DKD的发生和发展。

TNF是一种与TGF-$β_1$有许多相似特性的一种多功能的生物活性因子。动物实验报道糖尿病大鼠肾小球合成和分泌TNF增加，而氨基胍类药物可使其产生减少，提示TNF产生增加可能与蛋白质非酶糖化终末产物形成增加有关。TNF对系膜细胞的影响是多方面的：可单独或与白介素-1协同增加系膜细胞前列腺素的合成，改变系膜细胞的结构和功能；促进系膜细胞增殖和合成分泌细胞外基质；同时对系膜细胞内活性氧代谢产物的形成亦具促进作用，其中包括过氧化物阴离子和过氧化氢的形成，造成组织的损伤。

ET是由21个氨基酸组成的一种具有强烈缩血管和促进细胞生长增殖的活性多肽，1988年首先由猪的主动脉血管内皮细胞分离获得，称ET-1，随后发现此家族尚有ET-2和ET-3。内皮细胞是合成和分泌ET的组织细胞，近来研究发现，肾脏多种实质细胞(血管内皮细胞、系膜细胞、肾小管上皮细胞和肾小球旁细胞等)亦丰富地表达ET基因，合成和分泌ET，并拥有ET受体，尤其是ET-1，参与多种肾脏疾病的病理生理过程。糖尿病动物模型显示，糖尿病大鼠肾实质细胞表达ET-1 mRNA随病程的延长而增加，明显高于非糖尿病对照组；临床研究亦发现糖尿病患者尿 ET 排泄随尿白蛋白的排泄增加而明显增加。应用胰岛素控制血糖或给予特异性 ETa 受体拮抗剂或服用 ACEI 或 AT1 拮抗剂阻断 AngⅡ的作用可减轻糖尿病肾组织细胞增高的 ET 表达、合成和分泌，减少 DKD 患者尿 ET 排泄。ET 对肾脏具多种病理生理作用：直接收缩肾血管，尤其是肾小球出球小动脉，升高肾小球内高压；活化系膜细胞磷脂酶 A_2，促进血栓素 X_2 的合成，亦致肾小球血管阻力增加；促进系膜细胞 DNA 合成和有丝分裂而产生生长增殖作用，并使其合成和分泌细胞外基质增加，促进肾小球上皮细胞合成蛋白多糖增加，致系膜区扩张和 GBM 增厚；促进系膜细胞合成和释放 TNF 和 PDGF；刺激肾髓质细胞产生氧自由基和过氧化氢增加；促进肾小球脏层上皮细胞分泌纤维蛋白溶酶原活化因子并刺激血管内皮细胞合成和释放凝血酶，促进血小板聚集和微血栓形成。

白介素 1(IL－1)可由肾小球系膜细胞和上皮细胞合成和分泌，且系膜细胞表面拥有 IL－1 受体，亦可通过自分泌的形式作用于系膜细胞本身，产生一系列生化和生理功能反应。IL－1 与其他细胞因子协同，刺激系膜细胞分裂增殖和合成分泌基质蛋白；促进系膜细胞分泌中性蛋白酶和超氧阴离子产生增加，使基底膜降解和破坏；促进系膜细胞合成释放 IL－1、IL－6 和 IL－8。IL－6 是一种能够促进一系列细胞(包括肾小球系膜细胞)增殖分化，调节细胞免疫反应和血细胞生成的多功能细胞因子。体外培养显示其对系膜细胞生长增殖的诱导作用有赖于血清的存在，PDGF、IL－1、TNF、小牛血清和细菌的脂多糖可使系膜细胞 IL－6 的产生成倍增加，IL－6 反过来亦刺激系膜细胞合成和分泌 PDGF、IL－1、TNF、TGF－β_1 及 IL－8 等细胞因子，促进肾小球硬化。对于 IL－8，实验结果表明，系膜细胞在 IL－1、TNF 和细菌内毒素刺激下释放的嗜中性粒细胞化学趋化因子就是 IL－8，可能在介导肾小球局部炎症反应中起重要作用。

PAI－1 是一种蛋白酶，是血液中纤溶酶原激活物最有效的生理性抑制剂，它通过与纤溶酶原激活剂结合以抑制其酶活性，从而抑制纤溶酶原转化为纤溶酶。纤溶酶在体内可降解多种基质蛋白如Ⅳ型胶原、纤维连接蛋白、层黏素、蛋白多糖和纤维蛋白等，并可以激活基质金属蛋白酶和胶原蛋白降解酶。增加 PAI－1 含量可明显减少纤溶酶的产生；体外研究显示在培养的人肾小球系膜细胞中，利用单克隆抗体阻断 PAI－1 的活性后，基质产生明显减少；在试验诱导的肾病模型中，敲除 PAI－1 基因的小鼠肾间质纤维化明显减轻。因此可见 PAI－1 可能是调节肾小球基质含量的重要因子。正常状态下，肾脏组织中无法检测到 PAI－1，但在许多肾病的动物模型中，PAI－1 表达增加。PAI－1 的量受到血管紧张素Ⅱ和 TGF－β_1 的影响，血管紧张素Ⅱ非压力依赖性增加 PAI－1 mRNA 及其蛋白的表达水平，TGF－β_1 也能增加 PAI－1 的表达量。因此通过多种途径阻断或消除 TGF－β_1 和 PAI－1 的作用，将可能阻断或明显延缓肾小球硬化的发生和发展。

ICAM－1 又名 CD54，属黏附分子中免疫球蛋白超家族成员，1986 年由 Rothlein 等研究发现，为细胞间黏附必需的单链跨膜糖蛋白。ICAM－1 基因定位于人类 19 号染色体，含有 7 个外显子和 6 个内含子，外显子分别编码 ICAM－1 的三个组成部分：胞外区、疏水跨膜区和胞质区。其胞外区含 5 个功能区，可与淋巴细胞功能相关抗原－1(LFA－1)和巨噬细胞抗原－1(Mac－1)互为配基。LFA－1 和 Mac－1 均为整合素 β_2 家族成员，是 ICAM－1 的主要受体，ICAM－1 的功能就是通过与 LFA－1 和 Mac－1 结合而实现的。ICAM－1 基因启动子上包含 NF－κB、SP1、GATA、STAT－1 等转录因子结合的位点，其基因表达受这些因子及其他机制的调控。ICAM－1 分布广泛，在活化的淋巴细胞、血管内皮细胞、单核巨噬细胞、各种上皮细胞及成纤维细胞等表面均有表达，表达的 ICAM-1 通过胞膜脱落或细胞坏死裂解而进入体液，以可溶性形式——可溶性细胞间黏附分子-1(sICAM-1)存在于血清、脑脊液、尿液及腹水中，sICAM-1 也可能是 ICAM-1 mRNA 的不同剪接形式翻译的产物直接进入体液所形成的可溶形式。由于 sICAM-1 主要来源于 ICAM-1，与局部 ICAM-1 的表达和代谢有关，一般认为可以反映体内 ICAM-1 的水平。ICAM-1 可介导细胞与细胞、细胞与细胞外基质相互识别、相互黏着并相互传递信号。ICAM-1 所参与的细胞黏附在胚胎的发育和分化、维持正常组织结构、炎症反应和免疫调节等诸多生理、病理过程中起着关键作用。在正常情况下 ICAM-1 很少表达或不表达，当发生免疫反应或受有关因素刺激后表达上调，可增强白细胞与血管内皮细胞间的黏附，促使单核巨噬细胞向炎症组织浸润和活化 T 淋巴细胞，促进炎症的发生和发展。在正常情况下，肾小球毛细血管内皮细胞具有抗白细胞黏附性，白细胞可沿壁滚动，很少黏附于管壁，肾小球组织内不表达或低表达 ICAM-1。糖尿病的慢性高血糖引起的糖代谢紊乱，可通过各种复杂的机制诱导肾小球内皮细胞 ICAM-1 的表达。增强的 ICAM-1 促进单核细胞在糖尿病鼠肾小球中的浸润，促进 ECM 的沉积、基质扩张、增加蛋白尿，在肾小球硬化中起重要作用。

MCP-1 是 CC 家族中一种特异的趋化因子，能够促使单核细胞由外周循环迁移到炎症部位聚集并激活，通过全身和局部作用损伤肾脏组织。在 DKD 早期阶段，肾小球内就有巨噬细胞浸润，此过程的发生早于细胞外胶原增生和肾小球硬化。人类和啮齿类动物肾小球系膜可以合成 MCP-1，对一些因子作出应答，如 IL-1，肿瘤坏死因子-α(tumor necrosis factor-α，TNF-α)，低密度脂蛋白(low-density lipoprotein，LDL)，免疫复合物，干扰素(interferon，IFN)和凝血酶等。正常情况下，MCP-1 趋化的单核巨噬细胞通过清除糖化蛋白和氧化 LDL(oxLDL)减轻肾组织损伤，但大量巨噬细胞活化就会激活释放多种活性介质介导炎症反应从而加剧肾组织损伤：① 激活蛋白水解酶、增加氧自由基的生成引起肾小球结构损坏；② 释放多种生长因子(如 CTGF、TGF-β_1)引起肾小球重构；③ 诱导各种细胞因子的合成分泌和类花生酸的加工引起肾小球功能改变。糖尿病情况下，许多因素如高血糖、非酶蛋白糖化产物、氧化应激和肾脏局部 RAS 激活等促进肾组织 MCP-1 表达增强，参与 DKD 的发生和发展。拮抗或抑制 MCP-1 的干预治疗已被证实对糖尿病肾小球硬化有防治作用。

(6) 氧化应激：高血糖可通过多个途径促进机体产生自由基增加，引起氧化应激进而对组织细胞产生损害，详见第十二章第一节“高血糖和糖尿病慢性并发症”。

（二）高脂血症

脂质代谢紊乱参与促进肾小球硬化(包括 DKD)和肾小管的损伤，近年来对此已引起广泛重视。糖尿病患者常伴有脂质代谢紊乱，DKD 的出现进一步加重之，尤其糖尿病患者与非糖尿病患者相比常伴氧化和糖化修饰的 LDL 增高。高脂血症促进肾小球硬化的机制可能为：① 脂质在肾小球和肾间质沉积，沉积的脂质可进一步被氧化和糖化，巨噬细胞向肾小球聚集，吞噬摄取已被修饰的 LDL，转为泡沫细胞，促进肾小球硬化。② 巨噬细胞和泡沫细胞释放的细胞因子如 PDGF、IGF-1、TGF-β 和 TNF 等增加，进一步刺激系膜细胞增殖和分泌细胞外基质；释放各种化学趋化因子使巨噬细胞和单核细胞在系膜区聚集；巨噬细胞和泡沫细胞释放活性氧使沉积的 LDL 进一步氧化，介导肾小球和肾间质的损伤，氧化 LDL 尚通过作用于血管内皮细胞而使肾小球内压增高。③ 有学者认为血脂对内皮细胞有直接的毒性作用，同时亦刺激系膜细胞增殖。

二、肾小球血流动力改变

（一）肾小球血流动力改变对DKD的影响

1982年Brenner和Hostetter等提出肾小球高滤过学说，他们认为：在各种基础疾病引致肾小球高滤过后，持续的肾小球高灌注、高滤过，其中尤其是肾小球跨壁毛细血管静水压升高，可损害肾小球，加速肾小球硬化和肾衰竭。目前的动物实验和临床研究证实肾小球血流动力改变在DKD的发生和发展中起着重要作用，甚至可能是DKD的始动因素。多年来人们一直注意到1型糖尿病的早期存在肾小球高滤过，其肾小球滤过率(GFR)可较正常人增高15%～40%，最近对2型糖尿病进行了较多的研究，亦发现相似的现象，有研究报道新诊断的2型糖尿病伴血压正常、无蛋白尿者45%存在肾小球高滤过，滤过分数亦增加，提示肾小球毛细血管内压增加。Mogensen等提出糖尿病伴肾小球高滤过者较无高滤过者更易发生蛋白尿和肾小球硬化；Sampson等报道，6例仅有单侧肾脏(该肾代偿性高滤过和肾小球囊内高压)的1型糖尿病患者皆发生DKD；临床还发现糖尿病伴单侧肾动脉狭窄的患者，未狭窄者侧肾脏发生典型的DKD形态学改变，而狭窄侧肾脏(该肾GFR和肾小球内压明显低于对侧)则受到保护而未发生明显相应的病理改变；动物实验亦显示相似的结果，早期糖尿病大鼠整个肾脏及单个肾单位的GFR较正常大鼠增加40%，肾脏入球血管阻力的降低可使肾小球毛细血管血流增加和促使全身血压易传递影响到肾小球毛细血管网，结果GFR和肾小球内压增加；有学者进一步研究单侧肾动脉钳夹对DKD的影响，结果显示未用动脉钳夹血压正常的糖尿病大鼠双侧肾小球病变一致，而采用单侧肾动脉钳夹的糖尿病大鼠两侧肾脏病变病变明显不一致，未用肾动脉钳夹侧肾脏受全身血压的影响，其肾小球病变比较严重，而使用动脉夹侧肾脏病变明显较轻；给糖尿病动物饲以高蛋白饮食，致GFR进一步升高，可加速GBM增厚、系膜区扩张和蛋白尿增加出现。应用血管紧张素转换酶抑制剂(ACEI)或AT1受体拮抗剂抑制肾内AngⅡ形成，相对扩张肾小球出球小动脉，或应用SGLT-2抑制剂收缩肾小球入球小动脉，降低肾小球内高压，可显著预防或延缓糖尿病动物蛋白尿排泄增加和肾小球硬化的发生和进展。

上述资料强烈提示肾小球血流动力改变对DKD的发生和发展有重要影响，现认为持续肾小球高灌注，尤其是持续肾小球内高压，可通过以下机制对肾小球产生损害作用：① 持续肾小球高滤过和肾小球内高压，可损害肾小球毛细血管内皮细胞，滤过膜通透性增加，血浆大分子物质渗出系膜区增加，加之糖尿病时系膜细胞清除大分子物质能力降低，加重系膜区阻塞；另外大分子物质在系膜区堆积过多可进一步刺激系膜细胞增殖，系膜基基质产生，引致系膜区扩张，加速肾小球硬化。② 持续肾小球内高压可刺激肾小球滤过膜上皮细胞胶原蛋白合成增加致GBM增厚；同时肾小球内高压可能传递至系膜细胞，亦刺激系膜细胞基质产生增加。在肾小球系膜细胞的培养中，周期性过度伸展可使其胶原蛋白、层黏蛋白、纤维连接蛋白、TGF-β_1及AngⅡ受体mRNA合成和表达增加。

（二）糖尿病肾小球血流动力改变的发生机制

已知决定GFR的四个主要因素为：① 肾小球血浆流量(RPF)影响平均超滤压，与GFR

直接相关;② 肾小球跨壁毛细血管静水压,在动物实验中可采用微穿刺技术直接测定,在人类目前尚不能直接测定,可利用滤过分数间接反映;③ 血浆胶体渗透压;④ 肾小球超滤系数,即毛细血管静水传导性与毛细血管滤过面积的乘积。糖尿病肾小球血流动力改变的机制尚不十分明确,其肾小球高滤过和肾小球内高压主要可能由肾血管扩张(尤其是肾小球入球小动脉相对扩张),致 RPF 增加和肾小球内压增高所致,另外肾脏体积增大及肾小球肥大亦与肾小球高滤过部分有关。导致上述肾小球血流动力改变的原因现认为主要可能与高血糖、蛋白质摄入过多和高血压或高血压遗传倾向等有关。

1. 高血糖

高血糖是糖尿病的特征性表现,在 1 型糖尿病和 2 型糖尿病患者中,通过治疗随着血糖的下降,GFR 亦减低。在糖尿病大鼠中,应用胰岛素使血糖正常可逆转肾小球高滤过,减低肾小球毛细血管内静水压,而且在正常的大鼠中输入含有早期糖化产物的血液可使正常大鼠产生肾小球高滤过。糖尿病高血糖引致肾小球高滤过可能与以下因素有关(表 15-3):血浆心钠素水平的增高;糖尿病早期的内皮细胞衍生的松弛因子(NO)的活性或水平增高,可扩张肾血管;肾小球组织细胞 AngⅡ和血栓素受体的位点减少;血管对儿茶酚胺和 AngⅡ的反应低下;肾小球-肾小管反馈失调(高血糖情况下,近端肾小管重吸收葡萄糖和钠离子,导致到达远端肾小管原液的钠离子浓度降低,致密斑感受器分泌肾素减少,肾小球入球小动脉相对扩张,而 SGLT-2 抑制剂通过抑制近端肾小管重吸收葡萄糖-Na^+重吸收,可修复糖尿病状态下的球-管反馈失衡,见图 15-2)等均可能参与肾小球血流动力改变。微穿刺研究显示输注心钠素可使动物 GFR 升高,主要由于肾小球入球小动脉阻力相对降低,RPF 及肾小球内压增高所致;在糖尿病大鼠中应用心钠素抗体或特异性心钠素受体拮抗剂阻断心钠素的作用可使肾小球高滤过减轻。肾小球扩血管性前列腺素合成增加是另一种可能的机制,应用前列腺素合成酶抑制剂可使 RPF、GFR 和肾小球内压降低。与高血糖有关的山梨醇代谢旁路活化、肌醇代谢紊乱和蛋白激酶 C 活性增强亦与肾小球高滤过有关,应用醛糖还原抑制剂、补充肌醇和使用蛋白激酶 C 拮抗剂可降低肾小球高滤过和延缓蛋白尿的发生。糖尿病患者常同时伴有生长激素和胰高血糖素的增加,可能也参与肾小球高滤过的形成。

表 15-3 糖尿病高滤过的可能调节因素

高血糖症/胰岛素减少
细胞外液容量的增加
肾小球-肾小管反馈迟钝
糖化终末产物增加
血浆心钠素水平增加
内皮衍生的松弛因子(NO)水平增加
肾脏内皮素合成分泌增加
扩血管前列腺素合成增加
血浆胰高糖素浓度增高
血浆生长激素水平增加
IGF-1 增加
肾血管对儿茶酚胺/AngⅡ反应低下
肌醇代谢异常
山梨醇旁路活化
蛋白激酶 C 活性增强
组织缺氧/局部血管调节因子的异常

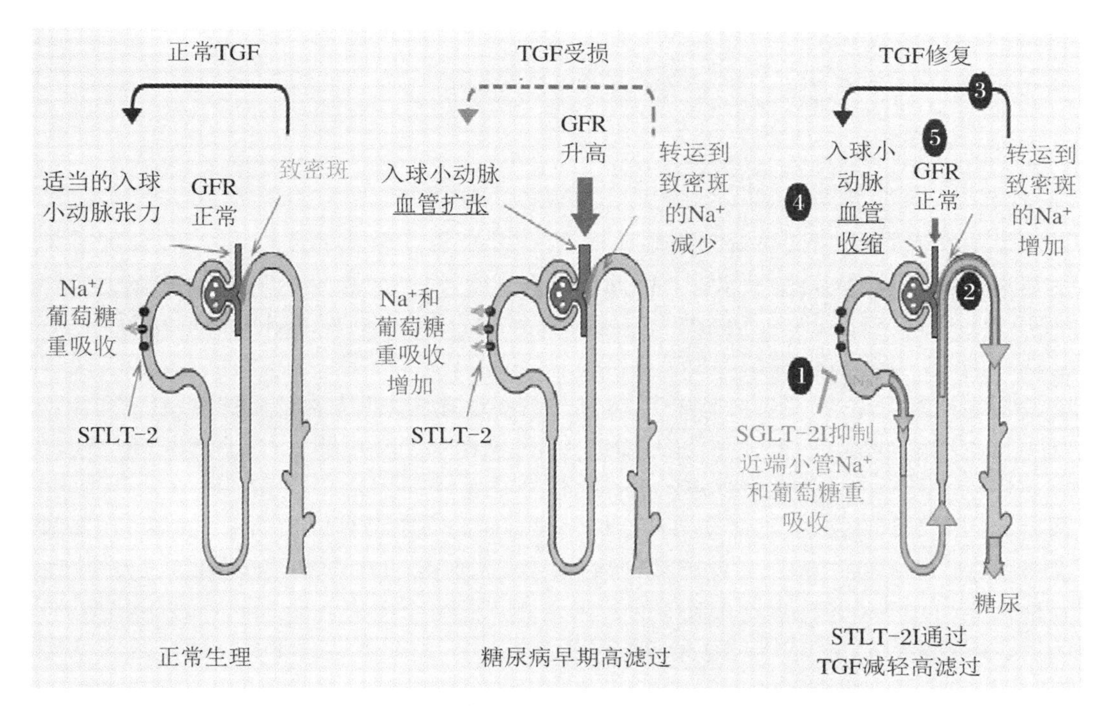

图 15-2　糖尿病高血糖时的球-管反馈(TGF)失衡与肾小球高滤过(彩图 7)

2. 蛋白质摄入过多

动物实验显示蛋白质摄入可升高 GFR,高蛋白摄入可使糖尿病动物已升高的 GFR 进一步加剧,从而加速 DKD 的发生。适当限制蛋白质摄入可减轻肾小球高滤过,防治或延缓 DKD 的发生和发展,降低 GFR 的下降速度。有临床研究显示健康人摄入高蛋白饮食或输注氨基酸,结果可使其 GFR 上升 30%～40%;限制蛋白质摄入可使 1 型糖尿病患者高滤过减轻,提示糖尿病患者早期肾脏高灌注部分可能与蛋白质摄入过多有关。研究显示血浆氨基酸浓度生理性升高对糖尿病患者早期已增强的肾小球血流动力反应是有害的,并建议接受常规治疗的糖尿病患者应避免高蛋白饮食,特别是已存在 DKD 的情况下。高蛋白摄入后,肾血管扩张,尤其是入球小动脉相对扩张,致 RPF 和肾小球内压增高,GFR 上升。这种扩血管作用可能由肾脏局部前列腺素合成增加介导或依赖于胰高糖素分泌增加及球-管反馈平衡的改变所致。

3. 原发性高血压或其遗传倾向

正常情况下,肾小球入球小动脉随着血压的升高而相应地收缩,从而保持肾小球血流动力相对稳定,而在糖尿病高血糖情况下,肾血管常存在自身调节功能障碍,高血压促使肾小球入球小动脉扩张,加重肾小球内高压,促进蛋白尿和肾小球硬化的发生。临床流行病学调查表明:与无高血压者相比,伴有高血压的糖尿病患者肾脏病变的发生率高且进展速度明显加快。一些研究认为原发性高血压或其遗传倾向与 DKD 发生的易感性有关,并认为伴原发性高血压或其遗传倾向的糖尿病患者存在肾血管自身调节缺陷,发现红细胞膜上钠-锂反转移活性增高(原发性高血压遗传标志之一)的糖尿病患者易呈现肾小球高滤过;进一步研究还发现红细胞膜上钠-锂反转移活性增高的糖尿病患者其肾血管对 AngⅡ 的缩血管反应有缺陷,结果入球小动脉扩张,RPF 增加和肾小球内压增高而呈肾小球高滤过,对

DKD易感。

三、糖尿病肾脏病的遗传易感性

（一）遗传易感性对DKD的影响

代谢紊乱在DKD发生发展中的作用一直受到重视并被充分肯定，肾小球血流动力改变对启动和促进DKD的发生和进展也具有很大作用，但上述改变不能完全解释如下现象：① 临床上仅30%～40%的1型糖尿病患者最终发生DKD和肾衰竭，DKD的发病高峰在糖尿病病程的15～20年间，嗣后DKD发生的危险性明显下降；② DKD的发生发展与糖尿病的病情控制缺乏完全的一致性，临床上20%～25%的糖尿病患者不论血糖控制好坏，患病多年从不发生严重的糖尿病慢性并发症，而约5%的糖尿病患者在短期内，即使血糖控制良好，却在患病较短时间内发生比较严重的糖尿病慢性并发症；③ DKD的发生存在家族聚集性。来自家族的两个研究报道：在两个或两个以上兄弟姐妹有1型糖尿病的家族中发现，如果先证者（注：指一个家族中最先发现有某种遗传病的个体）有DKD，其他兄弟姐妹发生DKD的可能性要明显高于先证者无DKD的兄弟姐妹。因两个研究在查证时存在一些偏倚，故家族聚集程度的估计有很大不同，但两个研究均证实：先证者不伴DKD的兄弟姐妹发生DKD的危险性低，分别为17%和22%，而先证者伴DKD的兄弟姐妹发生DKD的危险性分别为83%和43%。Joslin糖尿病中心试图准确估计DKD的家族聚集性，查证了一大组糖尿病家族，结果以累积患病率表示，在发生糖尿病25年后，先证者伴DKD的兄弟姐妹发生DKD的危险性为70%，而先证者无DKD的兄弟姐妹发生DKD的危险性仅20%。一些研究证实在2型糖尿病患者中亦存在DKD的家族聚集性，首先证实在美国Pima印第安人中存在该现象，在两代均有糖尿病的家族中，如果糖尿病父母均无蛋白尿，子代蛋白尿的发生率为14%，父母之一有蛋白尿，子代蛋白尿的发生率为23%，如父母均有蛋白尿，子代蛋白尿的发生率则达46%。随后在白人和黑人中亦证实2型糖尿病患者存在DKD的家族聚集性。上述资料强烈提示遗传因素可能是部分决定糖尿病患者易于发生DKD的一个重要危险因素。

（二）DKD易感人群或候选基因

1. 原发性高血压遗传倾向

临床研究发现DKD患者常伴高血压，而未发生DKD患者，尽管病程明显较长，血压仍保持正常或处于正常低值水平；双亲的原发性高血压与其后代1型糖尿病患者DKD发生的危险性有关，病例对照研究报道DKD患者非糖尿病双亲血压明显高于不伴DKD患者非糖尿病双亲血压。红细胞膜钠/锂反转移最大速率是原发性高血压的一表现型，伴DKD患者红细胞膜上钠-锂反转移活性明显高于无DKD的糖尿病患者。有研究报道正常、微量和大量白蛋白尿的糖尿病患者红细胞膜钠-锂反转移活性增高的发生率分别为21.5%、42.8%和51.7%；白细胞膜钠-氢反转移活性增高是原发性高血压遗传易感性的另一标志。有研究报道糖尿病伴白蛋白尿者其白细胞膜上钠-氢反转移活性及细胞内pH较不伴蛋白尿糖尿病患者及健康对照组明显为高，提示原发性高血压的遗传倾向与DKD密切有关。有学者发现红细胞膜钠-锂反转移活性增高的糖尿病患者肾血管对AngⅡ的缩血管反应缺陷，肾小球入球小动脉相对扩张，因而系统性血压较易直接传递至肾小球微循环，致肾小球毛细血管静水压增高和 RPF 增加，肾小球高滤过，对 DKD 易感。有学者提出红细胞膜钠-锂反转移活性和白细胞膜钠氢反转移活性可被作为预测 DKD 的标志，但尚有争议，有待进一步研究。另需注意的是，原发性高血压遗传倾向增加 DKD 的危险性，主要在血糖控制不佳的情况下发挥作用，有大规模的临床研究观察到血糖持续高于 11.1 mmol/L 或 HbA1c>8.1% 时，原发性高血压遗传倾向明显增加 DKD 发生的危险性。

2. 硫酸肝素蛋白多糖代谢

Deckert 等提出糖尿病患者蛋白尿及其相关并发症的发生和发展与硫酸肝素蛋白多糖(HSPG)代谢有关的酶(如 N-脱乙酰化酶)的遗传多态现象有关。HSPG 是肾小球基底膜、系膜及血管壁葡糖胺聚糖的主要成分，对肾小球滤过膜及血管壁阴电荷及其结构完整性的维持起重要作用并可强烈抑制系膜细胞的生长增殖。动物实验显示，糖尿病大鼠早期肾小球 HSPG 含量减少，给大鼠注射 HSPG 单克隆抗体能引起急性剂量依赖的选择性蛋白尿。内皮细胞、系膜细胞及心肌内膜细胞等均可合成 HSPG，HSPG 首先在高尔基体内硫酸化(正是硫酸基团赋予其重要的阴电荷)，而肝素的硫酸化必须在肝素去乙酰化之后进行(关键酶为 N-脱乙酰化酶)后，才结合到浆膜、基底膜和血管外基质。有研究报道那些易于发生蛋白尿的糖尿病患者体内 N-脱乙酰化酶及其同工酶对血糖控制不良(HbA1c>8%)较敏感，酶活性受抑制从而致肾小球基底膜及系膜区 HSPG 含量明显减少，肾小球滤过膜电荷和结构屏障受损，导致蛋白尿和进行性肾小球系膜区扩张；相反，那些 N-脱乙酰化酶及其同工酶在高血糖状态下活性不易受抑制的糖尿病患者则不易发生蛋白尿及其他相关并发症。

3. 醛糖还原酶活性个体差异

高血糖致山梨醇旁路代谢活化，促进糖尿病慢性并发症的发生，该通路中第一个关键酶为醛糖还原酶(AR)，其催化葡萄糖转化为山梨醇，然后再经山梨醇脱氢酶分解为果糖。然而糖尿病患者体内 AR 活性存在很大的个体差异性，在相同高血糖情况下，那些伴 AR 高活性的糖尿病患者对糖尿病慢性并发症易感。Hamado 等报道在相同血浆葡萄糖浓度的情况下，那些伴 AR 高活性的糖尿病患者与伴低活性 RA 的糖尿病患者相比，组织细胞内有较多的山梨醇堆积，并发现那些短期内发生糖尿病微血管并发症的患者红细胞 AR 活性明显高于那些病程超过 25 年却不伴明显糖尿病慢性并发症的患者，如果一个糖尿病患者的红细胞 AR 活性大于非糖尿病患者的均值加两个标准差，此组糖尿病患者发生一个或几个严重并发症危险性较 AR 活性小于非糖尿病均值加两个标准差者几乎高 5 倍(4.76 倍)，提示糖尿病患者个体间 AR 活性的不同部分可能与某些患者易于发生并发症有关。红细胞 AR 活性的测定可能对发现产生糖尿病并发症高度危险性的糖尿病患者有预测作用，亦可能有助于发现对 AR 抑制剂药物反应最好的糖尿病患者。基础研究证实 AR 基因位于染色体 7q35 区，并发现 3 种可能与糖尿病微血管并发症发生有关的 AR 基因突变或多肽性，它们是：第 8 内含子第 95 个核苷酸处 A 被 C 取代，产生一个新的限制性内切酶 BamHⅠ酶切位点；转录起始点上游 2.1kb 处的高度多肽性微卫星 DNA 序列$(AC)_n$二核苷酸重复序列；启动子区的 C(-106)T 多肽性。另外有学者假设山梨醇代谢通路中另一个酶——山梨醇脱氢酶个体差异可能亦与糖尿病慢性并发症的易感性有关，那些伴低活性山梨醇脱氢酶的患者处于发生糖尿病慢性并发症的高危状态，相反，在相同高血糖情况下，伴高山梨醇脱氢酶活性的患者则对发生糖尿病慢性并发症的发生具有保护性，上述理论尚有待更多研究予以证实。

4. 血管紧张素Ⅰ转化酶(ACE)

最近研究报道ACE基因多态性与DKD发生有关。ACE催化十肽血管紧张素Ⅰ转化为强缩血管物质——八肽血管紧张素Ⅱ(AngⅡ),并灭活有舒血管作用的缓激肽,ACE通过AngⅡ的形成和影响激肽代谢来调节系统性血压和肾脏血流动力变化。个体内血浆ACE水平很稳定,但不同个体间相差可达5倍,环境因素和激素调节的不同不能完全解释这种差异,血浆及细胞内ACE活性和水平主要由先天决定,ACE基因多态性和血浆ACE水平密切相关。近来研究表明ACE基因第16内含子插入/缺失(insertion/deletion,I/D)多态现象与ACE水平有关,插入纯合子(表现型Ⅱ),血浆ACE水平较低,而缺失型纯合子(DD)水平较高。有研究发现在病程相同的情况下,DKD患者与非DKD患者相比,缺失型等位基因的频率显著增高,血浆ACE水平明显升高,并建议插入纯合子是DKD危险性低的一个标志,但尚有不同意见。一般报道DD型ACE基因多态的糖尿病患者,其血浆ACE水平较高,从而催化产生较多的AngⅡ,尤其是肾内AngⅡ产生增加,从而产生病理作用:① 增加肾脏近曲小管钠离子的回吸收,增加血容量;② 使肾小球出球小动脉相对收缩,增加肾小球内压和肾小球滤过率;③ 促进肾小球系膜细胞生长增殖和合成分泌血管外基质;④ 刺激系膜细胞表达内皮素和PDGF等细胞因子的表达而间接发挥作用。

5. 一氧化氮合酶(NOS)基因

NOS包括内皮型NOS(eNOS)、神经型NOS(nNOS)和诱生型NOS(iNOS)。eNOS产生的NO可扩张血管、调节血压、改变局部血流、抑制血小板聚集和抗平滑肌细胞增殖等;iNOS产生的NO在炎症和免疫反应中起细胞毒和细胞抑制作用;nNOS产生的NO以递质的形式参与神经信息传导和内分泌调节。NO参与糖尿病微血管并发症的发生,在糖尿病早期,由于iNOS催化生成的过量NO,通过细胞毒与细胞抑制作用参与并发症的损伤机制,如肾小球高滤过、局部血流加快、微血管通透性增加、肾小管和血管内皮损伤,而在糖尿病慢性并发症的晚期阶段,由于糖化终末产物(AGE)、自由基等的增加及eNOS活性的异常,使NO含量减少,eNOS生成的NO的扩血管作用、调节血压、抑制血小板聚集和抗平滑肌增殖的作用减弱。体内决定NO含量的主要因素为NOS,NOS基因的改变将影响NOS的表达和活性,NOS基因,尤其是eNOS基因的突变或多肽性可能参与糖尿病血管并发症的发生和发展。人的eNOS基因定位于染色体7q35～36区域。有学者报道健康人群eNOS基因4a/b多肽性与血浆NO水平相关,a等位基因型血浆NO水平明显低于b等位基因型。来自日本和美国的报道称,1型糖尿病和2型糖尿病患者的eNOS基因4a/b多肽性与糖尿病肾脏病的发生发展相关。一些研究还检查了其他基因与DKD的相关性,其中报道阳性结果的有胰岛素受体位点的多态现象、胰岛素基因和Ⅳ型胶原α_1基因。这些发现尚需证实和进一步研究构成其相关性的分子机制。

6. MCP-1基因多态性

临床研究发现,MCP-1-2518位点的G等位基因在亚洲和墨西哥人中的表达要高于白种人,并能够有效降低狼疮性肾炎和IgA肾病患者的肾脏损害,但MCP-1基因多态性与糖尿病肾脏疾病的相关性仍存在争议。有研究发现,MCP-1A(-2518)等位基因与DKD的发生和发展存在相关性,白种人1型糖尿病患者的A等位基因和A/A基因型频率显著高于正常对照组。有报道MCP-1-2518等位基因在2型糖尿病患者中与DKD未存在明显相关。国内有学者报道MCP-1-2518位点的基因型患者较含G者(GG,GA)、较AA基因型具有更高的血浆 MCP－1 含量；GG 纯合子个体的单核细胞要比 AG 杂合子个体的单核细胞产生更多的 MCP－1。有来自韩国的报道称 A 等位基因与糖尿病肾衰竭显著相关，这表明在某些人群或种族中，A 等位基因可能更关系到 DKD 发展。

总之，DKD 的确切发病机制尚不十分清楚，参见图 15-3。代谢控制不佳是 DKD 发生的前提，但又不是充分的因素。肾小球血流动力改变对 DKD 的发生起促进作用，良好的代谢控制可明显减少或防止 DKD 的发生。遗传易感因素存在与否对部分决定 DKD 的发生可能起重要作用，这就使我们在临床上有机会努力去寻找可能存在的遗传标志，以便早期发现那些将来可能发生 DKD 或其相关并发症的高危患者并采取相应的强化干预措施以防止其发生或延缓其发展。

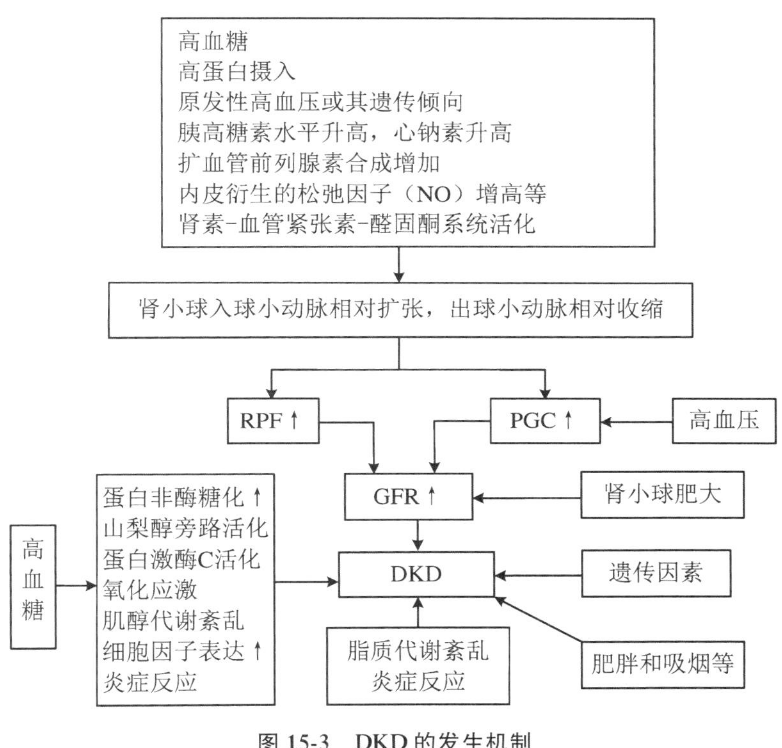

图 15-3　DKD 的发生机制

第四节　糖尿病肾脏病的诊断和分期

80%以上表现为 DKD 的患者基于临床证据可获得比较准确的诊断，肾脏活检病理检查一般情况下是不必要的。对于病程大约 10 年或 10 年以上的 1 型糖尿病患者，如其 24 h 尿蛋白排泄超过 0.5 g，尤其同时伴糖尿病视网膜病变者，则基本可考虑诊断 DKD 或 DN；大量蛋白尿常伴高血压和 GFR 的降低，如病程大于 10 年，临床排除急慢性尿路感染和肾炎等，即使无明显糖尿病视网膜病变，亦可临床诊断为 DKD。但以下情况糖尿病合并蛋白尿或肾功能损害原因的诊断可能有赖于肾活检以确定其病因：病史小于 5 年伴大量蛋白尿；尿沉渣检查有炎性沉积物(异型红细胞、棘红细胞、各种管型、部分为红细胞成分);蛋白尿出现快或快速增加(数周内);蛋白尿>5 g/24 h;有蛋白尿但无视网膜或周围神经病变;无蛋白尿,但肾功能下降;不明原因的肾功能快速减退。上述患者可能同时合并原发性肾病综合征、原发性肾小球肾炎、高血压肾病及狼疮性肾炎等。血尿不能排除DKD,可能提示肾小球肾炎,亦可能由于DKD所致。肾脏活检病理是DKD、NDKD(非糖尿病肾脏病)和DKD+NDKD的鉴别诊断金指标,但临床实践中存在实施困难。有报道显示2型糖尿病中NDKD患病率为33%～72.3%,并不少见,但常被误诊为DKD,特别是"沉默"CKD(如多囊肾、肾发育不良、急性肾衰后和衰老相关的慢性肾病等),而失去特异性治疗机会。建议所有糖尿病合并CKD的患者,都像无糖尿病的CKD患者一样做诊断评估。另外,目前几乎所有的临床研究中有关DKD的数据未能很好地就DKD和NDKD加以区分,尤其是早期的临床研究,所谓的DKD患者其实包含了NDKD,一定程度上夸大了真正的DKD的患病率。

一、糖尿病肾脏病的诊断

糖尿病肾脏病的临床诊断主要根据白蛋白尿、eGFR并结合病史和有无视网膜病变等,必要时行肾活组织检查。DKD属于CKD的范畴,其诊断可参考CKD的定义:各种原因导致的以下肾脏损害任何一种表现持续时间超过3个月:① 肾损伤的标志:白蛋白尿(AER≥30 mg/24 h;ACR≥30 mg/g(≥3 mg/mmol));尿沉渣异常;由于肾小管功能紊乱导致的电解质及其他异常;组织学检测异常;影像学检查有结构异常;有肾脏移植病史;② 不明原因的GFR降低GFR<60 mL/(min·1.73 m^2)(GFR分期的3a期到5期)。24 h尿白蛋白排泄率是大家公认的DKD诊断指标,但24 h尿标本的收集费时,常不易收集准确且受运动的影响,临床依从性欠佳。由于个体每天肌酐排泄相对稳定,同时测定尿白蛋白浓度和尿肌酐浓度并计算其比值可消除尿液稀释和尿量收集不准确的干扰且简单方便,尤适用于门诊患者,目前尿白蛋白肌酐比已被指南推荐用于替代尿白蛋白排泄率测定。DKD根据尿白蛋白排泄可分为正常白蛋白尿、微量白蛋白尿和大量白蛋白尿(表15-4),进一步根据eGFR可分为五期(表15-5)。为进一步评价和指导临床处理,美国肾脏病学会根据期肾功能情况对慢性肾损害(包括糖尿病肾损害,如出现微量白蛋白尿)进一步进行了分期(表15-6),如肾损害达3期以上,应注意降血糖药物的选择和剂量调脂,达4期以上需进行血透或腹透。

表15-4 尿白蛋白排泄异常的标准

分类	24 h尿液(mg)	定时尿(μg/min)	随机尿(mg/g肌酐)
正常	<30	<20	<30
微量白蛋白尿	30～300	20～200	30～300
大量白蛋白尿	≥300	≥200	≥300

表 15-5　慢性肾脏疾病(CKD)分期

分期	描述	肾小球滤过率
1 期	肾脏损害(如蛋白尿),肾功能正常	≥90 mL/min
2 期	肾脏损害,肾功能轻度降低	60～89 mL/min
3 期	肾脏损害,肾功能中度降低	30～59 mL/min
	3A	45～59 mL/min
	3B	30～44 mL/min
4 期	肾脏损害,肾功能严重降低	15～29 mL/min
5 期	肾衰竭	<15 mL/min

注：CKD 反映了各种原因导致的肾脏损害,指以下任何一种表现持续时间超过 3 个月:① 肾脏受损的标志(一个或多个):白蛋白尿(AER≥30 mg/24 h; ACR≥30 mg/g(≥3 mg/mmol));尿沉渣异常;由于肾小管功能紊乱导致的电解质及其他异常;组织学检测异常;影像学检查有结构异常;有肾脏移植病史。② 不明原因的 GFR 降低(GFR<60 mL/(min · 1.73 m^2))。

二、糖尿病肾脏病的分期

临床根据尿白蛋白排泄、肾功能并结合肾活检,一般将 DKD 人为地分为五期,该过程多表现在 1 型糖尿病患者中;2 型糖尿病患者因受病程不能完全确定的影响,常缺乏上述典型的五期表现,甚至诊断时,便已表现为临床 DKD 或肾功能不全。典型糖尿病肾脏病的分期见表 15-6,自然史见表 15-7。

表 15-6　DKD 分期

分期	GFR	尿白蛋白排泄率	肾脏病理
第一期(高功能期)	增高,较正常人高 10%～40%	<20 μg/min,有时增高与高滤过有关	基本正常,可见肾小球和肾单位肥大
第二期(静止期)	正常或增高	运动时可见微量白蛋白尿	GBM 稍增厚,系膜区轻度扩张
第三期(早期 DKD)	大多正常,部分伴高滤过	持续微量白蛋白尿,20～200 μg/min	GBM 增厚,系膜区扩张,部分肾小球闭塞
第四期(临床 DKD)	正常或减低并进行性下降	>200 μg/min,尿常规蛋白定性阳性	弥漫性或结节性肾小球硬化或伴渗出性病变
第五期(终末期肾病)	肾衰竭,尿毒症期	大量蛋白尿,终末期尿蛋白排泄可减少	同四期,病变程度进一步加重

表 15-7　典型 DKD 的自然史

分期	特　征
1 期	多在病程的 0～2 年,控制血糖具有可逆性
2 期	静止期,在病程的 2～10 年,具有可逆性
3 期	早期 DKD,多在病程的 10～15 年,不加干预,10 年后,1 型糖尿病约 80%进展为临床蛋白尿;2 型糖尿病约 20%进展为临床蛋白尿,也具可逆性,是防治 DKD 的重点
4 期	临床 DKD,高峰在病程的 15～20 年,平均 7～10 年进展至末期肾衰竭
5 期	平均 20 年左右出现尿毒症,常伴 DR、高血压和肾病综合征等

第一期(高功能期或高滤过期) 多见于新诊断的1型糖尿病患者,早在20世纪30年代和40年代便被许多学者证实。此期GFR常较非糖尿病对照组增加30%~40%,GFR的升高与血清葡萄糖浓度水平相关,应用胰岛素治疗控制血糖可降低增高的GFR,但25%~40%的患者,即使血糖控制良好,仍保持GFR高于正常。高滤过的糖尿病患者最终发生临床DKD和肾功能减退的危险性显著高于GFR正常者。此期肾脏病理无明显变化,可见肾小球肥大,GBM和系膜区正常。尿白蛋白排泄率多小于20 μg/min,血糖控制不佳或酮症时可有微量白蛋白尿,但随血糖的控制可完全纠正。

第二期(静止期) 1型糖尿病患者多在2~3年后进入此期,肾脏和肾小球持续增大,肾小球仍存在持续高灌注或增高的GFR渐恢复正常,此期可持续7~15年。病理可见GBM稍增厚和肾小球系膜区轻度扩张,无任何肾脏病的临床表现,运动诱发的微量白蛋白尿是仅有的提示肾脏损害的临床证据,但这种改变是可逆性的。

第三期(早期DKD或称持续微量白蛋白尿期) 1型糖尿病患者常在5~15年后发展至此期,GFR大多正常,部分患者肾小球仍处于高滤过状态,一些患者GFR降低。尿蛋白定性试验多阴性,微量白蛋白尿是其重要标志,在排除急慢性肾炎、肾动脉硬化、尿路感染、高血压、肾静脉血栓形成及酮症等因素的情况下,24 h尿白蛋白排泄率20~200 μg/min(相当于24 h尿白蛋白排泄30~300 mg或尿白蛋白/肌酐比30~300 mg/g)已被广泛作为早期DKD的诊断指标。鉴于尿白蛋白排泄率有较大的变异性,建议在为期3~6个月期间收集三次尿标本,其中两次结果在上述范围,可诊断为持续性微量白蛋白尿,即临床所谓的早期糖尿病肾脏病。此期血压开始升高,该期的后半部分血压每年约升高3.5%,部分患者可伴有持续性高血压,如不进行适当干预治疗,大部分患者尿白蛋白排泄率常进行性增加并伴GFR的下降。伴持续微量白蛋白尿的1型糖尿病和2型糖尿病患者10年之内将分别约有80%和20%进展至临床DKD阶段,但此期的糖尿病肾脏损害具有一定的可逆性,应进行积极的干预治疗。此期肾脏病理可见明显的GBM增厚和肾小球系膜区扩张,基质增加,部分肾小球闭塞失去功能。现较一致建议对所有2型糖尿病患者(新诊断或已诊断)和病程大于3年的1型糖尿病患者应常规每年进行尿白蛋白/尿肌酐比值(ACR)和eGFR的测定,如ACR增加或eGFR降低,3~6个月内复查。有关尿白蛋白的测定方法常用的有放射免疫法、酶联免疫法及免疫比浊法等。近年来有不少学者研究了尿转铁蛋白及N-乙酰-β-D氨基葡萄糖苷酶的排泄,并认为其排泄增加亦可敏感反应糖尿病早期肾脏损害,甚至可能较白蛋白更敏感;尿小分子蛋白如α_1微球蛋白、β_2微球蛋白和视黄醇结合蛋白的测定对反映糖尿病肾间质和肾小管病变存在与否有参考价值。

第四期(临床DKD或称大量白蛋白尿期) 此期以尿白蛋白排泄率大于200 μg/min或ACR大于300 mg/g肌酐为特征,临床表现常有蛋白尿和高血压,此期患者如不采取积极干预治疗肾功能常呈不可逆性地进行性下降,1型糖尿病患者其GFR下降速度约为1 mL/(min·mon),平均在7~10年进展至ESRD,发病高峰在糖尿病病程的15~20年之间。肾病综合征是比较常见的,在相同血清白蛋白浓度的情况下,其水肿的程度较其他原因所致的肾病综合征明显为重,可能由于糖尿病患者一方面血管通透性增加,尤其在有血管病变和血糖控制不佳的情况下;另一方面可能由于白蛋白的糖化(阴电荷减少)增加使其较易跨过毛细血管膜,进入血管外,增加组织间渗透压。病理可见典型的弥漫性肾小球硬化和特征性结节性肾小球硬化。

第五期（终末期肾病）　1 型糖尿病患者在病程 20～30 年后，30%～40%的患者发生 ESRD。此期多伴有高血压、大量蛋白尿（如肾衰竭时，尿蛋白排泄可减少）、低蛋白血症、肾性贫血及各种尿毒症症状。患者常同时伴有其他多种糖尿病慢性并发症如糖尿病视网膜病变、糖尿病神经病变（周围神经和自主神经）和糖尿病心脏病等。病理改变较第四期进一步加重。该期患者多需透析和肾移植治疗。

第五节　糖尿病肾脏病的防治

防治原则：综合治疗，强调早期诊断和早期治疗。综合治疗主要包括控制血糖、理想控制血压、降低血脂、避免过量蛋白质摄入、抗血小板治疗、避免吸烟和饮酒等。DKD 的防治包括早期预防肾小球高灌注和高滤过，降低肾小球内高压，延缓或逆转微量白蛋白尿；减少大量白蛋白尿的排泄，延缓肾功能下降速度。晚期主要针对终末期肾病（ESRD）的治疗。

一、早期治疗

（一）血糖控制

动物实验已证实应用胰岛素或胰岛移植严格的血糖控制可预防糖尿病动物肾脏功能减退和病理形态结构的异常；临床研究亦证实良好的血糖控制可降低肾小球高功能，预防或延缓微量白蛋白尿的发生，甚至逆转微量白蛋白尿向临床蛋白尿进展。来自北美多中心前瞻性的 DCCT 证实，在 1 型糖尿病患者中，通过胰岛素强化治疗（HbA1c 平均水平为 7.2%），在为期平均 6.5 年的随访中，与常规治疗组相比（HbA1c 平均水平 9.1%），微量白蛋白尿和临床蛋白尿发生的危险性分别降低 54%和 60%。上述结论可能同样亦适用于 2 型糖尿病患者，来自日本的一个有关 2 型糖尿病患者（110 例）的研究、UKPDS 研究和 ADVANS 研究均证实强化血糖治疗可显著预防和延缓糖尿病肾脏病的发生和发展。目前有关强化血糖控制对大量蛋白尿糖尿病患者是否具有减少尿蛋白的排泄和延缓肾功能减退的作用尚存争议。

糖尿病发生肾功能不全或接近尿毒症时，血糖控制需注意：① 肾糖阈增高并常伴膀胱自主神经病变致残余尿增加，因此尿糖不能作为调整胰岛素和口服抗糖尿病剂量的指标；② 尿毒症时排泄的代谢产物有些有还原性，致硫酸铜还原法测定的尿糖有假阳性；③ 尿毒症时患者常有胃肠道症状，食欲差，进食少；肾脏灭活胰岛素下降，胰岛素半衰期延长；患者常有胃自主神经病变，致胃排空延缓，食物消化吸收发生改变；肾脏的糖异生和糖原储存减少；最后一些患者可能尚存在不同程度的脑垂体前叶功能减退，使胰岛素拮抗激素水平降低等，上述多种因素的存在常使患者胰岛素用量明显减少，如不注意随时调整胰岛素剂量，易发生低血糖症；④ 肾功能不全时，口服磺酰脲类药物在体内半衰期延长，易致低血糖，应用时应慎重或尽量避免使用；其他抗糖尿病药物应参照患者 eGFR 结果合理选择，如图 15-4 所示。

降糖药物	eGFR (mL/(min·1.73 m²)				
	≥60	60~45	45~30	30~15	15
双胍类					
二甲双胍					
SGLT2抑制剂					
达格列净					
恩格列净					
卡格列净					
GLP-1受体激动剂					
利拉鲁肽					
司美格鲁肽					
度拉糖肽					
艾塞那肽					
利司那肽					
DPP-4抑制剂					
西格列汀					
沙格列汀					
维格列汀					
利格列汀					
阿格列汀					
磺脲类					
格列本脲					
格列美脲					
格列齐特					
格列吡嗪					
格列喹酮					
格列奈类					
那格列奈					
瑞格列奈					
α-糖苷酶抑制剂					
阿卡波糖					
伏格列波糖					
米格列醇					
噻唑烷二酮(TZDs)					
吡格列酮					
罗格列酮					

可以使用，无需调整剂量　需减量使用　禁止使用　证据有限，谨慎使用

图 15-4　糖尿病慢性肾脏病变和抗糖尿病药物的选择(彩图 8)

（二）血压控制

高血压是促使 DKD 发生和发展的重要危险因素，高血压明显促进 DKD 的发生并加速其恶化，DKD 的发生加重高血压，形成恶性循环。早期 DKD 时血压升高，临床 DKD 患者 80%～90%伴高血压，系统性高血压通过扩张的入球小动脉传递至肾小球内，加剧糖尿病患者已存在的肾小球内高压（尤其在血糖控制不良的情况下），甚至在血压正常时亦可能存在肾小球内高压。动物实验和临床研究证实有效的降血压治疗，特别是降低肾小球内高压，可明显防止或延缓 DKD 的发生；降低或延缓微量白蛋白尿的进展，甚至使其逆转；对临床 DKD 患者可降低尿蛋白排泄，延缓 GFR 下降速度，推迟 ESRD 的到来。对无 DKD 的糖尿病患者应至少使其血压控制在 130/80 mmHg 以下；对伴 DKD 或其他微血管和大血管病变的患者，一般认为血压＞130/85 mmHg 即可判为不正常，应争取使其血压控制在 125/75 mmHg 左右或小于平均动脉压 92 mmHg；甚至有学者建议如某一糖尿病患者诊断时血压为 110/70 mmHg，在随后的随访中，如其血压持续大于 120/80 mmHg，即可考虑其有轻微高血压，应通过非药物治疗使其血压保持在 110/70 mmHg 左右，较低水平的血压对肾脏损害有保护作用。就延缓糖尿病肾功能减退而言，一般认为平均血压越低，肾小球滤过率下降速度越慢。

现多数学者认为不论应用哪类降血压药物（利尿剂、β-受体拮抗剂、钙离子阻滞剂、ACEI、AT1 受体拮抗剂和 α-受体拮抗剂等），如能使到达血压良好控制均可能降低尿蛋白排泄和延缓肾功能下降速度，其中尤其 ACEI（如卡托普利、依那普利、培哚普利、雷米普利、贝那普利和福辛普利等）和 AT1 受体拮抗剂（如氯沙坦、坎地沙坦和缬沙坦等）近年来受到广泛重视，现指南推荐其在无禁忌证的情况下应作为糖尿病伴高血压的首选药物，与其他类降血压药物相比，其在相同降血压的情况下，可对糖尿病肾脏提供相对较好的保护作用，对糖脂代谢无不良影响。以下糖尿病患者均可选用 ACEI 或 AT1 受体拮抗剂：① 糖尿病伴高血压，但不伴微量或大量白蛋白尿，主要控制血压，可能比较有效地防止 DKD 发生。② 微量白蛋白尿伴高血压，ACEI 或 AT1 受体拮抗剂在降血压的同时，可降低尿白蛋白排泄或延缓其进展，其作用不完全依赖于血压的降低。③ 对血压正常的微量白蛋白尿的患者，亦有证据支持应用 ACEI 可减低微量白蛋白尿，但是否能延缓肾病的进展，尚有待进一步观察。④ 大量白蛋白尿伴高血压，可降低尿白蛋白排泄，延缓 GFR 的下降速度；对大量白蛋白尿不伴高血压者，多数认为应用 ACEI 或 AT1 受体拮抗剂亦可取得有益的肾脏保护作用。⑤ 肾衰竭已行替代治疗（如血透或腹透），控制血压并可能延缓其他糖尿病相关并发症的进展。⑥ 基于动物实验的结果，甚至有学者建议对无高血压和白蛋白尿的糖尿病患者亦可应用小剂量 ACEI，以预防 DKD，但由于 DKD 最终仅在一小部分患者中发生，需权衡利弊，今后如能发现准确预测 DKD 发生的遗传标志物将有助于避免给那些发展为 DKD 的危险性很小的患者服用这类药物。当 DKD 或肾功能不全伴明显水肿者可联合应用噻嗪类利尿剂；当应用最大剂量仍不能将血压控制在目标水平者，亦可加用噻嗪类利尿剂或钙离子阻滞剂（也有认为非双氢吡啶类 CCB 更有益）等；亦可用中小剂量 ACEI 联合钙离子阻滞剂或利尿剂。有一些研究报道 ACEI 和 AT1 受体拮抗剂联合应用可取得比较好的协同作用，且其疗效（蛋白尿下降程度和肾小球滤过率速度）与剂量有关，但目前临床不推荐此两类作用机制相似的药物联合使用。在一定范围内，ACEI 和 AT1 剂量越大（如厄贝沙坦 150 mg/d 与 300 mg/d），疗效越好，但目前临床不推荐此两类作用机制相似的药物联合使用。

1．ACEI 和 AT1 受体拮抗剂应用的注意事项

肾动脉硬化或狭窄者及严重肾功能不全（血肌酐＞265 μmol/L 或 GFR＜30 mL/min）者慎用 ACEI 或 AT1 受体拮抗剂；应用 ACEI 或 AT1 受体拮抗剂应注意在 1～2 周后或改变剂量时监测肾功能和血钾，避免与保钾利尿剂和非甾体类消炎药联合应用；当患者不能应用或不能耐受 ACEI 或 AT1 受体拮抗剂时，可用其他降血压药物来控制血压，钙离子阻滞剂是其首选择的药物之一，副作用少；其他几类降血压药物根据情况亦可选用，但应注意其副作用。

2．ACEI 相关的血肌酐升高

众多临床研究和循证医学的实践证实 ACEI 可延缓糖尿病或非糖尿病肾脏病的进展，但一些患者，尤其是已存在肾功能不全的患者在应用 ACEI 的早期阶段可能出现血肌酐不同程度的升高，这些患者（如血肌酐升高不超过基值的 35%，且在 2～3 周内稳定者）因此而被不少医师不正确地剥夺了应用 ACEI 的机会，其实从长期的随访研究显示，使用 ACEI 后早期血肌酐轻度升高的患者，其随后 GFR 下降的速度较血肌酐不升高者更慢。为正确对待这一现象，有学者提出肾功能不全患者 ACEI 的治疗方案，可供参考，ACEI 在肾功能不全患者中的应用和注意事项，参考图 15-5。研究者认为这对 AT1 受体拮抗剂的应用也有参考价值。

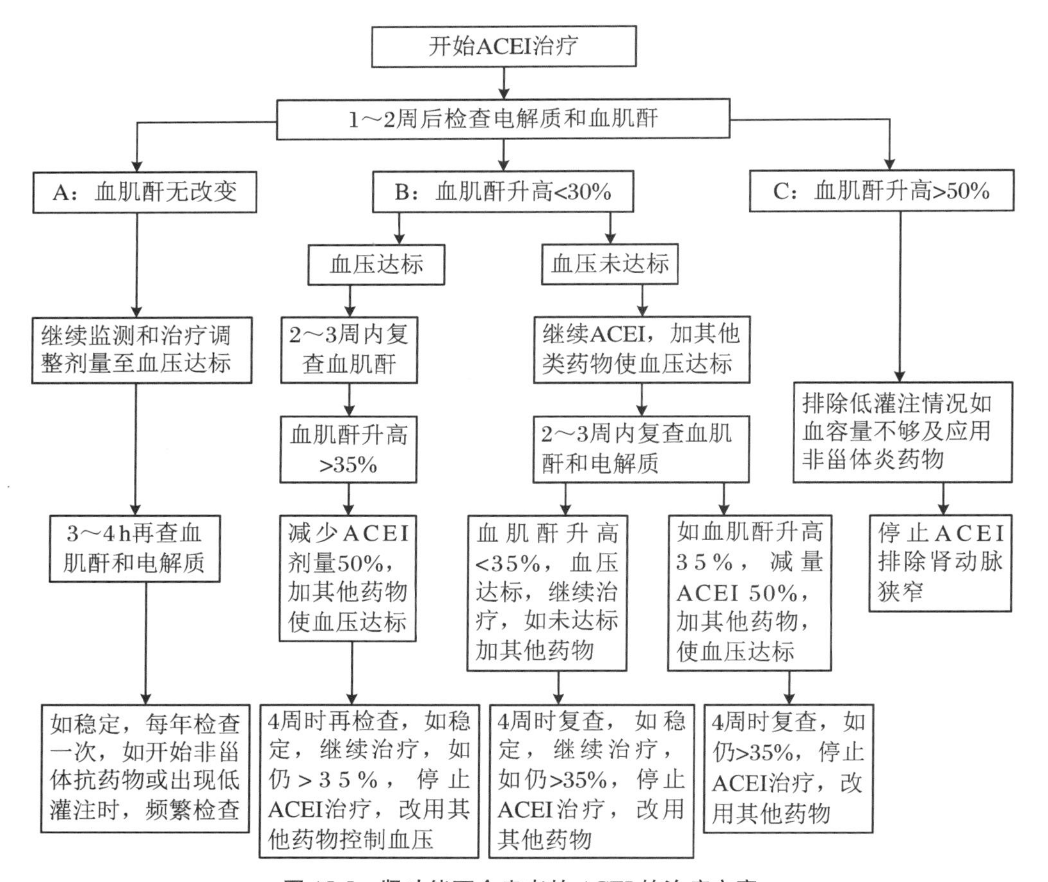

图 15-5 肾功能不全患者的 ACEI 的治疗方案

ACEI 或 AT1 受体拮抗剂降低蛋白尿和保护 DKD 的机制不十分明确，一般认为与以下作用有关：① 有效降低血压，降低肾小球内压；② 相对扩张肾小球出球小动脉，进一步降低肾小球内压，该作用不完全依赖于血压的降低；③ 抑制肾脏局部AngⅡ的产生和其介导的促进系膜细胞生长增殖的作用；④ 抑制肾组织细胞因子如ET和β-TGF等的基因表达，减轻肾小球硬化；⑤ 使肾小球滤过膜降低的硫酸肝素蛋白多糖恢复正常，改善肾小球滤过膜的结构屏障和电荷，降低蛋白尿；⑥ 抑制肾组织炎症因子如MCP-1和ICAM-1等的表达，减轻炎症反应。另外，蛋白尿的降低本身也减轻肾脏的损伤。

（三）适当限制蛋白质摄入

动物实验证实限制蛋白质摄入可降低糖尿病大鼠高滤过和肾小球内高压，防治或延缓蛋白尿和肾小球硬化的发生；临床研究亦显示避免蛋白质摄入过多可降低肾小球高滤过，低蛋白饮食可降低微量白蛋白尿排泄，对临床DKD患者不论有无氮质血症，低蛋白饮食可一定程度降低蛋白尿排泄和GFR的下降速度。糖尿病患者应避免蛋白质摄入供过于求，每日蛋白质摄入量不超过总热卡的10%～20%并以选用高生物效价者为佳，动物蛋白应占2/3左右。一般建议：正常白蛋白尿者，避免过量蛋白质摄入，以免加重肾小球高滤过，一般0.8～1.2 g/(kg·d)；微量白蛋白尿者，蛋白质摄入一般不超过1.0 g/(kg·d)；大量白蛋白尿且肾功能正常者＜0.8 g/(kg·d)；大量蛋白尿伴肾功能损害者＜0.6 g/(kg·d)；而已透析的患者常存在营养不良，可适当增加蛋白质摄入量至1.0～1.2 g/(kg·d)。

补充α-酮酸或复方α-酮酸，能改善体内氨基酸和蛋白代谢紊乱，促进蛋白合成，配合低蛋白饮食，有助于减轻肾小球的高滤过，保护肾单位，减缓慢性肾衰竭恶化。

（四）降脂治疗

脂质异常在肾小球硬化中的作用近来受到重视。许多动物实验证实应用特异性胆固醇合成抑制剂在有效降低血胆固醇和甘油三酯的同时，明显降低白蛋白尿和肾小球系膜区基质的扩张，减少脂质在肾小球内和肾间质中的沉积，亦减少沉积的脂质进一步氧化而产生的细胞毒作用和泡沫细胞的形成，防止各种细胞因子，尤其是TGF-β_1和炎症因子的表达和合成，降低系膜细胞的增殖和基质形成，阻断细胞损伤和肾小球硬化的恶性循环。临床研究报道HMG-COA还原酶抑制剂可直接抑制系膜细胞的增殖和保存肾小球内蛋白水解酶活性的作用，从而减少系膜区基质聚集，预防肾小球硬化。初步临床研究亦显示HMG-COA还原酶抑制剂如辛伐他丁和普伐他丁在降低血脂时可减少DKD患者白蛋白尿排泄，进一步有待大范围临床试验予以评价。

（五）全面控制，多因素干预

糖尿病慢性并发症的预防和治疗，强调全面控制和综合管理，但全球包括中国，2型糖尿病患者的综合达标率仍是比较低的，2012年我国有学者报道2型糖尿病患者血糖、血压和血脂三项指标均达标者仅占5.6%，因此糖尿病的控制和管理任重而道远。丹麦Steno-2研究为一项开放、随机对照试验，结果显示，将160例2型糖尿病合并微量蛋白尿的丹麦籍患者随机分为常规组和强化多因素干预组，常规组依据丹麦国家指南进行治疗，强化多因素干预组进行饮食运动、严格的降糖、降压、调脂及阿司匹林抗血小板聚集等治疗。此后分别在3.8年、7.8年、13.3年和21年进行随访，对糖尿病并发症、全因死亡等多方面进行评估，结果显示出强化多因素干预组的明显优势。具体结果如下：3.8年：强化组可减少73%进展至糖尿病肾脏病的风险，延缓 55%进展至糖尿病视网膜病变的风险，减少 68%进展至糖尿病自主神经病变的风险；7.8 年：强化组可显著降低大血管并发症的发生风险，高达 53%；13.3 年：强化组可明显降低全因死亡风险，高达 46%；21 年：强化组平均生存时间延长至少 7.9 年，死亡/首次 CKD 事件的发生时间延长 8.1 年，显著降低全因死亡风险，并再次印证了强化多因素干预对微血管并发症发生发展的益处。2020 年 KDIGO 推荐糖尿病合并 CKD 综合管理建议：① 所有患者均应进行营养、运动、戒烟、血糖、血压及血脂的综合管理，以降低肾病进展及心血管疾病风险；② 大多数患者应使用 SGLT-2I 和 RAAS 阻断剂，推荐 SGLT-2I 联合二甲双胍作为首选联合用药，加用 SGLT-2I 时，建议停止或减少目前使用的其他降糖药物的剂量，一些患者需联合抗血小板治疗。

（六）其他

1. 抗血小板治疗

糖尿病常存在血小板功能的异常参与糖尿病大血管和微血管病变的发生，对需要使用的患者，应根据情况合理使用。

2. 改善微循环

糖尿病患者常存在血液流变异常和微循环障碍，对合并 DKD 的患者可酌情联合一些改善微循环的药物如胰激肽原酶、羟苯磺酸钙和己酮可可碱等，可有助于减少蛋白尿。

3. 补充抗氧化剂

适当补充 α-硫辛酸、维生素 C、维生素 E 及 β-胡萝卜素等抗氧化剂可能有助于减轻糖尿病患者体内增加的自由基对肾小球的损害作用。

4. 醛糖还原酶抑制剂

山梨醇通路活化是糖尿病慢性并发症发生的重要机制。目前的动物实验和临床研究显示该类药物可减少糖尿病蛋白尿和延缓肾小球硬化的发生，其中依帕司他已被指南推荐常规用于预防和治疗。

5. 维生素 D

调节钙磷代谢是维生素 D（VitD）的经典作用。糖尿病患者 VitD 不足或缺乏广泛存在，低水平 VitD 除与糖尿病发生密切相关外，还会增加糖尿病并发症的发生率。补充适量 VitD 可改善糖尿病患者的胰岛素抵抗并保护胰岛 B 细胞功能，同时可调节免疫和抑制炎症反应以延缓糖尿病慢性并发症（包括 DKD）的发生。有研究报道补充 VitD 类似物可减轻 DKD 患者继发性甲状旁腺亢进症，延缓尿毒症发生，降低 DKD 患者血液透析后的总死亡率。

6. 戒烟或减少吸烟

研究表明，吸烟是糖尿病患者尿白蛋白进展和肾功能下降的独立危险因素，并显著增加 CKD 患者的心血管风险。随着吸烟量的增加，糖尿病患者尿 ACR 水平和 DKD 患病率均显著增加。避免吸烟和尽可能减少吸烟有助于 DKD 的防治。

7. 应用特异性受体拮抗剂或其抗体阻断细胞因子

如 ET、TGF-β_1、PDGF、PAI-1 和 MCP-1 等，有促进系膜细胞生长增殖和分泌基质的作用，可能是今后防治 DKD 的一个新领域。

8. 氨基胍（抑制蛋白质非酶糖化）及蛋白激酶 C 拮抗剂

理论上和动物实验显示氨基胍（抑制蛋白质非酶糖化）及蛋白激酶 C 拮抗剂对 DKD 有

较好的防治作用，但临床应用的效果尚待评价。

（七）抗糖尿病药物

目前临床使用的抗糖尿病药物有8～11类（不包括中药）之多，近年来不少研究显示某些抗糖尿病药物尚存在降糖之外的肾脏保护作用，尤其是二甲双胍、TZD、DPP-4抑制剂、GLP-1受体激动剂和SGLT-2抑制剂等。

1. 二甲双胍

二甲双胍是目前国内外各大指南推荐的一线首选抗糖尿病药物，最近一些体外试验、动物实验和临床研究发现其尚存在降低之外的肾脏保护作用：抑制系膜细胞增生，保护肾小球足和肾小管-间质损害，延缓DKD的发生和发展。其机制尚不十分清楚，可能是多途径的：① 通过活化AMPK信号通路，改善血糖控制；② 抑制肾小球系膜细胞内内质网应激；③ 抑制细胞转分化；④ 改善细胞自噬水平；⑤ 减轻氧化应激、炎症和糖基化终产物的形成；⑥ 抑制肾脏缺氧环境下缺氧诱导因子-1α的表达；⑦ 减轻脂毒性。轻中度肾功能受损（伴或不伴蛋白尿）患者持续使用二甲双胍的益处优于其可能的副作用。

2. 噻唑烷二酮衍生物

TZDs（如吡格列酮和罗格列酮等）是PPAR-γ最重要的合成的外源性特异性配体，TZDs通过与PPAR-γ结合后，调控与胰岛素效应有关的多种基因的转录和表达，促进组织葡萄糖的摄取和代谢，并一定程度改善脂代谢和降低低度的炎症反应等。近来研究证实TZDs在改善糖代谢的同时，尚存在不依赖糖代谢改善之外的保护肾脏作用，如降低糖尿病患者和糖尿病动物蛋白尿的排泄、抑制肾小球系膜细胞的增殖、去分化和细胞外基质的积聚，抑制间质纤维化，保护肾小球足细胞，延缓糖尿病肾小球硬化的发生和发展。确切的机制不明，可能与其改善肾小球血流动力异常，减轻肾脏局部的氧化应激，抑制系膜细胞炎症因子如TGF-β_1、PDGF、VEGF、PAI-1、MCP-1和蛋白激酶-C表达等有关，确切的机制尚待进一步研究。

3. DPP-4抑制剂

DPP-4抑制剂已临床广泛使用十几年，主要包括西格列汀、沙格列汀、利格列汀、维格列汀和阿格列汀等。近来不少1型糖尿病和2型糖尿病动物实验显示，DPP-4抑制剂干预治疗可明显减少蛋白尿排泄，改善肾小球、肾小管-肾间质的病理改变。此后，不少临床研究也证实（包括一些CVOT试验公布的相关结果），该类药物对2型糖尿病患者具有延缓和降低蛋白尿排泄的作用，可对肾脏提供一定程度的保护（DPP-4抑制剂肾脏保护机制尚不十分清楚），且部分独立于降血糖作用之外。其机制可能通过以下途径发挥作用：① 改善肾小球血流动力异常（增加尿钠排泄，改善球-管平衡）；② 减轻氧化应激、炎症及脂质过氧化；③ 减轻肾脏中内皮向间充质细胞的转分化，从而改善纤维化；④ 下调转化生长因子β的信号通路，改善纤维化；⑤ 有报道应用DPP-4抑制剂通过抑制肾组织DPP-4的活性，减少SDF-1α降解，显著提高内源性SDF-1α水平（多器官分泌的细胞趋化因子，对器官具有保护作用），进而发挥器官保护作用。

4. GLP-1受体激动剂

目前国内上市的GLP-1受体激动剂多种，包括艾塞那肽、利拉鲁肽、利司那肽、艾塞那肽微球制剂、洛塞那肽、度那糖肽和司美格肽等。近年来大量的基础和临床研究显示洛塞那肽等该类药物除了良好地降低血糖之外，还有较好的心血管获益和肾脏保护，尤其在延缓和降低蛋白尿排泄方面，并能不同程度降低 GFR 的下降速度，且其作用不完全依赖血糖的变化。为此，ADA 和 CDS 指南等推荐 2 型糖尿病在生活方式综合干预和联合使用二甲双胍的基础上如合并 CKD，在不适合 SGLT-2 抑制剂的情况下，可在不考虑 HbA1c 水平或个体化达标情况下联合 GLP-1 受体激动剂，以使肾脏获益。GLP-1 受体激动剂的肾脏保护机制尚不十分清楚，间接的作用可能与其降低血糖、降低血压和减轻体重等有关。此外，GLP-1 受体激动剂尚可能存在其他多途径的保护机制，如促进尿钠排泄（抑制钠氢交换体，减少近端肾小管钠离子的重吸收，改善球管平衡，相对收缩肾小球入球小动脉，降低肾小球压）、减轻肾脏局部微炎症、氧化应激和改善胰岛素抵抗等。有报道称 GLP-RA 可抑制肾小球系膜细胞糖基化终末产物（AGE）受体的表达而对糖尿病肾脏提供保护。

5. SGLT-2 抑制剂

该类药物自 2012 年被批准用于治疗糖尿病以来，目前国内已上市的有达格列净、恩格列净、恒格列净、卡格列净和艾托格列净等，该类药物降糖效果肯定。近年大量的基础和临床研究（包括来自 CVOT 研究的次要终点和以肾脏结局为终点的 RCT 研究）均显示一致性的结果：延缓和降低蛋白尿的排泄，显著降低 GFR 下降速度，降低终末期肾病，肾病导致死亡或肾脏相关终点，且上述效果在非糖尿病 CKD 患者中也同样获得证实。鉴于上述循证证据，ADA 和 CDS 指南一致推荐 2 型糖尿病患者在生活方式和二甲双胍干预的基础上，如合并 CKD，无论患者 HbA1c 水平或个体化达标情况（在无禁忌证和 eGFR 适当的情况下），均可联合 SGLT-2 抑制剂以延缓其进展，甚或逆转之。有关 SGLT-2 抑制剂肾脏保护机制的研究比较多，其肾脏保护作用主要来自两个方面：直接的作用和间接的作用。直接的作用主要包括通过修复肾小球球-管平衡降低肾小球高压和肾小球高滤过、减少肾脏肥大、降低肾小管糖毒性、改善肾小管-间质缺氧状态和减轻肾小管-间质炎症和纤维化；间接的作用包括改善血糖控制、增强胰岛素敏感性、降低血压、降低体重、降低血尿酸和减轻机体低度的微炎症反应等。

此外，鉴于循证医学的证据，近期该类药物如达格列净已被 FDA 和中国药监局批准用于延缓有进展风险的非糖尿病合并 CKD 的患者（eGFR≥25 mL/min），以延缓 CKD 的进展。

（八）醛固酮受体拮抗剂

早年的研究显示醛固酮可促进心脏纤维化，影响其心功能。近来一些研究显示糖尿病肾组织局部肾素-血管紧张素-醛固酮系统活化，醛固酮是介导血管紧张素Ⅱ作用的细胞因子，参与促进肾脏纤维化，参与糖尿病肾脏病的发生和发展。体外试验和动物实验显示醛固酮一方面可收缩肾小球出入球小动脉，尤其是出球小动脉，加重肾小球血流动力学异常；另一方面可诱导肾小球系膜细胞和肾小管上皮细胞表达细胞生长因子（如 TGF-β_1、CTGF、PAI-1）和炎症因子（如 MCP-1）等，从而促进肾小球硬化。先前研究显示长期应用 ACEI 治疗糖尿病肾脏病后可出现醛固酮“逃逸现象”（血醛固酮恢复到治疗前水平，20%～30%的逃逸率）并伴蛋白尿排泄再次增加和肾功能的恶化加速。一些小样本的临床研究报道单用醛固酮拮抗剂——安体舒通，或与 ACEI 或 ARB 联合应用安体舒通（25 mg/d）可进一步明显减少糖尿病肾脏病患者白蛋白尿排泄和延缓肾功能的减退，其作用不完全依赖血压的降低，小剂量安体舒通副作用少，耐受性良好，但对合并肾功能不全者，应注意监测血钾，当肾小球滤过率小于 30 mL/min 时慎用。高度选择性新型醛固酮受体拮抗剂——依普利酮

(eplerenone)通过竞争性抑制醛固酮与盐皮质激素受体结合,拮抗醛固酮与上皮(如肾脏)和非上皮(如心脏、血管和脑)组织中的盐皮质激素受体结合,依普利酮在体外与受体(雄激素受体、黄体酮受体、糖皮质激素受体)的结合活性较螺内酯弱。该药 2002 年 9 月获 FDA 批准上市,规格为 25 mg、50 mg 和 100 mg。其作用特点是半衰期较长,一天服用 1～2 次,对轻到中度高血压具有良好的疗效,同时对肾脏提供较好的保护作用。该品对其他受体基本无影响,副作用少,耐受性良好。近期有关非奈利酮(finerenone,新一代非甾体盐皮质激素受体拮抗剂,可有效阻止盐皮质激素受体过度激活带来的多种损害,其对盐皮质激素受体选择性更高、亲和力更大,效力强大,安全性更好)的大样本国际多中心 3 期临床试验结果显示:在标准治疗基础上,与安慰剂相比,2 型糖尿病合并 CKD 患者应用非奈利酮可显著减少心血管死亡或非致死性心血管事件(心肌梗死、卒中或心衰住院)的发生,同时兼具肾脏保护作用,如降低肾衰、估算肾小球滤过率(eGFR)相对基线持续下降≥57%或降低肾病相关性死亡风险。目前,不建议不伴有 DKD 的患者常规使用非奈利酮保护肾功能。

(九) 不同药物之间的联合应用

目前研究已显示不少药物本身对糖尿病肾脏病存在不同程度的防治效果,但鉴于糖尿病肾脏病发病机制复杂,单一治疗疗效常存在局限性,从糖尿病肾脏疾病的防治角度出发,在糖尿病控制的基础上,特别是已合并 CKD 的患者,可考虑采取不同作用机制的药物(如 RAAS 抑制剂、DPP-4 抑制剂、SGLT-2 抑制剂、GLP-1 受体激动剂和醛固酮受体拮抗剂等)联合使用,上述药物可根据具体情况两种或两种以上进行联合,可产生一定的协同作用,同时其联合治疗的最终效果和机制也值得进一步观察和深入研究。

(十) DKD 合并低蛋白血症和严重水肿的治疗

DKD 伴大量蛋白尿和低蛋白血症引起的水肿常较非糖尿病患者为重,治疗比较棘手。其治疗方法包括:① 理想地控制血糖,可降低血管通透性,减轻血浆蛋白的非酶糖化(血浆蛋白非酶糖化可使其阴电荷减少,易通过血管壁进入组织间隙)和血浆蛋白的渗出。② 限制蛋白质摄入,可减轻肾小球高滤过,减少蛋白质经肾脏漏出。严重低蛋白血症伴多浆膜腔积液或低血压者,可适量输注血浆或白蛋白提高胶体渗透压。③ 建议应用低分子右旋糖酐 250～500 mL+丹参 20 mL,静脉滴注,以提高胶体渗透压,降低红细胞的凝聚性,改善微循环。④ 在血肌酐小于 275 μmol/L 时,可小剂量应用 ACEI,减少蛋白尿。⑤ 在 GFR 适当的情况下,联合应用 SGLT-2 抑制剂。⑥ 小剂量多巴胺配合应用利尿剂。小剂量多巴胺静脉滴注改善肾血流量,促进利尿。⑦ 有学者报道血透超滤+腹水回输治疗有效。⑧ 如经积极的内科治疗,蛋白尿排泄和水肿无明显减轻,可考虑血液或腹膜透析治疗。

二、末期肾衰竭的治疗

DKD 进展至 ESRD 时可供选择的治疗方法主要有三种:血透、腹透和肾移植,但总体治疗效果较非糖尿病患者为差,方法的选择取决于患者的年龄、病情的严重性、并存疾病、患者的倾向及医疗可提供的手段等,在美国 80%的患者接受血透,12%的患者接受腹透,另约 8%接受肾移植,但亦有学者认为腹透可作为首选治疗手段,因其便携,可家庭内操作。国内肾移植的开展尚不普遍,多采用血透或腹透治疗。一般认为对 DKD 所致的 ESRD,其透析时间应早于其他疾病所致的肾衰竭，主要因为：DKD 一旦血肌酐达 440～710 μmol/L，肾功能常快速恶化；与其他原因所致的肾衰相比，糖尿病患者尿毒症的症状出现较早且较重；糖尿病患者尿毒症常进一步恶化或加速其他并发症（如糖尿病神经病变、视网膜病变及糖尿病心脏病等）进展；随着肾功能的逐渐减退，高血压常变得难以处理；随着肾功能的恶化和营养不良，血糖亦变得难以控制。因此建议糖尿病合并 CKD 的患者早期建立血管通路（血肌酐达 350～440 μmol/L），当血清肌酐达 710～800 μmol/L 时便开始血透或腹透，腹透的选择多采用持续性非卧位腹膜透析。但有关糖尿病合并 ESRD 起始透析恰当时机的选择尚不确定，有报道对 eGFR 10～15 mL/(min · 1.73 m^2) 的患者，透析开始的早晚对患者死亡率无明显影响，提出患者尿毒症症状才是决定患者透析开始时机的决定因素。透析可以帮助 CKD 患者排出体内毒素，改善尿毒症症状，同时也伴随一些风险，如血液透析导致的血流动力学不稳定、抗凝副作用、心脏的低灌注及残肾功能的丧失等；腹膜透析可导致腹膜炎及腹膜损伤等；同时透析导致的患者生活质量降低，且上述因素也可能导致患者死亡率增加。鉴于目前尚没有大规模、高质量的糖尿病合并 CKD 患者透析开始时机的研究，已有的相关研究结果多数不支持给予糖尿病合并 CKD 患者较早的肾脏替代治疗，对于伴糖尿病的 CKD 患者透析开始时机的选择应综合考虑患者尿毒症症状、糖尿病并发症、生活质量以及患者主观意愿等多方面因素，而不是单纯由 eGFR 或血肌酐水平决定。表 15-8 简要列出了血透、腹透和肾移植的优缺点。

表 15-8 糖尿病末期肾衰竭的治疗选择

可变指标	血液透析	腹膜透析	肾移植
合并肾外疾病	除低血压外，无限制	无限制	心血管功能不全除外
老年患者	无限制	无限制	由治疗小组决定
肾功能完全恢复	很少见	罕见	常见，只要移植成功
死亡率	明显高于非糖尿病患者	明显高于非糖尿病患者	与非糖尿病患者相似
1 年存活率	约 75%	约 75%	约 90%
20 年存活率	<5%	几乎为 0%	1%～5%
并发症进展	常见并持续进展	常见并持续进展	胰肾联合移植可改善氮质血症和阻断并发症进展
相对优点	可在家中进行，可在几小时内有效抽提出液体改善电解质异常；避免主要的外科手术	可自我管理；避免主要的外科手术，无需血管通路；避免血流动力学波动，不增加心血管负担	可治愈尿毒症，早期恢复，提高患者的生活质量，生存期延长
相对缺点	对心血管影响较大，超滤过多性低血压；透析失衡症；动静脉造瘘易失败或阻塞而需反复建立血管通路；应用肝素时致视网膜和消化道出血的机会增加	反复腹膜炎；蛋白质和氨基酸丢失；高脂血症透析时间越长透析效果越差	费用较高；需长期应用免疫抑制剂，导致肿瘤和免疫缺陷和病毒感染的机会增加；应用糖皮质激素恶化血糖控制，可能再发生肾小球硬化

第十六章　糖尿病眼病

糖尿病眼部并发症包括糖尿病视网膜病变、糖尿病性白内障、糖尿病性虹膜睫状体炎、角膜溃疡、视神经病变、青光眼及屈光不正等。糖尿病视网膜病变(diabetic retinopathy, DR)是糖尿病最重要的眼部并发症，是成人主要的致盲原因。本章重点就糖尿病视网膜病变的流行病学、病因和发病机制、诊断和治疗进行阐述，同时简要介绍糖尿病并发白内障和青光眼。

第一节　糖尿病视网膜病变

一、流行病学和危险因素

糖尿病视网膜病变，包括黄斑水肿、视网膜新生血管、视网膜剥离、玻璃体积血及黄斑变性等病变，是成人视力下降和致盲的主要原因之一。来自美国的研究报道，每年全部失眠患者中约12%(约8000人/年)由糖尿病所致，糖尿病患者发生失明的危险性是普通人群的25倍，30岁前诊断糖尿病者与30岁以后诊断者相比，前者糖尿病视网膜病变常较严重。糖尿病视网膜病变的发生率和病变的严重程度与病程、血糖控制、蛋白尿和血压等有关。

(一) 病程

文献报道1型糖尿病患者最初糖尿病视网膜病变的出现多在病程3～4年之后，在病程的第5年时，非增殖性糖尿病视网膜病变(non-proliferative DR, NPDR)发生率约为1%，在病程大于15年的1型糖尿病患者中，NPDR和增殖性糖尿病视网膜病变(proliferative DR, PDR)发生率分别约98%和25%；病程大于35年者，PDR的发生率约67%；年龄大于55岁者，失明发生率可达12%，约占1型糖尿病患者失明的86%。在2型糖尿病患者中，报道NPDR的发生率在病程小于5年和大于15年的患者分别为29%和78%，PDR分别约2%和16%，单一糖尿病视网膜病变所致失明约占2型糖尿病患者失明的33%。白内障、玻璃体积血、黄斑水肿、黄斑变性和青光眼是导致糖尿病患者失明的比较重要的其他原因。

(二) 高血糖

糖尿病视网膜病变在非糖尿病患者中是极其罕见的，而1型糖尿病患者在病程足够长时，几乎100%伴不同程度糖尿病视网膜病变，这提示糖尿病或持续高血糖暴露是糖尿病视网膜病变的主要原因。许多流行病学和临床试验证实高血糖和糖尿病视网膜病变不同阶段的发生有关，DCCT和UKPDS证实慢性高血糖与NPDR的发生或其向PDR的进展明显有关，高血糖不仅影响糖尿病视网膜病变的发生，而且促进其进展。有研究提示糖尿病视网膜病变存在高血糖阈值，糖化血红蛋白（HbA1c）水平大于8%时，糖尿病视网膜病变的发生和发展明显加速，而HbA1c在6%～8%时，糖尿病视网膜病变发生的危险性仅轻微增加。DCCT的研究结果显示与常规治疗组（HbA1c平均水平为9.1%）相比，强化胰岛素治疗（HbA1c平均水平为7.2%）使无视网膜病变的患者糖尿病视网膜病变的平均发病风险下降76%，糖尿病视网膜病变进展的发生风险下降54%，并使增殖性糖尿病视网膜病变或严重的非增殖性视网膜病变的发生减少47%。来自UKPDS的研究报告亦强烈证实，与常规治疗组相比（HbA1c：7.0%与7.9%），强化血糖控制可明显降低2型糖尿病患者视网膜病变的发生和发展，减少需光凝治疗和视力丧失的危险性。糖尿病视网膜病变的发生风险不仅与血糖控制水平（HbA1c）有关，同时血糖控制质量（血糖波动和稳定性）也很重要，血糖波动越大则糖尿病患者视网膜病变发生风险越高，TIR（目标血糖范围时间）与任何阶段视网膜病变之间存在显著相关性，TIR平均每下降10%，视网膜病变发生或进展的调整后风险比率增加64%。

（三）血压

血压升高或高血压与糖尿病视网膜病变的发生危险有关。有学者报道收缩压与糖尿病视网膜病变的发生有关，而舒张压与糖尿病视网膜病变的进展相关，与舒张压＜70 mmHg的1型糖尿病患者比较，舒张压＞70 mmHg者，糖尿病视网膜病变进展的危险性明显增加。

（四）蛋白尿

糖尿病患者视网膜病变与蛋白尿的发生呈平行关系，在1型糖尿病患者中，伴微量白蛋白尿的患者约90%合并糖尿病视网膜病变，一旦出现临床大量白蛋白尿则几乎100%伴不同程度的糖尿病视网膜病变，而且随着大量蛋白尿的出现和肾功能的损害，糖尿病视网膜病变的进展明显加速。在2型糖尿病患者中，因非糖尿病性蛋白尿（如高血压肾病、慢性肾炎和痛风性肾病等）的发生率较高，蛋白尿与糖尿病视网膜病变相关的危险性相对较低。

（五）心血管自主神经病变

有学者报道PDR的发生与心血管自主神经病变相关，该相关性不依赖于血糖、血压和蛋白尿的出现，但尚不清楚心血管自主神经病变是发生PDR的危险因素抑或是PDR危险性的提示。

（六）糖尿病起病年龄

糖尿病视网膜病变与糖尿病起病年龄有关，在病程10年以内的患者中，10岁以下起病者未见有眼底改变；15岁以下者亦很少见；发病年龄16～20岁者，眼底改变的发生率约为40%；发病年龄大于20岁者，糖尿病视网膜病变的发生率约60%。但如糖尿病病程超过10年，则无论糖尿病发病年龄，眼底改变的发生率均增高。此外妊娠可明显促进糖尿病视网膜病变的发生和进展。

（七）血脂

一些临床研究证实升高的血脂水平与伴糖尿病视网膜病变患者视网膜“硬性渗出”的发生和严重性有关。有报道血浆LDL水平最高者发展为有临床意义的黄斑水肿（CSME）的风险增倍，TG与HDL之比最高者CSME风险增大4倍。

（八）微量元素镁

低镁可促进DR的发生，但机理尚不十分清楚，大多数学者认为，低镁引起胰岛素抵抗、加重糖代谢紊乱是导致糖尿病视网膜病变发生的重要原因之一。镁离子是糖酵解过程中多个关键限速酶必不可少的辅助因子。对糖尿病大鼠视网膜糖酵解限速酶活性的研究表明，糖尿病大鼠视网膜组织的己糖激酶、磷酸果糖激酶和丙酮酸激酶活性均显著下降并随着病程延长下降更明显，补镁后这三种酶活性显著增高。低镁使葡萄糖正常糖酵解过程进一步受阻，使细胞内代谢紊乱进一步加重，视网膜缺血缺氧，内皮细胞增生，视网膜前新生血管形成，从而导致DR。

（九）微炎症

DR是2型糖尿病患者常见的微血管并发症之一，其病因除了代谢因素和遗传因素外，是否有炎症因素的参与目前尚不十分清楚。有学者认为糖尿病微血管并发症——DR与亚临床炎症有关。亚临床炎症引起DR的机制可能为：2型糖尿病患者非酶糖基化终产物（AGEs）增多，与视网膜微血管内皮细胞上的AGEs受体或配体结合，使其炎症性细胞因子如TNF-α、IL-6等表达和合成增加，刺激肝脏产生C-反应蛋白（CRP），并且引起局部炎症，引起血管内皮细胞功能障碍或直接损伤内皮细胞产生微血管病变，参与DR的发生。另外，与CRP水平增高有关的胰岛素抵抗也可引起视网膜微血管内皮细胞的病理性增生，与亚临床炎症共同作用，促进DR的发生。

（十）血尿酸

自由基的产生、氧化作用的增强与微血管病变的发生密切相关，机体抗氧化能力代偿性增加，可使血尿酸（UA）水平增加。2型糖尿病患者广泛存在的微血管病变可致组织缺氧、血乳酸水平增高，使UA清除减少。2型糖尿病患者在出现肾小球损害常伴有或早已有的肾小管损害，从而影响UA排泄。因此，动态监测2型糖尿病患者UA水平，可能对预测DR的发生有价值。有研究表明，尿酸可能参与了微血管病变的发生：尿酸在体外可增加血小板聚集，血尿酸增高可形成尿酸结晶，增加微血管栓塞的可能，并通过与脂蛋白结合，引起血管炎症反应，进一步加重微血管病变。有研究认为：高尿酸血症可能作为一个独立危险因素与糖尿病微血管病变发生有关。

（十一）血同型半胱氨酸

血同型半胱氨酸（HCY）是一种含硫基的氨基酸，是蛋氨酸代谢的中间产物，HCY在体内的代谢需要叶酸和维生素B_{12}的参与。文献报道糖尿病患者由于糖代谢紊乱导致体内叶酸和维生素B_{12}的缺乏，从而引起HCY水平升高。有研究认为：高HCY血症不仅促进DR的发生，而且与DR病变的严重程度有关。糖尿病患者高HCY血症促进DR发生的可能原因是:高 HCY 血症可直接造成微血管内皮细胞损伤和血管功能异常,从而引起血管内皮细胞衰老、自由基产生增多、一氧化氮表达或活性降低,使血管舒张反应降低,加重视网膜微血管缺血、缺氧;另外,高 HCY 血症还可抑制肝素的合成和血栓调节素的表达,促进血小板的聚集,促进纤溶酶激活物抑制剂的表达,从而导致微血管硬化和微血栓形成。

此外,导致 DR 的危险因素还有吸烟、妊娠和遗传因素等。

二、糖尿病视网膜病变的病因和发生机制

糖尿病视网膜病变是糖尿病全身微血管病变的表现之一,其病因和发病机制可能与其他脏器如肾小球硬化的发生有相似性,但因全身和局部的因素所起的作用可能不完全相同而有差异。糖尿病视网膜病变的病理生理特点为毛细血管扩张、通透性增加、基底膜增厚、内皮细胞和外皮细胞丧失、局部毛细血管闭塞和动-静脉短路,上述病变联合血液流变的异常可导致视网膜缺血,视网膜的缺血刺激代偿新生血管的形成。确切的病因和机制尚不完全清楚,主要包括代谢异常、视网膜毛细血管血流动力异常和血液流变异常,遗传因素可能亦起一些作用。

(一) 代谢紊乱

主要为高血糖,动物实验和临床研究已证实高血糖促进糖尿病视网膜病变的发生,应用胰岛素理想地控制血糖可明显防止糖尿病视网膜病变的出现和进展。高血糖可通过活化山梨醇代谢旁路、致蛋白质非酶糖化增加、激活蛋白激酶 C 及氧自由基产生增加等机制而损害视网膜毛细血管内皮和外皮细胞功能和结构,使毛细血管外皮细胞丧失,内皮细胞肿胀,甚至脱落,内皮细胞间的紧密连接破坏,毛细血管基底膜增厚及血管外基质的三级结构和生物物理性质发生变化,结果毛细血管扩张、微血管瘤形成、血管通透性增加,血浆大分子物质渗出。高血糖的上述作用详见第十二章“糖尿病慢性并发症发生机制”。另外糖尿病患者常伴代谢紊乱,最近有临床研究发现高胆固醇血症、高甘油三酯血症和血清 LDL - C 水平升高与糖尿病视网膜病变硬性渗出的严重性有关,如血清胆固醇高于 240 mg/dL 或 LDL - C 大于 160 mg/dL 者与血清胆固醇低于 200 ng/dL 或 LDL - C 低于 130 mg/dL 者相比,视网膜硬性渗出的危险性增加 2～3 倍。

(二) 视网膜毛细血管血流动力改变

前文已叙及肾小球血流动力改变在糖尿病肾脏病的发生中起重要作用,同样视网膜毛细血管血流动力改变对糖尿病视网膜病变的发生亦起一定作用。临床病例报道,一侧颈动脉狭窄的糖尿病患者,与未狭窄的对侧相比,颈动脉狭窄侧眼底视网膜病变的程度明显较轻(该侧视网膜毛细血管灌注和毛细血管内压明显低于对侧,进而起到保护作用)。Wisconsin 流行病学研究报道,增高的眼灌注压预示糖尿病视网膜病变的发生和进展。糖尿病早期高血糖时,可降低视网膜毛细血管前阻力,而毛细血管后阻力降低较弱,毛细血管扩张,致毛细血管高压,促进微血管硬化。高血糖时,毛细血管扩张的机制部分可能由高血糖致内皮细胞产生内皮细胞衍生的松弛因子(NO)增加所介导;此外糖尿病控制不良时,HbA1c 增高,红细胞内 2,3 -二磷酸甘油减少,带氧血红蛋白的氧离曲线左移,使组织处于相对缺氧状态;视网膜毛细血管外皮细胞的丧失亦使其易于扩张。系统性血压升高或高血压可加剧毛细血管

内高压,促进糖尿病微血管病变的发生和发展。微血管病变的发生进一步损害其自身调节功能,血流动力异常加剧。良好的血糖控制可使糖尿病视网膜微血管血流动力异常明显改善或恢复正常。

(三) 血液流变异常

糖尿病患者血液流变存在多种异常,表现为高凝、高黏和高聚集的特点。常见的异常有血小板的黏附、聚集和释放功能增强;红细胞黏附性增强和变形能力减低,易在血管内淤滞和聚集;血浆中纤维蛋白原、α_2 巨球蛋白和 Willebrand 因子浓度等增加,抗凝血酶Ⅲ功能降低,血液呈现高凝;纤溶酶原激活物抑制物-1(PAI-1)活性增高和组织型纤溶酶(tPA)活性降低,致纤溶功能受损;上述血液流变异常加之糖尿病患者常同时存在血管壁内皮细胞受损和结构异常,血管内皮细胞的受损和结构异常进一步加剧血液流变异常,二者互为因果,相互促进,形成恶性循环,导致血管内淤血和血栓形成。

(四) 遗传因素

遗传因素在糖尿病视网膜病变中的作用尚不十分肯定,可能没有在糖尿病肾脏病中表现得明显。有研究报道在 1 型糖尿病患者中,糖尿病视网膜病变的易感性与 HLA-DR4 有关联,而与 DR3 无关联,但未得到一致的证实;在 15 对同卵双生的 2 型糖尿病患者中,糖尿病视网膜病变的一致率为 14/15,但在 1 型糖尿病患者中仅 5/10。最近有学者报道醛糖还原酶、糖基化终末产物受体基因、血管内皮生长因子基因、对氧磷脂酶基因血管紧张素转换酶基因、甲基四氢叶酸还原酶基因、维生素 D 受体基因、血小板黏合素 $\alpha_2\beta_1$ 基因和内皮性 NO 合酶等数十种基因的遗传多肽性与糖尿病视网膜病变的发生和发展有关,但尚存争议。

(五) 视网膜新生血管的形成

目前较一致的观点认为是视网膜微血管病变,视网膜缺血缺氧代偿所致。早在 50 年前就有学者提出 PDR 最可能是视网膜缺血后致组织释放的生长因子增加的结果,这些生长因子的释放可能由视网膜缺血所诱导。临床观察发现视网膜新生血管常发生在血液灌注和非灌注的边界或远离非灌注区。现已在眼内发现和证实存在许多生长因子,其中一些可诱导毛细血管生长,这些生长因子包括成纤维细胞生长因子(FGF)、胰岛素样生长因子(IGFs)和血管内皮细胞生长因子(VEGF)等。有假说认为生长激素(GH)和 IGFs 起允许作用,FGF 起协同作用,而 VEGF 则最可能是一个重要的介质。VEGF 的分子量为 45 000,最近不少研究发现其可诱导血管形成,其诱导血管形成作用具内皮细胞特异性,并在组织缺氧时产生明显增加。研究证实来自视网膜的多种细胞如外皮细胞、内皮细胞、Müller 细胞和视网膜黑色素上皮细胞均可产生 VEGF,且在缺氧时产生明显增加,同时证实视网膜内皮细胞拥有高亲和力的 VEGF 受体。动物实验证实在视网膜缺血的动物模型中,玻璃体内注入 VEGF 抑制剂可使动物模型缺血诱导的新生血管的形成减少;在体外试验亦证实 VEGF 的抑制剂能预防 VEGF 刺激的内皮细胞生长和缺氧刺激的内皮细胞生长。基础研究报告血管紧张素Ⅱ(A2)是 VEGF 分泌的重要传递信号,应用 ACE 抑制剂和 A2 受体拮抗剂可明显降低糖尿病视网膜病变动物模型的视网膜新生血管的形成。另有动物实验和临床研究报道,增殖性视网膜病变的玻璃体液中 VEGF 和 β-转化生长因子水平明显升高,经激光治疗后上述生长因子的水平下降,也间接提示 PDR 与视网膜缺血合成分泌的生长因子有关。

糖尿病视网膜病变的发生机制参见图 16-1。

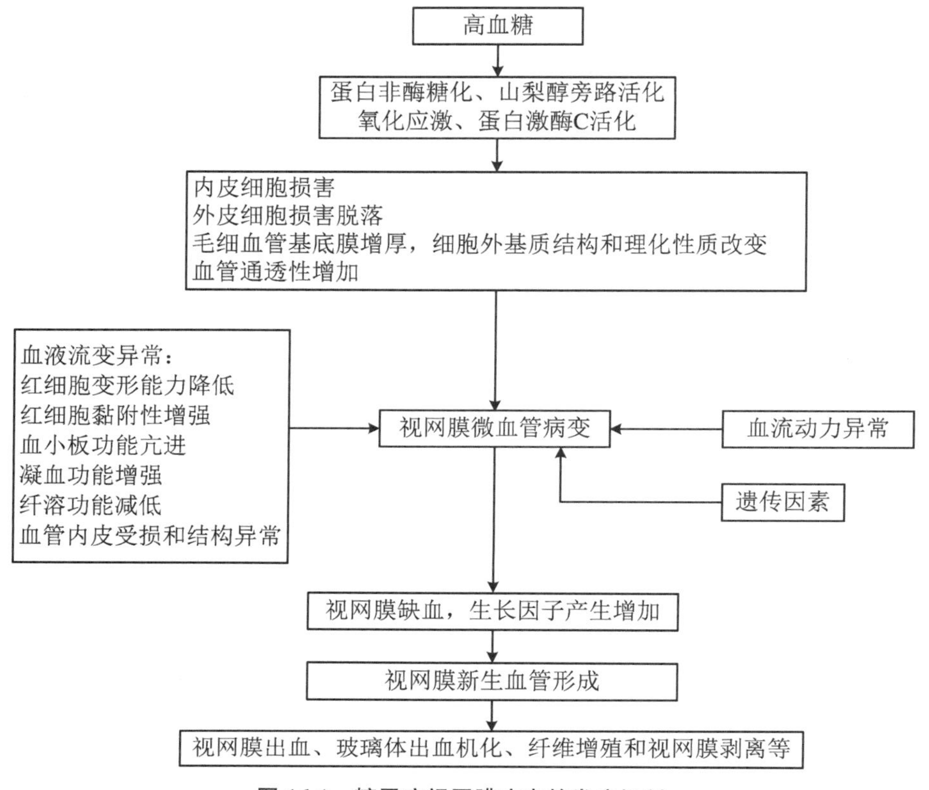

图 16-1　糖尿病视网膜病变的发病机制

三、糖尿病视网膜病变的诊断和分级

（一）糖尿病视网膜病变的筛查和诊断

糖尿病视网膜病变的预后和对视力的影响很大程度上取决于早期诊断，鉴于糖尿病视网膜病变的发生与病程有关，一般建议对 1 型糖尿病患者可以在确诊 3～5 年后做第一次眼底检查，但由于 2 型糖尿病病程难以确定，不少患者在首次诊断之时就存在糖尿病视网膜病变，因此要求 2 型糖尿病患者在确诊时就应该做第一次眼底检查，如无糖尿病视网膜病变的证据应每年随访一次，伴轻度 NPDR 者，建议随访间隔时间为 6～12 月，伴 PDR 者，随访间隔时间为 4～6 个月，严重 PDR 者，随访间隔不超过 3 个月。常用的方法是散瞳眼底镜检查、手提式免散瞳眼底检查和七视野立体照相。如在最初的七视野立体照相检查中未发现有任何糖尿病视网膜病变，则一般 4 年内不需再做普查，但应每年做散瞳眼底镜检查或免散瞳眼底检查，对血糖控制不佳者或伴有蛋白尿者无论采用何种方法都应每年进行视网膜检查。对计划妊娠的糖尿病妇女应考虑到妊娠可能使糖尿病视网膜病变加重，应在妊娠前和妊娠头 3 个月内做详细的眼底检查并在妊娠的全过程中密切随访，至少每 3 个月随访一次，但这不适用于妊娠糖尿病患者，因为妊娠糖尿病不会明显增加糖尿病视网膜病变的危险。

1. 散瞳直接眼底镜检查

采用散瞳直接眼底镜检查糖尿病视网膜病变的方法简便、有效和快速，比较适用，但检查者需经过良好的训练。眼科医师检查糖尿病视网膜病变常规通过散瞳用直接和间接眼底镜在裂隙灯和接触透镜帮助下进行视网膜检查。眼底检查应从视盘开始，然后到周边视网膜，最后是黄斑区，检查者应寻找糖尿病视网膜病变各种可能的病变特征。应用检眼镜检查眼底糖尿病视网膜病变的敏感性和准确性与检查者的经验和熟练程度有关，存在一定的漏诊率，另外，检眼镜检查的资料缺乏过硬的客观的永久性证明，限制了其在随访检查中的可比性和利用度。

2. 免散瞳眼底照相检查

近年来，免散瞳眼底照相机在内分泌科被推荐和逐渐配置，其操作相对简单，无需医生在场，护士、技术人员经过简单培训后即可进行检查，同时，免散瞳眼底照相机的检查结果便于保存，利于科室内建档保存，可更好地对患者进行诊断、跟进治疗和随访。目前业内已有不少免散瞳数字眼底照相机具备高分辨率彩色图像处理能力，在低闪光强度下便可拍出高品质的眼底照片，方便准确诊断，而且成像快速，大大提高了医生的工作效率。其操作更加直观，多功能操纵杆可实现可靠的用户操控，简单易用的控制方式在对焦和拍摄模式之间轻松切换。值得一提的是，现不少眼底照相机应用免散瞳技术，无需散瞳便可拍摄清晰的眼底照片，为患者提供了无痛无创、更为舒适的检查手段。

3. 眼底照相

眼底照相是检查和诊断视网膜病变的"金"标准，眼底照相提供了检查和证实视网膜病变的客观、敏感和可重复的方法。彩色立体视镜 30°七个标准视野照相是临床试验中证明糖尿病视网膜病变严重性和进展的标准方法。

4. 视网膜荧光血管造影

可用于测定视网膜血流、毛细血管闭合和渗出。有研究报道荧光血管造影和彩色立体眼底照相在发现和预见糖尿病视网膜病变进展上的价值是相似的，由于荧光血管造影是有创伤的检查，其副作用还包括过敏和在随访研究中难以维持血管造影的稳定质量，因此在流行病学调查和临床研究中不常采用。

其他还包括电视网膜摄影、视觉诱发电位和血流测定等，亦被建议为诊断和预见糖尿病视网膜病变进展的有用手段，但除一些研究中心和用作科研之外，这些技术不易被采用作为视网膜病变的常规检查手段。

（二）糖尿病视网膜病变的分级

糖尿病视网膜病变一般呈缓慢进展的过程，临床根据视网膜病变的严重程度分为三级：正常视网膜（normal diabetic retinal，NDR）、非增殖性视网膜病变（NPDR）和增殖性视网膜病变（PDR），见表 16-1。正确的诊断和分期是决定治疗和预后的关键，区别 NPDR 和 PDR 的临床标准是有无视网膜新生血管。PDR 和黄斑水肿变性最可能发生视力丧失。

1. NDR

临床眼底检查未见异常征象，但可能存在视网膜血流动力异常和视网膜毛细血管外皮细胞（内皮细胞的支持细胞）的丢失，外皮细胞的丢失并能导致与其有关的内皮细胞的异常，最终在后期与视网膜的病变发生有关。此期视网膜血流的变化报告不一，增加、正常或降低。与糖代谢的正常人群相比，糖尿病患者视网膜血流自身调节可能明显受损，并与糖尿病有关的外皮细胞功能丧失亦有联系。一般认为早期测定视网膜功能如视网膜血流及其自身调节有助于视网膜状态的定量评价和预测随后糖尿病视网膜病变发生的危险性。糖尿病早期视网膜的确切病理变化尚有争议。

表 16-1 NPDR 和 PDR 的眼底改变

期别		视网膜病变
NPDR	早期	微血管瘤、点状出血、硬性渗出
	增殖前期	软性渗出、静脉串珠、视网膜内微血管异常
PDR		视盘新生血管形成，视网膜其他部位新生血管形成、玻璃体积血、纤维化血管增殖、视网膜剥离

注：黄斑病变可出现在糖尿病视网膜病变的任何阶段。

2. NPDR

NPDR 的临床证据为视网膜微血管瘤(microaneurysms)、点状和/或火焰状出血(dot and blot hemorrhages)、硬性渗出(hard exudate)、静脉串珠(venous beading)、棉絮状斑点(cotton-wool spots)或称软性渗出(soft exudate)和视网膜内微血管异常，后三者较容易发展为 PDR，常归为增殖前期视网膜病变，应密切随访。糖尿病患者只要有足够长的病程，几乎 100%的患者将可能发生不同程度的 NPDR。NPDR 根据病变的严重程度临床再进一步分为不同阶段(Ⅰ期、Ⅱ期和Ⅲ期，详见表 16-2)，这对估价预后和决定随访有价值。随着 NPDR的发生，视网膜血流开始升高，并认为视网膜血流的增高与毛细血管非灌注和视网膜缺血有关。另外，随着视网膜病变的加重，视网膜自身调节障碍更加明显，最终视网膜微血管病变，视网膜缺血增加，启动血管增殖因子的产生，随后新生血管形成。

表 16-2 糖尿病视网膜病变分期标准(国内 1985 年制定)

分期		视网膜病变
单纯期	Ⅰ期	微血管瘤合并小出血点
	Ⅱ期	黄白色“硬性渗出”或伴有出血斑
	Ⅲ期	白色“软性渗出”或伴有Ⅰ期和/或Ⅱ期病变
增殖期	Ⅳ期	新生血管或伴有玻璃体积血
	Ⅴ期	新生血管和纤维增殖
	Ⅵ期	新生血管和纤维增殖，并有玻璃体脱离

(1) 微血管瘤

微血管瘤是 NPDR 最早期和最多见的临床征象，直径 15～100 μm，呈红或暗红色的圆形斑点，以颞侧较多，较重者可分布于眼底任何象限，且密集成群，来自于视网膜毛细血管。眼底镜下的小红点，可以是微血管瘤，亦可能是视网膜深层点状出血。荧光造影有助于确定微血管瘤，典型者瘤内充满造影剂，呈圆形，边界光滑，可与点状出血相鉴别。其病理为内皮细胞增殖和基底膜增厚，微血管瘤区外皮细胞(pericytes)消失。随着糖尿病视网膜病变的发展，视网膜毛细血管可因内皮细胞增殖和基底膜增厚而闭塞。

(2) 视网膜内出血

微血管瘤壁脆、易破裂和新生血管结构异常，二者均可发生视网膜出血，呈点状圆形或椭圆形，位于视网膜的深层(外层)，分布与微血管瘤相似；火焰状出血位于视网膜内层(神经纤维层)，这也发生在无糖尿病的高血压患者。如果存在许多火焰状出血应怀疑系高血压所致。视网膜出血与微血管瘤在眼底荧光造影时较易区别，出血遮蔽荧光及呈弱荧光点，微血管瘤则为强荧光点。

(3) 硬性渗出

为视网膜黄白色沉积斑，边界比较清楚，大小似微血管瘤，当病变靠近黄斑区域时形成一种不完整的环形或星形改变，在渗出处，特别在环形的中心，能发现微血管瘤外渗现象，外渗成分主要为血清脂蛋白、晶体样物质和水分。硬性渗出在数月约至数年中会时隐时现，逐步自行吸收，但有时长时间存在的硬性渗出斑可机化成斑块，最终形成圆盘状瘢痕。在靠近渗出处对外漏微血管作激光治疗能加速吸收速度。

(4) 黄斑病变

黄斑水肿可见于糖尿病视网膜病变的任何阶段，在糖尿病视网膜病变中9%～10%可见黄斑病变，在增殖性视网膜病变的患者中70%可见黄斑病变。黄斑病变各种各样，有弥漫性单纯性水肿、局限性单纯水肿、囊泡样黄斑水肿、环状视网膜病变、脂质沉着和缺血性黄斑病变等，是NPDR患者视力降低最常见的原因之一，但这种改变一般是可逆的。组织学上表现为血-视网膜屏障发生障碍，视网膜血管通透性增高，血浆成分漏出，积蓄在视网膜内，如发生在黄斑区，则出现黄斑水肿；黄斑缺血变性是视力丧失(不可逆性)的另一重要原因，脂质沉着和环状视网膜病变是包括在水肿范围内的病态，可能是水肿浓缩的状态。黄斑病变可发生在NPDR期和PDR期，临床上只有当视网膜增厚时方可被眼底镜发现，而荧光造影可见黄斑水肿或黄斑部毛细血管消失。

(5) 增殖前期视网膜病变

软性渗出表现为位于视网膜内层(神经纤维层)小绒毛状的白色渗出区域，边界不清楚。组织学上显示神经纤维缺血性小梗死(与轴浆流的淤滞有关)；静脉串珠表现为扩张的和狭窄的静脉交替出现，由于静脉周围纤维组织收缩或视网膜血流增加而形成；视网膜内微血管异常表现为视网膜内微血管呈扩张和不规则形状，血管造影时荧光不外漏。组织学上显示为不规则扩张但仍开放的毛细血管，典型的可在无灌注区(缺血性)和灌注区视网膜之间的边缘区发现。

3. PDR

PDR是糖尿病视网膜病变比较严重的阶段，常对视力构成威胁。视网膜表面新生血管活动性增殖是其特点，新生血管比较常见出现在无灌注和灌注的视网膜边缘，尤其多见于严重无灌注区，且比较严重，因而认为新生血管的形成是视网膜毛细血管无灌注致缺血缺氧的结果。新生血管形成是从视网膜内血管的内皮增殖芽开始，通过内界膜伸展至视网膜表面，并在视网膜和玻璃体之间的潜在间隙内生长。新生血管本身很少导致视力丧失，但新生血管壁脆且无规律生长，可致玻璃体积血，是引起视力丧失的重要原因。在严重情况下，新生血管可出现在眼的前部，尤其在虹膜和前房角，如果新生血管阻塞房水的流出，将导致新生血管性青光眼，对视力丧失构成严重威胁；视网膜新生血管常伴纤维胶质的增生和收缩，导致视网膜牵引，如此牵引使视网膜结构歪曲，诱导玻璃体积血和视网膜脱离；在最严重的糖尿病视网膜病变的阶段，纤维组织可产生完全的视网膜脱离。上述病变如不及时处理，可导致严重或完全不可逆性视力丧失。早期的PDR可无症状，但对它的早期检出极为重要，即应在发生玻璃体积血、纤维增殖和视网膜剥离之前检出。

近年亦有学术组织对糖尿病视网膜病变进行如下分期的，并结合分期提出不同的治疗措施，简介如下，供参考：

0期 眼底正常，无视网膜和血管的异常。

第一期 轻度NPDR：视网膜散在个别的微血管瘤。无特殊处理，每12个月随访一次。

第二期 无黄斑水肿的NPDR：视网膜可见散在微血管瘤、硬性渗出、视网膜点状出血。无特殊处理。每6～12个月随访。

第三期 NPDR伴无临床意义的黄斑水肿：眼底可见微血管瘤、硬性和软性渗出、视网膜出血、静脉袢和静脉串珠，一个视野内视网膜内异常微血管。黄斑中心或500μm范围以内无视网膜增厚，视敏度正常。无特殊处理，每4～6个月随访，约23%的患者在4年内可能发展为有临床意义的黄斑水肿。

第四期 NPDR伴有临床意义的黄斑水肿：眼底改变基本同第三期，但有临床意义的黄斑水肿（黄斑中心或500 μm范围以内有视网膜增厚；黄斑中心或500 μm以内有硬性渗出）。特殊处理：激光光凝疗法。

第五期 严重的NPDR（增殖前期视网膜病变）：眼底改变基本同第四期，但在一个视野以上有视网膜内微血管异常。特殊处理：如患者不能密切随访应行泛视网膜光凝疗法。每2～4个月随访，约10%的患者可能在一年内进展为PDR。

第六期 非高危PDR：眼底改变为视网膜周边区域（距视盘边缘一个视盘直径以上）毛细血管无灌注和新生血管。特殊处理：如双眼同时患病并估计痊愈的可能性很小时，可行泛视网膜光凝疗法。每2～3个月随访。

第七期 非高危PDR伴临床意义的黄斑水肿。眼底改变兼有第四期和第六期病变。特殊处理：对有临床意义的黄斑水肿可行局灶性激光光凝疗法，加用泛视网膜光凝的疗法的价值尚未证实。每2～3个月随访。

第八期 高危PDR。眼底改变：视盘部新生血管；玻璃体或视网膜前出血；伴有轻度的视盘部新生血管或1/2视盘以上大小的视盘外新生血管。特殊处理：整个视网膜散点式的泛视网膜光凝疗法可能降低严重视力减退的危险性。如有以下情况应加做激光治疗：新生的血管不消退；新生血管增加；新的玻璃体积血；新的范围内有新生血管形成。如有临床意义的黄斑水肿应作局灶性光凝疗法。每3～4个月随访。

第九期 不适宜激光治疗的高危险性PDR。眼底改变：严重的玻璃体内或视网膜前出血；收缩性视网膜剥离或收缩性玻璃体剥离。特殊治疗：玻璃体切割术、硅油或长期作用的气泡填塞术、内光凝疗法。

四、糖尿病视网膜病变的防治

关于糖尿病视网膜病变的防治，临床应根据不同的阶段重点采取不同的治疗方案，对无糖尿病视网膜病变者应强调理想地控制血糖和其他并存的危险因素，对伴NPDR和PDR者，在控制血糖等危险因素的前提下可考虑选择视网膜激光、拮抗VEGF和手术等治疗。

（一）控制糖尿病及其危险因素

1. 控制血糖

糖尿病视网膜病变的发生和发展与高血糖直接有关，大量的动物实验和临床研究已证实，尤其是DCCT和UKPDS的研究结果强烈提示，理想地控制血糖可明显防止糖尿病视网膜病变的发生，降低NPDR的进展速度，使严重NPDR和PDR发生的危险性显著降低。另外积极开展流行病学调查和加强对糖尿病高危人群的普查，早期发现糖尿病，早期治疗亦十分重要，因许多2型糖尿病患者在初次发现时即伴有一定程度的视网膜病变，甚至以糖尿病视网膜病变致严重视力下降而到眼科就诊的也不在少数。

2. 控制血压

临床研究发现血压处于较低水平者，糖尿病视网膜病变发生的危险性低且进展比较慢，有效地控制血压可明显减少糖尿病患者糖尿病视网膜病变发生的危险性并延缓其进展。有学者报道ACEI治疗可明显减少NPDR患者眼底视网膜的渗出，延缓其进展，该作用不完全依赖系统性血压的降低和血糖的制，可能由于ACEI在降低血压的同时降低视网膜毛细血管内高压，改善毛细血管结构和血-视网膜屏障功能。

3. 调脂治疗

升高的血清胆固醇、LDL-胆固醇和甘油三酯被发现与糖尿病视网膜病变的“硬性渗出”明显有关并增加视力丧失的危险性。同时一些临床研究评价了长期降脂治疗可降低糖尿病视网膜病变患者视网膜“硬性渗出”的数量和视力丧失的危险性，这些研究提示降脂治疗不仅对心血管疾病和肾脏病变有益，对糖尿病视网膜病变同样有一定的保护作用。

4. 改善血液流变异常

临床可应用抗血小板药物如阿司匹林、潘生丁和西洛他唑及中药丹参、川芎等；抗凝药物如小剂量低分子肝素钙可能也有一定作用，但应注意监测眼底出血情况。近年来不少基础实验和临床研究报道羟苯磺酸钙可明显改善糖尿病视网膜毛细血管高通透性、血液高黏滞性和血小板高活性等，其作用强度呈剂量依赖关系，对各种不同程度视网膜病变均有一定的防治作用。胰激肽原酶(kallidinogenase，属于丝氨酸蛋白酶类，分子量26 800，由18种氨基酸和4种糖组成，在体内与激肽原、激肽等共同组成激肽系统)，能提高纤溶活性，降低血黏度，防止微血栓形成并改善视网膜血液流态，纠正视网膜缺血缺氧，减少血浆蛋白的渗出和微动脉瘤的形成，促进眼组织新陈代谢，对糖尿病视网膜病变有较好的防治作用。应用止血药物治疗糖尿病视网膜病变伴视网膜出血一般是不适宜的。

5. 其他

动物实验显示应用氨基胍(阻断蛋白非酶糖化)、醛糖还原抑制剂(抑制山梨醇旁路)、蛋白激酶C抑制剂及自由基清除剂等都对糖尿病视网膜病变的发生和发展有不同程度的防治作用，但上述药物的临床应用价值尚待进一步评价。一些学者提出如能开发VEGF抑制剂应用于临床可能对防止视网膜新生血管形成有较好的作用。

(二) 激光治疗

激光治疗是糖尿病视网膜病变的常用方法，它可直接凝固封闭新生血管、微血管瘤和有荧光渗漏的毛细血管，促进临床意义的黄斑水肿的引流；另外激光治疗可间接通过对视网膜大面积的破坏使脉络膜视网膜耗氧高的视网膜杆体与锥体细胞被耗氧低的瘢痕组织所替代，光凝后视网膜变薄，有利于来自脉络膜血循环的氧供应至视网膜内层，从而改善视网膜缺血状态，减少缺血所致的血管生长因子的释放，明显防止NPDR的进展及视网膜新生血管所带来的严重后果,有效地保护视力。其主要的适应证为:糖尿病性黄斑水肿;视网膜出血斑多;眼底荧光造影示荧光渗漏显著者;伴新生血管,尤其是有视盘新生血管者其预后多不良;玻璃体积血合并虹膜出血。激光治疗最早使用的是氦激光,最近是氩激光,进而使用氪激光。激光治疗新生血管时,首先封闭其供养动脉并同时光凝固其周围的视网膜,使其由缺氧状态变为不需氧状态,因而减少新生血管形成并使之萎缩。光凝固有直接局部病灶光凝固(focal photocoagulation)以及除黄斑和视盘附近大血管外的全或泛视网膜光凝固(panretinal photocoagulation,PRP)。局部光凝固需每年做补充治疗以封闭新发的新生血管;PRP 为一次性凝固,不需反复进行,凝固不完全者可间隔 2 个月后再追加一次,为防止视野狭小,要留有间隔,凝固斑不要连续。激光治疗对 NPDR 90%以上有效,对 PDR 可阻止其发展。美国"糖尿病视网膜研究组"评价了 PRP 治疗对 PDR 的作用,与对照组相比,激光治疗的患者在两年内进展为严重视力丧失的危险性降低 50%,完成治疗后患者应长期随访,如果在几个月内新生血管没有满意地消退,应做另一次 PRP,他们认为 PRP 是当前 PDR 的首选治疗方法。美国"早期治疗糖尿病视网膜病变的研究"同时评价了局部光凝对明显黄斑水肿的疗效,该治疗直接应用小直径激光光凝黄斑区渗漏的毛细血管,小心避免损伤视网膜中央凹,结果显示与对照组相比,激光治疗的患者在三年后视力丧失的危险性减少 50%。激光治疗的疗效确切,无全身并发症,但有时可能有局部并发症如光凝近中央凹的视网膜可能使视力下降;或所用激光能量不足反促使新生血管生长;黄斑区及其周边如 60%以上毛细血管发生阻塞时进行光凝或功率过大使凝固过多可导致黄斑水肿恶化及视力下降;新生血管在治疗中可发生较多出血和暂时性眼压升高等。

激光治疗是否有效,不能根据治疗后的视力决定,而是观察治疗后眼底病变是否稳定和危害视力的因素是否消除,激光治疗的目的是防盲而不是为了改善视力,激光治疗后的视力取决于治疗前的视力水平。因此眼底激光在视力严重损害之前进行,效果更好。

糖尿病视网膜病变光凝适应证、目的及实施标准如表 16-3 所示。

表 16-3 糖尿病视网膜病变光凝适应证、目的及实施标准

病变类型	目的	检眼镜所见	荧光造影	光凝部位
NPDR	预防治疗黄斑病变及预防向增殖性视网膜病变进展	黄斑病变(见下) 弥漫性视网膜水肿 血管通透性增加 多发性软性渗出和视网膜内血管微血管异常	广泛的血管扩张 血管扩张和通透性显著增加,病灶位于整个视网膜或后极部	除后极部外的病灶部位 除黄斑外的病灶部位,仅有软性渗出不适合光凝
		白线化血管、视网膜内微血管异常	广泛血管闭塞	血管闭塞区
PDR	预防新生血管出血和退缩及新的新生血管形成	新生血管	广泛血管闭塞和来自新生血管的荧光漏出	血管闭塞区(全视网膜光凝)
		合并纤维增殖	同上	同上(增殖膜外)
		合并玻璃体牵拉	同上(除视网膜剥离外)	以玻璃体手术为前提

续表

病变类型	目　的	检眼镜所见	荧光造影	光凝部位
黄斑病变		弥漫性单纯性水肿	黄斑周围通透性、弥漫性增高	格子状光凝同时注意处理黄斑周边部位
		局限性单纯性水肿	毛细血管瘤	病灶部位
		囊泡样水肿	囊泡造影	弥漫性荧光漏出:格子状光凝 局限性荧光漏出:病灶光凝
		环状视网膜病灶	硬性白斑内的异常、血管异常	异常血管,如远离黄斑无必要光凝
		脂质沉着	通透性增高	病灶及格子状光凝
		缺血性黄斑病变	黄斑部血管闭塞	非适应证
角膜及虹膜新生血管			广泛血管闭塞,循环延迟	全视网膜光凝,根据房角闭塞程度可并用其他治疗

（三）玻璃体切割术

由于高科技设备和纤维光照(fiber-opticlighting,能在眼内使用)的发展,使得玻璃体手术治疗严重 PDR 成为可能,使用这种仪器可清除眼内异常结构(玻璃体积血),解除牵引和视网膜复位等,而不会太多地扰乱其他眼内结构。在过去 30 多年中,玻璃体切割术的手术治疗已经挽救了数以千计只眼睛的视力。美国"糖尿病视网膜病变玻璃体切割研究组"对 PDR 引起的严重视力受损者早期玻璃体切割术与延期一年做手术治疗的效果进行了比较,在早期玻璃体切割组,两年后 25%的患者维持着较好的视力,而延期手术者只有 15%。一般报道单纯玻璃体积血时施行玻璃体切割术疗效较好,约 80%的患者视力得到改善,如果存在视网膜剥离则疗效明显下降。

（四）腺垂体手术

既往临床观察发现生长激素分泌不足的侏儒型糖尿病患者比非侏儒型糖尿病患者视网膜病变发病率低,且进展慢;糖尿病患者伴严重视网膜病变而无心肾功能不全者,经垂体切除用甲状腺素、糖皮质激素及性激素替代治疗后,视网膜病变明显好转。不是所有被手术者施行垂体手术都能取得相同效果,仅部分病例得到改善,有效者可减少玻璃体积血和浑浊,怒张的静脉内径缩小,微血管瘤减少,新生血管缩小或消失,网膜出血吸收,血管通透性降低等。腺垂体手术治疗因其可致永久性垂体功能减退,在有激光凝固治疗和抗 VEGF 治疗的今天已很少使用。有学者认为对重症视网膜病变,且新生血管显著,同时用光凝和其他治疗均不能阻止其进展,无严重肝肾心脏合并症,且至少有一只眼视力良好并年龄较轻者必要时可考虑采用。鉴于上述提示,有学者提出应用生长抑素或其类似物可能对防治糖尿病视网膜病变有效,有待进一步研究予以评价。

（五）血管内皮生长因子抑制剂

眼部新生血管是糖尿病性视网膜病变致盲的主要病理改变,而血管内皮生长因子

（VEGF）在新生血管形成过程中起关键性刺激作用。VEGF 抑制剂主要通过与 VEGF 结合并阻断其生物活性而起作用，从而达到抑制眼部新生血管生成的目的。目前被批准上市的用于眼部的 VEGF 抑制剂主要有三种：哌加他尼钠（pegaptanib sodium，macugen）、兰尼单抗（ranibizumab，lucentis）和贝伐单抗（bevacizumab，avastin）。Avastin 是 VEGF 抑制剂之一，属于重组人源化单克隆抗体，因其疗效良好、价格低廉已被广泛应用于临床。临床研究资料表明，玻璃体内注射 VEGF 抑制剂在治疗糖尿病性视网膜病变中（如糖尿病性黄斑水肿、增殖性糖尿病性视网膜病变等）有良好效果，治疗后眼视力稳定或有所提高，可减轻增殖性病变的牵引，抑制毛细血管渗漏，减少术中出血，并具有抗炎作用。抗 VEGF 治疗目前已被推荐作为累及中心黄斑水肿的首选治疗方式，也许可以代替 PRP 治疗高危 PDR（四条符合三条：任何部位的新生血管；视盘新生血管；严重新生血管化：距视乳头 1 个视盘直径范围内有新生血管，其面积大于 1/4～1/3 个视盘面积或其他部位的新生血管面积大于 1/2 个视盘面积；玻璃体积血或视网膜前出血）。另外，抗 VEGF 治疗可同时联合或者延后局部激光治疗。

为全面防治糖尿病视网膜病变和尽可能降低糖尿病患者失明的危险，需内科医师和眼科医师通力合作。长期良好地控制糖尿病和视网膜病变发生的可能危险因素，早期筛查和早期发现伴视网膜病变的患者和在适当的时候安排激光光凝、抗 VEGF 治疗和/或玻璃体切割术是关键。

糖尿病视网膜病变眼底图如图 16.2～16.9 所示。

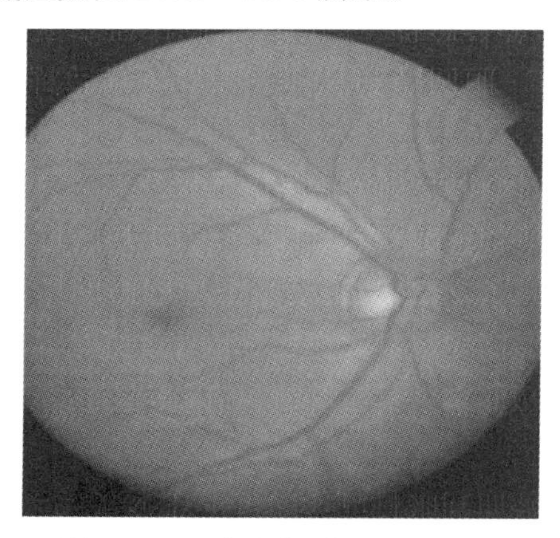

图 16-2 正常眼底（右眼）（彩图 9）

眼底呈橘红色，视盘圆形，淡红色，边界清晰，不隆起，中心部有一白色生理凹陷，视网膜血管呈放射状，静脉与动脉伴行，两者粗细比例是 2∶3。

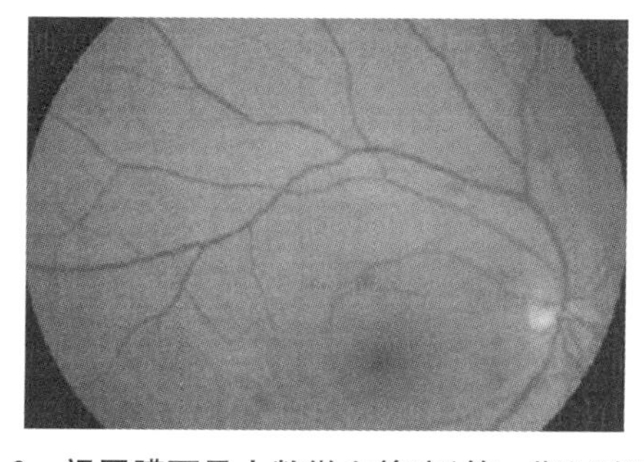

图 16-3 视网膜可见小数微血管瘤（第一期）（彩图 10）

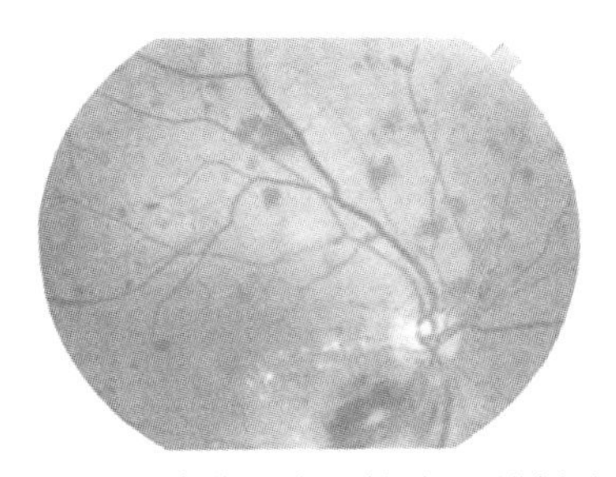

(a) 本图为右眼底像。有硬性渗出(蜡样渗出)、微血管瘤及出血斑。乳头颞下方有一片火焰状出血，系小静脉分支阻塞引起。黄斑未受累

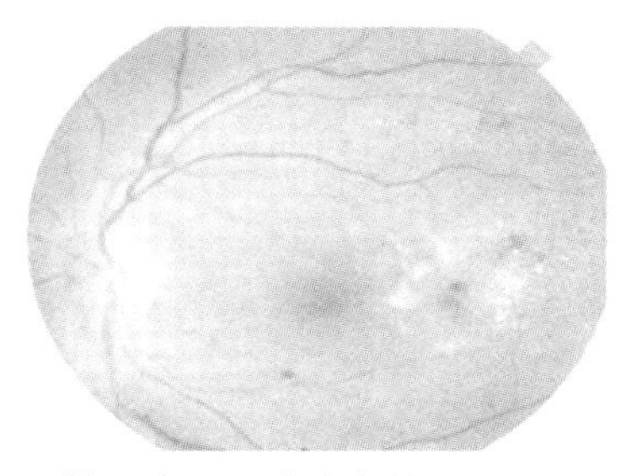

(b) 糖尿病视网膜病变第Ⅱ期改变，本图系左眼底像，黄斑部受累

图 16-4　单纯性糖尿病视网膜病变(第二期)(彩图 11)

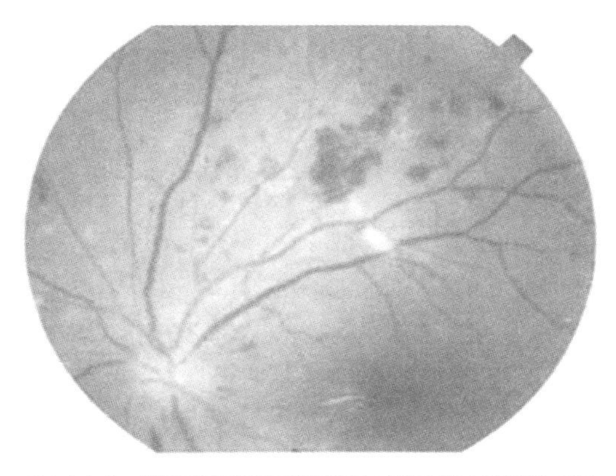

图 16-5　糖尿病视网膜病变(第三期)(彩图 12)

有微血管瘤，出血斑及硬性渗出，渗出累及黄斑部，颞上方有 2 个棉绒状斑。

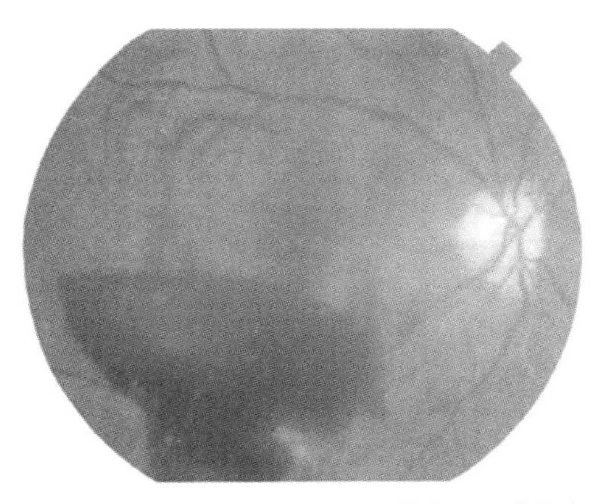

图 16-6　糖尿病视网膜病变(第四期：新生血管伴视网膜前出血)(彩图 13)

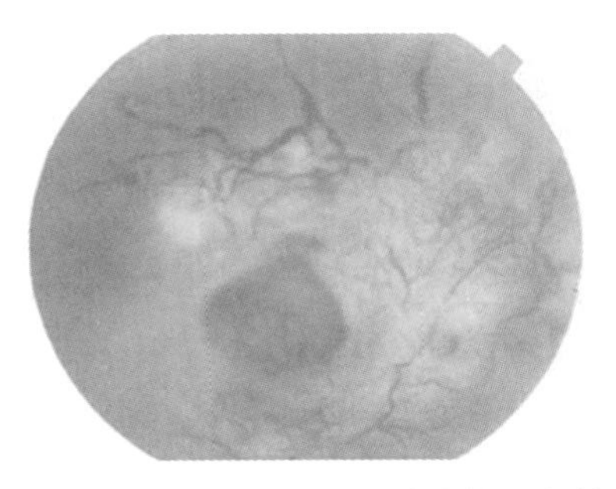

(a) 本图为其左眼底像。玻璃体出血性混浊，眼底朦胧，可见大量新生血管及增殖膜，并有视网膜深层出血

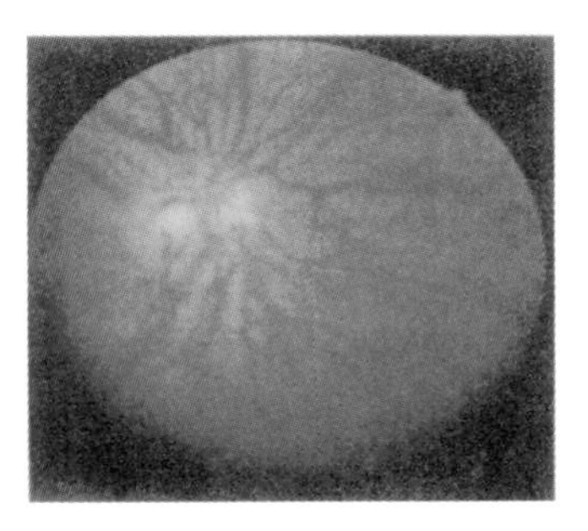

(b) 从乳头部开始明显可见新生血管、形成线圈状或圈形(loop)

图 16-7　糖尿病视网膜病变(第五期)(彩图 14)

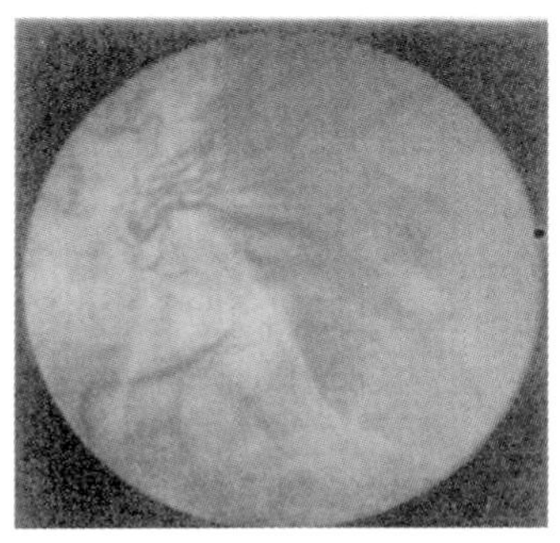

(a) (左眼)期增殖性血管病变并发视网膜脱离

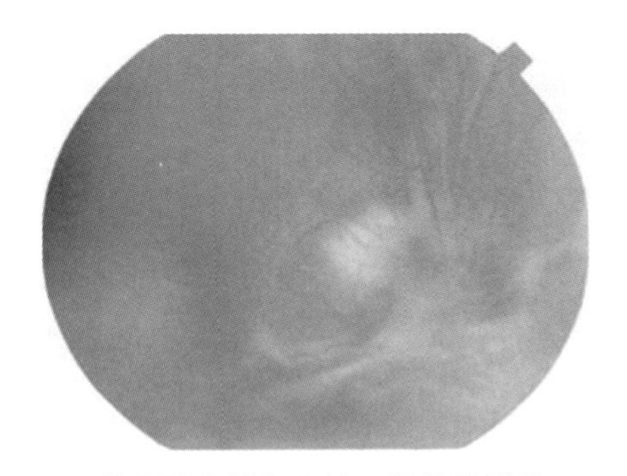

(b) 乳头面有新生血管，机化膜增生，下方视网膜牵引性脱离

图 16-8　糖尿病视网膜病变(第六期)(彩图 15)

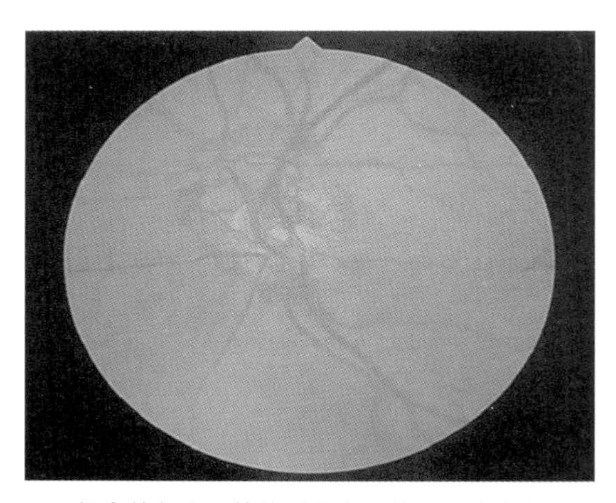

图 16-9　视盘的新生血管特别易出血并进入玻璃体(彩图 16)

第二节　糖尿病与白内障

白内障是糖尿病眼部并发症的又一常见并发症，也是导致糖尿病患者视力下降和致盲的重要原因之一。有文献报道60%～65%的糖尿病患者伴不同程度的晶状体浑浊，糖尿病患者白内障手术摘除率比非糖尿病患者高4～6倍。

一、发病机制

正常情况下，晶状体无血管，是一个富有弹性的双面凸透明体，位于虹膜与玻璃体之间，它通过其表膜吸收前房水中的营养物质，排除代谢产物，主要功能是完成屈光作用。糖尿病情况下，若长期高血糖得不到良好控制，葡萄糖可自由透过晶体表面膜进入晶体内，晶体内过多的葡萄糖经过醛糖还原酶转化为山梨醇和果糖，三梨醇在晶体内形成过多，不能透出晶体膜，代谢不及时可在晶体内堆积，使晶体渗透压升高，晶体即吸收水分而肿胀和变性，透明的晶体可变为浑浊而引起白内障；晶体内三梨醇通路增强，可降低其抗氧化能力，晶体内自由基水平增高，加速白内障形成；另外晶体内葡萄糖浓度持续增高可导致晶体蛋白的非酶糖化增加，晶体蛋白理化性质改变，导致或加速白内障的发生。

二、分类

糖尿病合并白内障可分两大类：一是典型的糖尿病性白内障，又称真性糖尿病性白内障，较少见，多发生于长期血糖控制不良的青少年发病的1型糖尿病患者中。其表现为双眼同时发病，进展快，可在数周或数月内发生晶体浑浊（开始呈灰白色斑片状浑浊，最终完全浑浊），有的患者可数日内完全成熟，甚至在48 h完全浑浊，视力迅速下降，以至失明，可仅有光感。二是一般性白内障，与常见的老年性白内障相似，它并非由糖尿病直接导致，而是由于糖尿病加速它的发生和发展，其发生率较高，较一般老年性白内障发病年龄要早，进展速度要快。其表现为初期晶体周边部灰白色浑浊，逐渐增多；肿胀期前房变浅，晶体浑浊肿胀，可能伴发青光眼；成熟期晶体肿胀消失，全部或大部分晶体呈灰白色浑浊。

此外，血糖的波动可影响晶体的屈光度，血糖较高时，房水中的葡萄糖浓度升高，随着葡萄糖进入晶体内和被代谢为三梨醇，晶体内渗透压升高，于是水分也随同进入晶体内，使晶体膨胀，屈光度增加而导致近视；如经过治疗短期内使血糖迅速下降，则短期内晶体内渗透压相对更高，则可产生一过性视力下降，然后逐渐恢复正常。这种晶体屈光度的波动，是最早出现的糖尿病眼部并发症，但其与白内障的形成无明显关系，在血糖控制稳定一段时间后多能恢复。

三、治疗

长期良好地控制好血糖可明显防止或延缓糖尿病并发白内障的发生和进展，适当补充抗氧化剂如维生素 C、维生素 E 和 α-硫辛酸等也可能对防治糖尿病白内障有一定作用。

糖尿病性晶状体浑浊早期尚可逆，早期良好地控制血糖，必要时辅以药物治疗，可以控制晶状体浑浊的进展，甚至可以消失，极早期的浑浊可在几天内消失，时间长者可能需要几个月，多数可在 6 周内恢复透明。但当浑浊的晶状体严重影响视力时，则应进行手术治疗。成熟期糖尿病白内障的治疗与老年性白内障相似，但易发生手术时出血和手术后感染。

糖尿病合并老年性白内障时，一旦出现晶体浑浊目前尚没有特别药物可以使浑浊的晶体再度变为透明，早期可滴一些眼药水如卡林优（吡诺克辛滴眼液）和谷胱甘肽眼药水等，每日 3～4 次，但疗效均不十分确切。白内障发展到成熟或接近成熟时，在控制好糖尿病（一般术前应将血糖控制在 8 mmol/L 以内）和其他糖尿病眼部并发症（如有青光眼、葡萄膜炎和增殖性视网膜病变，白内障术前应给予控制）的前提下，可以行白内障摘除术。由于许多糖尿病合并白内障的患者常同时有视网膜病变，且白内障手术后有糖尿病视网膜病变加快发展的趋势，术后 6～8 周，活动性视网膜病变可致虹膜病变，故术前应尽可能在扩瞳的前提下做眼底检查，如有危险征象，白内障术前或后应尽早行眼底激光治疗或同时给予抗 VEGF 治疗重度非增生期视网膜病变或黄斑水肿；若术前白内障病变严重无法了解眼底状况，应向患者说明清楚，白内障术后的视力恢复与眼底是否存在视网膜病变或其病变的严重程度有关（视网膜病变严重者，术后视力恢复差或无改善）。若在白内障手术后才发现眼底有增殖性视网膜病变或眼底病变较术前有肯定发展，应在白内障术后 5 周内行激光治疗或在术后屈光介质变清时给予抗 VEGF 治疗；若白内障术后未见眼底视网膜病变或仅很轻的视网膜病变，可在术后植入人工晶体，若眼底视网膜病变很严重则不宜植入人工晶体，因即使植入人工晶体，视力也很难恢复。糖尿病白内障手术后并发症如瞳孔缩小、角膜水肿、视网膜病变和黄斑水肿进展加速和后囊膜浑浊等发生率相对较高，应注意预防和及时处理。

第三节　糖尿病与青光眼

青光眼是指眼内压力升高，造成眼组织，尤其是视神经损害；或者眼压不高，但眼血流灌注减少引起视神经损害，最终影响视力并可导致失明的一组眼病。青光眼也是糖尿病患者重要的眼部并发症之一，并常导致失明。有文献资料报道糖尿病患者青光眼的发生率为 12.6%，比非糖尿病人群高 3 倍。

一、发病机制与分类

青光眼本身不是一种单纯的眼病，而是包括不同性质和不同类型等许多情况导致的一组眼病。糖尿病与青光眼的关系比较复杂，导致青光眼的机制和类型也不同。糖尿病可以引起前房角小梁硬化，房水外流不畅，眼压升高而发生原发性青光眼；糖尿病患者血液循环障碍可致眼部血流灌注减少，引起青光眼性视神经损伤而发生正常眼压性青光眼；在持续高血糖的情况下，晶体可发生肿胀，导致前房角关闭，眼压升高而引起继发性闭角性青光眼；最重要的是一种继发糖尿病视网膜病变的新生血管性青光眼：糖尿病视网膜病变引起视网膜组织缺血缺氧，刺激其产生具有活性的血管形成因子（如缺氧诱导因子-1α、血管内皮细胞生长因子和成纤维细胞生长因子等）增加，上述生长因子可向眼前部扩散，刺激虹膜形成纤维血管膜，跨越前房角，影响房水排泄，致眼压升高，形成开角型青光眼；当纤维血管膜收缩，前房角粘连，则变成继发性闭角型。文献报道约 22%的糖尿病视网膜病变患者发生新生血管性青光眼，其在增殖性视网膜病变的患者中更常见。

二、防治

糖尿病青光眼一旦发生，治疗比较困难且效果差，因此青光眼的治疗在于早期发现和早期诊治，只有在青光眼早期，视神经损害较轻的前提下及时治疗，才可以获得比较好的效果。

治疗：① 快速控制高眼压：尽可能使用乙酰唑胺和静脉快速滴注甘露醇，以降低眼压，为治疗虹膜红变提供充分的时间；如果药物治疗失败，应在 48 h 内行手术治疗。② 虹膜红变的治疗：行亚激光全网膜光凝治疗，如晶体屈光介质浑浊，不能清楚看见眼底，可做 1～2 次整个周边部网膜的冷凝治疗。③ 止痛治疗：如视力完全丧失，疼痛明显，可以分步骤表面滴阿托品、类固醇激素及 β 剂以解除神经支配；重复球后注射利多卡因、乙醇混合剂；止痛性虹膜嵌顿术；眼球摘除和眼内容物摘除术。④ 抗 VEGF 治疗：对新生血管性青光眼治疗有效，可较快改善视力和降低眼压，虽其治疗效果持续时间较短，但可为青光眼手术治疗提供有利的时间窗。

预防：长期良好的血糖控制可防止和减少糖尿病青光眼的发生；定期眼科检查，对糖尿病眼底进行监测，早期发现糖尿病视网膜病变，尤其是增殖性视网膜病变并给予及时有效的治疗，改善视网膜缺血缺氧状态，减少血管形成因子的产生，预防虹膜新生血管的形成；行玻璃体切割术时应尽可能保留晶体，如需晶体摘除，应作囊外摘除。

第十七章　糖尿病神经病变

作为一种系统性疾病，糖尿病可影响全身各个组织和脏器，神经系统是最易被累及的，从中枢神经系统到周围神经。糖尿病神经病变临床表现多种多样，分类和诊断标准现未完全统一，病因和发病机制尚不十分明确。本章重点叙述局限性和弥漫性周围神经病变。

第一节　流 行 病 学

糖尿病神经病变（diabetic neuropathy）患病率文献报道不一，变异很大，2%～93%不等，可能与各研究者所使用的诊断标准不同，被研究的糖尿病人群存在差异有关。一般估计糖尿病神经病变的总的患病率约为50%。Vinik报道糖尿病人群中近25%有症状性神经病变，如采用更精确的实验室检测方法则可高达75%～95%。在Rochester糖尿病研究中，59%的2型糖尿病和66%的1型糖尿病伴有不同程度的神经病变；Pairrt在他的糖尿病临床工作中完成了一项多于4 400例门诊患者的前瞻性研究，发现大约10%的患者在他们糖尿病被诊断时已存在神经病变，患病25年后大于50%患者存在神经病变；美国一项有6 478例糖尿病患者参与的多中心横向研究显示年龄在70～79岁的人群中神经病变的患病率为44%。

糖尿病神经病变患病率的影响因素：① 年龄：随年龄的增加而增加，常见于老年糖尿病患者，不少2型糖尿病患者诊断时已存在神经病变，罕见于儿童。② 病程：病程越长，患病率越高；2型糖尿病因病程很难确定，10%～20%的患者在诊断时已存在神经病变。③ 血糖控制：血糖控制不佳者，神经病变发生率明显增高。④ 酒精：增加神经病变的严重性。⑤ 吸烟：促进糖尿病神经病变的发生和发展。

第二节　糖尿病神经病变的病理改变

（一）对称型周围神经病变

（1）髓鞘呈散在节段性或弥漫性皱缩、脱髓鞘改变和（郎飞）结间长度的改变；施万细胞异常，胞浆内呈髓脂质纤维丧失、细胞突起变薄、胶原纤维增生并有薄膜状体积聚；轴突萎缩变性包括 Wallerian 变性。

(2) 轴突-神经胶质连接不良。

(3) 供养神经外膜和内膜的微血管壁增厚(基底膜增厚、内皮细胞肥大增生)和透明样变性,毛细血管内径变细,甚至阻塞。

(二) 自主神经病变

无髓鞘轴突的消失与周围神经病变相似,可见节段性髓鞘断裂丧失及轴突变性;神经节细胞呈不同程度的染色质溶解、胞浆空泡变性和核坏死,最终神经节细胞消失。

(三) 局限性神经病变

局灶性缺血病变导致轴突和髓鞘灶性破坏伴有远端 Wallerian 变性;糖尿病肌萎缩伴有主干神经束间多个搭桥神经束的破坏,与血管闭塞有关。

(四) 脊髓及神经根

一般以脊髓后部脊柱较常见,但前角和侧柱等均可受累。典型的改变为:轴突变性、神经元数量减少和神经胶质细胞增生;脑部病变多继发于高血压和动脉粥样硬化,病理未见明显特异性形态学改变。

第三节　糖尿病神经病变的病因和发病机制

目前一般认为局限性神经病变多可能与神经缺血和压迫有关;但对常见的弥漫性神经病变的病因和发病机制尚未完全阐明,可能由多因素综合所致,包括代谢障碍、血管因素、自身免疫反应及遗传因素等。

一、代谢因素

主要为高血糖。高血糖的“毒性”作用详见第十二章第“糖尿病慢性并发症发生机制”。神经组织短期暴露于高血糖水平可致神经细胞代谢和电生理改变,长期高血糖则可导致形态结构不可逆性损害,尤其神经组织与其他组织不同,其摄取葡萄糖不需胰岛素介导,因此其神经组织内葡萄糖浓度与血糖水平保持平行,血糖水平越高,持续时间越长和波动越大,则神经损害越明显。最普遍的被接受的假说主要包括山梨醇旁路活化、蛋白质非酶糖化增加和氧化应激。

(一) 山梨醇旁路活化

高血糖时神经组织内该通路被活化,最后结果为:山梨醇和果糖在神经组织细胞内堆积,引致一系列继发性改变,包括神经细胞内肌醇浓度降低、细胞膜钠-钾- ATP 酶活性下降、轴突内钠的堆积、神经传导速度减慢、神经肿胀和最后神经结构破坏。动物实验显示应用醛糖还原抑制剂对糖尿病神经病变有明显的防治作用,进一步支持山梨醇通路学说。

（二）蛋白质非酶糖化

高血糖可使体内各种长寿蛋白（包括神经髓鞘）非酶糖化增加，最后形成糖化终末产物，损害蛋白质的理化功能和结构。神经髓鞘的非酶糖化可能使其生长减慢，干扰轴突的运输；毛细血管基底膜非酶糖化增加可使基底膜增厚，神经内膜缺血。在糖尿病动物中给予氨基胍抑制蛋白质非酶糖化可明显防止神经内膜的缺血，改善神经传导速度。

（三）氧化应激

氧化应激是糖尿病微血管并发症的共同发病机制。高血糖作用于线粒体，使线粒体呼吸链蛋白糖基化，呼吸链活性升高，超氧自由基生成增加，并刺激糖基化终末产物（AGE）生成更多，AGE与细胞膜上相应受体（RAGE）结合后进一步增加了超氧阴离子（O_2^-）的生成，高血糖相关的细胞内三梨醇通路活化也参与氧化应激的产生，氧化应激进一步通过多种途径损害神经组织和细胞。

二、血管因素

早在20世纪初便有学者将糖尿病神经病变归因于神经滋养血管的粥样硬化。1959年Fagenberg通过PAS染色阳性证实神经内膜血管壁增厚和透明变性的存在，首次将糖尿病神经病变和微血管病变联系起来。Lundback曾倡议广泛微血管病变为糖尿病肾病、视网膜病变和神经病变的共同病理基础；1993年Malik等报道糖尿病神经病变者腓肠肌神经内膜毛细血管基底膜增厚、内皮细胞肥大增生和总弥散屏障明显增加，上述改变远较神经外膜、肌肉和皮肤毛细血管的类似改变更明显，上述改变可导致神经组织缺血缺氧。近年多项研究证实在缓慢进展的糖尿病神经病变的发生发展中存在神经内膜的微血管病变，其病变的严重程度与神经纤维的病理学和临床神经病变二者的严重性有关。导致糖尿病神经微血管的发生原因主要包括晚期糖化终末产物的形成、自由基的产生增加、内皮细胞衍生的一氧化氮活性降低等；血小板功能亢进、血黏度增加、红细胞变僵和黏附性增强等血液流变改变使供应神经内膜的微血管易形成血栓和硬化；另外有学者认为由于神经外膜血管早期丧失交感神经的支配，动静脉短路增加，亦可引起神经缺氧。新近一些研究报道糖尿病神经组织亚油酸的δ-G去饱和和生长γ-亚油酸减少，致前列腺素代谢紊乱，供血减少，也为神经内膜缺血和缺氧的原因之一。体内研究通过氧张力测定和神经荧光造影亦证实糖尿病神经病变患者存在氧张力降低、神经血流受损和神经外膜动静脉短路。

三、其他

（一）遗传因素

糖尿病神经病变的发生与血糖控制缺乏完全一致的相关性，约25%血糖控制不良的糖尿病患者从不发生症状性神经病变，相反有些患者在糖尿病的极早期，甚至在血糖尚未明显升高时，糖尿病神经病变即已出现，提示糖尿病神经病变的发生存在遗传易感性。

（二）免疫因素

有报道称在1型和2型糖尿病患者中检测到轴索微管、微丝蛋白、微管相关蛋白的抗体和磷脂抗体，提出神经组织自身免疫反应可能对神经病变有影响，其作用尚不肯定。

（三）神经生长因子缺乏

内源性神经生长因子(NGF)缺乏可导致糖尿病性多发性神经病变。动物实验发现糖尿病动物神经细胞内NGF耗竭，可造成感觉减退；有学者报道糖尿病患者血清中NGF水平降低，其程度与神经传导速度减慢有关。

糖尿病神经病变发生机制如图17-1所示。

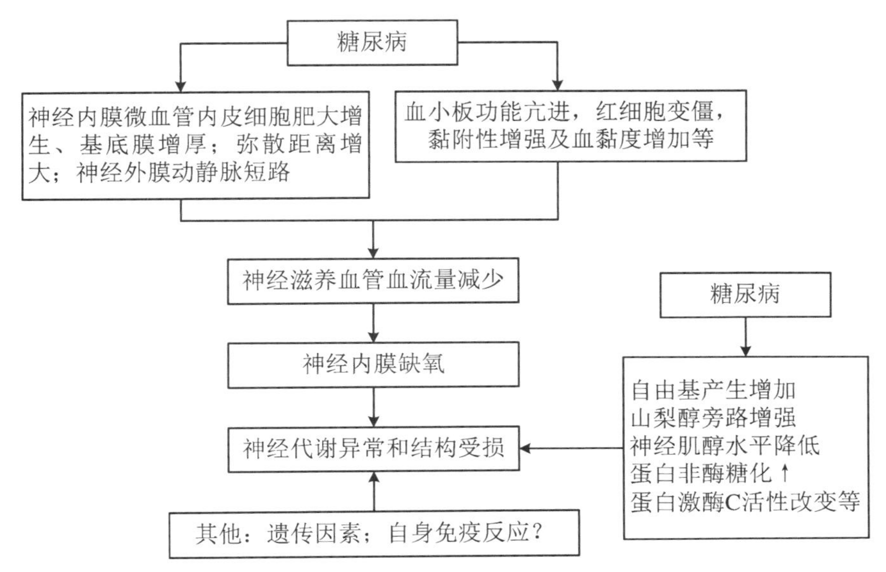

图17-1　糖尿病神经病变发生机制

第四节　糖尿病神经病变的分类和诊断

一、糖尿病神经病变的分类和分型

糖尿病神经病变根据病变的部位可分类为周围神经病变和中枢神经系统病变，见表17-1。糖尿病周围神经病变根据有无临床症状和病变的程度分为亚临床型神经病变和临床型神经病变；临床型神经病变进一步根据受累神经的范围分为弥漫性神经病变和局限性神经病变，见表17-2、图17-2。

表 17-1　糖尿病神经病变的分类

周围神经病变	中枢神经系统病变
对称性多发性周围神经病变	糖尿病性脊髓病
感觉性多发性神经病变	糖尿病性脊髓共济失调
感觉运动性多发性神经病变	脊髓性肌萎缩
急性或亚急性运动型多发性神经病变	肌萎缩侧索硬化综合征、脊髓软化
非对称性单一或多根周围神经病变	脑病和脑血管病
肢体或躯体的单神经病变	低血糖脑病
颅神经病变	糖尿病性昏迷(如 DKA 和 NHK)
自主神经病变	出血性或缺血性脑血管病等

表 17-2　糖尿病周围神经病变的分型和分期

分型Ⅰ　亚临床型神经病变

A:异常的电诊断试验(EDX)

1. 减慢的神经传导速度
2. 降低的应激肌肉或神经动作电位的振幅

B:异常的定量感觉试验(QST)

1. 振动觉/触觉
2. 温觉/冷觉
3. 其他

C:异常的自主神经功能测试(AFT)

1. 减少的窦性心律失常
2. 减弱的排汗功能
3. 瞳孔反射迟钝

分型Ⅱ　临床型神经病变

A:弥漫性神经病变

起病隐匿,具对称性和进展性。病因为神经代谢和结构异常

1. 远端对称性感觉运动多发性神经病变
   a. 原发的小纤维神经病变
   b. 原发的大纤维神经病变
   c. 混合型
2. 自主神经病变
   a. 瞳孔功能异常
   b. 排汗功能异常
   c. 心血管自主神经病变
   d. 消化道自主神经病变
   e. 泌尿生殖系统自主神经病变
   f. 低血糖失知觉

B:局灶性神经病变

1. 单神经病变:多见于中老年组,起病突然,具不对称性和自限性,病因可能为神经缺血。通常累及运动神经但偶可见纯感觉病变

举例:

a. 孤立周围神经病变:如尺神经病变、正中神经病变、桡神经病变、股外侧皮神经和腓神经等

续表

b. 颅神经病变:第3对颅神经受累最常见,有时可见第6、第4和第7对颅神经
c. 神经根病变
d. 神经丛病变
2. 压迫性神经病变:起病缓慢,通常不对称但可以是双侧性,病情反复多无自限性恢复。病因为压迫。
举例:
a. 腕管综合征
b. 尺神经压迫
c. 股外侧皮神经压迫

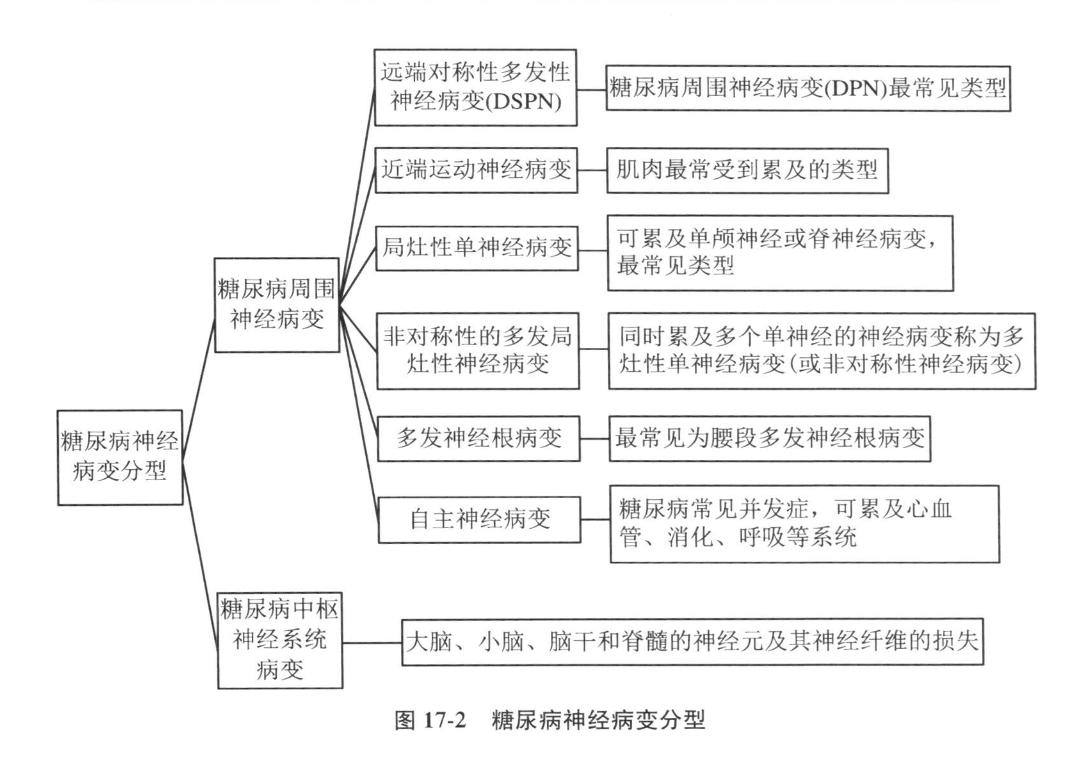

图 17-2　糖尿病神经病变分型

二、糖尿病周围神经病变的诊断

周围神经系统分为运动神经、感觉神经和自主神经。运动神经主要负责肌肉控制,较粗的有髓鞘 Aα 类神经纤维。感觉神经有负责触摸、振动、位置觉的较粗的大神经,也有负责冷温觉和痛觉的小神经。另外,神经纤维根据髓鞘可分为有髓、薄髓和无髓三种。自主神经又称自主神经,分为交感神经和副交感神经,负责调节平滑肌、心肌、消化管内的腺体、汗腺、肾上腺以及某些内分泌腺体功能,通过对这些器官系统的广泛影响,控制着一系列重要的生命机能,如心率、血压、出汗、胃肠道、泌尿生殖系统等,属于薄髓鞘或无髓鞘的小神经。

糖尿病神经病变强调早期诊断,加强对糖尿病患者的教育和采取积极有效的干预治疗可降低其致残率,提高患者的生活质量并降低医疗费用。糖尿病神经病变的诊断目前要求根据患者临床症状、体征和实验室辅助检查，如电生理研究、定量感觉、运动测试和各种自主神经功能检查等，而尽可能作出合理明确的诊断。糖尿病周围神经病变的临床表现多种多样，现根据受累神经的部位和类型不同简述如下：

（一）对称性多发性神经病变

1. 多发性周围神经病变

通常起病隐匿，但偶可随着应激和糖尿病治疗的开始而短期急遽起病，多呈渐进性发展，很少有自行缓解。早期症状常以双下肢远端感觉障碍为主，运动神经和上肢的受累比较少见。最常见的症状为肢端麻木、麻刺感和烧灼感（常在夜间加重）。撕裂样或烧灼样疼痛有时可非常严重，甚至不能忍受盖被之压，对患者造成极端痛苦，甚至可导致患者自杀。但如此疼痛可能随受累神经元被破坏而在数月至数年之后自发缓解，应告知患者树立信心，积极配合治疗。感觉异常还可有蚁走、虫爬、发热、痛觉过敏和触电样感觉等，往往从远端脚趾开始上行可达膝部，分布如袜子和手套状，重者可累及全身皮肤。但许多患者尽管有神经传导速度的受损、键反射的丧失、痛觉和振动觉的消失等体征，却无明显神经病变的症状，如此感觉减退或降低，甚至无症状，可能导致不察觉的皮肤和关节的损害，引起溃疡和神经病性关节病（Charcot 关节）。当运动神经受累时，肌力常不同程度地减退，特别是骨盆内外肌群、腰大肌、臀肌及股四头肌等软弱无力，少数病例肩甲肌群中三头肌、二头肌、长前旋肌、胸锁乳突肌等累及，一般属对称性，晚期可有神经营养不良性肌萎缩。体征常有：跟腱反射、膝反射减弱或消失，多比上肢腱反射减退或消失严重；触觉、痛觉、温度觉、振动觉和位置觉等减退或消失。

诊断标准：① 明确的糖尿病病史。② 诊断糖尿病时或之后出现的神经病变。③ 临床症状和体征与糖尿病周围神经病变的表现相符。④ 有临床症状（疼痛、麻木、感觉异常等）者，5 项检查（踝反射、针刺痛觉、振动觉、压力觉、温度觉）中任 1 项异常，可诊断；无临床症状者，5 项检查中任 2 项异常，临床诊断为糖尿病周围神经病变；排除诊断：需排除其他病因引起的神经病变。如根据以上检查仍不能确诊，需要进行鉴别诊断的患者，可做神经肌电图检查。

远端对称性多发性神经病变的诊断分层：① 确诊：有 DSPN 的症状或体征，同时电生理检查存在神经传导功能异常。② 临床诊断：有 DSPN 的症状及 1 项或以上体征阳性，或无症状但有 2 项或以上（含 2 项）体征为阳性。③ 疑似诊断：有 DSPN 的症状但无体征或无症状但有 1 项体征阳性。④ 亚临床神经病变：无症状和体征，仅存在神经传导功能异常。

2. 感觉运动性多神经病变

糖尿病患者存在感觉性多发性神经病变，同时合并存在有四肢远端的肌力减退和肌肉萎缩。

3. 急性或亚急性运动型多发性神经病变

本型神经病变临床十分少见，以四肢远端，尤其是下肢急性或亚急性起病的肌无力和肌萎缩起病，也可同时伴有不同程度的感觉障碍。

辅助检查主要通过电生理检查测定感觉和运动神经传导速度可比较敏感和客观地反映糖尿病周围神经病变。临床通常应用肌电图检查双侧正中神经、尺神经和腓神经传导速度来反映。角膜神经纤维包含 Aδ 纤维和无髓 C 类纤维，最近有学者通过角膜共聚焦显微镜观察糖尿病患者角膜神经情况（角膜神经纤维长度、神经纤维密度、神经分支密度和神经弯曲度等)，结果显示其变化与自主神经功能紊乱和周围神经病变的严重程度有着高度的相关性，其可高度特异、灵敏地协助早期诊断糖尿病自主神经病变和周围神经病变。一般认为脱髓鞘开始时导致神经传导速度减慢；轴突变性开始时导致动作电位振幅的降低；轴突消失引起肌运动单位去神经支配导致静息肌肉纤维电位和锐波。活检显示：髓鞘异常、轴突变性、神经纤维异常和消失。

（二）非对称性周围神经病变

1．非对称单神经病变

常起病急，局限性单一神经或神经根病变，病变常选择性累及坐骨神经、胫神经和腓神经等，患者常表现为突发剧烈疼痛或感觉障碍，多为自限性，经过适当治疗多可完全恢复。原因多为缺血性。

2．颅神经病变

可单发或多发动眼神经、滑车神经、外展神经和面神经等神经麻痹，以单侧动眼神经损害最为多见，其次为外展神经、面神经和滑车神经等。颅神经病变多见于中老年人，一些患者可以此为首发的临床表现，常急性起病，大部分可在数周内恢复。糖尿病并发颅神经病变者注意与 Tolosa-Hunt 综合征、重症肌无力、后交通动脉瘤和眶或颅内肿瘤等相鉴别，以免误诊。

3．自主神经病变

根据受累的自主神经所支配的靶器官的不同，临床表现各有不同。如瞳孔大小的改变、皮肤出汗的异常、生殖泌尿、胃肠和心血管自主神经功能紊乱等。

（1）瞳孔异常

两侧常不等大和不对称，瞳孔缩小，对光反射减退或消失，但调节功能存在。

（2）皮肤出汗异常

大部分汗腺由交感神经节后神经调节，系细长、无髓的小 C 类神经纤维，易受损害。当糖尿病累及此组神经时，汗腺分泌功能减退或消失，以致少汗或无汗，常对称性分布或片状分布，以足部和腿部明显，严重时整个下半身甚至上肢亦受累，同时上半身、头颈部常呈代偿性多汗，尤其在运动后或在温暖的环境中易出汗，患者感上身怕热多汗，而感下肢寒冷，有时可误以为低血糖。进食时多汗，甚至大汗淋漓，亦为其特征之一。上述患者在温热的环境中，体温调节功能差。早期利用 Neuropad 印记法可评估糖尿病患者的足部泌汗功能：利用汗液与钴盐石膏贴膏发生化学反应变色的时间来评估泌汗功能，其简单、方便、无创，但难以定量分析。近年来新型的 Sudoscan 仪基于电化学原理定量检测足或手部的电化学皮肤传导率(ESC，单位 uS)来反映其泌汗功能，其原理：对手足的皮肤施加逐渐递增的直流低电压(<4 V)，电流穿过不锈钢传感器，吸引来自汗腺(手掌和足底)中的氯离子，从而形成氯离子电流(反向离子电渗)。低电压下，皮肤的角质层是绝缘的电容器，因此只有汗腺管有氯离子转运，这确保了检测到的只是汗腺功能。将产生的电流与电压绘制曲线计算斜率(计时电流法)，即 ESC，氯离子浓度越低，ESC 值越低。手掌及足底是人体汗腺分布最为密集的部位，当支配它们的 C 纤维受损时，汗腺分泌功能减弱，汗腺分泌减少，汗腺氯离子浓度降低，ESC 下降。Sudoscan 仪通过检测泌汗功能可早期检测周围神经病变，了解周围神经病变的进展情况，同时也可间接评估受检者的糖尿病心脏自主神经病变的发生风险和糖尿病脏肾病的发生风险。

（3）泌尿生殖道障碍

① 神经源性膀胱：又称无力性膀胱，起病隐匿，常在无症状的情况下缓慢进展而不易被早期发现，直至出现尿路感染和尿潴留，严重者患者膀胱可渐充溢胀大至 1 000 mL 以上容量而出现压力性尿失禁，患者尿淋漓不尽，小腹隆起和胀痛。由于长期膀胱残余尿增加尿路感染的机会，可发展为慢性膀胱炎和慢性肾盂肾炎，甚至致肾功能不全。有报道称伴明显糖尿病神经病变的患者 80%存在无症状性神经源性膀胱，对糖尿病患者进行体检时应常规做耻骨上的叩诊和触诊，有时可显示耻骨上饱满或包块，叩呈浊音。② 阳痿：正常情况下，阴茎勃起由副交感神经支配。在病程长的男性糖尿病患者中，最终约 75%的患者出现阳痿，是导致成人阳痿的第二常见疾病。多由于神经病变和血管病变所致，迷走神经兴奋可扩张阴茎动脉，致海绵体窦增大，阴茎增粗，神经支配的破坏，可导致完全性不可逆性阳痿；血管因素在阳痿发病中的地位亦十分重要。其他因素如抗血压药物有时亦影响性功能，另外 NO 合成和释放的减少，可使 NO 松弛内皮和血管的作用减弱或丧失。多数情况下，糖尿病患者阳痿是一种复合性多因素作用的结果，除上述的自主神经病变和血管病变之外，心理因素和性激素水平的改变也是其原因。如体检时发现球海绵体肌反射消失和肛周按摩不能激发肛门收缩，则提示自主神经病变。辅助检查：B 超提示膀胱残余尿增加，常大于 50～100 mL；膀胱功能的特殊试验尚有膀胱内压测定、括约肌肌电图、尿流力测定、尿道压力谱测定和膀胱支配神经的电生理试验。阴茎功能的特殊试验有阴茎血流和收缩压的多普勒超声测定（阴茎动脉收缩压/肱动脉收缩压：大于 0.75 为正常，小于 0.60 为血管性阳痿，介于 0.6～0.75 之间为可疑）、阴茎张力器测定阴茎肿胀程度和“邮票试验”测定阴茎肿胀度等。临床可根据实际情况选用。

（4）胃肠功能紊乱

流行病学调查最终约 75%的糖尿病患者可能发生胃肠道症状，胃肠系统从食管至肛门任何部位均可能受累。① 食管：症状常比较轻，可见心前区烧灼感，重者可伴吞咽困难。② 胃：由于迷走神经病变致胃排空延缓并损害胃酸的头相分泌，胃排空的变化可能也是导致一些患者血糖控制不稳定的因素之一。有研究报道 1/5 无胃肠症状糖尿病患者存在胃潴留的放射学证据，一些患者因神经病变，胃张力减低，胃内容物排空延迟，可致食后上腹饱胀，严重者致胃扩张，表现为恶心、呕吐，有时吐宿食和大量胃液。体检示胃部饱满和震水声阳性。X 线辅检（常用的方法有同位素扫描、放射不透光标记物和钡餐检查等；最近有学者提出磁共振成像检查可直接测定胃排空时间及胃各种不同的功能）可见：胃张力减低、收缩力减弱，胃排空时间延长、胃内容物滞留明显增多、十二指肠张力亦低不伴幽门梗阻。③ 肠道：糖尿病肠道自主神经病变主要临床表现为便秘和腹泻。便秘是糖尿病患者最常见的胃肠道症状，约发生在 2/3 的糖尿病患者中。伴明显糖尿病神经病变的患者约 90%表现为不同程度的便秘，但也有 1/3 伴便秘的患者无神经病变的症状。便秘有时是间歇性的或与腹泻交替出现。糖尿病患者腹泻的原因不十分清楚，可能是神经源性，也可能是由于小肠细菌过度生长、非热带性口炎性肠病和胰腺外分泌功能不全，部分患者伴肛门内外括约肌功能减退。糖尿病性腹泻常呈糊状或稀水状，以餐后、黎明前或半夜为多见。严重者呈水样泻，一天数次至二十余次不等，一般无脓血，大便培养无感染的证据，常与便秘交替出现。空肠活检无特异性病变，小肠吸收试验无异常。X 线检查可见：非特异性肠襻扩张、黏膜及其皱襞增粗而不规则，蠕动失常，小肠内容物排空时间延长，张力及收缩力均降低。④ 胆囊：使胆囊收缩能力降低，胆汁排泄降低，常可致胆囊膨大，结果可能与糖尿病患者胆囊炎和胆石症的发生率增加有关。

(5) 心脏自主神经病变

亦是糖尿病比较常见的慢性并发症之一,有研究报道约 1/4 的 1 型糖尿病患者可伴有心脏自主神经病变,其发生率随病程延长、年龄增加和尿白蛋白排泄的增加而增高。心脏自主神经病变的早期常首先累及迷走神经,以致交感神经相对兴奋,患者心率呈增快的倾向。如患者在休息或睡眠时心率每分钟仍持续大于 90 次,则应怀疑累及自主神经,此种心率增快常比较固定,对阿托品或心得安均无明显反应。有时患者心率可持续大于 120～130 次/分,而无心衰、休克和发烧等临床表现,则更提示心脏迷走神经病变。晚期可损害交感神经,使心脏处于失神经支配状态,似无神经的"移植心脏"。心脏自主神经病变除致心率增快之外,常影响心脏的舒张和收缩功能,合并冠心病者时表现为"无痛性心肌缺血或心肌梗死",并使"猝死"的发生率增加。糖尿病心脏自主神经病变的另一临床表现为体位性低血压,主要是交感神经受损、容量和压力感受器(左心房容量感受器、主动脉弓和颈动脉窦压力感受器)敏感性降低共同作用所致。临床心脏自主神经病变的基本诊断试验最常应用心电图结合呼吸和体位的改变,通过计算心率和血压的变化来反映,比较经典的床旁心电图试验包括:① 休息时心率大于 90 次/分,排除致心率增快的其他原因如发烧、心功能不全和贫血等原因则提示可能存在心脏自主神经病变。② 深呼吸时每分钟心率差:患者取平卧位,记录深呼吸时Ⅱ导联心电图,测定单次深吸气和深呼气时最短和最长 R－R 间期,分别计算深吸气和深呼气时的每分钟心率差。正常人群深呼吸时,心率差随年龄增大而减小,50 岁以下者呼吸差>15 次/分,50～60 岁者呼吸差>10～15 次/分,60 岁以上者呼吸差>10 次/分。根据年龄组的不同,深呼吸时心率差小于上述相应次数者提示心脏迷走神经病变。③ 乏氏(Valsava)动作指数:嘱患者深吸气后掩鼻闭口用力作呼气动作 15 s(即乏氏动作),测定乏氏动作时最长和最短 R－R 间期并计算其比值(即乏氏动作反应指数),一般以 1.10～1.20 为可疑异常,≤1.10 为异常反应。此指数降低反映早期迷走神经功能紊乱。④ 立卧位时每分钟心率差:记录平卧位平静状态Ⅱ导联心电图后,在 5 s 内迅速立起并继续记录 30 次心搏,测定立位和卧位时 R－R 间期并计算其每分钟心率差,正常人常>15 次/分,该心率差减小,反映糖尿病交感神经病变。⑤ 立卧位第 15 次和第 30 次心搏时 R－R 间期比值(简称 30/15 比值):正常人在由卧位骤然站立时,由于反射性交感神经兴奋,心率加速,约在站立后 10 s(第 10～15 次心搏)时 R－R 间期明显缩短,继之由于迷走神经兴奋,至 20 s 时 R－R 间期明显延长。正常人 30/15 比值≥1.03,糖尿病患者早期迷走神经受损时,致 R－R 间期常<1.03,甚至≤1.0。⑥ 体位性低血压:当由卧位站立时,如收缩压下降>4 kPa(30 mmHg)、舒张压下降>2.67 kPa(20 mmHg)称体位性低血压,主要反映交感神经病变,属于糖尿病自主神经病变的中晚期表现。

近年来心率功率频谱分析被常用于定量评价心脏自主神经病变且较敏感,其中低中频段(0.03～0.2 Hz)主要反映交感神经活性,高频段(0.2～0.4 Hz)主要反映迷走神经活性,低频/高频(LF/HF)标志交感与迷走神经平衡的消长。有学者报道蹲踞试验(squatting test)是简单有效反映糖尿病自主神经病变的试验。具体方法如下:患者静立 3 min(Ⅰ期),在 2 s 内蹲下,保持 1 s(Ⅱ期),然后在吸气时立起,保持 1 min(Ⅲ期),期间记录Ⅱ导联心电图再进一步计算蹲踞副交感神经比例(SqTv:Ⅰ期最后 10 次 R－R 间期均数/Ⅱ期前 15 秒最长 R－R 间期,反映副交感神经活性)和蹲踞交感神经比例(SqTs:Ⅰ期最后 10 次 R－R 间期均数/Ⅲ期 10～20 s 最短 R－R 间期,反映交感神经活性)。文献报道了正常人不同年龄组(小于40岁、40～60岁和大于60岁组)SqTv(分别<0.66、<0.82和<0.86)和SqTs(分别>1.36、>1.20和>1.15)的正常值。最近^{123}I-间碘苯胍啶(MIBG)单电子计算机闪烁照相(SPECT)被建议作为非侵入性在体内通过测定节后突触前去甲肾上腺素摄取来评价心脏交感神经活性，该技术显示在糖尿病伴心脏自主神经病变的患者中心肌^{123}I-MIBG堆积减少，可能比标准心血管反射试验敏感。其他反映心血管自主神经功能的试验方法尚有多种如24 h动态心电图R-R间期的标准差统计学计算、Q-T间期延长、头面部浸入水中强烈屏气时心率改变、用力握拳时血压改变及药物(如阿托品和心得安)试验。另外，测定血浆去甲肾上腺素对站立或运动后的反应、肾上腺素对低血糖的反应可帮助进行心血管自主神经功能的评价，伴自主神经病变的糖尿病患者，绝大多数在站立或运动后去甲肾上腺素水平无明显上升，同时其基础水平也偏低。

总之，糖尿病神经病变的临床表现复杂多样，诊断应综合分析，原则上需具备以下条件：① 伴糖尿病或至少糖耐量减退；② 存在神经病变的证据，如有神经病变的症状、阳性体征或异常的辅助检查；③ 排除其他因素引起的神经病变，如感染(格林-巴利综合征)、化学药物(如有机磷中毒和重金属中毒)和营养不良(如维生素B_1和B_{12}缺乏、慢性酒精中毒等)。

第五节 治 疗

糖尿病神经病变的病因和发病机制尚不十分明确，现尚缺乏特异性病因疗法。治疗一般包括两方面：一是对因治疗，一是对症处理。

一、对因治疗

(一) 控制血糖

大量动物实验和临床研究，尤其是来自DCCT的临床研究，强烈支持长期理想地控制血糖可明显防止糖尿病神经病变的发生和延缓神经病变的进展，良好的血糖控制是治疗糖尿病神经病变的基础，但临床实践中常难以达到，并使低血糖的发生率增加，尤其在老年糖尿病患者中。因此除良好的血糖控制之外，尚需注意控制其他危险因素。有研究报道即使通过胰肾联合移植使糖尿病患者血糖正常两年之久，仍不能逆转已存在的神经病变。

(二) 醛糖还原酶抑制剂(ARI)

动物实验显示ARI对糖尿病多种慢性并发症有防治作用，尤其在神经病变的治疗作用受到较多的重视，绝大多数实验报道ARI对糖尿病动物模型神经病变有良好的防治作用。在过去的15～20年已有20多个临床试验对ARI(包括sorbinil、zopolrestat、torestat、ponalrestat、alrestatin及epalrestat等)进行了评价，各临床研究报道的结果变化较大，一般的结论是ARI对治疗糖尿病对称性多神经病变和自主神经病变可能是有益的，其临床作用应强调是延缓糖尿病神经病变的进展而不是逆转之，强调ARI的早期应用效果，其预防神经病变可能比治疗更有效。目前ARI——依帕司他已被一些指南(包括ADA和中国2型糖尿病诊治指南)推荐为治疗糖尿病神经病变的药物之一。

(三) 营养神经

虽然维生素 B_1、B_6 和 B_{12} 缺乏可发生神经病变,但糖尿病患者这些B族维生素及其代谢产物的血浓度和尿中排泄量均未见降低,临床应用上述维生素亦未发现对糖尿病神经病变明显有效。此后发现维生素 B_{12} 的衍生物甲基钴酰胺可刺激神经施万细胞的蛋白合成,改善糖尿病动物神经传导速度,甲基 B_{12} 在甲基转移过程中起辅酶作用,参与卵磷脂和乙酰胆碱的生物合成,前者是髓鞘的重要组成部分,后者是一种重要的神经递质。近年来临床研究显示其对改善糖尿病神经病变有明显的治疗作用。常用剂量为0.5～1.0 mg,肌注,一日2次,或0.5 mg,口服,一日3次。

(四) 改善微循环

已知微血管病变和神经内膜缺血在糖尿病神经病变的发生发展中起重要作用。临床可联合应用抗血小板药物(如潘生丁、阿司匹林和西洛它唑等,另外西洛它唑本身尚具有明显的扩血管作用)和扩血管药物(如血管紧张素转换酶抑制剂、钙离子拮抗剂、怡激肽原酶、羟苯磺酸钙、前列腺素E和己酮可可碱等),可改善糖尿病神经病变的相关症状。胰激肽原酶(如怡开)可改善外周血液流变异常,改善微循环,有效增加运动和感觉神经传导速度,明显改善症状。临床结果显示激肽原酶是一种治疗糖尿病性末梢神经病变较好的药物。中药丹参、川芎嗪和槲皮素等具有活血化淤和扩血管作用,值得临床应用和进一步研究。

(五) 抗氧化应激

糖尿病状态下的氧化应激是糖尿病慢性并发症的重要发病机制,减轻机体氧化应激对糖尿病神经病变的预防和治疗有明确的效果。α-硫辛酸是目前发现的强有效的抗氧化物质,其可直接清除活性氧自由基,保护内皮细胞和神经组织,可改善糖尿病患者神经症状和电生理异常。推荐使用α-硫辛酸,600 mg/d,口服,疗程3个月或更长。症状明显者可先600 mg/d 静脉点滴2～4周,然后给予口服序贯治疗。其他抗氧化剂如维生素E、维生素C、谷胱甘肽和超氧化歧化酶对防治糖尿病动物神经病变可能有益,可适当补充。

(六) 其他

1. 神经节苷脂

神经节苷脂(GA)是一种复合糖脂,存在于神经细胞的细胞膜中,在神经传导和功能方面起重要作用。现已发现约100种不同类型的GA。康络素是从脑组织提取和纯化的一种复合GA,内含四种GA,现比较广泛用于研究和治疗周围神经病变。研究证实外源性给予GA可平稳地进入神经细胞膜,有利于各种神经元和周围神经的修复和生长,促进神经传导速度的恢复。此外,尚具轻度的镇痛作用。临床应用可改善神经病变的主观症状和客观指标,耐受性较好,无明显副作用。

2. 乙酰左卡尼汀

乙酰左卡尼汀为三甲基氨基酸酯,在体内由乙酰左卡尼汀转移酶在脑、肝脏及肾脏合成,其可促进脑内有氧代谢、减轻细胞氧化应激损伤、减轻细胞兴奋毒性作用等,并能通过减少突触的谷氨酸浓度起到减轻痛觉过敏的作用。临床观察显示补充乙酰左卡尼汀能有效缓解糖尿病神经病变患者的疼痛，改善其神经纤维再生和振动觉，改善糖尿病神经病变患者神经电生理参数。推荐用法：口服 250～500 mg，每日 2～3 次，疗程 6 个月。该药安全性较好，不良反应少。

3．肌醇

根据肌醇耗竭学说，给严重糖尿病神经病变的口服肌醇可提高神经传导速度，有学者报道给伴周围神经病变的糖尿病患者补充肌醇可提高感觉神经传导速度和诱发神经电位。肌醇的用量一般每日 200～500 mg，分 3 次口服。

4．γ-亚油酸

该必需脂肪酸是前列腺素和神经膜磷脂构成成分（dihomo－γ 亚油酸和花生四烯酸）的一种重要前体物质。有临床进行的安慰剂对照研究报道，每天口服 γ-亚油酸（480 mg）一年后，感觉神经传导速度和体征明显改善。

5．神经生长因子

体内自然存在的促神经因子，如肽激素神经生长因子（NGF）对神经元和轴索发生、生长和维持具重要作用。已知糖尿病神经病变中存在神经生长因子轴突转运和合成异常，并可能在糖尿病神经病变中起一定作用。已有研究证实神经生长因子对多种神经病变包括糖尿病神经病变有效。

6．高压氧

有研究报道高压氧治疗对糖尿病患者神经病变的症状和神经传导速度有明显改善作用，尤其适合于以缺血损害为主的多发性神经病变。

7．戒烟

吸烟显著促进糖尿病神经病变的发生和发展，且与吸烟的时间和量有关，应反复告诫糖尿病患者避免吸烟并戒烟。

糖尿病神经病变对因治疗的方法有多种，目前临床研究任何单一治疗均缺乏显著的疗效。糖尿病神经病变的治疗与其他微血管和大血管并发症一样强调早期治疗，预防重于治疗，一旦神经病变已出现临床表现和结构改变，则病变多难以逆转，治疗效果亦差，此时在评价某一药物对糖尿病神经的治疗作用时，应强调其对神经病变症状的改善和延缓神经病变进展的作用，而不是逆转之。另外，强调综合治疗，在临床尽可能良好控制血糖的基础上，尚需适当配合其他治疗措施。

二、对症处理

（一）疼痛的处理

约有 10%的糖尿病患者存在与糖尿病神经病变有关的疼痛，糖尿病神经病变所致疼痛的治疗常比较棘手且效果常不理想，可试用：

（1）三环类抗抑郁药物如阿咪替林（amitriptyline），小剂量开始（每晚 10～20 mg），逐渐增加剂量直至疼痛缓解或控制，有时可能需 150 mg/日，持续治疗达 3～6 周。有心脏传导阻滞、近期心梗、心衰、体位性低血压和闭角型青光眼者忌用。

（2）抗癫痫类药物（通过与电压依赖性钙离子通道结合，阻断钙离子通道，减少神经递质释放而发挥镇痛效果），对阿咪替林治疗无效的患者可试用抗惊厥药苯妥英钠（100 mg，每日3次)、卡马西平(一般小剂量开始,100 mg,每日2次,逐渐增加,一些患者可能对小剂量反映较好)、加巴喷丁(初始剂量300 mg/d,可逐渐增加剂量,最大剂量可达3600 mg/d)或普瑞巴林(初始剂量,25～50 mg/12 h,可逐渐增加剂量,最大剂量600 mg/d)。

(3) 5-羟色胺再摄取抑制剂(在止痛的同时尚可改善患者抑郁或焦虑的症状),如度洛西汀(初始剂量30 mg/d,可逐渐增加剂量,最大为120 mg/d)和文拉法辛(初始剂量37.5 mg/d,可每周加量37.5 mg,最大剂量375 mg/d)。

上述三类药物如单一使用效果不佳,必要时可联合应用。对剧烈疼痛上述药物治疗无效者可静滴利多卡因(5 mg/kg,30 min内滴完),可能使疼痛明显缓解,一些患者疼痛缓解可达2周之久,疼痛缓解后必要时慢心律维持。新药辣椒素(capsaicin,反-8-甲基-N-香草-6-烯胺)的临床应用显示含0.75%辣椒辣素的镇痛乳剂局部应用对糖尿病神经病变所致的各种疼痛均有明显的缓解作用,副作用少。痛性神经病变治疗建议见表17-3。

表17-3　痛性神经病变治疗(建议)

种类	药物	推荐剂量
三环类	阿米替林	10～75 mg　睡前
	去甲替林	25～75 mg　睡前
	丙咪嗪	25～75 mg　睡前
抗惊厥药	加巴喷丁	300～1 200 mg　一天3次
	卡马西平	200～400 mg　一天3次
	普瑞巴林	100 mg　一天3次
	丙戊酸钠	500～1200 mg　每天
5-HT再摄取抑制剂	度洛西汀	60～120 mg　每天
	文拉法辛	75～225 mg　每天
P物质抑制剂	辣椒碱软膏	0.025%～0.075%　一天3次或4次
其他	曲马多	210 mg　每天
	硫酸吗啡	渐增量至120 mg　每天
	羟考酮	平均37 mg/d,最大120 mg/d　每天
	异山梨酯喷剂	
	电刺激	经皮神经刺激,3～4周/1个疗程

(二) 自主神经病变的治疗

1. 胃张力减低

糖尿病胃瘫痪治疗药物有胃复安、吗丁啉和莫沙比利等促胃肠动力药物,最近临床研究报道红霉素具明显的胃肠动力作用,对不能口服者可静滴红霉素(3 mg/kg,每8 h一次),患者能进食时改为口服,0.25 g,每天3次,维持1周;阿奇霉素有类似红霉素促进胃窦蠕动的功能且作用时间更长,也可试用;应用胆碱能制剂氯化氨甲酰胆碱10 mg,口服,一日4次;另外建议患者少食多餐,减少脂肪,同时加强腹肌锻炼。单一治疗效果不佳者,可三联治疗:胃复安或吗丁啉+莫沙必利+红霉素。部分患者存在药物治疗效果不佳或者对这些药物治疗不能耐受,被称为"药物难治性"。在一些案例中,胃电神经刺激器插入(Enterra装置)伴随幽门成形术,对缓解有效,对神经电刺激和幽门成形术以及药物均效果不佳者,可择期行外科手术治疗,如胃次全切除术或胃-空肠吻合术等。

2．腹泻

应首先确定腹泻的原因，如为小肠细菌过度生长所致，则可给予抗生素治疗；对原因不明的腹泻可应用中西医抗腹泻药如次碳酸铋、复方苯乙哌啶和阿托品等对症处理，但糖尿病神经病变引起的腹泻多具有自限性，慎用止泻药，即使使用，一旦腹泻缓解及时停用。Loperamide 和 Diphenoxylate 抑制乙酰胆碱及前列腺素释放使肠蠕动减弱，可减少大便次数；可乐定 0.1～0.6 mg，每天 2 次，可兴奋肠黏膜 α_2-肾上腺素能受体，促进盐水吸收而起止泻作用，在一些患者中可减少大便次数和大便量，但可能致体位性低血压和减低胃的张力；有研究报道异搏定 40 mg，每日 2 次，亦有助于减轻腹泻；生长抑素类似物——Octreotide 被建议为治疗糖尿病腹泻的另一方法，其可增强胃肠的吸收能力，抑制肠动力，可 50～70 mg，每天 2 次皮下注射，较大剂量可能抑制胰外分泌，加剧营养吸收不良，胰腺外分泌功能不全者，给胰酶片（8～10.0 g/d）治疗；合并肠道菌群失调所引起的腹泻，可联合双歧杆菌如培菲康等治疗。辨证论治联合一些中成药：属脾虚泄泻者，可用人参健脾片、参苓白术散等；湿热泄泻的患者，可用黄连素等。抑制细菌过度生长可口服抗生素，如黄连素、喹诺酮类抗生素和头孢类抗生素等。

3．便秘

便秘是糖尿病患者常见的症状，常为间隙性或与腹泻交替出现，发生机制不十分清楚。通常的处理为首先鼓励患者多食纤维素，有时可结合应用不为肠道所吸收的或渗透性轻泻剂，其他尚可应用一些增强胃肠动力的药物，如莫沙比利和红霉素等。对便秘-腹泻交替的患者通过增强胃肠动力，可能使部分患者症状明显缓解。

4．神经原性膀胱

轻者可试用耻骨上按摩或热敷并鼓励患者自动小便，有时可获效果，较重者可应用拟胆碱药物，如氯化氨甲酰胆碱肌注（0.25 mg）或口服 10 mg，一日 4 次；新斯的明，15 mg，一日 3 次；吡啶斯的明，60 mg，一日 3 次。有报道称胃复安和西沙比利对此亦有一定疗效，能减少膀胱残余尿，可试用；严重者可采取保留导尿、积极进行膀胱冲洗，冲洗后可注入氟派酸粉末 0.4 g，丁胺卡那 0.2 g 或庆大霉素 20 万单位加入 5%的碳酸氢钠 50 mL 内混匀，保留 2 h 以上（碱化尿液，既不利于细菌生长，又有利于发挥庆大霉素等药物的药效），必要时行膀胱造瘘或膀胱颈手术等治疗。中医针灸治疗亦可配合应用。

5．阳痿

治疗效果欠佳，常用的方法有外用长压定；使用育亨宾碱（选择性阻断 α_2-肾上腺素受体，使血管平滑肌扩张，令阴茎充血勃起，10 mg，一日 3 次）和西地那非（磷酸二酯酶抑制剂，抑制 cGMP 的分解，细胞内 cGMP 浓度升高促使血管平滑肌松弛，导致大量血液流入阴茎内，产生阴茎勃起，一般每次 50～100 mg，每天不超过 1 次，性生活前 1 h 左右服用，对非器质性阳痿患者大多数有效，但其不能提高性欲，也不能用于治疗女性性功能不全）；伐地那非（商品名艾力达，Levitra，由德国拜耳医药保健有限公司研制），10～20 mg，每日最多服用一次，可持续 12 h，具有较好的选择性，使阴茎勃起更容易；他达那非（商品名希爱力，Cialis，美国礼来公司研发），每片 20 mg，药效可持续达 36 h，因药效较长，一般不建议每日服用。血管扩张剂如罂粟碱（40～80 mg 加生理盐水 20～40 mL）或前列腺素 E1（5～40 μg 加生理盐水 1 mL）阴茎海绵窦内注射，但长期应用可发生阴茎海绵体内硬结；有研究报道口服抗血小板和扩血管药物西洛它唑对阳痿亦有一定效果；口服胰激肽原酶也被指南推荐用于阳痿的辅助治疗；育亨宾片（扩展阴茎动脉，增加阴茎海绵体血流量），每次 1 片，每天 3 次，有一定效果；负压环缩装置对部分患者有效；性激素水平低者，可补充雄激素如安雄（40～80 mg，每日1～2次）。补肾壮阳中药亦可一试。合并心理障碍者，应配合心理治疗。上述治疗无效者可行阴茎硬性假体（半硬性阴茎假体或可胀性硬性假体）置入手术；由于糖尿病血管病变常为弥漫性病变，一般不考虑采用血管外科（如动脉搭桥或动静脉吻合术）治疗。

6. 体位性低血压

可应用的方法有：在原有的基础上，适当增加食盐的量2～3 g/d，特殊衣着如紧身衣和紧身弹力长袜，但应注意卧位高血压，起床或站立时动作应缓慢进行；严重且非药物干预治疗不佳者可联合以下药物：盐皮质激素：9－α－氟氢可的松，0.5 mg，每日一次；盐酸米多君（其代谢产物-脱甘氨酸米多君兴奋α_1－肾上腺受体，升高血压），成人2.5～5 mg，一日2～3次；麦角碱，2.5～40 mg，一日4次；二氢麦角胺，2.5～40 mg，一日4次；育亨宾碱，10 mg，一日4次；餐后低血压者，应少吃多餐，选择低糖指数食物或联合阿卡波糖；对易发生体位性低血压的患者在选择抗高血压时应慎用利尿剂和α_1－受体阻滞剂如哌唑嗪等。

7. 进食性出汗

可应用阿托品和普鲁本辛，但有口干的副作用并可能减低胃肠动力。

8. 无反应性低血糖或未察觉的低血糖

患者对低血糖的症状反应和肾上腺素分泌反应的能力降低或消失，不出现典型的提示低血糖的肾上腺素能症状，故低血糖不被察觉，称之为未察觉的低血糖（hypoglycemia unawareness），多发生在糖尿病伴严重自主神经病变者或经常反复发生低血糖者。对这些患者应加强血糖监测和看护，改用胰岛素多次皮下注射或胰岛素泵治疗，尽可能避免低血糖的发生。

附　糖尿病周围病变检查操作步骤

（1）针刺痛觉检查

操作方法：常用40 g压力针头或大头针轻刺足底的皮肤（图17-3），询问有无疼痛及疼痛程度，以评判患者对疼痛的感觉。

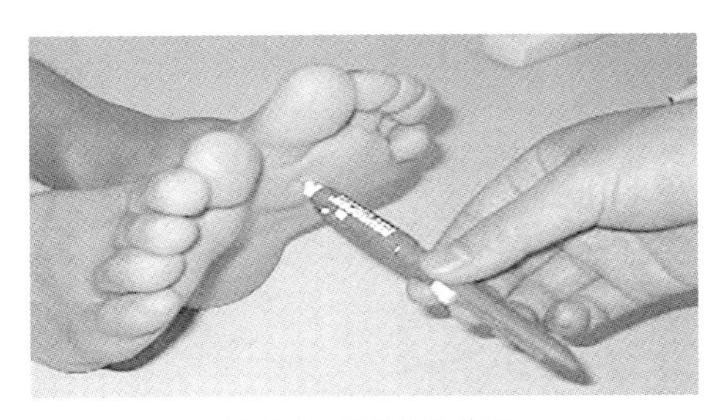

图17-3　针刺痛觉检查

结果判定：任意一侧针刺痛觉缺失，即判断为阳性；双侧针刺痛觉均存在，则判断为阴性。

（2）温度觉检查

Tip Therm温度浅感觉检查仪如图17-4所示。

操作方法：分别用两头置于足背皮肤，询问患者的感觉（图17-5）。

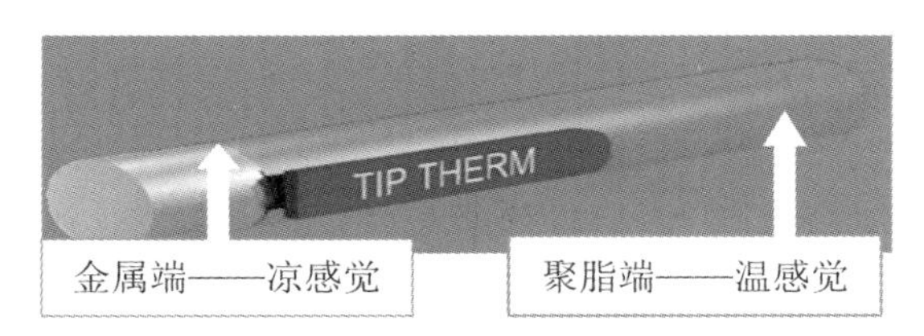

图 17-4　温度浅感觉检查仪

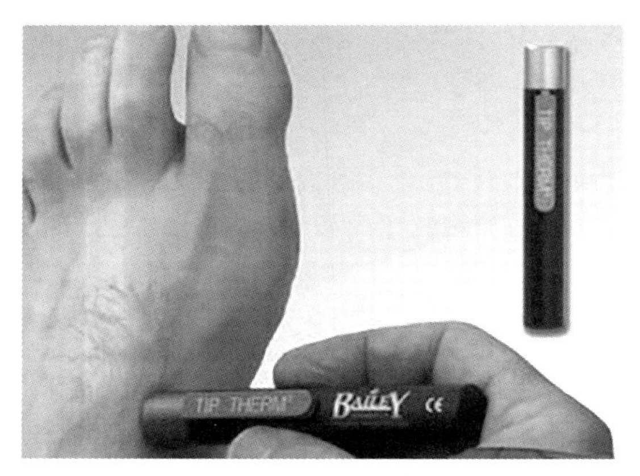

图 17-5　温度觉检查

判定结果：任意一侧温度觉异常，即判断为阳性；双侧温度觉正常，则判断为阴性。

(3) 压力觉检查

采用 10 g 尼龙丝试验(Semmes-Weinstein 单丝)。

操作方法：① 先用尼龙丝轻触患者皮肤，让其熟悉尼龙丝的感觉后，正式进行检测；② 被检查者仰卧位，闭目，将尼龙丝一头首先垂直接触大拇趾趾腹，用手按尼龙丝另一头，轻轻施压，使其弯曲，与皮肤成 35°～40°，持续 1～2 s，回答是否有感觉，哪侧有感觉？一共检查三次(尼龙丝接触两次，不接触一次)；③ 然后以同样方法检查第Ⅰ、第Ⅴ跖骨头的掌面(避开胼胝及溃疡的部位)。注意：勿将单丝在足底滑动，也不要在同一位置反复检查(图 17.6)。

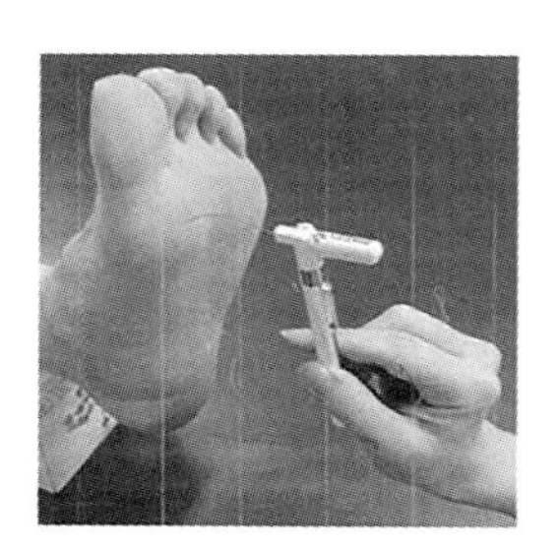

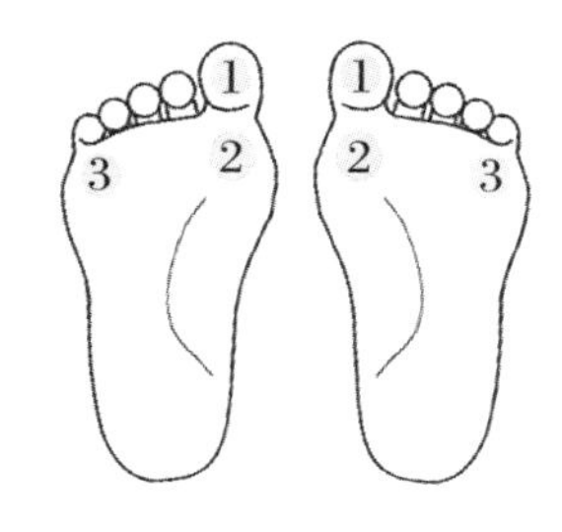

图 17-6　压力觉检查

判定结果：① 于每个部位各测试 3 次，3 次中 2 次以上回答错误则判为压力觉缺失，3 次中 2 次以上回答正确则判为压力觉存在。② 在每侧 3 个部位的检查中，只要有 1 个部位患者未感觉到压力觉，即判断该侧压力觉缺失；3 个部位均能感受到压力觉，则判断该侧压力觉存在。

(4) 振动觉检查

采用 128 Hz 音叉进行检查。

操作方法：将振动的 128 Hz 音叉末端置于双足拇趾背面的骨隆突处各测试 3 次，在患者闭眼的状况下，询问其能否感觉到音叉的振动(图 17.7)。

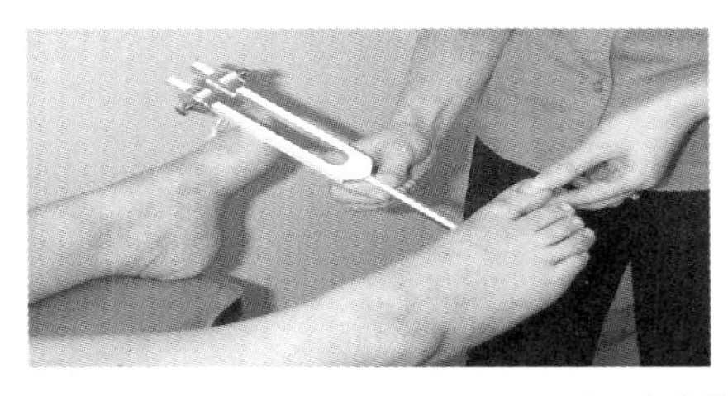
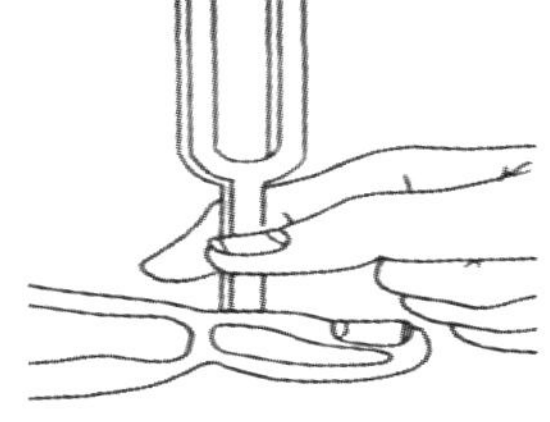

图 17-7　振动觉检查

判定结果：3 次中 2 次以上回答错误判为振动觉缺失，3 次中 2 次以上回答正确则判为振动觉存在。

(5) 反射检查

采用踝反射检查。

操作方法：

方法 1：患者跪于椅子上，两足悬空并距椅边约 20 cm，检查者用左手把持患者足部，使患者足轻度背屈，叩击跟腱(图 17.8)。

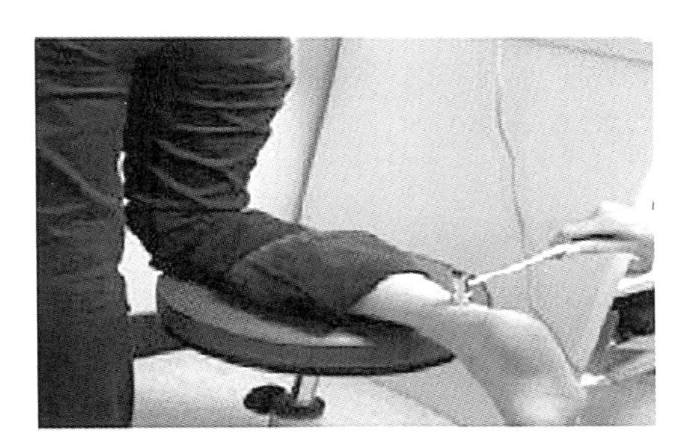

图 17-8　踝反射检查(方法 1)

方法 2：患者坐位，两足悬垂，检查者轻托患者足部使其轻度背屈，叩击跟腱判定结果：正常反应为足向跖侧屈曲，当双侧踝反射同时出现减弱或消失时判断为阳性；仅单侧出现踝反射减弱、消失、亢进和正常时均判断为阴性(图 17.9)。

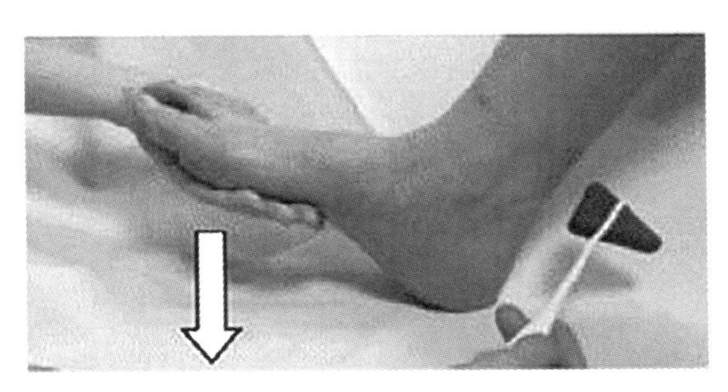

图 17-9　踝反射检查(方法 2)

注：五项检查需要注意的共性问题：检查环境安静、舒适，温度适宜（25 ℃左右）；注意避开溃疡、瘢痕、胼胝和坏死组织等部位；检查前先检查患者的正常感觉/反射部位作为参照；不要让患者看到或听到筛查仪器，以免对患者判断造成主观干扰。双侧都要检查（除踝反射要双侧同时减弱或消失才可判断为阳性外，其余四项感觉只要单侧异常或缺失就可判断为阳性）。

第十八章　糖尿病和脑血管病

随着我国国民生活条件的改善和生活方式的明显改变，加之迅速到来的人口老龄化，导致国民的疾病谱和死亡谱均发生了很大的变化。目前脑血管病已成为危害我国中老年人身体健康和生命的主要疾病。据原卫生部统计信息中心发布的全国人群监测资料显示，无论是城市还是农村，近年脑血管病在全死因顺位中都呈现明显前移的趋势。其中城市居民脑血管病死亡已上升至第一或第二位，农村地区在20世纪90年代初脑血管病死亡列第三位，90年代后期升至第二位。糖尿病是脑血管病变的独立危险因素，脑血管病变是糖尿病患者大血管并发症之一，是导致糖尿病患者致死致残的重要原因。糖尿病患者并发脑血管病变的比率是一般非糖尿病人群的2～4倍，再次中风的危险性高2倍，在小于55岁的糖尿病患者中，糖尿病增加中风的危险达10倍之高，其中80%～90%为缺血性脑中风，而脑出血的发生率增加不明显。

第一节　危险因素

糖尿病患者发生脑血管病变危险性增加的原因与其他大血管疾病如心血管疾病等相似，其病理基础多为动脉粥样硬化。主要危险因素包括高血糖、脂质代谢紊乱、高血压、胰岛素抵抗和高胰岛素血症、高凝、高黏和高聚状态、吸烟等。

一、高血糖

多年来有关高血糖是否是大血管病变的危险因素争论较多，但目前绝大多数学者持肯定态度，高血糖可能通过多种机制促进大血管的动脉粥样硬化，包括损害血管内皮细胞功能、增加血管基质蛋白质的非酶糖化、LDL的糖化和过氧化增加、血小板功能异常、红细胞脆性增加和变形能力降低等，上述病理生理方面的改变均与高血糖有一定关系，并参与动脉粥样硬化的发生。另外有体外培养的研究结果显示，高血糖可促进刺激动脉平滑肌及成纤维细胞增生。

二、高血压

高血压促进促进大血管动脉粥样硬化性疾病的发生和发展已得到广泛证实，高血压同样是脑血管疾病最重要的危险因素，尤其是出血性脑中风。国内外几乎所有研究均证实，高血压是脑出血和脑梗死最重要的危险因素。脑卒中发病率、死亡率的上升与血压升高有着十分密切的关系。这种关系是直接的、持续的，并且是独立的。近年研究表明，老年人单纯收缩期高血压是脑卒中的重要危险因素。国内有研究显示：在控制了其他危险因素后，收缩压每升高 10 mmHg，脑卒中发病的相对危险增加 49%，舒张压每增加 5%，脑卒中发病的相对危险增加 46%。东亚（中国、日本等）人群汇总分析结果显示，血压升高对脑卒中发病的作用强度大于西方人，约为西方人群的 1.5 倍。我国未治疗的高血压患者中，70%～80%死于脑血管病。糖尿病患者高血压的发生率是一般人群的 2～4 倍，糖尿病导致的动脉粥样硬化和糖尿病肾脏病的发生进一步促进高血压的发生。

三、脂质代谢紊乱

糖尿病患者脂质代谢紊乱的发生率显著高于非糖尿病人群，其常见的脂代谢异常主要包括甘油三酯增高、LDL－C 增高（同时伴有氧化和糖化的 LDL－C）、HDL－C 降低和总胆固醇增高。甘油三酯增高在糖尿病患者中最常见，近来研究已证实高甘油三酯血症是动脉粥样硬化的独立危险因素，但其不及 LDL－C 致动脉硬化的危害大，血浆 LDL－C，尤其是小而密的 LDL 亚型，且其易氧化和糖化（与动脉壁亲和力增加，对内皮细胞的毒性增强，更具有致动脉硬化作用），易穿透血管内皮，具有明显的致动脉硬化作用。HDL－C 降低也是动脉硬化的危险因素，HDL－C 具有促进胆固醇逆向转运、抗氧化、抗炎症、保护内皮细胞、抗血栓和促纤溶等作用，HDL－C 越低，动脉硬化的危险性越大。一些研究报道糖尿病患者高胆固醇血症的发生率与一般人群无显著差别，但糖尿病肾脏病可导致继发性高胆固醇血症。

四、胰岛素抵抗和高胰岛素血症

胰岛素抵抗及继发的代偿性高胰岛素血症可直接或间接地导致血管内皮细胞损害和血管的重构，影响血管的结构和功能。研究显示在糖尿病或胰岛素抵抗状态时，血管内皮细胞功能的抗血栓作用、维护血管内皮依赖的舒张活性和维护血管内膜的非增殖状态作用均减弱，同时高胰岛素血症可引起血管平滑肌细胞表型改变，刺激平滑肌增殖，在脂代谢紊乱存在的情况下促进脂质渗入动脉壁，促进肌源性泡沫细胞的形成，引起血管壁细胞增生和细胞外基质组分重新分布，并发生氧化应激和糖基化，导致血管重构、血管壁结构和功能异常，上述异常在动脉粥样硬化及其并发症的发病中起着基础的病因学作用。另外，胰岛素抵抗患者常伴有高胰岛素原血症，其致动脉粥样硬化的作用可能高于高胰岛素血症。不过，虽然糖尿病患者进入临床阶段常无高胰岛素血症，但其高胰岛素原血症常持续存在，其致动脉硬化的危险性不可忽视。

五、低度的微炎症

IGT、糖尿病或 IR 状态时，体内常存在低度的微炎症反应。近来研究显示，炎症与动脉粥样硬化（AS）有关并参与 AS 斑块和血栓的形成和发展。当机体在大血管疾病危险因子

(如高血糖、高胰岛素血症、高血压、高血脂和吸烟等)的作用下,可出现内皮细胞功能异常,各种黏附分子(VCAM)和细胞间黏附分子(ICAM－1)、炎症趋化因子如单核细胞趣化蛋白(MCP－1)等表达增加、吸引炎症细胞,主要是单核细胞和T淋巴细胞向动脉内膜黏附和迁移,进入血管壁后,单核细胞在细胞因子的作用下分化为巨噬细胞,后者可摄取经氧化修饰的LDL－C而转化为泡沫细胞,泡沫细胞可凋亡、坏死而释放脂质,形成细胞外脂核。当脂核较圆大时,纤维帽变薄,巨噬细胞为主时,一些细胞因子如肿瘤坏死因子α(TNF－α)、白介素－6、干扰素和基质金属蛋白酶等参与炎症和分解作用,可导致动脉粥样硬化斑块糜烂或破裂,继而有血小板活化和血栓形成,造成血管狭窄或闭塞,临床表现为心脑血管事件。C反应蛋白(CRF)是炎症的标志物,同时其本身也直接参与了动脉粥样斑块和血栓的形成。CRF见于粥样斑块内,可诱导补体激活,招募单核细胞,诱导其产生组织因子,阻滞内皮细胞对血管活性物质的反应性,削弱eNOS和NO的产生,诱导PAI－1 mRNA表达和PAI－1产生,促使LDL－C氧化和巨噬细胞摄取oxLDL等。其他炎症标志物还有纤维蛋白原、凝血因子Ⅷ和PAI－1等,它们同时也参与了AS的形成。

六、血液流变异常

糖尿病患者血液流变异常通常表现为高凝、高聚和高黏的“三高状态”,主要与以下因素有关:内皮细胞结构和功能受损、凝血酶活性增强和抗凝血酶活性降低、纤维蛋白原水平增高、组织型纤溶酶原激活物(tPA)水平和活性降低、纤溶酶原激活物抑制物－1(PAI－1)水平和活性增高、血小板功能亢进(黏附、释放和聚集功能)和红细胞变形能力降低,上述血液流变的异常明显增加或启动了血管壁血栓形成的机会和危险性。

七、吸烟

吸烟是一个公认的缺血性脑卒中的危险因素,其对机体产生的病理生理作用是多方面的,主要影响全身血管和血液系统,如加速动脉硬化、升高纤维蛋白原水平、促使血小板聚集、降低高密度脂蛋白水平等。许多研究结果表明,吸烟是脑卒中的独立危险因素,其危险度随吸烟量而增加。大量前瞻性研究和病例对照研究结果证实,吸烟者发生缺血性卒中的相对危险度为2.5～2.6。有研究显示,在去除年龄、性别、高血压、心脏病和糖尿病史的影响后,长期被动吸烟者脑卒中的发病危险比不暴露于吸烟环境者的相对危险增加1.82倍,且在男性和女性中都有显著意义。吸烟进一步显著增加糖尿病患者发生动脉粥样硬化的机会。

八、饮酒

人群研究证据已经显示,酒精摄入量对于出血性卒中有直接的剂量相关性。但对于缺血性卒中的相关性目前仍然有争议。长期大量饮酒和急性酒精中毒是导致青年人脑梗死的危险因素。同样在老年人中大量饮酒也是缺血性卒中的危险因素。有研究认为饮酒和缺血性卒中之间呈“J”形曲线关系,即与不饮酒者相比,每天喝酒2个drink,每周饮酒4天以上时对心脑血管可能有保护作用。也就是说,男性每天喝白酒不超过50 mL(1两,酒精含量小于30 g),啤酒不超过640 mL,葡萄酒不超过200 mL(女性饮酒量需减半)可能会减少心脑血管病的发生。而每天饮酒大于5个drink者发生脑梗死的危险性明显增加。过量摄入酒精可能通过多种机制导致卒中增加,包括升高血压、导致高凝状态、心律失常、降低脑血流量等。国内迄今尚无饮酒与脑卒中之间关系的大样本研究报道。糖尿病患者尽量不饮酒或少饮酒,饮酒可能会进一步加剧糖尿病患者的代谢紊乱。

九、其他

肥胖和缺少体育锻炼也是脑血管疾病的危险因素之一。此外,糖尿病脑血管疾病的发生可能还存在遗传易感性的差异。

第二节　诊断和鉴别诊断

糖尿病合并脑血管疾病的诊断与一般脑血管病变的诊断相似,主要依靠病史、临床表现和影像学检查,临床诊断一般不难。在鉴别诊断时,需注意不同类型脑梗死的鉴别、脑梗死和出血性脑血管疾病的鉴别以及糖尿病并发脑血管疾病和脑血管病导致应激性高血糖的鉴别等。

一、临床表现

根据脑血管疾病起病缓急、不同类型、病情轻重和病变部位而明显差异。

(一)脑梗死

脑梗死是指脑动脉管腔在短期内出现狭窄或闭塞,致使局部脑动脉血液供应区的脑组织血流减少或中断,而发生脑组织细胞缺血、缺氧、坏死和软化,根据病因可分为脑血栓、腔隙梗死和脑栓塞。糖尿病患者主要是脑血栓和腔隙性梗死,尤其是多灶性腔隙性脑梗死比较多见。

动脉粥样硬化性脑梗死多见于中老年人,以50～70岁年龄多见,糖尿病患者脑梗死的年龄可能提早。多在安静情况下发病,但也可在活动状态下发病,多数患者发病突然或晨起时发现,病情呈进行性加重,但脑栓塞者除外。发病时多以一侧偏瘫、偏身感觉障碍和失语等就诊,可伴有头痛或不伴有头痛,多数无呕吐。半数患者在起病时和疾病过程中存在不同程度的意识障碍,长时间的意识障碍标志预后不良,任何原因引起的大面积脑梗死和基底动脉闭塞均可有明显的意识障碍,甚至很快发生脑疝。

椎-基底动脉系统动脉硬化性脑梗死:椎-基底动脉系统主要供应脑干、小脑、颞叶和枕叶。该动脉系统梗死后可出现眩晕、眼球震颤、复视、同向偏盲、皮质性失明、构音障碍、眼肌瘫痪、吞咽困难、共济失调、交叉性偏瘫和感觉障碍,也可有四肢瘫痪和意识障碍。

腔隙性脑梗死(lacunar infarction,系小动脉闭塞性脑梗死,发生于脑部深穿支动脉的缺血性微小梗死,缺血梗死后留下不规则微小腔隙,故称腔隙性脑梗死)常因梗死的部位不同而见各种不同的临床表现，如纯运动性轻偏瘫、纯感觉性偏瘫、感觉运动性轻偏瘫、共济失调性轻偏瘫和构音障碍——手笨拙综合征。一些腔隙脑梗死者可无明显的临床表现而在检查时被发现。

糖尿病患者合并脑梗死的临床表现和预后与一般人群合并脑梗死常有所不同：病情常较重，以中度和重度多见；多灶性脑梗死多见；大多数患者血糖控制不佳；并发症较多，如继发感染、上消化出血、酸碱平衡电解质紊乱；预后较差，死亡率较高。

（二）脑出血

脑出血系指非外伤性脑实质内出血，又称原发性脑出血。多由于高血压伴发的小动脉病变在血压聚升时导致血管破裂出血，称高血压性脑出血，占脑出血的80%以上。糖尿病也可引起脑出血，但相对比较少见，部分原因可能是因为糖尿病时血管病变的病理改变在某种程度上能减轻、延迟或消除导致出血的小动脉纤维样坏死。

脑出血多以合并高血压的中老年患者最多见，通常在情绪激动、兴奋、过度用力和排便时发病，少数患者也可在休息或睡眠中发生。起病急遽，一般在数分钟至数小时内达高峰，起病前多无预感。发病时患者多表现为突然头痛、头晕、恶心、呕吐、偏瘫、失语，随之出现不同程度的意识障碍并常伴有小便失禁。

根据病情轻重脑出血一般可分为三型：① 轻型，多为壳核出血，出血量为数毫升至 20 mL 不等，或丘脑小量出血（小于 10 mL）并局限于丘脑或仅侵及内囊后肢。患者多意识清楚或轻度障碍，预后相对较好。② 重型，起病后患者多处于浅昏迷状态，出现潮式呼吸，压眶有反应，呕吐明显，血压升高，双侧可出现病理反射，此型患者经积极抢救如积极降颅压或手术治疗可挽救部分患者的生命。③ 极重型，多为大量壳核出血（出血量大于 50 mL）或丘脑出血（大于 15 mL）并累及丘脑下部或中部、重症脑干出血、小脑出血（半球出血大于 20 mL 或蚓部出血大于 10 mL）以及继发性全脑室出血。患者多呈深昏迷，全身大汗、鼾声大作、血压遽然升高或持续下降、四肢软瘫，可伴有中枢性高热或体温过低、呕吐咖啡样内容物、双侧瞳孔不等大或均散大，甚至去大脑强直。如病情继续恶化，患者多在数小时内脉搏减弱、血压下降或发生枕骨大孔疝，最终死亡。

二、辅助检查

1．头颅磁共振成像（MRI）

对于怀疑脑梗死者，MRI 可作为首选，其不仅可准确显示直径较小以及脑干、小脑的梗死灶，而且可以发现超急性病灶。弥散加权成像（DWI）可以早期（发病 2 小时内）显示缺血组织的大小、部位，甚至可显示皮质下、脑干和小脑的小梗死灶。结合表观弥散系数（ADC），DWI 对早期梗死的诊断敏感性达到 88%～100%，特异性达到 95%～100%。高分辨率的 MRI 对腔隙性脑梗死的发现率几乎可以达到 100%。在脑出血性期过后，MRI 也有助于脑干、小脑小量出血的检出。

2．头颅 CT

怀疑脑出血或诊断不明时，脑 CT 在急性期可以显示 0.5 mL 以上的出血灶，但脑出血通常在发病 6 h 后血肿大小才基本稳定，急性期血肿呈高密度影，48 h 后血肿周围可出现明显低密度的水肿带，其后随着血肿的逐步吸收，血肿密度逐渐降低，最后多呈裂隙样低密度影。头颅 CT 对脑梗死早期常不敏感，一般多在血管闭塞后 24 h 方可在部分患者中显示病灶，48～72 h 后病灶表现为边界清楚的低密度区。CT 对腔隙性脑梗死病灶的发现率为 49%～93%，虽然 CT 在超急性期不能显示脑梗死病灶，但由于 MRI 在急性期有可能使脑出血的患者出血加重，故对诊断不明的脑中风患者在超急性期或急性期仍将以 CT 作为首选，并尽早检查，以排除脑出血，以利于选择适当的治疗。

3. 腰穿检查

无 CT 和 MRI 等影像学诊断手段时，必要时可行腰穿检查，脑出血者脑脊液多含血且压力增高(约 20%脑出血者脑脊液可不含血)，但颅内压增高明显者应慎做腰穿检查，以免诱发脑疝。

4. 其他

脑血管造影、多普勒超声、MRA 和数字减影血管造影等检查有助于血管闭塞部位的确定，EKG、24 h 血压监测、生化检查(包括血糖血脂、肝肾功能、电解质等)等有助于心血管病危险因素的发现和防治。

三、鉴别诊断

(一) 与糖尿病常见其他昏迷或意识障碍性疾病的鉴别

如低血糖、高渗非酮症昏迷、酮症酸中毒等，详见有关章节。但有时脑血管疾病可与上述多种情况合并存在，相互影响。

(二) 应激性高血糖的鉴别

有糖尿病病史者，糖尿病合并脑血管疾病的诊断比较明确，然而临床常见急性脑血管疾病患者伴有高血糖，甚至严重高血糖，先前并无糖尿病病史。此时可见两种情况：第一种是先前存在糖尿病未被发现或诊断，脑血管疾病发生后首次被发现或诊断，或先前存在轻度的糖代谢紊乱，脑血管疾病所致的应激使其糖代谢紊乱加重；第二种情况是先前无糖尿病或糖代谢异常，脑血管后发生应激性高血糖。此时临床一时难以区别，临床可参考测定 HbA1c，如其明显增高，提示先前存在糖尿病，若 HbA1c 正常，提示先前无高血糖；如不能测定 HbA1c，则需根据病情进行随访，如急性脑血管疾病稳定后，高血糖持续存在，则考虑糖尿病，否则为应激性高血糖。

最近瑞典有学者对因急性心肌梗死而入住 CCU 的 181 例患者(先前无糖尿病史)进行糖耐量检查，发现该组人群中 35%为糖耐量受损，另有 31%为糖尿病，出院 3 个月后应激状态缓解再次检查，糖耐量受损和糖尿病的比例未变，提示急性心肌梗死患者急性期的糖代谢异常绝大多数是其事先便存在糖代谢异常或糖尿病，真正的应激性高血糖相对少见。上述情况是否在急性脑血管疾病患者中同样存在尚不十分明确，有待临床进行前瞻性观察。

(三) 脑梗死与脑出血

一些脑梗死，尤其是大面积脑梗死，与脑出血有时根据其临床表现常难以鉴别，此时应一边给予中性的脱水和降颅压治疗，同时行颅脑 CT 检查，如 CT 检查未见脑出血，则可按脑梗死处理，并在病程中注意随访。

（四）低血糖

一些糖尿病患者，尤其是老年人，低血糖时可伴发一过性不对称性肢体功能障碍或瘫痪，易被误诊为脑血管意外，此时及时检查血糖并给予葡萄糖进行纠正，肢体功能障碍将很快恢复，头颅 MR 检查一般无明显改变，可能与低血糖诱发局部脑血管痉挛或脑功能障碍有关。

第三节　脑血管病变的预防和治疗

一、预防

所有糖尿病患者均应被视为脑血管病变，尤其是缺血性脑血管病变的危险人群，需积极全面地控制其有关的危险因子以预防或降低其发生脑血管病变的危险，它包括如下几方面：

（一）控制血糖

采取综合措施（饮食、运动、教育、药物和血糖监测）长期良好的控制血糖，已被一些大系列的循证医学证实可降低心脑血管终点事件的发生，但同时应注意尽可能避免低血糖的发生，特别在老年人群中，因低血糖可能诱发脑血管病变的发生。

（二）控制血压

无论在糖尿病还是非糖尿病人群中，良好控制血压对心脑血管疾病都有益处。UKPDS 研究报道，与常规治疗组比较，严格血压控制可使 2 型糖尿病患者中风的发生率降低 44%。降血压药物的选择参见第十四章“糖尿病和高血压”。任何年龄以血压控制在 120～130 mmHg/80～85 mmHg 为理想。

（三）调脂治疗

糖尿病合并脂代谢异常比较常见，首先良好控制血糖并给予低脂饮食，若血脂不能获得控制，则应根据脂代谢紊乱的类型，如果以 LDL－C 和/或总胆固醇升高、HDL－C 降低，首选他汀类药物如辛伐他丁、阿托伐他汀、瑞舒伐他汀和血脂康等。近来研究发现他汀类药物除改善脂代谢外，尚具有稳定动脉粥样硬化斑块和减少中风发生的危险，急性期给药其可以通过抗炎症、抗氧化、抗血小板聚集和增加 eNOS 活性等机制而减少梗死面积，改善神经功能和中风结局；以甘油三酯升高为主，首选贝特类。

（四）改善胰岛素抵抗

胰岛素抵抗贯穿于大多数糖尿病患者的整个过程中，因此在糖尿病治疗中应根据不同情况采取个体化治疗，对肥胖或超重的以胰岛素抵抗为主的 2 型糖尿病应在二甲双胍基础治疗上首选联合噻唑烷二酮类药物、糖苷酶抑制剂、GLP－1 受体激动剂或 SGLT－2 抑制剂;应用胰岛素治疗的患者也可选择上述药物1～2种进行联合。

(五)改善血液流变异常

阿司匹林可降低血小板聚集和黏附性,减轻血液黏稠度,对糖尿病血栓性并发症预防有确切疗效,其在高危人群中作为一级预防用药可使脑中风的危险性降低22%,作为二级预防可显著降低缺血性脑血管疾病的再发。其他可选择的药物有西洛他唑(培达)、氯吡格雷、胰激肽原酶(怡开)、潘生丁和低分子肝素以及中药如丹参、银杏叶制剂、川穹嗪和葛根素等。

(六)其他

戒烟限酒并积极参加体育锻炼。

二、急性脑血管病的治疗

糖尿病患者急性脑血管病的治疗原则与非糖尿病患者基本相似,在中性的脱水、降颅压的过程中应密切注意观察电解质酸碱平衡、血糖、血渗透压等,以免诱发高渗非酮症昏迷或酮症酸中毒。其治疗原则为:根据"时间窗"选择合适的治疗方案;改善梗死区血液循环,防止血栓进展,保护脑细胞,缩小半暗区及梗死面积;调整血压和血糖;积极消除脑水肿,防治并发症;尽早功能锻炼,促进康复;防止复发。

(一)一般治疗

保持呼吸道通畅,维持水电解质酸碱平衡,保持能量代谢平衡,对起病24～48 h后仍不能进食者,应给予鼻伺或胃肠外营养。

(二)溶栓治疗

对急性脑梗死者,降低或改善缺血区再灌注损伤是神经功能恢复的前提条件,因此及时应用全身或局部的溶栓或取栓治疗,使闭塞的血管再通,恢复脑血流,是挽救缺血脑组织的最佳方案。溶栓治疗越早越好,一般要求在6～8 h以内,对进展性脑梗死者可适当延长至12～48 h,溶栓之前应掌握好适应证,向其家属说明利弊,并征得其家属同意。常用的药物有:tPA,尿激酶、东菱可栓酶和蝮蛇抗栓酶等。多数认为动脉血管内给药较静脉给药血管再通率高,应用的溶栓药物剂量较小,出血发生率低,但动脉给药不如静脉给药方便,目前临床多以静脉溶栓治疗为主。发病6 h内由大脑中动脉闭塞导致的严重脑卒中且不适合静脉溶栓的患者或发病24 h内由后循环动脉闭塞导致的严重脑卒中且不适合静脉溶栓的患者,经过严格选择后可在有条件的医院进行动脉溶栓。溶栓患者的抗血小板或特殊情况下溶栓后还需抗血小板聚集或抗凝药物治疗者,应推迟到溶栓24 h后开始。

(三)机械取栓

系通过血管内介入手段,通过微导丝将取栓装置输送至血栓部位,通过抽吸或支架释放回收方式拉出血栓,使闭塞的大脑血管再通,血流恢复。机械取栓显著提高血管再通率,尤其是大动脉闭塞导致的急性脑梗死。目前指南推荐:发病6 h内的急性前循环大血管闭塞性脑卒中,如发病在4.5 h内,建议在静脉溶栓的基础上实施或存在静脉溶栓禁忌的患者单独实施；优先使用支架取栓装置进行取栓；急性基底动脉闭塞性脑梗死应在多模式影像学检查评估后在静脉溶栓的基础上实施。机械取栓常见的并发症主要有出血转化、高灌注损失和血管再闭塞等，术前和术后应加强管理和预防。

（四）扩容治疗

低分子右旋糖酐 500 mL，静脉点滴，10 天一疗程，其可通过增加血容量，降低血黏度，改善脑微循环。心功能不全或颅内压增高者慎用或禁用。

（五）神经保护剂

神经保护剂可减轻脑缺血后的组织损伤级联反应，如细胞内钙超载和自由基产生增加等，减少神经细胞的损伤。① 尼莫地平，6～12 h 内使用有效，60～120 mg/d；② 谷氨酸受体拮抗剂；③ γ-氨基丁酸；④ 自由基清除剂如 α-硫辛酸、甘露醇、SOD、维生素 E、维生素 C 和川穹嗪等；⑤ 谷氨酸释放抑制剂；⑥ 抗黏附分子抗体。上述药物的确切作用尚待临床进一步评价。

（六）脱水和降颅压

对于大面积脑梗死、出血性梗死、脑干或小脑梗死以及脑出血者，尤其是已有高颅压征或可疑脑疝者，应积极给予脱水降颅压治疗。常用 20% 甘露醇 125～250 mL 静脉注射或快速静脉滴注，每 4～6 h 一次；或合并应用甘油果糖 250 mL 静脉滴注，每日 2 次，或 500 mL，每日 1 次。对病情危重者，可给予速尿 40～60 mg，静脉注射，每 4～8 h 1 次，或人血白蛋白 10 g，每日 2 次；地塞米松的使用疗效不确切，且升高血糖和增加副作用。一般对小面积梗死灶且 CT 或 MRI 未见明显水肿带者，可不需降颅压治疗。

（七）稳定血压

一般对急性脑梗死患者在 48 h 内不要盲目降血压，不适当降血压反而可能加重脑循环功能不全，不利神经功能的恢复。若脑梗死后 7～10 d 后血压仍居高不下，如收缩压≥200～220 mmHg 和/或舒张压≥110～120 mmHg，可选择作用不影响脑循环血流量和脑血管自动调节功能的降血压药物，如血管紧张素转换酶抑制剂、可乐定、利尿剂、长效钙离子拮抗剂或低浓度（2%）硫酸镁静脉缓慢滴注，比较安全。若急性脑梗死发生脑出血转化，心肌梗死和急性肾衰竭，则应根据病情给予适当处理。对脑出血患者一般应保持血压在（140～160）/90 mmHg 左右为好。

（八）控制血糖

急性脑血管病伴糖尿病或高血糖时（若随机血糖≥8.88～10.0 mmol/L），均应给予胰岛素治疗。不能进食者应静脉给予 5% 葡萄糖或 5% 糖盐水（血糖<13.9 mmol/L，加胰岛素对消，2～4 g 葡萄糖加 1 个单位胰岛素）或生理盐水（血糖>13.9 mmol/L，如同时存在高钠血症也可给药 5% 葡萄糖溶液），加胰岛素，根据血糖监测结果，调整胰岛素剂量和补液速度，控制血糖在 10 mmol/L 左右；能进食者改皮下注射胰岛素，每天 2～4 次，使空腹血糖控制在 7.0 mmol/L 左右，餐后 2 h 血糖不超过 10 mmol/L。急性期过后，根据病情和血糖情况，可改为口服抗糖尿病药物治疗或通过饮食运动控制血糖。应激性高血糖者，一般在一周作用血糖可恢复至病前水平，可不予以特殊处理，但在疾病的康复过程中，仍应注意监测血糖。

（九）低温疗法

亚低温有脑保护作用，其可抑制脑代谢，降低脂质过氧化，抑制兴奋性氨基酸释放，抑制血小板聚集和保护内皮细胞功能等，尤其对那些重症脑卒中患者可能有助于改善患者预后和生活质量。但目前对降温药物的选择，脑温下降的程度(一般脑温降至 33 ℃为宜，可使脑部的耗氧量降低 50%)和持续时间，复温后易发感染等并发症尚待进一步研究。

（十）外科手术

外科手术治疗可能挽救部分脑出血患者的生命和改善预后，但应根据不同出血部位、出血量和临床表现，选择好手术适应证。常用的手术方法有：立体定向或 CT 引导下锥颅穿刺血肿吸除或血肿碎吸术、钻颅扩大骨窗血肿清除术、开颅血肿清除术和脑室外引流术等。

（十一）并发症和合并症的处理

糖尿病急性脑血管病期间，常易继发感染，消化道出血、水电解质和酸碱平衡紊乱，甚至高渗非酮症昏迷或糖尿病酮症酸中毒，应积极预防，一旦发生应积极处理；此外糖尿病患者常合并存在心脏病和肾脏病变，常给治疗增加复杂性和难度，治疗时应全面考虑，合理综合治疗。

（十二）康复治疗

除脑栓塞外，应尽早进行瘫痪肢体的功能锻炼，必要时可辅助针灸和理疗；失语者需进行相应的语言功能锻炼。

第十九章　糖尿病足

糖尿病足是指由于糖尿病患者下肢缺乏保护作用的敏感性(神经病变)和/或不足的动脉灌注和微循环障碍而致足部溃疡、坏疽和截肢的发生。糖尿病足溃疡一旦发生常并发感染。糖尿病足是糖尿病的一种严重的并发症,是糖尿病患者致残、甚至致死的重要原因之一,其对经济的影响亦是巨大的。

第一节　流行病学

来自西方国家的报道称,5%～10%的糖尿病患者有不同程度的足溃疡,1%糖尿病患者被截肢,在许多国家糖尿病足是导致截肢的首位原因,糖尿病患者截肢率是非糖尿病人群的15倍。英国的研究显示5.3%～6%的糖尿病患者曾经历足溃疡,部分患者因溃疡而导致更严重的并发症,Williams估计在英国有75万糖尿病患者,其中约4%的患者曾经历一次截肢;Macleod等对6 000例糖尿病患者进行了调查,显示报告分别约有2%和2.5%患者有活动性足溃疡和截肢。糖尿病足发病率一般报告为4～17人/1 000病年;来自Oxford的糖尿病研究报告显示下肢截肢的发生率为8人/1 000病年,来自Tayside的研究进一步报道糖尿病患者下肢截肢的发生率为10.1人/1 000病年。在美国,每年有86 000例患者因为糖尿病而截肢致残。在我国,则数量会更多。上述糖尿病足患病率和发病率的资料提示糖尿病足是一种常见而严重的并发症。来自国内的多中心调查显示糖尿病患者下肢截肢的相对风险是非糖尿病患者的40倍。糖尿病患者的截肢大约85%是足溃疡引发,15%左右的糖尿病患者会在其一生中发生足溃疡。

第二节　糖尿病足的病因和发病机制

糖尿病足的病因是多因素的,糖尿病神经病变、周围血管疾病和微循环障碍是其主要病因,可单独存在或与其他因素合并存在,其他因素如足部结构畸形、异常步态、皮肤或趾甲畸形、外伤和感染亦是糖尿病足发生的重要诱因。

一、周围血管病变

与非糖尿病患者相比，糖尿病患者周围血管疾病的发生率明显增加，下肢多普勒研究报道糖尿病患者周围血管疾病的发生率为非糖尿病患者的 2.5～3.0 倍。来自 WHO 糖尿病并发症研究报道，分别有 3%男性糖尿病患者和 0.5%的女性糖尿病患者被发现有间歇性跛行；伴糖尿病足溃疡的患者有 13%～20%单独表现为下肢缺血，另 20%～25%周围动脉疾病和神经病变同时存在，46%的截肢与下肢缺血有关。周围血管动脉硬化导致下肢缺血，严重者发生坏疽。在血管病变中除大血管病变外，小血管病变和毛细血管病变亦有其相当重要的作用。小血管病变可见其基底膜增厚，血管弹性差使在灌注压减低时，小动脉代偿性扩张的能力减低，在局部损伤时充血反应减弱。基底膜增厚亦阻止活化的白细胞向组织的移行，局部易发生感染。毛细血管结构异常和硬化，加之晚期功能性异常（充血性反应受损、动静脉短路增加和自我调节功能丧失），加重组织缺血和缺氧，促进组织坏死和溃疡并常使已发生的足部溃疡长期不愈合。

与非糖尿病患者相比，糖尿病患者下肢血管病变的特点：更为常见；发病年龄更小；没有明显的性别差异（一般男性高于女性）；多个节段发生病变，常呈串珠状；病变发生在更远端，越远端病变越明显和严重。

二、周围神经病变

周围神经病变包括躯体神经（感觉神经和运动神经）和自主神经。一般报告糖尿病足溃疡的患者中约 60%单独表现为神经病变，25%与其他因素混合存在。糖尿病下肢截肢的患者中 60%与神经病变有关。躯体神经病变中主要是感觉神经病变，它导致痛觉、温度觉、振动觉和位置觉的减退或丧失，感觉神经病变使皮肤完整的保护机制丧失，增加足部损伤的机会（如刺伤、烫伤、擦伤和不自觉的步态改变）并使皮肤在出现小的破损或创伤时而不被察觉，诱发或促发溃疡的发生。运动神经病变导致小肌肉的失用性萎缩，使曲肌和伸肌平衡失调，导致脚趾呈爪状和跖骨头的突出，增加皮肤擦伤的机会；另外神经病变引起的足部肌肉萎缩和压力失衡，常使患者身体重力集中在跖骨头、足跟和胼胝，胼胝的形成又增加了压力负荷，易致溃疡形成。自主神经病变使下肢和足部皮肤出汗减少，皮肤干燥易破裂和裂隙；另外自主神经病变尚使动静脉短路增加，皮肤总血流量增加，结果皮温增加（常易给人以假象：足部的循环良好，危险性小），动静脉分流增加时，脚趾的灌注压降低、营养性毛细血管血流量因“毛细血管偷窃”现象而减少和损伤时皮下充血反应减低等，增加糖尿病足的危险性；另外血流量增加和血流加速，骨吸收增加，致关节塌陷和足畸形，行走时足部新压力点形成，提高溃疡的危险性。

三、其他危险因素

生物物理因素如创伤，常是糖尿病足溃疡的诱因，有时糖尿病患者可能因足部的感觉障碍，步行在锐利的异物上而无痛觉，但多见的是反复小的机械创伤如不知觉的脚趾与所穿鞋之间的摩擦或在步行时脚趾头的压力增加；糖尿病足形态改变导致脚趾头突出，足底的压力增加，脚底的压力增加和关节胶原结缔组织的糖化增加使关节的运动受一定程度限制，距跟关节的活动受限改变了行走时的机械着落点，进一步升高足底的压力，持续脚底压力增加是糖尿病足底溃疡形成的一个重要因素；其他一些不正确的处理如贴"鸡眼膏"、趾甲的不正确修理、洗脚时的水温过高和冬天"烤火"导致的烫伤等亦是导致足部皮肤损伤的诱因；感染是糖尿病足溃疡发生和恶化的一个重要因素，由于皮肤的外伤加之患者全身(细胞免疫、体液免疫及中性粒的功能降低等)和足局部抵抗力的降低，糖尿病足溃疡几乎都继发感染，且常为多菌种混合感染，厌氧菌十分多见。

多数情况下，糖尿病足的发生常同时有神经或血管病变的参与，但不同的患者可能损害的程度不一，二者的鉴别对临床处理有一定的参考价值(表 19-1)。

表 19-1　神经病变性和缺血性糖尿病足的鉴别要点

	神经病变性足	缺血性
病史	多发性神经病变，足部感觉异常或缺失	吸烟、高血压、冠心病、高脂
视诊	皮肤呈粉红色，角化过度，肌肉和骨骼变形	皮肤萎缩，呈青灰色
触诊	皮肤温暖干燥，足部动脉搏动有力	前足和/或足趾冰凉，动脉搏动弱或消失
特点	受压部位无痛性损伤	疼痛性损伤伴肢端缺性改变
初步诊断	踝/肱指数大于 0.9	踝/肱压力指数大于 0.9

四、糖尿病足的发病机制

糖尿病足的发病机制参见图 19-1。

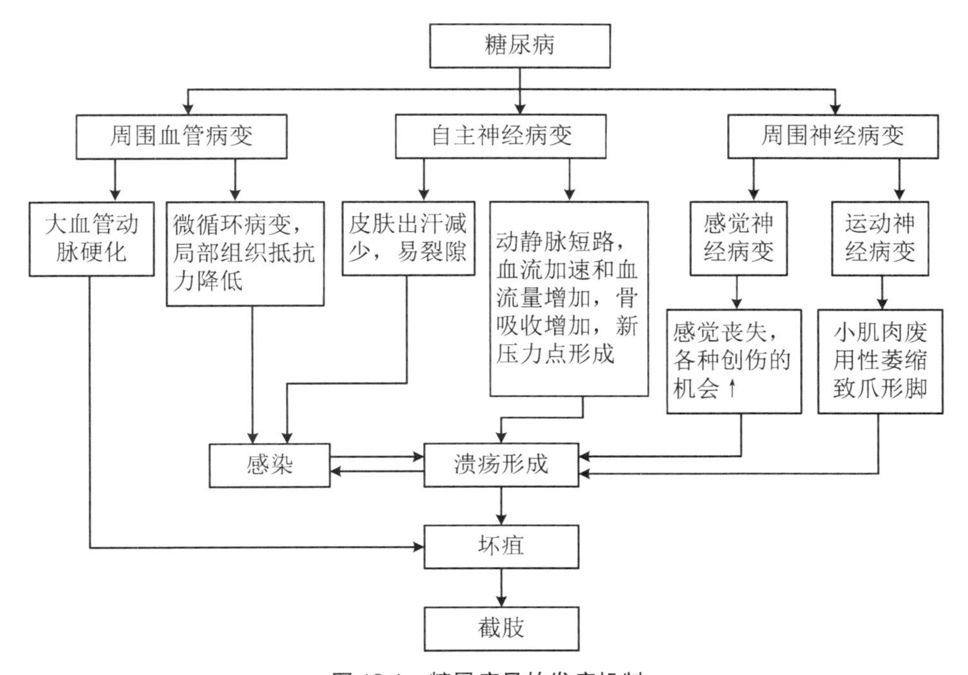

图 19-1　糖尿病足的发病机制

第三节 糖尿病足的检查

为早期诊断和发现糖尿病足的高危人群，预防和减少糖尿病足的发生，应注意对每一例糖尿病患者的足进行仔细的体检，并根据具体情况进行客观的检查。

一、临床体检

糖尿病患者除常规的体检之外，应特别注意足部的体征：如患者的行走步态、有无足部的畸形如鹰爪足和足趾外翻、肌肉萎缩、胼胝；皮肤的温度、颜色和出汗情况，观察皮肤有无水疱、裂口和破溃等；检查足部皮肤对温度、压力和振动（音叉振动觉）的感觉情况；触诊足背动脉有无搏动减弱或消失，在动脉狭窄处可闻及血管杂音；仔细叩诊腱反射如膝反射和踝反射等有无减弱或消失。

二、客观检查

（一）电生理检查

肌电图、神经传导速度测定、体感诱发电位等检查可定量评价下肢有无周围神经病变和神经病变的程度。

（二）尼龙丝检查

该检查简便易行，可了解是否存在保护性感觉丧失。1 g 纤维（4.17 级）能被正常人感觉到，该项检查能检测到早期感觉神经病变，10 g 纤维（5.07 级，直径 0.44 mm），10 g 表示刚好使尼龙丝弯曲所需的张力。如图 19-2 所示。

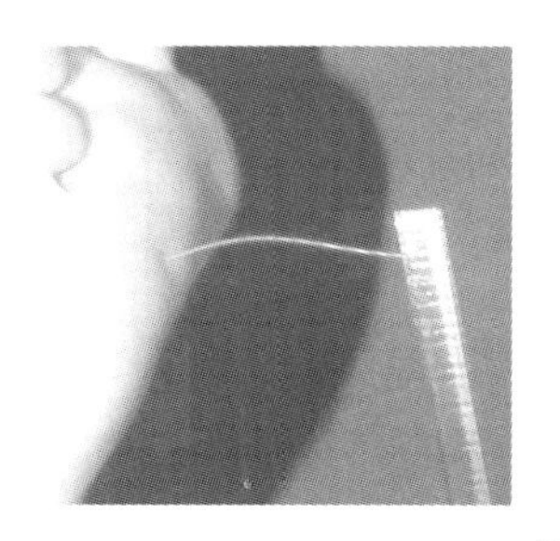
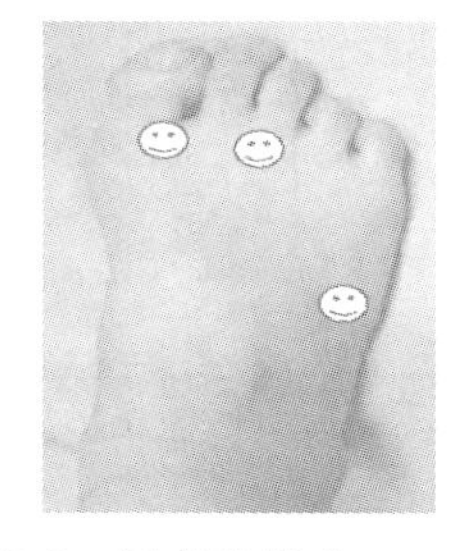
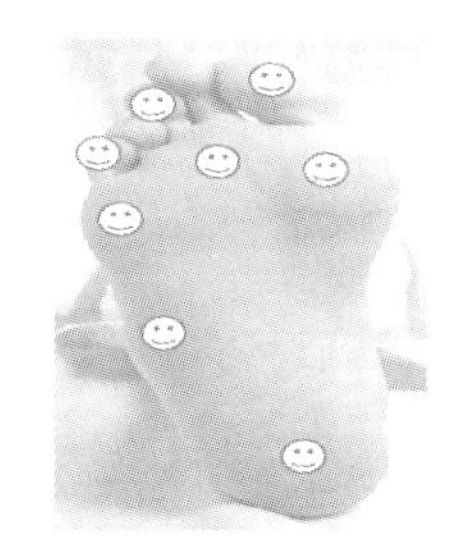

图 19-2 尼龙比检查

具体操作：① 请患者闭眼；② 将单丝垂直施压在患者足底 8 个受压点及足背 3 点，共 11 点；③ 使单丝弯曲，与皮肤成 30°～45°，并停留 1～2 s；④ 请患者用拍手做答。足底任何一处无感觉都应视为阳性（不要选择胼胝和足部溃疡处做检查）。该检查可鉴别出需特殊保护的区域，其对将来足溃疡的发生有较好的预报价值。

（三）皮肤温度测定

在20～25 ℃的室温下，暴露肢体半小时后，用皮肤温度计对称性测定足趾跖面、足背面、足趾和小腿等部位的皮肤温度。正常时皮肤温度为24～25 ℃，下肢血管病变时，皮肤温度降低；如双下肢或足部皮肤温度不对称，相差≥2 ℃，提示温度低侧下肢血管病变。也可用Tip Therm温度浅感觉检查仪进行检查，任意一侧温度觉异常，即判断为阳性。

（四）振动觉检查

使用128 Hz听觉医用音叉，敲击振动后，置于患者足趾骨性标志处，到患者不能感觉振动时，记录患者感觉到振动的时间。不足之处：不能消除因敲击轻重而带来的音叉振动大小误差。Rydel Seiffer定量神经病变专用音叉，为音叉增加刻度，使音叉振动大小可以量化。较普通的听觉音叉更准确。

（五）步行距离和时间测定

行走一定时间后出现下肢疼痛，但继续行走时疼痛可缓解或减轻，提示血管轻度堵塞；行走后出现疼痛，继续行走疼痛持续不缓解而被迫停止，提示血管中度堵塞；静息痛或稍事行走即出现下肢疼痛而被迫停止，提示重度血管病变。

（六）静脉充盈时间测定

将肢体先抬高数分钟，让静脉血排空，然后迅速放下，使动脉血充盈。正常时，足背静脉应在5～10 s内充盈，如大于15 s，提示动脉供血不足；在1～3 min内充盈，提示动脉供血明显降低，侧支循环血液供应较差，预示溃疡不易愈合或易引发肢体坏疽。

（七）血压指数

它是一种非创伤性检查，对下肢动脉狭窄和缺血的判断有一定的参考价值。用普通血压计测定肱动脉收缩压，然后在将血压计袖带置于同侧踝关节的上方，听诊器置于内踝上内侧可听到胫后动脉的搏动；置于踝关节的前外侧可听到胫前动脉搏动；置于外踝后外侧可听到腓动脉搏动。踝动脉/肱动脉收缩压比值（踝/肱指数：ABI）正常人为1～1.3，小于0.9提示下肢有轻度供血不足，0.5～0.7可有间歇性跛行，0.3～0.5可有缺血性休息痛，小于0.3可发生肢体缺血性坏死，相反，如果ABI＞1.3，提示可能存在下肢动脉钙化，以至动脉不能收缩，出现假性ABI升高，这时可加测足趾动脉压或趾/肱指数（TBI），因为足趾动脉很少发生钙化，足趾血压＜30 mmHg表示严重的肢体缺血。

多普勒血流探测仪检测踝/肱指数（测量方法与血压标准化测量方法相似，测量前嘱其脱掉鞋袜，仰卧休息几分钟，室温在21 ℃ 左右。分别置12 cm×40 cm的袖带于双侧上臂，测得双侧上臂收缩压。取两者中的高值；再置袖带于踝部，用多普勒探头在胫前动脉、胫后动脉或足背动脉中段选择信号最强处检测动脉压，测得双侧踝部收缩压，取其中高值，计算ABI、足趾血压（TBP）和TBI（正常：＞0.70；临界值：0.65～0.70；病变：＜0.65），同时可分析血流速度、RI、PI等参数。对糖尿病下肢血管病变的早期发现和诊断有很大的参考价值。

（八）多普勒超声

它可发现股动脉至足背动脉的病变，可了解动脉粥样斑块的情况、内膜的厚度、管腔的狭窄程度、单位面积的血流量和血流的加速度和减速度等，可对血管病变作定位和定量分析。但由于每个实验室所使用的仪器类型和操作方法的不同，所得的数据和结果也不完全相同。应用时应参照各自的正常对照人群。

（九）跨皮肤氧分压

跨皮肤氧分压(transcutaneous oxygen tension，$TcPO_2$)反映微循环状态，因此也反映了周围动脉的供血状况。将 Clark 极普仪电极放置于保温 43～45 ℃的足部皮肤，$TcPO_2$高低与皮肤缺血缺氧有关。正常人 $TcPO_2$ 与动脉氧分压(PaO_2)接近，如 $TcPO_2$＜4.0 kPa(10 mmHg)，提示皮肤缺血明显，局部溃疡难以愈合；给予吸入 100%的氧气 10 min 后，如 $TcPO_2$升高 1.3 kPa(10 mmHg)以上，提示预后尚可。

（十）动脉造影

常用于截肢或血管重建术之前的血管病变的定位和病变程度评估，但检查本身可导致血管痉挛，加重肢体缺血。另外如患者合并蛋白尿伴或不伴肾功能不全，造影剂可能加重肾功能不全，应慎用，造影前应充分水化。

（十一）X 线检查

可发现肢端骨质疏松、脱钙、骨髓炎、骨关节病变和动脉硬化，也有助于发现气性坏疽时的软组织变化。

三、下肢严重缺血的判断

静息痛、坏疽或缺血 + ABI＜0.5，或 ASBP＜50 mmHg，或足趾血压＜30 mmHg，或 $TcPO_2$＜10 mmHg。

四、糖尿病下肢血管病变的筛查和诊断

糖尿病下肢血管病变(LEAD)是糖尿病足发生和预后的关键因素。有如下建议：

(1) 年龄超过 50 岁的糖尿病患者，常规进行 LEAD 的筛查。

(2) 糖尿病伴有 LEAD 危险因素(如合并心脑血管病变、高血压、脂代谢异常、吸烟或糖尿病病程 5 年以上)，应每年至少筛查 1 次。

(3) 有足溃疡、坏疽病史的糖尿病患者，不论其年龄和病程均应常规进行糖尿下肢血管的全面体检和评估。如图 19-3 所示。

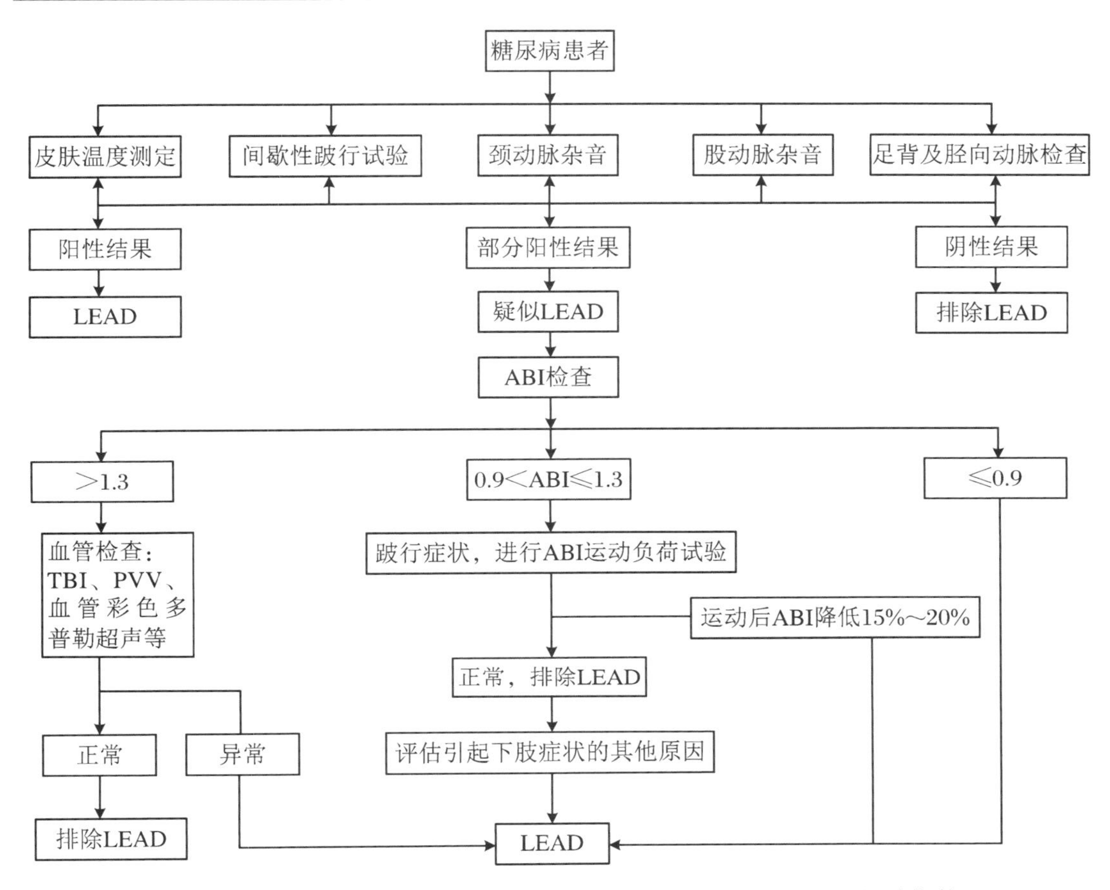

注：TBI(toe brachial index)：趾/肱指数；ABI(ankle-brachial index)：踝/肱指数；
LEAD(lower extremity atherosclerotic disease)：下肢动脉粥样硬化病变。

图 19-3　糖尿病下肢血管检查流程

第四节　糖尿病足部病变的分级和分类

一、糖尿病足的分级

临床上根据糖尿病足病变的程度将其分为六级(Wagner 分级)，分级越高，感染越严重，则预后越差。

0 级　皮肤完整，无开放性病灶。常表现为肢端供血不足，皮肤发凉、呈紫褐色伴麻木、灼痛等，并有足趾或足畸形等高危表现。

1 级　表浅软组织病损。水泡、糜烂、较小的切口。

2 级　皮下软组织病损。溃疡侵犯真皮和肌层，但无肌腱和韧带的破坏。

3 级　大量软组织病损。溃疡深达肌腱，筋膜伴红、肿和流脓，坏死组织较多，但无明显骨质破坏。

4 级 骨髓炎。溃疡深达骨质伴红、肿和流脓。

5 级 复杂的骨髓炎伴血管。上述病变进一步进展伴扩大的筋膜和/或全足坏死骨的坏死,或伴系统性感染或全足坏死。

如图 19-4～图 19-9 所示。

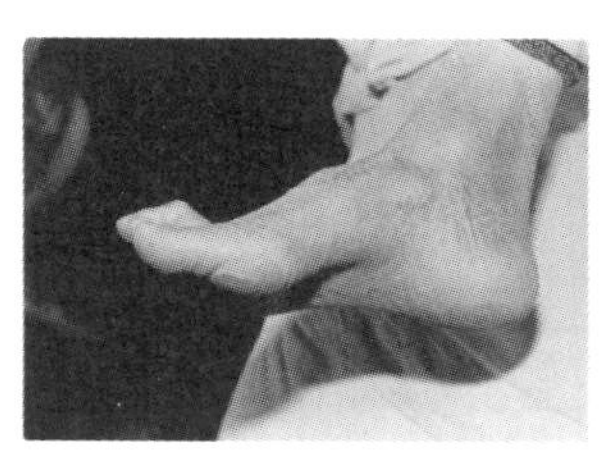
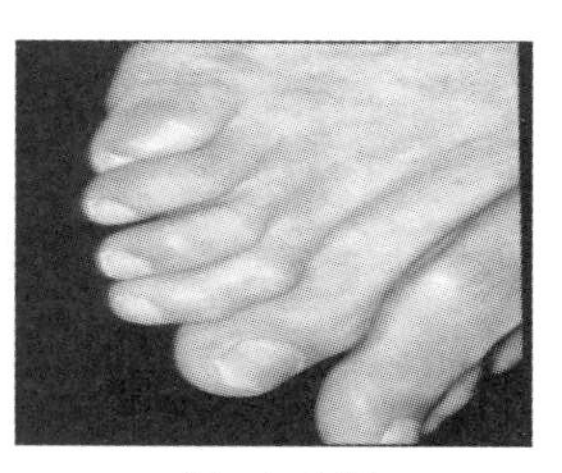
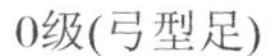

0级(弓型足) 0级(鸡爪足)

图 19-4 0 级

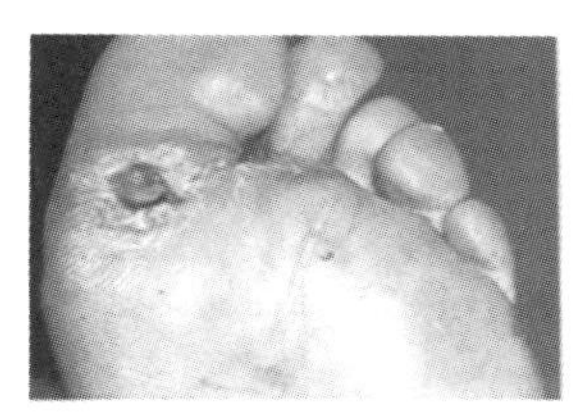
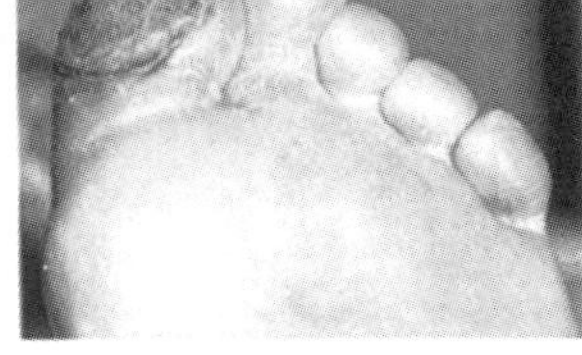

图 19-5 1 级(浅表溃疡无感染)

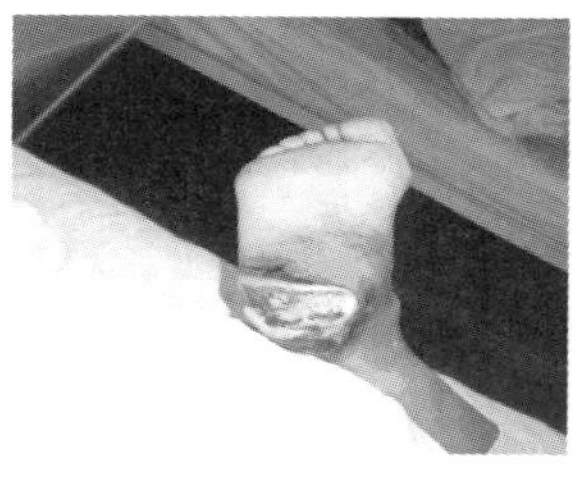
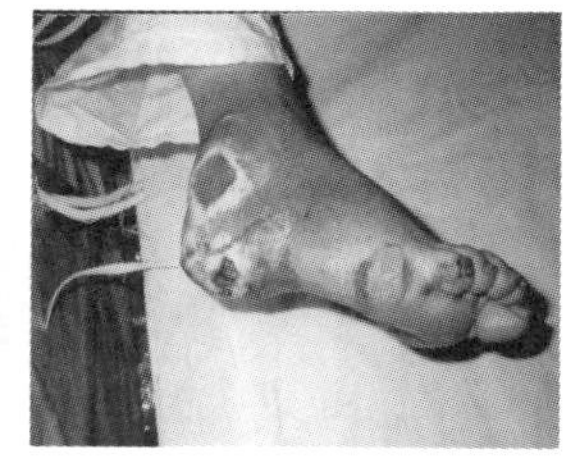

图 19-6 2 级(较深的溃疡并蜂窝组织炎,无脓肿或骨的感染)

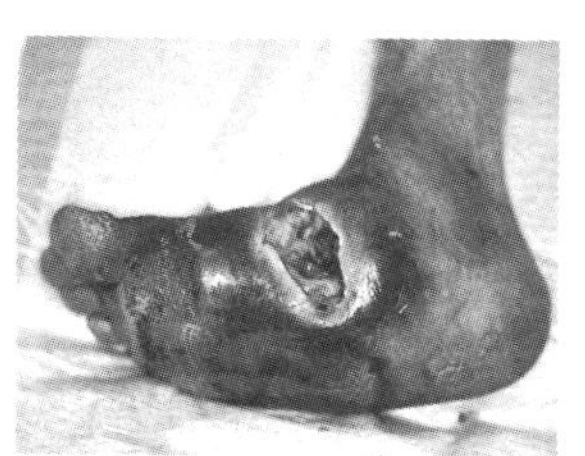
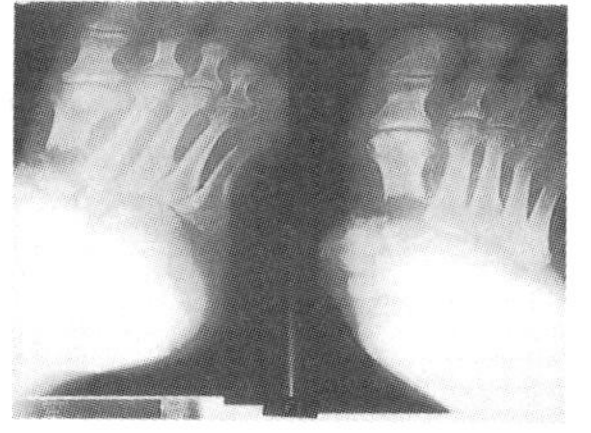

图 19-7 3 级(深部足感染伴骨髓炎和骨吸收)

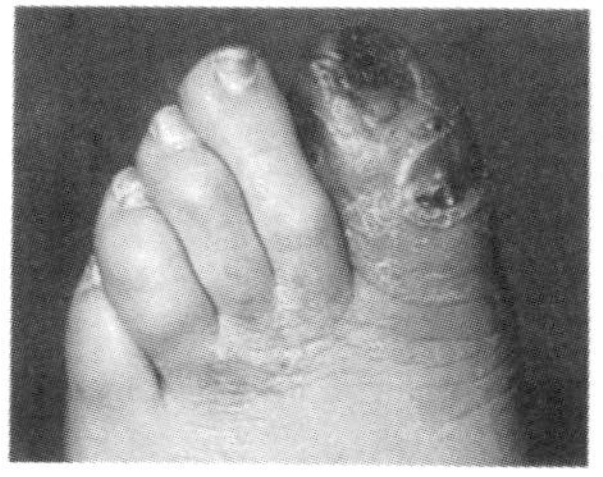
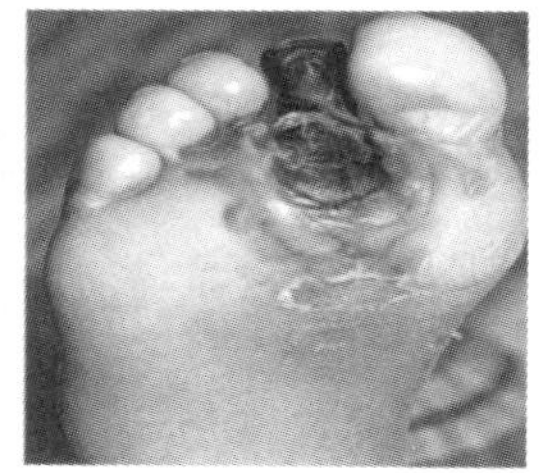

图 19-8 4 级(溃疡伴足趾坏死和感染)

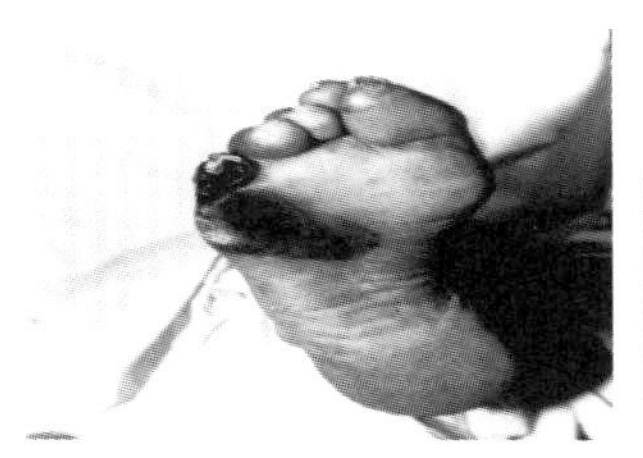
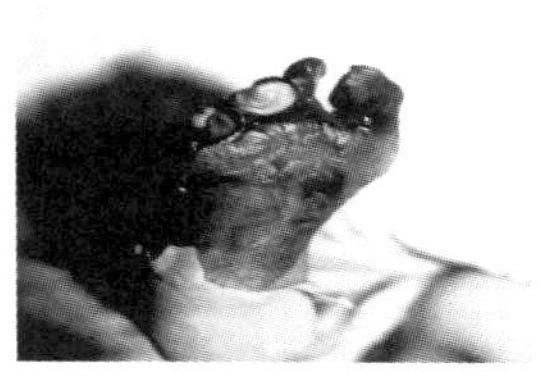

图 19-9 5 级(全足坏死,动脉血管闭塞)

TEXAS 大学糖尿病足分类方法兼顾了分级和分类,对指导临床处理和评估预后有一定价值。分级如下:1 级,有溃疡史;2 级,表浅溃疡;3 级,深及肌腱;4 级,累及骨与关节。分类如下:A. 无感染、缺血;B. 感染,无缺血;C. 缺血,无感染;D. 感染并缺血。预后评估兼顾三重因素:分级、血供和感染。随访研究显示结果:截肢的风险随溃疡的深度和分期的严重程度而增加;非感染的非缺血的溃疡,随访期间无一截肢;溃疡深及骨组织,截肢率高出 11 倍;感染和缺血并存,截肢率增加近 90 倍。

DUSS 系统是糖尿病足溃疡分级新方法。德国蒂宾根大学 Beckert 等提出了一种根据溃疡性质对糖尿病足严重程度进行分级的新方法。据此,他们建立了新的糖尿病足溃疡严重程度评分(DUSS)系统,并应用该评分系统对 1 000 例患者进行了评估,证明该评分系统能够比较准确地预测糖尿病足溃疡患者的预后。

DUSS 系统对四项临床指标进行打分,分别为是否可触及足动脉搏动(有为 0 分,无为 1 分)、溃疡是否深达骨面(否为 0 分,是为 1 分)、溃疡的位置(足趾为 0 分,其他部位为 1 分)和是否为多发溃疡(否为 0 分,是为 1 分),因而最高理论评分为 4 分。研究人员应用 DUSS 系统对 1 000 例糖尿病足溃疡患者进行评估,随访至溃疡愈合或截肢,或满一年。结果显示,得分为 0 分者的溃疡愈合率显著增高,而得分高者的溃疡愈合率降低,同时截肢率增高;得分相同的不同亚组患者,溃疡愈合率存在显著性差异。进一步分析显示,得分每升高 1 分,溃疡愈合率降低 35%;同样,得分越高,初始溃疡面积越大,溃疡病史越长,需要住院或手术治疗的可能性就越大。该评分系统简单实用,每名医师都可以很容易地应用该系统来对糖尿病足溃疡患者的预后进行预测,从而及时建议患者接受专科医生的治疗。

二、糖尿病足的分类

糖尿病足病损根据其局部的表现常分为湿性、干性和混合性坏疽三种类型,见表 19-2。

表 19-2 糖尿病足病损的分类

湿性	干性	混合性
常见肢端水肿,分泌物和坏死组织较多,皮温下降多发生在足底、足背,小腿动脉搏动减弱	无水肿,肢端干枯或变黑,病变组织与健康组织界限常比较清楚,分泌物不多,皮温下降,多发生在脚趾末端,动脉搏动多减弱或消失	湿性和干性坏的临床表现同时存在动脉搏动减弱或消失

第五节　预防和治疗

为降低糖尿病足和截肢的发生率强调预防第一，及时发现，早期诊断和早期治疗亦很重要。预防的重点包括加强对糖尿病足的自我护理并配合医务人员早期发现高危因素如糖尿病伴周围神经病变、周围血管病变、既往有溃疡史、足部畸形、失明或严重视力降低、老年人，尤其是独立生活者、生活条件差、糖尿病知识缺乏或从未接受过糖尿病教育者等。糖尿病足溃疡一旦发生，及时处理和综合治疗不可忽视，一般要求全身和局部治疗同时进行，在内科保守治疗无效时，如必要可行截肢手术。

一、糖尿病足的预防

糖尿病足预防的重要性远高于治疗。加强对糖尿病患者足部的检查有助于发现易发生糖尿病足的危险人群，主要的体征有：振动觉减低或丧失、对温度或机械损伤的反应的痛觉丧失；足畸形、高压力点形成、爪形趾；无排汗、动静短路、温暖干燥的皮肤有大量的胼胝裂缝；足背血管搏动减弱或消失。反复强调对糖尿病患者进行糖尿病足的护理指导，尤其是对伴糖尿病足危险因素的患者，对减低糖尿病足溃疡或截肢的发生有重要意义。

糖尿病足的护理建议如下：

（1）不要吸烟或戒烟。

（2）每天检查脚有无水泡、裂口和擦伤并要求仔细检查脚底。

（3）每天洗脚，仔细轻轻试干，尤其在脚趾之间，以免擦破皮肤。

（4）洗澡或洗脚时水温适中，洗之前应用手或肘或温度计测试水温，水温不超过 40 ℃，洗完脚后用毛巾轻轻擦洗。

（5）脚部取暖时避免皮肤直接接触热水袋和加热垫，可穿温暖的鞋袜。

（6）不要赤脚步行。

（7）不要使用化学药物去除鸡眼和胼胝，不要使用鸡眼膏和强的抗腐蚀液。

（8）不要在脚部使用黏附胶布或胶带。

（9）每天检查鞋内有无异物，如大头针、玻璃片、回旋针和发夹等，检查鞋内衬是否粗糙和平整，如患者视力受损，应有一个家庭成员帮助之。

（10）不要泡脚。

（11）由于皮肤干燥，洗脚后可使用一层薄薄的润滑油或乳膏并使其干燥，但不要在脚趾间应用润滑油或乳膏。

（12）穿合适的长袜，不要穿缝补过的袜子和用带子系袜。

（13）不要光脚穿鞋，鞋子应宽松柔软，购鞋应选择在下午脚最大时。不要穿趾间有间隔的凉鞋或草鞋；避免穿高跟鞋和长时间穿新鞋。

（14）应横剪趾甲。

（15）不要自行切除鸡眼和胼胝，应征求医生的建议。

（16）如有脚癣需及时治疗。

(17) 定期就医并请医生检查脚。

(18) 当脚部有水泡、破溃或疼痛时及时就医。

二、糖尿病足的治疗

一旦发生糖尿病足溃疡之后，在治疗之前应对病情做到尽可能明确的评价：确定病因；确定类型和程度；体检或多谱勒等评价血管通畅情况；检查分泌物并及时进行细菌和药敏试验；评价溃疡周围水肿、炎症和坏死情况；X 线检查有无骨髓炎和皮下气体；了解有无局部和/或全身感染等。根据病情选择适当的全身治疗、局部治疗或外科手术。

(一) 全身治疗

一般包括代谢控制、改善局部血供、合理使用抗生素的(如存在感染)和改善全身营养状态等。

1. 代谢控制

主要指良好的控制血糖，血糖控制不佳不利于溃疡的愈合和感染的控制，糖尿病足溃疡的发生，尤其是合并感染等所致的应激可进一步升高血糖，一般需换用胰岛素治疗并尽可能使血糖控制在理想的范围内，这是糖尿病足治疗的基础。血糖应控制在 11.1 mmol/L 以下或尽可能接近正常。

2. 扩血管和活血化淤

改善组织供血，兼顾大血管和微循环，内科药物治疗仍是首选：

(1) 临床常用药物有西洛他唑(磷酸二酯酶抑制剂，可抑制血小板活化、抑制平滑肌增殖、扩张外周血管并轻度降低血甘油三酯；心功能差者禁用)、前列地尔(PGE_2)或贝前列腺素钠(扩血管和抑制血小板聚集；适应证：慢性动脉闭塞症引起的肢体溃疡或微循环障；心功能不全或心衰患者慎用)、安步乐克(盐酸沙格雷酯，可抑制血小板凝集作用、选择性拮抗血小板及血管的 5-羟色胺受体，抑制血小板凝集和扩展血管、抑制 5-羟色胺及血小板凝集引起的血管收缩、抗血栓作用、促进侧支循环形成，改善下肢缺血性症状，并随剂量增加而增强；适应证：慢性动脉闭塞症引起的溃疡、疼痛及冷感等缺血性症状)、己酮可可碱(二甲基黄嘌呤类衍生物，可降低血液黏稠度；改善血液流动性和缺血组织的微循环，增加病变区氧供；抑制磷酸二酯酶，升高细胞内 cAMP 水平，抑制血小板的聚集和扩张血管；适应证：Ⅱ度(根据 Fontaine 分期)外周血管疾病，如间歇性跛行)、胰激肽释放酶原(改善微循环为主)、CCB、ACEI、α-受体阻断剂和地巴唑。

(2) 封闭腰 2、3、4 交感神经，也可解除下肢血管痉挛。

(3) 其他如丹参和川芎等亦可辅用。

3. 神经病变的治疗

见第十七章“糖尿病神经病变”。

4. 抗生素的使用

糖尿病足溃疡常易继发感染，而使病情迅速恶化，是导致脚坏疽和截肢的重要原因，鉴于感染常为多菌株混合感染，且往往合并有厌氧菌感染，一些患者即使存在严重的下肢感染，临床上也可无明显的全身症状和血液学感染的特征。抗生素使用的原则：足量，广谱，足程，联合兼顾革兰阳性菌和阴性菌，同时考虑厌氧菌的感染；最初可先经验性选择抗生素，根据疗效结合细菌培养，调整抗生素；控制感染需注意的是一般不局部用抗生素，对合并感染的创面进行充分的冲洗和清创(如局部缺血严重，则需在解决局部供血的基础上进行充分清创)；表浅的感染，可采用口服广谱抗生素，口服治疗可以持续数周，深部感染和全身感染，开始时应从静脉给药，以后再口服维持用药数周(最长达 12 周) + 抗厌氧菌治疗，一些深部感染可能需要外科引流，包括切除感染的骨组织和截肢；糖尿病足骨髓炎，感染骨未经去除，推荐使用 6 周抗生素，当感染的骨组织去除后，抗生素治疗不超过 1 周。

5. 高压氧治疗

可改善血循环和改善下肢缺氧，可试用。

6. 改善机体的一般状况

糖尿病足病患者多存在不同程度的营养不良(如血清白蛋白、胆固醇水平降低等)，糖尿病足病分级越高，感染越重，伤口渗出越多，营养不良的程度和发生率越高。在用胰岛素治疗的基础上，蛋白质摄入应足够，在计算蛋白质所需要的基础上，增加 10%～20%；不能正常饮食的患者可考虑一些肠道营养液或肠外补充营养；对于伤口感染与渗出的处理，在感染和渗出控制后，多数患者血浆白蛋白能在 2 周内上升；有蛋白尿的患者，应采取相关治疗减少尿蛋白排出；在严重低蛋白血症时，早期需要静脉补充白蛋白，以改善组织水肿，促进溃疡愈合。

7. 关注心功能

糖尿病足病患者心功能不全的发生率高于非糖尿病足病患者，足病越重心衰的发生率越高并影响足溃疡患者的预后，同时扩血管治疗可能使糖尿病足病患者心衰的发生风险明显增加。绝大多数患者心衰的症状常被足溃疡相关症状体征掩盖，糖尿病足病治疗前和治疗期间应注意观察和评估心功能情况。糖尿病足病患者心功能不全的治疗原则同慢性充血性心衰的治疗。注意事项如下：

(1) 患者代谢不稳定，洋地黄使用注意中毒，及时监测心律变化和测定药物浓度。

(2) 利尿剂作为常规治疗，除注意电解质外，还要注意血压和对溃疡局部血供的影响。

(3) 在治疗过程中胸闷气急加重，往往提示心肌缺血或心肌收缩力下降。

(4) 患者任何心脏相关的症状体征变化，尤其在扩血管和抗凝治疗过程中，都是需要干预的信号。

(5) 心衰相关治疗后临床症状体征改善不明显，是预后差的标志。

(二) 局部治疗

主要包括局部清创术和创面处理。

1. 清创的基本原则

合理的清创是糖尿病足溃疡愈合的独立影响因素，任何存在感染、坏死组织的创面都需要有效清创，同时严格把握清创时机。目前主张：

(1) 干性坏疽可待坏疽范围局限，与周围正常组织分界清楚时再行处理。

(2) 清创应充分彻底，对感染灶进行切开引流，清创范围应扩展至有出血的健康组织，切除所有的坏死组织，尽量保护有生命活力的肌腱和韧带组织。

(3) 口小腔大的坏疽应扩大切口。

(4) 多囊脓肿应多个切口，保持引流通畅。

(5) 存在脓肿、气性坏疽或坏死性筋膜炎的足部感染，应紧急予以相应的外科处理。小的清创术可床边进行，但多数情况可能需到手术室在麻醉的情况下进行。

2. 清创的益处

(1) 有助于判定溃疡的程度。

(2) 暴露任何窦道、骨头和肌腱等。

(3) 降低潜在感染的风险。

(4) 慢性伤口转化为急性伤口，加速愈合。

(5) 局部用药和辅料更加有效。

3. 清创的类型

临床可根据患者及其伤口具体情况和所获得的方法个体化选择。

(1) 物理清创：使用锐器、组织镊等器械尽可能地将坏死的浅表、深部以及骨组织彻底清除的方法，清除范围包含创面周围所有坏死组织及痂皮等。包括锐器清创、超声清创、水刀清创。简单快速，但可能使创面扩大。

(2) 自溶性清创：利用自身溶酶或具有蛋白水解作用的外源性酶类将失活的组织液化、软化、去除，从而达到清创的目的。包括：水凝胶、清创胶、藻酸盐等。其易于操作、组织损伤小、疼痛轻微、不良反应少并减少瘢痕形成。

(3) 酶学清创：使用些具有蛋白水解作用的外源性酶类分解、溶解和清除创面坏死或失活的组织，其选择性高、疼痛轻微及易于操作，但材料价格昂贵、清创周期长，可能损伤创面和创缘有活力的正常组织，酶的活性易受外界影响。可用于有大量坏死组织的伤口。

(4) 生物清创(蛆)：能区别坏死或活的组织，抗菌和促生长，适用于所有伤口、溃疡或褥疮(不可用于易出血的伤口、与体腔和内部器官有联系的伤口、大血管附近的伤口)。

局部水疱和血疱的处理应在严格消毒的情况下，选用无菌注射器，由水疱低位将其内容物抽出，并在局部涂以2.5%的碘酒以预防感染，局部适当加压使其干瘪。

4. 创面处理和辅料的使用

(1) 坚持每天换药，局部可应用含有抗生素、胰岛素和654-2混合液(如5%生理盐水250～500 mL+正规胰岛素40 U+庆大霉素24 U或其他抗生素+654-2 40 mg)进行清洗和湿敷，其中胰岛素在局部可能有助于改善白细胞的功能、刺激上皮细胞和成纤维细胞的生长及蛋白质合成，有利于创口的愈合。局部应用抗生素可增强抗感染的效果，但存在争议，目前多不推荐；654-2局部应用改善血液循环。

(2) 尽量不要过度包扎伤口，保持伤口处于湿润和透气的环境；可辅用中药粉去腐生肌，消炎止痛和改善微循环；机械垫衬减轻溃疡部位负重，卧床休息和使用特制鞋等。

(3) 注意患肢抬高，有利减轻局部水肿(任何原因的溃疡，只要有水肿，溃疡均不易愈合)，必要时辅以利尿剂。

(4) 自体富血小板凝胶(autologous platelet-rich gel，APG)局部应用：系取自患者外周静脉血，经二次离心、分离、浓缩制得富血小板血浆，将其按10∶1比例(体积比)与凝血酶-钙剂混合凝固而形成的凝胶状物质，其成分包括富血小板血浆、白细胞及(人或小牛)凝血酶、钙剂，因此又称自体富血小板-白细胞凝胶(autologous platelet leukocyte gel，APLG)。APG作为一种辅助治疗手段，能促进糖尿病足慢性创面愈合，尤其对难治性足溃疡患者。目前的研究发现，可能与以下机制有关：APG释放多种生长因子促进溃疡愈合；调节基质金属蛋白酶及其基质金属蛋白酶抑制剂的平衡；提供纤维蛋白支架；释放抗菌活性物等。APG中生物活性物质含量丰富，一些效应还不明确的生物活性物对溃疡愈合的影响尚待探索。

(5) 德莫林的局部应用:其属于皮肤创面无机诱导活性敷料(Dermlin),局部应用可诱导创面上皮细胞合成Ⅳ型胶原纤维,并持续诱导细胞本身合成上皮细胞生长因子,为创面愈合提供合适的修复环境,促进创面快速愈合并能有效地防止创面感染,预防和减少创面愈合后的瘢痕形成和色素沉着,是一种比较理想的促进溃疡愈合的局部应用辅料。临床上根据不同的情况可选择粉剂、糊剂或喷剂。粉剂适用于各类浅中度皮肤外伤创面、烧伤创面供皮区、糖尿病皮肤溃疡、感染手术切口等湿性创面。注意事项:创面疼痛时可局部使用麻药利多卡因(地卡因);喷剂适用于较大面积的上述各类湿性创面;糊剂适用于干性创面及各科渗出较少的慢性创面。

(6) 负压吸引:是指用内含有引流管的聚乙烯酒精水化海藻盐泡沫敷料,来覆盖或填充皮肤、软组织缺损的创面,再用生物半透膜对之进行封闭,使其成为一个密闭空间,最后把引流管接通负压源,通过可控制的负压来促进创面愈合。目前分为利用中心负压源的负压封闭引流和利用智能负压泵的真空辅助闭合两种技术。负压吸引技术通过多种机制促进创面愈合:可增加现存血管内的血流量;促进新生血管的生长及肉芽组织形成,给创面带来促进愈合的氧和营养成分;刺激生长因子的释放;减轻肿胀、去除创面堆积的乳酸;提供创面湿润的愈合环境;杀灭或抑制细菌,减轻创面的感染;使组织靠拢结合,促进创面愈合。

(7) 红蓝光的局部照射:① 红光局部照射:可刺激机体的防御能力,促进加速组织活性物质的生成和疼痛物质的代谢,减轻葡萄球菌感染性炎症,有效抑制炎症和缓解疼痛;可以有效抑制神经兴奋,松弛肌肉,使疼痛部位充分进行有氧代谢,阻断疼痛的恶性循环,解除肌肉痉挛和改善疼痛;有效促进组织纤维细胞和内皮细胞的增殖,增加细胞的新陈代谢,促进细胞合成,促进肉芽组织生长,加速创伤愈合;可降低血黏度:通过提高红细胞的变形能力,改善红细胞及血小板的聚集性,提高红细胞的携氧能力。② 蓝光局部照射:可杀灭局部耐甲氧西林金黄色葡萄球菌、葡萄球菌、绿脓杆菌、大肠杆菌等;减少抗生素使用,减少抗生素引起的不良反应,促进创面感染的控制。红、蓝光联合治疗有助于创面感染控制和促进慢性伤口的愈合,提高治疗效果。

(三) 外科治疗

1. 动脉重建术

动脉重建术是治疗大血管阻塞所致肢端缺血或坏疽的重要方法,可使一些患者免于截肢,主要适合于:临床上表现为缺血性溃疡,特别是 Wagner 分级 4 级及以上的 DFU 患者;DFU 合并 LEAD 患者 Fontaine 分期在Ⅲ期以上的严重肢体缺血患者;下肢缺血症状在 Fontaine 分期Ⅱb 以上的重度间歇性跛行、经内科规范化治疗无效的患者;ABI 在 0.7 以下、影像学检查证实血管病变位于髂股动脉者。方法如下:

(1) 血管搭桥术:血管通畅率约 60%,常用的方法是血管旁路转流术,即在正常供血动脉段与病变血管远侧非狭窄动脉之间架设一段自体或人造血管桥,以改善肢体的远端供血。

(2) 血管内膜切除术:适用于大血管和局限性动脉阻塞和狭窄。

(3) 经皮血管腔内成形术:对于有动脉狭窄,长度不超过 10 cm 的糖尿病足患者,可选择经皮经股动脉球囊血管成形术(PTA)。但对于管腔完全闭塞者不宜使用。在动脉狭窄严重时,球囊扩张后需于病变部位放置支架,以防再次狭窄。PTA 的优点是创伤及并发症较少,必要时可重复进行。对髂动脉闭塞较好，国内有报道使用小球囊扩张的范围已达到足背及胫后动脉。PTA 的缺点是易出现复发，因而增加患者的经济负担。

(4) 血管内激光治疗。

(5) 带蒂大网膜移植术常用于胫前、胫后和腓动脉闭塞症。

2. 截肢术

不能耐受血运重建、有血运重建禁忌证和治疗无效的患者，经药物治疗后仍疼痛明显、肢体难以愈合且坏死面积较大者、感染中毒症状严重危及生命者，可采取截肢治疗以挽救生命，术前最好做血管造影，以决定截肢平面，在不影响截肢平面愈合的情况下，应尽量保留患肢术后的功能及有利于安装假肢。

据美国最权威的糖尿病治疗中心(Joslin diabetes center)统计，即使经过最佳的外科治疗，仍有 5%的糖尿病患者接受膝上截肢，15%～20%接受膝下截肢，5%～10%接受前足切除手术。有学者指出，决定截肢的因素有 4 种：缺血导致截肢，占 5%；久治不愈的溃疡，占 14%；坏疽，占 40%；感染，占 41%。因此，糖尿病足部溃疡发展到深部感染或坏疽时，为防止感染进一步扩散危及患者生命，截肢术常常是必需的。糖尿病足治疗的原则：第一是保证生命安全，第二才是保腿。截肢的范围需根据溃疡生长部位及血管评估结果而定。对于较年轻的患者应充分考虑肢体功能的恢复，因此能做膝下截肢者就不做膝上截肢，以便术后装配义肢。对年老体弱者，不必考虑假肢的装配问题，手术应以去除病灶并保证切口一期愈合为主要目的，故截肢平面可适当提高。

(1) 截肢平面的选择

在截肢术中，截肢平面的选择是决定手术成败的重要因素之一。截肢平面主要是根据血管闭塞的部位、程度、范围、多少及侧支循环重建的程度和多少来确定。因此，术前的相关检查，如 B 超、数字减影造影(DSA)、CT 血管成像(CTA)及磁共振血管造影(MRA)尤为重要。若检查结果提示整条血管完全闭塞，应在闭塞处上方截肢；若整条血管部分完全闭塞，但侧支重建好，应在坏疽处上方截肢；若血管节段性闭塞，可行血管介入后在坏疽处上方截肢；若血管多节段闭塞，侧支血管重建好，应在坏疽处上方截肢；若血管多节段闭塞，侧支血管重建差，应在闭塞处上方截肢。

(2) 截肢术的种类

截肢术的选择应在不影响截肢平面愈合的情况下，尽量保留患肢术后的功能及有利于安装假肢。常见的截肢或截趾术包括：末端 Syme 截趾术，大拇趾截趾术(第 1 近节趾骨基底或跖趾关节)，小趾截趾术(MTPJ)，经跖骨横断截趾术，序列截肢术，Lisfranc 截肢术，Chopart 截肢术，Pirogoff 截肢术，Boyd 截肢术，Syme 截肢术，小腿截肢术，膝关节离断术，大腿截肢术等。

(四) 干细胞移植

骨髓干细胞是具有定向分化为人体所需要的各种细胞的功能，基础及临床研究发现将骨髓干细胞移植到缺血的肢体可在局部形成血管内皮细胞，产生新生血管，而不会生成其他不需要的组织。2002 年 8 月英国医学杂志首先报道了自体骨髓干细胞移植治疗下肢缺血获得成功。其方法主要如下：在局部麻醉下获取骨髓，然后进行骨髓干细胞的分离，目前骨髓干细胞的分离已有成熟技术；最后将分离所获得的骨髓干细胞移植到缺血肢体。该方法适用于所有肢体缺血的糖尿病患者(对非糖尿病患者同样有效)，从早期的间歇性跛行到晚期的足部溃疡，甚至肢体坏死，一般治疗病程越早效果越好，早期治疗可以缓解或完全解除间歇性跛行和静息痛，对糖尿病足溃疡患者可以促进溃疡愈合或缩小等。该方法操作比较简单，疗效较肯定，值得临床进一步研究和观察。但目前有关干细胞移植的治疗效果的总体评价是：近期疗效不明显，远期疗效不十分确切，需进一步进行大样本的临床研究和观察，不推荐常规用于糖尿病足的治疗。

第二十章　糖尿病和皮肤病变

皮肤是人体最大的器官，糖尿病合并皮肤病变也是糖尿病的常见并发症之一。糖尿病皮肤病变的特点是范围广，种类多，可涉及全身各个部位，可发生于糖尿病各个时期。糖尿病皮肤病变可加重糖尿病，并给糖尿病患者带来不同程度的痛苦，甚至致残。有学者报道，约30%的糖尿病患者可能合并皮肤损害，甚至有认为100%的糖尿病患者可能合并各种不同的皮肤病变。许多糖尿病皮肤损害的发病机制目前尚不十分明确，它涉及内分泌病、代谢异常、血管病变、神经病变、皮肤感染和免疫性损害等，但良好的控制糖尿病可降低糖尿病皮肤病变的发生率。本章重点介绍糖尿病常见的一些皮肤病变及其治疗。

第一节　黑棘皮病

一、临床表现

黑棘皮病是胰岛素抵抗性糖尿病的一种常见临床表现，患者多数伴有明显的肥胖。皮肤病变的临床特点为：皮肤色素过多、角化过度，表皮过多增生，呈现丝绒样黑色皮损；多出现在屈曲处皮肤，尤其是腋窝、颈项、腹股沟、乳房下缘等处皮肤，少见的部位是指节和关节伸面。

二、发病机制

可能与胰岛素抵抗所致的持续高胰岛素血症有关，过多的胰岛素可激活皮肤组织角质化细胞上的胰岛素样生长因子-1受体，从而引起上皮细胞过度生长、肥大、黑色素合成分泌增多，出现黑棘皮病。

三、组织学特点

皮肤皱折明显，表皮变厚，色素细胞增多。

四、治疗

无特殊处理，减重和应用胰岛素增敏的药物，如二甲双胍或噻唑烷二酮类衍生物（如罗格列酮或吡格列酮等），改善胰岛素抵抗，减轻高胰岛素血症，可能有助于减轻黑棘皮病。但胰岛素抵抗若是体内存在胰岛素抗体或胰岛素受体抗体或突变所致，则上述治疗较差或无效。

第二节　坏死松解性游走性红斑

一、临床表现

本病皮肤表现是胰高糖素瘤伴糖尿病或糖耐量受损（70%～80%）的一种特殊临床表现。其临床特点是：反复发生的以下肢、臀部、腹股沟、股部和会阴部为主的红斑→水疱→破溃→结痂→脱屑伴色素沉着，邻近部位可融合，向周围扩散时，中心病变部位可融合，常伴有奇痒，该表现为胰高糖素瘤的特征性皮肤病变。

二、发病机制

可能为高胰高糖素血症所引起的低氨基酸血症所致，另外，胰高糖素增多可使血液中花生四烯酸、前列腺素和白三烯等水平升高，导致皮肤过度炎症。

三、组织学特点

组织学表现多样。特征性表现为表皮上层显著淡染伴坏死松解，以角质形成，细胞质内空泡化导致表皮上层融合性坏死为特点，常可见融合性角化不全。偶尔可见：中性粒细胞性结痂、中性粒细胞性海绵水肿、角层下脓疱形成和或单个坏死的角化不良的角质形成细胞。

四、治疗

主要是控制血糖，其他辅助治疗方法包括局部应用糖皮质激素、抗真菌药物和口服补锌药物等，有一定的效果；有研究报道持续输注或皮下注射生长抑素（抑制胰高糖素分泌）和静脉补充氨基酸有助于皮肤损害的显著改善；手术治疗胰高糖素瘤，可治愈或减轻糖尿病，同时可治愈或改善其皮肤病变。

第三节　糖尿病性溃疡

一、临床表现

糖尿病性溃疡主要指下肢或足部溃疡，是糖尿病患者截肢的主要原因。糖尿病性溃疡最常见于足部（尤其是脚掌的着力部位）和下肢远端（参见第十九章“糖尿病足”）。

二、发病机制

主要是血管病变（包括静脉功能不全、动脉狭窄或闭塞、微血管病变）、神经病变（周围神经病变导致皮肤感觉障碍，自主神经病变导致皮肤无汗、干燥、易裂隙，运动神经病变致伸肌和屈肌的张力失衡，致关节畸形）、皮下蛋白的非酶糖化导致关节活动度受限，创伤和感染是最重要的诱因。

三、处理

参见第十九章“糖尿病足”。

第四节　糖尿病硬皮病样综合征

一、临床表现

糖尿病硬皮病样综合征（scleroderma-like syndrome，SLS），典型的多见于儿童和年轻起病的1型糖尿病患者，发生率8%～50%不等，常见于远端手指，多从第五小指开始并由远向近端发展，触摸时可感觉到皮肤增厚或有皮下硬结。SLS的发生率与糖尿病病程和血糖控制不良相关。

二、发病机制

尚有争论，多数认为与皮下结缔组织的非酶糖化增加有关，被糖化的结缔组织降解和代谢减慢而堆积于皮下。

三、组织学特点

皮肤的增厚主要由于皮下结缔组织的堆积。

四、治疗

良好的血糖控制可能有助于降低皮肤增厚,理疗也可作为辅助措施。

第五节 糖尿病性硬肿病

一、临床表现

糖尿病性硬肿病(scleredema of diabetes mellitus)通常很少见,系一种罕见的结缔组织病,但也有报道本症的发生率 2.5%~14%不等,多见于中年以上肥胖 2 型糖尿病患者,也可见于 1 型糖尿病患者。其皮肤病变的特点是:皮肤坚硬的非压陷性对称性水肿,常见于颈后、上背部、肩部和颜面部,颜色淡红或苍白,表面有光泽,程度严重时,可能限制了患者颈部和肩关节的运动。

二、发病机制

不明,可能与患者体内存在某些血清因子有关。

三、组织学特点

表皮层多无异常,真皮层明显增厚,酸性黏多糖样物质增加,胶原束肿胀,皮下脂肪被胶原纤维替代,并无组织水肿或硬化。

四、治疗

无有效的治疗方法,多呈慢性过程。有指南推荐中、高剂量紫外线局部照射为一线治疗,甲氨蝶呤为二线治疗,静脉使用丙种球蛋白、糖皮质激素、环磷酰胺和放疗等可作为替代治疗。也可试用局部注射透明质酸酶、纤维蛋白溶解酶或糖皮质激素;或辅助用中药活血化淤和软坚散结。

第六节 环状肉芽肿

一、临床表现

环状肉芽肿(granuloma annulare,GA)是一种良性自限性皮肤损害,多见于30～70岁的患者。皮肤病变的特点:环状红斑常见于手足背远端和踝关节部位,也可见广泛的皮肤病变,小而较硬的小丘疹,排成环状,中央凹陷,周围隆起。患者多无自觉症状。

二、发病机制

不明,但多数认为与糖尿病有关,胰岛素抵抗和糖代谢紊乱可能与其发病有关。

三、组织学特点

呈栅栏状肉芽肿改变。真皮上部有灶性退行性病的胶原纤维,周围有组织细胞浸润。

四、治疗

局限性GA,局部给予糖皮质激素可能有效,但其常呈无症状自限性经过;广泛性GA,常持续存在并伴瘙痒,可试用口服或静脉糖皮质激素、氯喹、微甲酸、碘化钾、烟酰胺和氯磺丙脲等,但易复发。

第七节 皮肤瘙痒症

一、临床表现

糖尿病患者瘙痒症(pruritus)的发生率较高,可达37.7%,老年糖尿病患者多见。糖尿病患者由于自主神经病变,使皮肤出汗减少,导致皮肤干燥瘙痒;或由于神经反应性引起皮肤瘙痒;局限性皮肤瘙痒多见于外阴及肛周部位,可能也与局部皮肤真菌感染或湿疹有关。瘙痒的发生率与血糖控制和病程有关。

二、治疗

（一）全身性瘙痒

可给予一些口服抗过敏药物如苯海拉明、赛庚啶、克敏能、西替利嗪等；也可以静脉给予10%葡萄糖酸钙 10 mL，每天 1 次。

（二）局限性瘙痒

可局部外用止痒药物，如 1%达克宁霜，顽固者可曲安奈德或强的松龙加 2%普鲁卡因（1∶5）局部封闭；真菌感染所致者应局部给予抗真菌软膏。

第八节　糖尿病性皮肤大疱

一、临床表现

糖尿病性皮肤大疱（bullous diabeticorum）多见于长期血糖控制不良的患者，常突然起病，多出现于四肢，受压部位（如足趾）易出现，类似紧张性大疱，周围无炎症反应，直径 0.5 mm～10 cm 不等，局部不痛不痒，2～5 周痊愈，愈后不留瘢痕。偶为血疱，愈后可留有疤痕，易反复发作。

二、发病机制

主要可能由长期血糖控制不良，皮肤微血管病变、神经病变皮肤营养障碍以及糖尿病性肾病引起阳离子平衡紊乱等，致使皮肤的完整性被破坏，引起表皮基层液化和表皮细胞坏死，形成水泡。多种因素引起的，如皮肤微血管病变、神经病变和营养障碍。

三、组织学特点

大疱位于表皮内或表皮下，无棘层松解现象。

四、处理

（一）积极良好地控制血糖

有助于病情的好转，建议早期应用胰岛素治疗。

（二）局部对症处理

避免感染；较小的可不予处理，较大的大疱可在局部消毒后，用针抽出疱液。多数大疱可在数日内吸收结痂而愈，避免应用糖皮质激素。

（三）其他

改善微循环和营养神经治疗可能也有一定的辅助效果。避免局部持续压迫，洗澡和洗脚时避免水温过高。

第九节　糖尿病性类脂质渐进性坏死

一、临床表现

糖尿病性类脂质渐进性坏死（necrobiosis lipoidica diabeticorum）患者中 2/3 的病例与糖尿病有关，另 5%～10%的病例存在碳水化合物代谢的异常。本症多见于女性，男女之比约为 1∶3，任何年龄均可发生。主要出现在小腿的胫前方和外踝部，也可见于其他部位，常为多个、不对称、卵圆形的、边界清楚的红褐色斑块，质地较硬、斑块常慢慢扩大，中央凹陷呈黄色，表面发亮，触之较硬，边缘紫色。晚期皮损的表面可有鳞屑，甚至中央萎缩。本症很少自发缓解。

二、发病机制

本症的发病机制尚不明确，存在不同的观点，包括：遗传易感性、微血管病变、内皮细胞纤维连接蛋白产生增加、Ⅷ因子有关的抗原增加、血小板功能异常和前列腺素合成异常、胶原老化加速和免疫介导的血管病变等。

三、组织学特点

真皮层内栅栏状肉芽肿，胶原纤维肿胀变形；中央坏死区弹力纤维消失或稀疏，周围有炎性细胞浸润，主要为淋巴细胞、组织细胞、成纤维细胞、上皮细胞和异型巨细胞；真皮层内的血管改变包括内皮细胞肿胀、内膜增厚、纤维化和玻璃样变。

四、治疗

治疗方法有限，包括：

(1) 良好地控制糖尿病。

(2) 口服潘生丁（150 mg/d）和阿司匹林（100 mg/d）和己酮可可碱肠溶片，疗效不肯定。

(3) 局部外用糖皮质激素霜剂和他克莫司等药物。

(4) 如皮损不多,可采用局部封闭(强的松龙+0.5%～1%的普鲁卡因,按1∶5比例)。

(5) 对比较大的且深达筋膜层的溃疡,可考虑行皮肤移植。对于溃疡患者,药物治疗无效时,可手术切除坏死组织。高压氧舱和光动力疗法也具有一定的效果。

第十节 糖尿病性胫前斑点

一、临床表现

此病是Melin最早描述的一种皮肤损害,它呈一种圆形的、大小不等(2～10 cm)、棕色的、萎缩性的皮肤损害,主要定位于下肢胫前。随后,它被称为糖尿病性皮肤病(diabetic dermopathy)和糖尿病性胫部斑点(diabetic “shin spots”)。本症的发生率:男性24%～65%,女性4%～39%不等,其发生与糖尿病病程和糖尿病其他并发症的出现有关,一般无明显症状。

二、发病机制

不明,可能与局部创伤或炎症有关。

三、组织学特点

主要是表皮萎缩和色素增加。

四、治疗

因无症状,一般无需处理。

第十一节 糖尿病性黄瘤

一、临床表现

糖尿病性黄瘤(xanthoma diabeticorum)多见于中老年以上的男性糖尿病患者。在肘膝伸面、臀部和躯干处出现大小不等(1～4 mm)的橘黄色丘疹,质地较硬,周围可有轻度炎症,一般无症状,但可能是提示糖尿病血糖控制不良的重要临床体征。糖尿病病情控制后病变可减轻或消失,糖尿病病情恶化时,皮疹可再发。

二、发病机制

主要由于脂蛋白脂酶活性下降，导致甘油三酯在血清中聚集而在皮下沉积所致。

三、组织学特点

真皮层有泡沫状含脂质的组织细胞和淋巴细胞浸润。

四、治疗

（1）控制糖尿病。
（2）低脂饮食。
（3）贝特类降脂药物如非诺贝特或苯扎贝特等有一定效果。

第十二节　皮肤感染

一、细菌感染

（一）临床表现

糖尿病患者并发细菌感染的概率明显增高。主要包括金黄色葡萄球菌感染引起的皮肤疖、痈、毛囊炎、汗腺炎、蜂窝软组织炎和头部乳头状皮炎；链球菌感染引起的下肢丹毒；绿脓假单胞菌感染引起的恶性外耳道炎等；微细棒状杆菌感染引起的红癣（此菌产生卟啉色素，皮肤呈淡黄或淡褐色斑，圆形或不规则形，边界清楚，轻度鳞屑，以后色素沉着）。糖尿病皮肤感染可使糖尿病病情进一步加重，血糖控制恶化，甚至诱发糖尿病酮症酸中毒。

（二）糖尿病患者易患皮肤细菌感染的原因

详见第二十三章“糖尿病和感染”。

（三）治疗

（1）调整降血糖药物治疗方案，必要时及时改用胰岛素，良好控制血糖，感染控制后可换回原治疗方案。
（2）根据临床表现和病原学依据，选用合适的口服和静脉应用抗生素。
（3）局部应用抗生素软膏。
（4）脓肿形成后及时切开引流。
（5）红癣的治疗可局部或口服红霉素。
（6）局部外敷清热解毒的中药。

二、真菌感染

（一）临床表现

糖尿病患者并发真菌感染的机会高达40%～60%，尤其在血糖控制不佳的糖尿病患者中。

（1）最常见的是白色念珠菌感染引起的女性外阴炎、男性龟头炎、口角炎和甲沟炎等，表现为红斑、糜烂、鳞屑、结痂并伴瘙痒。

（2）浅表皮肤真菌感染如手足癣、股癣、指甲癣等。

（3）毛霉菌病，由一种霉菌感染引起，该霉菌广泛存在与土壤和腐烂的蔬菜之中。该真菌感染可导致大腿和手部溃疡，有时可引起鼻黏膜破坏和鼻窦感染，称之为鼻脑毛霉菌病（rhinocerebral mucormycosis，RCM），有报道本病死亡率高达15%～34%。

（二）糖尿病患者易患皮肤真菌感染的原因

详见第二十三章“糖尿病和感染”。

（三）治疗

（1）良好地控制血糖。

（2）局部或口服抗真菌药物治疗白色念珠菌感染引起的女性外阴炎、男性龟头炎和口角炎等。

（3）如为手足癣、股癣、指甲癣等，可外用达克宁软膏或克霉唑软膏等治疗。

（4）感染严重者，如毛霉菌病的治疗采用静脉给予二性霉素B或外用大扶康并同时行外科手术清创。

第二十一章 糖尿病和妊娠

在胰岛素问世之前，几乎无少年起病的1型糖尿病女性患者能活至生育年龄，在胰岛素临床应用(1922年)之前，糖尿病妇女合并妊娠的病例文献报道不到100例，新生儿死亡率大于90%，孕妇死亡率大于30%。鉴于糖尿病孕妇产科并发症高，直至到20世纪70年代中期，许多内科医师还劝告糖尿病妇女避免妊娠，但近年来随着对糖尿病并发症病理生理的阐明、治疗方法的改进及整个医疗条件的改善，可使整个妊娠期血糖控制正常，糖尿病妇女围产期发病率和死亡率已降至接近一般人群。妊娠合并高血糖(hyperglycemia in pregnancy, HIP)包括妊娠糖尿病(gestational diabetes mellitus, GDM)、妊娠期间的糖尿病(diabetes in pregnancy, DIP)和先前糖尿病合并妊娠(pre-gestational diabetes mellitus, PGDM)。GDM一般指妊娠期间首次发现或发生的糖尿病，它不排除妊娠前已存在的未被发现的糖代谢异常，即GDM可能包括各种不同类型的糖尿病，如妊娠前2型糖尿病或1型糖尿病。典型的GDM指妊娠中晚期发生的轻中度糖尿病，其在妊娠早期一般不存在，可能是2型糖尿病的一种变异型，GDM患者需在产后6周以后重新对其糖尿病进行评价和分类。

第一节 妊娠对糖代谢的影响

葡萄糖是胎儿的主要能量来源，亦是其合成脂肪和糖原的原料，葡萄糖以主动转运和单纯弥散的方式通过胎盘，主动转运速度远超过单纯的弥散速度；氨基酸主要通过主动转运的方式通过胎盘。正常时，孕妇空腹血糖下降至55.0～65.0 mg/dL(3.06～3.61 mmol/L，低于非妊娠妇女)时血浆酮体水平增高数倍，空腹时游离脂肪酸浓度亦明显升高，提示孕妇母体存在“加速的饥饿”倾向，在妊娠的最后3个月尤为明显，使母体能量代谢的利用原料发生改变，为胎儿节约葡萄糖作为能源。

孕妇的后半期血浆葡萄糖水平进一步降低，虽然孕妇母体血糖水平仍低于非孕妇水平，但胰岛素水平显著升高，部分是拮抗胰岛素激素水平升高或活性增强所致。胎盘产生的致糖尿病激素主要包括人胎盘生乳素(human placental lactogen, hPL)、雌激素和孕酮(黄体酮)，孕期母体游离和结合的皮质醇水平亦是升高的，泌乳素水平升高亦具一定致糖尿病作用。此外，孕妇体内胰岛素降解增加，可能是胎盘分泌胰岛素酶所致。

1. hPL或人绒毛膜促性腺激素

hPL或人绒毛膜促性腺激素(human chorionic somatomammotropin, hCS)是孕妇体内最强的胰岛素拮抗激素。hPL在妊娠开始逐渐升高，致20周时血浆hPL约升高300倍，每天的代谢总量约 1 000 mg。hPL 升高血浆葡萄糖的作用机制尚不十分清楚，可能是 hPL 拥有生长激素样作用，hPL 通过刺激脂肪分解，促进游离脂肪酸的产生，脂肪分解和游离脂肪酸促进外周组织胰岛素抵抗。

2. 雌激素和孕酮

胎盘产生的雌激素主要是雌三醇，该激素有较弱的抗胰岛素作用，可导致中度的胰岛素抵抗，其水平升高可达非孕期的 1 000 倍。已知正常人口服或静脉给予天然或合成的雌激素后能引起高胰岛素血症，但其降低葡萄糖耐量的作用尚有争议。在非孕妇中口服孕酮可使血清胰岛素浓度升高，但血糖无明显改变；动物实验中，孕酮升高胰岛素对葡萄糖的反应。

3. 泌乳素

妊娠早期垂体泌乳素水平升高由雌激素水平升高促发，泌乳素的结构与生长激素有相似性，妊娠第二期泌乳素浓度明显升高（>210 ng/mL），可影响糖代谢，虽尚无研究评价泌乳素单独作为胰岛素拮抗激素，但在妊娠糖尿病妇女中应用大剂量吡哆醇抑制泌乳素分泌可改善糖耐量，间接提示泌乳素有拮抗胰岛素的作用。

4. 皮质醇

妊娠期血清皮质醇浓度的明显升高主要可能是雌激素诱导的皮质醇结合球蛋白升高所致，但有研究报道称游离皮质醇水平亦是升高的，皮质醇浓度升高可能诱发易感个体出现异常糖耐量。

正常情况下胰岛 B 细胞可通过增强胰岛素分泌而适应上述变化，如果胰岛 B 细胞不能适应上述变化或葡萄糖清除障碍，则发生妊娠期间的血糖升高。

第二节　糖尿病对胎儿和孕妇的影响

一、胎儿方面

（一）先天畸形

1 型糖尿病孕妇胎儿主要先天畸形的发生率是正常孕妇的 2～4 倍，占围产期死亡的 40%左右，胎儿畸形包括神经管发育异常、先天性心脏病（房或室间隔缺损、左位心、单个心室和大血管异位等）、肾脏异常（发育不全、双套输尿管）和胃肠道异常（十二指肠闭锁、肛门直肠闭锁）等。妊娠前有糖尿病（1 型或 2 型糖尿病）病史的孕妇患者胎儿畸形的发生主要与受孕前和妊娠早期器官发育期（妊娠 2～8 周）时血糖控制不良、糖尿病病程长及血管病变有关。高血糖对胎儿具致畸性，胎儿异常率与妊娠头 3 个月孕妇平均血糖水平相关，妊娠早期良好的接近正常的血糖控制可明显降低严重先天畸形的发生。

（二）胎儿生长异常

糖尿病孕妇巨大儿（一般认为出生时新生儿体重>4 500 g）的发生率明显增高，大多数 1 型糖尿病孕妇的新生儿超重，除非孕妇存在血管病变和先兆子痫等并发症。巨大儿一般认为是由于胎儿体内的高胰岛素血症所致，而新生儿的高胰岛素血症与母体内的高血糖有关，但即使血糖控制良好，在1型糖尿病孕妇中仍存在一定比例的巨大儿发生率（8%～43%不等），这提示糖尿病孕妇很难获得完全正常的血糖控制，尤其在病程较长的糖尿病患者中，或巨大儿的发生尚存在其他易感因素，如母亲的体重、孕妇的状况和遗传因素等。但无论如何，接近正常的血糖控制可降低巨大儿的发生率。另一方面，当孕妇合并糖尿病血管病变或先兆子痫、肾功能不全、高血压及器官发育时血糖控制不佳等情况，可导致胎儿宫内发育迟缓，同时升高胎儿畸形的发病率和死亡率。

（三）新生儿发病率和死亡率增高

（1）新生儿低血糖：主要是自身增生肥大的胰岛B细胞分泌过多的胰岛素所致，常出现在产后1～48 h，严重者可导致神经系统损害甚至死亡，应注意血糖监测和及时处理，产后及时哺乳和人工喂养（尤其在产妇乳汁不够的情况下）可减少其发生，必要时可辅以糖水。

（2）呼吸窘迫综合征（respiratory distress syndrome，RDS）：是新生儿死亡的主要原因，多见于孕32～33周糖尿病母亲分娩的早产新生儿，乃由肺表面活性物质不足所致，主要为卵磷脂不足，其可通过羊水中卵磷脂/鞘磷脂（L/S）比值来监测，肺发育成熟时L/S比值多大于3.5，如L/S大于3.0则较少发生RDS。

（3）高胆红素血症的发生率：据报道亦明显升高，主要为间接胆红素水平升高，可能是肝脏结合胆红素酶系未成熟。

二、母体方面

（一）羊水过多

确切的病因不清，发生率约为25%，可能与妊娠期间的血糖控制水平有关。羊水是胎儿生长过程中不能缺少的物质，同时，羊水量一定要符合胎儿生长才行，羊水增多可给胎儿造成一定的损伤，糖尿病孕妇产检时应关注羊水量的多少，以减少和避免对胎儿的不良影响。

（二）感染

糖尿病孕妇发生感染的机会明显增加，文献报道约80%1型糖尿病孕妇至少发生一次感染，常见感染的部位包括泌尿（肾盂肾炎、膀胱炎和尿道炎）生殖道、呼吸道、创口和子宫内膜，感染源多种多样。感染，尤其是肾盂肾炎，可能与早期破膜、早产和围产期死亡率增加有关；产后感染的发生率亦明显升高，剖宫产术后子宫内膜炎和切口感染的机会明显高于非糖尿病孕妇。孕期和围产期良好的血糖控制和胰岛素的应用可能降低孕妇和产妇感染的风险。

（三）先兆子痫

糖尿病孕妇先兆子痫的发生率明显高于非糖尿病孕妇，且发生较早，其发生率的增加与糖尿病病程和血管病变的严重性有关，是围产期糖尿病妇女死亡率增加的重要原因。对伴糖尿病肾病和高血压的孕妇，先兆子痫较难诊断，但这些患者先兆子痫的发生率更高（约30%）。在先兆子痫中，与扩血管物质（如一氧化氮）和血小板抑制性前列腺素（如前列环素和PGE）相比，缩血管物质（如内皮素）和血小板聚集性前列腺素（如血栓素A_2和PGF_2）水平相对升高，该平衡的失调可能在先兆子痫的发病机制中起重要作用。

（四）糖尿病肾脏病

糖尿病肾脏病合并妊娠多为病程较长的1型糖尿病患者，若在妊娠头3个月糖尿病孕妇24 h尿白蛋白大于300 mg，则孕妇和胎儿的并发症（如高血压加速发展、蛋白尿恶化、先兆子痫、胎儿宫内生长延迟、早产和死产）明显升高。一般认为妊娠对伴早期糖尿病肾脏病和轻度肾功能不全患者的肾功能无明显恶化作用，但对中、重度肾功能不全患者肾功能的恶化有加速作用，主要可能与以下因素有关：妊娠期间肾小球出球和入球小动脉扩张，肾血流量和肾小球内压升高，进一步损害肾小球；尿路感染的机会明显增加，恶化肾功能；蛋白质摄入量相对过多；高血压恶化及不能使用ACE抑制剂或ARB等。虽然伴糖尿病肾脏病孕妇存在潜在的胎儿和母亲方面的并发症风险增加，但90%合并糖尿病肾脏病的孕妇妊娠可获成功。糖尿病肾脏病患者妊娠之前应重点考虑以下两点，医生需告知其存在的风险：第一，如24 h尿蛋白大于3.0 g或血肌酐大于130 mmol/L或平均动脉压大于107 mmHg，则围产期的结果不佳；第二，即使妊娠成功，母亲今后远期的发病率和死亡率较高，并可能严重损害糖尿病母亲抚养其孩子的能力。

（五）糖尿病视网膜病变

妊娠对糖尿病视网膜病变的影响尚有一些争议，但一般认为妊娠可能加速已存在的非增殖型和增殖型视网膜病变的进展，黄斑区水肿亦可能加重，尤其在同时合并糖尿病肾脏病、高血压和病程长（>6年）的患者中，并可能使视力受损明显加重。因此糖尿病妇女在妊娠前应进行眼底检查，激光治疗是防治严重非增殖型视网膜病变进展和治疗增殖型视网膜病变最有效的方法。另外，分娩时腹压增加和屏气可能诱发玻璃体积血，亦需密切注意。糖尿病患者尽早计划妊娠可减少并发症的发生率，孕前应仔细进行眼科检查，必要时作荧光血管造影（孕期禁忌），背景性视网膜病变不是妊娠的禁忌证，已出现增殖性视网膜病变者如受孕可致母儿产生不良结局，建议不应受孕或孕后应终止妊娠，增殖性视网膜病变孕前已作激光治疗者，孕前视力丧失的危险性可减少50%，孕后病变无明显进展者可继续妊娠。

（六）神经病变

妊娠对周围神经和颅神经一般无明显影响，但自主神经病变可能加重孕妇的体位性低血压，降低低血糖时机体对儿茶酚胺的反应，并恶化糖尿病胃部病变的症状，加重恶心、呕吐和营养不良等，且使血糖比较难以获得良好控制。

第三节 流行病学

妊娠期间的高血糖主要来自GDM，确切患病率目前尚不十分清楚，主要由于其诊断标准、筛选方法和筛选时间尚无统一的规定，如不考虑上述因素，欧洲报道妊娠妇女糖尿病的患病率为2%～3%（范围0.15%～11.4%）是事先糖尿病合并妊娠的数倍（0.23%～0.5%），其他报道为0.7%～12.3%不等。有研究报道孕期妇女糖耐量减退（IGT）的患病率与 GDM 相似，但就妊娠合并糖尿病患者的绝对值分析，事先糖尿病合并妊娠的人数可能超过 GDM 的人数。有调查报道，483 例糖尿病孕妇中，232 例妇女事先有 1 型糖尿病，78 例事先有 2 型糖尿病，GDM 患者 173 例，二者之比为 1.8∶1。来自 HAPO 研究中 15 个中心的 23 957名参与者的 GDM 患病率调查，所有参与者孕 24～32 周行 75 g OGTT 并使用 IADPSG 标准对 GDM 进行诊断，其结果显示 GDM 的患病率为 17.8%。IDF 最新数据显示，全球 1 900 万妇女患 GDM，患病率为 16.2%，且影响 1/7 的新生儿，中国 GDM 患病率为 7.7%。糖尿病家族史、肥胖和高龄是已知发生 GDM 的危险因素，种族亦是一重要的独立危险因素，与欧洲白人相比，印度次大陆妇女 GDM 的发病率高 11 倍、东南亚人高 8 倍、阿拉伯地中海人高 6 倍，黑人高 3 倍。GDM 发生的其他危险因素尚包括原因不明的死产史、反复流产、畸胎史、生产巨大儿史、羊水过多及其他妊娠并发症史等。

第四节　妊娠糖尿病的筛选和诊断

妊娠糖尿病的筛查原则如下：

（1）在计划妊娠的妇女中对有危险因素者进行糖尿病筛查，或考虑对所有计划妊娠的妇女进行筛查。

（2）如果没有在孕前进行筛查，则考虑在妊娠 15 周前第一次产前检查时应用常规诊断标准对有危险因素的妇女进行筛查，或考虑对所有妇女进行筛查。

（3）被确定患有糖尿病的妇女应照常治疗。

（4）妊娠 15 周前筛查糖代谢异常，以确定不良妊娠和新生儿结局风险较高的妇女。这类人群更可能需要胰岛素治疗，且此后进展为妊娠糖尿病的风险较高。对此类人群进行治疗可能会带来潜在获益。

（5）筛查早期糖代谢异常时，使用空腹血糖 110～125 mg/dL（6.1～6.9 mmol/L）或 HbA1c 5.9%～6.4%（41～47 mmol/mol）标准。

（6）无糖尿病病史的妊娠妇女，妊娠 24～28 周进行妊娠糖尿病检测。

（7）妊娠糖尿病的妇女产后 4～12 周，应用 75 g 口服葡萄糖耐量试验及临床适当的非妊娠诊断标准，筛查糖尿病前期或糖尿病。

（8）有妊娠糖尿病病史的妇女，应至少每 3 年进行糖尿病或糖尿病前期筛查，维持终身。

（9）有妊娠糖尿病病史的糖尿病前期妇女，应接受强化生活方式干预或用二甲双胍治疗以预防糖尿病。

GDM 的理想的筛选时间是妊娠的第 24～28 周，此期至少约 75%的 GDM 可被发现，若推迟至 32 周时筛选，则几乎 100%的 GDM 可被发现，但此时可能已有 75%的 GDM 患者的胎儿处于明显高血糖状态达 4～6 周之久，这对胎儿不利。如在妊娠的头三个月被发现为糖尿病，则应怀疑其有事先存在或未被诊断的糖尿病的可能。现不强调对所有孕妇进行筛选试验，而重点对具以下特征之一的孕妇进行筛选：年龄≥25 岁的孕妇；年龄＜25 岁，但伴肥胖（如体重超过理想体重 20%或体重指数≥27 kg/m^2）；一级亲属有糖尿病；糖尿病的易感种族（如西班牙裔美国人、土著美国人、亚裔美国人、Pima 印第安人和太平洋岛国人等）；既往有原因不明的死产史、畸胎史、生产巨大儿史、羊水过多及其他妊娠并发症史等。无上述特点的孕妇为妊娠期发生糖耐量异常的低危人群。2022 年 ADA 指南建议对有危险因素者并计划妊娠的妇女常规进行糖尿病筛查，如果没有在孕前进行筛查，则考虑在妊娠 15 周前第一次产前检查时应用常规诊断标准(如糖耐量异常：空腹血糖 6.1～6.9 mmol/L 或 HbA1c 5.9%～6.4%；糖尿病：空腹血糖≥7.0 mmol/L 或 HbA1c≥6.5%)对进行筛查。

筛选试验：该试验不一定要求被检查者在完全空腹状态，口服 50 g 葡萄糖，1 h 后抽取静脉血测血浆葡萄糖水平，如血糖≥140 mg/L(7.8 mmol/L，注：2001 年 WHO 将其降为 7.2 mmol/L 或 130 mg/dL)，则应进一步在空腹状态进行口服 100 g 葡萄糖 3 h 的葡萄糖耐量试验。对于试验结果的解释，依据 O'Sullivan 和 Mahan 提出的诊断标准，如试验过程中 4 次血糖测定，2 次或以上到达或超过标准，便可诊断 GDM，见表 21-1。但亦有建议 GDM 的诊断可使用与非妊娠人群一样的标准，即成人 75 g 葡萄糖耐量试验的糖尿病诊断标准，但尚未得到广泛的接受。2001 年 WHO 又提出新的 GDM 筛查和诊断标准，并被认可和采用，见表 21-2。

表 21-1 GDM 的筛选试验及 O'Sullivan 和 Mahan 提出的诊断标准

血浆葡萄糖浓度	50 g 筛选试验 mg/dL(mmol/L)	100 g 诊断试验 mg/dL(mmol/L)
空腹	—	105(5.8)
1 h	140(7.8)	190(10.6)
2 h	—	165(9.2)
3 h	—	145(8.1)

表 21-2 2001 年 WHO 提出的 GDM 筛查和诊断标准

血浆葡萄糖	50 g 筛选试验 mg/dL(mmol/L)	100 g 诊断试验 mg/dL(mmol/L)
空腹	—	95(5.3)
1 h	130(7.2)	180(10.0)
2 h	—	155(8.6)
3 h	—	140(7.8)

注：筛查试验 1 h 血糖<7.2 mmol/L，可排除 GDM，如 1 h 血糖≥7.2 mmol/L，需做 3 h 的 100 g 葡萄糖 OGTT，如 4 个时间点中有 2 个时间点或以上超过上述标准，可诊断为 GDM，如 4 个时间点中有 1 个时间点异常，可称为妊娠期糖耐量减退(GIGT)。

2007 年中国糖尿病学会 GDM 诊断标准：所有妊娠妇女应在 24～28 周采取以下方法测定血糖：① 一步法：75 g OGTT；② 两步法：先行 50 g OGTT，1 h 后血糖大于 7.2 mmol/L，再行 75 g OGTT(表 21-3)。两个以上时间点值高于上述标准，可诊断 GDM。

表 21-3 CDS 中国妊娠糖尿病诊断标准(75 g OGTT)

	血糖浓度(mmol/L)	血糖浓度(mg/dL)
空腹	5.3	95
负荷后 1 h	10.0	180
负荷后 2 h	8.6	155

2015 IADPSG(国际糖尿病和妊娠研究组)指南:GDM 筛查和诊断如图 21-1 所示。

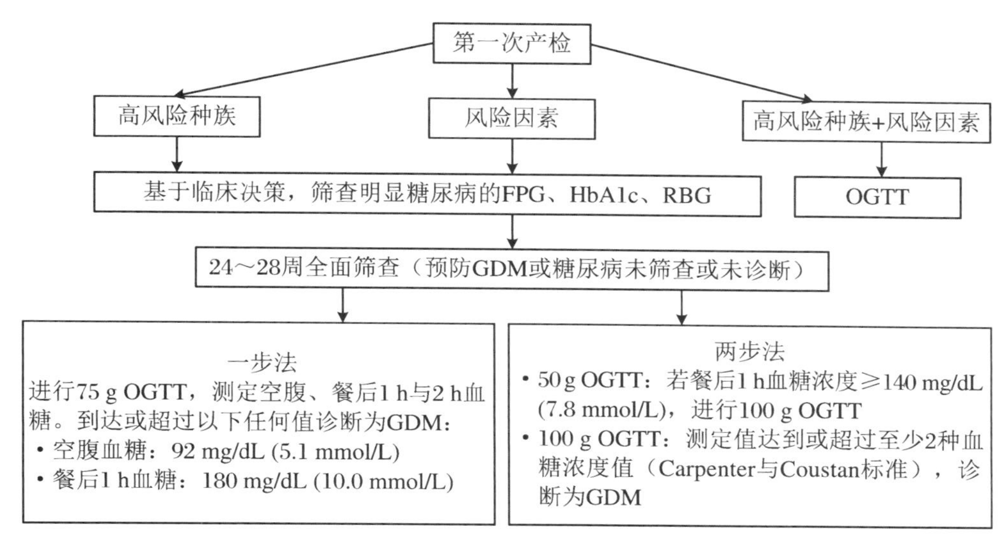

图 21-1　2015 IADPSG(国际糖尿病和妊娠研究组)指南:GDM 筛查和诊断

随着国际多中心 HAPO 研究结果的公布,多年来一直存在争议的 GDM 诊断标准终于达成一致。IADPSG、ADA、IDF、WHO 和中华医学会据此先后对 GDM 诊断标准作出更新(表 21-4)。妊娠 24～28 周及 28 周后首次就诊时行 75 g OGTT,以下任何一项达到或超过标准即诊断为 GDM:① 75 g OGTT:FBG≥5.1 mmol/L;② PBG 1 h≥10.0 mmol/L;③ PBG 2 h≥8.5 mmol/L。妊娠 24～28 周可首先检查 FBG,若 FBG≥5.1 mmol/L 可以直接诊断 GDM,不必行 OGTT;若 FBG<4.4 mmol/L,发生 GDM 的可能性极小,可以暂时不行 OGTT;若 4.4≤FBG<5.1 mmol/L,建议行 75 g OGTT。

表 21-4　不同组织 GDM 不同的 OGTT 诊断标准比较

诊断标准	OGTT 负荷量(g)	血糖值(mmol/L)			需达到或超过的阈值数
		空腹	1 h	2 h	
ADA(2015)	75	5.1	10.0	8.5	1
IADPSG(2015)	75	5.1	10.0	8.5	1
NICE(2015)	75	5.1	—	7.8	1
中国卫生部(2011)	75	5.1	10.0	8.5	1
WHO(2013)	75	5.1～6.9	10.0	8.5～11.0	1
IDF(2015)	75	5.1～6.9	10.0	8.5～11.0	1

注:ADA:美国糖尿病学会;IADPSG:国际糖尿病和妊娠研究组;NICE:英国健康与临床优化研究所;WHO:世界卫生组织;IDF:国际糖尿病联盟。

第五节　妊娠期糖尿病的治疗

妊娠期间糖尿病的治疗与一般糖尿病的治疗基本相似,但有不同之处——其更严格强调血糖的控制程度。在饮食治疗不能理想控制血糖时，应早期使用胰岛素治疗。另外建议对事先有糖尿病而准备受孕的患者，要求在受孕前6周便应进行强化治疗，以使血糖和HbA1c尽可能达正常，在整个妊娠期，理想的血糖控制应使空腹血糖<5.3 mmol/L（105 mg/dL），餐后血糖<6.7 mmol/L（121 mg/dL），HbA1c<6.0%，同时评价是否存在糖尿病视网膜病变、糖尿病肾脏病、神经病变和心血管疾病等并发症。已存在糖尿病慢性并发症者，妊娠期症状和病情可能加重，需在妊娠期检查时重新评价，停用妊娠期禁忌药物，如血管紧张素转换酶抑制剂、血管紧张素Ⅱ受体拮抗剂和他汀类药物等，告知患者停用血管紧张素转换酶抑制剂或血管紧张素Ⅱ受体拮抗剂后蛋白尿可能会明显加重。

一、血糖目标和监测

良好的血糖控制可为受孕和胎儿的生长发育提供良好的环境。另外在整个妊娠期的治疗过程中，应尽可能避免低血糖和酮症（包括饥饿性酮症）的发生。ADA和CDS指南一致推荐：GDM孕妇血糖控制标准：空腹或餐前血糖≤5.3 mmol/L，餐后1 h血糖≤7.8 mmol/L，餐后2 h血糖≤6.7 mmol/L；孕前1型或2型DM妊娠患者血糖控制标准：餐前、睡前及夜间3.3～5.4 mmol/L，餐后血糖峰值5.4～7.1 mmol/L，HbA1c<6.0%（无明显低血糖），如需预防低血糖，HbA1c目标可放宽至<7.0%（5.3 mmol/L）。最近一些学术组织推荐CGM指标作为妊娠期SMBG控制目标的辅助参考，1型糖尿病孕妇TIR（血糖3.5～7.8 mmol/L范围的时间）应大于70.0%，TAR（血糖大于7.8 mmol/L的时间）应小于25.0%，TBR（血糖小于3.5 mmol/L的时间）应小于4.0%。

新诊断的高血糖孕妇、血糖控制不良或不稳定者以及妊娠期应用胰岛素治疗者，应每日行血糖自我监测；血糖控制稳定者，每周应至少行1天自我血糖监测，根据血糖监测结果及时调整胰岛素用量。不需要胰岛素治疗者，在随诊时建议每周至少监测1次全天血糖（包括末梢空腹血糖及三餐后2 h末梢血糖共4次）；连续动态血糖监测（CGMS）可用于血糖控制不理想的PGDM或血糖明显异常而需要加用胰岛素治疗的GDM孕妇。

二、饮食疗法

饮食计划是妊娠合并糖尿病的一项基础治疗，对轻度GDM患者一般单独饮食治疗和适当运动可能使血糖获得良好控制，妊娠糖尿病妇女饮食治疗的原则与非糖尿病患者基本相似，因妊娠期有加速的酮症倾向，孕妇一般应少量多餐，一日可分三餐主餐，三顿加餐，总热卡的可分配为：3/18（早餐）、1/18（上午加餐）、5/18（中餐）、2/18（下午加餐）、5/18（晚餐）和2/18（睡前加餐）。根据体重计算总热量，总热量的计算：体重在理想体重的80%以下，40 kcal/（kg・d）；体重在理想体重的80%～120%之间，30 kcal/（kg・d）；体重在理想体重的120%～150%之间，24 kcal/（kg・d）；体重大于理想体重的150%，12～20 kcal/（kg・d）。蛋白质按每日1.5～2.0 g/kg计算，或占总热卡的20%～25%，碳水化合物占50%。鼓励多食新鲜绿色蔬菜和含铁较高的食物如猪干等，并适当注意补充含碘的食物和叶酸。

二、胰岛素治疗

胰岛素仍是目前指南推荐的妊娠期间高血糖治疗的一线药物。一旦饮食治疗 1～2 周不能使空腹血糖小于 5.3 mmol/L(105 mg/dL)或餐后 2 h 血糖小于 6.7 mmol/L 或血糖达标但出现饥饿性酮症,便需给予胰岛素治疗。胰岛素的使用方法和原则与非糖尿病患者相似,给予胰岛素一日一般不少于 2 次皮下注射,一般以短效或速效胰岛素每日餐前注射 3～4 次,必要时睡前增加一次基础胰岛素(NPH 或地特胰岛素)以控制凌晨空腹高血糖。根据血糖调整用量,胰岛素的用量常随着妊娠时间的延长而增加,妊娠早期因体内拮抗激素浓度低,加上早孕反应使摄食减少及妊娠期加速的饥饿倾向等,可使 PGDM 患者胰岛素用量减少 1/3;孕后期(20 周后)因体内胰岛素拮抗激素浓度的迅速增加,胰岛素抵抗加重,胰岛素需要量明显增加。有建议 1 型糖尿病妊娠期胰岛素的用量计算:妊娠 6～18 周,0.7 U/(kg · d);18～26 周,0.8 U/(kg · d);26～36 周,0.9 U/(kg · d);36～41 周,1.0 U/(kg · d),但胰岛素治疗方案和剂量的给予最终要注意个体化。妊娠期间胰岛素种类的选择一般认为基因重组人胰岛素优于动物胰岛素,若有条件应争取使用或换用人胰岛素,其免疫原性小,不易产生抗体。人胰岛素类似物如门冬胰岛素和地特胰岛素等目前也被推荐可用于妊娠糖尿病的治疗,但甘精胰岛素和德谷胰岛素尚需进一步的临床证据。孕期糖尿病的血糖控制一般不推荐使用预混胰岛素。

三、口服药物治疗

格列本脲可通过胎盘,脐带血药浓度为母体的 50%～70%。有研究显示使用格列本脲的孕妇新生儿低血糖及巨大儿风险高于使用胰岛素及二甲双胍者,新生儿低血糖 + 巨大儿 + 高胆红素血症的复合终点,较胰岛素未达到非劣效,无远期安全性及暴露于格列本脲的子代数据。二甲双胍可通过胎盘,脐带血药浓度等于或高于母体血药浓度。小样本的临床研究显示使用二甲双胍的孕妇,妊娠结局非劣于胰岛素治疗,未发现对子代有明确不良影响,但新生儿体重更低,后期体重增长更快,BMI 更高,无子代远期安全性数据。欧美一些指南推荐二甲双胍可用于妊娠期糖尿病患者的血糖控制,但目前国内指南尚未推荐。若由于经费、语言障碍、理解力或文化影响不能安全应用胰岛素、又需要药物治疗的 GDM 患者,可考虑选择口服药物治疗,需与其沟通风险及子代远期数据的不足。

四、分娩时间和方式的选择

妊娠并发高血糖,死产的危险随妊娠的时间延长而增加。产科医师一般建议糖尿病孕妇选择在孕 35～38 周时分娩较好,但另一方面早产常伴新生儿的发病率增加,如直至胎儿发育成熟(主要为肺发育成熟)再进行分娩,则新生儿的发病率明显降低。孕 36 周后应仔细观察和等待,如母亲血糖能保持正常,应尽可能使妊娠时间延长。为了胎儿的稳定和安全,妊娠期间应每隔 2～3 天监测心率和每天记录胎儿的运动(由母亲记录胎儿的蹬踢次数)。如能保持良好的血糖控制,一般无必要提前生产或进行羊水穿刺检查;对血糖控制不是很理想的孕妇,应在孕 36～37 周时进行羊水检查,若提示肺已成熟或胎儿的监测结果不良,则应立即分娩。

随着产前检查率的提高，分娩期间的事件对妊娠的结果起重要作用。如无产科禁忌证可选择经产道自然分娩。有条件者可使用皮下胰岛素泵持续输注以保证生产和分娩时的血糖正常，但一般情况通过皮下注射给予胰岛素亦可使血糖正常。在主动分娩之前，继续维持原胰岛素的应用，一旦自发性主动分娩发动，撤去胰岛素，静脉输注葡萄糖约 2.5 mg/(kg·min)，若分娩处于潜伏期，通常可给予生理盐水，主动分娩发动时再按原速输注葡萄糖，应每小时监测血糖，争取使血糖控制在 70～90 mg/dL，若血糖低于 60 mg/dL，葡萄糖的输注速度增加一倍；若血糖高于 140 mg/dL，每小时皮下给予 2～4 U 正规胰岛素，直至血糖降至 70～90 mg/dL，同时调整葡萄糖的输注在 2.5 mg/(kg·min)；若采取剖宫产，半夜禁食后若空腹血糖低于 140 mg/dL，可停用餐时胰岛素，需静脉补液时每 2～4 g 葡萄糖加 1 U 短效或速效胰岛素；若血糖大于 140 mg/dL，皮下给原剂量胰岛素的 1/2 左右，血糖低于 60 mg/dL 时，输注葡萄糖 2.5 mg/(kg·min)左右。

五、WHITE 分级与妊娠管理

为正确合理处理糖尿病合并妊娠，也可参考 WHITE 分级以指导临床处理。A 级为 GDM，B～T 级为既往有糖尿病，然后妊娠。分娩时的处理建议参考以下情况，个体化选择：

A 级　GDM　A1 级　单纯饮食控制，无并发症，39 周分娩。

A2 级　需要胰岛素治疗，有并发症，可适当提前；无并发症，可 39 周分娩。

B 级　20 岁后发病，病程小于 10 年，36～37 周时引产。

C 级　发病年龄 10～19 岁，病程 10～19 年，36～37 周时引产。

D 级　发病年龄小于 10 岁，病程大于 20 年，36～37 周时引产。

E 级　伴有盆腔血管硬化症，根据情况处理。

F 级　伴有临床糖尿病肾脏病，根据情况处理，必要时终止妊娠。

H 级　伴有心脏病变，根据情况处理，必要时终止妊娠。

R 级　伴有增殖性视网膜病变，根据情况处理，必要时终止妊娠。

T 级　需要肾移植，终止妊娠，避孕。

六、产后母亲的血糖管理

产后母体胰岛素的需要量明显下降，大部分 GDM 妇女可能不再需要胰岛素，但事先糖尿病合并妊娠的妇女，则继续需要胰岛素，胰岛素的剂量可减少到产前的 1/2～2/3，约为 0.6 U/(kg(产后体重)·d)，一般在 3～6 周方恢复至妊娠前的剂量，具体胰岛素的用量仍应根据血糖进行调整，对采用母乳喂养的糖尿病妇女，也应给予胰岛素治疗并强调血糖亦要控制正常，因高血糖可升高乳汁中葡萄糖的浓度。母亲在喂乳期间一般不推荐使用口服抗糖尿病药物。若患者为 2 型糖尿病合并妊娠，在停止母乳喂养后，根据情况可给予口服抗糖尿病药物治疗或恢复到妊娠前的治疗方案。

第六节　妊娠糖尿病的转归

绝大多数 GDM 妇女在产后恢复正常血糖，一般要求在产后 6 周左右对其进行正规 75 g 葡萄糖耐量试验，再进行分类是否为正常糖耐量、糖耐量减退或糖尿病。曾患妊娠糖尿病的妇女即使产后血糖恢复正常，如再次妊娠，再次发生 GDM 的危险为 90%，对其应优先进行筛查。曾患 GDM 的妇女如在随后的生命过程如发生体重增加或肥胖，则约有 60% 的患者在 20 年之内表现为显性糖尿病（绝大多数为 2 型糖尿病），因此对妊娠糖尿病患者在产后应加强锻炼，避免体重增加和肥胖以预防或推迟糖尿病的到来。

第二十二章　糖尿病围术期的处理

糖尿病患者因各种慢性并发症如心脏病、眼病(包括白内障、玻璃体积血和视网膜病变等)、肾脏病和糖尿病足等,另外糖尿病患者常合并胆囊炎、胆囊结石及各种肿瘤的危险性亦明显增加,使糖尿病患者接受手术的机会明显多于一般人群。围术期的合理处理,尤其是保持血糖水平正常或接近正常,对促进伤口愈合和降低术后的发病率很重要。

第一节　手术和麻醉对代谢的影响

手术和麻醉所导致的应激可使血胰岛素拮抗激素(ACTH释放增加、生长激素、儿茶酚胺和胰高糖素浓度增高)水平升高而常干扰血糖控制(表22-1)。胰岛素拮抗激素升高反应的幅度与手术的大小及有无手术并发症(如术后败血症及切合感染等)有关。与全身麻醉相比,硬膜外麻醉对血糖影响较小,由于内脏交感神经的阻滞,肾上腺素释放减少,肝脏葡萄糖产生减少,机体胰岛素抵抗无明显变化,且低血糖的危险性增加,尤其在缺乏血糖监测的情况下;麻醉药物的选用最好不用乙醚、环丙烷、甲氧氟烷和氯仿等,而以氟烷(halothane)等为宜。如进行局部麻醉小手术或针刺麻醉则对血糖影响不大,特别是术后便能进食且血糖控制良好者则糖尿病原来的治疗方案可无需改变,仅需加强严密观察;如手术时需全身麻醉、病情重、手术大、时间长和术后不能进食者则应根据外科病情、手术治疗的迫切性和糖尿病病情严重性分别处理。

表22-1　糖尿病患者手术时的内分泌和代谢反应

1. 内分泌
胰岛素拮抗激素分泌增加:儿茶酚胺、胰高糖素、皮质醇和生长激素
胰岛素分泌降低致抗分解代谢减弱
胰岛素抵抗增加:继发于胰岛素拮抗激素水平增加
2. 代谢
高血糖
葡萄糖清除或利用降低
肝糖产生增加(糖原分解和糖异生增强)
蛋白质分解代谢增强
脂肪分解增强伴酮体形成

续表

3. 急性和远期的影响
渗透性利尿致脱水和血流动力学不稳定
肌肉分解增加、负氮平衡、伤口愈合受损和对感染的抵抗力降低
脂肪组织丧失，能量储备减少
必需氨基酸、维生素和矿物质缺乏

第二节　糖尿病围术期的处理

糖尿病围术期的血糖管理应根据具体情况如手术的大小和轻重缓急具体对待，可分为择期手术和急诊手术。处理程序包括术前准备、术中胰岛素应用和血糖监测及术后的治疗等。合理的处理需糖尿病专家、外科手术者和麻醉师的共同努力。

一、术前处理

（一）一般原则

需要手术医师与麻醉医师、内科医师协同根据患者的一般情况、手术类别和麻醉方式等等制定合理的手术治疗方案（术前、术中和术后）。小型手术（如活组织检查、体表手术、血管造影或介入等）一般指手术时间在 0.5～1 h 完成，局部麻醉，不需禁食；中、大型手术（如开胸、开腹、开颅、骨折内固定、截肢等）一般指手术时间在 1 h 以上，椎管或全身麻醉，需禁食，胃肠道或非无菌手术。在制定糖尿病治疗方案和血糖控制目标值时尚需考虑手术为择期手术、限期手术抑或急诊手术而不同。

（二）术前血糖控制水平

择期手术应根据手术大小和精细程度等制度个体化目标；急诊手术应根据患者的具体情况，分析手术的迫切性和有无糖尿病严重的急性并发症，如糖尿病酮症酸中毒或糖尿病高渗状态伴昏迷等，权衡病情轻重缓急而采取措施，如手术能暂缓几小时，应争取纠正酸中毒、电解质紊乱、高渗和休克等，但需紧急手术者如急性内脏大出血和呼吸道梗阻等，应及时手术并于术中进行补液，应用胰岛素和密切监测血糖、电解质和酸碱平衡并逐步予以纠正。限期手术如恶性肿瘤，可根据情况先行初步控制血糖，然后进行手术，术中、术后再应用胰岛素进一步控制血糖。血糖控制水平参照表 22-3 和表 22-4。

三、术前糖尿病治疗选择

1. 原口服降糖药不需变更者

2 型糖尿病患者，病程短，病情轻，无糖尿病急、慢性并发症，单纯饮食或饮食加口服降糖药治疗，空腹血糖在 8.0 mmol/L 以下且手术类别为小型手术者。手术后注意监测血糖，如出现血糖控制恶化或伤口愈合不佳，应及时调整方案或联合胰岛素治疗。

2. 需要用胰岛素者

1 型糖尿病患者；2 型糖尿病，病程长，病情重，有急、慢性并发症，空腹血糖在 8.0 mmol/L 以上且手术类别为中、大型手术者。处理：原口服降糖药者停口服降糖药改胰岛素；原用胰岛素者继续胰岛素治疗。胰岛素给药方案：餐时胰岛素联合基础胰岛素；或给予胰岛素泵控制血糖。根据血糖调整胰岛素剂量。血糖控制水平参照表 22-3 和表 22-4。

（四）糖尿病患者术前评价

糖尿病患者术前应对其进行必要的评价，以便更好地进行围术期处理，见表 22-2。

表 22-2　糖尿病患者术前评价

1. 确定糖尿病类型
1 型糖尿病：绝对需胰岛素治疗
2 型糖尿病：原方案或改为胰岛素治疗，胰岛素需要量增加
2. 了解先前血糖控制水平
自我监测血糖、了解先前血糖记录和糖化血红蛋白水平
3. 糖尿病并发症
肾脏病、水电解质平衡、血压和药物应用
神经病变（自主神经）：心血管反应；心律失常、心动过速和低血压
膀胱功能失常：尿潴留
4. 评价心血管功能
冠状动脉疾病、高血压和充血性心衰

二、手术日和术中处理

1. 原口服降糖药不需变更者

不加葡萄糖或其他降糖药，术后监测血糖。

2. 需要用胰岛素者

术前：小型手术，基础胰岛素维持使用，当日短效胰岛素 1/3～2/3 剂量皮下注射；中、大型手术，停餐时胰岛素，静脉内葡萄糖滴注，并按比例静脉给短效胰岛素（GIK）；血糖宜控制在 6.7～11.0 mmol/L，不宜低于 3.0 mmol/L 或超过 14.0 mmol/L。

术中：血糖监测每 2 小时 1 次，鞍区手术、心脏直视手术、器官移植等每小时 1 次或实时动态血糖监测。葡萄糖-胰岛素-氯化钾溶液（GIK）滴注：葡萄糖溶液（5%或 10%）+ 短效胰岛素（葡萄糖：胰岛素比例为 2～4 g∶1 U）+ 氯化钾（20 mmol/L = 1.5 g/1000 mL）。如 5%葡萄糖 500 mL 或 5%葡萄糖盐水 500 mL + 短效胰岛素 8～10 U + 10% KCl 10 mL；或 10%葡萄糖或 + 短效胰岛素 16～20 U + 10% KCl 10 mL。术中葡萄糖需要量：成人每分钟 2～4 mg/kg，儿童每分钟 5 mg/kg；术中胰岛素需要量：通常情况下每克葡萄糖需要胰岛素 0.3～0.4 U，肝脏疾病、肥胖者、严重感染时、糖类皮质激素治疗、心脏搭桥手术适当增加胰岛素量。

三、术后处理

1. 小型手术

监测血糖、尿糖、尿酮体、电解质，调整口服降糖药的剂量和种类，必要时加用胰岛素。控制血糖水平：空腹血糖 6.0～8.0 mmol/L，餐后 2 h 血糖 8.0～11.0 mmol/L。注意病情变化和伤口情况，有感染倾向者加用抗生素。

2. 中、大型手术

在禁食期，应继续采用静脉 GIK 治疗(每日碳水化合物不少于 200 g)，在内科医师或最好在糖尿病医师的帮助下，通过监测血糖来调整胰岛素治疗，一般可在短期内稳定血糖控制；当患者能进食流质时，可继续维持低剂量的葡萄糖-胰岛素输注，同时在餐前小剂量注射短效或速效胰岛素(约 10 g 碳水化合物 1 单位胰岛素)；一旦患者能耐受正常饮食，可停止输注胰岛素，皮下注射胰岛素恢复到术前剂量或继续应用餐前皮下注射短效或速效胰岛素，睡前给予基础胰岛素(NPH、甘精胰岛素、地特胰岛素或德谷胰岛素)；如术后病情稳定控制，切口愈合，血糖控制良好，此时患者可比较安全地恢复到手术前的胰岛素或口服药物治疗。

术后注意预防防止感染：有感染倾向及时加用抗生素，有显性蛋白尿或肾功能不全者避免用有肾毒性的氨基糖苷类抗生素；早做肢体活动，及时应用抗血小板凝聚药物等以预防血管栓塞。

四、糖尿病围术期血糖控制目标

糖尿病围术期血糖控制目标，参考表 22-3 和表 22-4。

表 22-3　糖尿病患者围术期血糖控制标准

病情分类		宽松	一般	严格
择期手术(术前、术中、术后)	大中小手术		√	
	精细手术(如整形和眼部手术)			√
	器官移植手术		√	
急诊手术(术中、术后)	大中小手术	√		
	精细手术(如整形)			√
	器官移植手术		√	

表 22-4　糖尿病血糖控制分级标准(mmol/L)

血糖浓度	宽松	一般	严格
空腹/餐前	8～10	6～8	4.4～6.0
餐后 2 h(可进食)或随机(不进食)	8～12	8～10	6～8.0

第二十三章　糖尿病和感染

感染是糖尿病严重并发症之一，是糖尿病患者致死的重要原因。在胰岛素问世之前，糖尿病患者死亡者有 15%～20%与感染有关，胰岛素和广谱抗生素的出现明显改变了上述现象，使与感染有关的死亡率降至 1.5%左右。如今非感染性疾病如心脑血管疾病、糖尿病足和糖尿病肾脏病等慢性并发症已成为糖尿病患者死亡的主要原因，然而糖尿病患者的感染仍是一个重要问题，感染可诱发或加重糖尿病，同时糖尿病患者又容易感染，尤其在血糖长期控制不佳的情况下，二者互相影响。

第一节　糖尿病易发生感染的机制

一、机体的免疫防御能力降低

（一）多形核(PMN)粒细胞

粒细胞是机体抵抗病原微生物的第一道天然防线，糖尿病患者常表现为 PMN 粒细胞趋化功能和/或吞噬以及杀菌功能等多种功能的改变。

(1) 趋化能力：PMN 粒细胞借助微生物分泌的各种趋化物质被吸引至感染部位而发挥作用。此外，补体激活和 PMN 粒细胞在局部产生的细胞因子在趋化过程中亦起作用。此过程所需能量由无氧酵解和磷酸己糖通路供给。体外研究显示糖尿病患者 PMN 粒细胞对趋化刺激的定向移动反应能力降低，特别在血糖控制不佳的患者中。

(2) 吞噬能力：吞噬过程分两个阶段即黏附和胞饮。这过程由一系列非常复杂的协同机制激活，它们包括肌动蛋白、肌浆球蛋白和肌动蛋白连接蛋白相互作用，细胞膜 IgG－Fc 中段受体表达和 C3b 补体成分的激活等。此过程所需能量由无氧酵解生成的 ATP 供给。现有资料表明，糖尿病患者，尤其是病程长和血糖长期控制不佳的患者，其 PMN 粒细胞存在吞噬能力的降低。

(3) 杀伤能力：粒细胞杀伤病原微生物的能力与其释放的自由基、超氧化物和过氧化氢等有关。体外试验显示糖尿病患者粒细胞杀菌作用较非糖尿病患者减低，而经过一段时间良好地控制血糖后，粒细胞杀菌能力可明显增强。有研究报道糖尿病患者粒细胞内山梨醇生成增加可能损害粒细胞的氧化杀伤过程。

（二）淋巴细胞亚群及其功能

一些研究报道糖尿病患者T淋巴细胞总数下降，较有特异性的表现为：CD表型（辅助）T淋巴细胞数下降，致CD4/CD8比值下降，从而干扰机体对感染的免疫防卫能力。此种缺陷可能由胰岛素水平低下或胰岛素活性低下或高血糖等所致，良好的代谢控制可使其淋巴细胞转化试验和T淋巴细胞亚群趋于正常。在病程长和血糖控制不佳的糖尿病患者中，几乎半数患者存在原发性体液免疫和细胞免疫缺陷，这种缺陷通常与抗原巨噬细胞识别功能不全有关。

二、糖尿病慢性并发症

（一）周围神经病变

可导致患者肢端麻木以及对痛觉、温觉和触觉的感觉减退，容易遭受损伤，尤其是足部，且不易被早期发现而继发感染。

（二）自主神经病变

支配膀胱的自主神经病变可导致神经源性膀胱，使尿潴留，其本身可致尿路感染的机会增加，尤其在女性患者中。另外，由于经常导尿则进一步增加逆行尿路感染发生的机会。支配皮肤汗腺的自主神经病变使下肢皮肤出汗减少，皮肤干燥易皲裂和形成裂隙，增加皮肤感染的机会。

（三）血管病变

糖尿病引致大血管、中小血管和微血管病变致局部循环差，血液和氧供应不足。组织血流量减少可减低局部组织对炎症的反应且使抗生素不易渗透到炎症部位，炎症不易控制，创口不易愈合。此外，血管病变致组织氧浓度降低，有利于微生物需氧菌和厌氧菌生长，同时损害PMN粒细胞的氧化杀菌能力。

三、高血糖

长期高血糖除损害机体的免疫防御机制和导致慢性并发症之外，一些研究证实高血糖本身尚有利于微生物，尤其是革兰阳性菌的生长繁殖，使感染发展较快且相对难以控制。临床观察发现高血糖程度与感染发生的频度呈正相关。

第二节　感染对糖尿病代谢的影响

感染对糖尿病患者的影响主要为应激引起的血糖升高或恶化，甚至诱发高血糖危象。感染升高血糖的机制主要通过升高各种胰岛素拮抗激素（如胰高血糖素、皮质醇、生长激素、甲状腺素和儿茶酚胺等）水平，上述激素分泌的增加或通过刺激糖异生或通过抑制胰岛素分泌（如儿茶酚胺）而致糖代谢恶化，脂肪分解和生酮作用增强，甚至诱发糖尿病酮症酸中毒（多见于1型糖尿病）或高渗非酮症昏迷（多见于2型糖尿病）。

感染所致的发热、恶心、呕吐或腹泻等，可导致脱水，也使血糖升高。此外感染导致患者进食减少或不进食，患者常自行减少或停止胰岛素或口服降血糖药物的治疗，也促使血糖升高抑或诱发酮症发生，另一方面如患者继续按原剂量应用降血糖药物，又可能导致低血糖的发生，此时患者应及时就医，补充水分和碳水化合物并调整降血糖药物的治疗；如不能进食或存在明显的脱水，应静脉补充液体、电解质、碳水化合物和胰岛素，并注意监测血糖、电解质和血酮体等指标。

第三节 糖尿病各系统常见的感染

一、呼吸系统感染

呼吸系统是糖尿病患者最常继发感染的部位。其中主要包括肺炎、急性支气管炎、慢性支气管炎继发感染、肺脓肿和肺结核等。在非特异性感染中，如为院外感染病原菌仍以肺炎球菌为主，但近年来葡萄球菌和克雷伯杆菌亦较常见，其他革兰阴性杆菌仍占相对少的比例；如为医院内感染，则肺炎球菌减少，革兰阴性杆菌（如大肠杆菌、肺炎杆菌、肠杆菌属和沙雷氏菌等）明显增多，细菌性病原体减少，真菌（念珠菌和曲菌）、支原体和病毒等增多。糖尿病患者合并肺部感染与非糖尿病患者相比，病情常较重，且进展较快，尤其在老年患者中。凡对临床怀疑合并肺部感染者，应立即给予摄胸片或肺部CT检查并同时予以痰涂片和培养，尽早开始经验性抗生素治疗，以后根据病原学检查和药敏试验结果调整用药。

糖尿病患者合并肺结核的发生率比非糖尿病患者高2～4倍，糖尿病是肺结核的独立危险因素，除上述易感机制之外，糖尿病患者常合并脂代谢异常，血中游离脂肪酸和甘油三酯水平增高，其代谢产物为结核菌的生长繁殖提供了良好的环境，同时糖尿病患者血中维生素A水平的降低，呼吸道黏膜上皮细胞抵御外界感染的能力减弱，也易致结核菌感染。糖尿病合并肺结核曾是糖尿病患者死亡的重要原因之一，在发达国家此种情况已不复存在，新中国成立后随着我国开展对肺结核的大力防治和卫生条件的改善，糖尿病患者中肺结核的患病率已明显下降，但目前糖尿病合并肺结核仍是糖尿病患者的一个重要问题。糖尿病合并肺结核常以暴发性肺结核较多见，并易形成干酪性肺炎和空洞，且易溶解扩散，部分患者临床症状不明显，常在常规检查或因不明原因的血糖控制恶化进一步检查时被发现。另外，糖尿病患者肺结核病变部位也常不典型，如肺下叶结核发生率相对增高，机体对结核菌素的皮试反应常明显减低，甚至阴性。糖尿病合并肺结核可以先有肺结核后发现糖尿病或先有糖尿病后继发肺结核，或二者同时发现，长期血糖控制不佳者更易继发肺结核，肺结核的活动又加重糖尿病，二者形成恶性循环。对糖尿病合并活动性肺结核者应二者并治，应用口服降血糖药物治疗的2型糖尿病患者建议改为胰岛素控制糖尿病同时联合应用利福平、异烟肼、链霉素或吡嗪酰胺或乙胺丁醇等。饮食治疗可适当放宽，稍增加每日蛋白质、脂肪和碳水化合物的摄入。在肺结核控制或治愈后，一些2型糖尿病患者可改用口服降血糖药物治疗，甚至可能仅需采取饮食疗法。此外，临床尚经常可见糖尿病同时合并肺结核和其他细菌的混合感染，在其他细菌感染控制后，肺结核的表现显现出来。

新冠肺炎疫情自2019年年底爆发，已在全球肆虐3年，大量研究表明新型冠状病毒肺炎(COVID-19)患者的免疫系统处于失衡状态，导致炎症的发生。临床证据显示，在危重症COVID-19患者中可见“细胞因子风暴”的发生。据统计，7.4%～20%的COVID-19患者合并糖尿病。此类患者炎症易感性更高，病情更重。新型冠状病毒启动机体“细胞因子风暴”通常与葡萄糖代谢失调有关，从而导致代谢和能量衰竭。但一些临床观察显示轻中度糖尿病合并COVID-19患者，其预后非劣于非糖尿病患者，甚至住院时间更短。这可能与一些学者提出的“宿主导向疗法”治疗COVID-19有关，“宿主导向疗法”即通过干扰宿主细胞免疫机制、增强免疫应答、减轻炎症。一些降糖药物如二甲双胍、胰岛素已获证实可减轻免疫病理，防止或抑制炎症反应。有研究显示COVID-19合并2型糖尿病患者在住院期间接受二甲双胍和胰岛素进行降糖治疗后，多数预后良好，可能与这两种降糖药物的抗炎和免疫调节作用有关。糖尿病患者是COVID-19的易感人群，但只要早发现、早诊断和早治疗，其预后仍是良好的。

二、泌尿系统感染

糖尿病患者尿路感染的发生率明显增加，是一般人群的2～3倍，尤其在女性患者中，如并发神经源性膀胱和尿潴留，则更易发生尿路感染。肾脏穿刺活检和尸检显示糖尿病患者肾盂肾炎的发生率分别为10%和40%～55%，且易引起革兰阴性杆菌菌血症和败血性休克，病死率较高。由于糖尿病感觉神经的病变常使患者在合并尿路感染时，尿路感染的刺激症状表现不明显，而仅表现为无症状性菌尿(尿菌落计数$>10^5$/mL)，并可能是一些患者血糖控制恶化的潜在诱因。尿路感染的致病菌中主要为肠道中的革兰阴性杆菌，约占致病菌的2/3，其中大肠杆菌是最常见的致病菌，其他主要还包括克雷伯菌、肠杆菌、奇异变形杆菌、吲哚阳性变形杆菌、沙雷氏菌、表皮葡萄球菌和真菌等。尿路感染早期诊断和及时治疗很重要，因其可加重糖尿病病情并可能最终导致肾功能损害。对临床考虑合并尿路感染时，在进行抗生素治疗前采集清洁中段尿进行检查包括离心沉淀尿沉渣检查脓细胞和细菌；或取未离心的尿沉渣做涂片染色；或尿培养并做菌落计数和药敏试验，在获取标本送检之后，立即给予经验性抗生素治疗，同时强调多饮水和多排尿，应根据尿路感染的部位和药敏试验给予不同的治疗。如合并肾脓肿或肾周脓肿，需同时配合外科治疗；如合并神经源性膀胱和尿潴留，应给予导尿并应用抗生素进行膀胱冲洗。

坏死性肾乳头炎是一种较少见的急性严重感染，肾乳头缺血坏死。糖尿病患者此症的发生率明显高于非糖尿病患者，临床以发热、血尿、尿中有坏死后肾乳头碎片、肾绞痛和迅速发展的氮质血症为特点；气肿性肾盂肾炎是肾脏收集系统、肾实质和肾周围组织一种罕见产气的感染，其病原菌可能为大肠杆菌、克雷伯肺炎杆菌和产气肠杆菌等，临床可表现为寒战、发热、腹痛、恶心和呕吐，有时可触及腹部包块和肋脊角触痛，腹部平片和CT有助于确定气体的存在和准确定位。对此应加强抗感染治疗(建议使用第三代头孢类抗生素)，抗生素要足量，疗程至少2周，如对抗生素治疗反应不佳，应及时请外科协助治疗，必要时行肾脏切除，如不能耐受肾脏切除应切开引流或在B超和CT引导下经皮插管引流，是治疗成功的关键之一。糖尿病患者也时可发生肾皮质或髓质脓肿，多以革兰阴性杆菌感染为主，临床主要表现为腰痛、寒战和持续高热等，B超和CT检查有助于诊断，治疗需给予广谱抗生素，如抗生素治疗效果不佳也应及时请外科会诊行穿刺或切开引流，必要时行肾切除。

三、皮肤和软组织感染

糖尿病患者皮肤和软组织感染的机会明显增加，一些患者因皮肤反复感染，迁延不愈而最终被发现患有糖尿病。临床上以疖、痈、蜂窝织炎、毛囊炎和汗腺炎等感染多见，以革兰阳性细菌感染为主。下肢溃疡继发感染是另一常见皮肤和软组织感染，且常为混合性感染（见第十九章“糖尿病足”）；坏死性筋膜炎是一种不常见的表浅筋膜的潜在性坏死性感染，病变进展常迅速并产生严重的毒血症，皮肤平滑、红变并有水肿，兼性链球菌为其主要致病菌，但亦可能为其他多种微生物，常常见于老年糖尿病患者，有时微小的创伤可能为其诱因，需进行广泛的手术清创和抗生素治疗。除细菌感染之外，真菌（念珠菌、发癣菌、表皮癣菌，少见有毛霉菌）亦是糖尿病患者皮肤感染常见的致病菌，感染主要累及阴道、外阴、阴茎、腹股沟、指或趾间、甲沟和口腔等部位，播散性念珠菌病少见，但可见于糖尿病患者中。糖尿病合并皮肤真菌感染的治疗尤其应在很好地控制血糖的同时进行局部抗真菌治疗，如考虑继发系统性真菌感染，应早期给予两性霉素或氟康唑等治疗。

四、其他

（一）胆囊炎

糖尿病患者胆囊炎和胆囊结石的发生率高于一般人群。气肿性胆囊炎是一种少见的病死率很高（达15%）的疾病，文献报道其35%的病例发生在糖尿病患者中，主要由梭状芽孢菌引起，其次还包括大肠杆菌等。病理报告提示胆囊动脉的狭窄致动脉功能不全，胆囊壁缺血，造成一个厌氧环境有利于气体的产生。临床表现与典型胆囊炎相似，腹部X平片检查见胆囊窝存在气体有助于早期诊断，腹部CT可示胆囊腔、胆囊壁或胆囊周围有气体。气肿性胆囊炎极易发生坏死和穿孔，一经诊断，应及时手术处理并加用足量广谱抗生素。

（二）肝脓肿

糖尿病患者肝脓肿临床不少见，糖尿病很可能是肝脓肿的一个重要的发病因素。糖尿病合并细菌性肝脓肿的主要临床表现：纳差或恶心、寒战或畏寒伴持续高热，血象高、血沉快、不同程度的贫血、肝功能损害和低蛋白血症等。体征可有肝肿大和肝区叩痛，但部分患者可无明显体征。肝右叶多见，可单发或多发，大小多在5～10 cm。目前诊断肝脓肿影像学检查包括B超、CT和MRI。B超由于其简便、经济、重复性好，可发现1～2 cm的小病灶，是诊断肝脓肿的常规和首选方法。B超可以发现脓肿部位典型的液性暗区或脓肿内液平面，除了协助诊断外，还能了解脓腔的部位、大小及距体表的深度，以确定脓肿最佳的穿刺点和进针方向及深度，为手术引流提供入路选择，但约60%的患者自感染至脓肿形成需3周或更长时间，故在疾病早期B超阴性不能轻易排除肝脓肿，应定期复查。糖尿病合肝脓肿两者互为因果、相互加重，在治疗上应两者并重。控制血糖应及时应用胰岛素，且胰岛素本身也有利于吞噬细胞功能的恢复。糖尿病细菌性肝脓肿病原菌以 G^- 菌多见，尤其多见为肺炎克雷伯杆菌，提示糖尿病合并的肝脓肿与呼吸道感染有关，因为克雷伯杆菌也常存在于呼吸道，细菌也可通过肠系膜血管进入静脉系统而到达肝脏，在肝脏中导致感染而形成肝脓肿。控制感染应采用足量、广谱强效抗生素，疗程 2～4 周。在内科控制血糖和使用抗生素的情况下，根据病程及影像学随访结果，如果脓肿液化，可采取 B 超引导下脓肿穿刺引流并抗生素反复冲洗，如果多次 B 超复查发现脓肿无液化，为厚壁脓肿，则应及时采取手术脓肿切除，可明显缩短疗程。糖尿病合并肝脓肿者常有明显营养不足，应加强营养支持。少量多次输注少浆血或血浆、人体白蛋白等有利于提高机体免疫力，促进患者早日康复。

（三）牙周病

牙周病如牙龈炎和牙周炎等在糖尿病患者中常见，如治疗不及时可发展为牙周脓肿，其他还可能发生牙髓炎、根周炎、牙周性颌周脓肿和面部间隙感染等。牙周病的发生与糖尿病病程和血糖控制不良有关，有时未引起重视或未被发现，而成为糖尿病患者血糖控制恶化的一个潜在诱因。其治疗要求在良好血糖控制的同时给予口腔局部处理，配合应用抗生素包括针对厌氧菌的药物如甲硝唑。

（四）恶性外耳道炎

恶性外耳道炎（malignant external otitis，MOE）又称侵袭性外耳道炎或坏死性外耳道炎，几乎总是（文献报道 90%的病例）发生在糖尿病患者中，尤其见于老年糖尿病患者中，假单胞菌几乎是所有 MOE 的致病菌。临床表现为亚急性发生的比较严重的耳疼痛、外耳道溢液或流脓、耳周肿胀和触痛等，有时双耳均可受累，未经治疗的感染或感染得不到及时控制，可能累及软骨或播散至颅底，第七对颅神经麻痹常为病情恶化的先兆，严重者可致颅底骨骼骨髓炎、脑脓肿和脑膜炎等并发症，死亡率高达 50%以上。常规治疗常无效，治疗包括外科手术清除病灶、联合应用羧苄西林和氨基糖甙类抗生素，抗生素应用常需持续 6 周，在培养阴性后至少再用药 1 周，以巩固疗效。

（五）鼻窦白霉菌感染

为糖尿病患者所特有的少见的真菌感染性疾病，几乎均合并酮症或酮症酸中毒。感染始于鼻腔，常急剧向颅内进展。症状有血性鼻分泌物、眼球充血、眼球运动障碍。经鼻腔、鼻黏膜活检可确诊。如治疗延迟，多在 1 周内死亡。早期使用二性霉素、清除坏死组织并良好控制血糖，可明显提高生存率。

第四节　糖尿病合并感染的预防和治疗

一、感染的预防

糖尿病患者感染的预防主要针对两个方面：第一，理想的或接近正常的血糖控制，一方面可有助于减少糖尿病慢性并发症的发生和进展，慢性并发症有利于感染的发生和播散；另一方面可能改善体内细胞免疫、体液免疫和自然防御系统，提高机体抵抗和杀灭病原的微生物的能力。第二，重视和清除感染的潜在诱因如及时处理向内生长的脚趾甲沟炎或足部溃疡的发生。另外，一旦明确感染，及时治疗是防止感染蔓延或扩散的根本措施之一。

二、感染的治疗

（一）血糖控制

感染可使血糖控制恶化，而血糖控制不佳又使感染不易控制或使其易于扩散，根据感染的严重程度，应及时调整治疗或给予胰岛素治疗。

（二）抗生素的应用

抗生素的选择以病原微生物的鉴定或药敏为指导，但在培养结果未得到之前病原体不明的情况下，可根据患者的病史、病情和感染来源作出临床判断，并根据以往的经验开始选择抗生素，如感染严重或考虑为混合感染等，应采用联合用药的原则并静脉给药，抗生素的用药应足量和足程，避免长期用药和预防性用药。

（三）外科治疗

糖尿病合并的许多感染有时需外科协助处理，如肾脓肿、痈、蜂窝织炎、糖尿病足溃疡合并感染和一些少见的感染如气肿性肾盂肾炎、气肿性胆囊炎和恶性外耳道炎等，上述感染常需外科清创、切开引流或外科手术切除治疗等。

（四）其他辅助治疗

糖尿病患者常存在继发性免疫缺陷，抗生素治疗后，必要时辅助输注血浆和白蛋白可提高疗效，其他根据免疫缺陷类型可给予丙种球蛋白、干扰素和细胞因子等对感染的控制可能亦有一定的帮助。一些特殊感染如肺结核等，应及时传染病报卡和转专科医院诊治。

第二十四章　糖尿病和低血糖

正常情况下，机体通过复杂、系统而精确的调节机制使血糖维持在一个相对狭窄的范围，一旦个体因某种原因导致葡萄糖的利用超过葡萄糖的供给，打破机体血糖内环境的稳定性，血浆葡萄糖浓度便开始降低，如：血中胰岛素或胰岛素类似物增加；皮质醇、胰高糖素、生长激素和肾上腺素等升糖激素不足；糖摄入和/或吸收严重不足；肝糖原储备不足和/或分解障碍；组织消耗葡萄糖过多和糖异生减少等。一般认为低血糖的标准：血浆葡萄糖浓度小于2.8 mmol/L(50 mg/dL)。但糖尿病患者如血糖低于3.9 mmol/L，则可考虑低血糖的诊断并给予及时处理，尤其在给予降血糖药物治疗的情况下，以免发生严重低血糖。

第一节　糖尿病低血糖的原因和诱因

一、低血糖的常见原因和分类

临床上，导致低血糖的原因很多，其分类方法亦较多，如按病因可分为器质性低血糖和功能性低血糖；根据发病机制可分为血糖利用过多和血糖生成不足。临床上通常根据低血糖发生的时间点对低血糖进行分类，可分为空腹(指至少8 h以上无任何热量摄入)低血糖和餐后低血糖，它结合了低血糖的发病机制和低血糖发作的临床特点，比较实用且有利于寻找病因，其中空腹低血糖常多为器质性，而餐后低血糖常为功能性或药物治疗有关，见表24-1。

表24-1　低血糖的临床分类

分类	病因
空腹低血糖	
伴高胰岛素血症	胰岛素剂量过量
	胰岛素促泌剂类药物过量
	自杀性或意外使用过量胰岛素或胰岛素促泌剂
	胰岛B细胞瘤或B细胞增生
	自身免疫相关性：胰岛素抗体或胰岛素受体抗体
	胰岛素分泌刺激物如精氨酸和果糖等的应用
	某些药物如心得安和水杨酸等

续表

分　类	病　因
不伴高胰岛素血症	严重的肝功能不全、糖原累积病和糖异生酶缺乏
	慢性肾功能不全
	糖皮质激素、生长激素和胰高糖素等分泌不足
	酗酒
	胰外肿瘤
	长期饥饿、慢性腹泻
餐后低血糖	胰岛素治疗
	胰岛素促泌剂
	特发性功能性低血糖
	2 型糖尿病的早期
	迷走神经紧张症
	胃肠吻合术后
	遗传性果糖不耐受症
	半乳糖血症
	亮氨酸敏感
	糖尿病母亲所生的新生儿

二、糖尿病低血糖的常见原因和诱因

糖尿病是一种以高血糖为特征的综合征,但在其长期的治疗过程中,尤其是在运用胰岛素和胰岛素促泌剂类药物治疗过程中,低血糖是其比较常见的副作用,亦是糖尿病患者常见的急症之一。临床上根据其病情可分为轻度低血糖、症状性低血糖和重度低血糖。

轻度低血糖:伴有低血糖症状或不伴有低血糖症状,血糖检测证实血糖水平低于 3.9 mmol/L,患者可以自行处理经口服含糖食物、注射胰高糖素或葡萄糖后症状好转。

症状性低血糖:伴有低血糖症状,患者可以自行处理,但无血糖检测证实或血糖大于或低于 3.9 mmol/L。

重度低血糖:伴有低血糖的中枢神经系统症状,患者不能自行处理,且具备血糖<3.0 mmol/L 或未测血糖但经他人注射胰高糖素或葡萄糖后症状好转。

(一)胰岛素

在胰岛素治疗的糖尿病患者中,与胰岛素应用有关的低血糖主要见于:

1. 胰岛素剂量过大

这常见于糖尿病治疗的初期和糖尿病的强化治疗期间,偶可见患者或医务人员的计算错误如 100 U/mL 人胰岛素误为 40 U/mL 的动物或人胰岛素而致导致胰岛素剂量的抽取过量,但目前的胰岛素注射用笔或预填充胰岛素剂量准确,已可避免此类错误,但临床偶可见一些患者因视力障碍导致剂量抽取错误或重复注射而导致剂量过大;另外一些患者可能因某种原因故意注射过量胰岛素造成低血糖,以逃避上学或工作或以此引起周围人或其亲友对其特别的关注等。

2．运动

在非糖尿病个体，运动可明显增加肌肉组织葡萄糖的摄取（可较基础值升高20～30倍），但其葡萄糖利用的增加可通过肝脏和肾脏等葡萄糖的产生增加来代偿，同时伴有胰岛B细胞胰岛素分泌的抑制（多继发于运动所致的儿茶酚胺分泌增加），故一般不至于发生低血糖，但这种情况在胰岛素治疗的糖尿病患者不存在，如运动量过大未及时调整胰岛素剂量常可导致运动后低血糖，尤其当胰岛素注射在运动有关的肌肉附近部位时，还可明显促进胰岛素吸收，因此准备运动前胰岛素的注射部位以腹部为较好。

3．不适当的食物摄取

注射胰岛素后患者未按时进食或进食减少是胰岛素治疗的糖尿病患者发生低血糖的最常见的原因之一，这可发生在患者外出就餐或在外旅行时，此时患者可随身自带一些干粮以防低血糖；生病时食欲不佳应适当减少胰岛素剂量，如不能进食应静脉给予补液、葡萄糖和胰岛素。

4．其他

（1）注射部位局部环境变化。注射胰岛素后进行热水浴可促进胰岛素吸收，注射胰岛素过深进入肌肉组织，胰岛素吸收加速。

（2）合并肾功能不全。肾功能恶化时，胰岛素的灭活和清除减少，肾糖异生减低同时可能伴食物摄取的减少，应及时调整胰岛素剂量。

（3）糖尿病胃瘫痪。由于糖尿病自主神经病变，胃排空延迟，常使胰岛素治疗的患者反复发生餐后低血糖。

（4）应激。机体各种应激状态下如感染、手术、创伤等或精神应激常导致胰岛素的需要量增加以控制高血糖，一旦应激状态缓解或消除，胰岛素剂量应及时恢复至应激前的剂量，否则易致低血糖。

（5）并发低皮质醇血症。1型糖尿病患者偶可合并原发性肾上腺皮质功能不全或并发垂体前叶功能减退而导致血皮质醇水平降低，患者对胰岛素的敏感性增加且易发生低血糖，此时胰岛素的需要量应减少。

（二）口服降血糖药物

所有促进胰岛素分泌的口服降血糖药物（包括磺酰脲类和非磺酰脲类胰岛素促分泌剂）均可导致低血糖，其中以格列本脲和氯磺丙脲（半衰期最长可达35 h，国内已停用）导致低血糖的危险性最大和最严重，持续时间亦最长，应用时尤其要注意，应从小剂量开始，特别是在老年患者中。相对而言，甲苯磺丁脲、格列吡嗪、格列喹酮平、格列美脲和一些非磺酰脲类胰岛素促分泌剂（如瑞格列奈和那格列奈等）应用后低血糖的发生率较低且较轻，DPP-4抑制剂和GLP-1受体激动剂虽也主要通过促使胰岛素分泌而发挥降血糖效果等，但因其呈血糖依赖性促分泌作用，故低血糖发生少，严重低血糖罕见。临床单独应用双胍类、α-糖苷酶抑制剂、噻唑烷二酮衍生物（胰岛素增敏剂）、SGLT-2抑制剂和纯中药制剂，一般不至于导致临床意义上的低血糖，但如与胰岛素或磺酰脲类药物联合应用，则可能增加低血糖发生的机会。某些中成药（如消渴丸，每10粒消渴丸约含有2.5 mg格列本脲）可能混合应用磺酰脲类药物，应用亦应注意避免低血糖的发生。

（三）联合应用某些药物

许多其他药物与胰岛素或磺酰脲类药物治疗的糖尿病患者联合应用可能增强胰岛素或

磺酰脲类药物的降血糖作用而诱发低血糖的发生。常见的药物包括：

1. 乙醇

乙醇可抑制肝脏的糖异生作用和糖原分解，空腹时血糖的维持主要依赖肝糖异生和糖原的作用，另外饮酒可掩盖低血糖的警觉症状，因此糖尿病应尽可能避免饮酒，尤其应避免在空腹情况下饮酒。

2. 水杨酸盐

水杨酸类药物具有一定的降血糖作用，曾一度被用作降血糖的药物，但因其获得降血糖作用时的剂量大（如阿司匹林每日 4～6 g）及与大剂量相关的副作用而被停止用作降血糖药物。该类药物降血糖的机制不十分明确，可能与其大剂量水样酸盐刺激胰岛素分泌和抑制肾脏排泄有关，另外它们可置换与蛋白结合的磺酰脲类药物，促进磺酰脲类治疗的糖尿病患者低血糖发生的机会增加。如糖尿病患者需同时应用水杨酸类药物如阿司匹林等进行解热止痛时，应从小剂量开始，并注意监测血糖。

3. β-受体阻滞剂

应用β-受体阻滞剂，尤其是非选择性β-受体阻滞剂，治疗的糖尿病患者，低血糖发作的机会可能增加，在某些患者可导致严重低血糖。β-受体阻滞剂导致低血糖的机制主要可能是其抑制交感神经的刺激或肾上腺素的输出和胰高糖素的分泌，从而抑制肝糖的输出。由于β-受体阻滞剂阻断了低血糖时肾上腺素的反调节作用，常使低血糖的恢复延迟。另一个比较重要的问题是由于β-受体阻滞剂抑制了低血糖时肾上腺素能介导的心动过速和心悸等重要的体征和症状，从而降低了患者对低血糖的警觉，因此对临床需要应用β-受体阻滞剂治疗的糖尿病患者应给予适当的注意，选择性β-受体阻滞剂可优选。来自 UKPDS 和 JNC-Ⅵ的报道认为，虽然β-受体阻滞剂有一些诸如降低外周血管血流、延长低血糖恢复时间和掩盖低血糖症状等副作用，但糖尿病患者应用β-受体阻滞剂可获得与非糖尿病患者相似或更少的心血管事件。

4. 其他

其他有些药物如血管紧张素转换酶抑制剂、单胺氧化酶抑制剂、苯妥英钠、三环类抗抑郁药物、磺胺类药物和四环素等与降血糖药物联合应用也可能导致糖尿病患者低血糖发生的机会增加。

（四）故意过量应用胰岛素或磺酰脲类药物

少见的情况是一些糖尿病患者（尤其是某些存在精神障碍的患者或为了引起周围人对其的关注或其他某种原因）可能过量应用胰岛素或磺酰脲类药物而导致人为的低血糖。如果是外源性胰岛素所致，患者常表现为高胰岛素血症，而血浆 C-肽的免疫活性受到显著的抑制。

（五）早期 2 型糖尿病

2 型糖尿病患者早期因胰岛 B 细胞对葡萄糖刺激的感知缺陷，早相胰岛素释放障碍，导致餐后早期高血糖，胰岛素释放的高峰时间延迟且胰岛素的释放反应加剧，而常在餐后 3～5 h 出现反应性低血糖，又称迟发性餐后低血糖。

第二节　低血糖的病理生理

一、激素对低血糖的反应

激素对血糖浓度的反应和糖代谢起着重要的调节作用。胰岛素是体内唯一的降血糖激素，而升糖激素种类较多，作用机制及其升糖作用的效果各不相同，对低血糖时的反应强度和次序也有差异。升糖激素主要有胰高糖素、肾上腺素、去甲肾上腺素、生长激素和糖皮质激素等。低血糖时上述几种升糖激素释放增加，促使血糖浓度升高，发挥对低血糖的对抗作用。

（一）儿茶酚胺

低血糖时交感神经兴奋，儿茶酚胺释放增加，促进肌肉组织糖原动员和分解；增加脂肪组织甘油三酯的分解，血浆游离脂肪酸浓度增加，增加肝脏和肾脏的糖异生；直接刺激肝糖原的分解和肾皮质的糖异生。另外，低血糖时交感神经兴奋的心血管和其他方面的表现是警告低血糖的重要表现。如糖尿病患者合并心血管自主神经病变和同时应用β-受体阻滞剂，则交感神经的反应减弱。

（二）胰高糖素

低血糖和低血糖时的血浆儿茶酚胺浓度升高均可刺激胰岛A细胞释放胰高糖素，血胰高糖素浓度的升高可促进肝糖原的分解和肝糖的输出，并增强肝脏糖异生酶的活性。胰高糖素是影响急性低血糖时血糖恢复的一种关键激素，如低血糖发生速度较慢，则胰高糖素的作用降低。糖尿病患者在低血糖时，存在胰高糖素分泌反应的缺陷。

（三）糖皮质激素

中枢神经组织低血糖时，垂体ACTH释放增加，这进一步导致血浆糖皮质激素水平浓度的增加，它对促进脂肪组织分解起“允许”作用，并促进蛋白质分解代谢，增强肝脏和肾脏将氨基酸转化为葡萄糖。

（四）生长激素

低血糖时，垂体生长激素的释放也是增加的，其拮抗低血糖的作用相对较弱。但生长激素可拮抗胰岛素对葡萄糖的利用，促进脂肪分解，为肝脏和肾皮质提供糖异生的底物。

（五）胰岛素

低血糖时因葡萄糖对胰岛B细胞的刺激减轻和循环儿茶酚胺浓度的增高，胰岛B细胞分泌的内源性胰岛素明显减少，这对低血糖的恢复有益，因低胰岛素血症时：糖原和脂肪分解增加；肝脏的糖异生和生酮作用增强；肾皮质糖异生的酶活性增强；同时它降低了组织对葡萄糖的利用。但低胰岛素血症在胰岛素治疗和磺酰脲类药物所致的低血糖时不存在。

(六)胆碱能神经递质

低血糖时副交感神经末梢释放乙酰胆碱,它的迷走神经的作用与低血糖时的饥饿感有关。另外支配汗腺的交感神经的节后纤维在低血糖时也释放乙酰胆碱(与所有其他交感神经的节后纤维相反),这与低血糖时的多汗有关。

(七)激素对低血糖反应的阈值

正常人当血糖水平在3.6~3.9 mmol/L(65~70 mg/dL)时,升糖激素的反应被激活,而低血糖症状常在血糖低至2.8~3.0 mmol/L(50~55 mg/dL)才出现,正常人血糖很少低至2.8 mmol/L以下,但有时在长期禁食状态下,一些正常妇女血糖可低至1.7 mmol/L(30 mg/dL)而无症状,这可能是由于酮体的产生增加而满足了神经系统的能量需求。

二、中枢神经性低糖

大脑是机体消耗葡萄糖的主要器官之一,其代谢葡萄糖的速度约为1.0 mg/(kg·min),相当于一个正常成人24 h消耗约100 g葡萄糖,而中枢神经组织本身能量储备非常有限(2.5~3.0 μmol/g脑组织),其所需能量几乎完全依赖血糖的提供,在长期饥饿和静脉输注酮体的情况下,大脑也可以利用酮体进行能量代谢,但这在急性低血糖的情况下,酮体无法代偿葡萄糖的缺乏,而发生神经性低血糖(neuroglycopenia)。中枢神经系统损害的次序与脑部发育进化程度有关,细胞发育进化程度越高,对低血糖越敏感,一般首先从大脑皮质开始,随后皮质下中枢和脑干相继受累,最后累及延髓而致呼吸循环功能改变,如低血糖持续不能纠正或延误诊断和治疗历时较久(一般认为超过6 h),脑细胞可发生不可逆转的形态学改变如充血、多发性点状出血、脑水肿、缺血性点状坏死和脑软化等,此时即使血糖纠正,也常留下脑功能障碍的后遗症。

健康人对低血糖反应的保护性反馈调节阈值如图24-1所示。

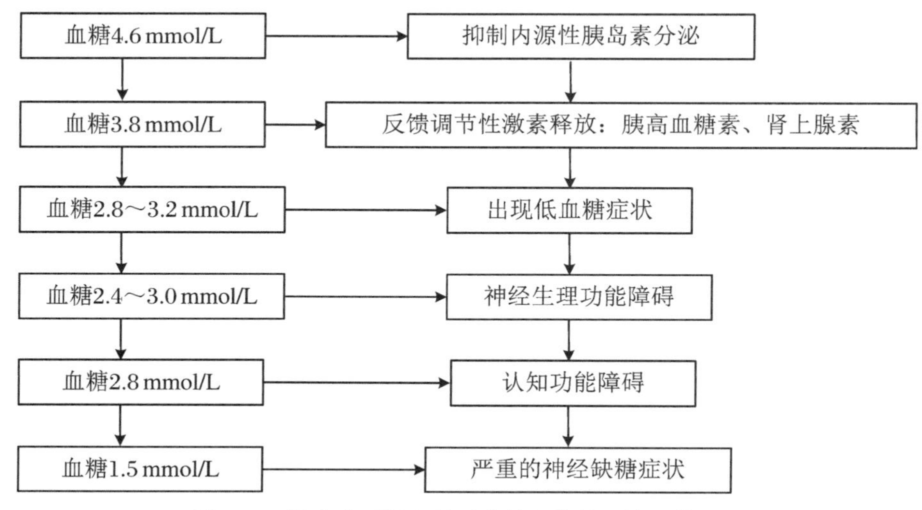

图24-1 健康人对低血糖反应的保护性反馈调节阈值

第三节　低血糖症的临床表现和诊断

一、临床表现

低血糖的临床表现受低血糖下降的程度(血糖越低,症状越重)、血糖下降发生的速度(下降速度越快,交感神经症状越明显,速度越慢,则脑功能障碍的症状越明显)、发作的频率(低血糖反复发作,患者对低血糖反应的能力降低)、患者的年龄(年龄越大,对低血糖的交感神经反应越差)、有无合并自主神经病变(尤其是合并糖尿病心血管自主神经病变者,其交感神经兴奋的表现可不明显)和有无联合应用某些药物(如β-受体阻滞剂)等多种因素的影响。

(一) 交感神经兴奋的症状和体征

因低血糖时机体释放大量儿茶酚胺,临床上可表现为出汗(或称冷汗)、心悸(心率加快)、饥饿、焦虑、紧张、面色苍白、肢体震颤和血压轻度升高等。血糖下降速度越快(血糖下降速度＞1 mg/(dL・min)或＞0.06 mmol/L),则交感神经兴奋的症状越明显。临床上常可见一些糖尿病患者虽表现为明显的低血糖时交感神经兴奋的症状,而测定的血糖并不低,可能与其血糖下降速度过快有关。本组症状对低血糖缺乏特异性。

(二) 神经性低糖症状

系因中枢神经,尤其是脑细胞,缺乏葡萄糖能量供应而出现的功能紊乱的症状。最初以为心智和精神活动轻度受损,表现为注意力不集中,反应迟钝和思维混乱。继之以中枢神经功能抑制为主的一系列神经精神症状,受累部位从大脑皮质开始,临床可表现为视物模糊、复视、听力减退、嗜睡、意识模糊、行为怪异、运动失调、语言含糊、头痛和木僵等,一些患者可表现为抽搐、癫痫样发作或肢体偏瘫等不典型表现,最后严重时可出现昏迷和呼吸循环衰竭等。血糖越低和血糖下降速度越慢,脑功能障碍的表现越明显,如果未能察觉低血糖时交感神经兴奋的警告症状或在神经性低糖之前没有交感神经兴奋的症状,称为未察觉的低血糖(hypoglycemia unawareness)。

二、低血糖症的诊断和鉴别诊断

(一) 低血糖症的诊断

低血糖的确立可依据 Whipple 三联征:① 低血糖症状:低血糖症状是提示低血糖的重要线索,但缺乏特征性且存在个体的差异。② 发作时静脉血浆血糖浓度低于 2.8 mmol/L(非糖尿病患者),这是人为确立的界限,事实上个体发生低血糖反应时的血糖值并不完全相同。绝大多数健康人在血糖低于 2.5 mmol/L (45 mg/dL)时发生神经低血糖,而有些妇女和儿童在血糖低于 2.5 mmol/L 时并无任何症状,相反合并广泛动脉硬化的老年人可能在血糖降至3.33 mmol/L(60 mg/dl)时即发生神经低血糖。因此有学者建议低血糖的诊断标准应是血糖低于2.5～3.3 mmol/L(45～60 mg/dL)这样一个范围。就糖尿病患者而言，血糖低于3.9 mmol/L，可诊断低血糖。指测血糖或瞬感检测的组织液葡萄糖浓度对低血糖的治疗有价值，但低血糖的诊断应在开始治疗之前抽取静脉血，测定血浆葡萄糖浓度。③ 供糖后低血糖症状迅速缓解。如临床高度怀疑低血糖，在无条件及时测血糖的情况下，可按低血糖处理，如给糖或进食后，症状很快缓解，也支持低血糖诊断。

低血糖的诊断应注意以下三种情况：① 低血糖反应：有临床症状，血糖多数情况下低于2.8 mmol/L或3.9 mmol/L，但也可不低；② 低血糖：血糖低于2.8 mmol/L或3.9 mmol/L，多有症状，也可无症状；③ 低血糖症：既有血糖低，又有临床症状。

低血糖的分类：① 严重低血糖：需要别人帮助或急诊住院，可能没有测定血糖，但是有引起低血糖的诱因及神经系统的显著变化，补充葡萄糖后神经系统症状得到显著改善；② 症状性低血糖：临床典型的低血糖发作，伴有典型的低血糖症状，且血糖≤3.9 mmol/L；③ 无症状性低血糖：即未察觉的低血糖，无明显的低血糖症状，但血糖≤3.9 mmol/L；④ 可疑症状性低血糖：出现低血糖症状，但是没有监测血糖，所以不能鉴定是症状性低血糖还是相对低血糖；⑤ 相对低血糖：有典型的低血糖症状，但是血糖≥3.9 mmol/L，多因糖尿病治疗过程中血糖下降过快引起。最近ADA建议对低血糖进行以下分级：1级低血糖，54 mg/dL(3.0 mmol/L)≤血糖<70 mg/dL(3.9 mmol/L)；2级低血糖，血糖<54 mg/dL(3.0 mmol/L)；3级低血糖，出现严重事件，神志或身体状况受损，需要他人帮助进行低血糖救治。

（二）低血糖的鉴别诊断

以交感神经兴奋症状为主者，易于识别；以脑功能障碍为主者易误诊为神经症、精神病、癫痫或脑血管意外等，应仔细询问病史和体格检查，及时进行血糖测定及相关的辅助检查，有助于鉴别。

第四节　低血糖的处理

低血糖是一常见的内科急症，其治疗应根据病情轻重和病因不同而有所不同。对怀疑伴低血糖的糖尿病者或指测/瞬感检测结果提示低血糖者以及对接受降血糖治疗的糖尿病患者出现昏迷时，应考虑低血糖的可能，应在抽取血标本之后便开始治疗，治疗的目的是尽可能快地使血糖水平恢复正常或以上。

轻症或患者神志尚清楚并能进食时，立即服用下列任何一种可快速升高血糖的食品：饮一杯含葡萄糖15～20 g的糖水或吞服相应量的葡萄糖片；饮一杯含糖饮料如果汁或可乐；吃1～2汤匙蜂蜜；吃六颗硬糖。多数患者服用上述食物后可迅速改善症状，10～15 min后重复测血糖一次，如血糖仍未上升，再服上述糖类一次，如血糖有上升，隔15～20 min进食一些含淀粉和肉类的食物。以果糖为主的甜味剂不作为抢救低血糖的食品，因它不能跨过血-脑屏障，不能被神经元所代谢。联合应用α-糖苷酶抑制剂所致的低血糖，治疗时应给予口服含葡萄糖的食品。对早期2型糖尿病患者反复发生的迟发性低血糖，应减少精制糖类食品，少食多餐并给予高纤维素食品，如患者属肥胖，应注意降低体重，也可给予口服α-糖苷酶抑制剂，以降低餐后早期高血糖，减轻对胰岛B细胞的刺激，降低胰岛素分泌。

重症或意识障碍者应急诊送医院抢救，即刻注射50%葡萄糖40～60 mL(3～5 min之内)，多数患者在5～10 min后可以醒转，但一些患者如口服磺酰脲类药物(尤其是格列本脲、氯磺丙脲和格列齐特等)、注射大量胰岛素(尤其是长效胰岛素制剂)以及合并严重升糖激素缺乏的患者(垂体前叶功能减退)等，给予上述剂量的葡萄糖可能不足以纠正低血糖，注射葡萄糖后应持续静脉滴注10%的葡萄糖液，间歇以50%的葡萄糖静脉推注。如果仍不能使血糖维持在100 mg/dL(5.56 mmol/L)以上，应考虑加用可的松静脉滴注(100～200 mg加入500 mL液体中)。患者清醒后为防止再度出现低血糖，需要观察12～48 h，甚至更长时间。

对低血糖昏迷者，如不能及时注射葡萄糖，可鼻喷、肌注或静脉注射胰高糖素(胰岛素促泌剂所致低血糖者，慎用胰高糖素)或肾上腺素1 mg，可有助于升高血糖，患者多在5～20 min内清醒，否则可重复使用，患者清醒后需进食或给葡萄糖。另外，长时间严重低血糖可导致脑水肿，使昏迷不易纠正，应加用脱水剂如甘露醇。

第二十五章　糖尿病患者的心理变化和对策

糖尿病是当今社会的一种常见的慢性病，由于受医疗条件和科技水平的限制，糖尿病目前还是一个不能彻底根治的慢性终身性疾病，加上糖尿病病情的复杂性和易变性、并发症（肾病、视网膜病变、神经病变和足病等）和合并症（高血压、高血脂和心脑血管疾病等）的多样性和严重性，并需长期接受严格细致的饮食控制和终身的药物治疗，同时长期的治疗还需患者及其家庭承受较大的经济负担；另外糖尿病病情易波动，常令患者感到防不胜防。一旦被确诊为糖尿病，对每个个体而言，都是一个严峻的挑战，因此出现一些心理变化或障碍常是难以避免的，关键的问题是如何去正确地面对它，并合理地加以解决。

第一节　糖尿病影响个体心理变化的主要因素

糖尿病导致个体心理变化的因素很多，其影响程度受个体对它的承受力和具体情况而不同。主要包括以下方面：

一、慢性终身性疾病

由于导致糖尿病的病因复杂，一旦患有糖尿病，现有的医学水平常不能对其进行根治，但只要通过合理科学的治疗，完全可使糖尿病病情得到理想控制，部分新诊断的患者经过强化干预治疗可完全缓解，甚至长期缓解，也完全可以享受与常人一样的生活、学习和工作，拥有与常人相当的生存寿命，但不少患者常常不能接受上述事实而四处寻求根治糖尿病的“秘方”或“偏方”，结果常是“事与愿违”，进一步加重其“沮丧”和“失望”的情绪。部分新诊断的2型糖尿病患者经过强化干预治疗可完全缓解，甚至长期缓解，应树立战胜疾病的信心。

二、并发症

糖尿病众多而严重的急性和慢性并发症常使糖尿病患者感到“焦虑和恐惧”，但只要患者正确面对它，良好地控制糖尿病病情，许多并发症是可以预防或延缓发生的，一些患者甚至患病数十年而无明显并发症。

三、长期的治疗

糖尿病患者在与病情进行斗争的过程中，需要不断接受各种治疗，如严格仔细的饮食计划、终生服药、不断地就诊和做各种相关的检查，常使患者感到“烦恼”和“恐惧”，生活质量下降。许多患者常因各种原因需要胰岛素治疗，这也在不同程度上限制了患者的自由，但随着目前胰岛素输注系统的改善和血糖监测技术的进步，胰岛素的注射和血糖测定基本实现了准确、无痛和方便。目前一些抗糖尿病药物（如二甲双胍、SGLT－2 抑制剂和 GLP－1 受体激动剂等）被证实除了降低血糖外，可能对机体尚存在某种程度的保护作用。

四、长期血糖控制不佳

长期血糖控制不佳本身可影响患者的情绪，导致患者产生“抑郁”和消极情绪，并可能对治疗失去信心，不能配合治疗，对医嘱不执行或对医生不信任，进一步影响其血糖控制，一些患者的精神状态随着血糖控制的改善而改善。对此首先应帮助患者寻找血糖控制不佳的原因，制定切实可行的血糖控制目标并鼓励患者去努力施行，对其取得的每一点进步及时给予肯定和表扬。

五、低血糖

许多糖尿病患者在其长期的治疗过程，可能由于各种不同的原因如药物的剂量不合理、饮食运动的不适当等发生低血糖，低血糖带来的不适和窘迫，可能使患者对“低血糖”的发生产生“恐惧”心理。制定个体化血糖达标目标，加强血糖监测，及时调整治疗和处理，可避免或尽可能减少低血糖的发生。随着新型抗糖尿病药物（如 DPP－4 抑制剂、SGLT－2 抑制剂和 GLP－1 受体激动剂等）的开发和临床推广应用，低血糖，尤其是严重低血糖，发生风险已显著降低。

六、自理能力降低

由于糖尿病病情的相对复杂性，病情的控制在相当程度上要依赖医师或家庭其他成员提供的支持，尤其当患者出现一些并发症，其依赖程度进一步加重，这在某种程度上会使患者感到自卑并损伤其自尊心。加强糖尿病教育，提高患者对糖尿病的认识，有助于提高其自身管理糖尿病的能力并能激发其与糖尿病作战的激情，增强其自信性。一些糖尿病患者通过长期管理糖尿病，掌握某些技能，有时候在某种程度反而可提高其自身管理和自控能力。

七、社会关系

良好的社会支持和家庭成员的帮助，对糖尿病患者树立战胜疾病的信心亦很重要，但目前社会上对糖尿病患者可能还存在一定程度的偏见和歧视，加之糖尿病比较严格、长期且烦琐的饮食和药物治疗及其所带来的一些“窘迫”场面，如就餐时限制饮食和饮酒，服用药物和注射胰岛素等，可能降低患者参与社交的兴趣和机会，久之可导致患者产生孤独性。

八、经济负担

长期的就诊、服药和必要的检查，必然会给患者带来不同程度的经济负担，尤其当出现慢性并发症时，治疗所需费用可能明显增加，经济上的困难有时可能是患者中断治疗的主要原因并导致严重的"焦虑"和"困惑"。社会和家庭提供必要的经济支持对良好地控制病情、减少并发症的发生很重要。但随着医保的覆盖和门诊慢性政策的实施，糖尿病患者个人的自付费用已显著降低。

九、遗传性

不论是1型糖尿病还是2型糖尿病均存在遗传易感性，尤其是2型糖尿病受遗传影响的倾向性更大。一些患者被诊断为糖尿病之后，可能会对其遗传给后代而产生"焦虑"和"自责"。

第二节　糖尿病患者不同时期的心理变化和处理

一、常见的心理变化

糖尿病患者不同的个体和个体在不同的时期内，心理变化或其变化的程度可能不完全一样，比较常见的有以下几种：

（一）否认或怀疑

对糖尿病病情或诊断的否认，多见于2型糖尿病患者或糖尿病被诊断的初期，尤其在常规检查时被发现。当医师告诉其被诊断为"糖尿病"时，他们的反应常常是"我没有糖尿病""不，这不可能""我怎么可能得糖尿病，医生，会不会搞错?"等等。这些情况下他们可能不愿意讨论病情，不进入患者的角色，从而不利于早期治疗和病情的控制。遇此情况，医务人员可不急于使其强迫接受，应营造一定的气氛，耐心向其做解释工作，帮助患者及其家属了解糖尿病的有关基础知识，给予一定的时间，患者一般最终会面对现实并积极配合治疗。但对那些诊断时病情严重的患者应及时明确地告诉患者本人及其家属，并要求按医嘱认真配合治疗。

（二）气愤

当被告知患有糖尿病或其并发症时，一些患者可能感到"委屈"或"气愤"，觉得这世界不公平，"真不幸，怎么让我得了糖尿病"，"为什么只有我得病"，一些患者可能责备自己："都怪我平时不注意活动且饮食不控制。"一些有糖尿病家族史的患者可能责怪其父母："都怪我父亲或母亲把糖尿病遗传给了我。”对此医务人员或其亲友应倾听其发泄心中的不满，并表示同情和理解，然后帮助其寻找导致疾病的根由并解决，不应使“气愤”合理化，怨天尤人无益于其病情的控制。

（三）悲伤

一些患者在被诊断为糖尿病或并发症之后，常感到美好梦想和憧憬的破灭，联想到生活中许多重要的部分（如饮食、社交、工作和爱情等）可能被限制，并发症的发生会降低其生活质量，为长期治疗而不得不花费相当的时间和费用，等等，因此而产生悲伤的情绪。

（四）沮丧和失望

糖尿病患者的沮丧情绪主要来自于：无法摆脱糖尿病的阴影，糖尿病一旦被诊断常终身相伴；无法忍受严格的饮食治疗和终身服药；被忽视或被过分保护；达不到所期望的控制目标；对当前医疗技术和医疗水平的失望；对无法预知未来的悲哀，等等。

（五）窘迫

糖尿病患者在大众或社交，甚至在家庭环境中，可能出现一些令其“难堪”或“窘迫”的场面：如低血糖可能使患者失去常态；餐前服药或注射胰岛素，尤其在一般的社交场合或公共场所注射胰岛素可能遭来陌生人的误解；严格的饮食计划使其不能“随心所欲”并常常觉得“与众不同”。但随着糖尿病成为常见病以及人们对糖尿病接受程度的提高，目前的“窘迫”情况已明显改善。

（六）恐惧

以恐怖症状为主要表现，患者对某一物体、活动或处境产生持续和不必要的恐惧并极力回避所害怕的客体或处境，患者常知道他的害怕是过分的和不应该的，但却不能控制。导致糖尿病患者产生恐惧的原因较多，主要来自：各种糖尿病并发症和由其带来的可能过早死亡；担心糖尿病对其今后的学习、求职、事业、家庭和婚姻等产生不良影响；无法遵照或实施长期而严格的饮食计划；长期不断地就诊及不良的就诊环境；害怕胰岛素治疗所带来的疼痛、对生活的更多限制及由胰岛素治疗带来的不良反应（如低血糖等）；定期血糖监测和其他并发症方面的检查。

（七）放弃或满不在乎

一些糖尿病患者因不愿看到自己与他人的不同，而拒绝治疗，尤其是胰岛素治疗，放弃已计划好的饮食治疗。一些 2 型糖尿病患者早期或病情较轻或无症状时，自认为身体无大病，放任自己，拒绝改变饮食习惯和执行医生给予的医嘱，长时间的拒绝则导致病情的加重；另外也有一些患者因患病时间长，并发症多且严重，对治疗产生对立态度而自暴自弃，不配合治疗。

（八）抑郁

以心境低落为主要临床表现，病程迁延常伴有焦虑、躯体不适和睡眠障碍。抑郁是糖尿病患者常见的一种心理障碍，约占糖尿病患者的 20%。大多来自于：对糖尿病并发症和预后的担忧；担心对家庭的影响和拖累；对生活的无望和无助；担心长期治疗带来的经济负担和长期的血糖控制不佳。识别糖尿病患者的抑郁状态可参照原发性抑郁症的症状标准(表 25-1)。

表 25-1 原发性抑郁症的症状标准

以心境低落为主要特征且持续 2 周以上,至少有下述症状中的 4 项:
1. 对日常活动丧失兴趣,无愉快感
2. 精力明显减退,无原因的持续疲乏感
3. 精神运动性迟滞或激越
4. 自我评价过低,自责或内疚感,可达到妄想程度
5. 联想困难,或自觉思考能力显著下降
6. 反复出现死亡念头,或有自杀行为
7. 失眠,或早睡,或睡眠过多
8. 食欲缺乏,或体重明显减轻
9. 性欲明显减退

(九) 焦虑

指预感到将有危险或不利情况发生的体验,以广泛和持续性焦虑、心神不宁和反复发作的惊恐不安为主要特征,并常伴有自主神经功能亢进的表现,如胸闷、心悸、出汗、大小便次数增多、胃部不适和睡眠障碍等。如果糖尿病患者的人格具有焦虑的倾向,可能因对糖尿病缺乏了解、担心糖尿病病情的发展、担心血糖控制不佳、害怕并发症的出现、惧怕胰岛素治疗以及治疗可能带来的副作用等产生焦虑情绪。焦虑的程度临床可采用简单方便的焦虑自评量表(self-rating anxiety scale, SAS; 表 25-2)和医院焦虑和抑郁评分表(hospital anxiety and depression scale, HAD, 由 Zigmond 和 Snaith 设计; 表 25-3)进行评价。

表 25-2 SAS 项目及其评分

症状项目	没有或很少	小部分时间	相当多时间	绝大部分或全部时间
1. 我觉得比平常容易紧张和着急	1	2	3	4
2. 我无缘无故地感到害怕	1	2	3	4
3. 我容易心理烦乱或觉得惊恐	1	2	3	4
4. 我觉得我可能要发疯	1	2	3	4
5*. 我觉得一切都很好,不会发生什么不幸	1	2	3	4
6. 我手脚发抖、打战	1	2	3	4
7. 我因为头痛、头颈痛和背痛而苦恼	1	2	3	4
8. 我感觉容易衰弱和疲乏	1	2	3	4
9*. 我觉得心平气和并且容易安静坐着	1	2	3	4
10. 我觉得心跳很快	1	2	3	4
11. 我因为一阵阵头昏而苦恼	1	2	3	4
12. 我有晕倒发作或觉得要晕倒似的	1	2	3	4
13*. 我呼气、吸气都感到很容易	1	2	3	4
14. 我手脚麻木和刺痛	1	2	3	4
15. 我因为胃痛和消化不良而苦恼	1	2	3	4
16. 我常常要小便	1	2	3	4

续表

症状项目	没有或很少	小部分时间	相当多时间	绝大部分或全部时间
17*. 我的手常常是干燥温暖的	1	2	3	4
18. 我脸红发热	1	2	3	4
19*. 我容易入睡并且一夜睡得很好	1	2	3	4
20. 我做噩梦	1	2	3	4

注：将全部20项得分相加，得粗分，然后以粗分乘以1.25后取整数，即为总分的标准分，以表示焦虑的严重程度。有研究报道正常中国人的总分均值为29.78±10.07，46分可作为正常人总分均值的上限。

表25-3　医院焦虑抑郁评分表

A类问题	回答	评分	D类问题	回答	评分
1. 我感到紧张	几乎所有时候	3	1. 我对以往感兴趣的事情还是感兴趣	一样	0
	大多时候	2		不一样	1
	有时	1		一点儿	2
	根本没有	0		根本没有	3
2. 我感到有点害怕，好像预感到有什么可怕的事情要发生	十分肯定且严重	3	2. 我能够开怀大笑，并看事物好的一面	常有	0
	有，但不太严重	2		现已不多	1
	一点但不感苦恼	1		肯定不多	2
	根本没有	0		根本没有	3
3. 我心中充满烦恼	大多时间有	3	3. 我感到愉快	根本没有	3
	常常如此	2		不常有	2
	有但不常见	1		有时有	1
	偶尔有	0		大多时间有	0
4. 我能够安闲而轻松地坐着	肯定	0	4. 我对自己的仪容失去兴趣	肯定不关心	3
	经常能	1		不能做到应有关心	2
	不经常	2		不太关心	1
	根本不能	3		仍一如既往关心	0
5. 我有点坐立不安，好像感到不活动不可	确非常多	0	5. 我对一切都是乐观地向前看	基本如此	0
	不少	1		不完全如此	1
	不很多	2		很少如此	2
	根本没有	0		几乎没有	3
6. 我突然发生恐慌感	确常有	3	6. 我好像感到情绪低落	几乎所有时间	3
	有时有	2		经常	2
	不常有	1		有时	1
	根本没有	0		本没有	0
7. 我感到有点害怕，好像某个内脏器官变坏了	根本没有	0	7. 我欣赏一本好书或一个好的广播或电视节目	常常	0
	有时	1		有时	1
	很经常	2		不常见	2
	非常经常	3		很少	3

注：1. A代表焦虑量表，D代表抑郁量表。
2. 根据患者自评结果，将有关分值相加，分别得焦虑和抑郁总分。
3. 按原作者的标准，焦虑和抑郁的分值分别为：0～7分为无表现；8～10分为可疑；11～21分为有反应。但国内学者研究提出，以9分为分界值敏感性和特异性最满意，大于9分者为阳性。

二、糖尿病患者心理变化的对策

（一）心理治疗

认真听取并允许患者充分表达自己的感受，理解患者所经历的复杂心理冲突，以善良的语言给予安慰、关心和支持。正确评价患者的身心状况，对其所感受的每一个问题应给予合理正确的解释，打消或转移其不良的消极念头和想法。

（二）建立良好的社会关系

建立良好的医患关系，定期与患者联系，了解病情并及时予以解决，建立相互信任关系；教育家人或其亲友，参与糖尿病的管理并给予积极的情感支持，帮助其树立信心，增强其与疾病作斗争的自信心；鼓励患者积极参与社交活动，增强患者的社会支持系统；鼓励患者积极参与有关疾病的团体活动，了解疾病的普遍性，让患者之间交流各自的经验，形成互助，向他人学习有益的行为，同时有助于缓解患者的孤独感。

（三）制定科学合理的糖尿病治疗方案

首先对患者进行有关糖尿病的基础知识教育，纠正其有关糖尿病的错误认识和不合理的信念，让其主动积极地配合治疗和管理糖尿病；制定科学合理健康的饮食计划和运动计划，不断给予正性强化，树立运动促进健康和快乐的观念，鼓励患者积极进行运动，培养运动兴趣，行为改变应注意有阶段性，无需患者一步到位；培养规律服药的习惯，训练患者自己熟练注射胰岛素和监测血糖、尿糖，并能根据结果对其治疗方案作简单的变动，尽可能避免低血糖的发生并教会患者低血糖的自救方法，提高患者自己解决问题和自我管理的能力；制定切实可行的控制目标，设立阶段性治疗目标并逐步提高治疗目标，对患者取得的每一点进步应及时给予肯定；某些抗糖尿病药物除改善血糖控制，长期使用对人体并无明显伤害，甚至对糖尿病的一些慢性并发症或心血管疾病尚提供额外的保护作用；早期发现慢性并发症，积极治疗防止或延缓其发展，注意预防急性并发症的发生。此外，治疗方案的制定尚应考虑患者的经济承受能力和有无时间定期来医院就诊。

（四）药物治疗

糖尿病患者一般的心理变化通过上述处理多可得到缓解或消除，对一些有严重抑郁和焦虑情绪或自杀念头的患者应推荐给心理医生或精神科医生诊治，根据病情给予适当的药物治疗，如多虑平、丙米嗪、氯硝安定、阿普唑仑、选择性 5 - HT 再摄取抑制剂（如氟西汀或帕罗西汀或舍曲林）等。

糖尿病患者的上述心理变化或情感障碍经过上述积极合理的处理，其心理状态可逐步恢复常态并从内心接受糖尿病的现状，糖尿病患者应学会顽强战胜自我，命运由自己掌握，勇敢面对现实并认识到："糖尿病并不是我想象得那么坏，那么可怕！"并可能感觉到"我的形体现在更美了，也许新的饮食食谱对我和我的家庭更科学，也许我的生活方式更科学、更规律了，我感觉现在比以前更精神、更健康了""我有更加充分的理由去参加运动""一些抗糖尿病药物不仅能够控制好血糖，也许对我的健康还有额外获益”“因为糖尿病，我可能比大多数人活得更加充实，更加幸福”。保持良好的积极的心理状态是糖尿病治疗的理想目标之一，但糖尿病患者在其长期病程中，心理变化的次序和轻重可有很大的波动，不是永恒不变的，因此应及时发现问题并给予相应的处理。

第二十六章　胰岛素抵抗与代谢综合征

胰岛素抵抗是大家关注的热点问题之一。早在 20 世纪 60 年代人们便观察到糖耐量受损(IGT)、糖尿病、肥胖、脂代谢紊乱和高血压等常同时出现于同一个体，当时有人称其为“繁荣综合征”，但在相当长时间内人们并不了解该综合征的各种成分为何先后或同时出现在同一个体或同一家族，因此又称其为“X 综合征”。直至 1988 年提出“胰岛素抵抗综合征”后，人们才将上述多种表现与胰岛素抵抗联系在一起，认为他们发病的共同病理基础为胰岛素抵抗。胰岛素抵抗的定义：胰岛素抵抗是指机体对胰岛素的生理作用的反应性降低或敏感性降低。狭义的胰岛素抵抗是指组织细胞对胰岛素介导的葡萄糖利用的反应性降低。产生胰岛素抵抗的主要部位是肝脏、肌肉和脂肪组织。临床研究发现，约 25%的正常人群存在胰岛素抵抗，糖耐量低减(IGT)人群中的 75%存在胰岛素抵抗，2 型糖尿病患者胰岛素抵抗的发生率为 85%左右。1995 年 Stern 提出“共同土壤”学说，认为胰岛素抵抗是滋生上述疾病的共同基础。鉴于胰岛素抵抗综合征与多种代谢相关的疾病有密切联系，故 1997 年 Zimmeet 等主张将其命名为代谢综合征(metabolic syndrome，MS)。代谢综合征近来又被称为代谢异常心血管综合征，是一组心血管疾病危害因素的聚集与组合的病理状态，通常以胰岛素抵抗为中心，包括中心性肥胖、高血压、血脂异常、糖调节受损，等等(表 26-1)。

表 26-1　代谢综合征名称的由来

时间	提名者	DM/IGR	HT	DYS	IR	OB	MAU	CVD/CHD	UA	其他	名称
		+	+	+					+	+	多危险因素综合征
1960s	Mchnert	+	+								繁荣综合征
1988	Reaven	+	+	+	+						X 综合征
1989	Kaplau	+		+	+	(+)中心性					死亡四重奏
1991	DeFronzo	+	+	+	+						胰岛素抵抗综合征
1998	WHO	+	+	+	+	+	+				代谢综合征
当前										?	代谢性心血管疾病

注：DM/IGR：糖尿病/糖调节受损；HT：高血压；DYS：脂代谢紊乱；IR：胰岛素抵抗；OB：肥胖；MAU：微量白蛋白尿；CVD/CHD：心血管疾病/冠心病；UA：尿酸。

第一节 胰岛素抵抗的评价

胰岛素抵抗存在非常普遍,但要精确判断一个个体是否存在胰岛素抵抗比较困难。高胰岛素正常葡萄糖钳夹试验是测定胰岛素抵抗的金标准,但该试验比较繁琐,费用高,仅应用于小范围的临床科研。内环境稳态评估模型(HOMA - IR = 空腹血浆胰岛素水平(μU/mL)×空腹血糖(mmol/L)/22.5)是一个比较简单实用的评价胰岛素抵抗的方法。参考范围:正常个体为2.1～2.7;糖耐量低减人群为4.3～5.2;2型糖尿病患者为8.3～9.5。临床一般可认为:肥胖程度越明显,胰岛素抵抗越重;腹型肥胖(所谓的“将军肚”或称“啤酒肚”,又名“恶性肥胖或苹果型肥胖”)越明显,胰岛素抵抗越重。如果存在高胰岛素血症也提示有胰岛素抵抗,但胰岛素抵抗人群并不一定都有高胰岛素血症(胰岛素抵抗的评价详见第七章“糖尿病实验室检查”),这部分取决于胰岛B细胞功能的代偿程度。

第二节 胰岛素抵抗的危害性

胰岛素抵抗的危害性越来越受到大家的广泛重视,它不仅强烈预示2型糖尿病的发生,也是2型糖尿病的主要病因,同时它还是构成代谢综合征(包括高胰岛素血症、糖耐量低减、肥胖,尤其是腹型肥胖或称为中心性肥胖或恶性肥胖(腰围/臀围:男性>0.9,女性>0.85)、高血压、高血脂、多囊卵巢综合征、高尿酸血症、高纤维蛋白原血症、高纤溶酶原激活物抑制物-1血症和内皮细胞功能紊乱等)的重要病理基础,是大血管疾病(如冠心病和脑血管疾病)的重要危险因子。如图26-1和26-2所示。

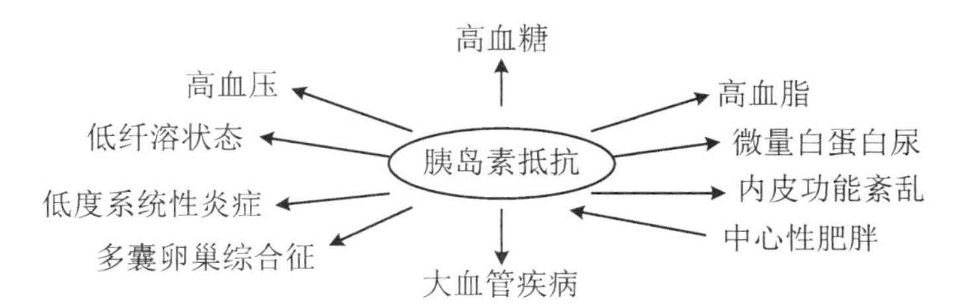

图26-1 胰岛素抵抗综合征及其危害

种子(遗传因素)+土壤(环境因素)

↓

树干:胰岛素抵抗

↓

花朵:高体重、高血糖、高血压、高血脂、高血黏、高尿酸、高尿白蛋白排泄、高脂肪肝发生率、高胰岛素血症

↓

果实:肥胖症、糖尿病、高血压病、痛风、脂肪肝、冠心病、脑卒中

图26-2 胰岛素抵抗的病因和后果

第三节　代谢综合征的组分和诊断

一、代谢综合征的组分

传统的代谢综合征组成成分主要包括中心性肥胖、糖尿病或糖耐量减退、高血压、脂质异常和心血管疾病，但随着对本综合征的深入研究，目前其组成成分不断扩大，现除上述成分以外，还包括多囊卵巢综合征、高胰岛素血症或高胰岛素原血症、高纤维蛋白原血症和纤溶酶原激活物抑制物-1(PAI-1)增高、高尿酸血症、内皮细胞功能紊乱——微量白蛋白尿和微炎症(血 CRP、IL-6 和金属蛋白酶-9 等增高)，等等。目前就代谢综合征尚无完全一致统一的诊断标准，各不同学术组织之间尚存在不同的标准，但其核心内容均包括：肥胖、糖代谢紊乱、脂代谢紊乱和高血压等。

二、代谢综合征的诊断

(一) WHO 关于代谢综合征的诊断(1999 年)

基本条件：糖调节受损或糖尿病和/或胰岛素抵抗(正常人群高胰岛素血症正葡萄糖钳夹试验中，葡萄糖摄取率低于四分位数以下)。

附加条件：同时具备下列 2 项或更多成分：

A：血压增高≥140/90 mmHg。

B：血浆 TG≥1.7 mmol/L 和/或 HDL-C：男性<35 mg/L，女性<39 mg/L。

C：中心性肥胖(腰臀比：男性>0.9，女性>0.85，和/或 BMI>30kg/m^2)。

D：微量白蛋白尿(≥20 μg/min 或尿白蛋白/肌酐≥30 mg/g)。

(二) NCEP-ATPⅢ关于代谢综合征的诊断标准(2001 年)

具备下列 3 项或更多条件，可临床诊断：

A：空腹血糖≥5.6 mmol/L(100 mg/dL)。

B：血压≥130/85 mmHg。

C：血浆 TG≥150 mg/dL。

D：HDL-C：男性<40 mg/L，女性<50 mg/L；

E：中心性肥胖(或内脏性肥胖)：男性腰围>102 cm，女性腰围>88 cm。

(三) 美国内分泌学会(ACE)和美国临床内分泌医师协会(AACE)关于代谢综合征诊断标准

依据临床对危险因素的评定而作出诊断：

(1) 超重/肥胖 BMI≥25 kg/m^2。

(2) TG≥150 mg/dL (1.69 mmol/L),HDL－C:男性<40 mg/L,女性<50 mg/L。

(3) 血压≥130/85 mmHg。

(4) 糖负荷后 2 h 血糖>140 mg/dL,空腹血糖 110~126 mg/dL。

(5) 其他危险因素:2 型糖尿病,高血压或 CVD 家族史,多囊卵巢综合征,坐式生活方式,老龄,具 2 型糖尿病或心血管疾病高危性的种族。

(四) 中国诊断代谢综合征的标准(2004 年)

具有下列 4 项中任意 3 项即可诊断:

A:超重或肥胖:体质指数≥25.0 kg/m²(体重/身高的平方)。

B:高血糖:空腹血糖≥110 mg/dL(6.1 mmol/L)及/或糖负荷后血浆糖≥140 mg/dL(7.8 mmol/L);及/或已确诊为糖尿病并治疗者。

C:高血压:收缩压/舒张压≥140/90 mmHg,及/或已确诊为高血压并治疗者。

D:血脂紊乱:空腹总胆固醇 TG≥150 mg/dL(1.70 mmol/L);及/或空腹血 HDL－C:男性<35 mg/dL(0.9 mmol/L),女性<39 mg/dL(1.0 mmol/L)。

(五) IDF 关于代谢综合征的定义(2005 年)

鉴于目前无一致有关 MS 的诊断标准,为此,国际糖尿病联盟(IDF)2005 年 4 月在德国柏林第一届国际糖尿病前期暨 MS 大会上,国际多位专家在 WHO 和 ATPⅢ定义的基础上对 MS 诊断标准达成共识并颁布了 IDF 关于代谢综合征(MS)的全球共识。IDF 关于 MS 的新定义要求诊断 MS 必须符合以下条件:

(1) 中心性肥胖(欧洲男性腰围≥94 cm,女性腰围≥80 cm;中国男性大于 90 cm,女性大于 80 cm,不同种族腰围有各自的参考值)。

(2) 外加以下其中任 2 项:

A:TG>150 mg/dL(1.7 mmol/L) 或在治疗者。

B:HDL－C<40 mg/dL (0.9 mmol/L) 或在治疗者。

C:收缩压≥130 mmHg 或舒张压≥85 mmHg 或以往被诊断接受治疗者。

D:FPG≥100 mg/dL (5.6 mmol/L) 或以往被诊断接受治疗者。

该定义以腹型肥胖为必要条件,依据不同的种族校正腰围阈值,为全球临床实践和 MS 流行病学研究提供了简便易行的标准。

(六) 中华医学会糖尿病学分会(CDS)关于代谢综合征的诊断标准(2013 年)

具备以下的 3 项或更多,更加强调腹型肥胖的重要性:

A:腹型肥胖:腰围男性≥90 cm,女性≥85 cm。

B:高血糖:空腹血糖≥6.1 mmol/L 或糖负荷后 2 h 血糖≥7.8 mmol/L 及/或已确诊为糖尿病并治疗者。

C:高血压:BP≥130/85 mmHg 及/或已确认为高血压并治疗者。

D:空腹血浆 TG≥1.7 mmol/L。

E:空腹血浆 HDL－C<1.04 mmol/L。

第四节 胰岛素抵抗的病因

导致胰岛素抵抗的病因很多,包括遗传性因素或称原发性胰岛素抵抗,如胰岛素的结构异常、体内存在胰岛素抗体、胰岛素受体或胰岛素受体后的基因突变(如葡萄糖转运体4基因突变、葡萄糖激酶基因突变和胰岛素受体底物基因突变等)等,原发性胰岛素抵抗绝大多数(90%以上)是多基因突变所致,并常常是多基因突变协同导致胰岛素抵抗。除了上述遗传因素之外,许多环境因素也参与或导致胰岛素抵抗,称为继发性胰岛素抵抗,如肥胖(是导致继发性胰岛素抵抗最主要的原因,尤其是腹型肥胖,这主要与长期运动量不足和饮食能量摄入过多(慢性营养应激,胰岛B细胞代偿性分泌胰岛素增加)有关,2型糖尿病患者诊断时80%伴有肥胖或超重)、长期高血糖、高游离脂肪酸血症、某些药物(如糖皮质激素)、某些微量元素缺乏(如铬和钒缺乏)、妊娠和体内胰岛素拮抗激素增多等(表26-2)。

表 26-2 胰岛素抵抗的病因

	原发性胰岛素抵抗	继发性胰岛素抵抗
单基因突变	胰岛素基因 胰岛素受体基因 Glut4 基因 胰岛素信号传导障碍,如 IRS-1 和 IRS-2 等	能量摄入过多 运动过少 肥胖 FFA 增高 长期高血糖
多基因突变	占 90%以上	炎症、血管内皮功能障碍 某些药物或妊娠等

近年不少研究认为微炎症与胰岛素抵抗有关,胰岛素抵抗人群体内存在低度的炎症状态,体内长期过多分泌 TNF-α、IL-1、IL-6 等细胞因子,加重胰岛素抵抗,同时使肝脏合成炎症标记物C反应蛋白(CRP)增多。CRP是一种炎症标志物,属于急性时相蛋白,许多研究证明CRP和胰岛素抵抗、代谢综合征及糖尿病正相关。此外,CRP还是一种多功能蛋白,能激活NF-κB、激活蛋白(AP)-1、丝裂原活化蛋白激酶(MAPK)、c-jun 氨基末端激酶(JNK)和p38 MAPK等多种信号途径,促进早期反应基因如 *c-fos* 和 *c-jun* 的表达,上调炎症基因如 *MCP*-1 和 *IL*-6 的表达,因此,体内CRP水平升高加重炎症反应,可降低组织细胞对胰岛素的敏感性;TNF-α、IL-1 通过抑制物激酶(IkK-β)及 c-jun 氨基末端激酶途径,使胰岛素受体底物(IRS)的丝基酸磷酸化,导致正常的酪基酸磷酸化受抑制,减弱胰岛素受体与胰岛素受体底物的结合,影响胰岛素信号向磷脂酰肌醇-3-激酶(PI3K)传递,加重胰岛素抵抗;TNF-α、IL-1 使血中游离脂肪酸增多,加重胰岛素抵抗。TNF-α、IL-1 通过 SOCS 途径抑制 IRS-1 酪氨酸磷酸化和 Glut4 的表达,减少 IRS 与 PI3K 的调节亚单位 p85 的结合及加速 IRS-2 的降解,加重胰岛素抵抗。

近年来尚发现脂肪细胞能分泌抵抗素(resistin),抵抗素可降低胰岛素刺激后的葡萄糖摄取,中和抵抗素后组织细胞摄取葡萄糖回升。其他如瘦素抵抗和脂连素水平的降低或活性减弱也与胰岛素抵抗有关。骨骼肌细胞内甘油三酯(TG)含量增多也被认为是胰岛素抵抗的原因之一，胰岛B细胞内TG积聚过多可造成其功能减退。

第五节　胰岛素抵抗或代谢综合征的防治

一般原发性或遗传性胰岛素抵抗尚无行之有效的治疗方法，但对一些具有发生胰岛素抵抗的高危人群，如有糖尿病家族史的一级亲属、有高血压、高血脂家族史和出生时低体重儿或存在宫内营养不良史的人群，尤应注意在其后天的生命过程中避免肥胖，以尽可能预防胰岛素抵抗的发生。肥胖是代谢综合征发生的源头，胰岛素抵抗是代谢综合征发生的核心，炎症反应在代谢综合征的发生中扮演重要的角色，氧化应激是代谢综合征的重要发病环节，心血管疾病是代谢综合征的最终后果。对已表现为代谢综合征的人群，应根据不同的个体首先采取不同的方法减轻导致或加重胰岛素抵抗的因素，同时对个体所具有的代谢综合征不同组分进行个体化治疗。可简要归为"四降一增"(降体重、降血糖、降血压、降血脂和增加胰岛素敏感性)，以预防心血管疾病和糖尿病的发生。

一、降体重

肥胖是代谢综合征发生的源头，肥胖者首先强调制定合理的饮食计划，同时进行长期科学、有规律的运动，使体重降低，保持体重在理想的范围内是减轻胰岛素抵抗和治疗代谢综合征的基础。另外，运动本身也可增强机体，尤其是骨骼肌对胰岛素的敏感性，有助于多种代谢紊乱的纠正，对降低血糖血压，改善脂代谢均有益。饮食控制是减重的基本措施：

(1) 每天减少摄入500～750 kcal。

(2) 限制高脂肪或高碳水化合物的食物，同时注意患者的健康状况和习惯。

(3) 如果6个月内达到目标，应制定维持计划更严格的饮食计划，如极低热卡(小于800 kcal/d)，3个月，可减重10%～15%，然后长期维持体重需要合适支撑条件。

在总热卡控制的前提下，"生酮饮食"或"轻断食饮食"，可能更加有助于体重的降低。对运动的要求是每周200～300 min，以快走、慢跑、骑车和游泳等为主。

对食欲特别亢进、自控能力较差、应酬多的患者常需要药物的干预；减肥药在BMI≥30 kg/m^2 或BMI≥27 kg/m^2 又同时合并一种以上肥胖并发症时也可考虑应用。如果BMI在25～27 kg/m^2 之间，经过正规的饮食与运动治疗3个月，体重下降不明显又伴有明显饥饿感或存在呼吸睡眠暂停综合征、高血压、血脂异常或IGT等可考虑应用减肥药。理想的减肥药应达到能持久而选择性地减少体内脂肪，特别是腹部脂肪，停药后没有反弹，有很好的安全性，不成瘾，没有显著的不良反应，又能纠正糖、脂代谢紊乱和胰岛素抵抗，目前尚没有如此理想全面的减肥药。减肥药主要包括中枢类和非中枢性。中枢性有两类：① 西布曲朗(sibutramine)，是中枢食欲抑制剂。临床试验表明，几乎所有患者经西布曲朗治疗后体重可减轻5%，同时伴有血脂下降和胰岛素敏感性提高，但因此存在的心脏副作用，现已停止市场销售。② 绿卡色林(选择性5-HT2C受体激动剂，每天10～20 mg)，临床使用结果显示可使体重平均降低3～5 kg，现已被FDA批准临床使用。非中枢类：奥利司他(orlistat)——肠道脂肪酶抑制剂，能抑制肠道摄入脂肪，使肠道脂肪吸收减少30%。停药后要继续控制饮食和加强运动，观察有无反弹。一些抗糖尿病药物如二甲双胍、阿卡波糖、钠-葡萄糖转运蛋白2抑制剂和GLP-1受体激动剂，尤其是GLP-1受体激动剂，在糖尿病患者中使用时被证实同时尚存在一定的降低体重的效果，部分患者具有显著的降体重效果，联合使用可能具有一定的协同作用。国外目前一些GLP-1受体激动剂（利那鲁肽3 mg剂型；司美格鲁肽2.4 mg剂型）已被开发作为减重药物，临床应用效果较好且副作用少。

对BMI>35 kg/m^{2}者，应用运用饮食运动和减肥药仍效果不明显时，应考虑积极的代谢手术治疗；BMI≥32 kg/m^2，有或无合并症的2型糖尿病患者，可行胃肠减重手术；BMI在28～32 kg/m^{2}且有2型糖尿病者，尤其存在其他心血管风险因素时，可慎重选择减重手术（表26-3）。因为减肥药的减重效能有一定限度，代谢手术治疗主要是针对减少热量摄入而设计的，如"Y"形胃肠短路术、垂直束带胃成形术、胃捆扎术、腹腔镜可调式束带状等，疗效好，并发症少。手术减重尚可带来血糖、血脂、血压的降低和尿白蛋白排泄的减少，以及心血管疾病风险的降低。代谢手术后带来的体重降低和代谢的改善，其机制尚不十分清楚，可能与能量摄入减少、肠道激素（如GLP-1）分泌的改变和肠道菌群的改善等多因素有关。代谢手术之后，长期的饮食控制和营养平衡仍很重要。

表26-3 体重指数与减肥措施的选择

干预措施	BMI（kg/m^2）				
	23.0* 或 25.0～26.9	27.0～29.9	30.0～34.9	35.0～39.9	≥40.0
饮食、运动和行为干预	+	+	+	+	+
药物治疗		+	+	+	+
代谢减重手术				+	+

注：* 适合亚洲人。

肥胖治疗最初的目标是减少现有体重的5%～10%，如这一目标能够达到并能保持一段时间，再根据个体的情况考虑进一步适当减重。每周可减轻体重0.5 kg，过快的减重，大多数患者不能长期坚持，甚至可能导致肝脏炎症改变或增加肝门脉区纤维化风险。减重达标后保持体重，是治疗成功的标志，也为下一步的治疗提供了保证。

二、理想控制血糖

胰岛素抵抗导致高血糖，长期高血糖通过其"糖毒性"进一步加重组织如肌肉、脂肪和肝脏组织的胰岛素抵抗状态。因此，临床工作中，针对2型糖尿病患者的高血糖如通过合理的降血糖治疗，使血糖获得持续良好的控制均有助于减轻胰岛素抵抗。近年不少临床研究报道对一些新诊断的血糖显著升高或口服抗糖尿病药物继发失效的2型糖尿病患者，采用胰岛素强化治疗之后，稳定血糖控制，短期内可使胰岛素抵抗明显改善，从而有助于其今后血糖的控制。

三、合理选择抗糖尿病药物

对轻-中度肥胖或超重的2型糖尿病患者（多以胰岛素抵抗为主），无禁忌证的情况下，在二甲双胍应用的基础上应首选联合抗高血糖药物（如噻唑烷二酮衍生物、GLP-1受体激动剂、SGLT-2抑制剂、双胍类药物和α糖苷酶抑制剂等)，另外，应用磺酰脲类药物或胰岛素治疗的2型糖尿病，如血糖控制不理想，根据具体情况联合上述抗高血糖药物，可起到协同降血糖作用。

(一) 噻唑烷二酮衍生物(TZD)对代谢综合征组分的影响

TZD主要包括罗格列酮和吡格列酮，罗格列酮和吡格列酮是目前改善胰岛素抵抗最显著的一类药物，其不仅可较好地改善糖代谢，且对许多心血管疾病的危险因子如高血压、脂代谢紊乱、高纤维蛋白原和炎症因子等也有有益的作用。

1. TZD与胰岛素抵抗

充分的证据显示TZD是强效的胰岛素增敏剂。与安慰剂比较，TZD可使2型糖尿病胰岛素抵抗减轻(提高HOMA-IR指数)，肌肉葡萄糖摄取率和全身葡萄糖摄取显著增加(高胰岛素——正常葡萄糖钳夹试验评价)。在联合治疗中，二甲双胍和磺酰脲药物联合罗格列酮后，胰岛素抵抗分别减轻21%和32%，而且其持续时间至少可持续24个月或更长时间。

2. TZD与糖代谢异常

TZD类药物通过直接或间接的机制改善胰岛素抵抗，同时保护胰岛B细胞，对改善糖代谢有良好的作用。临床研究显示，TZD(如曲格列酮、罗格列酮和吡格列酮等)可显著降低IGT向糖尿病转化的危险性达56%～88.9%。临床研究已证实TZD如罗格列酮等单药治疗或与磺酰脲类药物、双胍类药物或胰岛素联合治疗可显著改善2型糖尿病患者的胰岛素抵抗和血糖控制。UKPDS报道目前传统的抗糖尿病药物(如磺酰脲类药物、双胍类药物或胰岛素等)随着糖尿病病程的延长均不能阻止糖尿病病情的恶化和血糖的长期稳定控制，多数患者在2～3年后随着病程的延长，HbA1c渐升高。前瞻性的多中心的ADOPT(a diabetes outcome progression trial)显示，与格列本脲比较，罗格列酮可持续改善胰岛素敏感性，延缓胰岛B功能下降速度(2.0%与6.1%)，持久稳定地控制血糖，且低血糖发生率低。

3. TZD与高血压

2型糖尿病患者高血压的发生率为55%～60%，伴有蛋白尿者(微量或大量白蛋白尿)可达80%～90%，高血压不仅加速糖尿病大血管并发症的发生，同时也促进微血管并发症的发生和发展。有学者前瞻性比较2型糖尿病患者罗格列酮治疗组和优降糖治疗组，52周后，罗格列酮治疗组(8 mg/d)舒张压和收缩压明显降低(与基线比较)，优降糖治疗组舒张压无明显变化，而收缩压升高；在一项对24例非糖尿病原发性高血压患者(存在胰岛素抵抗)的研究显示，应用罗格列酮(8 mg/d)可明显增加非糖尿病高血压患者的胰岛素敏感性，降低收缩压和舒张压，并且可使其他心血管危险因素向良性方面转化。为此，一些学者认为今后胰岛素增敏剂可能在伴有胰岛素抵抗的原发性高血压患者(约50%可能存在胰岛素抵抗)的治疗中占据一定位置。

4. TZD与脂代谢紊乱

临床试验显示，罗格列酮(2～8 mg/d)可使HDL-C升高10～14%，甚至达20%(主要为HDL2——HDL中保护大血管病变的主要成分增高)，LDL-C水平降低9%～19%(尤其是小而密的LDL降低，它是LDL中主要的致动脉硬化的成分)，多数研究报道罗格列酮对空腹TG无明显作用。一些临床研究报道吡格列酮在降低血糖的同时可不同程度降低空腹TG水平。

5. TZD与血浆PAI-1水平

在血管内，纤溶酶原在纤溶酶原激活物的作用下转化为纤溶酶，分解血管内的纤维蛋白-血小板凝块，而纤溶酶原激活物抑制物-1(PAI-1)是体内组织型纤溶酶原激活物的主要生理性抑制剂，以保持体内凝血和纤溶系统处于相对平衡状态。PAI-1水平升高的人群发生动脉硬化的危险性显著增加。糖尿病患者，尤其伴有血管病变者血PAI-1明显升高。一些研究报道，与安慰剂比较，罗格列酮单用或与其他降血糖药物联合应用可明显降低2型糖尿病患者血浆PAI-1水平。

6. TZD与微炎症

研究显示炎症反应在血管病变，尤其是大血管病变的发生和发展过程中也起了重要作用，血管发生病变时，炎性标志物如CRP和IL-6等水平升高。临床研究报道CRP不仅可作为预测心血管疾病的全身性的标志物，同时CRP还直接或间接地参与了血管损伤，是心血管疾病的危险因子之一。IL-6水平的高低与血管病变的后果有关，IL-6是CRP的重要调节因子，同时其尚可诱导胰岛素抵抗和血脂紊乱。临床研究显示，与安慰剂比较，罗格列酮通过改善胰岛素抵抗可明显降低炎症反应标志物如CRP和IL-6水平。基质金属蛋白酶-9(MMP-9)可降解基质，使单核细胞更容易浸润血管壁，使动脉粥样斑块纤维帽趋于更不稳定、更容易受损或使斑块更容易破裂，增加心血管事件的危险性。文献报道2型糖尿病伴冠心病者血清MMP-9水平明显升高，而罗格列酮在治疗2型糖尿病时可明显降低血清MMP-9水平，提示该药可能对动脉粥样斑块纤维帽起一定的稳定作用。

7. TZD与白蛋白尿

微量白蛋白尿和代谢综合征常伴随存在。糖尿病患者尿白蛋白排泄增加不仅反映糖尿病肾脏损害，且反映广泛的血管病变，与心血管病变和死亡的危险性增加密切相关，有效控制微量白蛋白尿可明显降低心血管疾病的发生率和死亡率。有临床研究报道，与磺酰脲药物相比，在血糖控制程度相似的情况下，罗格列酮和吡格列酮更加显著地减少糖尿病患者微量白蛋白尿，与基础值相比，其尿白蛋白排泄减少54%。其减少尿白蛋白排泄的机制不明，可能与其改善胰岛素抵抗，降低血压或改善血脂谱以及减轻体内炎症反应和抑制纤维化等有关，也可能通过PPARs直接发挥作用。

8. TZD与多囊卵巢综合征

胰岛素抵抗是多囊卵巢综合征的重要病理生理基础之一。不少临床研究报道TZD——罗格列酮或吡格列酮可诱发处于生育年龄的多囊卵巢综合征妇女高雄激素水平降低，恢复排卵，恢复月经并可导致妊娠，与二甲双胍联合使用可进一步提高疗效。

(二) GLP-1受体激动剂对代谢综合征组分的影响

GLP-1受体激动剂因其安全有效的降血糖作用并伴有一定的心肾等保护作用，而被广泛推荐为糖尿病治疗药物首选或首选联合之一，目前国内已上市的包括日制剂(艾塞那肽、利拉鲁肽和利司那肽等)和周制剂(艾塞那肽微球制剂、聚乙酰洛塞那肽、度那糖肽和司美格鲁肽等)。

1. 降血糖作用

该类药物属于中等或强效降血糖药物，其总体降低HbA1c在0.5%～2.0%，其降血糖幅度与基线的血糖水平有关，基线水平越高(在一定范围内)，降糖幅度越大，呈血糖依赖的降血糖作用。

2. 对体重的影响

该类药物在降血糖同时对大多数患者有一定程度降低体重的效果，文献报道不同药物之间和不同个体之间降体重效果存在一定差异，多数报道该类药物降体重幅度在3.0～5.0 kg，呈剂量依赖性，同时 BMI 越高的患者降低幅度越大。

3. 对血压的影响

该类药物具有轻度的降血压作用，主要以降低收缩压为主，多数报道其降低收缩压在3～5 mmHg，以长效周制剂如度那糖肽和司美格鲁肽较好，有助于糖尿病合并单纯收缩性高血压患者实现血压控制目标。

4. 对血脂的影响

目前的临床研究数据显示该类药物在改善血糖控制的同时可轻度降低血甘油三酯、胆固醇和 LDL-C 水平。其机制部分可能与其降低食欲、减轻体重、改善胰岛素抵抗和脂肪肝等有关。

（三）SGLT-2 抑制剂对代谢综合征组分的影响

SGLT-2 抑制剂通过抑制肾小管重吸收葡萄糖而发挥降血糖作用，大量的 CVOT 试验和 RCT 研究报道，其同时尚具有明确的心肾等保护作用。目前临床国内上市的有达格列净、恩格列净、卡格列净、艾托格列净和恒格列净等。

1. 降血糖作用

属中等或强效降血糖药物，其效果与二甲双胍和磺脲脲类药物相当。

2. 对体重的影响

该类药物降体重的效果是明确的，其主要通过经尿液排出葡萄糖，增加能量排出，导致能量负平衡，促进脂肪分解，如配合饮食控制，降体重效果更明显，降体重幅度存在个体差异。

3. 对血压的影响

临床研究显示该类药物可使血压轻度降低，包括收缩压和舒张压，部分可能与其排糖排钠利尿，降低血容量以及减重和改善胰岛素抵抗有关。已经使用降血压药物的糖尿病或非糖尿病患者，起始联合该类药物时，应注意监测血压，必要时降低其使用降血压药物的剂量或种类，避免发生低血压和体位性低血压。

4. 对血脂的影响

目前的研究显示该类药物对血脂的影响主要表现在降低甘油三酯，对血 HDL-C 水平的影响存在不一致的报道，可能轻度升高 LDL-C 水平，但未观察到小而密的 LDL-C 水平的增加。有关 SGLT-2 抑制剂升高 LDL-C 的机制研究较少，可能与 LDL-C 血浆清除降低和富含甘油三酯的脂蛋白降解增加有关。另外有研究报道该类药物还可通过将能量代谢底物从碳水化合物转换为脂肪利用，增加 LDL-C 水平。

5. 对血尿酸的影响

多项研究报道，SGLT-2 抑制剂可轻度降低 2 型糖尿病患者血尿酸水平，其降尿酸幅度一般在 40 μmmol/L 左右，其机制不十分明确，可能与其增加尿糖排泄的同时，增加肾小管尿液流速和尿量有关，有研究报道其也可能通过抑制肾小管葡萄糖转运蛋白-9，促进尿酸排泄。此外，与此类药物降低体重，改善胰岛素抵抗也可能部分有关。

（四）二甲双胍对代谢综合征组分的影响

二甲双胍是指南推荐的2型糖尿病患者最基本的抗糖尿病药物，此外还具有不同程度的降血糖以外的获益，包括对体重、血压和血脂的影响等。

1. 降血糖作用

属中等和强效降血糖药物，其降低HbA1c的幅度一般在1.0%～2.0%，降糖幅度与基线的血糖水平有关，基线HbA1c水平越高降糖幅度越大，与体重和BMI无明显关系。

2. 对体重的影响

二甲双胍的降体重效果也是比较明确的，幅度一般在2.0～4.0 kg，不仅降低体重，且能够改善体脂分布，从而改善中心性肥胖和胰岛素抵抗。机制可能与其降低食欲、改善胰岛素抵抗、增加GLP-1水平和改善肠道菌群等多因素有关。

3. 对血压的影响

临床研究报道，二甲双胍有轻度降低血压的效果，糖尿病合并高血压的患者联合使用二甲双胍有一定的协同降压作用，其机制可能与减重和改善胰岛素抵抗有关。

4. 对血脂的影响

临床研究报道二甲双胍有轻度降低血甘油三酯和胆固醇的效果，可能与其改善胰岛素抵抗有关。

四、控制血压

代谢综合征患者安静状态下，坐位右上臂血压≥130/85 mmHg不同时间三次以上者的患者应给予采取降压治疗，使血压控制在<130/85 mmHg的目标值，以降低各种心血管并发症。ACEIs和ARBs类药物是有效的抗高血压药物，一些临床研究（而不是全部）提示它们对糖尿病患者的益处优于其他药物，可作为首选。但是，目前大多数临床研究提示抗高血压药物所带来的风险减少主要是由于血压下降本身，而不是某种特定的药物类型，尚未证明哪种特定药物特别适合代谢综合征的高血压治疗。近来有临床研究显示应用RAS系统阻断剂ACEIs和ARBs在降血压的同时对糖代谢可带来一些有益作用。DREAM试验报道在有ACEIs适应证（高血压、充血性心力衰竭、血管病变、糖尿病高危因素）的患者中，雷米普利在降压同时能够获得更多的有关血糖的益处。HOPE研究报道在心血管高危患者中，雷米普利组较安慰剂组，新发糖尿病减少32%；LIFE试验显示在高血压伴左室肥厚患者中，氯沙坦组较阿替洛尔组，新发糖尿病减少25%；CHARM报道在心衰患者中，坎地沙坦组新发糖尿病减少40%。其机制不十分明确，可能包括血流动力学（增加骨骼肌和胰腺组织的血流）和非血流动力学（促进胰岛素信号传导、增加葡萄糖转运体4的表达和活性、增加脂联素的水平、降低TNF-α、IL-6水平和激活PPARγ）双重作用。

五、纠正脂代谢紊乱

代谢综合征患者中40%～50%伴脂质代谢紊乱，主要表现为TG和小而密的LDL-C水平明显升高和HDL-C水平明显降低。因此代谢综合征患者调脂治疗的主要目的为：降低TG（同时降低ApoB和非HDL胆固醇），升高HDL-C水平和降低LDL-C水平。他汀类药物可减少所有含 ApoB 的脂蛋白，并达到 ATP Ⅲ所要求的 LDL－C 及非 HDL－C 标准（ATP Ⅲ，2001），研究证实他汀类药物对治疗代谢综合征伴血脂异常者心脑血管方面有益。贝特类药物对致动脉粥样变血脂异常的所有成分都有改善作用，也能降低代谢综合征人群的心脑血管疾病的风险（表 26-4）。美国退伍军人事务局高密度脂蛋白干预试验（VA－HIT）表明，在已明确诊断为冠心病的患者，使用贝特类药物在降低 TG 的同时，升高 HDL－C 浓度，降低 LDL－C，可以明显降低主要冠脉事件的发病率。

表 26-4 血脂异常的药物治疗选择

治疗目的	药物选择
降低 LDL－C	第一选择他汀类；第二选择胆酸结合树脂或非诺贝特
升高 HDL－C	第一选择贝特类（或烟酸，但需密切监测），第二选择他汀类
降低 TG	第一选择贝特类，第二选择大剂量他汀类（高 TG＋高 LDL－C）
混合型	第一选择大剂量他汀类，第二选择他汀类＋贝特类，第三选择胆酸结合树脂＋贝特类或他汀类＋烟酸（需密切监测肝功能和肌酶）

六、其他

主要包括抗氧化，减轻氧化应激；抗感染治疗（如阿司匹林、他汀类药物、噻唑烷二酮衍生物等）；降低血尿酸和治疗多囊卵巢综合征（有不少研究报道应用二甲双胍、噻唑烷二酮衍生物和 GLP－1 受体激动剂，通过改善胰岛素抵抗或减重帮助恢复其月经周期和诱发排卵）。补充微量元素如铬和钒的缺乏可能利于胰岛素抵抗的减轻。

总之，代谢综合征的治疗应首先立足于生活方式干预（包括调整饮食结构、控制摄入总热卡、降低体重、消除腹型肥胖、戒酒禁烟）的基础上，对有明显胰岛素抵抗，有血脂、血糖、血压异常等成分患者，应分别给予有效的干预，对各项异常要纠正达到控制的目标值，并长期维持。在用药干预的同时，注意副作用的监测。改变代谢综合征的自然病程，阻止或延缓其向终末期，特别是向心血管疾病的进展，是努力的方向。

第二十七章　血糖监测技术

血糖控制是预防糖尿病慢性并发症、改善患者生活质量和延长生命的基础，糖尿病患者的血糖控制既要关注数值，同时更要关注质量。糖尿病患者血糖理想控制的原则是：点要控制（如空腹、餐后或睡前等血糖）、线要平稳（尽量减少血糖波动和避免低血糖）和面要达标（HbA1c个体化达标）。为达到上述目的，糖尿病患者除定期监测静脉点血糖和HbA1c之外，有条件者尚需采取一些其他血糖监测手段和技术，如自我血糖监测、动态血糖监测和瞬感血糖监测技术等。

第一节　自我血糖监测

一、血糖仪及原理

不论是1型糖尿病患者还是2型糖尿病患者在治疗过程中，均必须进行血糖检测，这对血糖控制、药物调整和防治低血糖至关重要。近年来随着简便、快速和准确的血糖仪问世，使血糖自我监测（self-monitoring of blood glucose，SMBG）成为可能，现已基本在临床广泛开展。目前国内常用的血糖仪主要有美国强生、雅培和欧姆龙血糖仪，德国的罗氏和拜尔血糖仪，日本京都血糖仪等。血糖仪检测血糖的原理主要有：电化学法和光反射法。电化学法采用检测反应过程中产生的电流信号的原理来反应血糖值，酶与葡萄糖反应产生的电子通过电流计数设施，读取电子的数量，再转化成葡萄糖浓度读数。光反射法是通过检测反应过程中试条的颜色变化来反应血糖值的，通过酶与葡萄糖的反应产生的中间物（带颜色物质），运用检测器检测试纸反射面的反射光的强度，将这些反射光的强度转化成葡萄糖浓度。光反射技术的优势是成熟、稳定，而且在紧急情况下可以通过目视检查试纸背面的颜色变化进行辅助判断血糖的高低。但是这种方法在强光环境下操作会产生误差（如夏天室外）；另外，高脂血症和高胆红素血症的患者用这种家用血糖仪进行测试时，误差也会加大。电化学法一般不受到上面两种因素的干扰，但是使用中的微波炉、手机则会影响仪器的准确性；因此在使用这类仪器进行血糖监测时，应避免仪器受到电磁辐射。上述两种方法中的任何一种，其试纸都有一定的检测范围，超过其范围，则血糖浓度和电位或者显色深浅不成线性关系。高于某一浓度，电化学法仪器呈现饱和状态，对血糖值变化敏感性降低。

1. 角膜镜血糖仪

感受器放置在角膜镜中，患者可通过照镜子来观察角膜镜和图表上感光材料的颜色，从而确定血糖水平。绿色是正常的，红色轻度增高，紫色明显增高。

2. 泪糖测定仪

眼泪中的糖与血浆中的糖含量非常接近，当人体的血糖变化时，泪糖也会相应地改变。

3. 手表血糖仪

可以像手表一样戴在手腕上，当血糖低于 85 mg/dL 就会发出警报声，因此可以安全、有效地发现患者的夜间低血糖。美国 2002 年已批准其在儿童糖尿病患者中使用。

4. 集成血糖仪

由胰岛素泵和血糖仪连接组成，是完全自动化的血糖监测和胰岛素输注系统，血糖仪监测到的血糖可通过无线电模块将相关的信息自动传递到胰岛素泵，胰岛素泵再根据指令输注胰岛素。仪器会不间断地测定血糖，依据血糖水平胰岛素泵自动输注适量的胰岛素，使血糖维持正常水平。完全模拟正常人的胰岛血糖调节功能。该仪器佩戴使用，将微泵、微通道、硅针与控制系统融为一体。

二、血糖监测频率

糖尿病患者自我血糖监测频率应个体化，根据患者的分型、病情和治疗方案等不同而异。常采用的血糖监测方法有：① 四点法：即三餐前 + 睡前；② 五点法：空腹 + 三餐后 2 h + 睡前；③ 亦有建议采用七点法：三餐前 + 三餐后 2 h + 睡前，必要时尚需加测清晨 3 时血糖，以防夜间低血糖。血糖监测的频率应根据具体情况而定：初始治疗（尤其是应用胰岛素或磺酰脲类药物者）、血糖控制差或不稳定者应每日监测；血糖控制好而稳定者可 1～2 周监测 1 天，血糖一贯控制好的可再进一步减少监测频率；病重、剧烈活动前后及患病时如发热和腹泻等情况下应增加测定次数。有文献报道低血糖时，血糖仪所测结果有时与实际血糖不一致，建议抽取静脉血采用生化法测血糖。对无条件开展血糖自我监测的患者，应定期门诊查空腹和餐后 2 h 血糖，同时开展尿糖自我监测。糖尿病患者应在每次就诊时，将监测结果完整记录，供医生参考。理想的血糖控制目标是：空腹血糖＜6.1 mmol/L，餐后 2 h 血糖＜8.0 mmol/L。

三、注意事项

1. 血糖试纸保存

要求在干燥，温度 + 10～ + 40 ℃下放置。不要放置在卫生间或厨房，更不要放进冰箱保存，放在这些地方都极易受潮。如已放进冰箱，则需在使用前将密封的试纸筒放在室温中缓慢升温，直至其达到室温。在试纸筒未达到室温前不要取出试纸，以免在试纸筒中形成冷凝水。打开一筒新试纸尽量在 3 个月内用完；如可能的话，尽量选购有独立包装的血糖试纸。

2. 血糖测试中的注意事项

① 尽量在室温下；② 避免将仪器置于电磁场（如移动电话、微波炉等）附近；③ 采血量不能过多或过少（特别是光化学法的血糖仪）。

3. 采血时的注意事项

① 一般建议取血点在手指偏侧面，其神经分布较手指正中少，痛感较轻，取血点可十个

手指轮换选取，一般取除大拇指外的其余八指；② 取血前可用温水洗手，垂手臂，可使手指血管充盈，容易采血；③ 采血笔刺破手指后，应从指跟向指端(采血点)方向轻用力挤血。

4. 血糖仪校正

血糖检测仪应定期到医院或售后服务点进行校正核准，特别是当血糖监测结果与患者临床症状或糖化血红蛋白明显不符时建议抽取静脉血测定血糖。

自我血糖监测显著改善了糖尿病患者的血糖控制状况，但自我血糖检测的血糖值只能提供当时血糖的静态情况，无法提供血糖波动的次数、强度和持续时间的信息以及潜在的低血糖情况，尤其是未感知的低血糖和夜间低血糖。近年来动态皮下血糖连续监测系统被推出用于临床，其结果与静脉血糖检测结果相吻合，可时时监测血糖，提供更多血糖信息。

第二节　动态血糖连续监测系统

一、动态血糖连续监测系统的历史和发展

早在1962年，Clark及Lyons等首次提出了葡萄糖检测传感器的概念，其设计的传感器由薄层葡萄糖氧化酶、氧电极、内层氧半透膜及外层透析薄膜组成，通过检测局部氧浓度的变化来计算葡萄糖水平。1967年，Updike及Hicks进一步改进了检测方法，并使用动物模型进行了动态血糖监测(CGM)的尝试，首次实现了对生物体液中葡萄糖浓度的检测。1974年，Albisser等首次提出了体外CGM的设想。1975年，首个商品化的葡萄糖传感器由美国YSI公司推出，通过检测酶反应过程中过氧化氢的生成而得到葡萄糖数值。1982年，Shichiri等将葡萄糖传感器埋植于糖尿病狗的皮下，并将其与持续胰岛素输注系统(胰岛素泵)相连，历史上首次实现了体内CGM。其后，CGM技术日益成熟，并逐渐完成由试验监测手段到临床监测工具的成功转型。1999年首台回顾性CGM系统上市，首次实现了便捷“全景式”观察个体全天血糖的瞬息波动。2005年实时CGM系统开始应用于临床，除了能实时显示监测结果外，尚具有高、低血糖的报警、预警功能，在显著提高治疗方案调整时效性的同时，对治疗安全性也有了一定的保障。此后CGM技术开始逐渐向智能化发展，低血糖预警暂停胰岛素输注系统和预测低血糖暂停胰岛素输注系统相继问世，上述系统CGM感知到糖尿病患者将要或已经发生低血糖时，能短期暂停胰岛素的输注，等血糖升高后再恢复输注，这进一步提高了治疗的安全性。上述发展历程显示出CGM这一监测新技术是近年来糖尿病领域研发的热点之一，并推动糖尿病患者血糖控制水平的提高。

二、动态血糖连续监测系统的临床应用

动态血糖连续监测系统(continuous glucose monitoring system，CGMS)包括血糖探头、血糖记录器、信息提取器、助针器和血糖分析软件，于1999年6月获得FDA批准，是“糖尿病检测技术的新突破”，现已被广泛应用于临床，它可连续自动监测皮下细胞间液的葡萄糖浓度，比较全面反映血糖信息：特定时间段血糖信息；评价治疗方案对血糖的影响，指导治

疗药物的调整；评价生活方式对血糖的影响，指导合理的饮食和运动；了解血糖波动的规律；血糖变化的趋势（如有助于发现“黎明现象”和“苏木杰现象”等）；目标血糖时间、高血糖和低血糖持续时间比值（尤其有助于发现未被“察觉或感知的低血糖”）；平均血糖信息；血糖最低值和最高值；时点血糖值等。动态血糖监测可弥补时点血糖测定和 HbA1c 存在的不足。鉴于 CGMS 监测系统费用相对较高，现尚不能常规在临床使用，尤其尚难以用于门诊大量糖尿病患者血糖控制的评价。CGMS 和 CSII（持续皮下胰岛素输注）联合应用治疗糖尿病，又称“双 C 治疗”，有助于更加快速平稳地控制血糖。鉴于 CGMS 监测的模式不同，目前临床广泛应用的有回顾性 CGNS 和实时 CGMS。

回顾式 CGMS 的特点是可以记录佩戴者的血糖及活动情况如进餐、运动、工作和入睡等情况并自动生成完整的血糖图和统计值，不易受干扰，着重揭示血糖波动的客观规律。主要适用于：① 1 型糖尿病患者；② 需胰岛素强化治疗的 2 型糖尿病患者；③ 在自我血糖监测指导下降糖的 2 型糖尿病患者仍出现如下情况之一者：无法解的严重低血糖/反复低血糖/无症状性低血糖/夜间低血糖、无法解释的高血糖尤其是空腹高血糖、血糖波动大、对低血糖恐惧而刻意保持高血糖者；④ 妊娠期糖尿病或糖尿病合并妊娠；⑤ 患者教育等。

实时 CGMS 的特点是实时显示血糖值及其变化趋势，并具备血糖报警及预警功能，便于即时对病情进行干预，缩短血糖达标时间。主要适用于：① HbA1C＜7% 的儿童和青少年 1 型糖尿病患者，辅助患者 HbA1c 水平持续达标，且不增加低血糖发生风险；② HbA1c ≥7%，并有能力每日使用和操作仪器的儿童和青少年 1 型糖尿病患者；③有能力接近于每日使用的成人 1 型糖尿病患者；④ 住院胰岛素治疗的 2 型糖尿病患者；⑤ 围术期 2 型糖尿病患者；⑥ 非重症监护室使用胰岛素治疗的患者。

需要注意的是，CGMS 测定血糖是组织间液的血糖，当机体血糖较为稳定时，组织间液葡萄糖与血液葡萄糖的数值十分接近。但当体内血糖快速变化时，葡萄糖从毛细血管到组织间液的扩散存在 5～20 min 的时间差。因此采用 CGMS 检测的血糖值会有时间上的滞后，此外在患者外周组织灌注不足的状态下不建议应用 CGMS。

三、CGMS 报告的标准化

目前 CGM 技术在临床已逐渐得到推广应用，但尚未充分发挥出其临床价值。其中主要的问题是部分临床医生仅仅将 CGM 作为血糖监测的一种新工具，而未真正掌握如何合理地分析和解读 CGM 数据及图谱，以及如何与患者进行充分沟通从而优化治疗方案。解决 CGM 参数的统一化并形成标准化报告是解决这一临床问题的前提。目前临床上不同公司的仪器和分析软件 CGM 数据的统计分析不完全统一，CGM 报告的内容和格式亦各不相同。2008 年美国国际糖尿病中心（IDC）提出了一种 CGM 的报告格式，称为 CGM 可视化血糖分析报告（ambulatory glucose profile，AGP）。2012 年在 IDC 牵头的专家共识中，推荐在 AGP 的基础上对 CGM 报告进行标准化。标准化的 AGP 应包括：血糖控制目标、血糖控制水平、CGM 参数、低血糖及高血糖分析等内容。如血糖控制目标方面，推荐采用 3.9～10.0 mmol/L 作为血糖控制目标范围，并应包括血糖在控制目标范围内的时间百分率。血糖水平方面推荐采用每日平均血糖（mean blood glucose，MBG）来评估，同时应包含根据 MBG 估算出的 HbA1c 值；血糖波动的评估推荐采用血糖水平标准差（standard deviations of blood glucose，SDBG）等。

第三节　免校准扫描式和实时动态葡萄糖监测系统

一、简介

2014年一项新型的持续葡萄糖监测统——扫描式葡萄糖监测(flash glucose monitoring,FGM)系统获批在欧盟上市,为血糖监测领域带来重大革新。FGM系统包括植入皮下的传感器和触屏阅读器两部分,其主要技术原理与传统CGM相似,通过传感器监测组织间液的葡萄糖浓度,系统每15 min自动记录一次葡萄糖值,最长可佩戴14 d。该监测技术也属于动态血糖监测系统(CGMS)系列,FGM的显著特点是采用工厂校准原理,免指血校正。使用时将触屏阅读器置于传感器上方,即可获取当前葡萄糖数据,并提供既往8 h及24 h的动态葡萄糖曲线。此外,监测数据下载后系统软件可生成数种报告,包括AGP(需要≥5 d的监测数据才能形成)、每日葡萄糖结果总结及葡萄糖波动趋势等。由于FGM不需指血校准,只需要扫描就可以获知即时葡萄糖值并可提供14 d的动态葡萄糖图谱(AGP),得到临床医师和糖尿病患者的关注。为了使新技术能更好地应用到临床工作,不少国家糖尿病组织包括ADA和CDS等均制定了相应的共识或指南,以指导FGM的临床应用。近来,"14天、免校准、免扫描、实时"动态血糖监测系统,已于2020年9月获得欧盟CE认证并已在中国上市,如微泰AidexG7持续葡萄糖监测系统和硅基动感动态血糖监测系统等。

二、适应证

FGM和实时动态血糖监测系统可供医护专业人员对糖尿病患者进行院内管理以及患者进行自我血糖管理,适用于广大糖尿病患者,尤其适用于进行CGM的患者,目前建议以下患者可考虑采用FGM或实时动态血糖监测:

(1) 1型糖尿病:目前国内FGM和实时动态血糖监测血糖产品适应证是18岁及以上成人,在欧盟可用于4岁及以上儿童和成人。

(2) 需要胰岛素强化治疗(例如每日3次及以上皮下胰岛素注射治疗或胰岛素泵强化治疗)的2型糖尿病患者。

(3) 在自我血糖监测的指导下使用降糖药物治疗的2型糖尿病患者,仍出现下列情况之一:① 无法解释的严重低血糖或反复低血糖、无症状性低血糖、夜间低血糖;② 无法解释的高血糖,特别是空腹高血糖;③ 血糖波动大;④ 出于对低血糖的恐惧,刻意保持高血糖状态的患者。

(4) 妊娠期糖尿病或糖尿病合并妊娠患者。

(5) 围术期胰岛素治疗的患者。

(6) 患者教育:需要通过了解饮食、运动、饮酒、应激、睡眠、降糖药物等导致的血糖变化,以及改变生活方式的患者。

(7) 其他特殊情况,如合并胃轻瘫的糖尿病患者、特殊类型糖尿病、伴有血糖变化的内分泌疾病等。

(8) 其他专科医师认为需要使用的情况。

(9) 临床研究。

重度水肿、感染、末梢血液循环障碍患者不适合监测组织间液或毛细血管葡萄糖水平，建议改用静脉血糖进行评估。

三、AGP 报告和解读

FGM 和实时动态血糖监测系统可随时获得即时血糖，同时它们经基础数据后期处理(连接专业数据分析软件)得出规范的 AGP 报告。国际上推荐分析血糖情况时，至少应收集 10 d 的监测数据。鉴于既往 CGM 报告的指标比较复杂，经过筛查和分析，目前推荐的 AGP 报告主要采用以下 10 个核心指标：

(1) CGM 佩戴时间(建议 14 天)。

(2) CGM 有效记录的时间百分比(建议 14 天内 70%的数据，即 14 天内 70%有效读数)。

(3) 平均葡萄糖。

(4) 葡萄糖管理指标(GMI)。

(5) 葡萄糖变异(%CV)目标≤36%。

(6) 葡萄糖高于目标范围时间(TAR)：葡萄糖大于 13.9 mmol/L 的读数百分比和时间。

(7) 葡萄糖高于目标范围时间(TAR)：葡萄糖在 10.1～13.9 mmol/L 的读数百分比和时间。

(8) 葡萄糖在目标范围内时间(TIR)：葡萄糖在 3.9～10.0 mmol/L 的读数百分比和时间。

(9) 葡萄糖低于目标范围时间(TBR)：葡萄糖在 3.0～3.8 mmol/L 的读数百分比和时间。

(10) 葡萄糖低于目标范围时间(TBR)：葡萄糖在小于 3.0 mmol/L 的读数百分比和时间。

(一) TIR

该 AGP 的核心是引入新的控糖标准——TIR，以帮助患者个体化地重建血糖稳态。TIR 可分为狭义及广义的 TIR：通常所说的 TIR 为狭义的 TIR，指的是 24 h 内葡萄糖在目标范围内(通常为 3.9～10.0 mmol/L，或为 3.9～7.8 mmol/L)的时间(通常用 min 表示)或其所占的百分比；广义的 TIR 可以指葡萄糖处于不同范围内(低值：TBR，高值：TAR)的时间，临床中亦应对广义的 TIR 进行定量分析。近来的一些研究显示 TIR 与糖尿病相关并发症(包括视网膜病变、肾脏病变以及大血管并发症)发生密切相关，TIR 每增加 5%，对 T1DM 或 T2DM 患者都会带来显著的临床益处。有研究显示 TIR 70%对应 HbA1c 7%，1 型糖尿病患者 TIR 每增加 10%，HbA1c 降低约 0.5%，2 型糖尿病患者 TIR 每增加 10%，HbA1c 降低约 0.8%。TIR 是有效和安全的葡萄糖控制重要目标，增加 TIR 的同时降低 TBR 和 TAR，糖尿病患者 TIR 的达标应采取循序渐进的方式。目前多国共识建议 1 型和 2 型糖尿病患者 TIR 目标范围与时间(24 h 内)：

(1) TIR：目标血糖 70～180 mg/d(3.9～10.0 mmol/L)，>70%(>16 h 48 min)。

(2) TBR：血糖<70 mg/dL(3.9 mmol/L)，<4%(58 min)；血糖<54 mg/dL(3.0 mmol/L)，<1%(14 min)，临床上也推荐部分患者(如早发 2 型糖尿病、短病程和低血糖风险低者等)以 3.9～7.8 mmol/L 作为理想葡萄糖目标范围。

(3) TAR：血糖>180 mg/dL(10.0 mmol/L)，<25%(6 h)；血糖>250 mg/dL(13.9 mmol/L)，<5%(1 h 12 min)。

(4) 不同的个体(低血糖风险、高龄、具有并发症/合并症或处于妊娠期等)应有不同的目标。

(二) AGP其他核心参数

(1) 平均葡萄糖-中位数葡萄糖曲线：中位数葡萄糖曲线显示每个时间点记录的所有葡萄糖读数的中值，即一半的葡萄糖读数高于这一点，另一半读数低于这一点，它反映日内葡萄糖波动。理想情况下，曲线应平稳且在目标范围内，表示葡萄糖稳定性好。

(2) 第25个到第75个百分位数葡萄糖曲线：中位数葡萄糖曲线正上方和正下方区域定义了四分位数间距(IQR)，IQR区间越宽，提示相应时间段葡萄糖变异性越大，反映日间葡萄糖波动，理想情况下，曲线之间的阴影区域应较窄。这一区域内葡萄糖水平一般受固有因素的影响，如口服降糖药或胰岛素剂量，往往通过调整治疗方案改善。

(3) 第10个到第90个百分位数葡萄糖曲线：葡萄糖漂移的最高和最低曲线，80%的葡萄糖读数在第10个百分位数和第90个百分位数曲线之间，IDR区间越宽提示葡萄糖变异性越大，反映日间葡萄糖波动，理想情况下，曲线与目标范围的距离越近越好。往往受偶然因素的影响，如某一天的一餐进餐量非常大，一般通过调整生活方式进行改善。解读AGP图谱时，建议第一步看达标时间，第二步看葡萄糖波动，第三步看低血糖风险。

(三) 规范标准的AGP报告

CGM的所有核心指标及控制目标、葡萄糖指标概要和14天的葡萄糖概况。如图27-1所示。

不同血糖监测技术的优缺点如表27-1所示。

表27-1 不同血糖监测技术的优缺点

监测方法	优点	缺点
SMBG	患者熟悉程度高	给患者带来痛苦
	测量结果相对准确	仅提供单个“时间点”数据
	日均费用相对较少	难以检测到隐匿性低血糖/高血糖
CGM	提供完整血糖数据	不能反映血糖波动
	有报警/预警功能	需要指血校准
FGM	提供完整血糖数据	无报警/预警功能
	无需指血校准	
	探头使用时间长	
	日均费用相对较少	
实时动态	提供完整血糖数据	需有较好地自我管理能力
	无需指血校准	
	探头使用时间长	
	日均费用相对较少	
	有报警/预警功能	

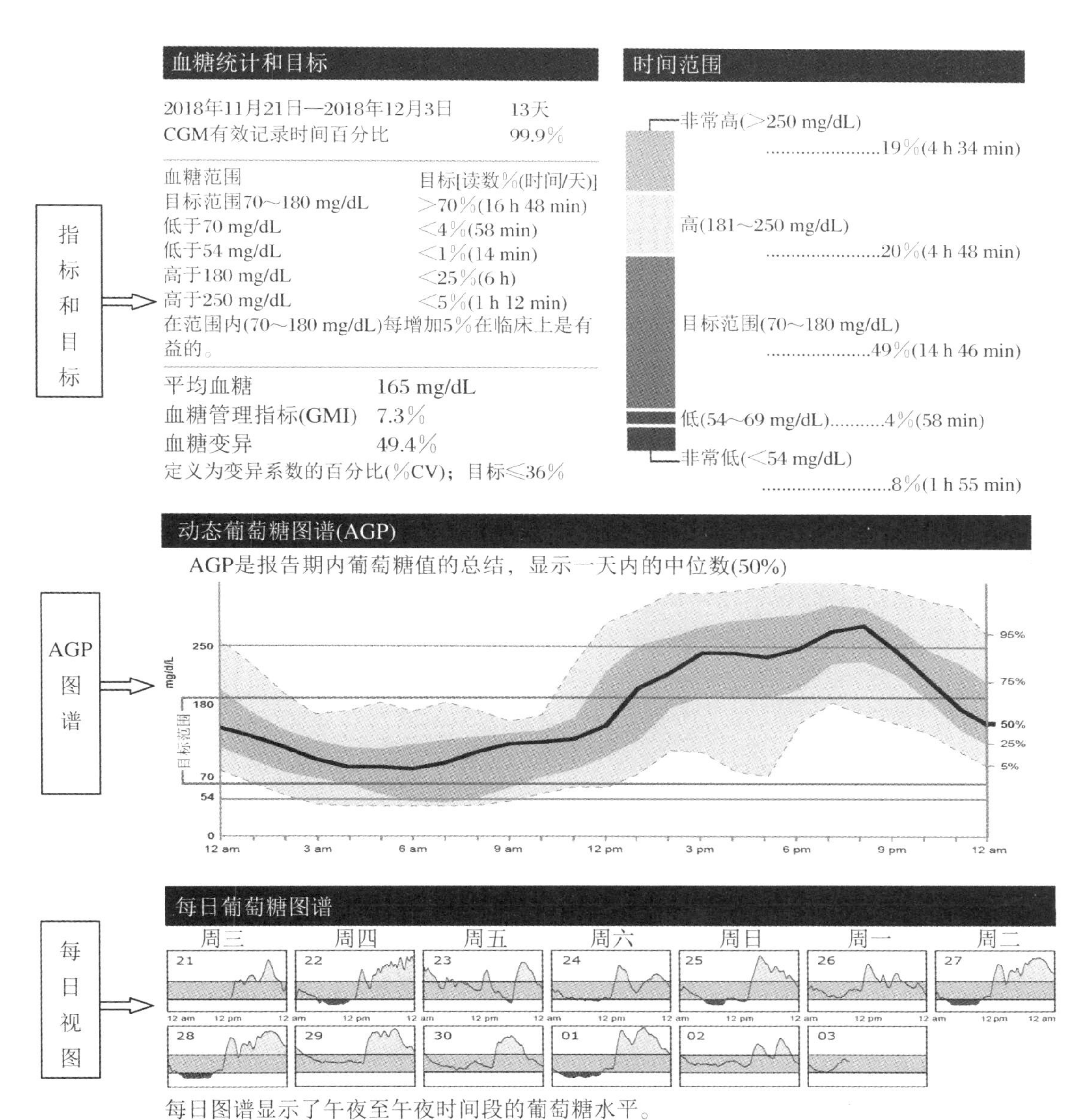
血糖统计和目标
2018年11月21日—2018年12月3日 13天
CGM有效记录时间百分比 99.9%
血糖范围 目标[读数%(时间/天)]
目标范围70~180 mg/dL >70%(16 h 48 min)
低于70 mg/dL <4%(58 min)
低于54 mg/dL <1%(14 min)
高于180 mg/dL <25%(6 h)
高于250 mg/dL <5%(1 h 12 min)
在范围内(70~180 mg/dL)每增加5%在临床上是有益的。
平均血糖 165 mg/dL
血糖管理指标(GMI) 7.3%
血糖变异 49.4%
定义为变异系数的百分比(%CV)；目标≤36%
指标和目标
时间范围
非常高(>250 mg/dL) ......19%(4 h 34 min)
高(181~250 mg/dL) ......20%(4 h 48 min)
目标范围(70~180 mg/dL) ......49%(14 h 46 min)
低(54~69 mg/dL)......4%(58 min)
非常低(<54 mg/dL) ......8%(1 h 55 min)
动态葡萄糖图谱(AGP)
AGP是报告期内葡萄糖值的总结，显示一天内的中位数(50%)
AGP图谱
mg/dL
目标范围
250
180
70
54
0
95%
75%
50%
25%
5%
12 am
3 am
6 am
9 am
12 pm
3 pm
6 pm
9 pm
12 am
每日葡萄糖图谱
每日视图
周三 周四 周五 周六 周日 周一 周二
21 22 23 24 25 26 27
28 29 30 01 02 03
每日图谱显示了午夜至午夜时间段的葡萄糖水平。

图 27-1　AGP 报告

第二十八章　糖尿病控制和前瞻性研究

随着胰岛素的临床应用和医疗条件的改善，糖尿病患者因急性并发症和感染等而死亡者明显减少，糖尿病患者的生存寿命显著延长，糖尿病慢性并发症现已成为糖尿病患者致死致残的重要原因。长期以来有关血糖控制与糖尿病慢性并发症的发生发展之间的关系一直存在不同的意见。北美"糖尿病控制与并发症试验"(diabetes control and complications trial，DCCT)和"英国糖尿病前瞻性研究"(United Kingdom prospective diabetes study，UKPDS)明确回答了这一问题，不论是1型糖尿病还是2型糖尿病患者，与常规治疗组相比，强化血糖控制均可明显防止和延缓糖尿病微血管和神经病变等慢性并发症的发生和发展，对2型糖尿病患者大血管并发症无不良影响。上述两个前瞻性临床试验是20世纪90年代糖尿病治疗领域具有跨时代和里程碑意义的两个著名研究，其研究结果对指导糖尿病的治疗和研究糖尿病并发症具重要意义，现将其结果简要介绍如下。

第一节　糖尿病控制与并发症试验

DCCT是由美国和加拿大29个医学中心参与进行的前瞻性随机性的为期近10年的临床研究。观察"糖尿病强化治疗对胰岛素依赖型糖尿病长期并发症发生和进展的作用"。

一、目的

糖尿病慢性微血管并发症(主要为糖尿病视网膜病变和糖尿病肾病)和神经病变是1型糖尿病患者致残和死亡的主要原因，本研究前瞻性地比较观察强化治疗将血糖浓度维持接近正常范围能否降低上述慢性并发症的发生和发展。

二、方法

总数1 441例1型糖尿病患者入选，726例入选时无糖尿病视网膜病变和24 h尿白蛋白排泄量＜40 mg(初级预防组)，715例有轻微糖尿病视网膜病变和24 h尿白蛋白排泄。

三、结果

与常规治疗组相比，在初期预防组，强化治疗减少了发生糖尿病视网膜病变风险，均数校正值为76%（95%可信区间，62%～85%）。在继发干预组，强化治疗明显延缓视网膜进展的54%（95%可信区间，14%～67%），减少了增殖性或严重非增殖性视网膜病变发生的47%（95%可信区间，14%～67%）；两组合并，强化治疗降低了发生微量白蛋白尿（24 h尿白蛋白排泄≥40 mg）的39%（95%可信区间，21%～52%）和大量蛋白尿（24 h尿白蛋白排泄≥300 mg）的54%（95%可信区间，19%～74%），降低发生临床神经病变的60%（95%可信区间，38%～74%）。强化治疗的主要副作用为严重低血糖的发生率增加了2～3倍，但发生有临床意义的神经精神功能改变两个治疗组之间没有差异。

四、结论

强化治疗严格控制血糖接近正常水平有效地延缓了1型糖尿病患者糖尿病视网膜病变、肾脏病变和神经病变的发生和发展。根据上述研究结果推荐大多数1型糖尿病患者应采用严密监测的强化治疗方案，目的是维持血糖尽可能安全地接近正常的范围，但由于有低血糖的危险，对那些有过反复严重低血糖或有过无预感低血糖的患者应特别注意。就强化治疗的风险和益处的比例而言，强化治疗可能不利于13岁以下的儿童和已有糖尿病晚期并发症的患者，如终末期肾脏病和心脑血管病，有增殖性或严重非增殖性视网膜的患者，在强化治疗开始后，其视网膜病变加速进展的风险较高，应由眼科专家密切随访。（原载于 *the New England Journal of Medicine*，1993，329：977-986.）

后续（DCCT/EDIC，糖尿病干预治疗及并发症的流行病学）：DCCT研究于1993年结束，研究完成统计时，强化治疗组与常规治疗组相比，大血管病变（心血管原因死亡、心肌梗死和周围血管病变）合并统计无统计学差异（$P=0.06$），考虑可能与患者年龄较小有关（试验开始时平均年龄为27岁）。为进一步评价强化治疗对大血管病变（以颈动脉壁增厚的程度反映动脉粥样硬化的发展）发生和发展的影响，研究小组于1994～2000年对入选患者继续观察并鼓励所有患者均进行强化治疗，6年后（至2000年）两组患者HbA1c相同，分别为8.1%和8.2%。结果：原常规治疗组颈动脉壁厚度增加10%，而原强化治疗组增加7.6%。结论：在一定关键时期强化血糖控制对心血管病变起远期有益的影响，反之，血糖控制不佳有利于1型糖尿病患者慢性并发症的发生，同时也难以控制其发展。后续的进一步随访（评价随访17年）显示原强化治疗组微血管并发症、任何心血管事件和复合大血管事件终点（非致死性心肌梗死和中风以及心血管死亡）均显著低于常规治疗组，提示早期强化治疗具有很好的远期“记忆效应”。

第二节　英国前瞻性糖尿病研究

UKPDS是英国领导的长达11年的开放、前瞻性、多中心、随机化的大型临床研究，其比较研究了单用饮食控制以及药物强化治疗(包括磺酰脲类、双胍类和胰岛素)在2型糖尿病整体控制中的作用,同时评价了强化血压控制对2型糖尿病大小血管并发症的影响。研究设计为:多中心、前瞻性、长时间、大样本、随机分组、对照试验。

一、UKPDS1:与常规治疗相比,磺酰脲类药物和胰岛素强化血糖控制和2型糖尿病并发症的危险性

(一)目的

研究证实改善血糖控制可明显降低糖尿病微血管并发症的发生和发展,但对大血管并发症的作用尚不清楚。有认为磺酰脲类药物可能升高2型糖尿病患者心血管疾病的死亡率,高胰岛素血症可促进动脉硬化的形成。本研究前瞻性随机对照比较磺酰脲类或胰岛素强化血糖控制与常规治疗对2型糖尿病微血管和大血管并发症的影响。

(二)方法

3867例新诊断的2型糖尿病患者,平均年龄54岁(48～60岁),3个月饮食治疗之后,如2次空腹血糖均在6.1～15.0 mmol/L,再随机分为强化治疗组(氯磺丙脲、格列本脲或格列吡嗪、胰岛素)和常规治疗组(仅用饮食控制)。强化治疗的目标是空腹血糖<6.0 mmol/L;常规治疗的目标为通过饮食控制以取得最好空腹血糖,如有高血糖症状或空腹血糖>15.0 mmol/L,再加用降血糖药物。研究使用3个终点结果:① 任何糖尿病有关的终点:突然死亡、死于高血糖或低血糖、致死性或非致死性心肌梗死、心绞痛、心衰、中风、肾衰、截肢(至少一个足趾)、玻璃体积血、需进行光凝的视网膜病变、失明或白内障摘除;② 糖尿病有关的死亡:死于心肌梗死、中风、周围血管疾病、肾脏疾病、高血糖或低血糖、突然死亡;③ 所有原因的死亡。试验总分组如图28-1所示。

(三)结果

在平均随访10年期间,强化治疗组HbA1c较常规治疗组低11%,分别为7.0%和7.9%。强化治疗组各药物之间HbA1c无差异。与常规治疗组比较,强化治疗组三个终点结果的危险性分别降低12%($P=0.029$)、10%($P=0.34$)和6%($P=0.44$)。在任何糖尿病有关的终点中,主要是由于微血管并发症终点25%的降低,心脏事件的危险性降低(但无统计学差异,$P=0.053$),上述三个终点结果在强化治疗组内各个药物之间无差异。强化治疗组低血糖的发生率明显高于常规治疗组($P<0.0001$),常规治疗组、氯磺丙脲组、优降糖组和胰岛素组年低血糖的发生率分别为0.7%、1.0%、1.4%和1.8%;强化治疗组体重增加明显高于常规治疗组($P<0.001$);强化治疗组中,胰岛素治疗组、氯磺丙脲组和格列本脲组体重增加分别为4.0 kg、2.6 kg和1.7 kg。

(四)结论

应用磺酰脲类药物或胰岛素强化治疗理想控制血糖可明显降低2型糖尿病微血管并发症的危险性,但对大血管并发症无明显影响,为进一步探讨2型糖尿病患者对强化治疗的长期反应,研究组将对UKPDS再监测5年,以评价更长期的改善血糖控制是否可明显降低致

死性和非致死性心肌梗死或糖尿病有关的死亡率。降血糖药物(如磺酰脲类和胰岛素)对心血管事件无不良作用;所有强化治疗增加低血糖发生的危险性。

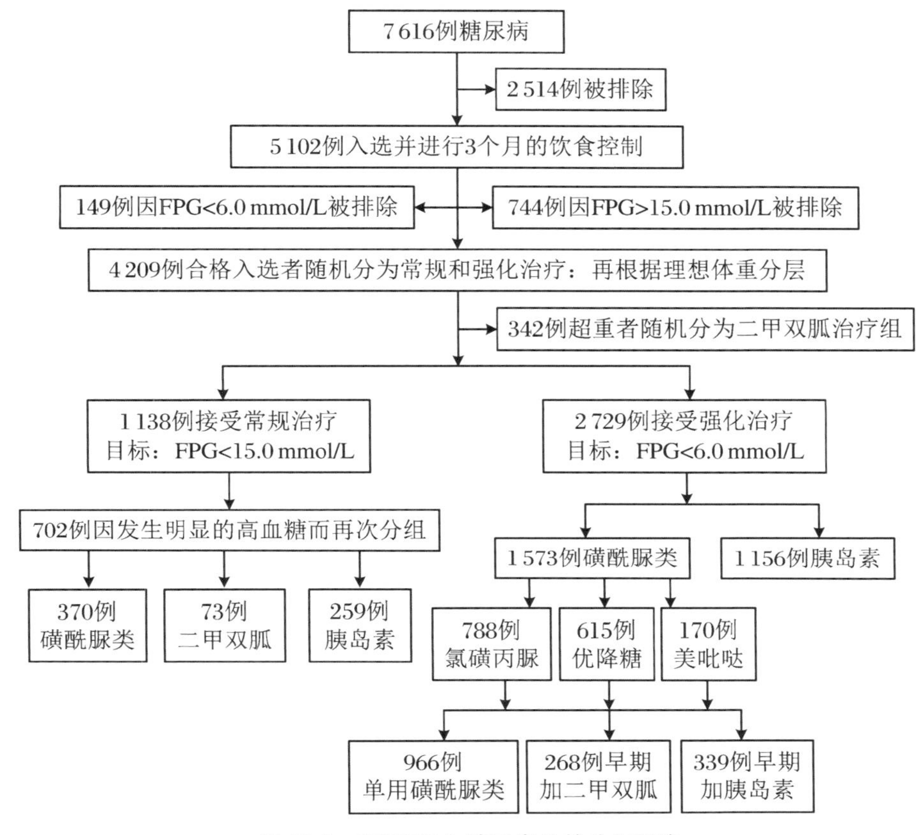

图 28-1　UKPDS 入选患者总的分组程序

二、UKPDS2:二甲双胍强化血糖控制对超重 2 型糖尿病患者并发症的影响

(一) 目的

应用胰岛素和磺酰脲类药物强化血糖控制可明显降低糖尿病微血管并发症的发生和发展,亦可能降低心脏事件的危险性。二甲双胍通过增强胰岛素敏感性、促进外周组织摄取葡萄糖和降低肝糖输出而降低血糖,其在降血糖的同时不是升高而是降低血浆胰岛素水平。本研究探讨应用二甲双胍强化血糖控制是否有特别的优点或缺点。

(二) 方法

1 704 例新诊断的超重(实际体重大于理想体重 120%)2 型糖尿病患者,平均年龄 53 岁,3 个月的饮食治疗后,空腹血糖 6.1～15.0 mmol/L,无高血糖症状。753 例进入随机对照试验。常规治疗组,411 例,主要通过单独饮食治疗;二甲双胍强化治疗组,342 例,目的控制空腹血糖<6.0 mmol/L。同时与 951 例采用氯磺丙脲($n=265$)、格列本脲($n=277$)和

胰岛素($n=409$)治疗的超重 2 型糖尿病患者比较。主要的终点结果:① 糖尿病有关的临床终点;② 糖尿病有关的死亡;③ 所有原因的死亡。一个补充随机对照试验为:537 例非超重和超重的 2 型糖尿病,平均年龄 59 岁,经最大磺酰脲类药物治疗,但空腹血糖仍在 6.1～15.0 mmol/L 之间者被随机分为磺脲类药物单独治疗组($n=269$)或加用二甲双胍治疗组($n=269$)。试验分组程序如图 28-2 所示。

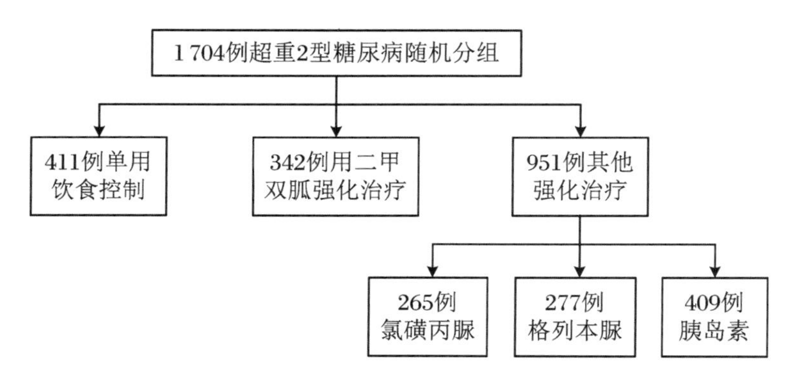

图 28-2 UKPDS 肥胖糖尿病患者分组程序

在平均 10.7 年的前瞻性观察期间,二甲双胍组和常规治疗组 HbA1c 分别为 7.4%和 8.0%。与常规治疗组比较,二甲双胍组上述三个终点结果的危险性分别降低 32%($P=0.002$)、42%($P=0.017$)和 36%($P=0.011$),其中心血管事件的发生率减少 40%;在强化血糖控制组,就糖尿病有关的临床终点、所有原因的死亡和中风而比较,二甲双胍治疗较氯磺丙脲、格列本脲和胰岛素治疗有更大的优点,P 值分别为 0.0034、0.021 和 0.032。在 537 例磺脲类药物治疗的患者中,与持续单独磺酰脲类组相比,早期加用二甲双胍组,糖尿病有关的死亡危险性升高($P=0.039$)。综合分析主要研究和补充研究,二甲双胍治疗的糖尿病患者中,糖尿病有关的临床终点的发生率明显降低(危险性降低 19%,$P=0.033$);流行病学评价:与同时治疗的 4 417 例糖尿病患者相比,联合磺酰脲类和二甲双胍治疗没有升高糖尿病有关的死亡(危险性降低 5%,$P=0.78$)。

(四) 结论

应用二甲双胍强化血糖控制可明显降低超重 2 型糖尿病患者糖尿病有关终点事件的危险性,与磺酰脲类药物和胰岛素治疗相比有较少的体重增加和较低的低血糖发生率,因此二甲双胍作为饮食控制不佳的肥胖 2 型糖尿病患者的首选一线药物具有一定的优点,除明显降低微血管并发症之外(下降 29%左右),尚显著降低心血管事件的发生率。(原载于 *the Lancet*,1998,352:854-865.)

三、UKPDS3:强化血压控制与 2 型糖尿病大血管和微血管并发症的危险性

(一) 目的

糖尿病和高血压常合并存在,二者同时并存将明显升高糖尿病患者大血管和微血管并发症的危险性。在一般人群中,控制血压可明显降低中风、心肌梗死和肾功能不全的发

生率。本研究进一步评价严格控制血压是否可预防2型糖尿病患者大血管和微血管并发症。

（二）方法

1 148例伴高血压的2型糖尿病患者(平均年龄55.6岁，入选时平均血压为160/94 mmHg)随机分为严格血压控制组（$n=758$例，目标血压<150/85 mmHg，应用血管紧张素转换酶抑制剂——开搏通或β-受体阻滞剂——美多心安作为主要治疗药物）和血压控制不良组（$n=390$例，目标血压<180/105 mmHg）。平均随访8.4年。观察指标包括三个事先确定的主要结果：① 与糖尿病有关的临床终点；② 与糖尿病有关的临床死亡；③ 所有原因的死亡。微血管病变的观察指标包括眼底检查和尿白蛋白测定。试验分组程序如图28-3所示。

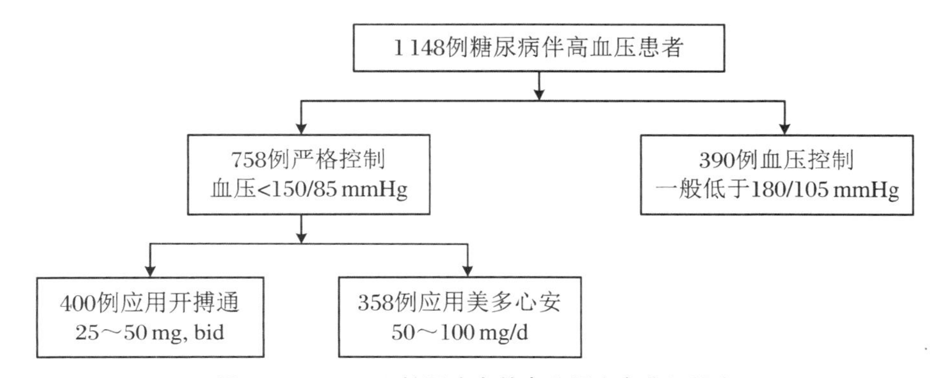

图28-3　UKPDS糖尿病合并高血压患者分组程序

注：每3～4个月随诊测量血压一次，如控制达不到标准酌情加用速尿、缓释心痛定、甲基多巴或哌唑嗪。

（三）结果

与血压控制不良组比较，严格血压控制组血压明显较低(154/87 mmHg：144/82 mmHg，$P<0.000\,01$)，与糖尿病有关的临床终点、糖尿病有关的死亡、中风的发生和微血管终点结果分别降低：24%（$P=0.004\,6$）、32%（$P=0.001\,9$）、44%（$P=0.013$）和37%（$P=0.009\,2$，主要由于视网膜光凝的危险性降低）；所有原因的死亡无明显降低；视网膜病变进展为2级的危险性降低34%（$P=0.000\,4$），视力恶化的危险性减少47%（$P=0.000\,4$）；随访9年后，强化控制血压治疗组中29%需三种或三种以上降血压药物联合以取得理想的血压控制；血压严格控制组两种药物（开搏通与美多心安）比较：降血压作用相同(144/83 mmHg：143/81 mmHg)；所需三种降血压药物联合应用的比例相似(27%：31%)；减少大血管终点危险性的作用相等；9年随访中视网膜病变恶化2级的比例(30%：37%)和发展为临床蛋白尿的比例(5%：9%)相似；发生低血糖的频率相似。

（四）结论

在伴高血压的2型糖尿病患者中，严格控制血压明显降低与糖尿病有关死亡的危险性和与糖尿病有关的并发症的发生和发展；明显降低糖尿病视网膜病变的进展和视力的恶化。糖尿病患者控制血压应尽早开始，血管紧张素转换酶抑制剂与β-受体阻滞剂的疗效相似，前者耐受性较好，为获得理想血压控制，多种药物联合应用常常是必需的。从价值-效益的观点考虑，严格控制血压比强化血糖控制更有价值，它可明显降低糖尿病慢性并发症的代价，延长糖尿病患者无并发症的间期和生存时间。（原载于 *BMJ*，1998，317：703-713.）

UKPDS 的研究于 1997 年结束，1998 年公布结果，其结果显示强化血糖控制可明显降低糖尿病微血管并发症和神经病变的发生和发展，但对大血管病变未显示有益的阳性作用。研究组为了观察干预试验停止后的 HbA1c 水平、停止的血糖治疗方案并明确早期改善血糖控制对微血管和大血管预后的长期影响，研究组开始后续的 10 年随访观察。每年随访试验生存人群，前 5 年是基于临床的监测，后 5 年是基于调查问卷的监测，中位总体随访时间为 17.0 年，范围为 16～30 年，后续 10 年随访期间各组 HbA1c 趋于一致，总死亡率 44%，失访率为 3.5%。各组随访如图 28-4 所示。

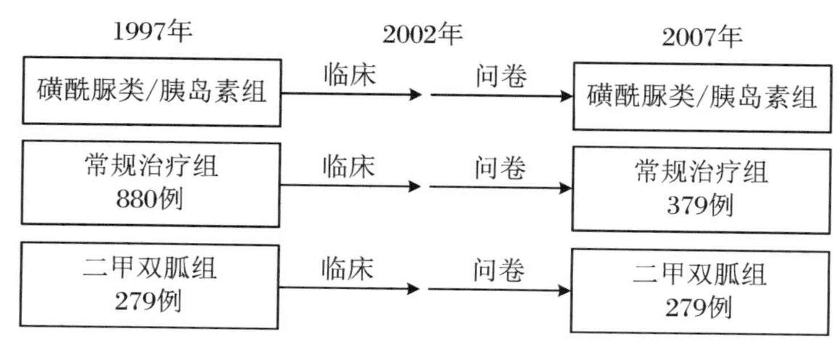

图 28-4　各组随访情况

结果显示：与原常规治疗组比较，原磺酰脲类/胰岛素强化治疗组任何糖尿病相关终点、微血管疾病、心肌梗死和全因死亡的相对危险性均显著降低，分别为 9%、24%、15% 和 13%；原二甲双胍强化治疗组上述指标也显著降低，且幅度更大，分别为 21%、16%、33% 和 27%。上述结果显示在试验后随访的 10 年间尽管血糖上的差异在早期就已消失，但仍可观察到原强化治疗组微血管疾病风险持续下降，以及出现心肌梗死和任何原因导致的死亡风险的显著下降，提示早期强化降糖治疗具有“后遗效应”，可长期降低 2 型糖尿病患者的微血管和大血管并发症。

附录一　糖尿病患者的随访表

一、初诊

检查项目

体重________ kg；身高________ cm；体重指数________（kg/m^2）；
空腹/餐后血糖________/________ mmol/L（________ mg/dL）；
血压（收缩压/舒张压）________/________ mmHg；
总胆固醇________ mmol/L（________ mg/dL）；
HDL－C ________ mmol/L（________ mg/dL）；
甘油三酯________ mmol/L（________ mg/dL）；
HbA1c ________%；
尿白蛋白/肌酐比值________ mg/g；
甲状腺功能（尤其是1型糖尿病）________；
肝肾功能________。

与患者共同制定个体化的治疗方案并督促实施

体力活动：________；
营养建议：________；
禁烟，限酒；
在________周，减轻体重________ kg；
自我监测血糖；
建立记录本；
与患者探讨包括糖基化血红蛋白在内的治疗结果和血糖控制目标，并确定下一步治疗措施；
检查糖尿病记录本，讨论其结果、营养和锻炼；
如有高血压，考虑药物治疗，如有糖尿病肾脏病（包括微量白蛋白尿），应尽早开始治疗；如有血脂紊乱，强调饮食调整并考虑药物治疗；如符合条件，给予抗血小板治疗。

二、复诊随访

	初诊	随访	季度复诊	年度复诊
眼：				
视力	+	−	−	+
眼底镜	+	−	−	+
足：				
动脉搏动	+	−	+	+
神经病变	+	−	+	+
体重	+	+	+	+
体重指数	+	−	−	+
血压	+	+	+	+
血糖	+	+	+	+
糖化血红蛋白	+	−	+	+
血脂	+	−	*	+
肝肾功能	+	−	−	+
尿白蛋白/肌酐比值	+	−	*	+
血肌酐/血尿素氮	+	−	*	+
心电图	+	−	−	+
尿镜检	+	−	−	+

注：+需做检查；−无需做检查；* 如果初诊有异常，则需进行检查。

附录二　常用口服抗糖尿病药物

化学名	英文名	每片剂量(mg)	剂量范围(mg)	作用时间(h)	主要副作用
甲苯磺丁脲	tolbutamide	500	500～3 000	6～10	低血糖
格列本脲	glibenclamide	2.5	1.25～15	16～24	低血糖
格列吡嗪	glipizide	5	2.5～30	8～12	低血糖
格列吡嗪控释片		5	5～20		低血糖
格列奇特	gliclazide	80	40～320	10～20	低血糖
格列奇特缓释片		30	30～120		低血糖
格列喹酮	gliguidone	30	30～180	8	低血糖
格列美脲	glimepiride	1 或 2	1～8	24	低血糖
二甲双胍	metformin	250、500 或 850	500～2 000	5～6	胃肠道反应，乳酸酸中毒
二甲双胍缓释片		250 或 500	500～2 000		胃肠道反应，乳酸酸中毒
阿卡波糖	acarbose	50	100～300		胃肠道反应
伏格列波唐	voglibose	0.2	0.2～0.8		胃肠道反应
瑞格列奈	repaglinide	1 或 2	1～16	4～6	低血糖，少见
那格列奈	nateglinide	30	90～360	1～3	低血糖，少见
罗格列酮	rosiglitazone	4	4～8		水钠潴留
吡格列酮	pioglitazone	15	15～45		水钠潴留
西格列汀	sitagliptin	100	100	24	可能轻微低血糖
沙格列汀	saxagliptin	5	5	24	可能轻微低血糖
阿格列汀	aloglitin	25	25	24	可能轻微低血糖
维格列汀	vildaglitin	50	100		可能轻微低血糖
利格列汀	linaglitin	5	5	24	可能轻微低血糖
曲格列汀	trelagliptin	50	50～100	168	可能轻微低血糖
达格列净	dapagliflozin	5 或	5～10		泌尿生殖系感染可能增加
恩格列净	empagliflozin	10 或 25	10～24		泌尿生殖系感染可能增加
卡格列净	canaglilozin	100 或 300	100～300		泌尿生殖系感染可能增加

附录三　常用胰岛素及其作用特点

胰岛素制剂	英文名	起效时间（min）	峰值时间（h）	持续时间（h）
短效胰岛素	regular insulin	15～60	2～4	5～8
门冬胰岛素	aspart insulin	10～15	1～2	4～6
赖脯胰岛素	lispro insulin	10～15	1～1.5	4～5
NPH	neutral protamine hagedorn	150～180	5～7	13～16
长效胰岛素	protamine zinc insulin	180～240	8～10	20
甘精胰岛素	glargine insulin	120～180	无	30
地特胰岛素	detemir insulin	120～180	3～14	24
德谷胰岛素	degludec isulin	120～180	无	42
预混人胰岛素(30R)	premixed human insulin	30	2～4	14～24
预混人胰岛素(50R)	premixed hum insulin	30	2～3	10～24
预混门冬胰岛素 30	premixed aspart insulin 30	10～20	1～2	14～24
预混赖脯胰岛素 25R	premixed lispro insulin 25R	15	1.5～3	16～24
德谷门冬双胰岛素	degludec and insulin aspart	10～15	1～2	42

附录四　常用降血压药物

分类	化学名	英文名	单片剂量（mg）	常用剂量范围（mg）	主要不良反应
ACEIs	卡托普利	catopril	12.5	25～150	咳嗽，血钾升高，血管性水肿
	贝那普利	benazepril	10	5～40	咳嗽，血钾升高，血管性水肿
	依那普利	enalapril	10	5～40	咳嗽，血钾升高，血管性水肿
	西那普利	cliazapril	2.5	2.5～5	咳嗽，血钾升高，血管性水肿
	福辛普利	fosinopril	10	10～40	咳嗽，血钾升高，血管性水肿
	培哚普利	perindopril	4	4～8	咳嗽，血钾升高，血管性水肿
	雷米普利	ramipril	2.5	1.25～20	咳嗽，血钾升高，血管性水肿
	赖诺普利	lisinopril	10	5～40	咳嗽，血钾升高，血管性水肿
	喹那普利	quinapril	10	10～40	咳嗽，血钾升高，血管性水肿
	群多普利	trandopril	1	0.5～4	咳嗽，血钾升高，血管性水肿
	地那普利	delapril	15	15～60	咳嗽，血钾升高，血管性水肿
	咪哒普利	imidapril	5	2.5～10	咳嗽，血钾升高，血管性水肿
ARBs	氯沙坦	losartan	50	25～100	血钾升高，血管性水肿（罕见）
	缬沙坦	valsatan	80	80～160	血钾升高，血管性水肿（罕见）
	厄贝沙坦	irbesartan	150	75～300	血钾升高，血管性水肿（罕见）
	坎地沙坦	candesartan	8	8～32	血钾升高，血管性水肿（罕见）
	替米沙坦	micardis	80	20～80	血钾升高，血管性水肿（罕见）
	奥美沙坦	olmesartan	40	20～40	血钾升高，血管性水肿（罕见）
CCBs	硝苯地平缓释片	nifedipine	10	10～20	下肢水肿，头痛，潮红
	硝苯地平控释片	nifedipine	30	30～60	下肢水肿，头痛，潮红
	苯磺酸氨氯地平	amlodipine	5	2.5～10	下肢水肿，头痛，潮红
	非络地平	felodipine	5	2.5～10	下肢水肿，头痛，潮红
	拉西地平	lacidipine	4	4～6	下肢水肿，头痛，潮红
	尼卡地平	perdipine	40	60～90	下肢水肿，头痛，潮红
	尼群地平	nitrendipine	10	20～60	下肢水肿，头痛，潮红
	乐卡地平	lercanidipine	10	10～20	下肢水肿，头痛，潮红
	维拉帕米缓释片	verapamil	120	120～240	下肢水肿，头痛，潮红

续表

分类	化学名	英文名	单片剂量（mg）	常用剂量范围（mg）	主要不良反应
β-受体阻滞剂	美托洛尔	meroprolol	25 或 50	50～100	支气管痉挛，心功能抑制
	比索洛尔	bisoprolol	5	2.5～10	支气管痉挛，心功能抑制
	阿替洛尔	atenolol	25	12.5～50	支气管痉挛，心功能抑制
	普萘洛尔	propranolol	10	30～90	支气管痉挛，心功能抑制
	倍他洛尔	betaxolol	25	25～50	支气管痉挛，心功能抑制
	拉贝洛尔	labetalol	100	200～400	体位性低血压，支气管痉挛
	卡维地洛	carvedilol	6.25 或 25	12.5～50	体位性低血压，支气管痉挛
	阿罗洛尔	arotinolol	10	10～20	体位性低血压，支气管痉挛
利尿剂	呋塞米	furosemide	20	20～80	血钾降低
	双氢氯噻嗪	chydrocholrothiazide	25	6.25～25	血钾降低，血钠降低，血尿酸升高
	氯噻酮	chlortalidone	50	12.5～25	血钾降低，血钠降低，血尿酸升高
	吲哒帕胺	indapamide	2.5	0.625～2.5	血钾降低，血钠降低，血尿酸升高
	吲哒帕胺缓释片		1.5	1.5	血钾降低，血钠降低，血尿酸升高
	阿米洛利	amiloride	2.5	5～10	血钾升高
	氨苯蝶啶	triamterene	50	25～100	血钾升高
	螺内酯	spironolactone	20	20～40	血钾升高
α-受体阻滞剂	特拉唑嗪	terazosin	2	1～20	体位性低血压
	多沙唑嗪	doxazosin	2	1～16	体位性低血压
	派唑嗪	prazosin	2	2～20	体位性低血压
	乌拉地尔	urapidil	30 或 60	30～180	体位性低血压

附录五　常用调脂药物

分类	化学名	英文名	每片剂量（mg）	剂量范围（mg）	主要不良反应
他汀类	洛伐他汀	lovastatin	20	20～40	头痛，失眠，消化道反应，肌痛，肝脏转氨酶升高
	辛伐他汀	simvastatin	20	20～80	头痛，失眠，消化道反应，肌痛，肝脏转氨酶升高
	普伐他汀	pravastatin	10	10～40	头痛，失眠，消化道反应，肌痛，肝脏转氨酶升高
	氟伐他汀	fluvastatin	40	40～80	头痛，失眠，消化道反应，肌痛，肝脏转氨酶升高
	阿托伐他汀	atorvastatin	10 或 20	10～80	头痛，失眠，消化道反应，肌痛，肝脏转氨酶升高
	瑞舒伐他汀	rosuvastatin	10 或 20	10～40	头痛，失眠，消化道反应，肌痛，肝脏转氨酶升高
贝特类	非诺贝特	fenofibrate	200 或 250	200～250	消化不良，胆石症，肝酶升高和肌病
	吉非贝特	gemfibrate	300	900～1 200	消化不良，胆石症，肝酶升高和肌病
	苯扎贝特	bezafibrate	200	600～800	消化不良，胆石症，肝酶升高和肌病
其他	烟酸缓释片	nicotinic acid	250	1 000～2 000	胃肠不适，面色潮红，高血糖、高尿酸
	考来烯胺	cholertyramine		4 000～16 000	胃肠不适，便秘
	考来替泊	colestipol	1000	1 000～5 000	胃肠不适，便秘
	阿昔莫司	acipimox	250	500～1 000	面色潮红，胃肠道反应，头痛
	潘特生	pantosin	30	90～180	偶有腹泻，食欲缺乏，腹胀
	普罗布考	probucol	250	500～1 000	Q－T 间期延长，胃肠道反应嗜酸细胞增多，尿酸增高
	依折麦布	ezetimibe	10	10	头痛，恶心，偶见肝酶，肌酶升高
	n－3 脂肪酸	n－3 fatty acid		2 000～4 000	恶心，消化不良，腹胀，便秘，偶见肝酶和肌酶升高和出血倾向。

附录六　常用食物成分表(100 g 可食部分)

分类	食物	水分 (g)	蛋白质 (g)	脂肪 (g)	糖 (g)	粗纤维 (g)	热量	
							(kcal)	(kJ)
一、谷类及其制品	大米(籼标一)	13.0 7.8	1.3	76.6	0.4	349	1 459	
	大米(籼标三)	11.0	9.1	1.7	76.7	0.5	359	1 501
	大米(梗标一)	14.0	6.8	1.3	76.8	0.3	346	1 446
	大米(梗标三)	13.0	7.3	1.4	77.2	0.3	351	1 467
	糯米	14.0	6.7	1.4	76.3	0.2	345	1 442
	大米面	12.4	7.3	0.3	78.5	0.3	346	1 446
	小麦粉(精白)	13.0	7.2	1.3	77.8	0.2	352	1 471
	小麦粉(富强)	13.0	9.4	1.4	75.0	0.4	350	1 463
	小麦粉(标准)	12.0	9.9	1.8	74.6	0.6	354	1 480
	面条(切面)	33.0	7.4	1.4	56.3	0.4	268	1 120
	挂面	14.1	9.6	1.7	70.0	0.5	334	1396
	馒头(富强)	44.0	6.1	0.2	48.8	0.2	221	925
	烙饼(富强)	40.0	6.2	1.8	50.8	0.3	244	1 020
	油饼、油条	31.2	7.8	10.8	47.7	0.7	316	1 321
	脆麻花	5.2	9.9	19.2	62.8	0.9	464	1 940
	小米	11.1	9.7	3.5	72.8	1.6	362	1 513
	黄米	10.9	9.6	0.9	76.3	1.0	351	1 467
	玉米(黄鲜)	51.4	3.8	2.3	40.2	1.2	196	819
	玉米	12.0	8.5	4.3	72.2	1.3	362	1 513
	大麦米	1.9	10.5	2.2	66.3	6.5	327	1 367
	高粱米	1.4	8.4	2.7	75.6	0.6	360	1 505
	芝麻	2.5	21.9	61.7	4.3	6.2	660	2 759
二、干豆类及其制品	黄豆	0.2	36.3	18.4	25.3	4.8	412	1 722
	青豆	6.4	37.3	18.3	29.6	3.4	432	1 806
	小豆(赤)	9.0	21.7	0.8	60.7	4.6	337	1 409
	绿豆	9.5	23.8	0.5	58.8	4.2	335	1 400
	芸豆	11.3	23.1	1.3	56.9	4.1	332	1 388
	扁豆	8.9	20.4	1.1	60.5	6.0	334	1 396
	豇豆	13.0	22.0	2.0	55.5	4.1	328	1 371
	蚕豆	13.0	28.2	0.8	48.6	6.7	314	1 313

续表

分类	食物	水分(g)	蛋白质(g)	脂肪(g)	糖(g)	粗纤维(g)	热量	
							(kcal)	(kJ)
	豌豆	10.0	24.6	1.0	57.0	4.5	335	1 400
	豆浆	91.8	4.4	1.8	1.5	…	40	167
	豆腐脑	91.3	5.3	1.9	0.5		40	167
	豆腐	90.0	4.7	1.3	2.8	0.1	60	251
	豆腐泡	45.2	24.6	20.8	7.5	0.4	316	1 321
	豆腐干	64.9	19.2	6.7	6.7	0.2	164	686
	千张	41.2	35.8	15.8	5.3	0.4	307	1 283
	腐竹	7.1	50.5	23.7	15.3	0.3	477	1 994
	豆腐皮	16.1	44.8	21.8	12.7	0.2	426	1 781
	素鸡	74.0	15.9	2.5	2.5	0.1	96	401
	凉粉	95.0	0.02	0.01	4.9	0	20	836
	粉丝(干)	0.1	3.1	6.2	96.0	0.3	396	1 655
三、鲜豆类	黄豆芽	77.0	11.5	2.0	7.1	1.0	92	385
	绿豆芽	91.9	3.2	0.1	3.7	0.7	29	121
	毛豆	69.8	13.6	5.7	7.1	2.1	134	560
	芸豆	92.2	1.5	0.2	4.7	0.8	27	113
	扁豆	89.6	2.8	0.2	5.4	1.4	35	146
	刀豆	92.2	2.1	0.3	4.4	0.6	29	121
	豇豆	90.7	2.4	0.2	4.7	1.4	30	125
	豌豆	78.3	7.2	0.3	12.0	1.3	80	334
	蚕豆	77.1	9.0	0.7	11.7	0.3	89	372
四、根茎类	甘薯	67.1	1.8	0.2	29.5	0.5	127	531
	马铃薯	79.9	2.3	0.1	16.6	0.3	77	322
	芋头	78.8	2.2	0.1	17.5	0.6	80	334
	山药	82.6	1.5	0	14.4	0.9	64	268
	胡萝卜	89.6	0.6	0.3	7.6	0.7	35	146
	白萝卜	91.7	0.6	0	5.7	0.8	25	105
	红萝卜	91.1	0.8	0.1	6.6	0.8	30	125
	青萝卜	91.0	1.1	0.1	6.6	0.6	32	134
	水萝卜	92.1	1.0	0	5.7	0.5	27	113
	毛竹笋	88.1	2.6	0.2	7.5	1.0	42	176
	藕	77.9	1.0	0.1	19.8	0.5	84	351
	藕粉	10.2	0.8	0.5	87.5	0.3	358	1 496
	荠	74.5	1.5	0.1	21.8	0.6	94	393

续表

分类	食物	水分(g)	蛋白质(g)	脂肪(g)	糖(g)	粗纤维(g)	热量	
							(kcal)	(kJ)
五、嫩茎叶、花类	大白菜	95.6	1.1	0.2	2.1	0.4	15	63
	小白菜	94.5	1.3	0.3	2.3	0.7	17	71
	酸菜	94.7	0.8	0.1	3.2	0.6	17	71
	油菜	93.5	2.6	0.4	2.0	0.5	22	92
	卷心菜	94.5	1.4	0.2	2.3	0.9	17	71
	雪里红	91.0	2.8	0.6	2.9	1.0	28	117
	菠菜	91.8	2.4	0.5	3.1	0.7	27	113
	生菜	95.3	1.3	0.1	2.1	0.5	15	63
	芹菜	94.0	2.2	0.3	1.9	0.6	19	79
	韭菜	92.0	2.1	0.6	3.2	1.1	27	113
	韭黄	93.7	2.2	0.3	2.7	0.7	22	92
	青蒜	89.4	3.2	0.3	4.9	1.3	35	146
	蒜苗	86.4	1.2	0.3	9.7	1.2	46	192
	大蒜头	69.8	4.4	0.2	23.6	0.7	13	54
	大葱	91.6	1.0	0.3	6.3	0.5	32	134
	洋葱	88.3	1.8	0	8.0	1.1	59	147
	茭白	92.1	1.5	0.1	4.6	1.1	25	105
	荠菜	85.1	5.3	0.4	6.0	1.4	49	205
	菜花	92.6	2.4	0.4	3.0	0.8	25	105
	黄花菜(鲜)	82.3	2.9	0.5	11.6	1.5	63	263
	黄花菜(干)	11.8	14.1	0.4	60.1	6.7	300	1 254
六、瓜类	南瓜	97.8	0.3	0	1.3	0.3	6	25
	西葫芦	95.5	0.7	0	2.4	0.7	12	50
	冬瓜	96.5	0.4	0	2.4	0.4	11	46
	黄瓜	96.9	0.6	0.2	1.6	0.4	11	46
	菜瓜	95.3	0.9	0	2.9	0.6	15	63
	丝瓜	92.9	1.5	0.1	4.5	0.5	25	105
	西瓜	94.1	1.2	0	4.2	0.3	22	92
	甜瓜	92.4	0.4	0.1	6.2	0.4	27	113
	白兰瓜	93.1	0.5	0.2	5.2	0.4	25	105
	哈密瓜	89.0	0.5	0.3	9.5	0.2	43	180
七、茄果类	茄子	93.2	2.3	0.1	3.1	0.8	23	96
	番茄	95.9	0.8	0.3	2.2	0.4	15	63
	辣椒(青)	92.4	1.6	0.2	3.3	0.3	26	109
八、菌藻类	蘑菇(鲜)	93.3	2.9	0.2	2.4	0.6	23	96
	蘑菇(干)	11.3	38.0	1.5	24.5	7.4	264	1 104
	银耳	10.4	5.0	0.6	78.3	2.6	339	1 417
	木耳	10.9	10.6	0.2	65.5	7.0	306	1 279
	发菜	13.8	20.3	0	56.4	3.9	307	1 283

续表

分类	食物	水分(g)	蛋白质(g)	脂肪(g)	糖(g)	粗纤维(g)	热量(kcal)	热量(kJ)
	海带	12.8	8.2	0.1	56.2	9.8	258	1 078
	昆布	12.6	9.0	0.1	57.5	6.7	268	1 120
	紫菜	10.3	28.2	0.2	48.5	4.8	309	1 292
	苔菜	6.9	16.1	1.1	38.9	3.1	230	961
九、鲜果及干果类	葡萄(圆紫)	87.9	0.4	0.6	8.2	2.6	40	167
	葡萄干	14.6	2.6	0.3	78.9	0.2	329	1 375
	柚	84.8	0.7	0.6	12.2	0.8	57	238
	橙	86.1	0.6	0.1	12.2	0.6	52	217
	柑橘	85.4	0.9	0.1	12.8	0.4	56	234
	柠檬	89.3	1.0	0.7	8.5	0	44	184
	苹果	84.6	0.4	0.5	13.0	1.2	58	242
	沙果	82.7	0.3	0.8	15.1	0.9	69	288
	海棠	75.0	0.2	0.2	22.4	1.7	92	385
	鸭梨	89.3	0.1	0.1	9.0	1.2	37	155
	桃子	87.5	0.8	0.1	10.7	0.4	37	155
	李子	90.0	0.5	0.2	8.8	0	39	163
	草莓	90.7	1.0	0.6	5.9	1.4	32	134
	樱桃	89.2	1.2	0.3	7.9	0.8	39	163
	柿	82.4	0.7	0.1	10.8	3.1	47	196
	柿饼	22.7	2.4	0.1	70.3	1.6	291	1 216
	石榴	76.8	1.5	1.6	16.8	2.7	88	368
	枣(鲜)	73.4	1.2	0.2	23.2	1.6	99	414
	枣(干)	19.0	3.3	0.4	73.8	3.1	308	1 287
	大山楂	74.1	0.7	0.2	22.1	2.0	93	389
	香蕉	77.1	0.2	0.6	19.5	0.9	88	368
	菠萝	89.3	0.4	0.3	9.3	0.4	42	176
	甘蔗	84.2	0.2	0.5	12.4	1.5	55	230
十、硬果类	花生仁(生)	8.0	26.2	39.2	22.1	2.5	546	2 282
	西瓜子(炒)	3.7	31.8	39.1	19.1	1.8	556	2 324
	南瓜子(炒)	3.1	35.1	31.8	23.3	2.3	520	2 174
	葵花子	7.8	23.1	51.1	9.6	4.6	591	2 470
	核桃仁	4.0	16.0	63.9	8.1	5.8	672	2 809
	杏仁(生)	5.8	24.9	49.6	8.5	8.8	580	2 424
	栗子(生)	53.0	4.0	1.1	39.9	0	136	568
	松子	3.6	5.0	63.6	12.4	2.8	681	2 847
	莲子(干)	13.5	16.6	2.0	61.8	2.2	332	1 388
	榛子	10.3	15.9	49.6	19.9	0.9	590	2 466
	菱粉	18.5	0.2	0.2	80.8	0	326	1 363

续表

分类	食物	水分(g)	蛋白质(g)	脂肪(g)	糖(g)	粗纤维(g)	热量	
							(kcal)	(kJ)
十一、肉类及其制品	猪肉(肥瘦)	29.3	9.5	59.8	0.9	0	580	2 424
	猪肉(肥)	6.0	2.2	90.8	0.9	0	830	3 469
	猪肉(瘦)	52.6	16.7	28.8	1.0	0	330	1 379
	猪尾	17.4	4.8	77.1	0.4	0	715	2 989
	猪蹄筋	19.5	75.1	1.8	2.0	0	325	1 359
	猪舌	68.0	16.5	12.7	1.8	0	188	786
	猪心	75.1	19.1	6.3	0	0	133	556
	猪肝	71.4	21.3	4.5	1.4	0	131	548
	猪肾	77.8	15.5	4.8	0.7	0	108	451
	猪肚	80.3	14.6	2.9	1.4	0	90	376
	猪肠(大)	76.8	6.9	15.6	0.1	0	168	702
	猪皮	46.3	26.4	22.7	4.0	0	326	1 363
	猪血	29.1	18.9	0.4	0.6	0	82	343
	牛肉(肥瘦)	68.8	20.1	10.2	0	0	172	719
	牛肉(肥)	43.4	15.1	34.5	6.4	0	397	1 659
	牛肉(瘦)	70.7	20.3	6.2	1.7	0	144	602
	羊肉(瘦肥)	58.7	11.1	28.8	0.8	0	307	1 283
	羊肉(瘦)	67.6	17.3	13.6	0.5	0	194	811
	马肉	75.8	19.6	0.8	0	0	86	359
	兔肉	77.2	21.2	0.4	0.2	0	89	372
	驴肉	77.4	18.6	0.7	0	0	81	339
十二、乳和乳制品	人乳	87.6	1.5	3.7	6.9	0	67	280
	牛乳	87.0	3.3	4.0	5.0	0	69	288
	牛乳粉(全)	2.0	26.2	30.6	35.5	0	522	2 182
	牛乳粉(脱脂)	3.0	36.0	1.0	52.0	0	361	1 509
	乳酪	31.6	28.8	35.9	0.3	0	440	1 839
	奶油	73.0	2.9	20.0	3.5	0	206	861
十三、禽肉类	鸡	74.2	21.5	2.5	0.3	0	111	464
	鸭	74.6	16.5	7.5	0.5	0	136	568
	鹅	77.1	10.8	11.2	0	0	144	602
	燕窝	13.4	49.9	0	30.6	…	322	1 346
十四、蛋和蛋制品	鸡蛋	71.0	14.7	11.6	1.6	0	170	711
	鸭蛋	70.0	8.7	9.8	10.3	0	164	686
	鸭蛋(咸)	65.5	11.3	13.3	3.4	0	179	748
	鸡蛋白	88.0	10.0	6.1	1.3	0	46	192
	鸡蛋黄	53.5	13.6	30.0	1.3	0	330	1 379
	松花蛋	71.7	13.1	10.7	2.2	0	158	660
	鹅蛋	69.0	12.3	14.0	3.7	0	190	794

续表

分类	食物	水分(g)	蛋白质(g)	脂肪(g)	糖(g)	粗纤维(g)	热量	
							(kcal)	(kJ)
十五、鱼和其他水生动物	大黄鱼	81.8	17.6	0.8	…	0	78	326
	小黄鱼	79.2	16.7	3.6	…	0	99	414
	带鱼	74.1	18.1	7.4	…	0	139	581
	鲐巴鱼	70.4	21.4	7.4	…	0	152	635
	扁口鱼	77.2	19.1	1.7	0.1	0	92	385
	银鱼	89.0	8.2	0.3	1.5	0	42	176
	青鱼	74.5	19.5	5.2	0	0	125	523
	草鱼	77.3	17.9	4.3	0	0	110	560
	白鲢	76.2	18.6	4.8	0	0	118	493
	黑鲢	83.3	15.3	0.9	0	0	69	288
	鲤鱼	77.4	17.3	5.1	0	0	151	631
	鲫鱼	85.0	13.0	1.1	0.1	0	62	259
	泥鳅	73.5	22.6	2.9	0	0	117	489
	黄鳝	79.7	18.8	0.9	0	0	83	347
	香螺	83.1	14.8	0.6	6.2	0	68	284
	蚶	88.9	8.0	0.4	2.0	0	44	184
	牡蛎	80.5	11.3	2.3	4.3	0	83	347
	干贝	13.3	63.7	3.0	15.0	0	342	1 230
	蛤蜊	80.0	10.8	1.6	4.6	0	76	318
	蚌	84.8	7.5	5.9	1.1	0	88	368
	鱿鱼	80.0	15.1	0.8	2.4	0	77	321
	墨斗鱼	84.0	13.0	0.7	1.4	0	64	268
	海蜇	65.0	12.3	1.1	3.9	0	66	276
	海参(干)	5.0	76.5	1.1	13.2	0	369	1 542
	对虾	77.0	20.6	6.7	0.2	0	90	376
	虾米	20.7	58.1	2.1	4.6	0	270	1 129
	虾皮	20.0	39.3	3.0	8.6	0	219	915
	海蟹	70.0	15.5	2.9	8.5	0	122	510
	河蟹	71.0	14.0	5.9	7.4	0	139	581
	甲鱼	79.3	17.3	4.0	0	0	105	439
	田鸡	87.0	11.9	0.3	0.2	0	51	213

附录七　常用英汉缩写对照

缩写	英文全称	中文全称
AACE	American association of clinical endocrinologist	美国临床内分泌医师学会
ACE	angiotensin converting enzyme	血管紧张素转换酶
ACEI	angiotensin converting enzyme inhibitor	血管紧张素转换酶抑制剂
ADA	American diabetes association	美国糖尿病协会
AGEs	advanced glycolation end-products	糖化终末产物
AR	aldose reductase	醛糖还原酶
ARB	angiotensin Ⅱ receptor blocker	血管紧张素Ⅱ受体拮抗剂
ARI	aldose reductase inhibitor	醛糖还原酶抑制剂
AUC	area under curve	曲线下面积
ASCVD	atherosclerotic coronary artery disease	动脉粥样硬化性心血管疾病
BG	blood glucose	血糖
Bg	biguanide	双胍类
CAN	cardiac autonomic neuropathy	心脏自主神经病变
CAPD	continuous ambulatory peritoneal dialysis	持续非卧位腹膜透析
CCB	calcium channel blocker	钙通道阻滞剂
CDS	China diabetes society	中国糖尿病学分会
CGM	continuous glucose monitoring	动态血糖监测
CRF	C-reaction protein	C 反应蛋白
CSII	continuous subcutaneous insulin infusion	持续皮下胰岛素输注
CTGF	connective tissue growth factor	结缔组织生长因子
CVD	cerebral vascular disease	脑血管病变
CVOT	cardiovascular outcomes trial	心血管结局试验
DAG	diacylglycerol	二酯酰甘油
DBP	diastolic blood pressure	舒张压
DCA	dichloroacetate	二氯乙酸
DCCT	diabetes control and complications trial	糖尿病控制和并发症试验
DKA	diabetic ketoacidosis	糖尿病酮症酸中毒
DKD	diabetic kidney disease	糖尿病肾脏病
DM	diabetes mellitus	糖尿病
1 - DM	type 1 diabetes mellitus	1 型糖尿病
2 - DM	type 2 diabetes mellitus	2 型糖尿病

续表

缩写	英文全称	中文全称
DN	diabetic nephropathy	糖尿病肾病
DPN	diabetic polyneuropathy	糖尿病多神经病变
DPP-4	dipeptidyl peptidase-Ⅳ	二肽基肽酶-4
DR	diabetic retinopathy	糖尿病视网膜病变
ESRD	end-stage renal disease	终末期肾脏疾病
ECF	extracellular fluid	细胞外液体
ECM	extracellular matrix	细胞外基质
EGF	epidermal growth factor	表皮生长因子
ET	endothelin	内皮素
FBG	fasting blood glucose	空腹血糖
FDA	food and drug administration	食品和药品管理委员会
FFA	free fatty acid	游离脂肪酸
FGF	fibroblast growth factor	成纤维细胞生长因子
FGM	flash glucose monitoring	瞬感血糖监测
FR	free radical	自由基
GAD	glutamic acid decarboxylase	谷氨酸脱羧酶
GAD-Ab	glutamic acid decarboxylase antibody	谷氨酸脱羧酶抗体
GBM	glomerular basement membrane	肾小球基底膜
GDM	gestational diabetes mellitus	妊娠糖尿病
GIGT	gestational impaired glucose tolerance	妊娠期糖耐量减退
GFR	glomerular filtrate rate	肾小管滤过率
GH	growth hormone	生长激素
GHb	glycosylated Hemoglobin	糖化血红蛋白
GLP	glucagon-like peptide	胰高糖素样肽
Glu	glucagon	胰高糖素
Glut	glucose transporter	葡萄糖运载体
HAD	hospital anxiety and depression scale	医院焦虑抑郁评分表
HbA1c	hemoglobin A1c 糖	化血红蛋白 A1c
hCS	human chorionic somatomammotropin	人绒毛膜促性腺激素
HDL	high density lipoprotein	高密度脂蛋白
HGCT	hyperglycemic glucose clamp technique	高葡萄糖钳夹技术
HK	hexokinase	己糖激酶
HLA	human leukocyte antigen	人类白细胞抗原
HMG-CoA	3-hydroxy-3-methylglutaryl coenzyme A	3-羟基-3-甲基戊二酰辅酶 A
HNF	hepatocyte nuclear factor	肝细胞核因子
HOMA	homeostasis model assessment	稳态模型评估法
hPL	human placental lactogen	人胎盘生乳素
HSPG	heparan sulfate proteoglycan	硫酸肝素蛋白多糖
IAA	insulin auto-antibody	胰岛素自身抗体

续表

缩写	英文全称	中文全称
IA-2	insulinoma associated protein 2	胰岛素瘤相关蛋白-2
IA-2Ab	insulinoma associated protein 2 antibody	胰岛素瘤相关蛋白-2抗体
IADPSG	international association of diabetes and pregnancy study group	国际糖尿病和妊娠研究组协会
ISI	insulin sensitivity index	胰岛素敏感指数
ICA	islet cell antibody	胰岛细胞抗体
ICAM-1	intercellular adhesion molecule-1	细胞间黏附分子
ICF	intracellular fluid	细胞间液体
IDDM	insulin-dependent diabetes mellitus	胰岛素依赖性糖尿病
IDF	international diabetes federation	国际糖尿病联盟
IFN	interferin	干扰素
IGF	insulin-like growth factor	胰岛素样生长因子
IFG	impaired fasting glucose	空腹血糖受损
IFH	isolated Fasting hyperglycemia	孤立性空腹高血糖
IGT	impaired glucose tolerance	糖耐量减退
I-IGT	isolated impaired glucose tolerance	单纯性糖耐量受损
IGR	impaired glucose regulation	糖调节受损
IL-1	interleukin-1	白介素-1
IMGU	insulin mediated glucose uptake	胰岛素介导的葡萄糖摄取
Ins	insulin	胰岛素
IPH	isolated postprandial hyperglycemia	孤立性餐后高血糖
IR	insulin resistance	胰岛素抵抗
IRS-1	insulin receptor substrate-1	胰岛素受体底物-1
JDF	juvenile diabetes foundation	青年糖尿病基金会
LA	lactic acidosis	乳酸酸中毒
LADA	latent autoimmune diabetes in adults	成人隐匿自身免疫性糖尿病
LDH	lactate dehydrogenase	乳酸脱氢酶
LDL	low density lipoprotein	低密度脂蛋白
LP(a)	lipoprotein(a)	脂蛋白(a)
MACE	major adverse cardiovascular events	主要心血管不良事件
MCP-1	monocyte chemoattractant protein-1	单核细胞趋化蛋白-1
MIF	monocyte migration inhibitory factor	单核细胞移动抑制因子
MHC	major histocompatibility complex	主要组织相容性复合物
MMT	minimal model technique	最小模型技术
MODY	maturity-onset diabetes of the young	成人起病年青糖尿病
MOE	malignant external otitis	恶性外耳炎
MRDM	malnutrition-related diabetic mellitus	营养不良相关性糖尿病
NAD	nicotinamide	烟酰胺
NDR	normal diabetic retinal	正常糖尿病视网膜

续表

缩写	英文全称	中文全称
NGF	neural growth factor	神经生长因子
NHK	nonketotic hyperosmolar diabetic coma	糖尿病高渗非酮症昏迷
NIDDM	non-insulin-dependent diabetes mellitus	非胰岛素依赖性糖尿病
NIMGU	non-insulin mediated glucose uptake	非胰岛素介导的葡萄糖摄取
NO	nitric oxide	一氧化氮
NPDR	non-proliferative diabetic retinopathy	非增殖性糖尿病视网膜病变
NPH	neutral protamine hagedorn	中性鱼精蛋白
OGTT	oral glucose tolerance test	口服葡萄糖耐量试验
OHA	oral hypoglycemic agent	口服降血糖药物
OAD	oral anti-diabetic agent	口服抗糖尿病药物
OxLDL	oxidative LDL	氧化型低密度脂蛋白
PAI-1	plasminogen activator inhibitor-1	纤维蛋白原活化抑制因子-1
PBG	postprandial blood glucose	餐后血糖
PDGF	platelet-derived growth factor	血小板衍生生长因子
PDH	glyceraldhyde-phosphate dehydrogenase	磷酸甘油醛脱氢酶
PDR	proliferative diabetic retinopathy	增殖性视网膜病变
PFK	phosphofructokinase	磷酸果糖激酶
PK	pyruvate kinase	丙酮酸激酶
PKC	protein kinase C	蛋白激酶C
PPAR	peroxisome proliferate-activated receptor	过氧化增殖活化受体
PRP	panretinal photocoagulation	全视网膜光凝
PZI	protamine zinc insulin	鱼精蛋白锌胰岛素
RAAS	renin-angiotensin-aldosterone system	肾素血管紧张素醛固酮系统
RPF	renal plasma flow	肾血浆流量
RPG	random plasma glucose	随机血糖
SAS	self-rating anxiety scale	焦虑自评量表
SBP	systolic blood pressure	收缩压
sdLDL	small and dense LDL	小而密的低密度脂蛋白
SGLT-2	soduim-glucose-transporter-2	钠-葡萄糖转运蛋白-2
SPIDDM	slow progressive insulin-dependent diabetes mellitus	缓慢进展胰岛素依赖型糖尿病
SU	sulfonylureas	磺酰脲类
SSF	secondary Sulfonylureas failure	继发性磺酰脲类药物失效
STZ	streptozotocin	链脲霉素
TC	cholesterol	胆固醇
TG	triglyceride	甘油三酯
TGF	transforming growth factor	转化生长因子
TNF	tumor necrosis factor	肿瘤坏死因子
TZD	thiazolidinediones	噻唑烷二酮衍生物
tPA	tissue plasminogen activator	组织纤维蛋白原活化物

续表

缩写	英文全称	中文全称
UAE	urinary albumin excretion	尿白蛋白排泄
UAER	urinary albumin excretion rate	尿白蛋白排泄率
UG	urinary glucose	尿糖
UKPDS	United Kingdom prospective diabetes study	英国前瞻性糖尿病研究
VCAM - 1	vascular cell adhesion molecule	血管-细胞间黏附分子
VEGF	vascular endothelial growth factor	血管内皮生长因子
VGTT	intravenous glucose tolerance test	静脉葡萄糖耐量试验
VLDL	very low density lipoprotein	极低密度脂蛋白
WHO	world health organization	世界卫生组织

参 考 文 献

[1] 钟学礼. 临床糖尿病学[M]. 上海:上海科技出版社,1989.

[2] 朱禧星. 现代糖尿病学[M]. 上海:上海医科大学出版社,2000.

[3] 中华医学会糖尿病分分会. 2007 年版中国 2 型糖尿病防治指南 [J]. 中华内分泌代谢杂志,2008,24(2):1227-1245.

[4] 中华医学会糖尿病学分会. 中国 2 型糖尿病防治指南(2013 年版)[J]. 中国糖尿病杂志,2014,30(8):447-498.

[5] Jehinger P S, Davidson J A, Blonde L, et al. Road maps to achieve glycerin control in type 2 diabetes mellitas: ACE/AACE Diabetes Road Map Task Force[J]. Endocr Pract, 2007, 13(3): 260-268.

[6] Tamez-Pérez H E, Proskauer-Peña S L, Hernŕndez-Coria M I, et al. AACE comprehensive diabetes management algorithm 2013[J]. Endocr Pract, 2013, 19(4):736-737.

[7] Rodbard H W, Blonde L, Braithwaite S S, et al. American Association of Clinical Endocrinologists medical guidelines for clinical practice for the management of diabetes mellitus[J]. Endocr Pratt, 2007, 13(Suppl l):1-68.

[8] Bailey T. Options for combination therapy in type 2 diabetes: comparison of the ADA/EASD position statement and AACE/ACE algorithm [J]. Am J Med, 2013, 126 (9: Suppl 1):S10-20.

[9] Meneghini L F. Intensifying insulin therapy: what options are available to patients with type 2 diabetes? [J]. Am J Med, 2013, 126(9: Suppl 1):S28-S37.

[10] Inzucchi S E, Bergenstal R M, Buse J B, et al. Management of hyperglycemia in type 2 diabetes, 2015: a patient-centered approach: update to a position statement of the American Diabetes Association and the European Association for the Study of Diabetes [J]. Diabetes Care, 2015, 38(1): 140-149.

[11] Chamberlain J J, Rhinehart A S, Shaefer C F, et al. Diagnosis and Management of Diabetes: Synopsis of the 2016 American Diabetes Association Standards of Medical Care in Diabetes[J]. Ann Intern Med, 2016,164(8):542-52.

[12] Mechanick J I, Harrell R M, Allende-Vigo M Z, et al. Transculturalization recommendations for developing Latin American clinical practice algorithms in endocrinology — proceedings of the 2015 pan-American workshop by the American association of clinical endocrinologists and American college of endocrinology[J]. Endocr Pract, 2016, 22(4):476-501.

[13] Hall R, Besser. Fundamentals of clinical endocrinology[M]. 4th ed. New York:Chu-rchill Livingston, 1989:318-361.

[14] Bonadonna R C. In vivo metabolic defects in non-insulin-dependent diabetes mellitus[J]. Horm Res, 1993, 39(Suppl 3):102-106.

[15] Kahn C R, Folli F. Molecular determinants of insulin action[J]. Horm Res, 1993,39(Suppl 3):93-

101.
[16] Rossini A A, Greiner D L. Immunopathogenesis of diabetes mellitus[J]. Diabetes Revi, 1993, 1(1):43-66.
[17] Bloomgarden Z T. European association for the study of diabetes(EASD) 2001 meeting[J]. Diabetes Care, 2001,25(7):1229-1236.
[18] Atkinson M A, Maclaren N K. The pathogenesis of insulin dependent diabetes[J]. N Engl J Med, 1994, 331: 1428-1436.
[19] Ma R C, Chan J C. Diabetes: incidence of childhood type 1 diabetes: a worrying trend[J]. Nat Rev Endocrinol, 2009, 5(10):529-530.
[20] Gan M J, Albanese-O'Neill A, Haller M J. Type 1 diabetes: current concepts in epidemiology, pathophysiology, clinical care, and research[J]. Curr Probl Pediatr Adolesc Health Care, 2012, 42 (10): 269-291.
[21] 梁梦璐,胡永华. 1 型糖尿病病因流行病学研究进展[J]. 中华疾病控制杂志,2013,17(4): 349-353.
[22] 黄锟,陶芳标. 儿童维生素 D 缺乏与 1 型糖尿病[J]. 国外医学(卫生学分册),2005,32(2):83-87.
[23] Skyler J S, Marks J B. Immune intervention in type 1 diabetes mellitus[J]. Diabetes Revi, 1993, 1(1):15-30.
[24] Rabinoxitch A, Skyler J S. Prevention of type 1 diabetes[J]. Med Clin North AM, 1998, 82(4): 739-756.
[25] Argiles J M, Soriano J L, Lope Soriano F J. Cytokines and diabetes: The final step? [J]. Horm Metab Res, 1994, 26(6):447-449.
[26] Mallone R, van Endert P. T cells in the pathogenesis of type 1 diabetes[J]. Curr Diab Rep, 2008, 8(2):101-106.
[27] Seissler J. Latent (slowly progressing) autoimmune diabetes in adults[J]. Curr Diab Rep, 2008, 8(2):94-100.
[28] Rewers M, Ludvigsson J. Environmental risk factors for type 1 diabetes[J]. Lancet, 2016, 387 (10035):2340-2348.
[29] Achenbach P, Barker J, Bonifacio E, Pre-POINT Study Group. Modulating the natural history of type 1 diabetes in children at high genetic risk by mucosal insulin immunization[J]. Curr Diab Rep, 2008, 8(2):87-93.
[30] Ziegler A G, Walter M, Boerschmann H. Inflammation at the islets of langerhans and its role for the pathogenesis of type 2 diabetes[J]. Curr Diab Rep, 2008, 8(2):85-86.
[31] Elbein S C, Hoffman M D, Bragg K, et al. The genetics of NIDDM[J]. Diabetes Care, 1994,17 (12): 1523-1534.
[32] Polonsky K, Sturis J, Bell G I. Seminar in medicine of the Beth Isarel Hospital, Boston: Non-insulin-dependent diabetes mellitus-A genetically programmed failure of the Beta cell to compensate resistance[J]. N Engl J Med, 1996, 334:777-783.
[33] Vauhkonen I, Niskannen L, Vanninen E, et al. Defects in insulin secretion and insulin action in non-insulin-dependent diabetes mellitus are inherited: metabolic studies on offspring of diabetic probands[J]. J Clin Invest, 1998, 101:86-96.
[34] Polonsky K S, Sturis J, Bell G I. Non-insulin dependent diabetes mellitus: a genetically programmed failure of the beta cell to compensate for insulin resistance[J]. N Engl J Med, 1996, 334: 777-784.
[35] Herman W H, Fajans S S, Oritz F J, et al. Abnormal insulin secretion, not insulin resistance, is the genetic or primary defect of MODY in the RW pedigree[J]. Diabetes, 1994, 43(1): 40-46.

[36] Warram J H, Martin B C, Krolewskl A S, et al. Slow glucose removal rate and hyperinsulinemia precede the development of type Ⅱ diabetes in the offspring of diabetes parents[J]. Ann Intern Med, 1990, 113(12):909-915.

[37] Soeldner S, Srikanta S, Elesenbarth G S, et al. Pre-hyperglycemic diabetes mellitus[J]. Clin Chem, 1986, 32(10): B7-19.

[38] Clauser E, Leconte I, AUzan C, et al. Molecular basis of insulin resistance[J]. Horm Res, 1992, 38(1):5-12.

[39] 张驰，尹卫东. 脂肪细胞因子与2型糖尿病[J]. 国外医学(老年医学分册),2004,25(3):138-140.

[40] Yamauchi T, Kamon J, Minokoshi Y, et al. Adiponectin stimulates glucose utilization and fatty-acid oxidation by activating AMP-activated protein kinase[J]. Nature Med, 2002, 8(11): 1288-1295.

[41] Wyne K L. Free fatty acids and type 2 diabetes mellitus[J]. Am J Med, 2003, 115(suppl): 29-36.

[42] 叶山东. 胰岛素抵抗的病因和治疗概况[J]. 国外医学(内分泌分册),1995,15(2):77.

[43] The Expert Committee on the Diagnosis and Classification of Diabetes Mellitus. Report of the expert committee on the diagnosis and classification of diabetes mellitus[J]. Diabetes Care, 1997, 20(7): 1183-1197.

[44] Zimmet P Z, Tuomi T, Mackay R, et al. Latent autoimmune diabetes mellitus in adults(LADA): the role of antibodies to glutamic acid decarboxylase in diagnosis and prediction of insulin dependency[J]. Diabet Med, 1994, 11(3): 299-303.

[45] Van den Ouwenland J M W, Lemkes H H P J, Ruitenbeek W, et al. Mutation in mitochondra tRNA (Leu) (URR) gene in a large pedigree with maternally transmitted type Ⅱ diabetes mellitus and deafness[J]. Nature Genet, 1992, 1(5): 368-371.

[46] Robitaille J, Grant A M. The genetics of gestational diabetes mellitus: evidence for relationship with type 2 diabetes mellitus[J]. Genet Med, 2008, 10(4): 240-50.

[47] Songer T J, Zimmet P Z. Epidemiology of type Ⅱ diabetes: an international perspective[J]. Pharmaco Economics, 1995, 8(suppl 1): 1-11.

[48] 全国糖尿病防治协作组. 1994年中国糖尿病患病率及其危险因素[J]. 中华内科杂志, 1997, 36(5): 384-389.

[49] Van Wye G, Kerker B D, Matte T. Obesity and diabetes in New York City, 2002 and 2004[J]. Prev Chronic Dis, 2008, 5(2): A48.

[50] Cali A M, Caprio S. Prediabetes and type 2 diabetes in youth: an emerging epidemic disease? [J]. Curr Opin Endocrinol Diabetes Obes, 2008, 15(2): 123-127.

[51] King H, Rewers M. Global estimates for prevalence of diabetes mellitus and impaired glucose tolerance in adults. WHO Ad Hoc Diabetes Reporting Group[J]. Diabetes Care, 1993, 16(2): 157-177.

[52] Bloomgarden Z T. Type 2 diabetes: its prevalence, causes, and treatment [J]. Diabetes Care, 1998, 21(5): 860-865.

[53] America Diabetes Association. Screening for type 2 diabetes[J]. Diabetes Care, 1998, 21(suppl 1): 20-22.

[54] Vaaler S. Non-insulin-dependent diabetes(NIDDM): prevention, or an alarming alternative? [J]. IDF Bull, 1995, 40(3):5-6.

[55] Bennett P H. NIDDM: lessons from the pima Indians[J]. IDF Bull, 1995, 40(3): 18-22.

[56] Tumilehto J. Primary prevention of NIDDM[J]. IDF Bull, 1995, 40(3): 21-28.

[57] Pan X R, Li G W, Hu Y H, et al. Effects of diet and exercise in preventing NIDDM in people

with impaired glucose tolerance[J]. Diabetes Care, 1997, 20 (4): 537-544.

[58] Chamberlain J J, Rhinehart A S, Shaefer C F, et al. Diagnosis and Management of Diabetes: Synopsis of the 2016 American Diabetes Association Standards of Medical Care in Diabetes[J]. Ann Intern Med, 2016, 164(8): 542-552.

[59] Cravedi P, van der Meer I M, Cattaneo S, et al. Successes and disappointments with clinical islet transplantation[J]. Adv Exp Med Biol, 2010, 654:749-769.

[60] Gremizzi C, Vergani A, Paloschi V, et al. Impact of pancreas transplantation on type 1 diabetes-related complications[J]. Curr Opin Organ Transplant, 2010, 15(1): 119-123.

[61] Vardanyan M, Parkin E, Gruessner C, et al. Pancreas vs. islet transplantation: a call on the future[J]. Curr Opin Organ Transplant, 2010, 15(1): 124-130.

[62] Health Quality Ontario. Pancreas Islet Transplantation for Patients with Type 1 Diabetes Mellitus: A Clinical Evidence Review[J]. Ont Health Technol Assess Ser, 2015, 15(16): 1-84.

[63] Vieira A, Courtney M, Druelle N, et al. β-Cell replacement as a treatment for type 1 diabetes: an overview of possible cell sources and current axes of research[J]. Diabetes Obes Metab, 2016, 18 (Suppl 1): 137-143.

[64] Pellegrini S, Cantarelli E, Sordi V,et al. Acta the state of the art of islet transplantation and cell therapy in type 1 diabetes[J]. Diabetol, 2016, 53(5):683-691.

[65] Aguayo-Mazzucato C, Bonner-Weir S. Stem cell therapy for type 1 diabetes mellitus[J]. Nat Rev Endocrinol, 2010, 6(3):139-148.

[66] Vanikar A V, Trivedi H L, Thakkar U G. Stem cell therapy emerging as the key player in treating type 1 diabetes mellitus[J]. Cytotherapy, 2016, 18(9):1077-1086.

[67] Eriksson K F, Lindgarde F. Prevention of type 2(non-insulin-dependent) diabetes mellitus by diet and physical exercise[J]. Diabetologia, 1991, 34(7): 891-898.

[68] Wendorf M, Goldfine I D. Archaeology of NIDDM: excavation of the "thrifty" genotype hypothesis[J]. Diabetologia, 1992, 35(6): 595-601.

[69] Mannucci E, Bardini G, Ognibene A, et al. Screening for diabetes in obese patients using new diagnostic creteria[J]. Diabetes Care, 1998, 21(3):468.

[70] Edelstein S L, Knowler W C, Bain R P, et al. Predictors of progression from impaired glucose tolerance to NIDDM: an analysis of six prospective studies[J]. Diabetes, 1997, 46(5): 701-710.

[71] Knower W C, Narayan K M V, Zimmet P. Preventing non-insulin-dependent diabetes[J]. Diabetes, 1995(4): 483-488.

[72] Goldberg R B. Prevention of type 2 diabetes[J]. Med Clin Nort Am, 1998, 82(4): 805-822.

[73] Chou P, Li W U, Wu G S, et al. Progression to diabetes among high-risk groups in Kin-Chen, Kinmen: Exploring the natural history of type 2 diabetes[J]. Diabetes Care, 1998(7): 1183-1187.

[74] Tuomilehto J, Lindstrom J, Eriksson J G, et al. Prevention of type 2 diabetes mellitus by changes in lifestyle among subjects with impaired glucose tolerance[J]. N Engl J Med, 2001, 344: 1343-1350.

[75] Salpeter S R, Buckley N S, Kahn J A, et al. Meta-analysis: metformin treatment in persons at risk for diabetes mellitus[J]. Am J Med, 2008, 121(2): 149-157.

[76] Schjoedt K J, Hansen H P, Tarnow L, et al. Long-term prevention of diabetic nephropathy: an audit[J]. Diabetologia, 2008, 51(6): 956-961.

[77] Skamagas M, Breen T L, LeRoith D. Update on diabetes mellitus: prevention, treatment, and association with oral diseases[J]. Oral Dis, 2008, 14(2): 105-114.

[78] Fonseca V A. Rationale for the use of insulin sensitizers to prevent cardiovascular events in type 2

diabetes mellitus[J]. Am J Med, 2007, 120(Suppl 2): S18-25.

[79] Ashcroft J S. Prevention of diabetes: lifestyle and metformin are the way forward[J]. BMJ, 2006, 333(7574): 918-919.

[80] Deans K A, Sattar N. Anti-inflammatory drugs and their effects on type 2 diabetes[J]. Diabetes Technol Ther, 2006, 8(1): 18-27.

[81] 叶山东. 餐后高血糖的研究进展[J]. 国外医学(内科学分册), 2004, 31(6): 154-156.

[82] Chiasson J L, Josse R G, Gomis R, et al. Acarbose for prevention of type 2 diabetes mellitus: the STOP-NIDDM randomised trial[J]. Lancet, 2002, 359: 2072-2077.

[83] Metzger B E, Coustan D R. Summary and recommendations of the fourth international workshop-conference on gestational diabetes mellitus[J]. Diabetes Care, 1998, 21(suppl 2): 161-167.

[84] Scheen A J, Lefebvre P J. Assessment of insulin resistance in vivo: application to the study of type 2 diabetes[J]. Horm Res,1992,38(1):19-27.

[85] DeFronzo R A, Tobin J D, Andres R. Glucose clamp technique: a method for quantifying insulin secretion and resistance[J]. Am J Physiol, 1979, 232(1):214-223.

[86] 李光伟, 潘孝仁, Lilliija S, 等. 检测人群胰岛素敏感性的一项新指标[J]. 中华内科杂志, 1993, 32: 656-658.

[87] 邓尚平. 提高胰岛B细胞功能的临床检测水平[J]. 中华内分泌代谢杂志,1999, 15(2): 65-66.

[88] 赵咏莉, 叶山东. 胰岛B细胞功能的评估[J]. 国外医学(老年医学分册),2003,24(6): 270-272.

[89] Stumvoll M, Yki-Jarvinen H, Mrtrakou A, et al. Use of oral glucose tolerance test to assess insulin release and insulin sensitivity[J]. Diabetes Care,2000,23: 295-301.

[90] Nagi D K, Konwler W C, Mohamed A V, et al. Intact proinsulin, del 31,32 proinsulin, and specific insulin concentration among nondiabetic subjects in populations at varying risk of type 2 diabetes[J]. Diabetes Care, 1998, 21: 127-133.

[91] Rader M E, Porte D J R, Scjwartz R S,et al. Disproportionately elevated proinsulin levels reflect the degree of impaired β-cell secretory capacity in patients with non-insulin dependent diabetes mellitus[J]. J Clin Endocr Metab, 1998, 83: 604-608.

[92] 宁光.2型糖尿病双重缺陷[J]. 国外医学(内分泌学分册),2003, 23(3):184-185.

[93] Krolewiki A S, Warram J H, Freire M B S. Epidemiology of late complications: a basis for the development and evaluation of prevention programs[J]. Endocrionol Metab Clin North AM, 1996, 25(2):217-242.

[94] Leese B. Economic evaluation of type Ⅱ diabetes[J]. Pharmaco Economics, 1995, 8(suppl 1): 23-27.

[95] Skyler J S. Diabetic complications: The importance of glucose control[J]. Endocrionol Metab Clin North AM, 1996,25(2): 243-254.

[96] Nathan D M. Long-term complications of diabetes mellitus[J]. N Engl J Med, 1993, 328(23): 1676-1684.

[97] The DCCT Research Group. The effect of intensive treatment of diabetes on the development and progression of long-term complications in insulin-dependent diabetes mellitus[J]. N Engl J Med, 1993, 329(9): 977-986.

[98] UKPDS Group. Intensive blood-glucose control with sulphonylureas or insulin compared with conventional treatment and risk of complications in patients with type 2 diabetes(UKPDS 33) [J]. Lancet, 1998, 352: 837-853.

[99] Shichiri M, Kishikawa H, Ohjubo Y, et al. Long-term results of the Kumamoto study on optimal diabetes control in type 2 diabetic patients[J]. Diabetes Care, 2000, 23(Suppl 2): 1-29.

[100] 叶山东. 糖尿病慢性并发症的综合预防[J]. 国外医学(内科学分册),1998, 25(5): 191-194.
[101] UK Prospective Diabetes Study Group. Tight blood pressure control and risk of macrovascular and microvascular complications in type 2 diabetes: UKPDS 38[J]. BMJ, 1998, 37(12): 703-713.
[102] UK Prospective Diabetes Study Group. Efficacy of atenolol and captopril in reducing risk of macrovascular and microvascular complications in type 2 diabetes: UKPDS 39[J]. BMJ, 1998, 37(12): 713-720.
[103] UK Prospective Diabetes Study Group. Cost effectiveness analysis of improved blood pressure control in hypertensive patients with type 2 diabetes: UKPDS 40[J]. BMJ, 1998, 37(12): 720-726.
[104] European Association for the Study of Diabetes Annual Meeting, 1999. Complications of diabetes [J]. Diabetes Care, 2000, 23: 1423-1428.
[105] Camera A, Hopps E, Caimi G. Diabetic microangiopathy: physiopathological, clinical and therapeutic aspects[J]. Minerva Endocrinol, 2007, 32(3): 209-229.
[106] Feinglos M N, Bethel M A. Treatment of type 2 diabetes mellitus[J]. Med Clin North AM, 1998, 82(4): 757-790.
[107] De Frono R A. Pharmacologic therapy for type 2 diabetes mellitus[J]. Ann Intern Med, 1999, 131: 281-303.
[108] Bloomgarden Z T. Treatment issues in type 2 diabetes[J]. Diabetes Care, 2002, 25(3): 614-619.
[109] Hirsch I B. Intensive treatment of type 1 diabetes[J]. Med Clin North AM, 1998, 82(4): 689-720.
[110] American Diabetes Association. Nutrition recommendation and principles for people with diabetes mellitus[J]. Diabetes Care, 1998, 21(suppl 1):S32-35.
[111] Franz M J, Horton E S, Bantle J P, et al. nutrition principles for the management of diabetes and related complications[J]. Daibetes Care, 1994, 17(5): 490-518.
[112] Jenkins D J A, Thomas D M, Wolever T M S, et al. Glycemic index of foods: a physiological basis for carbohydrate exchanges[J]. Am J Clin Nutr, 1981, 34(3): 362-366.
[113] 叶山东. 非胰岛素依赖型糖尿病的药物治疗[J]. 国外医学(内科学分册),1995,22(8): 334-338.
[114] 叶山东. 2 型糖尿病强化血糖治疗达标及监测的最佳策略及新认识[J]. 实用糖尿病杂志,2001,9: 4-6.
[115] 程桦. 2 型糖尿病的最佳控制策略及新认识[J]. 实用糖尿病杂志,2001,9:1-3.
[116] 叶山东. 胰岛素增敏药在 1 型糖尿病治疗中的使用及临床评价[J]. 实用糖尿病杂志,1999,7: 15-17.
[117] Cefalu W T, Urquhart S. Clinical management strategies for type 2 diabetes[J]. JAAPA. 2007, Suppl: 9-14.
[118] Sharma S T, Nestler J E. Prevention of diabetes and cardiovascular disease in women with PCOS: treatment with insulin sensitizers[J]. Clin Endocrinol Metab. 2006, 20 (2): 245-260.
[119] Matthaei S, Kellerer M, Stumvoll M, et al. Pathophysiology and pharmacological treatment of insulin resistance[J]. Endocor Rev, 2000, 21(6): 585-618.
[120] Harris M I, Eastman R S, Cowie C C, et al. Racial and ethnic differences in glycemic control of adults with type 2 diabetes[J]. Diabetes Care, 1999,22(3): 403-408.
[121] Prospective Diabetic Study Group. UKPDS28: a randomized trial of efficacy of early addition of metformin in Sulphonylureas-treated type 2 diabetes[J]. Diabetes Care, 1998, 21(1): 87-92.
[122] Edelman S V. The role of the thiazolidinediones in the practical management of patients with type 2 diabetes and cardiovascular risk factors[J]. Rev Cardiovasc Med, 2003, 4(suppl 6):9-37.

[123] Diamant M, Heine R J. Thiazolidinediones in type 2 diabetes mellitus: Current clinical evidence [J]. Drug, 2003, 61(13):1373-1405.

[124] Van-Gaal L F, De-leeuw I H. Retinal and options of for combination therapy in the treatment of type 2 diabetes[J]. Diabetologia, 2003, 46(suppl 1): 44-47.

[125] Zimmerman B R. Sulfonylureas[J]. Endocrinol Metab Clin North Am, 1997, 6(3): 511-522.

[126] Bressler R, Johnson D G. Pharmacological regulation of blood glucose levels in Non-insulin-dependent diabetes mellitus[J]. Arch Intern Med, 1997, 157(4): 836-848.

[127] Scheen A J, Lefebvre P J. Antihyperglycemic agents: drug interaction of clinical importance[J]. Drug Safety, 1995, 12(1): 32-45.

[128] Home P D. Rapid-acting insulin secretagogues: a clinical need? [J]. Exp Clin Endocrinol Diabetes, 1999,107(suppl 4): 115-199.

[129] Owens D R. Repaglinide prandial glucose regulator: a new class of oral antidiabetic drug[J]. Diabetic Med, 1998, 15(suppl 4): 28-36.

[130] Hermann L S, Schersten B, Bitzen P O, et al. Therapeutic comparison of metformin and sulfonylurea, alone and various combinations[J]. Diabetes Care, 1994, 17(10): 1100-1109.

[131] Chow C C, Tsang L W W, Sorensen J P, et al. Comparison of insulin with or without continuation of oral hypoglycemic agents in the treatment of secondary failure in NIDDM patients[J]. Diabetes Care, 1995, 18(3): 307-314.

[132] Yki-Jarvinen H, Ryysy L, Nikkila K, et al. Comparison of bedtime insulin regimens in patients with type 2 diabetic mellitus: a randomized, controlled trial[J]. Ann Intern Med, 1999, 130: 389-396.

[133] Edelman S V. New oral antidiabetic agents for the prevention and management of NIDDM[J]. International Diabetes Monitor, 1996, 8(4): 1-8.

[134] Genuth S. Managment of the adult onset diabetic with sulfonylurea drug failure[J]. Endocrinol Metab Clin North Am, 1992, 21(2): 351-369.

[135] Bell P M, Hadden D R. Metformin[J]. Endocrinol Metab Clin North Am,1997,6(3): 523-539.

[136] Garber A J. Metformin therapy for type Ⅱ diabetes mellitus[J]. Parmacol Ther, 1995, 20(4): 568-583.

[137] UK Prospective Diabetes Study(UKPDS) group. Effect of intensive blood-glucose control with metformin on complications in overweight patients with type 2 diabetes mellitus[J]. The Lancet, 1998, 352(12): 352-358.

[138] Defronzo R A, Goodman A M, and the Multicenter Metformin Study Group. Efficacy of metformin in patients with non-insulin-dependent diabetes mellitus[J]. N Engl J Med, 1995, 333(9): 541-549.

[139] Lebovitz H E. Oral antidiabetic agents: the emergence of α-glucosidase inhibitors[J]. Drug, 1992,44(suppl 3): 21-28.

[140] Lebovitz H Z. Alpha-glucosidase inhibitors[J]. Endocrinol Metab Clin North Am, 1997,6(3): 539-552.

[141] Bayraktar M, Van Thiel D H, Adalar N. A comparison of acarbose versus metformin as an adjuvant therapy in sulfonylurea-treated NIDDM patients[J]. Diabetes Care, 1996, 19(3): 252-254.

[142] Henry R R. Thiazolidinediones[J]. Endocrinol Metabol Clin North AM, 1997, 26(3): 553-573.

[143] Stltiel A R, Olefsky J M. Thiazolidinediones in the treatment insulin resistant and type 2 diabetes. Diabetes, 1996, 45(12): 1661-1667.

[144] Kumar K, Boulton A J M, Beck-Nielsen H, et al. Troglitazone, an insulin action enhancer,

improves metabolic control in NIDDM patients[J]. Diabetologia, 1996,39(6): 701-709.
[145] Iwanmoto Y, Kosaka K, Kuzuya T, et al. Effect of combination therapy of troglitazone and sulfonylureas in patients type 2 diabetes who were poorly controlled by sulfonylureas therapy alone [J]. Diabet Med, 1996, 13: 365-370.
[146] Doldstein B J. Current views on the mechanism of action of thiazolidinedione insulin sensitizers [J]. Diabetes Technol Ther, 1999, 1: 267-275.
[147] Abrahamson M J. Clinical use of thiazolidinediones: recommendations[J]. Am J Med, 2003, 115 (suppl): 116-120.
[148] Iskandar I, Richard D. Dipeptidyl peptidase-IV inhibitors: a major new class of oral antidiabetic drug[J]. Diabetes Obes Metab, 2007, 9(2):15-31.
[149] James M, John W, Yun P, et al. Chronic inhibition of dipeptidyl peptidase-4 with a sitagliptin analog preserves pancreatic B-cell mass and function in a rodent model of type 2 diabetes[J]. Diabetes, 2006, 55(6): 1695.
[150] Barnett A. DPP-4 inhibitors and their potential role in management of type 2 diabetes[J]. Journal of Clinical Practice, 2006, 60(11): 1454-1470.
[151] Santiago J V. Insulin therapy in the last decade[J]. Diabetes Care, 1993, 16(suppl 3): 143-154.
[152] Schernthaner G. Immunogenicity and allergenic potential of animal and human insulin[J]. Diabetes Care, 1993, 16(suppl 3): 155-165.
[153] Bloomgarden Z T. New approaches to insulin treatment and glucose monitoring[J]. Diabetes Care, 1999, 22: 2078-2082.
[154] America Diabetes Association. Insulin administration[J]. Diabetes Care, 1998, 21 (suppl 1): S72-75.
[155] America Diabetes Association. Continuous subcutaneous insulin in fusion[J]. Diabetes Care, 1998, 21(suppl 1): 76.
[156] America Diabetes Association. Pancreas transplantation for patients with diabetes mellitus[J]. Diabetes Care, 1998, 21(suppl 1): 79.
[157] Bloomgarden Z T. Approaches to treatment and other topics in type 1 diabetes, genetic heterogeneity of diabetes[J]. Diabetes Care, 1998, 21 (4): 658-665.
[158] Kitabchi A E, Wall B M. Diabetic ketoacidosis[J]. Med Clin North Am, 1995, 79(1): 9-38.
[159] Fleckman A M. Diabetic ketoacidosis[J]. Endocrinol Metab Clin North Am, 1993, 22 (2): 181-208.
[160] Delaney M F, Zisman A, Kettyle W M. Diabetic ketoacidosis and hyperglycemic hyperosmolar nonketotic syndrome[J]. Endocrinol Metab Clin North Am, 2000, 29: 683-706.
[161] Lorber D. Nonketotic hypertonicity in diabetes mellitus[J]. Med Clin North Am, 1995, 79(1): 9-38.
[162] Stacpoole P W. Lactic acidosis[J]. Endocrinol Metab Clin North Am, 1993, 22(2): 181-208.
[163] Williamson J R, Chang K, Frangos M, et al. Hyperglycemic pseudohypoxia and complications [J]. Diabetes, 1993, 42(6): 801-813.
[164] Barnett A H. Pathogenesis of diabetic microangiopathy[J]. Am J Med, 1991, 90(suppl 6A): 6A-67S.
[165] King G L, Brownlee M. The cellular mechanisms of diabetic complications[J]. Endocrinol Metab Clin North Am, 1996, 25(2): 255-270.
[166] Baynes J W. Role of oxidative stress in development of complications in diabetes[J]. Diabetes, 1991, 40(4): 405-412.

[167] Meeuwisse-Pasterkamp S H, van der Klauw M M, Wolffenbuttel B H. Type 2 diabetes mellitus: prevention of macrovascular complications[J]. Expert Rev Cardiovasc Ther, 2008, 6(3): 323-341.

[168] Stirban A O, Tschoepe D. Cardiovascular complications in diabetes: targets and interventions[J]. Diabetes Care, 2008, 31 (suppl 2): S215-221.

[169] Price C L, Knight S C. Advanced glycation: a novel outlook on atherosclerosis[J]. Curr Pharm Des, 2007, 13(36): 3681-3687.

[170] Thomas G N, Tomlinson B. Prevention of macrovascular disease in type 2 diabetic patients: blockade of the Renin-Angiotensin-aldosterone system[J]. Curr Diabetes Rev. 2008, 4(1): 63-78.

[171] Nakagami H, Kaneda Y, Ogihara T, et al. Endothelial dysfunction in hyperglycemia as a trigger of atherosclerosis[J]. Curr Diabetes Rev, 2005, 1(1): 59-63.

[172] Forssas E H, Keskimäki I T, Reunanen A R, et al. Coronary heart disease among diabetic and nondiabetic people-socioeconomic differences in incidence, prognosis and mortality[J]. J Diabetes Complications, 2008, 22(1): 10-17.

[173] Deedwania P, Srikanth S. Diabetes and vascular disease[J]. Expert Rev Cardiovasc Ther, 2008, 6(1):127-138.

[174] Mølstad P. Coronary heart disease in diabetics: Prognostic implications and results of interventions[J]. Scand Cardiovasc J. 2007, 41(6):357-362.

[175] Cramer J A, Benedict A, Muszbek N, et al. The significance of compliance and persistence in the treatment of diabetes, hypertension and dyslipidemia: a review[J]. Int J Clin Pract, 2008, 62 (1):76-87.

[176] Raman M, Nesto R W. Heart disease in diabetes mellitus[J]. Endorcinol Metab Clin North Am, 1996, (2): 425-438.

[177] American Diabetes Association. Aspirin therapy in diabetes[J]. Diabetes Care, 1999, 22(suppl 1): 60-61.

[178] Semenkovich C F, Heinecke J W. The mystery of diabetes and atherosclerosis[J]. Diabetes, 46 (3): 327-334.

[179] Spallone V, Menzinger G. Diagnosis of cardiovascular autonomic neuropathy[J]. Diabetes, 1997, 46(suppl 2): 67-76.

[180] America Diabetes Association. Managment of dyslipidemia in adults with diabetes[J]. Diabetes Care, 1998, 21(suppl 1): 36-44.

[181] Garg A. Dyslipoproteinemia and diabetes[J]. Endorcinol Metab Clin North Am, 1998, (3): 613-626.

[182] Tomkin G H. Targets for intervention in dyslipidemia in diabetes[J]. Diabetes Care, 2008, 31 (suppl 2): S241-248.

[183] Cannon C P. Combination therapy in the management of mixed dyslipidemia[J]. J Intern Med. 2008 Apr;263(4):353-365.

[184] American Diabetes Association. Clinical practice recommendations[J]. Diabetes Care, 2000, 23 (suppl 1): 1-11.

[185] Diabetes Atherosclerosis Intervention Study Investigators. Effect of fenofibrate on progression of coronary-artery disease in type 2 diabetes: a randomized study[J]. Lancet, 2001, 357: 905-910.

[186] Goldberg R B, Mellies M J, Sacks F M, et al. Cardiovascular events and their reduction with pravastatin in diabetic and glucose-intolerant myocardial infarction survivors with average choles-

terol levels: subgroup analyses in the Cholesterol and Recrrrent Events(CARE) trial[J]. Circulation, 1998, 98: 2513-2519.

[187] The Long-Term Intervention with Pravastatin in Ischaemic Disease(LIPID) Study. Prevention of cardiovascular evens and death with pravastatin in patients with coronary heart disease and a broad range of initial cholesterol levels[J]. N Engl J Med, 1998, 339: 1349-1357.

[188] Colwell J A. Aspirin therapy in diabetes[J]. Diabetes Care, 1997, 20(11): 1767-1771.

[189] Arauz-Pacheco C A, Raskin P. Hypertension in diabetes[J]. Endocrinol Metab Clin North Am, 1996, 25(2): 401-424.

[190] Mehler P S,Jeffers B W, Estacio R, et al. Associations of hypertension and complications in non-dependent diabetes mellitus[J]. Am J Hypertens, 1997, 10: 152-161.

[191] Anonymous. The Sixth Report of the Joint National Committee on Prevention, Detection, Evaluation, and Treatment of High Blood Pressure[J]. Arch Intern Med, 1997, 157: 2413-2446.

[192] Arauz-Pacheco C, Parrott M A, Raskin P. The treatment of hypertension in adult patients with diabetes[J]. Diabetes Care, 25(1):134-147.

[193] American Diabetes Association. Treatment of hypertension in adults with diabetes[J]. Diabetes, 2002(1): 199-201.

[194] Deedwania P C. Hypertension and diabetes[J]. Arch Intern Med, 2000, 160(6): 1585-1594.

[195] Grossman E, Messerli F H, Goldbourt U. High blood pressure and diabetes mellitus: Are all antihypertensive durgs created equal? [J]. Arch Intern Med, 2000, 160(9): 2447-2452.

[196] Schrier B W, Savage S. Appropriate Blood Pressure Control in type 2 diabetes(ABCD trial): implications for complications[J]. Am J Kidney Dis, 1992, 20: 653-657.

[197] Grossman E, Messerli F H. Hypertension and diabetes[J]. Adv Cardiol, 2008, 45: 82-106.

[198] Low P A, Singer W. Management of neurogenic orthostatic hypotension: an update[J]. Lancet Neurol, 2008, 7(5): 451-458.

[199] Marks J B, Raskin P. Nephropathy and hypertension in diabetes[J]. Med Clin North Am, 1998, 82(4): 877-908.

[200] Parving H H. Impact of blood pressure and antihypertensive treatment on incipient and overt nephropathy, retinopathy, and endothelial permeability in diabetes mellitus[J]. Diabetes Care, 1991,14(3):260-269.

[201] Barnett A H. Diabetes and hypertension[J]. Br Med Bull, 1994,50(2): 398-407.

[202] Hansson L, Zanchetti, Carruthers S G, et al. Effect of intensive blood-pressure lowering and acetylsalicylic acid in patients with hypertension: principal results of the Hypertension Optimal treatment (HOT) randomized trial[J]. Lancet, 1998, 351(13): 1755-1762.

[203] UK Prospective Diabetes Study Group. Tight blood pressure control and risk of macrovascular and microvascular complications in type 2 diabetes(UKPDS 38) [J]. BMJ, 1998, 317(12): 703-713.

[204] UK Prospective Diabetic Study Group. Cost effectiveness analysis of improved blood pressure control in hypertensive patients with type 2 diabetes(UKPDS 40) [J]. BMJ,1998, 317(12): 720-726.

[205] Gerstein H C. Cardiovascular and metabolic benefits of ACE inhibition: moving beyond blood pressure reduction[J] . Diabetes Care, 2000, 23:882-883.

[206] Heart Outcome Prevention Evaluation(HOPE) study investigators. Effects of ramipril on cardiovascular outcomes in people with diabetes mellitus: results of the HOPE study and the MICRO HOPE substudy[J]. Lancet, 2000, 255: 253-259.

[207] Hansson L, Lindholm L H, Niskanen L, et al. Effect of angiotensin-converting-enzyme inhibition compared with conventional therapy on cardiovascular morbidity and mortality in hyperten-

sion: the Captopril Prevention Project (CAPPP) randomized trial[J]. Lancet, 1999, 353: 611-616.

[208] Tatti P, Pahor M, Byington R P, et al. Outcome results of the Fosinopril versus Amlodipine Cardiovascular Events Randomized Trial(FACET) in patients with hypertension and NIDDM[J]. Diabetes Care, 1998, 21: 597-603.

[209] Golan L, Brikmeyer J D, Welch H G. The cost effectiveness of treating all patients with type 2 diabetes with ACE inhibitors[J]. Ann Intern Med, 1999, 131: 600-667.

[210] Lau W C, Waskell L A, Watkins P B, et al. Atorvastatin reduces the ability of clopidogrel to inhibit platelet aggregation: a new drug-drug interaction[J]. Circulation, 2003,107(1):32-37.

[211] Zeng X H, Li Y Y. Effects of pravastatin on carotid plaque and preventing stroke in patients with hypercholesterolemia[J]. Stroke, 2004,35(1):157.

[212] Coccheri S. Approaches to prevention of cardiovascular complications and events in diabetes mellitus[J]. Drugs, 2007;67(7):997-1026.

[213] 王新高,孙圣刚,童萼塘. 缺血性脑卒中的治疗研究概况[J]. 国外医学(老年医学分册),2002,23(4):153-155.

[214] Noth R H, Krolewski A S, Kaysen G A, et al. Diabetic nephropathy: Hemodynamic basis and implications for disease management[J]. Ann Intern Med, 1989, 110(10): 795-813.

[215] Friedman E A. Renal syndromes in diabetes[J]. Metab Clin North Am, 1996, 25 (2): 425-438.

[216] Ward J D. The cost of nephropathy in type 2 diabetes[J]. Pharco Economics, 1995, 8(suppl 1): 40-45

[217] Hostetter T H. Diabetic nephropathy: Metabolic versus hemodynamic considerations[J]. Diabetes Care, 1992, 15(9): 1205-1215.

[218] 叶山东. 肾小球血流动力学改变与糖尿病肾病[J]. 国外医学(内科学分册),1995,22(7) 299-301.

[219] Viberti G C, Yip-Messent J, Morocutti A, et al. Diabetic nephropathy: future avenue[J]. Diabetes Care, 1992, 15(9): 1216-1225.

[220] 李远思,叶山东. 糖尿病肾病的重要致病因子-转化生长因子-β. 国外医学(泌尿系统分册),2003,23:422-425.

[221] Grocedorst G R. Connective tissue growth factor: a mediator of TGF-beta action on fibrosis[J]. Cytokine Growth Factor Rev, 1997, 8(3): 171-179.

[222] 黄海泉,刘必成. CTGF 在糖尿病肾脏肥大中的作用[J]. 国外医学(泌尿系统分册),2003,23:547-550.

[223] Ravid M, Brosh D, Leri Z, et al. Use at enalapril to attenuate decline in renal function in normotensive, normoalbuminuria patients with type 2 diabetes mellitus: a randomized, controlled trial[J]. Ann Intern Med, 1998, 128: 982-988.

[224] Bakris G L, Weir M R. ACE inhibitor-associated elevations in serum creatinine: Is this a cause for concern[J]. Arch Intern Med, 2000, 160: 685-693.

[225] Carey R M, Siragy H M. Newly recognized components of the renin-angiotensin system: potential roles in cardiovascular and renal regulation[J]. Endocr Rev, 2003, 24: 261-271.

[226] Bakris G L. Hypertension and nephropathy[J]. Am J Med, 2003, 115(suppl): 49-54.

[227] Markell M, Friedman E A. Diabetic nephropathy: management of the end-stage patient[J]. Diabetes Care, 1992, 15(9): 1226-1238.

[228] Schernthaner G. Kidney disease in diabetology: lessons from 2007[J]. Nephrol Dial Transplant, 2008, 23(4): 1112-1115.

[229] Ohga S, Shikata K, Yozai K, et al. Thiazolidinedione ameliorates renal injury in experimental di-

abetic rats through anti-inflammatory effects mediated by inhibition of NF-kappaB activation[J]. Am J Physiol Renal Physiol, 2007, 292(4): F1141-1150.

[230] Lansang M C, Coletti C, Ahmed S, Gordon M S, Hollenberg N K. Effects of the PPAR-gamma agonist rosiglitazone on renal haemodynamics and the renin-angiotensin system in diabetes[J]. J Renin Angiotensin Aldosterone Syst, 2006, 7(3):175-180.

[231] Katavetin P, Eiam-Ong S, Suwanwalaikorn S. Pioglitazone reduces urinary protein and urinary transforming growth factor-beta excretion in patients with type 2 diabetes and overt nephropathy [J]. J Med Assoc Thai,2006, 89(2):170-177.

[232] Goyal A, Crook E D. Thiazolidinediones and progression of renal disease in patients with diabetes [J]. J Investig Med, 2006, 54(2): 56-61.

[233] Baghdasarian S B, Jneid H, Hoogwerf B J. Association of dyslipidemia and effects of statius on nonmacrovascular diseases[J]. Clin Ther, 2004, 26(3): 337-351.

[234] Ravera M, Re M, Weiss U, Deferrari L, Deferrari G. Emerging therapeutic strategies in diabetic nephropathy[J]. J Nephrol, 2007, 20 (suppl 12): S23-32.

[235] Hu Y Y, Ye S D, Zhao L L, et al. Hydrochloride pioglitazone decreases urinary TGF-beta1 excretion in type 2 diabetics[J]. Eur J Clin Invest, 2010, 40(7):571-574.

[236] 翟丽敏,叶山东.二甲双胍的抗炎作用及其糖尿病肾脏保护作用[J]. 国际内分泌代谢杂志, 2014, 34(5): 334-336.

[237] Shandong Ye, Mao Zheng, Yuanyuan, et al. Hydrochloride pioglitazone decreases urinary monocyte chemoattractant protein-1 excretion in type 2 diabetics[J]. Diabetes Res Clin Pract, 2010, 88 (3): 247-251.

[238] Marshall S M. The podocyte: a potential therapeutic target in diabetic nephropathy? [J]. Curr Pharm Des, 2007, 13(26): 2713-2720.

[239] Rosario R F, Prabhakar S. Lipids and diabetic nephropathy[J]. Curr Diab Rep, 2006, 6(6):455-462.

[240] Jaber B L, Madias N E. Progression of chronic kidney disease: can it be prevented or arrested? Am J Med, 2005, 118(12):1323-1330.

[241] Herman W H. Eye disease and nephropathy in NIDDM[J]. Diabetes Care, 1990, 13 (suppl 2): 24-29.

[242] Patel V, Rassam S M B, Chen H C, et al. Effect of angiotensin-converting enzyme inhibition with perindopril and β-blockade with atenolol on retinal blood flow in hypertensive diabetic subjects[J]. Metabolism, 1998, 47(suppl 1): 28-33.

[243] Ishihara M, Yukimura Y, Aizawa T, et al. High blood pressure as risk factor in diabetic retinopathy development in NIDDM patients[J]. Diabetes Care, 1987, 10: 20-25.

[244] Klein B E K, Klein R, Moss S E, et al. A cohort study of relationship of diabetic retinopathy to blood pressure[J]. Arch Ophthalmol, 1995, 113: 601-606.

[245] Anne-katrin Sjolie N C, Stephenson J M, Abrahamian H, et al. Effect of lisinopril on progression of retinopathy in normotensive people with type 1 diabetes[J]. Lancet, 1998, 351(3): 28-31.

[246] Estacio R O, Wolfel E E, Biggerstaff S, et al. Overt albuminuria predicts diabetic retinopathy in Hispanics with NIDDM[J]. Am J Kidney Dis, 1998, 31: 947-953.

[247] Aiello L P, Cavallerano J, Bursell S E. Diabetic eye disease[J]. Endocrinol Metab Clin North Am, 1996, 25(2): 271-292.

[248] Neely K A, Quillen D A, Schachat A P, et al. Diabetic retinopathy[J]. Med Clin North Am, 1998, 82(4): 847-876.

[249] Grant M B, Mames R N, Fitzgerald C, et al. The efficacy of octreotide in the therapy of severe no proliferative and early proliferative diabetic retinopathy: a randomized controlled study[J]. Diabetes Care, 2000, 23:504-509.
[250] Watkinson S, Seewoodhary R. Ocular complications associated with diabetes mellitus[J]. Nurs Stand,2008, 22(27): 51-57.
[251] Gündüz K, Bakri S J. Management of proliferative diabetic retinopathy[J]. Compr Ophthalmol Update, 2007, 8(5): 245-56.
[252] Dodson P M. Diabetic retinopathy: treatment and prevention[J]. Diab Vasc Dis Res, 2007, 4(Suppl 3):S9-S11.
[253] Furlani B A, Meyer C H, Rodrigues E B, et al. Emerging pharmacotherapies for diabetic macular edema[J]. Expert Opin Emerg Drugs, 2007, 12(4): 591-603.
[254] Hayreh S S. Role of retinal hypoxia in diabetic macular edema: a new concept[J]. Graefes Arch Clin Exp Ophthalmol. 2008, 246(3): 353-361.
[255] Schwartz S G, Flynn H W Jr. Pharmacotherapies for diabetic retinopathy: present and future[J]. Exp Diabetes Res, 2007: 52-87.
[256] Mohamed Q, Gillies M C, Wong T Y. Management of diabetic retinopathy: a systematic review [J]. JAMA, 2007, 298(8): 902-916.
[257] Boulton A J M, Malik R A. Diabetic neuropathy[J]. Med Clin North Am, 1998, 82(4): 909-932.
[258] Shaw J E, Boulton A J M. The pathology of human diabetic neuropathy[J]. Diabetes, 1997, 46 (suppl 2): 58-61.
[259] Thomas P K. Classification, differential diagnosis, and staging of diabetic peripheral neuropathy [J]. Diabetes, 1997, 46(suppl 2): 58-61.
[260] Pfeifer M A, Menzinger G. Aldose reductase inhibitors: the end of an era or the need for different trial designs? [J]. Diabetes, 1997, 46(suppl 2): 58-61.
[261] Harati Y. Diabetes and the nervous system[J]. Endocrinol Metab Clin North Am, 1996, 25(2): 325-360.
[262] Bloomgarden Z T. American Diabetes Association Annual Meeting, 1999: Nephropathy and neuropathy[J]. Diabetes Care, 2000, 23: 549-556.
[263] Ziegler D. Management of painful diabetic neuropathy: what is new or in the pipeline for 2007? [J]. Curr Diab Rep, 2007, 7(6): 409-415.
[264] Perkins B A, Bril V. Emerging therapies for diabetic neuropathy: a clinical overview[J]. Curr Diabetes Rev, 2005, 1(3):271-280.
[265] Smith T, Nicholson R A. Review of duloxetine in the management of diabetic peripheral neuropathic pain[J]. Vasc Health Risk Manag, 2007, 3(6): 833-844.
[266] Unger J, Cole B E. Recognition and management of diabetic neuropathy[J]. Prim Care, 2007, 34(4): 887-913.
[267] Wylie K. Erectile dysfunction [J]. Adv Psychosom Med, 2008, 29: 33-49.
[268] Camilleri M. Gastrointestinal problems in diabetes[J]. Endocrinol Metab Clin North Am, 1996, 25(2): 361-378.
[269] Levin M E. Foot lesions in patients with diabetes mellitus[J]. Endocrinol Metab Clin North Am, 1996, 25(2):325-360.
[270] Slovenkai M P. Foot problems in diabetes[J]. Med Clin North Am, 1998, 82(4): 949-972.
[271] Ryan E A. Pregnancy in diabetes[J]. Med Clin North Am,1998, 82(4): 909-932.

[272] Ziegler-Graham K, MacKenzie E J, Ephraim P L, et al. Estimating the prevalence of limb loss in the United States: 2005 to 2050[J]. Arch Phys Med Rehabil. 2008, 89(3):422-429.

[273] Bloomgarden ZT. The diabetic foot [J]. Diabetes Care, 2008, 31(2): 372-376.

[274] Filippella M, Lillaz E, Ciccarelli A, et al. Ankle brachial pressure index usefulness as predictor factor for coronary heart disease in diabetic patients[J]. J Endocrinol Invest, 2007, 30(9): 721-725.

[275] Apelqvist J, Bakker K, van Houtum W H, et al. On behalf of the International Working Group on the Diabetic Foot (IWGDF) Editorial Board. Practical guidelines on the management and prevention of the diabetic foot: based upon the International Consensus on the Diabetic Foot (2007) [J]. Diabetes Metab Res Rev, 2008, 24(S1):S181-S187.

[276] Hinchliffe R J, Valk G D, Apelqvist J, et al. A systematic review of the effectiveness of interventions to enhance the healing of chronic ulcers of the foot in diabetes[J]. Diabetes Metab Res Rev, 2008, 24(S1): S119-S144.

[277] Game F. The advantages and disadvantages of non-surgical management of the diabetic foot[J]. Diabetes Metab Res Rev, 2008, 24(S1): S72-S75.

[278] Boulton A J. The diabetic foot: grand overview, epidemiology and pathogenesis[J]. Diabetes Metab Res Rev, 2008, 24(S1): S3-S6.

[279] Berendt A R, Peters E J, Bakker K, et al. Diabetic foot osteomyelitis: a progress report on diagnosis and a systematic review of treatment[J]. Diabetes Metab Res Rev, 2008, 24(S1): S145-S161.

[280] Apelqvist J, Bakker K, van Houtum W H, et al. On behalf of the International Working Group on the Diabetic Foot (IWGDF) Editorial Board. The development of global consensus guidelines on the management of the diabetic foot[J]. Diabetes Metab Res Rev, 2008, 24(S1): S116-S118.

[281] Garner P. Type 1 diabetes mellitus and pregnancy[J]. The Lancet, 1995, 346 (15): 157-161.

[282] Jovanovic-Peterson L, Peterson C M. Pregnancy in the diabetic woman[J]. Endocrinol Metab Clin North Am, 1996, 25(2): 325-360.

[283] Jovanovic L. Medical emergencies in the patient with diabetes during pregnancy[J]. Endocrinol Metab Clin North Am, 2000, 29: 771-788.

[284] Gavin L A. Perioperative management of the diabetic patient[J]. Endocrinol Metab Clin North Am, 1992, 21(2): 457-475.

[285] Levetan C S, Magee M F. Hospital management of diabetes. Endocrinol Metab Clin North Am, 2000, 29:745-770.

[286] Smitherman K O, Peacock J E. Infectious emergencies in patients with diabetes mellitus[J]. Med Clin North Am, 1995, 79(1): 53-78.

[287] Brietzke S A. Controversy in diagnosis and management of the metabolic syndrome[J]. Med Clin North Am., 2007, 91(6):1041-1061.

[288] Pi-Sunyer X. The metabolic syndrome: how to approach differing definitions[J]. Med Clin North Am., 2007, 91(6):1025-1040.

[289] Ilag L L, Martin S, Jacober S J. Addition of insulin to oral therapy in type 2 diabetes[J]. N Engl J Med., 2008, 358(11):1197-1198.

[290] 中华医学会糖尿病学分会. 中国 2 型糖尿病防治指南(2020 年版)[J]. 中华糖尿病杂志, 2021, 13 (4):315-409.

[291] American Diabetes Association. Standards of Medical Care in Diabetes—2022[J]. Diabetes Care, 2022(45):S1-S256.

[292] Garber A J, Handelsman Y, Grunberger G, et al. Consensus statement by the American Association of Clinical Endocrinologists and American College of Endocrinology on the comprehensive type 2 diabetes management algorithm-2020 executive summary[J]. Endocrine Practice ,2020,26(1):107-132.

[293] Improving Global Outcomes (KDIGO) Diabetes Work Group. KDIGO 2020 Clinical Practice Guideline for Diabetes Management in Chronic Kidney Disease[J]. Kidney Int., 2020,98(4S): S1-S115.

[294] Bakris G L, Agarwal R, Anker S D,et al. Effect of Finerenone on Chronic Kidney Disease Outcomes in Type 2 Diabetes[J]. N Engl J Med, 2020(383):2219-2229.

[295] Hippisley-Cox J, Coupland C. Diabetes treatments and risk of heart failure, cardiovascular disease, and all cause mortality: cohort study in primary care[J]. BMJ, 2016(354):i3477.

[296] Fang M , Selvin E. Thirty-Year Trends in Complications in U.S. Adults With Newly Diagnosed Type 2 Diabetes[J]. Diabetes Care, 2021,44(3):699-706.

[297] Beck R W, Bergenstal R M, Riddlesworth T D, et al. Validation of time in range as an outcome measure for diabetes clinical trials[J]. Diabetes Care, 2019,42(3):400-405.

[298] Slabaugh M, Salim S. Use of Anti-VEGF agents in glaucoma surgery[J]. J Ophthalmol, 2017(2017):1645269.

[299] 叶山东. 新型抗糖尿病药物和糖尿病肾脏疾病关系的研究进展[J]. 热带医学,2020,20(4):301-305.

[300] Sacks D A, Hadden DR, Maresh M,et al. Frequency of Gestational Diabetes Mellitus at Collaborating Centers Based on IADPSG Consensus Panel-Recommended Criteria: The Hyperglycemia and Adverse Pregnancy Outcome (HAPO) Study[J]. Diabetes Care, 2012,35(3):526-528.

[301] Zheng M, Wang X B, Guo H, et al. The Cytokine profiles and immune response are increased in COVID-19 patients with type 2 diabetes Mellitus[J]. J Diabet Res, 2021. doi: 10.1155/2021/9526701.

[302] Zumla A, Hui D, Azhar E, et al. Reducing mortality from 2019-nCoV: host-directed therapies should be an option[J]. Lancet, 2020,395(10224):e35-e36.

[303] 中华医学会糖尿病学分会微血管并发症学组. 中国糖尿病肾脏病防治指南(2021年版)[J]. 国际内分泌代谢杂志,2021,41(4):388-410.

[304] KDIGO CKD-MBD Work Group. KDIGO clinical practice guideline for the diagnosis, evaluation, prevention, and treatment of Chronic Kidney Disease Mineral and Bone Disorder (CKD-MBD)[J]. Kidney Int Suppl, 2009,76(Suppl 113): S1-S130.

[305] American Diabetes Association. Pharmacologic approaches to glycemic treatment: standards of medical care in diabetes- 2018[J]. Diabetes Care, 2018, 41(Suppl 1):S73-S85.

[306] Davies M,Chatterjee S, Khunti S. The treatment of type 2 diabetes in the presence of renal impairment: what we should know about newer therapies[J]. Clin Pharmacol, 2016(8): 61-81.

[307] CCMR-3B STUDY Investigators. Primacy of the 3B approach to control risk factors for cardiovascular disease in type 2 diabetes patients[J]. Am J Med, 2013,126(10):925.e11-22.

[308] Mulvihill E E, Drucker D J. Pharmacology, physiology, and mechanisms of action of dipeptidyl peptidase-4 inhibitors[J]. Endocr Rev, 2014, 35(6):992-1019.

[309] Hattori S. Sitagliptin reduces albuminuria in patients with type 2 diabetes[J]. Endocrine Journal, 2011,58(1):69-73.

[310] Sakata K, Hayakawa M, Yano Y, et al. Efficacy of alogliptin, a dipeptidyl peptidase-4 inhibitor, on glucose parameters, the activity of the advanced glycation end product (AGE) - receptor for

AGE (RAGE) axis and albuminuria in Japanese type 2 diabetes. Diabetes Metab Res Rev, 2013, 29(8):624-630.

[311] Groop P H, Cooper M E, Perkovic V, et al. Linagliptin lowers albuminuria on top of recommended standard treatment in patients with type 2 diabetes and renal dysfunction[J]. Diabetes Care, 2013,36(11):3460-3468.

[312] Bethel M A, Engel S S, Stevens S R, et al. Progression of glucose - lowering diabetes therapy in TECOS[J]. Endocrinol Diabetes Metab, 2019,2(1): e00053.

[313] Scirica BM, Mosenzon O, Bhatt DL, et al. Cardiovascular outcomes according to urinary albumin and kidney disease in patients with type 2 diabetes at high cardiovascular risk: Observations from the SAVOR-TIMI 53 Trial[J]. JAMA Cardiol, 2018,3(2): 155-16.

[314] Rosenstock J, Perkovic V, Alexander J H, et al. Rationale, design, and baseline characteristics of the CArdiovascular safety and Renal Microvascular outcomE study with Linagliptin (CARMELINA©): a randomized, double-blind, placebo-controlled clinical trial in patients with type 2 diabetes and high cardio-renal risk[J]. Cardiovasc Diabetol. 2018(17): 39. doi: 10.1186/s12933-018-0682-3.

[315] Hanssen N M J, Jandeleit-Dahm K A M. Dipeptidyl peptidase-4 inhibitors and cardiovascular and renal disease in type 2 diabetes: What have we learned from the CARMELINA trial? [J]. Dis Res, 2019,16(4): 303-309.

[316] Young-Gun K, Byun J H, Yoon D, et al. Renal Protective Effect of DPP-4 Inhibitors in Type 2 Diabetes Mellitus Patients: A Cohort Study. J Diabetes Res[J]. Nurse Pract. 2018,43(2):10. doi: 10.1155/2016/1423191.

[317] Polly A. Bittle. The use of dipeptidyl peptidase-4 inhibitors in patients with type 2 diabetes & chronic kidney disease[J]. Nurse Pract, 2017,42(6): 31-38.

[318] Mori H, Okada Y, Arao T, et al. Sitagliptin improves albuminuria in patients with type 2 diabetes mellitus. J Diabetes Investig, 2014,5(3): 313-31.

[319] Chang Y P, Sun B, Han Z, et al. Saxagliptin attenuates albuminuria by Inhibiting podocyte epithelial- to-mesenchymal transition via SDF-1α in diabetic Nephropathy[J]. Front Pharmacol, 2017(8): 780. doi: 10.3389/fphar.2017.00780.

[320] Pfeffer M A, Claggett B, Diaz R, et al. Lixisenatide in patients with type 2 diabetes and acute coronary syndrome[J]. N Engl J Med, 2015(373): 2247-2257.

[321] Marso S P, Daniels G H, Brown-Frandsen K, et al. Liraglutide and cardiovascular outcomes in type 2 diabetes[J]. N Engl J Med, 2016(375): 311-322.

[322] Mann J F E, Orsted D D, Brown-Frandsen K, et al. Liraglutide and renal outcomes in type 2 diabetes[J]. N Engl J Med, 2017(377): 839-848.

[323] Marso S P, Bain S C, Consoli A, et al. Semaglutide and cardiovascular outcomes in patients with type 2 diabetes[J]. N Engl J Med, 2016(375): 1834-1844.

[324] Holman R R, Bethel M A, Mentz R J, et al. Effects of once-weekly exenatide on cardiovascular outcomes in type 2 diabetes[J]. N Engl J Med, 2017(377): 1228-1239.

[325] Bethel M A, Mentz R J, Merrill P, et al. Renal outcomes in the EXenatide study of cardiovascular event lowering (EXSCEL) (Abstract)[J]. Diabetes, 2018,67(S1): A522.

[326] Tuttle K R, Lakshmanan M C, Gross J L, et al. Comparable glycemic control with once weekly dulaglutide versus insulin glargine, both combined with lispro, in type 2 diabetes and chronic kidney disease (AWARD-7)[J]. Diabetologia, 2017(60): S3.

[327] Tuttle K R, Lakshmanan M C, Rayner B, et al. Body weight and eGFR during dulaglutide treat-

ment in type 2 diabetes and moderate-to-severe chronic kidney disease (AWARD-7)[J]. Diabetes Obes Metab, 2019(21): 1493-1497.

[328] Gerstein H C , Colhoun H M, Dagenais G R, et al. Dulaglutide and cardiovascular outcomes in type 2 diabetes (REWIND): a double-blind, randomized placebo-controlled trial[J]. Lancet, 2019, 394(10193): 121-130.

[329] Sloan L A. Review of glucagon - like peptide - 1 receptor agonists for the treatment of type 2 diabetes mellitus in patients with chronic kidney disease and their renal effects[J]. J of Diabetes, 2019, 11(12): 938-948.

[330] Gnudi L, Karalliedde J. Beat it early: putative renoprotective hemodynamic effects of oral hypoglycaemic agents[J]. Nephrol Dial Transplant, 2016(31): 1036-1043.

[331] Scheen A J. Effects of glucose - lowering agents on surrogate endpoints and hard clinical renal outcomes in patients with type 2 diabetes[J]. Diabetes Metab, 2019(45): 110-121.

[332] Muskiet M H A, Tonneijck L, Smits M M, et al. GLP - 1 and the kidney: from physiology to pharmacology and outcomes in diabetes[J]. Nat Rev Nephrol, 2017(13): 605-628.

[333] Ishibashi Y, Nishino Y, Matsui T, et al. Glucagon-like peptide-1 suppresses advanced glycation end product-induced monocyte chemoattractant protein-1 expression in mesangial cells by reducing advanced glycation end product receptor level[J]. Metab. Clin. Exp, 2011(60): 1271-1277.

[334] Yale J F, Bakris G, Cariou B, et al. Efficacy and safety of canagliflozin in subjects with type 2 diabetes and chronic kidney disease. Diabetes Obes Metab. 2013; 15: 463-473. doi: 10.1111/dom.12090.

[335] Kohan D E, Fioretto P, Tang W, et al. Long-term study of patients with type 2 diabetes and moderate renal impairment shows that dapagliflozin reduces weight and blood pressure but does not improve glycemic control[J]. Kidney Int, 2014(85): 962-971.

[336] Zelniker T A, Wiviott S D, Raz I , et al. SGLT-2 inhibitors for primary and secondary prevention of cardiovascular and renal outcomes in type 2 diabetes: a systematic review and meta-analysis of cardiovascular outcome trials[J]. The Lancet, 2019(393): 31-39.

[337] Zinman B, Wanner C, Lachin J M, et al. Empagliflozin, cardiovascular outcomes, and mortality in type 2 diabetes[J]. N Engl J Med, 2015(373): 2117-2128.

[338] Neal B, Perkovic V, Mahaffey K W, et al. Canagliflozin and cardiovascular and renal events in type 2 diabetes[J]. Engl J Med, 2017(377): 644-657.

[339] Perkovic V, Zeeuw D, Mahaffey K W, et al. Canagliflozin and renal outcomes in type 2 diabetes: results from the CANVAS Program randomized clinical trials[J]. Lancet Diabetes Endocrinol, 2018(6): 691-704.

[340] Wiviott S D, Raz I, Bonaca M P, et al. Dapagliflozin and Cardiovascular Outcomes in Type 2 Diabetes[J]. N Engl J Med, 2019(380): 47- 57.

[341] Zou H H, Zhou B Q, Xu G S. SGLT2 inhibitors: a novel choice for the combination therapy in diabetic kidney disease[J]. Cardiovasc Diabetol, 2017, 16(1): 65.

[342] Cherney D Z, Perkins B A, Soleymanlou N, et al. Renal hemodynamic effect of Sodium-glucose cotransporter 2 inhibition in patients with type 1 diabetes mellitus[J]. Circulation, 2014(129): 587-597.

[343] Andrianesis V, Glykofridi S, Doupis J. The renal effects of SGLT2 inhibitors and a mini-review of the literature[J]. Ther Adv Endocrinol Metab, 2016(7): 212-228.

[344] de Boer I H, Kahn S E. SGLT2 inhibitors-sweet success for diabetic kidney disease? [J]. J Am Soc Nephrol, 2017(28): 7-10.

[345] 中华医学会糖尿病学分会血糖监测学组. 中国扫描式葡萄糖监测技术临床应用专家共识[J]. 中华糖尿病杂志，2018,10(11):697-700.

[346] Danne T, Nimri R, Battelino T, et al. International Consensus on Use of Continuous Glucose Monitoring[J]. Diabetes Care, 2017, 40(12):1631-1640.

[347] Petrie J R, Peters A L, Bergenstal R M, et al. Improving the clinical value and utility of CGM systems: issues and recommendations: a joint statement of the European Association for the Study of Diabetes and the American Diabetes Association Diabetes Technology Working Group[J]. Diabetes Care, 2017, 40(12):1614-1621.

[348] Halban P A, Polonsky K S, Bowden D W, et al. β-cell failure in type 2 diabetes: postulated mechanisms and prospects for prevention and treatment[J]. J Clin Endocrinol Metab, 2014, 99(6):1983-1992.

[349] Prentki M, Peyot M L, Masiello P, et al. Nutrient-induced metabolic stress, adaptation, detoxification, and toxicity in the Pancreatic β-Cell[J]. Diabetes, 2020, 69(3):279-290.

[350] International Diabetes Federation. IDF Diabetes Atlas, 10th edn[R]. Brussels, Belgium, 2021.

[351] Zelniker T A, Wiviott S D, Raz I, et al. Comparison of the Effects of Glucagon-Like Peptide Receptor Agonists and Sodium-Glucose Cotransporter 2 Inhibitors for Prevention of Major Adverse Cardiovascular and Renal Outcomes in Type 2 Diabetes Mellitus: Systematic Review and Meta-Analysis of Cardiovascular Outcomes Trials[J]. Circulation, 2019(139):2022-2031.

[352] Zhang Luxia, Long Jianyan, Jiang Wenshi, et al. Trends in Chronic Kidney Disease in China[J]. N Engl J Med, 2016, 375(9):905-906. doi: 10.1056/NEJMc1602469.

彩　　图

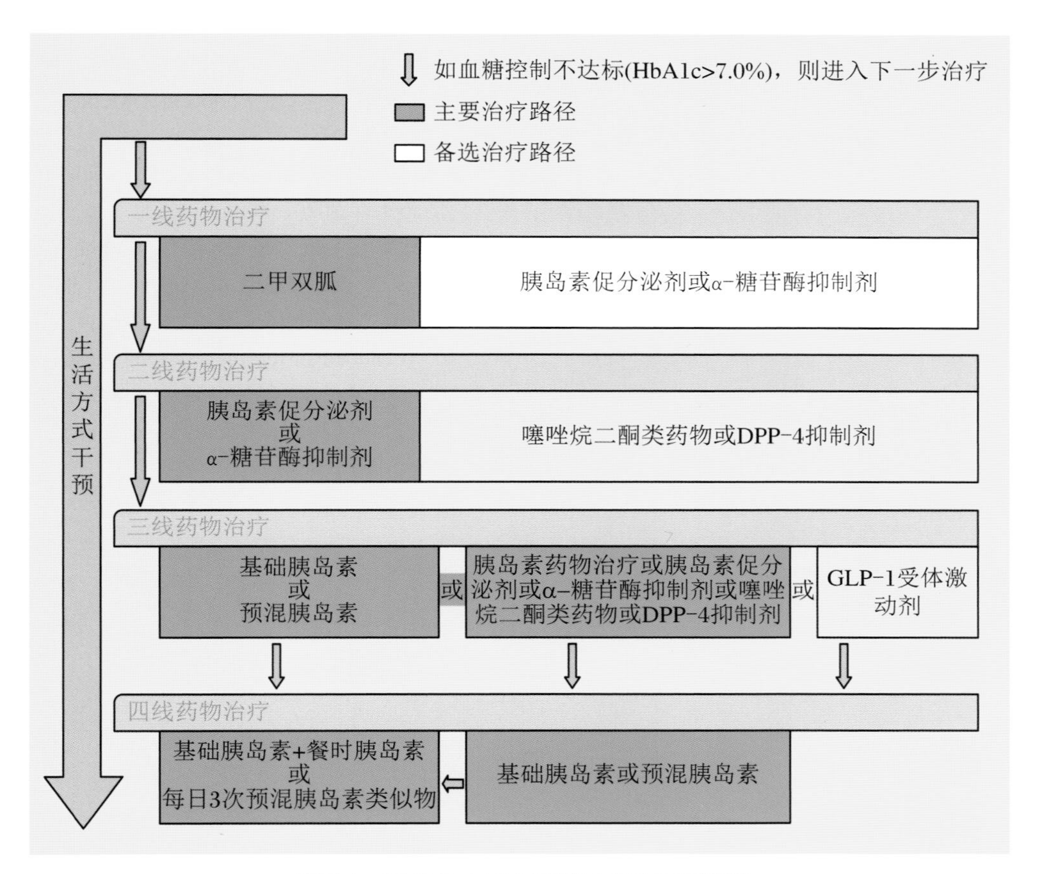

彩图 1　2010 年中国 2 型糖尿病治疗流程图

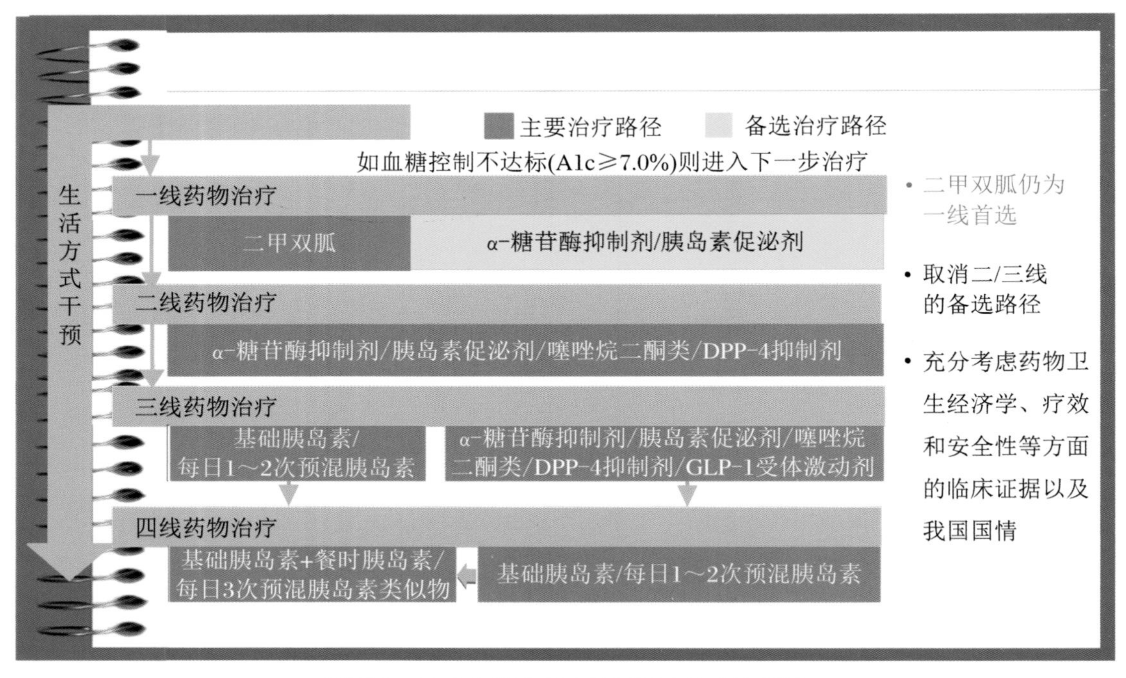

彩图 2　2013 年版中国 2 型糖尿病治疗流程图

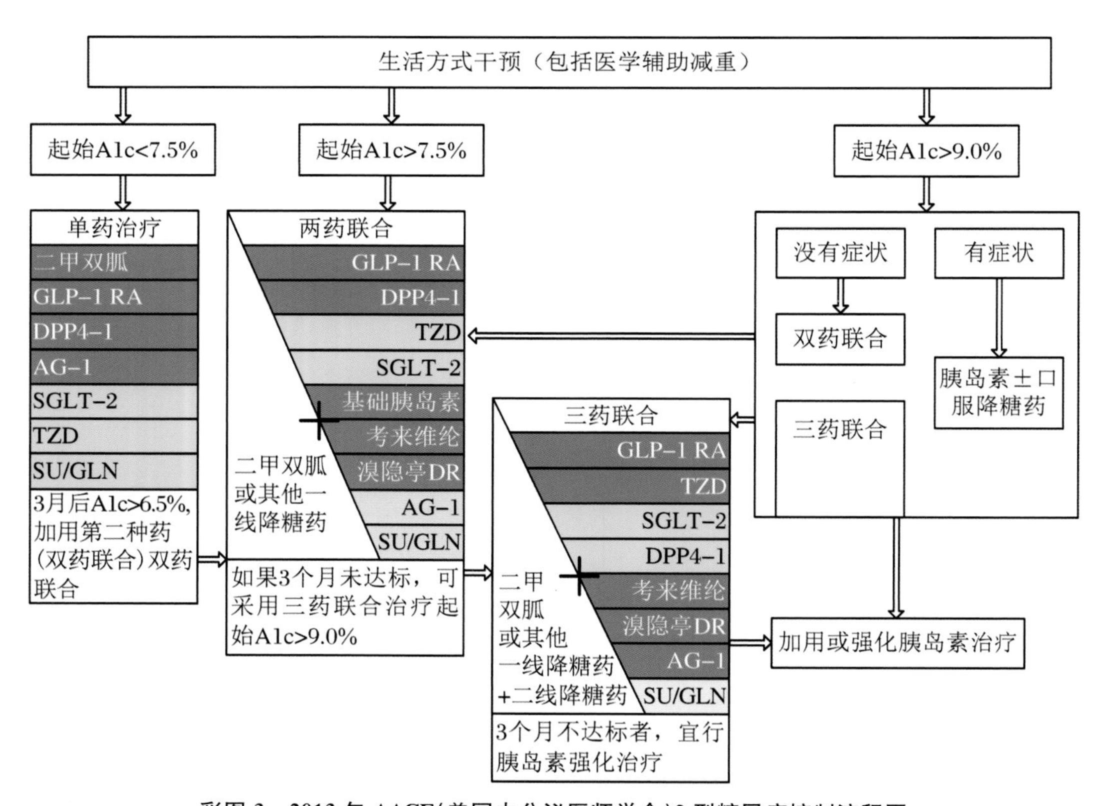

彩图 3　2013 年 AACE(美国内分泌医师学会)2 型糖尿病控制流程图

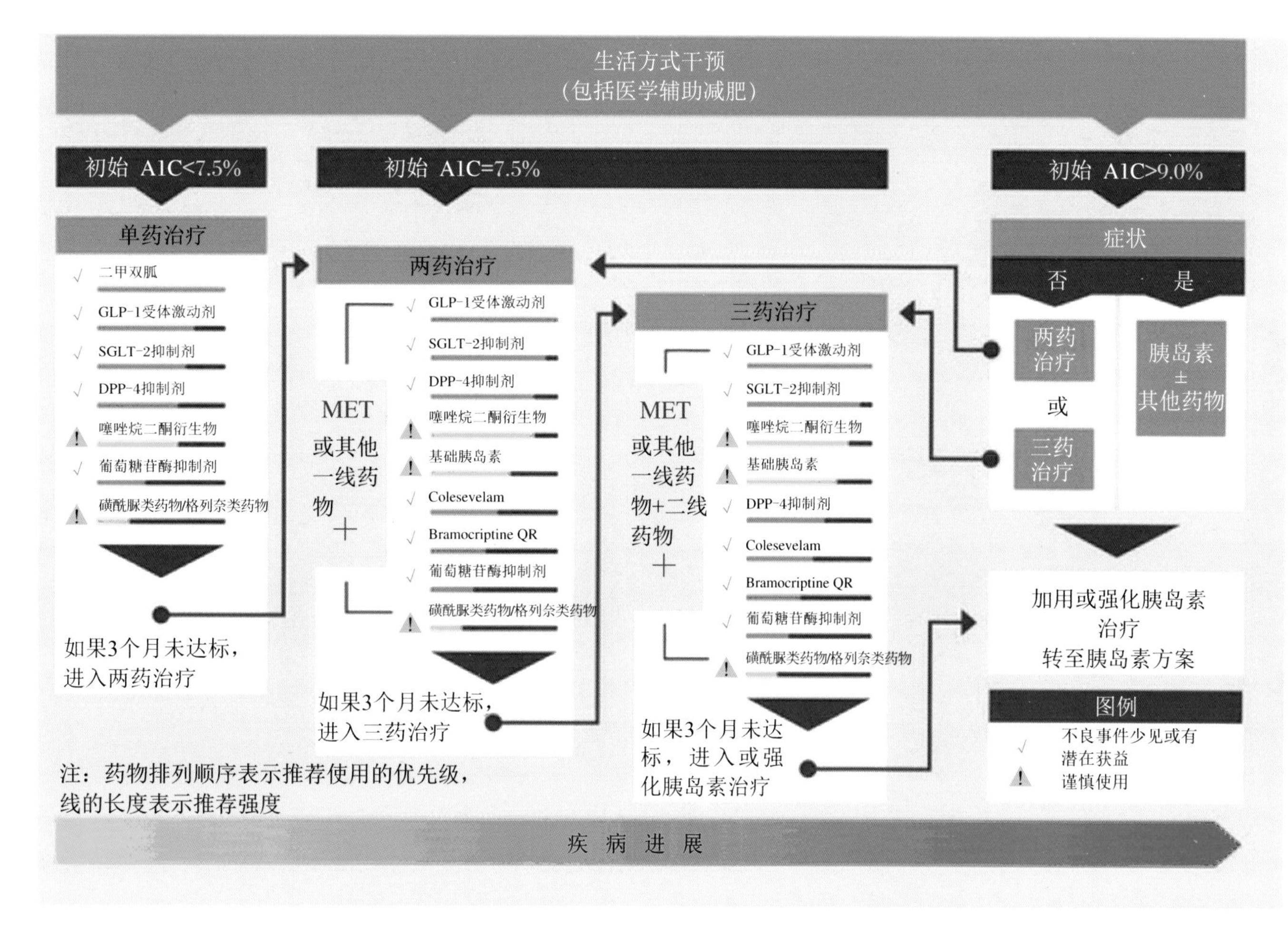

彩图4　2016年AACE（美国内分泌医师学会）2型糖尿病控制流程图

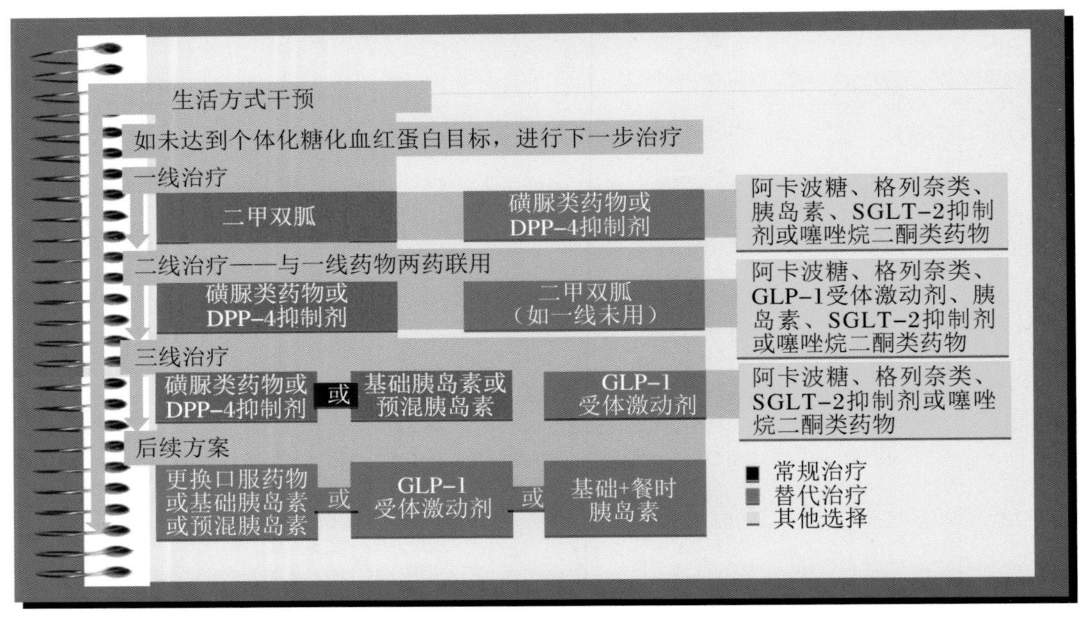

彩图 5　2013 年国际糖尿病联盟老年 2 型糖尿病管理指南

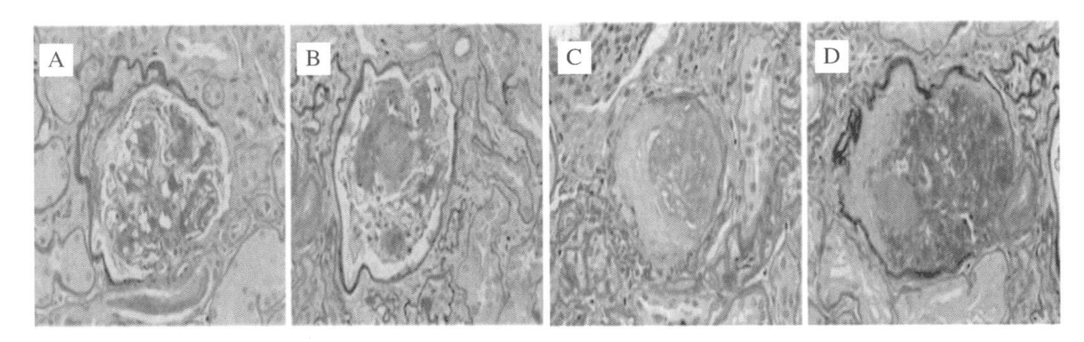

彩图 6　病理改变:A(Ⅰ期),B(Ⅱa),C(Ⅲ期),D(Ⅳ期)

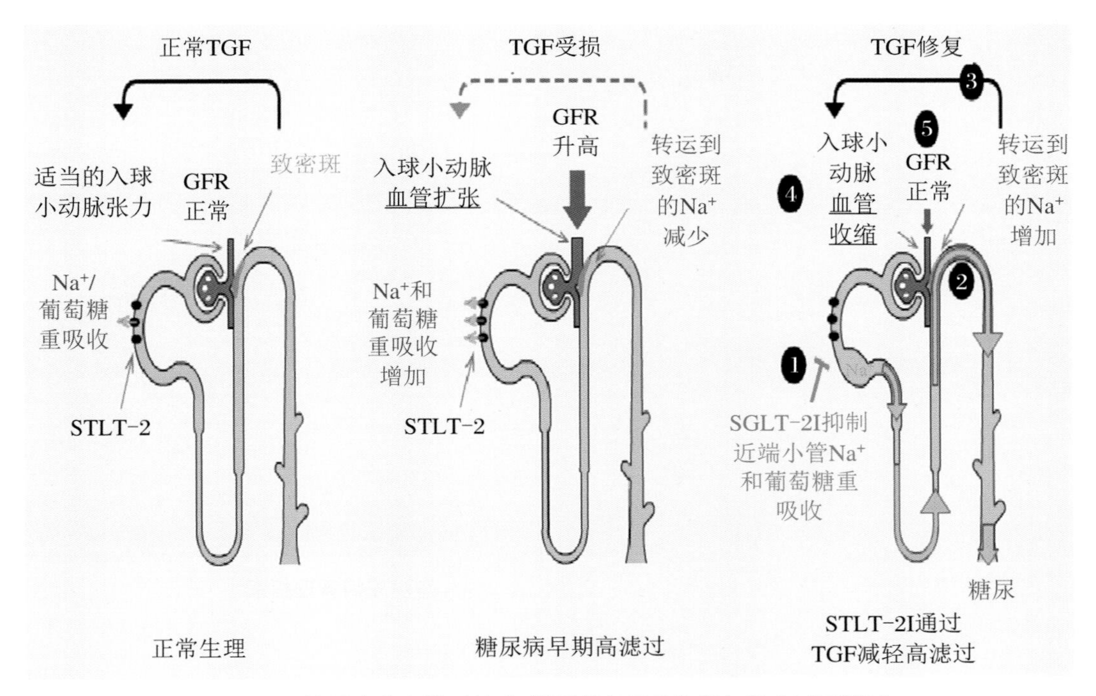

彩图 7　糖尿病高血糖时的球-管反馈(TGF)失衡与肾小球高滤过

降糖药物	eGFR (mL/(min·1.73 m^2))				
	≥60	60～45	45～30	30～15	15
双胍类					
二甲双胍					
SGLT2抑制剂					
达格列净					
恩格列净					
卡格列净					
GLP-1受体激动剂					
利拉鲁肽					
司美格鲁肽					
度拉糖肽					
艾塞那肽					
利司那肽					
DPP-4抑制剂					
西格列汀					
沙格列汀					
维格列汀					
利格列汀					
阿格列汀					
磺脲类					
格列本脲					
格列美脲					
格列齐特					
格列吡嗪					
格列喹酮					
格列奈类					
那格列奈					
瑞格列奈					
α-糖苷酶抑制剂					
阿卡波糖					
伏格列波糖					
米格列醇					
噻唑烷二酮(TZDs)					
吡格列酮					
罗格列酮					

可以使用，无需调整剂量　需减量使用　禁止使用　证据有限，谨慎使用

彩图 8　糖尿病慢性肾脏病变和抗糖尿病药物的选择

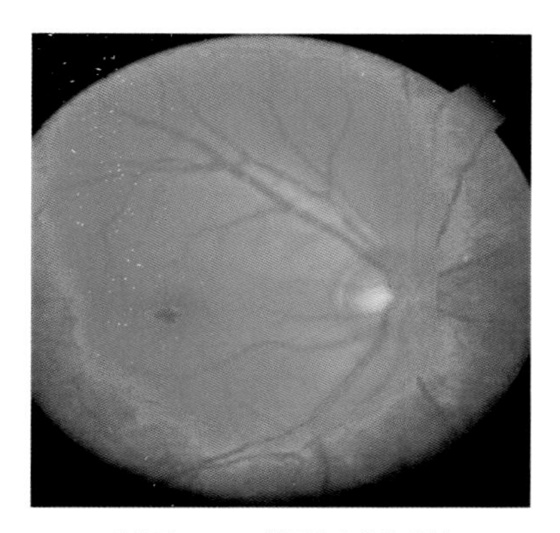

彩图 9　正常眼底(右眼)

眼底呈橘红色,视乳头圆形,淡红色,边界清晰,不隆起,中心部有一白色生理凹陷,视網膜血管呈放射状,静脉与动脉伴行,两者粗细比例是 2∶3。

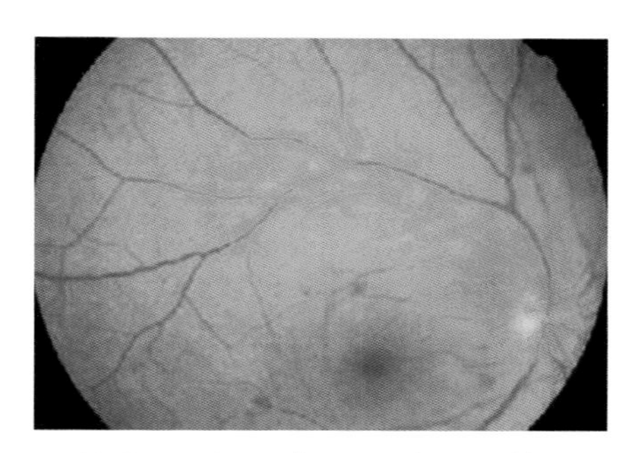

彩图 10　视网膜可见小数微血管瘤(第一期)

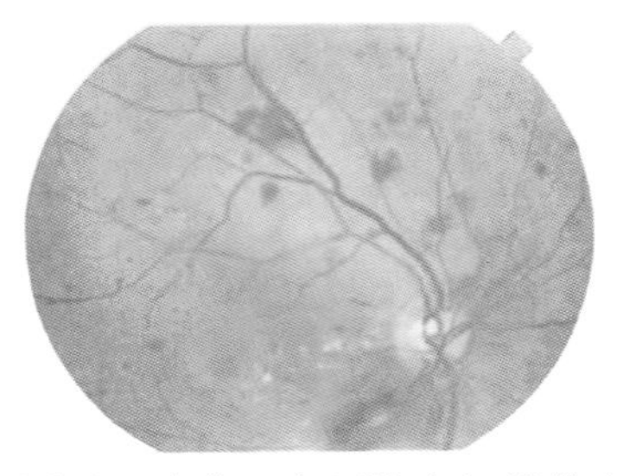

(a) 本图为右眼底像。有硬性渗出(蜡样渗出)、微血管瘤及出血斑。乳头颞下方有一片火焰状出血，系小静脉分支阻塞引起。黄斑未受累

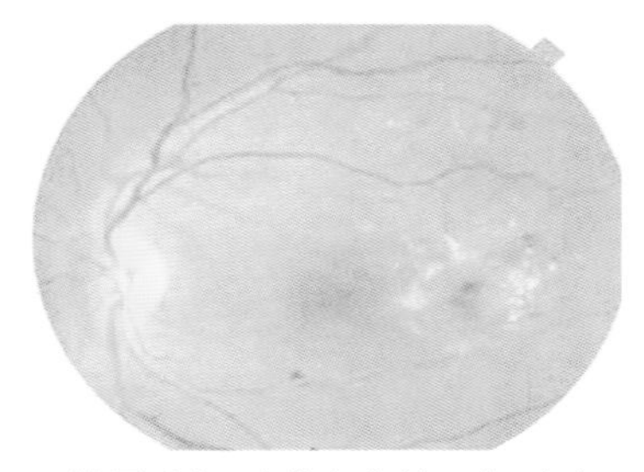

(b) 糖尿病视网膜病变第Ⅱ期改变，本图系左眼底像，黄斑部受累

彩图 11　单纯性糖尿病视网膜病变(第二期)

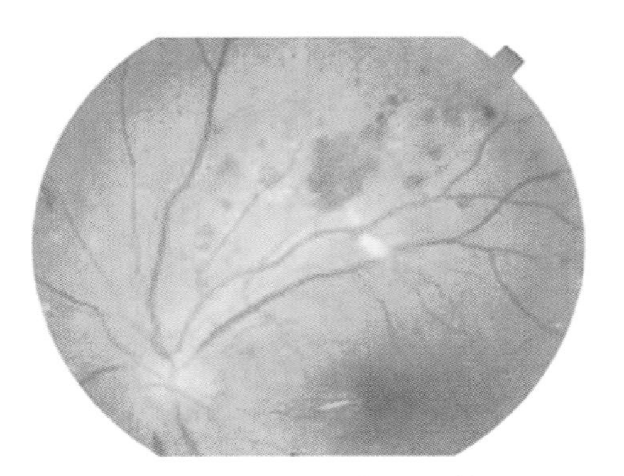

彩图 12　糖尿病视网膜病变(第三期)

有微血管瘤,出血斑及硬性渗出,渗出累及黄斑部,颞上方有 2 个棉绒状斑。

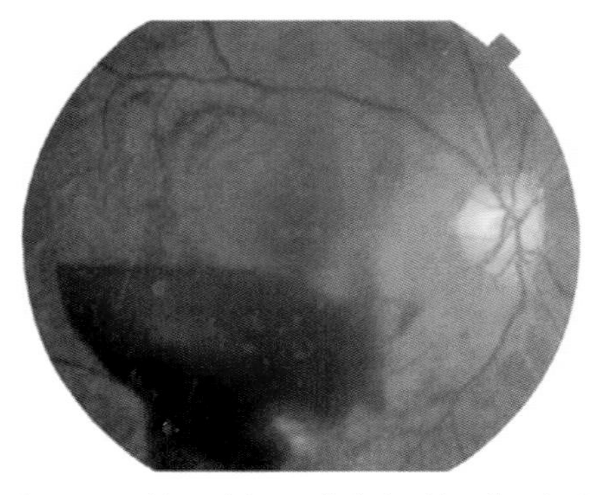

彩图 13　糖尿病视网膜病变(第四期:新生血管伴视网膜前出血)

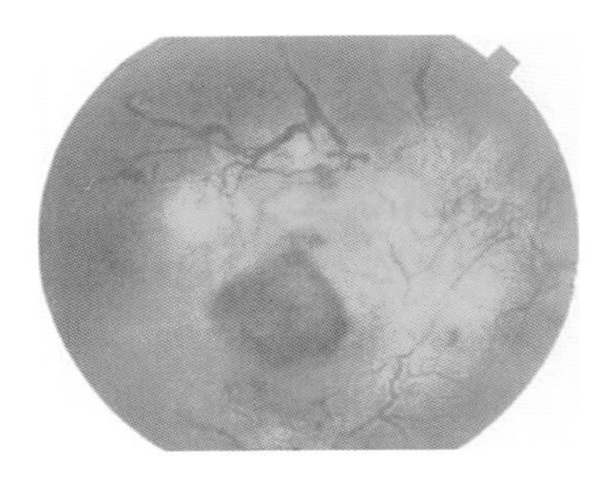

(a) 本图为其左眼底像。玻璃体出血性混浊，眼底朦胧，可见大量新生血管及增殖膜，并有视网膜深层出血

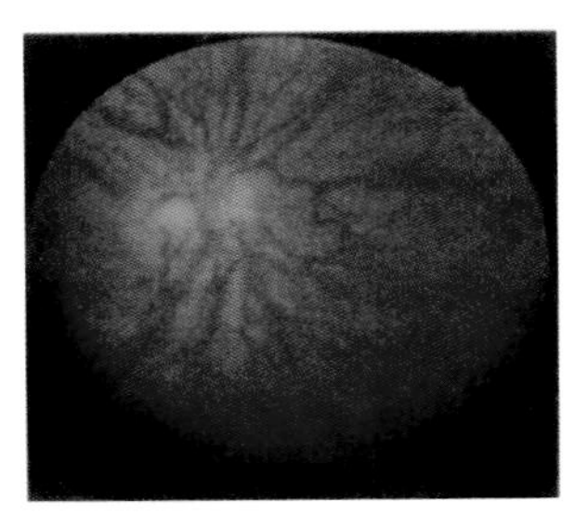

(b) 从乳头部开始明显可见新生血管、形成线圈状或圈形(loop)

彩图 14　糖尿病视网膜病变(第五期)

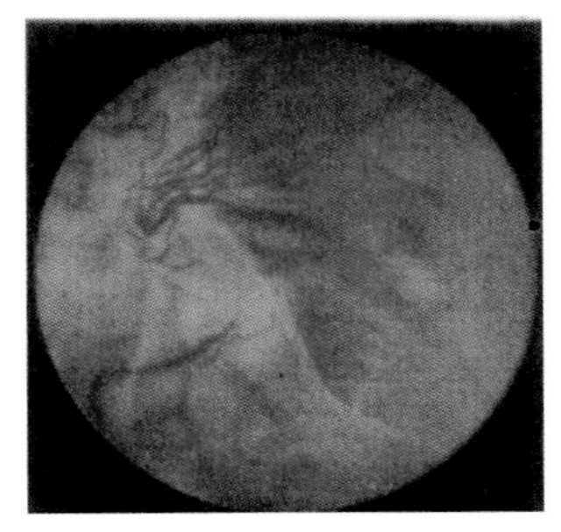

(a) (左眼)期增殖性血管病变并发视网膜脱离

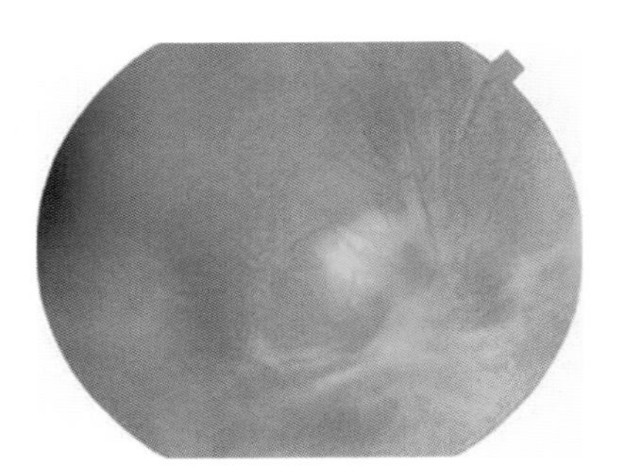

(b) 乳头面有新生血管，机化膜增生，下方视网膜牵引性脱离

彩图 15　糖尿病视网膜病变(第六期)

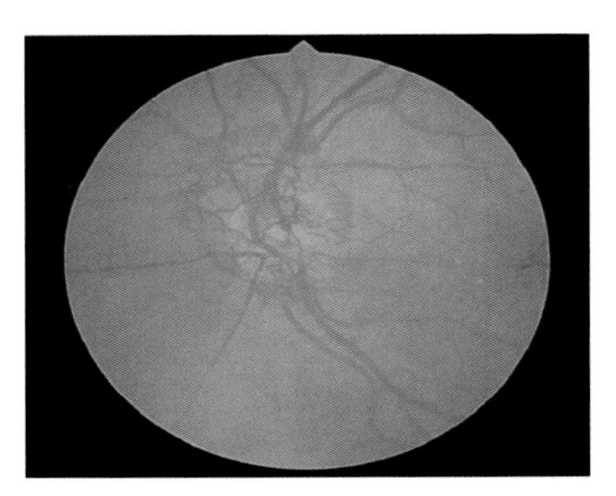

彩图 16　视盘的新生血管特别易出血并进入玻璃体